Virologia
Humana e Veterinária

Thieme Revinter

Virologia
Humana e Veterinária

Rachel Siqueira de Queiroz Simões
Pós-Doutora em Medicina Tropical pelo Instituto Oswaldo Cruz (IOC) – Fundação Oswaldo Cruz (Fiocruz), RJ
Pós-Doutora em Processos Biotecnológicos pelo Programa de Engenharia Química na Universidade Federal do Rio de Janeiro (COPPE – UFRJ)
Pesquisadora Visitante do Laboratório de Virologia Molecular (IOC – Fiocruz)
Doutora em Ciência Animal pela Universidade Estadual do Norte Fluminense Darcy Ribeiro (UENF)
Mestre em Produção Animal pela UENF
Especialista em Biotecnologia pela Universidade Estadual do Maringá (UEM)
Especialista em Ética Aplicada e Bioética pelo Instituto Nacional de Saúde da Mulher, da Criança e do Adolescente Fernandes Figueira (IFF) da Fiocruz, RJ
Médica-Veterinária Formada pela UENF
Professora de Pós-Graduação em Saúde Pública do Mercosul
Professora Colaboradora (Cursos de Extensão – Modalidade Médica) na Pontifícia Universidade Católica do Rio de Janeiro (PUC-Rio)
Revisora *ad hoc* e Assessora Científica de Agências de Financiamento a Pesquisa
Membro Sócia da Sociedade Brasileira de Virologia (SBV)

Thieme
Rio de Janeiro • Stuttgart • New York • Delhi

Dados Internacionais de Catalogação na Publicação (CIP)

SI593v

Simões, Rachel Siqueira de Queiroz
Virologia Humana e Veterinária/Rachel Siqueira de Queiroz Simões – 1. Ed. – Rio de Janeiro – RJ: Thieme Revinter Publicações, 2019.

352 p.: il; 21 x 28 cm.
Inclui Bibliografia & Índice Remissivo.
ISBN 978-85-5465-034-6

1. Princípios. 2. Imunologia. 3. Análise. 4. Biossegurança. 5. Fármacos. I. Título.

CDD: 616
CDU: 578.7

Contato com a autora:
rachelsqsimoes@gmail.com

Nota: O conhecimento médico está em constante evolução. À medida que a pesquisa e a experiência clínica ampliam o nosso saber, pode ser necessário alterar os métodos de tratamento e medicação. Os autores e editores deste material consultaram fontes tidas como confiáveis, a fim de fornecer informações completas e de acordo com os padrões aceitos no momento da publicação. No entanto, em vista da possibilidade de erro humano por parte dos autores, dos editores ou da casa editorial que traz à luz este trabalho, ou ainda de alterações no conhecimento médico, nem os autores, nem os editores, nem a casa editorial, nem qualquer outra parte que se tenha envolvido na elaboração deste material garantem que as informações aqui contidas sejam totalmente precisas ou completas; tampouco se responsabilizam por quaisquer erros ou omissões ou pelos resultados obtidos em consequência do uso de tais informações. É aconselhável que os leitores confirmem em outras fontes as informações aqui contidas. Sugere-se, por exemplo, que verifiquem a bula de cada medicamento que pretendam administrar, a fim de certificar-se de que as informações contidas nesta publicação são precisas e de que não houve mudanças na dose recomendada ou nas contraindicações. Esta recomendação é especialmente importante no caso de medicamentos novos ou pouco utilizados. Alguns dos nomes de produtos, patentes e design a que nos referimos neste livro são, na verdade, marcas registradas ou nomes protegidos pela legislação referente à propriedade intelectual, ainda que nem sempre o texto faça menção específica a esse fato. Portanto, a ocorrência de um nome sem a designação de sua propriedade não deve ser interpretada como uma indicação, por parte da editora, de que ele se encontra em domínio público.

Rua do Matoso, 170, Tijuca
20270-135, Rio de Janeiro – RJ, Brasil
http://www.ThiemeRevinter.com.br

Thieme Medical Publishers
http://www.thieme.com

Capa: Thieme Revinter Publicações Ltda.
Imagem da capa: Projetado por Kjpargeter/Freepik.

Impresso no Brasil por Zit Editora e Gráfica Ltda.
5 4 3 2 1
ISBN 978-85-5465-034-6

“Desbravo o mundo dos vírus
guiada pela luz que me conduz
nesse labirinto que transcende o infinito
na descoberta de novos microrganismos,
fruto da curiosidade que move as pesquisas.”

Rachel Siqueira de Queiroz Simões

AGRADECIMENTOS

Aos colegas de trabalho e amigos de profissão, por suas palavras motivacionais que tanto me impulsionaram para a conclusão deste legado acadêmico.

Sinceramente, agradeço à excelência dos colaboradores por tamanha dedicação e empenho para a publicação desta valiosa obra.

Agradeço, em particular, à Dra. Ortrud Monika Barth, por todo seu apoio e presteza em colaborar com suas ideias inovadoras e originais ao longo de todo o percurso.

A Eduardo Pereira e Maria Lindalva, pelos anos iniciados na dedicação a esta obra.

Aos mestres que me orientaram e me inspiraram na busca do saber nessa jornada científica, os meus sinceros agradecimentos.

De modo singular, agradeço aos meus familiares, em especial a meus filhos Arthur e Maria Vitória, origem de toda minha perseverança. A meus pais, Maria Izabel e Silman Simões, por me educarem no berço do amor e da sabedoria, e a meus irmãos, Felipe e Juliana, fontes de muitas alegrias e companheirismo.

Gostaria de expressar meus sinceros agradecimentos à equipe da editora Thieme Revinter, que abraçou este projeto com grande competência e compromisso.

A todos vocês dedico esta obra e agradeço por mais esta nova conquista.

Rachel Siqueira de Queiroz Simões
Organizadora do livro

PREFÁCIO

Quem gosta da Virologia? Os virologistas!
Indagam: Onde está o vírus? O que é o vírus? Por que incomoda, mata e também salva seres vivos, incluindo nós mesmos? O presente livro responde a muitas destas perguntas. As que não são respondidas transcendem os objetivos da presente obra ou serão o futuro dos virologistas.

Ao final do século XIX, atestou-se que havia agentes causadores de patogenias que conseguiam passar por filtros que retinham as bactérias. A primeira prova foi a transmissão experimental do vírus causador do mosaico do tabaco de uma planta para outra. No reino animal, desde cedo a preocupação foi com a doença da febre aftosa, também causada por um agente filtrável, que era responsável por tantas perdas nos rebanhos. Os primeiros relatos de isolamento de vírus em humanos datam de 1901, de pacientes com febre amarela.

Várias perguntas tornaram-se cruciais. Onde está escondido o vírus causador das enfermidades? Quem é ele? Como inibir seu efeito? E afinal, como proteger seu hospedeiro?

Poucas descobertas médicas tiveram tanto impacto na história humana como o desenvolvimento das vacinas, gerando minuciosos conhecimentos de imunologia viral. Além das vacinas, procurou-se por fármacos antivirais que consistiam na capacidade de impedir, primordialmente, a infecção de uma célula hospedeira ou inibir eventos envolvidos na replicação viral, de forma que seja vírus-específico. Deve-se, portanto, conhecer o máximo possível sobre o vírus-alvo para o desenvolvimento de uma terapia antiviral.

A partir da década de 1990, o sequenciamento do genoma viral, isto é, o reconhecimento e a localização dos aminoácidos característicos de cada cepa viral levaram à criação de bancos de dados pelos quais é possível obter a identidade viral de outros isolados.

Estudos sobre o tropismo dos vírus à procura de células-alvo a sofrerem a infecção e, portanto, permitirem que ocorra a replicação, propagação e sobrevida dos mesmos, levou a estudos sobre a imunologia viral, ou seja, do estado fisiológico do próprio hospedeiro. Os interferons são um dos mediadores efetores desta resposta antiviral.

O papilomavírus humano, o vírus das verrugas, foi o primeiro vírus tumoral a ser transmitido experimentalmente de um hospedeiro para outro já em 1894. Estudos epidemiológicos da biologia do câncer e da virologia molecular demonstraram a grande diversidade desta família viral nas infecções em humanos e em animais.

Os poliomavírus também são amplamente distribuídos na natureza e têm sido isolados de diversas espécies de mamíferos e aves, causando severas doenças, muitas vezes agudas, em jovens e adultos.

Causadores, na maioria das vezes, das gastroenterites agudas, os vírus entéricos são agentes infecciosos do trato digestório de animais e humanos. Compreendem uma série de vírus, hoje bem conhecidos, como os adenovírus, astrovírus, norovírus e rotavírus. Fatores imunológicos, ambientais e nutricionais interferem diretamente na gravidade da doença. Muitos destes vírus entéricos foram primariamente reconhecidos no século passado por meio de observações em microscopia eletrônica, isto é, por meio de grandes aumentos (acima de 20.000 vezes).

Muitos vírus necessitam de um hospedeiro intermediário, é o caso de vários hantavírus que fazem uso de artrópodes, como os carrapatos, para infectarem outros animais. Os vírus da febre amarela, da Zika, da *Chikungunya* e da dengue usam, principalmente, espécies de mosquitos do gênero *Aedes*. Já os vírus causadores da artrite-encefalite-caprina, das hepatites animais e humanas, o vírus da raiva e os poxvírus não necessitam de hospedeiro intermediário, a transmissão é direta de um indivíduo, animal ou homem para outro.

Mais recentemente, viroses emergentes e reemergentes têm assolado populações inteiras. Apesar da extinsão da varíola, poxvírus continuam na natureza, constituindo-se hoje uma ameaça aos rebanhos. Doenças respiratórias, como os vírus da *influenza*, são sujeitas a mutações e recombinações também entre homens e animais, normalmente de agressividade reduzida, mas também pode aumentar, como ocorrido há poucos anos no caso da SARS e do vírus Ebola. A reintrodução de certas viroses consideradas erradicadas em alguns países, como atualmente o vírus do sarampo voltando ao Brasil, oferece perigo a populações com suspensão de vacinação preventiva.

Nosso ambiente vital está repleto dos mais variados tipos de vírus. A interação destes vírus com os seres vivos constitui-se no estudo da virologia ambiental. É aplicada a pesquisa de vírus no solo, no ar e na água, nos quais o número de patógenos é muito elevado.

Lidando com vírus muitas vezes altamente agressivos e infectantes, a exigência de normas de biossegurança a serem aplicadas a todas as modalidades em virologia vem conduzindo uma ampla responsabilidade social, ética e moral sobre o risco que novos processos podem implicar em seres vivos e no meio ambiente. O conceito de biossegurança tem sido cada vez mais difundido, valorizando os riscos e os métodos de prevenção.

A presente obra foi coordenada pela Dra. Rachel Siqueira de Queiroz Simões e os autores colaboradores foram selecionados por seu notório conhecimento e experiência em cada assunto explorado. Assim, este livro é oferecido a todos que desejam obter e ampliar seus conhecimentos sobre os vírus e respectivas viroses de importância na medicina humana e na medicina veterinária, visando reconhecê-los e combatê-los para maior proteção e bem-estar do indivíduo e a coletividade no âmbito da saúde pública.

Dra. Ortrud Monika Barth

Pós-Doutora em Ultraestrutura Celular nas Universidades de Heidelberg e Freiburg da Alemanha
Pesquisadora-Titular e Chefe de Laboratório do Instituto Oswaldo Cruz (IOC) – Fiocruz, RJ

COLABORADORES

ANA CAROLINA JONARD ZALONA
Doutora e Mestre em Doenças Infecciosas e Parasitárias pela Universidade Federal do Rio de Janeiro (UFRJ)
Graduada em Ciências Biológicas pela Universidade do Grande Rio (Unigranrio)

BARBARA CRISTINA EUZEBIO PEREIRA DIAS DE OLIVEIRA
Pós-Doutora pelo Instituto Oswaldo Cruz (IOC) – Fiocruz, RJ
Doutora e Mestre em Ciências, Área de Concentração em Virologia, pelo Instituto de Microbiologia Paulo de Góes da Universidade Federal do Rio de Janeiro (UFRJ)
Graduada em Microbiologia e Imunologia pela UFRJ
Tecnologista em Saúde Pública do IOC – Fiocruz, Atuando como Curadora Adjunta do Museu da Patologia do IOC – Fiocruz, RJ
Professora do Instituto de Educação, Ciência e Tecnologia do Rio de Janeiro (IFRJ), onde Ministra a Disciplina de Microbiologia Geral e Médica

CAMILA FREZE BAEZ
Doutora em Doenças Infecciosas e Parasitárias pela Universidade Federal do Rio de Janeiro (UFRJ)

CARLOS EURICO PIRES FERREIRA TRAVASSOS
Graduado em Medicina Veterinária pela Universidade Federal Rural de Pernambuco (UFRPE)
Mestre em Microbiologia Veterinária pela Universidade Federal Rural do Rio de Janeiro (UFRRJ)
Doutor em Ciências (Microbiologia) pela Universidade Federal do Rio de Janeiro (UFRJ)
Professor-Associado I da Universidade Estadual do Norte Fluminense Darcy Ribeiro (UENF)

CAROLINA GONÇALVES OLIVEIRA LUCAS
Graduada em Ciências Biológicas pela Universidade Federal do Rio de Janeiro (UFRJ)
Mestre em Microbiologia e Doutora em Imunologia e Inflamação pela UFRJ, com período na Swiss Federal Institute of Technology em Zurique, Suíça
Professora Substituta no Departamento de Virologia do Instituto de Microbiologia Paulo de Góes da UFRJ
Pós-Doutora em Imunologia na Universidade de Yale, EUA

CAROLINE CORDEIRO SOARES
Doutora em Ciências (Microbiologia) pela Universidade Federal do Rio de Janeiro (UFRJ)
Pesquisadora em Saúde Pública do Instituto Oswaldo Cruz (IOC) – Fiocruz, RJ

CLEBER DOUGLAS LUCINIO RAMOS (*IN MEMORIAM*)
Professor Adjunto da Universidade Federal de Jataí (UFJ), Curso de Biomedicina, Laboratório de Farmacologia e Toxicologia
Biomédico e Farmacologista

DANIELA ISABEL BRAYER PEREIRA
Doutora em Medicina Veterinária e Ciências Veterinárias pela Universidade Federal do Rio Grande do Sul (UFRGS)
Mestre em Medicina Veterinária pela Universidade Federal de Pelotas (UFPel)
Graduada em Medicina Veterinária pela UFPel

EDUARDO DE MELLO VOLOTÃO
Mestre e Doutor em Ciências (Microbiologia) pela Universidade Federal do Rio de Janeiro (UFRJ)
Pesquisador em Saúde Pública do Instituto Oswaldo Cruz (IOC) – Fiocruz, RJ
Bacharel em Microbiologia e Imunologia pela UFRJ

FLÁVIO GUIMARÃES DA FONSECA
Graduado em Ciências Biológicas pela Universidade Federal de Minas Gerais (UFMG)
Mestre em Ciências Biológicas (Microbiologia) e Doutor em Ciências Biológicas (Microbiologia, Ênfase em Virologia) pela UFMG
Pós-Doutor pelo National Institutes of Health (NIH), em Bethesda, MD, EUA e pelo Centro de Pesquisas René Rachou (CPqRR) – Belo Horizonte, MG
Professor-Associado junto ao Departamento de Microbiologia do Instituto de Ciências Biológicas da UFMG
Coordenador do Curso de Pós-Graduação em Microbiologia da UFMG
Membro Diretor da Sociedade Brasileira de Virologia (SBV)

FRANCISCO CAMPELLO DO AMARAL MELLO
Pesquisador em Saúde Pública do Instituto Oswaldo Cruz (IOC) – Fiocruz, RJ
Graduado em Ciências Biológicas pela Universidade Federal do Rio de Janeiro (UFRJ)
Doutor em Biologia Celular e Molecular pelo IOC – Fiocruz, RJ

JOELER VARGAS DANTAS JUNIOR
Doutor em Ciências, Área de Concentração de Qualidade de Produtos em Saúde, Instituto Nacional de Controle de Qualidade em Saúde (INCQS) do Instituto Oswaldo Cruz (IOC) – Fiocruz, RJ
Mestre em Microbiologia Veterinária pela Universidade Federal Rural do Rio de Janeiro (UFRRJ)
Biólogo pelo Instituto de Atenção à Saúde São Francisco de Assis (HESFA) da Universidade Federal do Rio de Janeiro (UFRJ)

LEDA MARIA SILVA KIMURA
Doutora em Vigilância Sanitária pelo Instituto Nacional de Controle de Qualidade em Saúde (INCQS) do Instituto Oswaldo Cruz (IOC) – Fiocruz, RJ
Mestre em Microbiologia Veterinária pela Universidade Federal Rural do Rio de Janeiro (UFRRJ)
Médica-Veterinária pela Universidade Federal Fluminense (UFF)
Pesquisadora Científica do Centro Estadual de Pesquisa em Sanidade Animal Geraldo Manhães Carneiro, da Empresa de Pesquisa Agropecuária do Estado do Rio de Janeiro (PESAGRO-RIO)

LEONARDO DINIZ-MENDES
Doutor em Biologia Celular e Molecular pela Fundação Oswaldo Cruz (IOC) – Fiocruz, RJ
Mestre em Bioquímica pela Universidade Federal do Rio de Janeiro (UFRJ)
Biólogo, Bacharel e Licenciado pela Universidade do Estado do Rio de Janeiro (UERJ)
Experiência na Área de Microbiologia, com Ênfase em Biologia Molecular
Biotecnologista no Instituto de Tecnologia em Imunobiológicos (Biomanguinhos) – Fiocruz, RJ

LIDIANE GABAN
Professora do Ana Nery Ibitinga Instituto Técnico, SP
Assessora de Projetos Científicos no Laboratório de Farmacologia e Toxicologia na Universidade Federal de Jataí (UFJ)
Bióloga e Patologista

LUCIANA BARROS DE ARRUDA
Graduada em Microbiologia e Imunologia pela Universidade Federal do Rio de Janeiro (UFRJ)
Mestre em Ciências Biológicas (Biofísica) pela UFRJ
Doutora em Ciências Biológicas (Biofísica) pela UFRJ, com Período de Estágio na Johns Hopkins University School of Medicine, em Baltimore, EUA
Professora-Associada ao Departamento de Virologia do Instituto de Microbiologia Paulo de Góes da UFRJ
Credenciada pelos Programas de Pós-Graduação em Microbiologia e de Imunologia e Inflamação
Membro Diretor da Sociedade Brasileira de Virologia (SBV)

LUÍS ANTÔNIO SANGIONI
Doutor em Epidemiologia Experimental Aplicada às Zoonoses, Área de Concentração em Doenças Parasitárias, pela Universidade de São Paulo (USP)
Mestre em Ciência Animal, Área de Concentração em Doenças Parasitárias, pela Universidade Estadual de Londrina (UEL)
Residência em Clínica e Cirurgia de Equinos pelo Jockey Club de São Paulo (JCSP)
Graduada em Medicina Veterinária pela UEL

MARCOS LÁZARO MORELI
Professor-Associado da Universidade Federal de Jataí (UFJ), pela Unidade Acadêmica Especial de Saúde no Programa de Pós-Graduação em Ciências Aplicadas à Saúde, Curso de Biomedicina
Coordenador do Laboratório de Virologia

MARIELA MARTÍNEZ GÓMEZ
Pós-Doutoranda pelo Instituto Oswaldo Cruz (IOC) – Fiocruz, RJ
Mestre e Doutora em Ciências pelo Programa de Pós-Graduação em Biologia Celular e Molecular do IOC – Fiocruz, RJ
Graduada em Biologia-Genética pela Universidad de la Republica (UDELAR) – Uruguai

MONIQUE BRANCO VIEIRA
Bacharelado e Licenciatura em Ciências Biológicas pela Universidade Federal do Rio de Janeiro (UFRJ)
Mestre em Biologia Celular e Molecular pela Fundação Oswaldo Cruz (Fiocruz), RJ
Gestora Ambiental pelo Curso de Pós-Graduação Lato Sensu Especialização em Gestão Ambiental pelo Instituto Federal de Educação, Ciência e Tecnologia (IFRJ)
Doutoranda do Programa de Planejamento Energético e Ambiental da COPPE/UFRJ

ORTRUD MONIKA BARTH
Doutora em História Natural pela Universidade do Brasil
Pós-Doutora em Ultraestrutura Celular nas Universidades de Heidelberg e Freiburg da Alemanha
Pesquisadora-Titular e Chefe de Laboratório do Instituto Oswaldo Cruz (IOC) – Fiocruz, RJ
Professora-Adjunta e Colaboradora dos Departamentos de Botânica e Geologia da Universidade Federal do Rio de Janeiro (UFRJ)
Responsável pelo Laboratório de Palinologia da UFRJ
Pesquisadora do Conselho Nacional de Desenvolvimento Científico e Tecnológico

RAFAEL BRANDÃO VARELLA
Doutor em Doenças Infecciosas e Parasitárias pela Universidade Federal do Rio de Janeiro (UFRJ)
Pós-Doutor pela Università degli Studi di Milano (UNIMI), Itália
Professor-Associado de Virologia da Universidade Federal Fluminense (UFF)

RENATO SANTANA DE AGUIAR
Professor Adjunto do Departamento de Genética da Universidade Federal do Rio de Janeiro (UFRJ)
Graduação em Ciências Biológicas pela Universidade Federal de Minas Gerais (UFMG)
Mestre em Bioquímica e Imunologia pela UFMG
Doutor em Ciências Biológicas (Genética) pela UFRJ e Pós-Doutor em Microbiologia e Imunologia pela University of California, San Francisco (UCSF)

SÔNIA DE AVILA BOTTON
Pós-Doutora em Biologia Molecular pela Universidade Federal de Santa Maria (UFSM)
Doutora em Medicina-Veterinária, Área de Concentração em Medicina-Veterinária Preventiva pela UFSM
Mestre em Medicina-Veterinária Preventiva pela UFSM
Graduada em Medicina-Veterinária na UFSM
Professora-Associada do Departamento de Medicina Veterinária Preventiva da UFSM
Professora dos Programas de Pós-Graduação em Medicina Veterinária (PPGMV) e de Ciências Farmacêuticas (PPGCF) da UFSM

SUMÁRIO

1 PRINCÍPIOS DE VIROLOGIA. 1
Renato Santana de Aguiar
- Histórico do Descobrimento dos Vírus 1
- Primeiros Relatos de Vírus Humanos 1
- Propriedades Gerais dos Vírus 2
- Desenvolvimento de Culturas de Células Animais . . . 3
- Evidências de Crescimento Viral em Culturas de Células 4
- Ovos Embrionários 5
- Catalogação de Vírus Animais 5
- Sistema de Baltimore para Classificação dos Vírus . . 6
- Estruturas Virais 7
- Simetria do Capsídeo 7
- Envelope Viral 7
- Proteínas Virais 7
- Etapas do Ciclo Replicativo Viral 8
- Ligação e Entrada 8
- Replicação e Montagem 9
- Brotamento e Maturação 9
- Bibliografia 10

2 BIOSSEGURANÇA APLICADA À VIROLOGIA BÁSICA E MOLECULAR 11
Sônia de Avila Botton ▪ *Luís Antônio Sangioni*
Daniela Isabel Brayer Pereira
- Introdução 11
- Histórico 11
- Princípios de Biossegurança 12
- Riscos no Ambiente Laboratorial 14
- Equipamentos de Proteção 38
- Plano de Gerenciamento de Resíduos 38
- Segurança Ocupacional na Gestão de Resíduos do Laboratório de Virologia 45
- Boas Práticas no Laboratório de Virologia 46
- Programa de Prevenção aos Acidentes Ocupacionais no Laboratório de Virologia 47
- Exposição Ocupacional ao Material Biológico com Agente Potencialmente Patogênico no Laboratório de Virologia 48
- Referências Bibliográficas 50

3 ANÁLISE DE SEQUÊNCIAS E FILOGENIA 53
Francisco Campello do Amaral Mello
- Introdução 53
- Noções de Filogenia 54
- Etapas da Análise Filogenética de Sequências Virais . . 55
- Importância do Alinhamento 57
- Modelos de Substituição de Nucleotídeos (Modelos Evolutivos) e Taxa de Heterogeneidade Intersítios 58
- Métodos de Inferência Filogenética 61
- Confiabilidade da Inferência Filogenética 64
- Referências Bibliográficas 65

4 IMUNOLOGIA DAS INFECÇÕES VIRAIS 67
Luciana Barros de Arruda
Flávio Guimarães da Fonseca
Carolina Gonçalves Oliveira Lucas
- Introdução 67
- Mecanismos de Resposta Inespecífica 67
- Mecanismos Efetores da Imunidade Inata 68
- Mecanismos Efetores da Imunidade Adaptativa . . . 79
- Mecanismos de Escape da Imunidade Adaptativa . . 84
- Mecanismos de Agressão Tecidual Mediados pela Resposta Imune 86
- Infecção de Células do Sistema Imune e Modulação da Resposta Imunológica 87
- Imunomoduladores Virais 88
- Bibliografia 88

5 FÁRMACOS ANTIVIRAIS 91
Lidiane Gaban
Cleber Douglas Lucinio Ramos (in memoriam)
Marcos Lázaro Moreli
- Introdução 91
- Histórico 92
- Etapas Envolvidas no Desenvolvimento de Drogas Antivirais 92
- Drogas Antivirais Disponíveis Clinicamente 96
- Drogas Antivirais para Uso Veterinário 107
- Princípios Aplicados à Terapia Antiviral 109
- Referências Bibliográficas 116

6 VACINAS VIRAIS 119
Flávio Guimarães da Fonseca
Luciana Barros de Arruda
Carolina Gonçalves Oliveira Lucas
- Introdução 119
- História da Vacinologia........................ 120
- Mecanismos de Ação das Vacinas 122
- Tipos de Vacinas............................ 125
- Adjuvantes 132
- Desenho Racional de Vacinas 133
- Bibliografia 135

7 VIROLOGIA AMBIENTAL 137
Leonardo Diniz-Mendes
- Histórico 137
- Dispersão dos Vírus no Ambiente.............. 138
- Vírus na Água 139
- Detecção de Vírus em Amostras de Água 140
- Métodos de Concentração de Vírus 140
- Detecção.................................. 141
- Vírus Entéricos Comumente Encontrados na Água 141
- Indicadores Virais de Qualidade da Água 142
- Considerações Finais 143
- Bibliografia 143

8 PAPILOMAVÍRUS 147
Rachel Siqueira de Queiroz Simões
- Introdução 147
- Histórico 147
- Taxonomia Viral 148
- Evolução da Origem Filogenética do Papilomavírus 148
- Similaridade Genética Interespécies 149
- Transmissão Interespécies 150
- Modelos Animais 151
- Cofatores................................... 152
- Morfologia e Estrutura da Partícula Viral 152
- Filogenia do Papilomavírus 152
- Epidemiologia HPV.......................... 153
- Papilomavírus dos Animais Domésticos 161
- Conclusão 173
- Bibliografia 173

9 POLIOMAVÍRUS............................. 179
Rafael Brandão Varella ▪ *Camila Freze Baez*
Ana Carolina Jonard Zalona
- Introdução 179
- Histórico 179
- Classificação e Morfologia 181
- Organização Genômica e Expressão Gênica....... 182
- Biossíntese Viral 182
- Propriedades Biológicas dos Poliomavírus 184
- Poliomavírus Humanos 186
- Diagnóstico Laboratorial dos Poliomavírus........ 193
- Bibliografia 196

10 VÍRUS ENTÉRICOS: ROTAVÍRUS, CALICIVÍRUS HUMANOS, ASTROVÍRUS E ADENOVÍRUS................... 199
Eduardo de Mello Volotão ▪ *Mariela Martínez Gómez*
Caroline Cordeiro Soares
- Introdução 199
- Rotavírus.................................. 200
- Calicivírus 212
- Astrovírus 219
- Adenovírus 224
- Bibliografia 226

11 HANTAVÍRUS................................ 229
Marcos Lázaro Moreli
Cleber Douglas Lucinio Ramos (in memoriam)
Lidiane Gaban
- Introdução 229
- Histórico 229
- Propriedades Biológicas dos Vírus............... 235
- Bibliografia 249

12 LENTIVÍRUS – ARTRITE-ENCEFALITE CAPRINA...... 255
Carlos Eurico Pires Ferreira Travassos
- Histórico 255
- Epidemiologia.............................. 255
- Classificação e Propriedades Gerais do Vírus 255
- Estrutura Viral.............................. 255
- Biologia Molecular 256
- Ciclo de Replicação Viral 256
- Transmissão 256
- Patogenia 257
- Sintomas e Lesões 257
- Resposta Imune 257
- Diagnóstico................................ 258
- Profilaxia 258
- Bibliografia 258

13 VÍRUS DA FEBRE AMARELA E DA DENGUE......... 263
Barbara Cristina Euzebio Pereira Dias de Oliveira
- Características Gerais........................ 263
- Biossíntese das Partículas Virais 263
- Febre Amarela.............................. 268
- Dengue 273
- Bibliografia 275

14 HEPADNAVÍRUS, HERPES-VÍRUS E ADENOVÍRUS CANINO...........................279
Monique Branco Vieira
- Hepatite B................................. 279
- Hepatite E................................. 291
- Hepatite Infecciosa Canina 295
- Bibliografia 298

15 RAIVA 305
Leda Maria Silva Kimura ▪ Joeler Vargas Dantas Junior
- Histórico 305
- Partícula Viral 306
- Patogenia 307
- Coleta e Remessa de Material 308
- Patologia 308
- Diagnóstico Clínico 310
- Diagnóstico Laboratorial 310
- Outras Técnicas 312
- Epidemiologia 312
- Controle 313
- Bibliografia 313

16 VÍRUS EMERGENTES E REEMERGENTES 317
Ortrud Monika Barth
Rachel Siqueira de Queiroz Simões
- *Influenza* A, Sorotipo H1N1 – *Orthomyxoviridae* 317
- Sars – *Coronaviridae* 318
- Poxvírus – *Poxviridae* 318
- Vírus *Chikungunya* – *Togaviridae* 319
- Vírus do Oeste do Nilo – *Flaviviridae* 320
- Vírus Ebola – *Filoviridae* 321
- Vírus Zika – *Flaviviridae* 322
- Bibliografia 323

ÍNDICE REMISSIVO 325

Virologia
Humana e Veterinária

Thieme Revinter

1 PRINCÍPIOS DE VIROLOGIA

Renato Santana de Aguiar

HISTÓRICO DO DESCOBRIMENTO DOS VÍRUS

Os primeiros relatos de um agente patogênico menor que qualquer bactéria conhecida datam de 1892. Nesta ocasião, o cientista russo Dimitry Ivanovsky demonstrou que o agente causador do mosaico do tabaco não era retido em filtros de porcelana utilizados comumente para remover bactérias de extratos e meio de cultura. Seis anos depois, Martinus Beijerinck, independentemente, relatou as mesmas observações na Holanda, ampliando o conceito que os agentes responsáveis pela doença do mosaico do tabaco eram tão diminutos que não podiam ser retidos por filtros comumente utilizados para remover as bactérias até então conhecidas. Nos anos seguintes, os cientistas alemães Friedrich Loeffler e Paul Frosch, ambos alunos e assistentes de Robert Koch, responsável pela introdução de técnicas de isolamento de bactérias, observaram que os agentes causadores da febre aftosa também não eram retidos por filtros utilizados no isolamento de bactérias. A febre aftosa (do latim *Aphtae epizooticae*) é uma doença viral altamente contagiosa que afeta gado bovino, búfalos, caprinos, ovinos, cervídeos, suínos e outros animais que possuem cascos fendidos. Diversas epidemias de febre aftosa foram descritas na Europa, Ásia, Américas do Norte e Sul em 1800. Uma das primeiras e maiores epidemias de febre aftosa ocorreu em 1914, acometendo diversos rebanhos e tendo impacto econômico negativo nos países envolvidos.

Outra importante observação destes pesquisadores foi a descoberta que, além destes agentes possuírem dimensões diminutas, também são capazes de se replicar apenas nos seus hospedeiros. Desta forma, extratos de plantas de tabaco infectadas, quando diluídas em soluções estéreis, não eram capazes de gerar novos agentes infecciosos, a não ser que fossem reintroduzidos em folhas de plantas não infectadas. Este experimento simples demonstrava a dependência do hospedeiro para a replicação destes novos agentes, sendo, portanto, parasitas obrigatórios.

Para descartar a ideia de que estas doenças poderiam ser geradas a partir de toxinas filtráveis produzidas por bactérias, extratos de plantas de tabaco diluídas foram utilizados em infecções seriadas. As características descritas acima, além da ineficiência destes novos agentes em crescer em meios utilizados para o isolamento de bactérias, e sua dependência de organismos vivos para sua multiplicação e tamanhos reduzidos, caracterizaram estes novos agentes como distintos de bactérias. Inicialmente, Beijerinck nomeou este novo agente submicroscópico responsável pela doença do mosaico das folhas de tabaco como **fluido vivo contagioso** (*contagium vivum fluidum*) a fim de enfatizar a sua capacidade de infecção e capacidade de replicação. Estes eram os primeiros relatos destes novos agentes filtráveis que não eram retidos por filtros que eram capazes de isolar bactérias e foram, posteriormente, nomeados de **vírus** (do latim = *veneno*).

O trabalho pioneiro do vírus do mosaico do tabaco e febre aftosa foi seguido por diversos trabalhos de identificação de vários vírus associados a diferentes doenças nos mais variados organismos. Podemos citar, como exemplo, os vírus causadores de leucemias ou tumores sólidos em galinhas, identificado pelos respectivos pesquisadores, Vilhelm Ellerman e Olaf Bang, em 1908, e por Peyton Rous, em 1911. Seguido dos trabalhos que identificaram os vírus que infectam bactérias nomeados posteriormente de **bacteriófagos** por Frederick Twort, em 1915, e Felix d'Hérelle, em 1917. Estes foram nomeados desta maneira pela sua capacidade de romper bactérias na superfície de placas de ágar (fago do latim: *comer*). A descrição dos bacteriófagos abriu as portas para o desenvolvimento de toda a biologia molecular nos anos seguintes.

PRIMEIROS RELATOS DE VÍRUS HUMANOS

Os primeiros relatos de isolamento de vírus em humanos datam de 1901 e foram realizados em pacientes com febre amarela. O trabalho desenvolvido pelos pesquisadores foi notável em razão do complexo ciclo replicativo viral e dos meios de transmissão do vírus envolvido. A febre amarela é comum em países tropicais com descrições desde o século XV, com surtos epidêmicos devastadores e alta taxa de mortalidade (cerca de 28% durante o surto epidêmico de Nova Orleans, EUA, em 1853). Os trabalhos desenvolvidos pelo médico cubano Carlos Juan Finlay propuseram que a transmissão do agente infeccioso envolvia um inseto hematófago, como mosquitos. Estes estudos foram seguidos com o Coronel Walter Reed e o Dr. Jesse Lazear em soldados infectados durante a ocupação de Cuba pelos Estados Unidos. Dr. Jesse Lazear foi a primeira pessoa infectada, experimentalmente, pelo vírus e que posteriormente faleceu de febre amarela. Estes pesquisadores foram capazes de transmitir a doença para pacientes não infectados pela injeção de soro filtrado e diluído de um paciente infectado demonstrando que o agente infeccioso não conseguia ser retido por filtros que purificam bactérias, além da necessidade do homem durante o ciclo replicativo. Estudos posteriores realizados por Juan Guiteras, um professor da Universidade de Havana, avaliaram o desenvolvimento de imunidade em voluntários expostos a mosquitos carregando o vírus responsável pela febre amarela. Dos 19 voluntários testados, 8 contraíram a doença e 3 faleceram demonstrando que os mosquitos eram realmente os insetos vetores de transmissão do novo agente infeccioso. Estes estudos propiciaram a introdução de um programa de controle do mosquito vetor que foi eficiente na redução da incidência de novos casos durante o período.

Outros vírus humanos foram identificados nas primeiras décadas do século XX. No entanto, em muitos destes casos a identificação do agente causador foi extremamente difícil e exigiram os esforços de diversos pesquisadores ao longo dos anos. Podemos citar os vírus *influenza* como exemplo, responsáveis pelos diferentes surtos de gripe na humanidade. A doença foi descrita desde 1700 e recebeu este nome derivado do italiano pela ideia de que a doença era "influenciada" pela exposição ao ar ruim ou impuro. Hoje sabemos que a doença é causada por um vírus que sofreu vários eventos de transferência entre diferentes animais domésticos e o homem nos últimos 6.000 anos. As epidemias mundiais chamadas de **pandemias** são características da infecção por *influenza* que tem sido documentada em humanos por mais de 100 anos. Estes surtos epidêmicos são acompanhados por altos índices de mortalidade em indivíduos jovens e idosos. A pandemia de gripe ocorrida durante os anos de 1918-1919 após a Primeira Guerra Mundial foi responsável pela morte de mais de 40 milhões de pessoas, um número consideravelmente maior do que o número de pessoas que morreram durante a própria guerra. Apesar de vários esforços e dedicação de vários pesquisadores ao longo dos anos, o vírus foi isolado apenas em 1933, por Wilson Smith, Christopher Andrews e Patrick Laidlaw. Atualmente, vacinas contra *influenza* são produzidas em ovos de galinhas com altos índices de proteção.

Até o momento descrevemos estudos que identificaram os agentes patogênicos de certas doenças como vírus. Apesar disso, os relatos de doenças que foram posteriormente associados a agentes virais datam desde as mais antigas civilizações humanas. Hieróglifos egípcios possuem figuras que sugerem pessoas ou reis infectados com o que sabemos hoje ser poliovírus. Como demonstrado na Figura 1-1, em um bloco de pedra com inscrições egípcias podemos identificar um homem com uma das pernas acometidas pela poliomielite. Outras doenças virais descritas em civilizações antigas incluem *influenza* e febre amarela, esta última descrita desde o descobrimento da África pelos europeus.

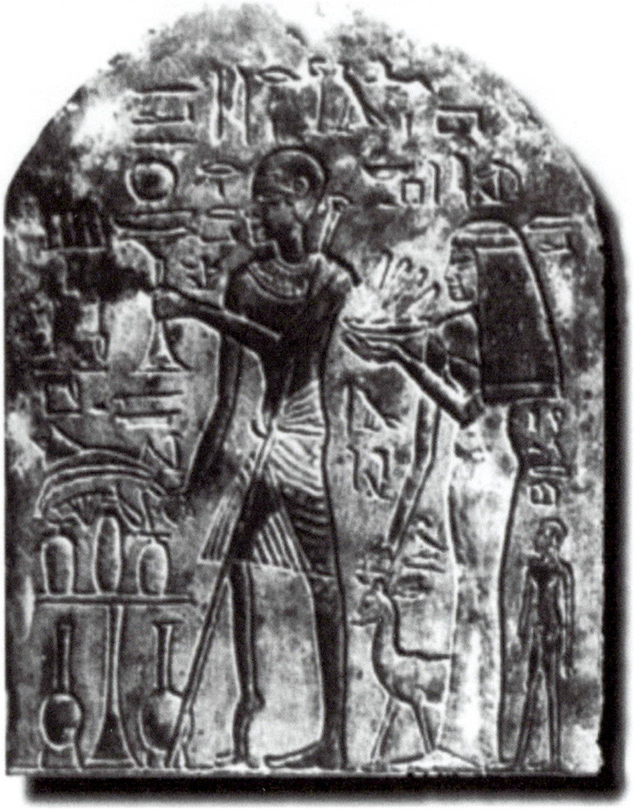

Fig. 1-1. Evidências de infecção viral em civilizações antigas. Hieroglifo esculpido em pedra na antiga Memphis, capital do Egito antigo (cerca de 3700 a.C.). Nesta imagem identificamos a presença de uma figura masculina central, atribuída ao sacerdote Ruma, apresentando os sinais causados pela infecção com poliovírus que podem ser evidenciados pela atrofia de uma das pernas causada por poliomielite. (Fonte: extraído de Prescott *et al.*, 1996. Disponível em: http://evunix.uevora.pt/~sinogas/trabalhos/2003/polio_files/image009.gif. Acesso em 28/06/2018.)

PROPRIEDADES GERAIS DOS VÍRUS

Os avanços científicos que permitiram a elucidação da estrutura dos vírus, além dos diferentes métodos de replicação celular utilizados por estes durante sua multiplicação, permitiram uma definição mais exata destes novos agentes. Os primeiros relatos demonstram os vírus como agentes patológicos associados a diferentes doenças que se distinguem por seu tamanho reduzido e dependência do organismo hospedeiro para a sua multiplicação. Atualmente, as seguintes propriedades classificam os vírus:

- É um agente infeccioso e parasita intracelular obrigatório.
- O genoma viral pode ser formado por DNA ou RNA.
- Dentro de uma célula hospedeira, o vírus utiliza a maquinaria celular e fatores virais para garantir a síntese de proteínas virais, replicação do genoma e sua multiplicação.
- A progênie viral, chamada de vírions, é formada pela síntese e montagem de novos componentes virais dentro das células hospedeiras.
- Novas partículas virais brotadas de uma célula hospedeira carregam o genoma viral que é capaz de codificar as informações necessárias para a síntese e multiplicação de novas partículas nas células-alvo da infecção.

Diversas destas características que definem os vírus foram possíveis com os avanços científicos de uma época. A simplicidade estrutural dos vírus foi primeiramente demonstrada em 1935, por Wendell Stanley, utilizando cristais do vírus do mosaico do tabaco. Após a introdução do microscópio eletrônico, em 1930, a estrutura de diversos vírus pôde ser finalmente esclarecida, em uma época que ainda não havia sido elucidada a estrutura de importantes macromoléculas, como proteínas ou DNA. Com capacidade de aumento de até 100.000 vezes, esta nova e importante ferramenta de visualização aumentou consideravelmente o poder de identificação de estruturas diminutas, que antes podiam ser identificadas apenas com microscópios ópticos. Imagens de diferentes vírus foram geradas, confirmando que estes novos agentes eram, realmente, muito pequenos, com cerca de 15-550 nm. Estes estudos caracterizaram os vírus com uma estrutura menor e muito mais simples do que organismos celulares. Na Figura 1-2 podemos observar um esquema representando os tamanhos relativos dos vírus com diferentes organismos celulares. Diferentes formas foram elucidadas, sendo que alguns vírus apresentavam forma helicoidal, enquanto outros apresentavam formas mais esféricas.

Como descrito acima, uma das características fundamentais dos vírus é sua dependência absoluta de um organismo

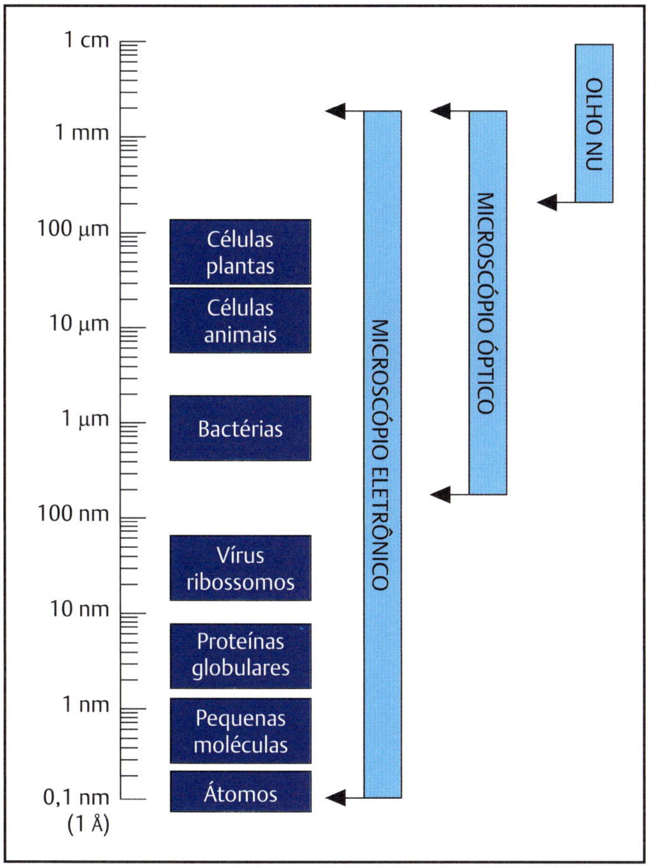

Fig. 1-2. Dimensões relativas dos vírus comparadas com os demais organismos e moléculas. Nesta figura apresentamos as dimensões relativas entre os vírus e outros organismos ou moléculas utilizando o sistema métrico de medida. A régua apresentada está em escala logarítmica com unidades métricas. Com o advento da microscopia óptica, diversos organismos, como bactérias e células, puderam ser finalmente visualizados por cientistas. No entanto, os vírus, por apresentarem tamanhos diminutos, puderam ser visualizados apenas com a introdução do microscópio eletrônico.

celular para sua multiplicação, caracterizando-os como parasitas intracelulares. Os estudos com bacteriófagos que infectam bactérias permitiram a elucidação desta característica comum aos vírus. Estes estudos foram realizados por Max Delbrück, Emory Ellis e Luria no período de 1930 a 1940, demonstrando que os bacteriófagos são agentes autônomos, estáveis e autorreplicantes, caracterizando-os como tratos herdáveis. Além disso, diversos estudos posteriores utilizaram os fagos como ferramenta para elucidação dos genes e material genético. Em um dos experimentos mais importantes da genética, bacteriófagos foram utilizados para demonstrar que o material genético responsável por carregar as informações necessárias à perpetuação de um agente era constituído de ácido desoxirribonucleico (DNA) e não de proteínas, como sugerido por diferentes pesquisadores. Neste experimento, desenvolvido por Alfred Hershey e Martha Chase em 1950, o DNA viral foi marcado com enxofre radioativo (S^{35}) e as proteínas marcadas com fósforo radioativo (P^{32}) por meio do crescimento de bactérias infectadas em meios de cultivo que continham estes dois constituintes, separadamente. Os vírus gerados nestas duas condições foram utilizados para infectar novas células e o conteúdo intracelular foi posteriormente coletado, homogeneizado por um microliquidificador e avaliado para presença de fósforo ou enxofre radioativo. A detecção de S^{35} nos lisados celulares demonstraram que os ácidos nucleicos eram capazes de ser internalizados dentro das células. Além disso, a nova progênie viral, marcada com S^{35}, e coletada no sobrenadante de células infectadas demonstraram que o DNA era responsável por codificar todas as informações necessárias à geração de novas partículas virais, sendo considerado, posteriormente, como o genoma. Nenhuma marcação intracelular foi detectada com P^{32}, sendo encontrada apenas na superfície das células infectadas, demonstrando que as proteínas virais não eram responsáveis pelo código genético. Tudo isso em uma época em que a estrutura da dupla-hélice do DNA ainda não tinha sido descoberta.

Os estudos com bacteriófagos foram bastante promissores e diversos pesquisadores foram agraciados com prêmios Nobel em razão da importância de seus achados. De fato, os estudos com fagos foram importantes para a consolidação de diversos conhecimentos hoje compreendidos na biologia molecular como o conceito de mutação e reparo de DNA; as enzimas de restrição e modificadoras de DNA utilizadas em diversas aplicações de clonagem molecular; definição de gene; mecanismo de controle de expressão gênica mediada por repressores e ativadores; descoberta do RNA; descrição de trincas de códons durante a transcrição e tradução; vetores utilizados na tecnologia de DNA recombinante, dentre outros. Vantagens como crescimento e multiplicação rápidos em bactérias, comparados com vírus obtidos de células eucarióticas, tornaram os bacteriófagos a ferramenta perfeita para a elucidação de diversos processos moleculares.

DESENVOLVIMENTO DE CULTURAS DE CÉLULAS ANIMAIS

O desenvolvimento de técnicas de cultivo e manutenção de células animais pela formulação de meios que contenham todos os nutrientes e fatores de crescimento necessários às células permitiram o isolamento e identificação de vários vírus. De fato, o número de vírus identificados a partir do desenvolvimento de técnicas de cultivo celular aumentou exponencialmente nos últimos anos. **Células primárias** recém-isoladas de tecido ou material biológico como linfa, plasma, tecidos ou embriões requerem condições especiais de nutrientes e esterilidade que somente foram possíveis com o advento de antibióticos. Em 1955, diversos investigadores desenvolveram meios de cultura definidos para o crescimento ideal de células de mamíferos e desenvolvimento de **linhagens de células imortalizadas** que podiam ser mantidas por passagens seriadas. Assim, podemos citar as linhagens de células de rato L e as células humanas de cérvix uterino (HeLa), utilizadas mundialmente em diversos laboratórios até os dias atuais. Estes avanços permitiram o isolamento e identificação de vírus dos quais os animais hospedeiros não eram conhecidos, como adenovírus e rubéola. Em 1949, John Enders, Thomas Weller e Frederick Robbins conseguiram propagar poliovírus em culturas de células não neuronais, o que levou ao desenvolvimento de vacinas contra poliomielite nos anos seguintes e o prêmio Nobel em medicina e fisiologia em 1954. A cultura de células revolucionou o modo de investigar a replicação viral.

Nos estudos de cultura celular, tecidos são dissociados em células isoladas em suspensão por meio de métodos mecânicos seguidos de tratamento com enzimas proteolíticas. As células obtidas do tecido em questão são suspendidas em meio de cultura e colocadas em garrafas ou placas plásticas. À medida que as células se dividem, estas cobrem a superfície da garrafa ou placa formando uma monocamada de **células aderentes**. No entanto, células provenientes do sangue, como linfócitos, são consideradas **células em suspensão,** pois não são capazes de aderir à superfície de garrafas plásticas. Em geral, células são crescidas em meio de cultivo quimicamente definido, contendo uma solução de sais isotônicos, glicose, vitaminas, coenzimas e aminoácidos, além de um sistema de tamponamento com pH em torno de 7,2 e 7,4. Estes meios podem ser suplementados com antibióticos para prevenir o crescimento de bactérias ou fungos, além de soro fetal, que provêm os fatores de crescimento necessários às células. As células em cultura geralmente se dividem em 24-48 horas e podem ser estocadas em temperaturas muito baixas, como -70 a -196°C com a adição de um agente crioprotetor (DMSO).

Células primárias podem ser mantidas por tempo definido, geralmente de 5 a 20 divisões, enquanto células imortalizadas podem ser propagadas indefinidamente em cultura. Células primárias podem ser utilizadas para a manutenção de estoques virais durante a produção de vacinas humanas a fim de evitar prováveis contaminações com possíveis DNAs oncogênicos de células imortalizadas. As células imortalizadas podem ser derivadas de tecidos tumorais ou do tratamento de células primárias com agentes mutagênicos ou, ainda, por meio da transformação com vírus tumorais. No entanto, estas células perdem suas características iniciais, sendo, portanto, menos diferenciadas, possuindo anomalias cromossômicas em número (aneuploidias) e forma (translocação, transversões e inversões) e podendo ser tumorogênicas quando inoculadas em modelos murinos.

EVIDÊNCIAS DE CRESCIMENTO VIRAL EM CULTURAS DE CÉLULAS

Alguns vírus matam as células durante sua replicação, fazendo com que as células se desgarrem da monocamada de cultura de células. Quanto mais células infectadas durante o curso da infecção, maiores os **efeitos citopáticos** de uma infecção que podem ser identificados e monitorados. Muitos efeitos citopáticos decorrentes da infecção viral podem ser visualizados por um microscópio óptico ou utilizando um microscópio de contraste de fase, sem a necessidade de fixação ou coloração das células. Estes efeitos incluem a mudança de forma das células infectadas para uma forma mais circular, o desprendimento das células das monocamadas e, em alguns casos, a fusão de várias células delimitadas por uma única membrana plasmática chamada de **sincício** (Fig. 1-3).

Outros efeitos citopáticos requerem microscópios com maior poder de aumento e resolução como o desenvolvimento de massas de vírus ou componentes virais em inclusões citoplasmáticas, além de duplicação de membranas ou fragmentação de organelas. O tempo médio para o aparecimento dos efeitos citopáticos decorrentes de uma infecção viral dependem do vírus envolvido. Por exemplo, dependendo da quantidade de vírus utilizado na infecção (**inóculo**), enterovírus ou herpes-vírus podem causar efeitos citopáticos em 1-2 dias de infecção. Em contraste, vírus como citomegalovírus, rubéola e alguns adenovírus podem não apresentar efeitos citopáticos por semanas. Outros vírus se multiplicam em células sem nunca causar efeitos citopáticos visíveis como alguns

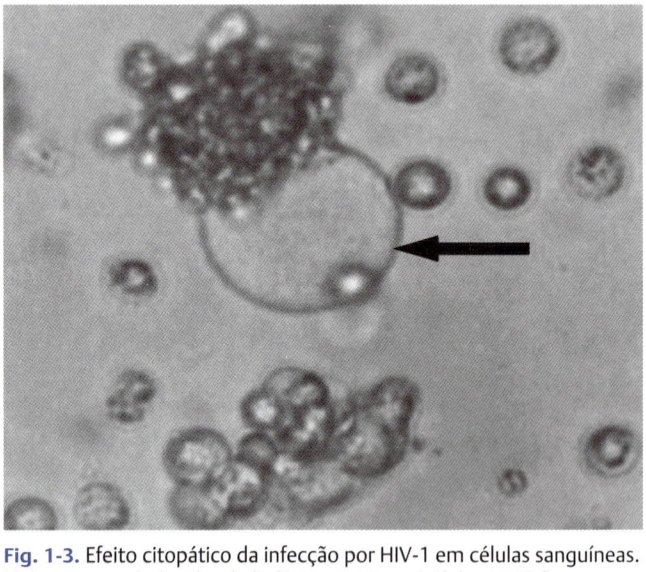

Fig. 1-3. Efeito citopático da infecção por HIV-1 em células sanguíneas. Linhagens estabelecidas de linfócitos T CD4 + (células MT4) foram infectadas com HIV-1 e monitoradas em microscópio óptico de contraste de fase. A foto em questão corresponde a 5 dias após a infecção inicial. Na imagem mostramos várias células isoladas ou em grupos. A seta indica a formação de um sincício decorrente da infecção viral. Podemos observar o nítido contorno da membrana plasmática. Esta estrutura é decorrente de infecções múltiplas do vírus entre células adjacentes, o que acarretará a lise celular das células infectadas e fusão de suas membranas citoplasmáticas. O que vemos nesta figura é a membrana citoplasmática restante destas células infectadas.

membros das famílias de vírus *Arenaviridae*, *Paramyxoviridae* e *Retroviridae*.

OVOS EMBRIONÁRIOS

Antes do advento da cultura de células, diferentes vírus foram propagados em ovos embrionários de galinha. Após 5-14 dias da fertilização, o vírus pode ser inoculado no ovo por meio de um orifício na casca. Este método ainda é utilizado para a propagação de vírus *influenza* (causador da gripe), além de ter sido utilizado para a propagação de outros vírus como herpes, poxvírus e adenovírus aviário. Esta metodologia também é empregada no desenvolvimento de vacinas contra agentes virais.

CATALOGAÇÃO DE VÍRUS ANIMAIS

Os avanços da cultura de células e o desenvolvimento de poderosas ferramentas como o microscópio eletrônico permitiram o isolamento e identificação de diversos novos vírus, o que gerou, por consequência, a necessidades de classificá-los. De fato, ao longo dos anos, diversos sistemas de classificação para os vírus têm sido propostos. Por volta de 1960, com a utilização do microscópio eletrônico, vírus de diferentes formas, tamanhos e composição eram conhecidos. Em 1962, Lwoff, Robert W. Horne e Paul Tournier desenvolveram um esquema de classificação dos vírus (bacterianos, vegetais ou animais) com base no sistema hierárquico de Lineu, que consistia em filo, classe, ordem, família, gênero e espécie. Apesar de estes sistemas terem sido posteriormente abandonados pelos virologistas da época. No entanto, este sistema proposto por Lwoff *et al.* foi importante, pois sugeria que os vírus deveriam ser agrupados por suas próprias semelhanças e não com base nas propriedades das células ou organismos que estes infectavam. Posteriormente, uma nova classificação foi proposta pautada na natureza do ácido nucleico utilizado como genoma. Desde então, quatro características virais têm sido utilizadas na classificação de todos os vírus identificados:

- Natureza do ácido nucleico carregado dentro da partícula viral (DNA ou RNA).
- Simetria do capsídeo (capa proteica envoltória do genoma viral).
- Presença ou ausência de membrana lipídica (envelope viral).
- Dimensões das partículas virais e capsídeos.

Com base nestas características, os vírus podem ser agrupados em diferentes famílias, como representado pela Figura 1-4.

Desde o último relatório do Comitê Internacional de Taxonomia Viral (ICTV), em 2009, aproximadamente 30.000-40.000 diferentes vírus foram identificados em bactérias, plantas ou animais. Estes vírus foram catalogados em 6 ordens, 87 famílias, 19 subfamílias, 348 gêneros e 2.285 espécies. Esta lista é atualizada anualmente e informações mais recentes podem ser obtidas *on-line* (www.ictvonline.org).

Os relatórios do ICTV ainda descrevem agentes subvirais como vírus satélites, viroides e príons, além de uma lista de outros agentes virais os quais as informações disponíveis são insuficientes para uma classificação correta.

Satélites são compostos de ácidos nucleicos que necessitam ser complementados por outros vírus (*helper*) para se multiplicarem em uma célula. Em geral são pequenos, constituídos de uma única molécula de RNA como genoma, mas que perdeu importantes genes para completarem o ciclo replicativo. Sendo assim, dependem da presença de outro vírus coinfectando a mesma célula para gerarem partículas virais viáveis. Quando um agente satélite codifica suas próprias proteínas de capa que recobrem seu próprio genoma estes são chamados de **vírus satélites**. Um exemplo de vírus satélite é o vírus da hepatite delta, que necessita de uma coinfecção com o vírus da hepatite B para sua multiplicação.

Já os **viroides** são os menores agente virais descritos, sem capsídeo, contendo moléculas de RNA fita simples como genoma e que replicam de maneira autônoma quando introduzidos em células vegetais. Um exemplo de viroide é o agente infeccioso que infecta, de maneira letal, palmeiras de coco. Este viroide possui importância econômica visto que pode dizimar largas plantações de coco. As moléculas de RNA dos viroides são ribozimas funcionais e esta atividade é necessária à sua replicação. **Ribozimas** são moléculas de RNA com atividade catalítica.

Já os **príons** são agentes infecciosos compostos apenas por proteínas sem ácidos nucleicos como genoma. Estes agentes infecciosos são responsáveis pelas encefalopatias espongiformes transmissíveis (TSE, do inglês, *transmisible spongiform*

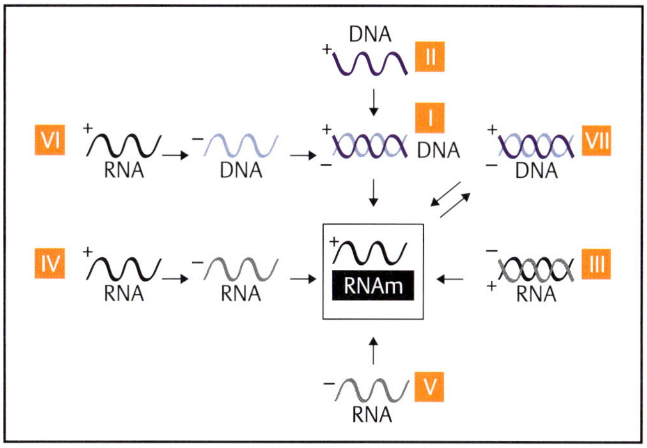

Fig. 1-4. Classificação viral de Baltimore. A classificação de Baltimore é baseada na natureza do ácido nucleico constituinte do genoma e na estratégia de replicação viral. O dogma central desta classificação é o fato de que, independentemente da estratégia de replicação utilizada, todos os vírus, obrigatoriamente, convertem seus genomas em RNAm (RNA mensageiro) com polaridade positiva que será utilizado pela maquinaria celular de tradução para a produção das proteínas virais. Nesta imagem representamos o RNAm com polaridade positiva no centro de todas as classes virais. Os RNAs com polaridade positiva (+) são representados pela cor preta e seus complementares negativos pela cor cinza (-). Já as moléculas de DNA com polaridade positiva (+) são representados pela cor azul-escuro e seus complementares negativos pela cor azul-claro (-). As moléculas dupla-fita de RNA ou DNA são representadas pela junção das duas fitas. Os quadrados vermelhos denotam as classes enumeradas por Baltimore segundo a natureza do genoma classe I (vírus DNA dupla-fita); classe II (vírus DNA fita simples); classe III (vírus RNA dupla-fita); classe IV (vírus RNA fita simples positiva); classe V (vírus RNA fita simples negativa); classe VI (retrovírus, vírus genoma RNA fita positiva com intermediário de DNA dupla-fita) e classe VII (vírus genoma dupla-fita de DNA com intermediário de RNA).

encephalopathies) que são doenças raras, porém fatais, que podem gerar sintomas neurodegenerativos tanto em homens como em outros mamíferos. Esta doença é também conhecida como "mal da vaca louca", doença em que o indivíduo pode-se tornar infectado pela ingestão de carne bovina infectada. A infecção envolve mudanças conformacionais da glicoproteína do príon PrP, que pode se depositar nos neurônios e causar encefalopatia. Além disso, a proteína PrP que apresenta conformação alterada (PrPsc), além de ser resistente à protease celular, pode direcionar a mudança conformacional das demais proteínas nativas PrP em um ciclo de infecção. Os príons são os menores agentes infecciosos descritos e seu isolamento e a elucidação dos mecanismos patogênicos desta doença rendeu ao pesquisador Stanley B. Prusiner o prêmio Nobel de Medicina e Fisiologia em 1997.

Segundo a nomenclatura proposta pelo ICTV, as diferentes famílias virais recebem nomes em latim que são reconhecidos pela inicial em maiúscula e termina com o sufixo ***-viridae***. Podemos citar, por exemplo, a família de vírus *Parvoviridae*, sendo que os vírus pertencentes a esta família podem ser chamados de parvovírus. As subfamílias são reconhecidas pelo sufixo ***-virinae***. O conceito de espécie nos vírus é difícil de definir. Depois de muita controvérsia, em 1991, os membros do ICTV definiram a seguinte proposta para espécie viral como proposto por Regenmortel**: "espécie viral deve ser definida como uma classe constituída de uma estirpe ou variantes virais com a mesma estratégia de replicação e ocupando um nicho ecológico particular".**

SISTEMA DE BALTIMORE PARA CLASSIFICAÇÃO DOS VÍRUS

A partir dos avanços da biologia molecular, genética e cultura de células, vários genomas virais têm sido elucidados nas últimas décadas. Hoje sabemos que, geralmente, células procarióticas e eucarióticas possuem, no seu genoma de DNA, genes que são responsáveis pela produção de RNA pelo processo de transcrição que serão posteriormente utilizados como mensageiros para a tradução das proteínas (tradução). Este fluxo de informação (DNA→RNA→proteína) compõe o dogma central da informação proposto por Francis Crick após a descoberta da estrutura de DNA em 1953. No entanto, os vírus burlam este dogma central da biologia utilizando, muitas vezes, moléculas de RNA como genoma incorporado na partícula. **O conceito de genoma em virologia é atribuído à natureza química (DNA ou RNA) da molécula do ácido nucleico incorporada na partícula durante o brotamento das células.**

Apesar desta contradição, todos os vírus necessitam de moléculas de RNA para direcionar a síntese de proteínas virais utilizando o mesmo sistema de ribossomos, RNAs transportadores e aminoácidos envolvidos no processo de tradução das células infectadas. Sendo assim, David Baltimore, em 1971, propôs um novo sistema de classificação de vírus com base na natureza química do seu genoma e no seu mecanismo de replicação. Basicamente, os vírus podem ser classificados, segundo Baltimore, como vírus de genoma de DNA ou RNA. No entanto, existem variações destes conceitos; uma delas é o genoma poder ser uma fita de RNA positiva ou negativa. **Por convenção, uma fita de RNA é considerada como polaridade positiva se esta contém todas as informações necessárias à tradução e pode ser utilizada diretamente pela maquinaria de tradução para gerar as proteínas.** As fitas de RNA complementares à fita de RNA positiva são chamadas de negativas e necessitam ser antes replicadas em fitas de RNA positivas antes de serem utilizadas como molde para a tradução de proteínas. Os mesmos conceitos são utilizados para as fitas de DNA positivas e seus complementares negativos.

Segundo a classificação de Baltimore, os vírus de genoma contendo **dupla-fita de DNA (DNA±)** são agrupados na **Classe I**. O DNA genômico desta classe de vírus é internalizado no núcleo das células e é imediatamente transcrito em RNAm por enzimas celulares para a posterior tradução das proteínas virais. Posteriormente, durante a replicação viral, as proteínas estruturais são sintetizadas e reunidas para a montagem e brotamento das partículas virais. Exemplos: adenovírus, herpes-vírus e poxvírus.

Os vírus com genoma de **DNA fita simples** são agrupados na **Classe II** segundo classificação de Baltimore. Estes vírus necessitam sintetizar uma fita complementar de DNA antes de sintetizar as fitas de RNA utilizadas durante a tradução das proteínas virais. Exemplo: parvovírus.

Os vírus com genoma de **dupla-fita de RNA** são agrupados na **Classe III**. Neste caso os vírus possuem como genoma moléculas de RNA com polaridade positiva e negativa. Sendo assim, a fitas de RNA negativa necessitam ser antes replicadas em fitas positivas antes de serem utilizadas durante a tradução das proteínas virais. De fato, estes vírus codificam uma RNA polimerase dependente de RNA, utilizada durante a fita de RNA de polaridade positiva. Exemplo: reovírus.

Já os vírus contendo genoma de **fita simples de RNA com polaridade positiva (RNA+)** são agrupados na **Classe IV,** segundo a classificação de Baltimore. Neste caso, o genoma destes vírus pode ser utilizado diretamente para a tradução das proteínas virais. De fato, assim que o genoma destes vírus é internalizado nas células, este é utilizado na tradução para gerar proteínas virais como a RNA polimerase viral dependente de RNA (replicase) capaz de sintetizar moléculas de RNA fita negativa complementares ao genoma de RNA fita positiva. As moléculas de RNA de polaridade negativa são posteriormente utilizadas como molde para a geração de mais moléculas de RNA genômico de fita positiva que, por sua vez, serão incorporadas nas partículas virais durante o brotamento. Exemplos: picornavírus e togavírus.

Os vírus com genoma de **RNA de fita simples com polaridade negativa (RNA-)** são agrupados na **Classe V**. Estes vírus carregam suas próprias RNA polimerases dependentes de RNA associadas ao RNA genômico viral dentro das partículas virais. Desta forma, quando são internalizados nas células, primariamente, são sintetizadas moléculas de RNA fita positiva complementar ao genoma que poderão ser utilizadas na produção de proteínas virais. Exemplo: ortomixovírus.

Os **retrovírus** são agrupados na **Classe VI**. Estes possuem genoma de fita de RNA com polaridade positiva e carregam em suas partículas virais uma enzima viral chamada transcriptase reversa (TR) capaz de sintetizar fitas de DNA negativa e positiva complementares ao genoma de RNA. O genoma de RNA incorporado nas partículas virais é diploide (duas moléculas de RNA fita simples com polaridade positiva). A dupla-fita de DNA gerada pela atividade da TR é posteriormente direcionada ao núcleo da célula hospedeira, onde será integrada no genoma celular por meio da atividade da integrase viral. A geração de novas moléculas de RNA genômico viral e RNAs virais com polaridade positiva utilizadas durante a tradução das proteínas virais é realizada pela própria RNA polimerase celular por processo de transcrição. Exemplo: retrovírus.

Por fim, a **Classe VII** engloba os vírus que possuem como genoma uma **dupla-fita de DNA**, no entanto, passam por um **intermediário de RNA** durante seu ciclo replicativo, portanto, também codificam uma transcriptase reversa para gerarem o genoma de DNA dupla-fita que será incorporado nas partículas virais nas fases finais do ciclo replicativo. Exemplo: hepadnavírus.

ESTRUTURAS VIRAIS

Como citado anteriormente, outras características como morfologia, estrutura e tamanhos também são consideradas na classificação dos vírus. Com a introdução da microscopia eletrônica, muitos vírus tiveram suas morfologias e estruturas resolvidas com maior poder de resolução.

SIMETRIA DO CAPSÍDEO

Os genomas virais são encapados por uma cobertura de proteínas envoltórias chamada de **capsídeo**. Capsídeos virais são constituídos de unidades proteicas simétricas e montadas de forma que maximizem o contato entre estas unidades e envolvam todo o material genômico viral. A simetria e a forma final do capsídeo viral dependem da estrutura de suas unidades formadoras. Três tipos básicos de estrutura de capsídeos virais já foram descritos: com simetrias **helicoidal, icosaédrica ou complexa**. De fato, desde 1956, Francis Crick já havia relatado que as partículas virais observadas com o microscópio eletrônico apresentavam formas esféricas ou alongadas.

As unidades proteicas em um capsídeo viral são mantidas por ligações não covalentes a fim de permitir a liberação do ácido nucleico viral ao mesmo tempo que consegue manter a estabilidade e rigidez dos vírus fora das células. O conjunto de capsídeo e genoma viral é chamado de **nucleocapsídeo.**

A **simetria icosaédrica** é caracterizada pela presença de unidades proteicas com conformação triangulares. De fato, a maneira mais econômica de construir uma capa protetora esférica com o menor consumo de energia é a montagem de 20 triângulos equiláteros formando 12 vértices na estrutura final, semelhante a um icoságono.

Na **simetria helicoidal** as unidades proteicas constituintes do capsídeo se organizam de maneira planar que, posteriormente, se enrolam na forma de um cilindro ou tubo ao redor do genoma viral. Capsídeos helicoidais podem ser rígidos ou flexíveis, dependendo do arranjo que as unidades proteicas adquirem no espaço. Em geral, todos os vírus animais com simetria de capsídeo helicoidal também são envelopados.

Alguns vírus possuem características distintas dos capsídeos helicoidais ou icosaédricos e são chamados de **vírus complexos**. Estes possuem estrutura de capsídeo complexa como o exemplo apresentado por poxvírus que apresentam uma estrutura de membrana lipoproteica circundando um core ou cerne na forma de haltere. O **core ou cerne** é formado pelo ácido *nucleico* e as proteínas virais envolvidas na replicação. Na Figura 1-5 apresentamos os diferentes tipos de simetria de capsídeo descritos acima.

ENVELOPE VIRAL

Muitos vírus animais são envoltos por um envelope, constituído de membrana lipídica oriunda da célula. A aquisição deste envelope viral se dá através do brotamento das partículas virais a partir das membranas celulares. Neste momento, o envelope viral é adquirido. Em geral, os vírus envelopados possuem proteínas inseridas no seu envelope geradas a partir do direcionamento das proteínas virais para sítios celulares de membrana.

Como dito anteriormente, o envelope viral é formado pela bicamada lipídica celular obtida pelo processo de brotamento viral. Esta membrana é composta por fosfolipídeos, que são moléculas que possuem uma longa cadeia de ácidos graxos unidas a uma cabeça composta por moléculas negativamente carregadas, conferindo a estas moléculas um caráter anfipático (moléculas com caráter tanto polar quanto apolar ou, ainda, hidrofílicas e hidrofóbicas). A composição dos lipídeos constituintes do envelope viral é variada, dependendo da origem da membrana obtida durante o brotamento viral. Desta forma, diversos vírus podem brotar diretamente na membrana plasmática quando ou no interior de vesículas lipídicas internas nas células. Outro constituinte do envelope viral inclui proteínas embebidas na camada bilipídica, na sua maioria glicoproteínas.

PROTEÍNAS VIRAIS

Na sua jornada celular, os vírus codificam várias proteínas necessárias a seu ciclo replicativo. Em geral, os vírus não codificam ou carregam ribossomos em suas partículas virais, sendo, portanto, necessário utilizar toda a maquinaria celular para a tradução de suas proteínas. Como dito anteriormente, este fato obriga aos diversos vírus a capacidade de produzir RNAs mensageiros (RNAm) que possam ser utilizados como molde pela maquinaria de tradução celular para síntese de proteínas virais. De fato, muito destes RNAs virais possuem os mesmos sinais e sequências de ligação a fatores celulares envolvidos na tradução celular.

Em geral, as proteínas virais podem ser classificadas em quatro grupos:

- Proteínas estruturais.
- Proteínas do envelope viral.
- Enzimas virais.
- Proteínas acessórias ou regulatórias.

As **proteínas estruturais** são produzidas pelos vírus durante a fase tardia do ciclo replicativo viral e são envolvidos na formação do capsídeo, core (cerne) ou matriz viral que envolvem os ácidos nucleicos virais e garantem a estabilidade da partícula no meio extracelular.

As **proteínas do envelope viral** são codificadas pelo genoma viral, sintetizadas pela maquinaria celular e direcionadas a membranas de vesículas ou membrana plasmática via retículo endoplasmático e complexo de Golgi. Em sua maioria são **glicoproteínas** que recebem moléculas de oligossacarídeos (açúcar) no interior destes compartimentos celulares. Tais proteínas são utilizadas no processo de reconhecimento

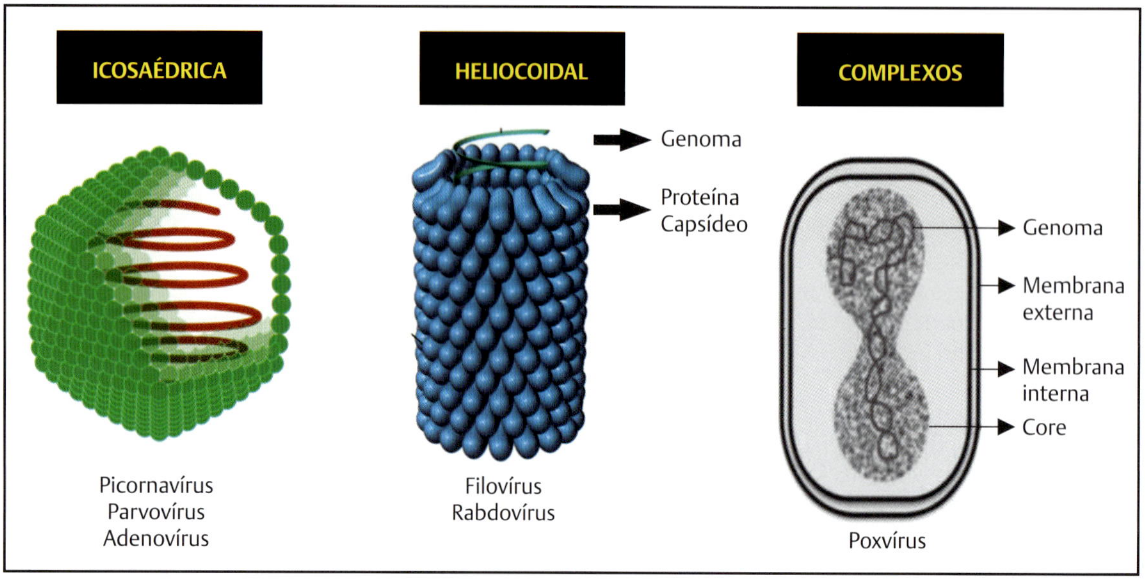

Fig. 1-5. Tipos de estruturas virais e suas características. Nesta imagem mostramos diferentes estruturas virais e capsídeos. Os vírus com simetria icosaédrica possuem capsídeos constituídos de unidades proteicas virais que se arranjam de maneira a formar triângulos equiláteros que, posteriormente, se organizam em 20 faces, caracterizando 12 vértices na forma final de um icoságono. Vírus com estrutura helicoidal possuem genoma envolvido por subunidades do capsídeo viral organizados na forma de hélice. Por consequência, estes vírus possuem formas mais alongadas. Os vírus com estrutura complexa possuem um core ou cerne envolvendo o genoma, além de proteínas virais envolvidas na replicação. Estes vírus são envelopados e possuem duas membranas oriundas do processo de brotamento intracelular destes vírus. Na imagem ainda citamos exemplos de gêneros virais envolvidos em cada simetria apresentada.

de novas células e governam a fusão e entrada do vírus nas infecções subsequentes.

Glicoproteínas virais são proteínas integrais de membrana embebidas na bicamada lipídica por domínios transmembranares. Em geral, são oligoméricas, variando em sua composição. As subunidades geralmente são mantidas unidas por meio de interações não covalentes. No exterior das partículas virais estas proteínas formam espículas (*Spikes*) responsáveis pela interação com receptores celulares. A hemaglutinina A (HA) de vírus *influenza* foi a primeira glicoproteína viral a ser descrita.

O envelope de vírus complexos como: ortomixovírus, herpes-vírus e poxvírus possuem proteínas de envelope com vários domínios intramembranares que não se estendem para a parte externa da partícula viral.

As **enzimas virais** são as diversas proteínas virais com atividade enzimática. Estas enzimas catalisam atividades frequentemente necessárias à replicação viral, como: síntese do genoma viral (RNA ou DNA), clivagem de precursores proteicos (protease), remodelamento de moléculas de RNA (RNA helicases) e integração do genoma viral no genoma da célula hospedeira (integrase). Dentre as enzimas virais envolvidas na replicação do genoma viral podemos citar a RNA polimerase dependente de RNA (replicases), capaz de sintetizar moléculas de RNA utilizando como moldes moléculas de RNA viral, necessárias aos vírus de genoma de RNA. Além disso, podemos citar a transcriptase reversa, capaz de sintetizar moléculas de DNA a partir do RNA genômico viral dos retrovírus. Alguns vírus, como vaccínia, codificam, ainda, uma RNA polimerase dependente de DNA muito semelhante às RNA polimerases celulares. Neste último caso, existe a necessidade de uma RNA polimerase dependente de DNA em razão da replicação destes vírus ser citoplasmática, enquanto as RNA polimerases celulares se encontram confinadas no núcleo.

Alguns vírus podem, ainda, possuir proteínas adicionais que são consideradas **acessórias ou regulatórias** importantes para que estes mantenham seu ciclo replicativo. Dentre estes, incluem ativadores transcricionais como Tat de HIV-1, responsável pela ativação da RNA polimerase II e elongação do RNA viral. Diversas outras proteínas virais podem intervir no ciclo celular preparando as células para a infecção, além de inibir a apoptose ou inibir a tradução de RNAs mensageiros celulares (*shut off*) promovendo a tradução específica de RNAs virais. Outro exemplo é a presença das proteínas tegumentares de herpes-vírus representado pela proteína VP16. Esta proteína atua como ativador transcricional regulando as fases iniciais do ciclo replicativo do vírus. Esta proteína é encontrada em altas concentrações no tegumento viral, visto que é utilizada nas fases iniciais da infecção de uma nova célula, sendo necessário que o vírus a transporte dentro da partícula viral.

ETAPAS DO CICLO REPLICATIVO VIRAL

De maneira geral, o ciclo replicativo viral pode ser dividido em três etapas: **entrada, montagem e brotamento**. Alguns vírus possuem ciclos replicativos mais complexos, como é o caso dos retrovírus, que ainda possuem a etapa de integração do genoma viral no genoma da célula hospedeira, além do processo de maturação da partícula viral.

LIGAÇÃO E ENTRADA

As etapas iniciais são caracterizadas pelo processo de **entrada** da partícula viral no interior da célula. Para iniciar a replicação o vírus precisa, inicialmente, aderir à membrana plasmática da célula hospedeira. Neste processo, proteínas virais podem reconhecer e interagir com proteínas da membrana plasmática celular, que atuam como **receptores**. Para alguns vírus a interação das partículas virais aos receptores celulares é suficiente para promover o processo de entrada na célula hospedeira. Em outros vírus a interação com os receptores celulares não é suficiente, sendo necessária a interação com moléculas da superfície celular que atuam como **correceptores**, promovendo a fusão da partícula viral com a membrana celular.

A interação de proteínas virais aos receptores celulares caracteriza o processo de **tropismo celular**. Este processo é caracterizado pela habilidade de um determinado vírus infectar uma célula ou tecido em particular. Por exemplo, poliovírus é capaz de infectar primatas e células de primata em cultura, mas não é capaz de infectar células de rato ou camundongo, determinando que estes vírus são **espécie-específicos**. Diversos receptores celulares já foram identificados e sua interação com as partículas virais caracterizada, como por exemplo: a ligação de hantavírus a receptores celulares β-integrinas; a interação de herpes simples vírus tipo 1 à molécula de superfície celular heparano sulfato; a interação de *influenza* A, B e C a moléculas de ácido siálico e, por último, a interação de HIV-1 com os receptores CD4 e correceptores CXCR4 e CCR5, responsáveis por determinar o tropismo deste vírus por linfócitos T-CD4 positivos.

Após a ligação da partícula viral à superfície da célula, esta pode ser internalizada por diferentes processos: **endocitose mediada por receptor; fusão direta do envelope viral com a membrana plasmática celular liberando o capsídeo viral; ou ainda, através de abertura de poros na membrana plasmática celular por proteínas virais conhecidas como porinas ou perfurinas.**

Uma vez no interior das células, os vírus sofrem um processo chamado de **desnudamento** ou ***uncoating***. Neste processo, o genoma viral do vírus perde o envelope ou capsídeo viral apesar de, em muitos dos casos, o genoma viral manter-se associado a proteínas virais. O processo de desnudamento pode ser realizado diretamente na membrana plasmática celular, ou ao longo do citoplasma, no caso de viroses que possuem ciclo replicativo nuclear. Neste caso, existe a necessidade da interação do genoma viral e proteínas virais com proteínas do citoesqueleto celular e motores moleculares para direcionar tais complexos virais para seu destino final. Os vírus internalizados por endocitose utilizam o sistema de membranas e vesículas celulares durante o tráfego celular. No entanto, muitos destes vírus escapam de tais vesículas antes da acidificação destas e transformação em lisossomos, que podem degradar as proteínas e genoma viral.

REPLICAÇÃO E MONTAGEM

Após a etapa de entrada, os RNAs virais devem ser gerados para a tradução e produção das proteínas virais. Muitas destas proteínas virais, inclusive, são envolvidas na replicação do genoma viral. Em geral, os RNAs virais, assim como os RNAs mensageiros celulares podem ser processados pela adição de *cap* na sua extremidade 5', poliadenilados na sua extremidade 3' e sofrerem *splicing*. Tais RNAs virais podem ser gerados por RNAs polimerases virais RNA dependentes, ou mesmo RNA polimerases celulares. Uma vez sintetizados, os RNAs virais são direcionados para a tradução de proteínas virais no citoplasma ou em nível de retículo endoplasmático, para o caso específico de glicoproteínas que constituirão o envelope viral.

Durante o processo de **montagem** as proteínas estruturais dos vírus envolvidas na formação do capsídeo são sintetizadas, agrupadas e direcionadas aos sítios de brotamento. O processo de montagem é extremamente complexo e requer a interação e agregação das proteínas que constituem os capsídeos ou núcleo-capsídeos, além da incorporação do genoma viral e aquisição do envelope viral contendo as glicoproteínas, no caso dos vírus envelopados. Em geral, este é um processo altamente específico e coordenado, além de direcionado aos diferentes compartimentos celulares.

Muitas proteínas virais (estruturais ou enzimas) podem ser inicialmente sintetizadas como precursores polipeptídicos que serão posteriormente clivados por proteases virais ou celulares em suas subunidades funcionais. Diversos vírus possuem seus processos de montagem associados à rede de membranas celulares ou vesículas. Em alguns casos, o próprio genoma viral pode promover a agregação das proteínas estruturais propiciando a geração do capsídeo ao redor do genoma viral. Um exemplo é o RNA genômico de HIV, que promove a agregação das proteínas estruturais Gag durante a formação do capsídeo imaturo. As proteínas virais podem, ainda, receber modificações celulares que a direcionam a sítios específicos dentro da célula, como é o caso da adição de ácido mirístico (meristilação) em proteínas estruturais que as direcionam para a membrana plasmática, promovendo o brotamento. A **incorporação do genoma viral** é uma das etapas do processo de montagem e garante que as partículas virais não brotem vazias. Esta incorporação é garantida por sinais no genoma viral que são reconhecidos por proteínas virais e direcionam sua incorporação. Um exemplo interessante é o processo de montagem das partículas dos vírus com genoma de RNA segmentado, como é o caso de *influenza*. Estes vírus possuem 8 fitas de RNA genômicos que precisam ser incorporadas dentro da partícula viral para garantir o sucesso de novas infecções.

BROTAMENTO E MATURAÇÃO

O brotamento viral é caracterizado pela estrutura do vírus, se este é envelopado ou não, ou, ainda, se seu ciclo replicativo é citoplasmático ou nuclear. No caso dos vírus envelopados o brotamento pode ocorrer na região da membrana plasmática ou em membranas intracelulares. Em geral, o brotamento e liberação de partículas virais envolvem a interação de proteínas virais com proteínas celulares envolvidas no processo de exocitose. Estas interações induzem a curvatura da membrana plasmática e posterior liberação das partículas virais no meio extracelular. O brotamento de vírus não envelopados geralmente é acompanhado de lise e morte celular. Em casos mais específicos, como o de herpes-vírus, o processo de montagem das partículas virais é realizado dentro do núcleo.

Após a liberação das partículas, muitos vírus passam por etapas adicionais de **maturação**. Nestes casos, as partículas virais são liberadas imaturas no meio extracelular e, para se tornarem infecciosas, precisam passar por processos de maturação, onde proteases virais incorporadas na partícula viral disparam uma cascata de reações de proteólise responsável pela formação do capsídeo viral. Este é um processo bem descrito para os retrovírus.

Desta forma, as novas partículas virais maduras no meio extracelular podem infectar novas células completando o ciclo replicativo.

BIBLIOGRAFIA

Brooks GF, Carroll KC, Butel J, Morse S. Jawetz, Melnick & Adelberg's Medical Microbiology, 24th ed. Ed. Lange, 2007.

Dimmack NJ, Easton AJ, Leppard K. Introduction to modern virology, 6th ed. Oxford, UK: Blackwell Publishing, 2007.

Eiras M, Daròs JA, Flores R, Kitajima EW. Viroides e virusoides: relíquias do mundo de RNA. Fitopatol Bras 2006;31(3).

Ferreira AW, Ávila SLM. Diagnóstico laboratorial das principais doenças infecciosas e autoimunes, 2.ed. Rio de Janeiro: Guanabara Koogan, 2001.

Fields BN, Knipe DM, Howley PM. Fields virology, 5th ed. Philadelphia: Lippincott-Raven Pub, 2002.

Flint SJ, Enquist LW, Racaniello VR, Skalka AM. Principles of virology, 3rd ed. Washington, DC: ASM Press, 2009.

Murphy FA, Fauquet CM, Bishop DHL et al. Virus taxonomy. Sixth report of the international committee on taxonomy of viruses. Nova Iorque: Springer Verlag, 1995.

Van Regenmortel MHV, Fauquet CM, Bishop DHL et al. Virus taxonomy: the classification and nomenclature of viruses. Seventh report of the international committee on taxonomy of viruses. San Diego. Academic Press, 2000.

2 BIOSSEGURANÇA APLICADA À VIROLOGIA BÁSICA E MOLECULAR

Sônia de Avila Botton
Luís Antônio Sangioni
Daniela Isabel Brayer Pereira

INTRODUÇÃO

Em laboratórios de virologia, a manipulação de agentes biológicos com potencial infeccioso pode representar risco de infecções inadvertidas ou a disseminação de importantes enfermidades, tanto para o homem quanto para os animais. As mudanças ocorridas no mundo em relação ao trabalho e, especialmente, envolvendo os processos desenvolvidos na área da saúde, com o incremento de pesquisas sobre novas tecnologias de diagnóstico e tratamento, bem como o uso de vários produtos químicos, os acúmulos de resíduos perigosos, além da exigência cada vez maior sobre os indivíduos que atuam nessas áreas, têm acarretado agravos ocupacionais. Esta temática traz a necessidade de estudos sobre a formação em biossegurança dos indivíduos que atuam nestes ambientes.

Neste contexto, os laboratórios de virologia são ambientes de trabalho com características bastante peculiares e onde convivem no mesmo espaço pessoas, equipamentos, reagentes, soluções, microrganismos, amostras, entre outros. Com isso pode haver a exposição das pessoas que neles trabalham e transitam aos diferentes riscos, principalmente aqueles relacionados com as enfermidades infecciosas virais. A biologia molecular aplicada à virologia surge ampliando as áreas de pesquisa, diagnóstico e tecnologia, como, por exemplo, a engenharia genética, com a criação de novos vírus a partir de segmentos de ácidos nucleicos virais já conhecidos. Este fato vem conduzindo à ampla responsabilidade social, ética e moral sobre a questão da biossegurança e do risco que novos processos podem implicar sobre os seres vivos e o meio ambiente.

O termo biossegurança, etimologicamente, provém do radical grego *bio*, que significa vida, e da palavra segurança, que indica vida livre de perigo e dano. De maneira geral, pode ser considerada como um conjunto de ações que contribui para a segurança das pessoas.

No Brasil existem duas vertentes da biossegurança: a legal e a praticada (Fig. 2-1). A primeira está voltada à manipulação de organismos geneticamente modificados e de células-tronco, regulamentada pela Lei nº 11.105/05.[1] A segunda está associada aos riscos físicos, químicos, biológicos, ergonômicos e de acidentes encontrados nos ambientes laborais, amparada principalmente pelas leis que abrangem a segurança e saúde ocupacional (Lei nº 6514/1977),[2] as normas regulamentadoras do Ministério do Trabalho e Emprego (Portaria nº 3214/1978),[3] Lei Orgânica de Saúde (Lei nº 8080/1990),[4] Lei de Crimes Ambientais (Lei nº 9605/1998),[5] Resoluções da Agência Nacional de Vigilância em Saúde (ANVISA) e do Conselho Nacional do Meio Ambiente (CONAMA), entre outras publicações envolvendo o tema.[6-10]

O conceito de biossegurança tem sido cada vez mais difundido, valorizado e aplicado nos diferentes ambientes de trabalho, à medida que os diversos profissionais envolvidos nas distintas atividades conhecem os riscos e os métodos de prevenção. No Quadro 2-1 apresenta-se alguns dos conceitos de biossegurança referenciados em diferentes publicações.

HISTÓRICO

Relatos de infecções adquiridas em laboratórios têm sido observados durante a história da ciência, aos quais destacamos alguns episódios relevantes.

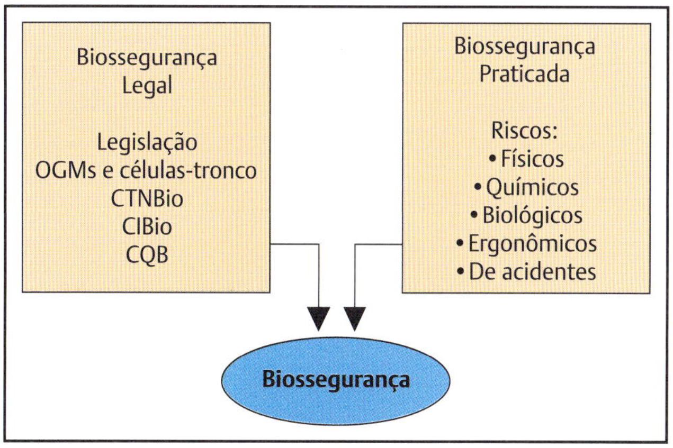

Fig. 2-1. Vertentes da biossegurança no Brasil. (Fonte: Modificada de Costa.)[7]

Quadro 2-1. Definições de Biossegurança

É o conjunto de ações voltadas à prevenção, minimização ou eliminação de riscos inerentes às atividades de pesquisa, produção, ensino, desenvolvimento tecnológico e prestação de serviços, visando à saúde do homem, dos animais, a preservação do meio ambiente e a qualidade dos resultados	Teixeira e Valle[8]
Conjunto de medidas técnicas, administrativas, educacionais, médicas e psicológicas, empregadas para prevenir acidentes em ambientes biotecnológicos	Costa[11]
É uma doutrina de comportamento que visa o alcance de atitudes e condutas que diminuam os riscos do trabalhador de locais de saúde (hospitais, clínicas, hemocentros etc.), de adquirir infecções ocupacionais	Moreira (1997) *apud* Costa[7]
Ciência voltada para o controle e minimização de riscos advindos da prática de diferentes tecnologias em laboratório ou aplicadas ao meio ambiente, assegurando o avanço dos processos tecnológicos e protegendo a saúde humana, animal e o meio ambiente	Neves[12]

Fonte: Adaptado de Costa.[7]

No século 19, surgiram vários relatos notificando os casos de tifo, cólera, brucelose e tétano, entre outras enfermidades infecciosas, contraídas no ambiente de trabalho.

Em 1941, Meyer & Eddie[13] constataram 74 casos de brucelose ocupacional em laboratórios de pesquisa atribuídos, basicamente, à utilização de técnicas incorretas para a manipulação dos agentes infecciosos.

De 1930 a 1976 Sukin & Pike[14] divulgaram pesquisas abordando o tema sobre as infecções adquiridas no ambiente laboratorial, incluindo enfermidades como: brucelose, tuberculose, hepatite, tifo, tularemia e encefalites virais. A exposição aos aerossóis durante a manipulação das amostras contendo agentes infecciosos foi considerada a principal via de contaminação laboral, seguida pelo uso indevido de materiais da rotina laboratorial, tais como: pipetas, seringas e agulhas.

Em 1967, Hanson *et al.*[15] constataram mais de 400 casos de infecção por arbovírus em laboratório. Posteriormente, na década de 70, surgiram as primeiras regulamentações laboratoriais voltadas para a saúde ocupacional, realizadas nos EUA pelo *National Institute of Health* (NIH) e pelo *Center for Diseases Control* (CDC), que em 1974 estabeleceu uma classificação dos riscos para os agentes etiológicos. A obra continua sendo referência para estudos de biossegurança.[16]

Em 1974, Skinhoj[17] e, em 1976, Harrington & Shannon[18] demonstraram que os profissionais de laboratórios clínicos obtiveram maiores índices de doenças infecciosas como: tuberculose, hepatite B e shigelose do que a população em geral. Em 1975, foi realizada a conferência de Asilomar (Califórnia/EUA) sendo discutidos pela primeira vez, os riscos e os benefícios da ciência envolvendo a engenharia genética, visando a proteção dos pesquisadores. Neste mesmo ano, no Brasil, houve a formalização de uma vertente da biossegurança, envolvendo as pesquisas com os organismos geneticamente modificados (OGM) e as células-tronco, sendo considerada uma área mais específica do conhecimento científico, denominada de biossegurança legal. Nos EUA, em 1976, surgiram as primeiras normatizações sobre biossegurança elaboradas pelo NIH.

Na década de 1980 surgiram os primeiros manuais de biossegurança, sendo publicado em 1983 o primeiro manual elaborado pela Organização Mundial da Saúde (OMS) em nível internacional. O manual de segurança biológica em laboratório visava estimular os países a aceitar e introduzir os conceitos básicos de segurança biológica bem como elaborar códigos nacionais de procedimentos para o manuseio seguro dos microrganismos patogênicos nos laboratórios. No Brasil, em 1984, a Fiocruz e outras instituições de saúde iniciaram a disseminação dos fundamentos de biossegurança por meio de diversas publicações científicas e da realização de cursos e treinamentos na área. Em 05 de janeiro de 1995 houve a regulamentação da biossegurança com a publicação da Lei nº 8.974,[19] que instituía a Comissão Técnica Nacional de Biossegurança (CTNBio), o Certificado de Qualidade em Biossegurança (CQB) e as Comissões Internas de Biossegurança (CIBio). Com a CTNBio houve o estabelecimento de instruções para o gerenciamento e normatização do trabalho com a engenharia genética, incluindo pesquisa, produção e comercialização de OGM de modo a proteger a saúde do homem, animais e meio ambiente no território brasileiro.

Em 1999 foi fundada, por um grupo de cientistas, a Associação Nacional de Biossegurança (ANBio) tendo por objetivos a difusão das informações sobre os avanços da biotecnologia moderna e de seus mecanismos de controle. Em 2003, foi criado o Conselho Nacional de Biossegurança (CNBS), para formular e implementar a Política Nacional de Biossegurança (PNB) e incluir informações adicionais à Lei 8.974/95 referentes aos OGM. Em março de 2005 foi sancionada a Lei nº 11.105/05[1] (Lei de Biossegurança) que trata da manipulação de DNA e das pesquisas com as células-tronco.

A Portaria nº 178,[20] de 4 de fevereiro de 2009, instituiu, no âmbito da Comissão de Biossegurança em Saúde do Ministério da Saúde (CBS/MS), um grupo de trabalho para revisar e atualizar a classificação de risco dos agentes biológicos, aprovada pela Portaria nº 1.608,[21] de 5 de julho de 2007.

A partir de então, várias publicações nacionais e internacionais contemporâneas vêm consolidando a biossegurança como uma nova área do conhecimento científico.

PRINCÍPIOS DE BIOSSEGURANÇA

A biossegurança e a segurança biológica aplicadas à virologia básica e molecular referem-se ao emprego do conhecimento, das técnicas e dos equipamentos com a finalidade de prevenir a exposição do profissional, do laboratório, da comunidade

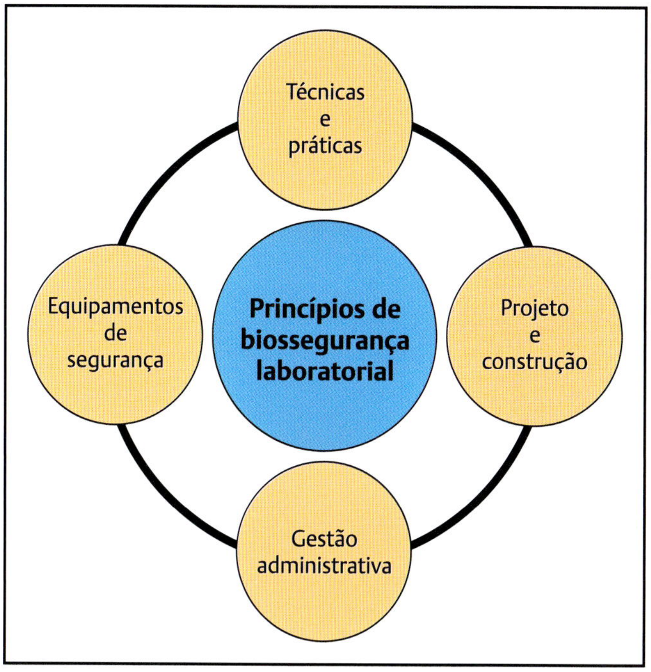

Fig. 2-2. Princípios de biossegurança em laboratórios de virologia básica e molecular.

e do meio ambiente, aos agentes virais potencialmente patogênicos. Para isso estabelecem as condições seguras para a manipulação e a contenção de agentes infecciosos virais, que devem envolver: os equipamentos de segurança, as técnicas e práticas de laboratório, o projeto e a construção do laboratório, além da gestão administrativa. Todos são integrantes fundamentais de um programa de biossegurança (Fig. 2-2).

Equipamentos de Segurança (Barreiras Primárias)

Os equipamentos de segurança são considerados como barreiras primárias de contenção e, juntamente, com as boas práticas em laboratório, visam a proteção do trabalhador e do ambiente laboratorial.[9,10] Estão classificados como equipamentos de proteção individual (EPI) e coletiva (EPC). Dentre os EPI mais utilizados em laboratórios de virologia destacam-se: jalecos, luvas, óculos de proteção, calçados fechados com solas antiderrapantes, entre outros e EPC: cabines de segurança biológica, lava-olhos, chuveiros de descontaminação, extintores de incêndio, entre outros.[10] Cada profissional deve receber as informações necessárias sobre o manuseio e a conservação adequados destes equipamentos, obedecendo sempre os prazos de validades determinados pelos fabricantes.

Técnicas e Práticas de Laboratório

Os trabalhadores que manipulam agentes infecciosos virais devem ser qualificados para realizar as atividades, para tanto necessitam receber treinamento e atualizações, constantemente, em relação às técnicas de biossegurança.[22,23] Cada unidade deve desenvolver seu próprio manual de biossegurança, identificando os riscos e os procedimentos, com o objetivo a prevenção de garantir a segurança dos profissionais, dos recintos do laboratório, dos procedimentos técnicos, além de preservar a saúde da comunidade e o meio ambiente. As normas operacionais de trabalho nas áreas de risco devem estar escritas no manual de biossegurança, ficando à disposição de todos os que trabalham no local. Essas normas devem ser apresentadas claramente a todos os novos profissionais do laboratório, antes de iniciarem as suas atividades.

Projeto e Construção do Laboratório (Barreiras Secundárias)

Os laboratórios de virologia apresentam características diferenciadas, devido à grande variabilidade de atividades pertinentes a cada unidade. O projeto da infraestrutura e a construção das instalações do laboratório devem ser elaborados mediante a participação conjunta de especialistas, incluindo: os pesquisadores, técnicos do laboratório, arquitetos e engenheiros, de modo a estabelecer padrões e normas que assegurem as condições específicas de segurança de cada ambiente laboral.

Gestão Administrativa

No laboratório de virologia as práticas gerenciais e a organização do trabalho também são importantes aspectos de análise no estabelecimento de um programa de biossegurança.

Segundo Pereira *et al.*[24] a gestão de biossegurança é o conjunto de princípios, estratégias, diretrizes e procedimentos que visam a minimizar os riscos que possam comprometer a saúde do homem, dos animais, do meio ambiente e a qualidade dos trabalhos desenvolvidos. Em cada laboratório é necessário realizar um levantamento detalhado dos agentes virais manipulados, das rotinas e das tecnologias empregadas, da infraestrutura disponível, identificar os principais riscos, e assim avaliar o nível de contenção que definirá as ações de biossegurança específicas a serem adotadas e que devem estar aliadas a um plano de educação continuada em biossegurança. Ressalta-se que para manipular os organismos potencialmente infecciosos, devem-se conhecer as leis federais, estaduais e municipais relativas à biossegurança.

A estrutura do sistema organizacional do laboratório de virologia (Fig. 2-3) também é considerada como um importante aspecto dos princípios da biossegurança. Este sistema é constituído pelos seguintes elementos:

A) ***Entradas:*** composta pelos indivíduos (pessoas que participam das atividades laboratoriais rotineiras ou eventuais), equipamentos, reagentes e/ou soluções e informações.
B) ***Processos:*** o processo produtivo compreende todos os procedimentos operacionais, administrativos e de apoio.
C) ***Produtos:*** todos os resultados, bens e serviços gerados no laboratório.

As relações entre todos os integrantes deste sistema são influenciadas por vários aspectos, incluindo: a motivação dos indivíduos, a qualificação da equipe de trabalho, fatores ambientais e sociais, as normas e padrões preestabelecidos no laboratório, entre outros. Todos estes fatores irão refletir direta ou indiretamente sobre a qualidade dos produtos e serviços desenvolvidos.

Dentro deste contexto, o laboratório de virologia, para oferecer serviços de diagnóstico, necessita de profissionais

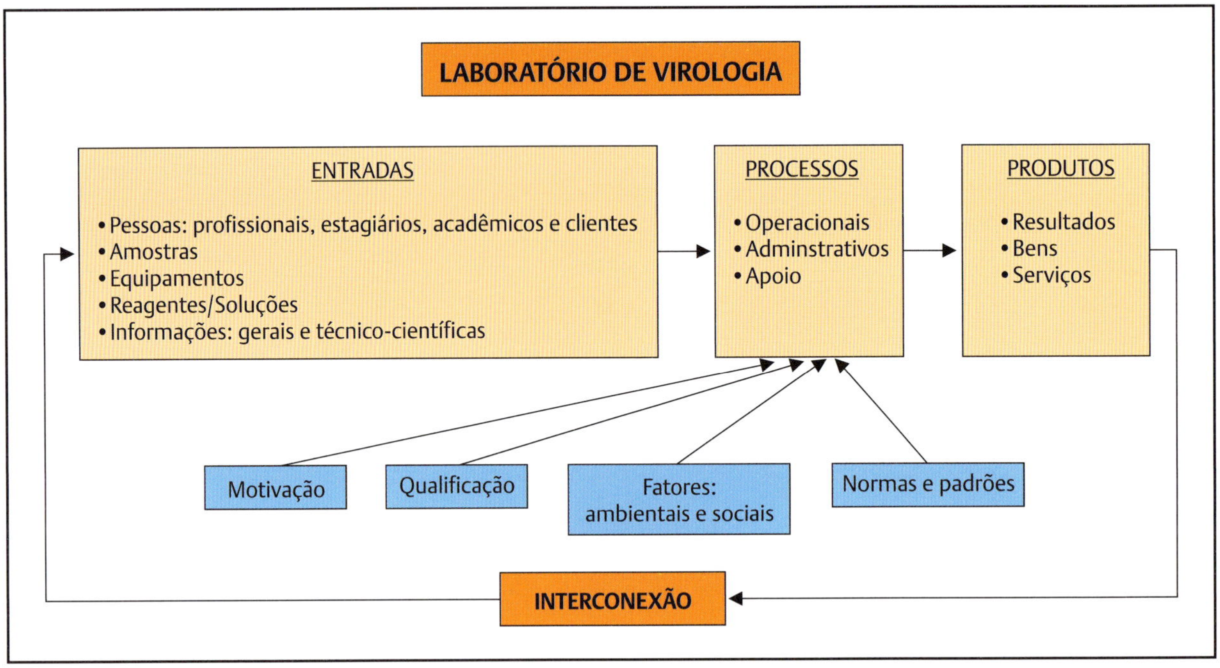

Fig. 2-3. Estrutura do sistema organizacional do laboratório de virologia básica e molecular. (Fonte: Adaptada de Pereira *et al.*)[24]

qualificados e treinados, equipamentos científicos especializados, EPI e EPC, reagentes e soluções e informações técnico-científicas. Para a emissão do laudo, com os resultados das análises, são necessários procedimentos predefinidos pelas normas e padrões de qualidade. Os fatores ambientais e sociais, além da motivação e qualificação dos profissionais envolvidos nas atividades laboratoriais irão garantir a confiabilidade dos serviços prestados.

Quando se avalia a dinâmica existente no laboratório de virologia pode-se perceber a interconexão da biossegurança com todas as áreas envolvidas.

A evolução dos processos tecnológicos tem levado os profissionais do laboratório de virologia à exposição de diversos riscos ao exercer suas atividades rotineiras, especialmente os biológicos e químicos. A avaliação e o manejo dos riscos são imprescindíveis à demarcação de critérios e ações visando minimizar os riscos que podem afetar a saúde do homem, dos animais, do meio ambiente e a qualidade dos trabalhos desenvolvidos no laboratório.

RISCOS NO AMBIENTE LABORATORIAL

O risco denota incerteza em relação a um evento futuro, sendo definido como a probabilidade de ocorrer um acidente causando algum tipo de dano, lesão ou enfermidade ou a probabilidade de concretização de um perigo. Esta probabilidade confere o caráter dinâmico ao risco, sendo classificada como: **alta**: o dano ocorrerá sempre ou quase sempre; **média**: o dano ocorrerá em algumas ocasiões; ou, **baixa**: o dano ocorrerá raras vezes.

É importante ressaltar que a simples presença de um agente de risco em um laboratório não significa que, necessariamente, ocorrerá uma doença ou um acidente com os profissionais que ali trabalham. O risco que qualquer agente possa vir a apresentar vai depender da natureza do agente, maneira com que vai ser manipulado, armazenado, transportado, as condições do ambiente laboral, entre outros. Em diferentes recintos laboratoriais sempre há situações de perigo e risco; portanto é necessário sempre agir baseado no princípio básico da biossegurança, isto é, no **princípio da precaução**. A prevenção de acidentes demanda entre outras medidas principalmente o uso dos EPI e EPC adequados, treinamentos dos recursos humanos, bem como a adoção das normas e procedimentos de biossegurança.[25,26]

As medidas de prevenção de acidentes nos laboratórios de virologia estão focadas principalmente em preservar a saúde dos profissionais que atuam no laboratório. Alguns dos desafios para a realização de um trabalho seguro incluem a gestão de vários tipos de riscos, associados com a presença de múltiplos agentes infecciosos virais, a dificuldade de desenvolver ensaios para medir o potencial de amplificação de agentes patogênicos, o desenvolvimento de agentes recombinantes genéticos, dentre outros. Quando se trata de atividades de laboratório envolvendo a manipulação de materiais infecciosos ou potencialmente infecciosos, a determinação dos riscos e as condições para que ocorra algum acidente auxiliarão a detectar os níveis de biossegurança com a finalidade de reduzir e/ou minimizar o risco de exposição do trabalhador ou do ambiente a um agente.

De acordo com Hirata & Mancini Filho[25] os riscos estão classificados em cinco modalidades, incluindo: físico, químico, biológico, ergonômico e de acidente (Fig. 2-4).

Risco Físico

As diversas formas de energia que os trabalhadores possam estar expostos, tais como: ruído, vibrações, pressões anormais de temperaturas extremas, radiações ionizantes, radiações não ionizantes, ultrassom, materiais cortantes e pontiagudos. Na atividade de rotina dos laboratórios de virologia existem

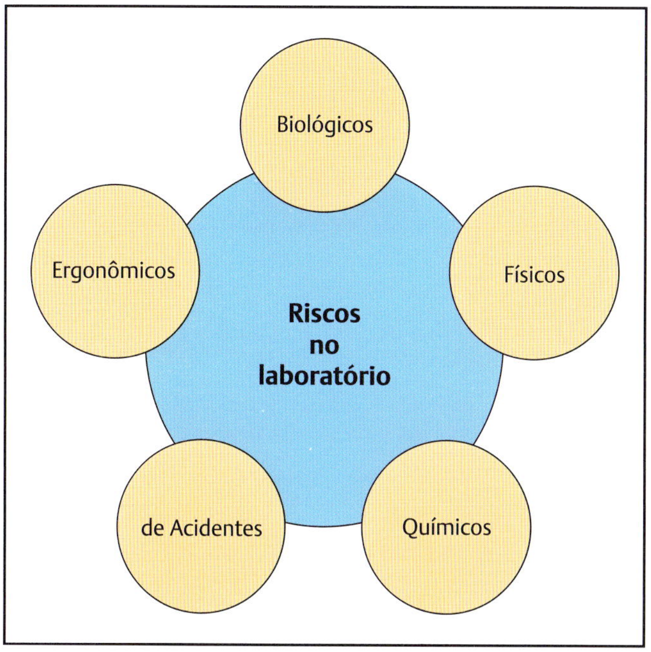

Fig. 2-4. Classificação dos riscos encontrados no laboratório de virologia básica e molecular.

diversos equipamentos, tais como: centrífugas, ultracentrífugas, ultrassom, *freezers* e *ultrafreezers*, bombas de vácuo, condicionadores de ar, capelas de fluxo de ar laminar, entre outros, que podem expor o laboratorista ao risco físico. O emprego da luz ultravioleta (UV) contidas nas lâmpadas germicidas, utilizada para a esterilização de materiais e na visualização de ácidos nucleicos em equipamentos de transiluminação, pode ocasionar graves danos oculares e epiteliais, como por exemplo, queimaduras e predispor o câncer de pele. No emprego de equipamentos que atinjam temperaturas muito baixas (como no caso dos *ultrafreezers* a -80°C e botijões contendo nitrogênio líquido, os quais são amplamente empregados para conservar materiais biológicos e reagentes) também podem ocasionar queimaduras na pele. Em laboratórios que possuem vários equipamentos com emissão de ruídos acima dos 60 decibéis, as pessoas que ali trabalham devem utilizar os protetores auriculares a fim de evitar desconforto e uma possível lesão auditiva.

Alguns laboratórios de virologia são licenciados para manipular elementos radioativos (exemplo: ^{32}P, ^{35}S, ^{14}C, ^{125}I, ^{3}H, entre outros), devendo haver maior controle na contenção do risco físico envolvendo os radioisótopos. O laboratorista deve realizar cursos de treinamento para manipulação, proteção radiológica e, periodicamente, realizar exames hematológicos para monitorar os níveis de radiação.

Risco Químico

Durante a realização de atividade laboral constituem exemplos de risco químico todas as substâncias, compostos ou produtos nas formas: de gases, vapores, poeiras, fumaças, fumos, névoas ou neblinas, as quais possam penetrar no organismo pela via respiratória, por contato pela pele e mucosas ou ser absorvidos por ingestão.

No laboratório de virologia existem diversos agentes químicos usados nas atividades de rotina, incluindo desde os compostos para preparar reagentes e soluções dos cultivos celulares até os diferentes tipos de testes de diagnóstico virológico. Além disso, cada vez mais as técnicas de biologia molecular têm sido aplicadas para diagnóstico, pesquisa e ensino da virologia e, também, utilizam diversos produtos químicos com potencial tóxico tais como os compostos utilizados para o processamento das amostras, para a extração dos ácidos nucleicos, nas técnicas de PCR e purificação de proteínas, nas eletroforeses etc. Os produtos utilizados na limpeza e desinfecção dos materiais, equipamentos e ambientes, além dos produtos de descarte dos resíduos gerados nestas atividades também fazem parte da rotina do laboratório. Em face disso, salienta-se que o ambiente de trabalho no laboratório de virologia é particularmente propício à existência de múltiplos riscos químicos aos profissionais.

Os riscos químicos podem ser agrupados conforme sua composição, propriedades físicas, efeitos nocivos para a saúde do manipulador e desta forma pode-se obter:

- *Contaminantes do ar:* constituídos especialmente por poeiras, fumaça de diferentes origens, aerossóis, neblinas, gases asfixiantes, gases irritantes e vapores.
- *Líquidos voláteis:* devido a capacidade de evaporação, estes produtos devem ser sempre manipulados na capela de exaustão e manuseá-los com proteção adequada.
- *Substâncias corrosivas líquidas e sólidas:* essas substâncias em contato com o corpo humano podem provocar efeitos nocivos, causando desde queimaduras a sequelas mais graves, pois algumas possuem efeito teratogênico e/ou cancerígeno.
- *Substâncias explosivas:* muitos produtos químicos são explosivos, como por exemplo, as nitroglicerinas. Assim como outros compostos químicos produzem substâncias explosivas.
- *Substâncias inflamáveis:* em razão da característica de serem combustíveis, estas substâncias devem ser mantidas longe de chamas ou fontes emissoras de calor.
- *Substâncias irritantes e nocivas:* os agentes químicos com estas propriedades são possíveis causadores de agravos à saúde em caso de uso e manipulação inadequados.
- *Substâncias tóxicas:* o contato de substâncias tóxicas com o corpo humano pode causar graves danos à saúde e consequências fatais. Cuidado especial deve ser prestado ao manipular as substâncias que possuem atividade cancerígena e ações teratogênicas.

As substâncias químicas usualmente empregadas no laboratório de virologia e seus potenciais efeitos nocivos à saúde do laboratorista estão descritos no Quadro 2-2.

Risco Biológico

Os materiais biológicos abrangem os microrganismos tais como: vírus, bactérias, fungos, parasitas intracelulares (protozoários), príons, os organismos geneticamente modificados (OGM); além dos parasitas extracelulares; das amostras biológicas provenientes das plantas, dos animais e dos seres humanos, como por exemplo: os tecidos, as secreções e as

Quadro 2-2. Substâncias Químicas usualmente Empregadas no Laboratório de Virologia e seus Potenciais Efeitos Nocivos à Saúde do Laboratorista

Substância	Potencial efeito nocivo
Acetona	É irritante para os olhos, nariz e garganta, também produz ressecamento da pele e, em intoxicações graves, podem levar à perda da consciência
Ácido acético glacial	É bastante irritante quando inalado e também pode ser muito corrosivo
Ácido bórico	Perigoso se inalado ou em contato com a pele, pois é irritante dos olhos, sistema respiratório e pele. Existe o risco de possuir efeito irreversível, teratogênico, além da capacidade de produzir danos ao sistema nervoso central
Ácido clorídrico	Cáustico, sendo extremamente tóxico e perigoso. Em contato com a pele e mucosas, causa severas queimaduras e pode levar à morte se for ingerido ou inalado
Ácido etilenodiaminotetracético (EDTA)	Nocivo e irritante aos tecidos. Exposições orais podem ocasionar agravos reprodutivos e efeitos no desenvolvimento. Em animais de laboratório demonstrou efeito citotóxico e genotóxico
Ácido sulfídrico ou sulfeto de hidrogênio	Perigoso e pode ser fatal. Causa: queimaduras, coceira e dor na pele e olhos; náuseas e vômitos ao ser ingerido
Acrilamida	Efeito neurotóxico, cancerígeno, ainda pode causar dano genético irreversível
Agarose	Não se reporta toxicidade até o presente momento, mas não é descartado o potencial de acarretar algum dano ao organismo do manipulador
Azul de bromofenol	Pode ocasionar asfixia por inalação
Azul de Evan	É tóxico, principalmente, para o fígado e irritante para os olhos, trato respiratório e pele, também pode causar câncer
Azul de metileno	Pode causar desde dificuldade respiratória, queimação na boca, náusea, vômito, diarreia, e gastrite, se inalado e/ou ingerido. Contato com altas doses podem causar dores abdominais e no peito, dor de cabeça, suor abundante, confusão mental e dor
Bisacrilamida	Potencial tóxico, sendo considerada neurotóxica, nociva e inflamável
Brometo de etídio	Ocasiona dano genético hereditário, irritante dos olhos, do sistema respiratório e da pele
Clorofórmio	Solvente clorado cuja principal via de absorção é pelos pulmões, determinando lesões renais e hepáticas
DAB (*Diaminobenzidine tetrahydrochloride*)	Tóxico e irritante da pele, olhos e sistema respiratório. Potencial carcinogênico
Dimetilsulfóxido (DMSO)	Efeito tóxico pode estar associado à concentração, via de administração e dosagem do produto. Eritema, prurido, ardor, ressecamento, descamação e pápulas foram relatadas quando em contato com a pele. Combinação com outras substâncias pode ocasionar o aumento na absorção e/ou potencialização das drogas. Mais estudos são necessários para elucidar os efeitos colaterais em humanos
Dodecil sulfato de sódio (SDS)	Bastante tóxico, podendo causar severa irritação às vias respiratórias, pele e olhos
Etanol e Isopropranol	Ambos são produtos tóxicos, irritantes para os olhos. O contato frequente com a pele produz irritação e dessecação
Etanolamina	Tóxico, se ingerido, inalado ou em contato com a pele. Irritante dos olhos, pele e trato respiratório, ocasionando queimaduras e causador de depressão do SNC
Fenol	É corrosivo e tóxico; em contato com a pele é absorvido e produz queimaduras graves
Formol (Formaldeído 37%)	Irritante em contatos com a pele, couro cabeludo, olhos, sistema respiratório e digestório. Pode produzir queimaduras
Glicerol	É irritante para os olhos e a pele
Hidróxido de sódio (soda cáustica)	Altamente tóxico. É cáustico e corrosivo. Produz calor quando dissolvido em água
Mercaptoetanol	É tóxico por inalação ou em contato com a pele, gerando grave irritação

(*Continua.*)

Quadro 2-2. (*Cont.*) Substâncias Químicas usualmente Empregadas no Laboratório de Virologia e seus Potenciais Efeitos Nocivos à Saúde do Laboratorista

Substância	Potencial efeito nocivo
Metanol	Substância tóxica e inflamável
Peróxido de hidrogênio	Normalmente vendido em solução aquosa. Toxicidade diretamente proporcional à concentração do produto. Nocivo se for ingerido ou inalado, podendo causar queimaduras em contato com a pele
Persulfato de amônio (APS)	É corrosivo, inflamável, nocivo por inalação e produz queimaduras na pele
TEMED (*Tetramethylethylenediamine*)	É corrosivo, inflamável, nocivo por inalação e produz queimaduras na pele
Tripsina	Pode causar irritação ocular, respiratória e da pele
Tris	Possível cancerígeno, também produz irritação no sistema respiratório e na pele
TWEEN 20 (Monolaurato de Sorbitan, Etoxilado 20 EO, Polisorbato 20)	Em contato prolongado com a pele, pode causar irritações, fissuras, queimaduras (produto a quente) e dermatites. Também irritação na mucosa ocular
Xilenocianol	Irritativo para os olhos, pele e sistema respiratório

Fonte: As informações referentes às substâncias químicas listadas foram pesquisadas no: *International Programme on Chemical Safety* (IPCS) (http://www.inchem.org/pages/about.html), Institut fur Arbeitsschutz der Deutschen Gesetzlichen Unfallversicherung - Information system on hazardous substances of the German Social Accident Insurance (IFA GESTIS) (www.dguv.de/ifa/gestis-database), The Physical and Theoretical Chemistry Laboratory - Oxford University - Chemical and Other Safety Information (http://msds.chem.ox.ac.uk/#Commons).

excreções (urina, fezes, escarros, derrames cavitários, sangue, células, matérias de biópsias e peças cirúrgicas, entre outros).

Ao trabalhar com materiais biológicos no laboratório de virologia primeiramente deve-se avaliar a natureza do material biológico a ser trabalhado. Ao receber uma amostra verificar a origem (humana ou animal), a procedência (região geográfica), classificar conforme o tipo de amostra (soro, urina, fezes, sangue, secreções etc.), observar a integridade do material (se ainda está viável ou deteriorado, puro ou misturado com outros materiais); examinar a quantidade de material (abundante ou escasso); verificar se está devidamente identificado e acondicionado; protocolar nos registros do laboratório e destinar para análise. Também é imprescindível tomar os respectivos cuidados na manipulação e no descarte dos agentes biológicos, por isso são necessários conhecer e seguir as recomendações das boas práticas laboratoriais, os procedimentos de operação padronizadas no laboratório e as regulamentações para os descartes dos resíduos.

Os agentes virais e os laboratórios de virologia recebem uma classificação em níveis de biossegurança de acordo com os critérios de avaliação dos riscos biológicos.

Critérios de Avaliação dos Riscos Biológicos

Diante da complexidade no processo de avaliação de risco para o trabalho com agentes virais, devem-se considerar vários aspectos:[10,23]

1. **Virulência do agente viral.** Uma das formas de mensurá-la é a taxa de fatalidade do agravo causado pelo agente patogênico para o homem e para os animais, o qual pode vir a causar morte ou incapacidade em longo prazo. Segundo esse critério, as encefalites virais e a coriomeningite linfocítica viral (LCM) causadas por cepas neurotrópicas são exemplos de doenças cujos agentes biológicos causadores possuem alta virulência e, portanto, de alto risco; enquanto os coronavírus bovinos, da peritonite infecciosa felina, da bronquite infecciosa aviária bem como os coronavírus de caninos, ratos e coelhos possuem menor virulência e representam menor risco para os indivíduos.
2. **Modo de transmissão do agente viral.** Para a aplicação de medidas visando conter a disseminação de doenças é imprescindível conhecer o modo de transmissão do agente etiológico, pois cada uma terá uma forma diferente de controle. Desta forma, os vírus respiratórios (p. ex., *influenza* A, H1N1) são transmitidos principalmente por aerossóis e a forma de controle inclui a proteção das vias respiratórias, evitar os ambientes fechados e com aglomerações, ao tossir ou espirrar proteger a boca e o nariz, lavar frequentemente as mãos com água e sabão ou higienizá-las com álcool a 70%, e evitar contato com outras pessoas durante o período de transmissibilidade da doença. No caso do vírus da imunodeficiência humana adquirida (HIV) transmitido por contato sexual e transfusões sanguíneas, o modo de controle é baseado, sobretudo no uso de preservativos na relação sexual e na realização de testes sorológicos do sangue armazenados nos bancos de sangue.
3. **Resistência do agente viral.** Está relacionada com a capacidade de sobrevivência do agente biológico viral no meio ambiente. Vários agentes físicos e químicos podem afetar a integridade funcional e infectividade dos vírions, incluindo a temperatura e o pH. A temperatura atua sobre a viabilidade dos vírus principalmente durante a manipulação e remessa de material clínico para

o diagnóstico, como também para a preservação de estoques virais na rotina laboratorial. Além disso, pode ser um fator limitante para a sua disseminação entre os hospedeiros. Temperaturas de 55 a 60°C desnaturam as proteínas de superfície, sobretudo as do envelope viral, em poucos minutos, tornando os vírions incapazes de interagir produtivamente com os receptores celulares e iniciar a infecção. Temperaturas ambientais elevadas e a presença de luz ultravioleta afetam negativamente a infectividade dos vírus. Os vírus envelopados são geralmente muito mais sensíveis às altas temperaturas quando comparados aos vírus não envelopados. A resistência viral às diferentes condições de pH é variável; alguns vírus sem envelope mantêm a infectividade mesmo em pH ácido e são denominados de acidorresistentes; entretanto, a maioria dos vírus envelopados é acidolábil, pois na faixa de pH 5 a 6 são inativados.

4. **Concentração e volume.** Considera o número de partículas virais com potencial patogênico contida numa unidade de volume. Desta forma quanto maior a concentração das partículas virais presente no material biológico, maior será o risco de contaminação. O volume do agente a ser manipulado também é importante para avaliação dos riscos. Em laboratórios de produção de vacinas virais que manipulam grandes volumes de culturas *in vitro* apresentam maiores fatores de risco, quando comparados a laboratórios de diagnóstico virológico.
5. **Dose infectante.** É a quantidade do agente viral necessária para iniciar uma infecção. Quanto maior o número de partículas víricas inoculadas no hospedeiro suscetível, maior será a probabilidade de infectá-lo. É um fator que deve ser levado em consideração, pois aponta o risco do agente viral patogênico a ser manipulado.
6. **Origem do agente viral.** Está relacionada com as diversas origens do agente viral, incluindo: a natureza do hospedeiro e sua localização geográfica. Como por exemplo, o vírus da febre amarela que pode acometer tanto os seres humanos como algumas espécies de animais em regiões tropicais, consideradas endêmicas.
7. **Disponibilidade de medidas profiláticas eficazes.** Na avaliação dos riscos deve-se, também, incluir a disponibilidade de produtos imunoprofiláticos eficazes, tais como as vacinas, para prevenir as infecções pelos agentes virais específicos. Como por exemplo, os laboratórios de virologia que realizam manipulação do vírus da raiva, os profissionais necessitam monitorar periodicamente os títulos de anticorpos e receber a vacina antirrábica profilática quando for necessário.
8. **Disponibilidade de tratamento eficaz.** A utilização de medicamentos capazes de promover a cura ou evitar o agravamento da doença causada pela exposição ao agente viral também é um fator que determina a redução do risco. É importante ressaltar que durante a avaliação de risco, tanto a disponibilidade de imunização, quanto de tratamento, são medidas adicionais de proteção individual não dispensando os princípios gerais de biossegurança no laboratório.
9. **Procedimentos realizados no laboratório.** Dependendo das atividades desempenhadas no laboratório de virologia os riscos são variáveis. Nos laboratórios de pesquisa envolvendo vírus produtores de doenças vesiculares (como o vírus da estomatite vesicular que é uma zoonose) onde há manipulação para isolamento e amplificação de partículas virais, procedimentos de centrifugação, inoculação em cultivos celulares, entre outras atividades, podem levar à potencialização do risco. Além disso, a inoculação experimental em animais pode aumentar os riscos, que irão variar de acordo com as espécies envolvidas e com a natureza da pesquisa desenvolvida. Os animais utilizados como modelos experimentais podem introduzir novos agentes biológicos. A eliminação de agentes virais em altos títulos, especialmente os transmitidos pela via respiratória, nas excreções ou secreções dos animais, pode exigir um nível de contenção acima do indicado na classificação do agente. As pessoas que manipulam animais infectados experimentalmente por vírus patogênicos apresentam um maior risco de exposição, devido às mordidas, arranhões e aerossóis ocasionados pelos animais.
10. **Fatores inerentes ao trabalhador.** Devem ser considerados na avaliação de risco para o trabalho e estão diretamente ligados a cada indivíduo que atua no laboratório de virologia. Entre eles enfatizam-se: habilidade e qualificação para o trabalho, idade, sexo, fatores genéticos, o estado imunológico e o estado fisiológico (gestante, lactante), consumo de medicamentos e de álcool, hábitos de higiene pessoal e emprego correto dos EPI e EPC.
11. **Outros fatores a serem considerados.** Na avaliação dos riscos relacionados com os agentes virais outros fatores também devem ser considerados: a) aspectos econômicos – implantação de programas de controle e erradicação de doenças causadas por vírus que podem determinar prejuízos à economia do país; b) capacidade de propagação do agente viral – possibilidade de disseminação do vírus para novas áreas; c) composição multiprofissional da equipe de avaliação do risco – nas análises de risco deve haver uma abordagem interdisciplinar. Devido a essas considerações, as classificações de risco existentes em vários países, ainda que concordem em relação à maioria dos agentes biológicos, apresentam algumas variações em função de fatores regionais específicos.

Classificação dos Riscos Biológicos

Níveis de Biossegurança do Agente Viral

Os agentes virais são classificados em classes de risco de 1 a 4 considerando os seguintes aspectos: a) risco individual para a saúde dos profissionais é a probabilidade de o profissional adquirir a infecção vírica no laboratório e manifestar a enfermidade em maior ou menor a gravidade; b) risco de propagação à coletividade e c) existência ou não de profilaxia e/ou tratamento (Fig. 2-5).[27-30]

Em função desses e outros fatores específicos, as classificações existentes em diversos países podem apresentar

Classe de risco	Risco individual	Risco de propagação à coletividade	Profilaxia ou tratamento eficaz
1	Baixo	Baixo	–
2	Moderado	Baixo	Existem
3	Elevado	Moderado	Nem sempre existem
4	Elevado	Elevado	Ainda não existem

Fig. 2-5. Principais aspectos para caracterização das classes de risco dos agentes virais. (Fonte: Adaptada do Guia Técnico: os riscos biológicos no âmbito da NR-32, MTE.)[27-30]

algumas modificações, embora coincidam em relação à grande maioria dos agentes virais.

Conforme o grau de patogenicidade, os agentes virais são classificados em:

- *Classe de risco 1:* vírus que apresentam baixo risco individual para o trabalhador e para a coletividade, com baixa probabilidade de causar doença ao ser humano. Exemplos: vírus da cinomose canina, da parvovirose suína, da diarreia viral bovina, dentre outros.
- *Classe de risco 2:* vírus que apresentam risco individual moderado para o trabalhador e com baixa probabilidade de disseminação para a coletividade. Podem causar doenças ao ser humano, entretanto existem meios eficazes de profilaxia ou tratamento. Exemplos: vírus da *influenza* A, B e C, vírus da hepatite A e E, entre outros.
- *Classe de risco 3:* vírus que apresentam risco individual elevado para o trabalhador e com probabilidade moderada de disseminação para a coletividade. Podem causar doenças e infecções graves ao ser humano, porém nem sempre existem meios eficazes de profilaxia ou tratamento. Exemplos: vírus da estomatite vesicular, da febre amarela, da encefalite equina venezuelana, dentre outros.
- *Classe de risco 4:* vírus que apresentam risco individual elevado para o trabalhador e com probabilidade elevada de disseminação para a coletividade. Apresenta grande poder de transmissibilidade de um indivíduo a outro. Podem causar doenças graves ao ser humano, ainda não existem meios eficazes para a sua profilaxia ou seu tratamento. Exemplo: vírus causadores de febres hemorrágicas (Ebola, Marburg, Crimeia-Congo etc.).

No Quadro 2-3 estão apresentados os agentes virais pertencentes às classes de risco 2, 3 e 4, conforme a NR-32 do Ministério do Trabalho e Emprego (MTE).[30]

Níveis de Biossegurança ou de Contenção dos Laboratórios de Virologia

Para manipulação dos microrganismos pertencentes a cada uma das quatro classes de risco devem ser atendidos alguns requisitos de segurança, conforme o nível de contenção necessário. Estes níveis de contenção são denominados níveis de biossegurança ou de biocontenção, sendo designados em ordem crescente (**NB-1**, **NB-2**, **NB-3** e **NB-4**), pelo grau de proteção proporcionado ao pessoal do laboratório, meio ambiente e à comunidade (Fig. 2-6).[9,10,27,28,30] No Quadro 2-4 estão resumidas as características dos laboratórios de virologia, de acordo com os níveis de biossegurança.

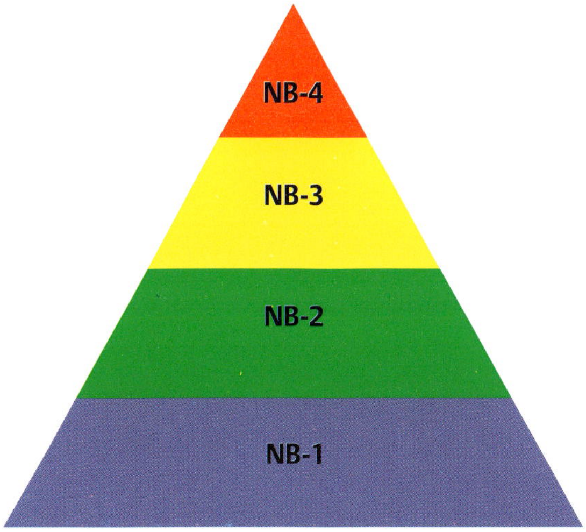

Fig. 2-6. Níveis de biossegurança laboratorial (NB). A classificação dos níveis de contenção do laboratório aumenta da base em direção ao topo da pirâmide.

Quadro 2-3. Níveis de Biossegurança do Agente Viral conforme as Classes de Risco 2, 3 e 4

Vírus	Classe de risco	Observação
Herpes-vírus de cobaias	2	O
Shope fibroma vírus	2	O
Vírus da doença hemorrágica de coelhos	4	
Vírus da enterite viral de patos, gansos e cisnes	4	
Vírus da febre catarral maligna de bovinos e cervos	4	
Vírus da hepatite viral do pato tipos 1, 2 e 3	4	
Vírus da leucemia de hamsters	2	O
Vírus da leucose bovina enzoótica	2	O
Vírus da Lumpyskin	4	
Vírus do sarcoma canino	2	O
Vírus do tumor mamário de camundongos	2	O
Vírus Lucke (vírus de rãs)	2	O
Adenoviridae		
Adenovírus 1 aviário – Vírus CELO	2	O
Adenovírus 2 – Vírus Símio 40 (Ad2-SV40)	2	O+
Adenovírus 7 – Vírus Símio 40 (Ad7-SV40)	2	O
Arenaviridae		
Complexos virais LCM-Lassa (arenavírus do Velho Continente)		
▪ Vírus Lassa	4	
▪ Vírus da coriomeningitelinfocítica (cepas neurotrópicas)	3	
▪ Vírus da coriomeningitelinfocítica (outras cepas)	2	
Complexos virais Tacaribe (arenavírus do Novo Mundo)		
▪ Vírus Amapari	2	
▪ Vírus Flechal	2	
▪ Vírus Guanarito	4	
▪ Vírus Junin	4	
▪ Vírus Latino	2	
▪ Vírus Machupo	4	
▪ Vírus Paraná	2	
▪ Vírus Pichinde	2	
▪ Vírus Sabiá	4	
Astroviridae	2	
Birnavírus: incluindo Picobirnavírus, Picotrinavírus	2	

(*Continua.*)

Quadro 2-3. (*Cont.*) Níveis de Biossegurança do Agente Viral conforme as Classes de Risco 2, 3 e 4

Vírus	Classe de risco	Observação
	Bunyaviridae	
Vírus Belém	2	
Vírus Mojuí dos Campos	2	
Vírus Pará	2	
Vírus Santarém	2	
Vírus Turlock	2	
Grupo Anopheles A		
▪ Vírus Arumateua	2	
▪ Vírus Caraipé	2	
▪ Vírus Lukuni	2	
▪ Vírus Tacaiuma	2	
▪ Vírus Trombetas	2	
▪ Vírus Tucurui	2	
Grupo Bunyamwera		
▪ Vírus Iaco	2	
▪ Vírus Kairi	2	
▪ Vírus Macauã	2	
▪ Vírus Maguari	2	
▪ Vírus Sororoca	2	
▪ Vírus Taiassuí	2	
▪ Vírus Tucunduba	2	
▪ Vírus Xingu	2	
Grupo da encefalite da Califórnia		
▪ Vírus Inkoo	2	
▪ Vírus La Crosse	2	
▪ Vírus Lumbo	2	
▪ Vírus San Angelo	2	
▪ Vírus Snow hare	2	
▪ Vírus Tahyna	2	
Grupo Melão		
▪ Vírus Guaroa	2	
▪ Vírus Jamestown Canyon	2	
▪ Vírus Keystone	2	
▪ Vírus Serra do Navio	2	
▪ Vírus South River	2	
▪ Vírus Trivittatus	2	

(*Continua.*)

Quadro 2-3. (*Cont.*) Níveis de Biossegurança do Agente Viral conforme as Classes de Risco 2, 3 e 4

Vírus	Classe de risco	Observação
Bunyaviridae		
Grupo C		
▪ Vírus Apeu	2	
▪ Vírus Caraparu	2	
▪ Vírus Itaqui	2	
▪ Vírus Marituba	2	
▪ Vírus Murutucu	2	
▪ Vírus Nepuyo	2	
▪ Vírus Oriboca	2	
Grupo Capim		
▪ Vírus Acara	2	
▪ Vírus Benevides	2	
▪ Vírus Benfica	2	
▪ Vírus Capim	2	
▪ Vírus Guajará	2	
▪ Vírus Moriche	2	
Grupo Guamá	2	
▪ Vírus Ananindeua	2	
▪ Vírus Bimiti	2	
▪ Vírus Catú	2	
▪ Vírus Guamá	2	
▪ Vírus Mirim	2	
▪ Vírus Moju	2	
▪ Vírus Timboteua	2	
Grupo Simbu		
▪ Vírus Jatobal	2	
▪ Vírus Oropouche	2	
▪ Vírus Utinga	2	
Caliciviridae		
▪ Vírus da Hepatite E	2	(*)
▪ Vírus Norwalk	2	
▪ Outros *Caliciviridae*	2	
Coronaviridae		
Vírus humanos, gastroenterite de suínos, hepatite murina, Coronavírus bovinos, peritonite infecciosa felina, bronquite infecciosa aviária, Coronavírus de caninos, ratos e coelhos	2	

(*Continua.*)

Quadro 2-3. (*Cont.*) Níveis de Biossegurança do Agente Viral conforme as Classes de Risco 2, 3 e 4

Vírus	Classe de risco	Observação
Filoviridae		
Vírus Ebola	4	
Vírus de Marburg	4	
Flaviviridae		
Vírus Bussuquara	2	
Vírus Cacipacoré	2	
Vírus da dengue tipos 1-4	2	
Vírus da encefalite B japonesa	3	V
Vírus da encefalite da Austrália (Encefalite do Vale Murray)	3	
Vírus da encefalite da primavera-verão russa	4	V, (a)
Vírus da encefalite de São Luís	2	
Vírus da encefalite da Europa Central	4	(*), V, (a)
Vírus da febre amarela	3	V
Vírus da febre hemorrágica de Omsk	4	(a)
Vírus da floresta de Kyasanur	4	V, (a)
Vírus da hepatite C	2	(*)
Vírus do Nilo Ocidental	2	
Vírus Ilhéus	2	
Vírus Kunjin	2	
Vírus Powassan	3	
Vírus Rocio	3	
Vírus Sal Vieja	3	
Vírus San Perlita	3	
Vírus Spondweni	3	
Hantavírus		
Vírus Andes	3	
Vírus Dobrava (Belgrado)	3	
Vírus Hantaan (Febre hemorrágica da Coreia)	3	
Vírus Juquitiba	3	
Vírus Prospect Hill	2	
Vírus Puumala	2	
Vírus Seoul	3	
Vírus Sin Nombre	3	

(*Continua.*)

Quadro 2-3. (*Cont.*) Níveis de Biossegurança do Agente Viral conforme as Classes de Risco 2, 3 e 4

Vírus	Classe de risco	Observação
Hepadnaviridae		
Vírus da hepatite B	2	(*), V
Vírus da hepatite D (Delta)	2	(*), V, (b)
Herpesviridae		
Citomegalovírus	2	
Herpes *simplex* vírus tipos 1 e 2	2	
Herpes-vírus de Ateles (Rhadinovirus)	3	
Herpes-vírus de Saimiri (Rhadinovirus)	3	
Herpes-vírus humano 7 (HHV7)	2	
Herpes-vírus humano 8 (HHV8)	2	
Herpes-vírus simio (vírus B)	4	
Herpes-vírus varicela-zóster	2	
Vírus da doença de Marek	2	O
Vírus Epstein-Barr	2	O
Vírus linfotrópico humano B (HBLV- HHV6)	2	
Nairovírus		
Vírus da febre hemorrágica da Criméia/Congo	4	
Vírus Hazara	2	
Oncornavírus: Vírus C e D	3	
Orthomyxoviridae		
Vírus da *influenza* tipos A, B e C	2	V (c)
Ortomixovírus transmitidos por carrapatos: Vírus Dhori e Thogoto	2	
Papilomaviridae		
Shope papilomavírus	2	O
Vírus do papiloma bovino	2	O
Vírus do papiloma humano	2	
Paramyxoviridae		
Pneumovírus	2	
Vírus da Cachumba	2	V
Vírus da doença de Newcastle (amostras não asiáticas)	2	
Vírus da parainfluenza tipos 1 a 4	2	
Vírus do sarampo	2	V
Polyomaviridae		
Vírus Símio 40 (SV40)	2	
Poliomavírus	2	O
Vírus BK e JC	2	

(*Continua.*)

Quadro 2-3. (*Cont.*) Níveis de Biossegurança do Agente Viral conforme as Classes de Risco 2, 3 e 4

Vírus	Classe de risco	Observação
Paramyxoviridae		
Vírus Nipah	2	
Vírus respiratório sincicial	2	
Parvoviridae		
Parvovírus humano (B 19)	2	
Phlebovirus		
Uukuvirus	2	
Vírus Alenquer	2	
Vírus Ambé	2	
Vírus Anhangá	2	
Vírus Ariquemes	2	
Vírus Belterra	2	
Vírus Bujarú	2	
Vírus Candirú	2	
Vírus de Toscana	2	
Vírus Icoaraci	2	
Vírus Itaituba	2	
Vírus Itaporanga	2	
Vírus Jacundá	2	
Vírus Joa	2	
Vírus Morumbi	2	
Vírus Munguba	2	
Vírus Nápoles	2	
Vírus Oriximina	2	
Vírus Pacuí	2	
Vírus Serra Norte	2	
Vírus Tapará	2	
Vírus Toscana	2	
Vírus Turuna	2	
Vírus Uriurana	2	
Vírus Urucuri	2	
Picornaviridae		
Poliovírus	2	V
Rinovírus	2	
Vírus Coxsackie	2	

(*Continua.*)

Quadro 2-3. **(*Cont.*)** Níveis de Biossegurança do Agente Viral conforme as Classes de Risco 2, 3 e 4

Vírus	Classe de risco	Observação
Picornaviridae		
Vírus da aftosa com seus diversos tipos e variantes	4	
Vírus da conjuntivite hemorrágica aguda (AHC)	2	
Vírus da Hepatite A (enterovírus humano tipo 72)	2	V
Vírus ECHO	2	
Poxviridae		
Parapoxvírus	2	
Poxvírus de caprinos, suínos e aves	2	
Vírus Buffalopox	2	(d)
Vírus Cotia	2	
Vírus Cowpox (isolados de felinos domésticos e animais selvagens)	2	
Vírus da varíola (*major*, *minor*)	4	V
Vírus da varíola alastrim	4	
Vírus da varíola do camelo	4	
Vírus do nódulo dos ordenhadores	2	
Vírus *Molluscum contagiosum*	4	V
Vírus *Monkeypox* (varíola do macaco)	3	
Vírus Orf	2	
Vírus *Vaccinia*	2	
Vírus Whitepox ("vírus da varíola")	4	V
Vírus Yatapox: Tana	2	
Vírus Yatapox: Yaba	2	O+
Reoviridae		
Coltivírus	2	
Orbivírus	2	
Orthoreovirus tipos 1, 2 e 3	2	
Reovírus isolados na Amazônia dos Grupos Changuinola e Corriparta	2	
Rotavírus humanos	2	
Vírus Ieri	2	
Vírus Itupiranga	2	
Vírus Tembé	2	
Retroviridae		
HIV – Vírus da Imunodeficiência Humana	3	(*)
Rous sarcoma virus	2	O
Vírus da leucemia de gibões (GaLV)	2	O+

(*Continua.*)

Quadro 2-3. **(*Cont.*)** Níveis de Biossegurança do Agente Viral conforme as Classes de Risco 2, 3 e 4

Vírus	Classe de risco	Observação
Retroviridae		
Vírus da leucemia de murinos	2	O
Vírus da leucemia de ratos	2	O
Vírus da leucemia felina (FeLV)	2	O+
Vírus da leucose aviária	2	O
Vírus do sarcoma de murinos	2	O
Vírus do sarcoma de símios (SSV- 1)	2	O+
Vírus do sarcoma felino (FeSV)	2	O+
Vírus linfotrópicos das células T humana (HTLV-1 e HTLV-2)	3	(*)
Vírus Símio Mason-Pfizer	2	O
Vírus SIV	3	(*), (e)
Rhabdoviridae		
Vírus Aruac	2	
Vírus da Raiva	3	V, (*)
Vírus Duvenhage	2	
Vírus Inhangapi	2	
Vírus Xiburema	2	
Grupo da Estomatite Vesicular		
▪ Vírus Alagoas VSV-3	2	
▪ Vírus Carajás	2	
▪ Vírus Cocal VSV- 2	2	
▪ Vírus Indiana VSV-1	2	
▪ Vírus Juruna	2	
▪ Vírus Marabá	2	
▪ Vírus Marabá VSV-4	2	
▪ Vírus Piry	2	
Grupo Hart Park		
▪ Vírus Hart Park	2	
▪ Vírus Mosqueiro	2	
Grupo Mussuril		
▪ Vírus Cuiabá	2	
▪ Vírus Marco	2	
Grupo Timbó		
▪ Vírus Chaco	2	
▪ Vírus Sena Madureira	2	
▪ Vírus Timbó	2	

(*Continua.*)

Quadro 2-3. **(Cont.)** Níveis de Biossegurança do Agente Viral conforme as Classes de Risco 2, 3 e 4

Vírus	Classe de risco	Observação
Togaviridae		
▪ Alfavírus		
▪ Vírus Aurá	2	
▪ Vírus Bebaru	2	
▪ Vírus Chikungunya	2	(*)
▪ Vírus da encefalomielite equina americana ocidental	2	V
▪ Vírus da encefalomielite equina americana oriental	2	V
▪ Vírus da encefalomielite equina venezuelana	3	V
▪ Vírus do Bosque Semliki	2	
▪ Vírus do Rio Ross	2	
▪ Vírus Mayaro	2	
▪ Vírus Mucambo	2	(*)
▪ Vírus Onyongnyong	2	
▪ Vírus Pixuna	2	
▪ Vírus Una	2	
▪ Outros alfavírus conhecidos	2	
Rubivirus: vírus da Rubéola	2	V
Pestivírus: vírus da diarreia bovina (Fam. *Flaviviridae*)	2	

Legenda: **O:** agente com potencial oncogênico de baixo risco; **O+:** agente com potencial oncogênico de risco moderado; **V:** vacina eficaz disponível; **(*):** normalmente não é transmitido através do ar; **(a):** encefalites transmitidas por carrapatos; **(b):** vírus da hepatite D é patogênico apenas na presença de infecção simultânea ou secundária causada pelo vírus da hepatite B; assim, a vacinação de pessoas que não sejam portadoras do vírus da hepatite B também imuniza contra a hepatite D; **(c):** apenas para os tipos A e B. **(d):** dois vírus estão identificados: o *buffalopox* e uma variante do vírus *vaccinia*; **(e):** até o momento não existem evidências de doença em seres humanos causada por retrovírus de origem símia; porém, como precaução, recomenda-se nível de contenção 3 para manipular este agente. Fonte: adaptado da NR-32: Segurança e saúde no trabalho em serviços de saúde, MTE.[30]

NB-1

É o nível de contenção laboratorial que se aplica aos laboratórios de virologia básica, especialmente voltados ao ensino. Neste ambiente são manipulados os microrganismos pertencentes à classe de risco 1; isto é, os que não causam enfermidades em seres humanos adultos saudáveis e de risco potencial mínimo para o pessoal do laboratório e do ambiente. Não é requerida nenhuma característica especial no projeto de construção do laboratório, porém um bom planejamento espacial e funcional e a adoção de boas práticas laboratoriais são indicados. O pessoal do laboratório deve, também, possuir treinamento específico nos procedimentos realizados no laboratório e devem ser supervisionados por um profissional treinado em biossegurança e com conhecimentos específicos da área.

Algumas características pertinentes ao **NB-1** são descritas abaixo:

A) ***Procedimentos padrões:*** são necessários o conhecimento e a adoção das Boas Práticas de Laboratório (BPL) padrões (ver a seção de Boas Práticas no Laboratório de Virologia).

B) ***Equipamentos de segurança (barreiras primárias):*** recomenda-se o uso de EPI e EPC de acordo com a atividade a ser desempenhada no laboratório (ver a seção: Equipamentos de Proteção). Como EPI cita-se como exemplo: jaleco, luvas e óculos; e como EPC: cabine de segurança biológica, extintor de incêndio.

C) ***Infraestrutura (barreiras secundárias):*** geralmente o laboratório não está separado das demais dependências da edificação, porém algumas recomendações para o **NB-1** incluem:

- Porta para controle de acesso ao laboratório e as janelas devem conter telas de proteção contra roedores e vetores.
- Pia para lavagem das mãos, próxima à saída do laboratório.
- Iluminação de boa qualidade e adequada às atividades laborais.
- Laboratório projetado de modo que as paredes, o teto e os pisos devem ser lisos, não escorregadios, impermeáveis, resistentes, de fácil limpeza e arredondados nos cantos para evitar o acúmulo de sujeiras. As bancadas,

Quadro 2-4. Resumo das Características dos Laboratórios de Virologia de acordo com os Níveis de Biossegurança (**NB**)

NB	Agente viral	Procedimentos	Equipamentos de segurança (barreira primária)	Infraestrutura (barreira secundária)	Exemplares
NB-1	Vírus com menor potencial patogênico, incluindo os não zoonóticos	Boas práticas laboratoriais (BPL) básicas são requeridas	Usar EPI conforme a necessidade	Bancada aberta	Vírus da cinomose e o da hepatite canina, parvovirose suína, diarreia viral bovina, entre outros
NB-2	Vírus associados às infecções no homem, existindo o risco de ingestão e inoculação percutânea e mucosa em laboratoristas	BPL básicas, além disso, o acesso ao recinto deve ser limitado; sinalizar as áreas de risco biológico; descontaminar o lixo e resíduos; instituir protocolos para primeiros socorros	Cabines de segurança biológica (CSB) de classe I e II para manipular os vírus e tudo o que produzir aerossóis e derramamentos; usar jalecos, luvas, proteção facial, dependendo da atividade	Assim como em NB-1 e autoclave	Vírus da *influenza* A, B e C, rubéola, sarampo, caxumba, *parainfluenza*, rotavírus humanos, entre outros
NB-3	Vírus exóticos ou selvagens com potencial de transmissão por aerossóis e de provocar enfermidade severa e/ou letal	Todas as BPL adotas no NB-2, e, mais: o acesso ao recinto deve ser controlado; descontaminar o lixo e resíduos, bem como as roupas usadas no laboratório antes da lavagem; coletar periodicamente o soro dos profissionais e utilizar os imunoprofiláticos disponíveis	CSB de classe II e III para manipular os vírus e tudo o que produzir aerossóis e derramamentos; trajar roupas específicas para uso restrito no laboratório; EPI de acordo com a atividade a ser desempenhada, assim como uso de proteção respiratória	NB-2 e ainda: separação física dos corredores e das áreas de circulação, portas duplas com fechamento automatizado, fluxo de ar direcional e pressão negativa nos recintos, sistema para filtrar ar HEPA (*High Efficiency Particulate Air*)	Herpes-vírus dos símios, vírus de encefalite japonesa, hantavírus, vírus da febre amarela, vírus da encefalite equina venezuelana, vírus do Nilo ocidental, entre outros
NB-4	Vírus considerados altamente perigosos ou exóticos, transmitidos por aerossóis, apresentando grande risco de causar morte. Agentes ainda não completamente caracterizados	BPL empregadas no NB-3 e também: trocar de roupas antes de entrar nas áreas de risco biológico; requer banho antes da saída do laboratório; todo material deve ser descontaminado antes da remoção	Todos os equipamentos do NB-3, além de: CSB III e/ou vestimentas (macacão) com pressão positiva em associação com CSB II	NB-3 e, além disso: prédio separado ou em área isolada com entrada e saída de ar controlada e sistema de filtros HEPA, pressão negativa, sistema de descontaminação controlado, assim como autoclaves com dupla abertura e os resíduos devem ser depositados em contêineres específicos	Vírus Ebola, vírus de Marburg, vírus sabiá, vírus da febre hemorrágica Crimeia-Congo, entre outros

Fonte: Adaptado a partir da NR-32[29], BRASIL[27,30] e Flores[32]

também, devem ser impermeáveis; resistente ao calor moderado, aos solventes orgânicos e químicos. O espaçamento entre as bancadas e equipamentos devem ser suficientes para permitir o fácil acesso às pessoas.

- Mobília capaz de suportar as cargas dos equipamentos e das atividades previstas.

NB-2

Estão incorporados neste nível de contenção os laboratórios de virologia onde se realizam diagnósticos e pesquisas envolvendo os agentes virais da classe de risco 2; isto é, aqueles que apresentam risco moderado para as pessoas e ao meio ambiente. Os OGMs também têm sido classificados como agente viral da classe de risco 2, mesmo aqueles que não representam uma ameaça direta aos seres humanos, sendo que esta designação é usada para limitar a liberação de OGM no meio ambiente.[31]

Além da adoção das boas práticas laboratoriais, é necessário o uso de equipamentos de segurança (EPI e EPC) que constituem as barreiras físicas primárias e também uma infraestrutura apropriada (barreiras secundárias). A equipe de trabalho deve receber treinamento específico na manipulação de agentes virais patogênicos e ser supervisionada por profissionais com conhecimento em virologia e biossegurança. O acesso ao laboratório deve ser limitado, sendo somente permitida a admissão dos profissionais habilitados aos recintos onde se realizam os procedimentos operacionais. Em relação a objetos perfurocortantes infectados, as precauções apropriadas precisam ser adotadas. Todos os procedimentos que resultem na formação de aerossóis infecciosos devem ser executados nas cabines de segurança biológica.

Os padrões e práticas especiais, equipamentos de segurança (EPI e EPC) e as instalações aplicáveis aos laboratórios NB-2 devem incluir:

A) ***Procedimentos padrões:*** além das BPL padrões em virologia (ver a seção de Boas Práticas Laboratoriais em Virologia) é necessário observar os seguintes itens:
- Acesso ao laboratório restrito ou limitado somente às pessoas autorizadas pela chefia.
- Lavagem das mãos é feita como indicado nas BPL e, além disso, a escovação das mãos e antebraços deve ser realizada cuidadosamente.
- Equipe de trabalho deve usar roupas, aventais ou uniformes de uso exclusivos nos recintos onde são realizados os procedimentos operacionais. O vestuário para proteção dentro do laboratório não deve ser guardado no mesmo armário, junto com os trajes pessoais. A lavagem das roupas utilizadas no laboratório deve ser separada das demais vestimentas pessoais.
- Procedimentos envolvendo amostras biológicas devem ser cuidadosamente realizados a fim de minimizar a produção de aerossóis.
- Uso dos óculos de segurança e dos protetores de face, conforme a atividade realizada.
- Cuidados especiais devem ser empregados em relação à descontaminação do ambiente laboratorial, conforme indicado nas BPL em virologia.
- Utilização de luvas adequadas às atividades que possam resultar em contato acidental direto com amostras biológicas, como sangue, tecidos, fluidos ou animais infectados, entre outras. Após o uso, as luvas precisam ser autoclavadas e descartadas juntamente com o resíduo do laboratório.
- Acesso ao laboratório deve ser limitado ou restrito, para as pessoas susceptíveis às infecções virais (imunodeprimidos, gestantes, idosos, pessoas com ferimentos, entre outros).
- Estabelecimento de normas e procedimentos com ampla divulgação para todos os membros da equipe sobre o potencial de risco associado à atividade laboratorial, bem como instituir os requisitos específicos à admissão de pessoal no laboratório, a exemplo do emprego da vacinação prévia contra agentes biológicos, causadores de enfermidades ocupacionais, como hepatite B, tétano, rubéola, *influenza*, entre outras.
- Símbolo de risco biológico, a partir do **NB-2**, deve estar afixado na entrada do laboratório onde agentes virais estiverem sendo manipulados (Fig. 2-7). Este sinal de alerta deve conter informações do nível de biossegurança (**NB-2**), o(s) nome(s) o(s) agente(s) viral(is) manipulado(s), o nome e número do telefone do pesquisador responsável pela unidade.
- Manual de biossegurança específico do laboratório contendo informações sobre os riscos e as instruções sobre as práticas e procedimentos requeridos deve ser elaborado e disponibilizado para toda equipe de trabalho. Cursos de atualização ou treinamentos adicionais no caso de mudanças de normas ou de procedimentos devem ser ofertados aos profissionais.
- Objetos perfurocortantes devem ter uso restrito ao laboratório. Usar somente seringas com agulha fixa ou agulha e seringa em uma unidade única descartável empregada para injeção ou aspiração de materiais infecciosos. As agulhas descartáveis usadas devem ser cuidadosamente colocadas em recipiente resistente às perfurações, específicos para o recolhimento de objetos perfurocortantes. Os objetos perfurocortantes não descartáveis devem ser colocados em um recipiente resistente e autoclavados. Os recipientes que contêm agulhas, equipamentos cortantes e vidros quebrados contaminados devem passar por um processo de descontaminação antes de serem descartados.
- Equipamentos laboratoriais com defeitos precisam ser descontaminados antes de serem enviados para conserto ou removidos do local.
- Acidentes resultantes de uma exposição ao material infeccioso viral devem ser imediatamente notificados ao coordenador do laboratório. A avaliação médica, a vigilância e o tratamento necessitam ser prontamente providenciados, bem como os registros do acidente e as providências adotadas devem estar todos documentados.

B) ***Equipamentos de segurança (barreiras primárias):*** as barreiras primárias de contenção devem ser empregadas para conferir proteção pessoal, de toda a equipe, do ambiente e da amostra manipulada (ver a seção dos Equipamentos de Proteção). Usar cabines de segurança biológica, de preferência de classe II, associadas aos EPI adequados sempre que: realizar procedimentos com elevado potencial de produção de aerossóis infecciosos (centrifugação,

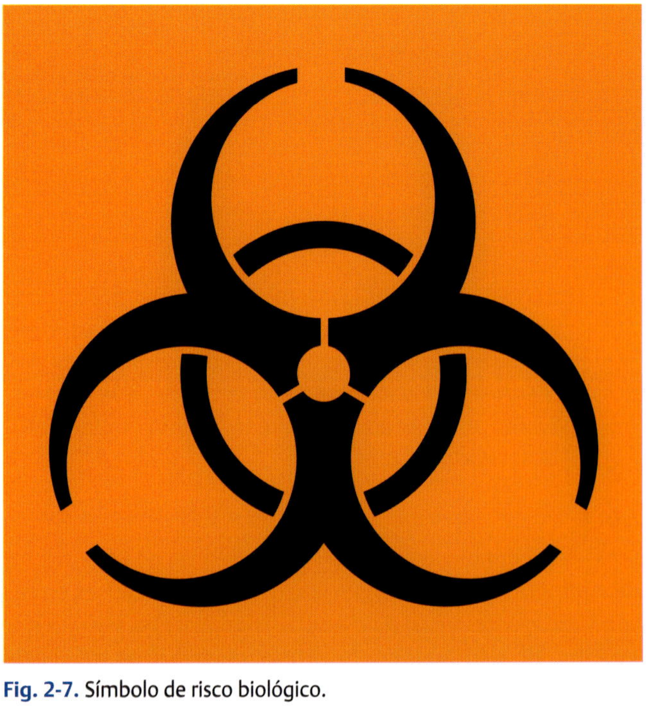

Fig. 2-7. Símbolo de risco biológico.

O símbolo de risco biológico é uma representação visual que indica a existência de vírus e de outros materiais biológicos no local, bem como alerta para a possibilidade de uma exposição a um agente com potencial patogênico. Este símbolo deve estar presente a partir dos laboratórios **NB-2**, sendo afixado: nas portas de acesso aos recintos onde há presença do agente biológico, nos locais de armazenamento (*freezers*, geladeiras, botijões de nitrogênio líquido etc..), equipamentos onde se manipulam os agentes biológicos (centrífugas, agitadores, estufas, micro-ondas, cabines de segurança biológica etc.), contêineres e recipientes de descarte de material biológico (caixas de descarte de perfurocortantes, cestos de lixo, sacos branco de descarte).

trituração, homogeneização, agitação, sonificação ou abertura de recipientes contendo materiais infecciosos virais onde a pressão interna possa ser diferente da pressão ambiental) e ao manipular culturas com altas concentrações ou grandes volumes de agentes infecciosos virais. É indispensável o uso de EPI apropriados durante as atividades no laboratório de virologia, como: jalecos, gorros, uniformes de proteção, luvas, calçados (fechados, resistentes e impermeáveis), propés, entre outros. Quando houver um contato direto com materiais e superfícies potencialmente infecciosas ou equipamentos contaminados, recomenda-se o uso de dois pares de luvas. Sempre que houver perda da integridade e após o término dos procedimentos laboratoriais envolvendo os agentes virais ou produtos químicos, as luvas devem ser desprezadas e nunca reutilizadas. Os EPI para o rosto (p. ex., máscaras de proteção, protetor facial, óculos de proteção, entre outros) precisam ser usados na prevenção de respingos ou *sprays* provenientes de materiais infecciosos virais ou de outros materiais perigosos (ácidos e bases fortes) e quando for necessária a manipulação de microrganismos fora das cabines de segurança biológica.

C) ***Infraestrutura (barreiras secundárias):*** para este nível de biossegurança deve ser observado o que foi preconizado no **NB-1**em relação às instalações, além de conter os seguintes elementos:
   - A construção de novos laboratórios de virologia deve ser distante das áreas públicas.
   - O laboratório deve possuir uma pia para a lavagem das mãos, próximo à saída do mesmo, similar ao **NB-1**; porém é recomendada a utilização de torneiras com acionamento automático (células fotoelétricas) ou podal.
   - As cadeiras e outros móveis utilizados no trabalho laboratorial devem ser revestidos com um material impermeável e de fácil limpeza e descontaminação.
   - As cabines de segurança biológica devem ser instaladas, de forma que a variação da entrada e saída de ar da sala, não provoque alteração nos padrões de contenção de seu funcionamento. Devem estar localizadas longe de portas, janelas que possam ser abertas e fora de áreas laboratoriais com fluxo intenso de pessoas, de forma que sejam mantidos os parâmetros de fluxo de ar nestas cabines.
   - O lava-olhos e o chuveiro de emergência devem estar disponíveis.
   - As portas devem possuir um sistema de travamento.
   - O sistema mecânico de ventilação precisa proporcionar um fluxo interno de ar sem que haja uma recirculação para os espaços fora do laboratório.
   - O local de armazenamento de substâncias químicas deve estar situado fora da área do laboratório.
   - O sistema de segurança para combate a incêndios e saídas de emergência deve estar presente e devidamente sinalizado no laboratório de virologia.
   - A água empregada para as atividades laboratoriais deve ser de boa qualidade e sempre disponível. O sistema de esgoto deve estar protegido contendo um dispositivo de antirrefluxo.
   - O fornecimento de eletricidade precisa ser adequado. Recomenda-se a instalação de um sistema de gerador de energia, a fim de manter os equipamentos indispensáveis (cabines de segurança biológica, *freezers* etc.) funcionando caso haja queda no fornecimento de energia.
   - O laboratório de virologia necessita possuir uma autoclave dentro da área do laboratório ou nas imediações no mesmo prédio.
   - O descarte dos resíduos deve ser controlado e seguir as normas específicas para este procedimento (ver a seção: Plano de Gerenciamento de Resíduos).

NB-3

Destina-se a manipulação dos agentes virais da classe de risco 3, isto é, os agentes virais nativos ou exóticos, que possuem elevado risco individual e baixo risco para a comunidade e as medidas eficazes de tratamento e/ou profilaxia não estão prontamente disponíveis ou ainda não existem. Também pode ser designado para a manipulação de grandes volumes e altas concentrações de agentes virais da classe de risco 2. O **NB-3** possui semelhanças ao **NB-2** e ao **NB-1**, sendo acrescentado de características bastante peculiares. Esse nível de contenção exige a intensificação dos programas de biossegurança, sendo aplicável aos laboratórios virológicos de diagnóstico, pesquisa, ensino ou unidades de produção.

Para este nível de contenção são requeridos, além dos itens referidos no **NB-2**, uma infraestrutura especializada. Deve ser mantido um controle rígido em relação ao sistema operacional, inspeção e manutenção das instalações e equipamentos. O pessoal técnico precisa receber treinamento específico sobre os procedimentos de segurança para a manipulação destes agentes virais e/ou OGM (resultantes de agentes virais da classe de risco 3), que possam causar doenças graves e potencialmente letais, como resultado de exposição por inalação.

A equipe profissional precisa ser supervisionada por profissional altamente capacitado e que possua ampla experiência em trabalho com estes agentes. Todos os procedimentos envolvendo a manipulação de material biológico contendo os agentes infecciosos virais são realizados dentro da cabine de segurança biológica, ou por indivíduos vestindo roupas de proteção pessoal e utilizando os equipamentos especializados.

Reconhece-se, no entanto, que algumas edificações existentes podem não ter todos os recursos de instalação recomendado para **NB-3**. Nesta circunstância, um nível aceitável de segurança para a realização de procedimentos de rotina (p. ex., procedimentos diagnósticos que envolvem a propagação de um agente para identificação, caracterização, testes sorológicos e de biologia molecular, produção de vacinas, entre outros), pode ser alcançado em um **NB-2**, desde que:

- O ar proveniente dos recintos do laboratório de virologia seja filtrado por um sistema de alta eficiência (HEPA) antes de ser eliminado para o meio ambiente.
- A ventilação do laboratório possua um fluxo de ar direcionado para os recintos.
- O acesso do pessoal ao laboratório seja restrito, quando o processo operacional estiver sendo executado.
- As BPL padrões e especiais em virologia, bem como a utilização dos EPI e EPC para o **NB-3**, obrigatoriamente devem ser seguidas.

A) ***Procedimentos padrões:*** além das BPL padrões e as especiais estabelecidas para os laboratórios **NB-1** e **NB-2**, devem ser adotadas as recomendações que se aplicam à manipulação de agentes virais classificados como sendo da classe de risco 3, como:
   - O acesso de pessoas ao laboratório é restrito, havendo o controle rigoroso da entrada e saída do pessoal nas dependências do laboratório **NB-3**. Não é permitido o ingresso de gestantes e indivíduos imunocomprometidos.
   - O chefe do laboratório deve assegurar que antes de iniciar as atividades em **NB-3**, toda a equipe do laboratório demonstre estar apto para as práticas e técnicas padrões de segurança e demonstre habilidade também nas práticas e operações específicas do laboratório, e que todos os indivíduos estejam imunizados. A realização de exames periódicos é recomendada para monitoramento da sanidade dos profissionais. Amostras sorológicas de toda a equipe e das pessoas expostas ao risco devem ser coletadas e armazenadas adequadamente para futura referência.
   - Os EPI devem ser autoclavados antes de serem lavados ou descartados.
   - As indumentárias usadas no laboratório jamais podem ser usadas fora da área de contenção biológica. Antes de ingressar aos recintos do laboratório, é obrigatório trocar toda a roupa de passeio pelas roupas de proteção específicas.
   - O trabalho no laboratório deve ser executado preferencialmente em dupla, a fim de garantir maior segurança, pois se acontecer algum acidente, haverá alguém para prestar assistência.
   - O símbolo de risco biológico deve ser afixado na entrada do laboratório, onde os agentes virais estiverem sendo manipulados, descrevendo o(s) nome(s) o(s) agente(s) viral(is) manipulado(s), o nível de biossegurança (**NB-3**), o nome e número do telefone do pesquisador responsável pelo laboratório.
   - Os procedimentos para sair do laboratório incluem, primeiramente, assoar o nariz, cuspir a saliva na pia, lavar a face, higienizar as mãos e antebraços com sabão e escova, para depois tomar o banho completo.
   - Os procedimentos, sobretudo os que envolvem a manipulação de agentes virais da classe 3, devem ser realizados cuidadosamente a fim de minimizar a formação de aerossóis.
   - As culturas e outros resíduos gerados no **NB-3** precisam ser obrigatoriamente autoclavados antes de serem descartados e removidos do laboratório.
   - As toalhas absorventes com a face de plástico voltada para baixo devem ser utilizadas para facilitar a limpeza e higienização das cabines de segurança biológica.
   - Os vazamentos de materiais infecciosos necessitam ser contidos, descontaminados e limpos pela equipe do laboratório especializada na contenção de acidentes com material biológico infeccioso. Os procedimentos operacionais padrões a respeito deste tipo de incidente devem estar discriminados e disponibilizados aos usuários.
   - A equipe de trabalho precisa ser orientada sobre os riscos e também deve ler e seguir as instruções sobre as práticas e procedimentos requeridos no laboratório, as quais obrigatoriamente precisam estar descritas no manual de biossegurança específico do laboratório de virologia **NB-3.**
   - O coordenador do laboratório deve assegurar que a equipe de apoio receba um treinamento apropriado sobre os riscos potenciais associados ao trabalho desenvolvido, as precauções necessárias para prevenção de exposição e os procedimentos para avaliação das exposições. A equipe deve receber cursos de atualização ou treinamentos adicionais periodicamente.

B) ***Equipamentos de segurança (barreiras primárias):*** na seção dos Equipamentos de Proteção estão os principais EPI e EPC necessários às atividades dos laboratórios de virologia; porém algumas barreiras de contenção primárias são específicas para o trabalho em laboratórios de virologia **NB-3**, como:
   - As manipulações abertas, envolvendo os agentes virais infecciosos da classe de risco 3, devem ser conduzidas no interior de cabines de segurança biológica de classe II ou III. Quando um procedimento ou processo não puder ser conduzido dentro de uma cabine de segurança biológica precisam ser utilizadas combinações apropriadas de equipamentos de proteção individual (por exemplo: respiradores, protetores faciais) com dispositivos de contenção física (p. ex., centrífugas de segurança e frascos selados).
   - Os EPI para o **NB-3** incluem: máscaras; gorros; luvas; calçados de proteção (fechados, impermeáveis, solado antiderrapante); roupas de proteção (uniformes de algodão composto de calça e blusa, avental cirúrgico de algodão ou descartável, macacão de algodão ou descartável) evitando-se o uso de roupas com abertura frontais.
   - O uso do traje de pressão positiva é exigido em algumas situações que exista a produção de aerossóis, ao manipular os vírus patogênicos. O traje de pressão positiva em PVC é constituído de macacão em peça única impermeável, com visor acoplado ao macacão, sistema de

sustentação de vida, cujo ar é filtrado, por filtro absoluto (HEPA) e, inclui ainda compressores de respiração de ar, alarme e tanque de ar de emergência, associado a utilização de cabine de segurança biológica classe II.

- A utilização de dois pares de luvas é recomendada quando estiver manuseando materiais virais infecciosos. Preconiza-se a mudança frequente das luvas acompanhada de lavagem das mãos.

C) ***Infraestrutura (barreiras secundárias):*** para o **NB-3** deve ser observado o que foi indicado no **NB-2** em relação às instalações, além de conter as seguintes características:

- O laboratório necessita ter separação física dos corredores e das áreas de circulação do prédio e possuir acesso restrito.
- O acesso é realizado pelo vestíbulo pressurizado, com sistema de dupla porta e intertravamento automático;
- A área destinada ao escritório e procedimentos administrativos deve ser localizada fora da área de biocontenção.
- O lavatório para as mãos, lava-olhos e chuveiro de emergência devem estar instalados no vestíbulo de acesso ao laboratório, com dispositivo de acionamento com os pés ou automatizado.
- As superfícies das paredes internas, pisos e tetos das áreas, onde os agentes da classe de risco 3 são manipulados, devem ser construídas e mantidas de forma que facilitem a limpeza e a descontaminação. Toda a superfície deve ser selada e sem reentrâncias. As paredes, tetos e pisos devem ser lisos, impermeáveis e resistentes às substâncias químicas e aos desinfetantes normalmente usados no laboratório. Os pisos devem ser monolíticos e antiderrapantes. Orifícios ou aberturas nas superfícies de pisos, paredes e teto devem ser selados. Ductos e espaços entre portas e esquadrias devem permitir o selamento para facilitar a descontaminação.
- As bancadas precisam ser impermeáveis e resistentes ao calor moderado e aos solventes orgânicos, ácidos, álcalis e solventes químicos utilizados para descontaminação de superfícies e equipamentos.
- As janelas do laboratório devem possuir caixilhos metálicos, ser fixas e hermeticamente vedadas.
- A autoclave deve estar disponível dentro do laboratório **NB-3** para a descontaminação de todo o material utilizado na área.
- As cabines de segurança biológica devem ser instaladas, de forma que a variação da entrada e saída de ar da sala, não provoque alteração nos padrões de contenção de seu funcionamento. Devem estar localizadas longe de portas, janelas que possam ser abertas e fora de áreas laboratoriais com fluxo de pessoas, de forma que sejam mantidos os parâmetros de fluxo de ar nestas cabines.
- O laboratório deve ter um sistema de ar independente, com ventilação unidirecional onde o fluxo de ar penetra nos recintos do laboratório através da área de entrada. O ar de exaustão não pode recircular em outras áreas do prédio. Deve haver um equilíbrio do sistema de ventilação/exaustão e assegurando pressão negativa. O ar exaurido da área de biocontenção precisa ser eliminado verticalmente, para fora do prédio, em áreas livres de construções e de entradas de ar. Todo o ar necessita ser filtrado através de filtros de alta eficiência (*High Efficiency Particulated Air,* HEPA).
- O ar exaurido de uma cabine de segurança biológica classe II, filtrado por filtro HEPA pode recircular no interior do laboratório desde que a cabine tenha sido testada e certificada anualmente. O ar exaurido das cabines de segurança biológica deve ser retirado diretamente para fora do ambiente de trabalho através do sistema de exaustão da edificação.
- As linhas de vácuo devem ser protegidas por sifões contendo desinfetantes líquidos e filtros HEPA. Os filtros precisam ser substituídos observando o prazo de validade ou quando for necessário.
- A iluminação deve ser adequada para todas as atividades em todas as áreas do **NB-3**.
- O projeto das instalações e todos os procedimentos operacionais do **NB-3** devem ser documentados. As instalações devem ser verificadas regularmente.
- Os alarmes com detectores para falhas nos sistemas de insuflação, exaustão, pressurização, intercomunicação, temperatura, umidade, incêndios dentre outros que precisam ser monitorados visualmente em um painel de controle.
- O laboratório necessita possuir equipamentos de segurança para prevenção e combate contra incêndios e saídas de emergência.
- As proteções adicionais ao meio ambiente (como por exemplo: chuveiros para a equipe, filtros tipo HEPA para filtração do ar de entrada e de saída, a descontaminação dos efluentes líquidos, entre outros), devem estar em conformidade com: a avaliação de risco, as recomendações para manipulação do agente patogênico, condições do local ou outras normas locais, estaduais ou federais que são aplicáveis às instalações do **NB-3**.

NB-4

É considerado um laboratório de contenção máxima e destina-se a manipulação de agentes virais da classe de risco 4. Esses laboratórios requerem, além dos requisitos físicos e operacionais dos **NB-1**, **NB-2** e **NB-3**, as barreiras de contenção (projeto de engenharia, instalações e equipamentos de proteção), os procedimentos especiais de segurança e uma gestão administrativa diferenciados. No **NB-4** manipulam-se os agentes exóticos e perigosos que exponham o indivíduo a um alto risco de contaminação de infecções víricas fatais, possuindo um alto potencial de transmissão por aerossóis e para os quais ainda não há vacinas ou outros tratamentos disponíveis. Este nível também inclui as manipulações com OGM resultantes de microrganismo receptor ou parental classificados como classe de risco 4, ou sempre que envolver microrganismo receptor, parental ou doador com potencial patogênico desconhecido.

O **NB-4** possui semelhanças quanto aos procedimentos e práticas estabelecidas ao **NB-1**, **NB-2** e **NB-3**, porém acrescido de particularidades; além disso, deve somente operar com técnicos especializados e treinados em procedimentos de **NB-4**.

Os laboratórios de virologia **NB-4** devem estar sob o controle das autoridades sanitárias governamentais ou outras autoridades apropriadas. A equipe do laboratório necessita receber um treinamento específico e completo direcionado para a manipulação de agentes virais infecciosos extremamente perigosos e deve ser capaz de entender as funções da contenção (primária e secundária), as práticas padrões específicas, os equipamentos de contenção e as características do planejamento do laboratório. A elaboração de um manual de procedimentos técnicos pormenorizados é imprescindível e precisa ser seguido por todos os profissionais. Os trabalhadores trabalham sob supervisão de profissionais altamente capacitados, treinados e com vasta experiência em manipular os agentes virais da classe de risco 4; além de possuírem conhecimento detalhado dos procedimentos de segurança específicos do **NB-4**.

A instalação de laboratórios de virologia **NB-4** é construída em um prédio separado, preferencialmente em uma localidade completamente isolada. No plano de gerenciamento de resíduos deve estar preconizada a prevenção da liberação de agentes virais viáveis no meio ambiente. O projeto de engenharia deve conter características que proporcionem a prevenção da disseminação de agentes virais no meio ambiente e incluir um sistema de ventilação especializada. Um manual de operações específico para as instalações deve ser preparado e seguido. O laboratório também necessita possuir sistemas automatizados para controle rigoroso do acesso de pessoas ao local.

Todas as atividades com material biológico precisam ser realizadas somente dentro das cabines de segurança biológica da classe III ou dentro de cabines de segurança biológica da classe II associadas ao uso de trajes de proteção com pressão positiva, ventilados por sistema de suporte de vida.

As práticas laboratoriais padrões e especiais, os equipamentos de segurança e as instalações relativas aos laboratórios de virologia **NB-4** devem apresentar as seguintes características:

A) ***Procedimentos padrões:*** além das BPL padrões e as especiais estabelecidas para os laboratórios **NB-3**, necessitam ser adotadas as recomendações que se aplicam à manipulação de agentes virais da classe de risco 4, como:
   - O acesso de pessoas ao laboratório deve ser rigorosamente limitado e controlado. É estritamente proibida a admissão de indivíduos imunocomprometidos ou imunodeprimidos, portadores deferimentos de qualquer natureza e de mulheres grávidas.
   - O trabalho no laboratório deve ser sempre executado aos pares, com a finalidade de prover maior segurança e assistência em casos de acidentes.
   - Os procedimentos padrões para o manuseio de perfurocortantes precisam ser obedecidos. A utilização destes materiais deve ser restrita ao máximo e, caso seja necessário, seguir integralmente os procedimentos padrões e somente trabalhar sob supervisão.
   - As manipulações ou quaisquer outros procedimentos realizados com material viral infeccioso precisam ser executados minuciosamente para minimizar a formação de aerossóis.
   - Os líquidos residuais do laboratório, incluindo a água do chuveiro, são descontaminados antes de serem definitivamente descartados. Assim como todos os demais resíduos, gerados no **NB-4**, devem ser obrigatoriamente esterilizados antes de serem retirados do laboratório e após a sua remoção devem ser incinerados.
   - O ingresso de roedores e vetores não é admitido no laboratório **NB-4**, por isso o controle deve ser acirrado.

B) ***Procedimentos especiais:*** no **NB-4** é necessário conhecer e seguir todas as práticas exigidas para a manipulação dos agentes virais e garantir a proteção dos indivíduos, para isso se faz necessário:
   - O acesso é rigidamente controlado. Somente os indivíduos envolvidos nas atividades a serem desempenhadas e aqueles cuja presença for solicitada possuem a permissão para ingressarem no local ou nas salas do laboratório de virologia **NB-4**. O coordenador do laboratório detém a responsabilidade de controlar o acesso de pessoal. As pessoas autorizadas devem ser avisadas sobre o risco potencial, receber treinamento sobre as medidas apropriadas de segurança e cumprir com rigor todas as instruções fornecidas e os demais procedimentos aplicáveis à entrada e à saída do laboratório. Deve haver registro de entrada e de saída de pessoal.
   - Os profissionais envolvidos na execução dos procedimentos relativos aos agentes virais da classe de risco 4, precisam comprovar uma alta competência em relação às práticas e técnicas de segurança e em práticas e operações especiais específicas para o desempenho das atividades do laboratório **NB-4**. Pode ser necessário que o profissional, antes de iniciar suas atividades, demonstre experiência anterior no manuseio de patógenos de potencial letal, culturas de vírus e células, e/ou que realize um treinamento específico ministrado por peritos em técnicas e práticas virológicas especiais.
   - Os profissionais atuantes no laboratório de virologia **NB-4** necessitam ser previamente imunizados e realizar avaliação clínica periódica. Amostras sorológicas de toda a equipe do laboratório expostas a um elevado risco precisam ser coletadas e armazenadas periodicamente. Dependendo dos agentes virais manipulados e/ou do ritmo de funcionamento do laboratório, coletas de soro adicionais são efetuadas. Um programa de vigilância sorológica deve ser desenvolvido considerando: a disponibilidade de testes para a detecção de anticorpos específicos para o(s) agente(s) viral(is) pesquisado(s), o intervalo para cada coleta de amostras necessita estar preestabelecido e o resultado dos testes devem ser informados aos participantes.
   - A entrada ou a saída de pessoal do laboratório de virologia **NB-4** somente ocorre após o uso do chuveiro e a troca de roupas. As roupas de passeio jamais podem ser trajadas nas dependências do laboratório. Toda a vestimenta utilizada nas atividades laboratoriais obrigatoriamente precisa ser específica e exclusiva à área de biocontenção. A cada saída do laboratório o profissional deve usar o chuveiro de descontaminação.
   - Os materiais levados para o laboratório **NB-4** precisam ser descontaminados em autoclave de dupla porta, câmara de fumigação ou sistema de antecâmara pressurizada. Do mesmo modo que nenhum material pode ser removido do laboratório de contenção sem ter sido autoclavado. Equipamentos ou materiais que não resistam

às temperaturas elevadas ou ao vapor necessitam ser descontaminados utilizando-se outros métodos de eficiência confirmada e validada. Todos os materiais que não estiverem relacionados com o experimento em andamento não devem ser permitidos dentro do laboratório.

- O manual sobre biossegurança específico do laboratório de virologia **NB-4** precisa ser elaborado e disponibilizado a todos os profissionais. A equipe precisa ser avisada quanto aos perigos e riscos especiais e deve ler e adotar as instruções relativas às práticas e procedimentos que envolvem todas as atividades desempenhadas no laboratório **NB-4**. As equipes do laboratório e de apoio recebem um treinamento adequado sobre: os perigos e riscos presentes nas atividades desenvolvidas, as precauções necessárias para a prevenção de exposições e os procedimentos de avaliação da exposição ao agente viral. Cursos de atualização e treinamentos periódicos devem ser disponibilizados a todos profissionais.
- O manejo dos objetos perfurocortantes contaminados precisa ser realizado com precaução e segundo as normas de manuseio descritas no manual de procedimentos padrões para materiais perfuro cortantes.
- Os programas de registros e notificação para: acidentes e exposições laboratoriais, ausência de funcionários, enfermidades ligadas ao trabalho no laboratório; e de vigilância sanitária devem ser preparados e instituídos. Relatórios periódicos precisam ser documentados e mantidos em arquivos. É necessária a construção de uma unidade de quarentena, isolamento e cuidados médicos para o pessoal contaminado por agentes etiológicos de enfermidades conhecidas ou potencialmente associadas ao trabalho no laboratório **NB-4**.

C) ***Equipamento de proteção (barreiras primárias):*** no laboratório de virologia **NB-4** deve haver um sistema de contenção primária, composto por um ou mais dos seguintes equipamentos de proteção: cabines de segurança biológica da classe III, macacões ventilados com pressão positiva, chuveiro especial para desinfecção química dos profissionais ao sair da unidade de biocontenção. Todos os procedimentos dentro do laboratório devem ser conduzidos em cabines de segurança biológica da classe III ou nas cabines de classe II usadas em associação com roupas de proteção pessoal de pressão positiva e ventilada por um sistema de suporte de vida.

D) ***Infraestrutura (barreiras secundárias):*** os laboratórios de virologia **NB-4** podem ser classificados em: 1. Laboratório de virologia **NB-4** onde todas as manipulações dos agentes virais são realizadas em uma cabine de segurança biológica da classe III ou 2. Laboratório de virologia **NB-4** onde a equipe profissional veste uma roupa de proteção compressão positiva para realizar as manipulações envolvendo os agentes virais. Para a construção de um laboratório **NB-4,** os critérios aplicados podem ser fundamentados em apenas uma das opções descritas ou em uma combinação dos dois exemplares. Se a combinação for empregada todos os requisitos identificados para cada uma das opções precisam estar presentes.

1. Laboratório de virologia NB-4 com uso de cabine de segurança biológica da classe III:
   - A instalação de laboratórios de virologia **NB-4** deve ser construída em um prédio separado ou em uma localidade completamente isolada.
   - A entrada e/ou a saída dos profissionais é realizada por meio de sanitários/vestiários com diferencial de pressão e sistema de bloqueio de dupla porta, providos de dispositivos de fechamento automático e de intertravamento.
   - O controle de acesso deve ser feito através de sistema de leitor de íris, leitor de digital, cartão magnético ou outro sistema automático.
   - O sistema de descontaminação de materiais, estoques ou equipamentos precisam conter: uma autoclave de duas portas, um tanque de imersão contendo desinfetante, uma câmara de fumigação ou uma antes sala pressurizada.
   - As inspeções diárias precisam ser realizadas, antes que as atividades se iniciem dentro do laboratório, para assegurar que todos os parâmetros de contenção (p. ex., fluxo de ar direcionado, sistemas de suporte de vida, entre outros) estejam funcionando de acordo com os parâmetros de operação padrão.
   - As paredes, tetos e pisos do laboratório devem ser construídos com sistema de vedação interna, para permitir maior eficiência da fumigação e evitar o acesso de roedores e vetores. As superfícies internas do laboratório devem ser resistentes a líquidos e produtos químicos para facilitar a limpeza e a descontaminação da área.
   - As bancadas devem possuir superfícies seladas, sem reentrâncias, impermeáveis à água e resistentes ao calor moderado, aos solventes orgânicos, ácidos, álcalis e solventes químicos utilizados na descontaminação das superfícies de trabalho e dos equipamentos.
   - Os móveis do laboratório devem ter uma construção simples de modo a suportar cargas e usos previstos. O espaçamento entre as bancadas, as cabines e armários e o equipamento deve ser suficiente para facilitar a circulação de pessoal, a limpeza e a descontaminação. As cadeiras e outros móveis usados em um laboratório devem ser revestidos por um material resistente e que possa ser facilmente descontaminado.
   - As pias, com acionamento automático ou que sejam acionadas sem uso das mãos, devem estar instaladas próximas às portas das unidades, das cabines de segurança e dos vestiários internos e externos.
   - O sistema central de vácuo precisa estar restrito às salas das cabines de segurança. Filtros HEPA em série devem ser colocados em cada ponto de ventilação ou próximo da válvula de serviço. Os filtros necessitam ser instalados de forma a permitir a descontaminação e a substituição quando necessária. Outras linhas utilitárias, como a de gás e líquidos, que convergem para a sala das cabines precisam ser protegidas por dispositivos que evitem o retorno do fluxo.
   - As janelas de todas as unidades devem ser muito bem vedadas e seladas.

- A cabine de segurança biológica da classe III deve possuir autoclave de porta dupla para a descontaminação de todos os materiais utilizados. As portas da autoclave que abre para fora da barreira de contenção precisam estar fixadas nas paredes e são controladas automaticamente, de forma a permitir que a porta externa da autoclave somente possa ser aberta depois que o ciclo completo de operação de esterilização da autoclave tenha sido finalizado.
- Os efluentes líquidos, incluindo a água dos vasos sanitários, dos chuveiros de desinfecção química, das pias e de outras fontes devem ser descontaminados através de um método comprovado, de preferência através de um tratamento por calor, antes de serem desprezados no esgoto sanitário. O processo empregado para a descontaminação de dejetos líquidos precisa possuir validação biológica e física.
- Os laboratórios de virologia **NB-4** devem possuir um sistema de ventilação sem recirculação. Os sistemas de insuflação e de exaustão precisam estar equilibrados a fim de assegurar um fluxo de ar direcionado da área de menos risco para área de maior risco potencial. O sistema de ar no laboratório precisa prever uma pressão diferencial e fluxo unidirecionado a fim de assegurar diferencial de pressão que não permita a saída do agente viral de risco. Este sistema deve ser monitorado e conter um alarme que acuse qualquer irregularidade. Um dispositivo visual que monitore a pressão de maneira apropriada, que indique e confirme o diferencial da pressão da sala das cabines precisa ser instalado. O fluxo de ar de entrada e saída também deve ser monitorado, e um sistema de controle HEPA deve existir para evitar uma contínua pressurização positiva do laboratório. A cabine de classe III precisa estar diretamente conectada ao sistema de exaustores. Se a cabine de classe III estiver conectada ao sistema de abastecimento, esta conexão deve prevenira pressurização positiva da cabine.
- O ar de exaustão dos laboratórios de virologia **NB-4** e das cabines precisa passar por um sistema de dupla filtragem com filtros HEPA em série. Este ar deve ser liberado longe dos espaços ocupados e das entradas de ar. Os filtros necessitam estar localizados de maneira mais próxima possível da fonte a fim de minimizar a quantidade de canos potencialmente contaminados.
- Os filtros HEPA das unidades da biocontenção precisam ser testados e certificados periodicamente. A instalação dos filtros HEPA deve ser projetada de tal forma que permita uma descontaminação filtro antes deste ser removido e posteriormente deve ser incinerado.
- O projeto e os procedimentos padrões operacionais de um laboratório de virologia **NB-4** devem ser documentados e testados, antes de iniciar o funcionamento, para verificar se realmente atendem a todos os critérios preestabelecidos. Os locais obrigatoriamente necessitam ser checados novamente pelo menos uma vez ao ano e os procedimentos neles existentes devem ser modificados de acordo com as necessidades operacionais.
- Os sistemas de comunicações (telefone, interfones, fax, computador) devem ser instalados, permitindo a troca de informações entre o laboratório **NB-4** e o exterior.

2. Laboratório de virologia NB-4 com utilização de roupa de proteção específica com pressão positiva:
   - O local determinado para a construção das edificações do laboratório de virologia **NB-4** com utilização de roupa de proteção específica com pressão positiva deve ser tal como descrito para o laboratório de virologia **NB-4** com uso de cabine de segurança biológica da classe III.
   - As salas devem ser construídas de forma que assegurem a passagem através dos vestiários e da área de descontaminação antes da entrada na(s) sala(s) onde há manipulação dos agentes virais de risco biológico da classe de risco 4.
   - Os vestiários interno e externo, separados por um chuveiro devem ser construídos para a entrada e saída da equipe de trabalho. Uma área para que a equipe vista as roupas protetoras precisa ser construída para proporcionar uma proteção pessoal equivalente àquela proporcionada pelas cabines de segurança biológica da classe III. As pessoas que entram nesta área obrigatoriamente precisam vestir uma roupa de peça única de pressão positiva e que seja ventilada por um sistema de suporte de vida protegido pelo sistema de filtros HEPA. O sistema de suporte de vida inclui compressores de respiração de ar, alarmes e tanques de ar de reforço de emergência. A entrada nesta área ocorre através de uma câmara de compressão adaptada com portas herméticas.
   - Um chuveiro químico precisa estar instalado para a descontaminação da superfície da roupa de proteção de pressão positiva antes da saída do profissional da área de biocontenção.
   - A iluminação e os sistemas de comunicação de emergência precisam ser instalados.
   - Um gerador de eletricidade com acionamento automático para os casos de emergência deve ser instalado, com a finalidade de evitar que os equipamentos eletroeletrônicos (sistemas de suporte de vida, os alarmes, a iluminação, os controles de entrada e saída e as cabines de segurança biológica etc.) parem de funcionar.
   - As aberturas e fendas da sala da roupa de proteção, do chuveiro químico e das fechaduras necessitam estar seladas.
   - As inspeções diárias precisam ser realizadas antes que as atividades se iniciem dentro do laboratório para assegurar que todos os parâmetros de contenção (p. ex., fluxo de ar direcionado, cabines de segurança da classe II, sistemas de suporte de vida, entre outros) estejam ajustados conforme os parâmetros de operação padrão.
   - Uma autoclave de portas duplas deve ser instalada na barreira de contenção para descontaminação dos dejetos a serem removidos da área do laboratório

NB-4. A porta da autoclave, que se abre para a área externa da sala de biocontenção, deve ser automaticamente controlada de forma que a porta exterior só possa ser aberta depois que o ciclo de esterilização esteja completamente concluído.

- Os acessórios internos como ductos de ventilação, sistemas de suprimento de luz, água e linhas utilitárias devem ser preferencialmente, instalados na posição vertical para evitar o acúmulo de poeira.
- As bancadas devem possuir superfícies seladas, sem emendas, ser impermeáveis e resistentes ao calor moderado, aos solventes orgânicos, ácidos, álcalis e solventes químicos utilizados na descontaminação das superfícies de trabalho e nos equipamentos. Recomenda-se o uso de materiais não porosos.
- O mobiliário do laboratório de virologia **NB-4** deve suportar cargas e usos previstos, além de serem revestidos por um material resistente e de fácil descontaminação.
- As pias com funcionamento automático ou que sejam acionadas sem o uso das mãos, devem ser instaladas próximas à área de biocontenção em conjunto com a roupa de proteção.
- As paredes, pisos e tetos da área de biocontenção devem ser construídos de maneira que formem uma concha interna selada, que facilite a fumigação e que impeça o total acesso de roedores e vetores. As superfícies internas devem ser impermeáveis e resistentes as soluções químicas, facilitando a limpeza e a descontaminação da área. Todas as aberturas e fendas nestas estruturas e superfícies precisam ser seladas. Qualquer sistema de drenagem do piso deve conter sifões repletos de desinfetantes químicos de eficácia comprovada contra o agente viral manipulado e necessitam estar conectados diretamente ao sistema de descontaminação de resíduos líquidos;
- Os serviços de abastecimento de gás, líquidos, esgoto, bem como outros serviços devem possuir filtros HEPA e impossibilitar retorno do fluxo.
- Os efluentes líquidos, incluindo a água dos vasos sanitários, dos chuveiros de desinfecção química, das pias e de outras fontes precisam ser descontaminados através de um método comprovado, de preferência através de um tratamento por calor, antes de serem desprezados no esgoto sanitário. O processo empregado para a descontaminação de dejetos líquidos deve possuir validação biológica e física.
- As janelas de todas as unidades do laboratório necessitam ser completamente vedadas e seladas.
- Os laboratórios de virologia **NB-4** devem possuir um sistema de ventilação sem recirculação. Os sistemas de insuflação e de exaustão precisam estar equilibrados para assegurar um fluxo de ar direcionado da área de menos risco para área de maior risco potencial. Este sistema deve ser monitorado e conter um alarme que acuse qualquer irregularidade. Um dispositivo visual que monitore a pressão de maneira apropriada, que indique e confirme o diferencial da pressão da sala das cabines necessita estar instalado na entrada do vestiário. O fluxo de ar nos componentes de abastecimento e escape também deve ser monitorado, e um sistema de controle AVAC (aquecimento, ventilação e ar condicionado) precisa ser instalado para evitar uma pressurização positiva do laboratório de virologia **NB-4**.
- O ar de exaustão precisa passar por dois filtros HEPA em série antes de ser eliminado para o meio ambiente, distante dos espaços ocupados e das entradas de ar. Os filtros HEPA devem estar localizados de maneira mais próxima possível da fonte a fim de minimizar a extensão dos canos potencialmente contaminados.
- Os filtros HEPA das unidades da biocontenção precisam ser testados e certificados periodicamente. A instalação dos filtros HEPA deve ser projetada de tal forma que permita uma descontaminação filtro antes deste ser removido e posteriormente deve ser incinerado.
- O posicionamento dos pontos de entrada e saída de ar deve ser de tal forma que os espaços de ar estáticos dentro do laboratório sejam minimizados.
- O projeto e os procedimentos padrões operacionais, assim como no laboratório de virologia **NB-4** com uso de cabine de segurança biológica da classe III, precisam ser documentados e testados, antes de iniciar o funcionamento, para verificar se realmente atendem a todos os critérios preestabelecidos. Os locais devem ser checados novamente pelo menos uma vez ao ano e os procedimentos neles existentes devem ser modificados de acordo com as necessidades operacionais.
- Os sistemas de comunicações (telefone, interfones, fax, computador) devem ser instalados, bem como no laboratório de virologia **NB-4** com uso de cabine de segurança biológica da classe III, permitindo a troca de informações entre o laboratório **NB-4** e o exterior.

Risco Ergonômico

É qualquer fator que possa interferir nas características psicofisiológicas do trabalhador causando desconforto ou afetando sua saúde. As lesões determinadas pelo esforço repetitivo foram denominadas primeiramente de LER, mas também são conhecidas por DORT (doenças osteomusculares relacionadas com o trabalho e incluem as manifestações ergonômicas e psicossociais).[25,26] A pipetagem contínua por períodos prolongados é um fator predisponente de LER/DORT frequentemente observado em laboratoristas. No laboratório de virologia é bastante comum os profissionais adotarem determinada posição por várias horas ou repetirem um mesmo movimento por períodos prolongados, gerando posturas incorretas e ocasionando possíveis problemas de coluna vertebral, bursites, tendinites, perdas da força muscular, entre outros. Além disso, o levantamento e o transporte manual de peso elevado, o ritmo e carga horária excessivos de trabalho, a monotonia, a responsabilidade excessiva e condições que gerem estresse ao indivíduo também são consideradas riscos ergonômicos relacionados com as atividades num laboratório de virologia.

Risco de Acidente

São consideradas aquelas situações de perigo que possam afetar a integridade, o bem-estar físico e moral dos profissionais. Dentro do laboratório de virologia podem-se exemplificar algumas situações de riscos de acidente: a existência de equipamentos sem proteção e manutenção adequadas, podendo ocasionar incêndios e/ou explosões; o manuseio e o descarte inadequados de materiais perfurocortantes; infraestrutura física inadequada, especialmente em locais que apresentam pisos lisos, escorregadios e instalações elétricas com fios expostos e/ou com sobrecarga elétrica; armazenamento impróprio de substâncias químicas, assim como o uso de recipientes inapropriados para o acondicionamento de soluções e reagentes.

EQUIPAMENTOS DE PROTEÇÃO

Equipamentos de Proteção Individual (EPI)

EPI são os dispositivos de uso individual, destinados a proteger a saúde e a integridade física dotrabalhador.[25,26] A sua regulamentação está descrita na Norma Regulamentadora nº 06 (NR-06)[3] do MTE. Esta portaria preconiza que as empresas precisam fornecer aos seus empregados, gratuitamente, EPI adequado ao risco e em perfeito estado de conservação e funcionamento, nas seguintes circunstâncias: a) sempre que as medidas de proteção coletiva forem tecnicamente inviáveis ou não oferecerem completa proteção contra os riscos de acidentes do trabalho e/ou doenças profissionais; b) enquanto as medidas de proteção coletiva estiverem sendo implantadas; e c) para atender a situações de emergência.

O uso adequado dos EPI permite a minimização dos riscos e a realização de um trabalho com maior segurança no laboratório de virologia. No entanto, primeiramente, deve haver a identificação dos riscos presentes no local e o conhecimento das atividades desenvolvidas pelo laboratorista, o que permitirá empregar os corretos EPI e auxiliar na proteção do profissional. Dependendo das classes de risco dos diferentes agentes virais e do nível de biossegurança do laboratório é imprescindível o emprego de EPI específicos para desempenhar as atividades laborais. Anteriormente à aquisição dos EPI é apropriado verificar os Certificados de Aprovação do MTE concedidos às empresas fabricantes, que estão disponíveis na NR-06.[3]

Os laboratoristas devem ter cuidados para garantir o bom uso e conservação dos EPI, assim como usá-los apenas para a finalidade a que se destina dentro do laboratório; não os portar para fora da área técnica e comunicar ao coordenador do laboratório qualquer alteração que o torne impróprio para uso.[10]

No Quadro 2-5 estão descritos alguns dos EPI básicos para a proteção de áreas específicas do corpo do profissional que atua no laboratório de virologia.

Equipamento de Proteção Coletiva (EPC)

EPC é todo o dispositivo que proporciona proteção a todos os profissionais expostos aos riscos no ambiente laboral.[25,26] No Quadro 2-6 estão descritos os principais EPC empregados nos laboratórios de virologia.

PLANO DE GERENCIAMENTO DE RESÍDUOS

Todo o laboratório de virologia deve ter um plano de gerenciamento de resíduos (PGR) o qual deve ser elaborado atendendo as legislações vigentes e, principalmente, baseado no princípio da não geração e minimização da geração de resíduos.

Basicamente, o PGR do laboratório deve seguir as mesmas determinações da gestão dos resíduos de serviço de saúde (RSS), que estão regradas pela Resolução de Diretoria Colegiada RDC da Agência Nacional de Vigilância Sanitária (ANVISA) nº 306/2004,[35] que trata da gestão interna dos resíduos e Resolução nº 358/05 do Conselho Nacional de Meio Ambiente (CONAMA),[36] que regulamenta o sistema de tratamento e destino final dos resíduos.

Resumidamente, o PGR deve demarcar e descrever as ações relativas ao manejo, contemplando os aspectos referentes à segregação, acondicionamento, identificação, coleta e transporte interno, armazenamento temporário, tratamento interno, armazenamento externo, coleta e transporte externo, tratamento externo e disposição final. A seguir, são expostas as etapas do manejo dos resíduos.

Manejo dos Resíduos

É uma ação de gerenciar os resíduos em seus aspectos intra e extra estabelecimento, desde a geração até a disposição final, incluindo as seguintes etapas:

A) ***Segregação:*** consiste na separação dos resíduos no momento e local de sua geração, de acordo com as características físicas, químicas, biológicas, o seu estado físico e os riscos envolvidos.
B) ***Acondicionamento:*** é o ato de embalar os resíduos segregados, em sacos ou recipientes que evitem vazamentos e resistam às ações de punctura e ruptura. A capacidade dos recipientes de acondicionamento deve ser compatível com a geração diária de cada tipo de resíduo. Os resíduos sólidos devem ser acondicionados em saco constituído de material resistente a ruptura e vazamento, impermeável, baseado na NBR 9191/2000 da ABNT,[37] respeitados os limites de peso de cada saco, sendo proibido o seu esvaziamento ou reaproveitamento. Os sacos devem estar contidos em recipientes de material lavável, resistente à punctura, ruptura e vazamento, com tampa provida de sistema de abertura sem contato manual, com cantos arredondados e ser resistente ao tombamento. Os resíduos líquidos devem ser acondicionados em recipientes constituídos de material compatível com o líquido armazenado, resistentes, rígidos e estanques, com tampa rosqueada e vedante.
C) ***Identificação:*** permite o reconhecimento dos resíduos contidos nos sacos e recipientes, fornecendo as informações necessárias ao correto manejo dos resíduos. A identificação deve estar afixada nos sacos de acondicionamento, nos recipientes de coleta interna e externa, nos recipientes de transporte interno e externo, e nos locais de armazenamento, em local de fácil visualização, de forma permanente, utilizando-se símbolos, cores e frases, atendendo aos parâmetros referenciados na norma NBR 7500 da ABNT,[37] além de outras exigências relacionadas com a identificação de conteúdo e ao risco específico de cada grupo de resíduos. A identificação dos sacos de

armazenamento e dos recipientes de transporte poderá ser feita por adesivos, desde que seja garantida a resistência destes aos processos normais de manuseio dos sacos e recipientes. O Grupo A é identificado pelo símbolo de substância infectante constante na NBR 7500 da ABNT,[37] com rótulos de fundo branco, desenho e contornos pretos O Grupo B é identificado através do símbolo de risco associado, de acordo com a NBR 7500 da ABNT[37] e com discriminação de substância química e frases de risco. O Grupo C é representado pelo símbolo internacional de presença de radiação ionizante (trifólio de cor magenta) em rótulos de fundo amarelo e contornos pretos, acrescido da expressão "REJEITO RADIOATIVO". O Grupo D é considerado como resíduo doméstico, devendo ser acondicionados de acordo com as orientações dos serviços locais de limpeza urbana, utilizando-se sacos impermeáveis, contidos em recipientes e receber identificação quando destinados à reciclagem ou reutilização. A identificação deve ser feita nos recipientes e nos abrigos de guarda de recipientes, usando código de cores e suas correspondentes nomeações, baseadas na Resolução CONAMA nº. 275/2001,[36] e símbolos de tipo de material reciclável: I - azul - PAPÉIS, II - amarelo - METAIS, III - verde - VIDROS, IV - vermelho - PLÁSTICOS, V - marrom - RESÍDUOS ORGÂNICOS. Para os demais resíduos do Grupo D deve ser utilizada a cor cinza nos recipientes. Caso não exista processo de segregação para reciclagem, não existe exigência para a padronização de cor destes recipientes. O Grupo E é identificado pelo símbolo de substância infectante constante na NBR 7500 da ABNT,[37] com rótulos de fundo branco, desenho e contornos pretos, acrescido da inscrição de "RESÍDUO PERFUROCORTANTE", indicando o risco que apresenta o resíduo. No Quadro 2-8 estão resumidas as classificações dos grupos de resíduos comumente gerados nos serviços de saúde, incluindo os laboratórios de virologia, conforme a RDC nº. 306/04.[35]

D) ***Transporte interno:*** traslado dos resíduos dos pontos de geração até local destinado ao armazenamento temporário ou armazenamento externo com a finalidade de apresentação para a coleta. O transporte interno de resíduos deve ser realizado atendendo roteiro previamente definido, em horários predeterminados e separadamente de acordo com o grupo de resíduos e em recipientes específicos a cada grupo. Os recipientes para transporte interno devem ser constituídos de material rígido, lavável, impermeável, provido de tampa articulada ao próprio corpo do equipamento, cantos e bordas arredondados, e serem identificados com o símbolo correspondente ao risco do resíduo neles contidos.

E) ***Armazenamento temporário:*** consiste na guarda temporária dos recipientes contendo os resíduos já acondicionados, em local próximo aos pontos de geração, visando agilizar a coleta dentro do laboratório de virologia e otimizar o deslocamento entre os pontos geradores e o ponto destinado à apresentação para coleta externa. Não poderá ser feito armazenamento temporário com disposição direta dos sacos sobre o piso, sendo obrigatória a conservação dos sacos em recipientes de acondicionamento. O armazenamento temporário poderá ser dispensado nos casos em que a distância entre o ponto de geração e o armazenamento externo sejam próximos. A sala para guarda de recipientes de transporte interno de resíduos deve ter pisos e paredes lisas e laváveis, sendo o piso ainda resistente ao tráfego dos recipientes coletores. Deve possuir ponto de iluminação artificial e área suficiente para armazenar, no mínimo, dois recipientes coletores, para o posterior traslado até a área de armazenamento externo. Quando a sala for exclusiva para o armazenamento de resíduos, deve estar identificada como "SALA DE RESÍDUOS". A sala para o armazenamento temporário pode ser compartilhada com a sala de utilidades. Neste caso, a sala precisa dispor de uma área exclusiva de no mínimo 2 m^2, para armazenar, dois recipientes coletores para posterior traslado até a área de armazenamento externo. No armazenamento temporário não é permitida a retirada dos sacos de resíduos de dentro dos recipientes acondicionados. Os resíduos de fácil putrefação que venham a ser coletados por período superior a 24 horas de seu armazenamento, devem ser conservados sob refrigeração, e quando não for possível, serem submetidos a outro método de conservação. O armazenamento de resíduos químicos deve atender à NBR 12235 da ABNT.[37]

F) ***Tratamento:*** aplicação de método, técnica ou processo que modifique as características dos riscos inerentes aos resíduos, reduzindo ou eliminando o risco de contaminação, de acidentes ocupacionais ou de dano ao meio ambiente. O tratamento pode ser aplicado no próprio estabelecimento gerador ou em outro estabelecimento, observadas nestes casos, as condições de segurança para o transporte entre o estabelecimento gerador e o local do tratamento. Os sistemas para tratamento de resíduos de serviços de saúde devem ser objeto de licenciamento ambiental, de acordo com a Resolução CONAMA[36] nº. 237/1997 e são passíveis de fiscalização e de controle pelos órgãos de vigilância sanitária e de meio ambiente. Devem ser submetidos a tratamento utilizando-se principalmente processos físicos (especialmente métodos térmicos: autoclavagem, micro-ondas, entre outros) ou químicos, desde que sejam validados para a obtenção de redução ou eliminação da carga microbiana. Para as tecnologias de tratamento de resíduos oriundo dos serviços de saúde (Classe I e Grupo A), é necessário atingir pelo menos o nível de inativação microbiana III (Quadro 2-9).O processo de autoclavagem é aplicado em laboratórios para redução de carga microbiana de culturas e estoques de microrganismos; está dispensado de licenciamento ambiental, ficando sob a responsabilidade dos laboratórios que as possuírem, a garantia da eficácia dos equipamentos mediante controles químicos e biológicos periódicos devidamente registrados. Os sistemas de tratamento térmico por incineração devem obedecer ao estabelecido na Resolução CONAMA[36] nº. 316/2002.

G) ***Armazenamento externo:*** consiste na guarda dos recipientes de resíduos até a realização da etapa de coleta externa, em ambiente exclusivo com acesso facilitado para os veículos coletores. No armazenamento externo não é permitida a manutenção dos sacos de resíduos fora dos recipientes.

H) ***Coleta e transporte externos:*** é a remoção dos resíduos do abrigo (armazenamento externo) até a unidade de tratamento ou disposição final. Para tanto empregam-se técnicas que garantam a preservação das condições de acondicionamento e a integridade dos trabalhadores, da população e do meio ambiente, devendo estar de acordo com as orientações dos órgãos de limpeza urbana. A coleta e transporte externos dos resíduos laboratoriais devem ser realizados de acordo com as normas NBR 12810 e NBR 14652 da ABNT.[37]

I) ***Disposição final:*** consiste na disposição de resíduos no solo, previamente preparado para recebê-los, obedecendo a critérios técnicos de construção e operação, e com licenciamento ambiental de acordo com a legislação federal, estadual e municipal.

A legislação estabelece que, quando ocorre a mistura de resíduos comuns com os resíduos perigosos, incluindo os resíduos infectantes, o produto final deve ser tratado como resíduo perigoso. Assim sendo, é importante garantir que no laboratório de virologia tenha um plano de gerenciamento dos resíduos produzidos em todos os ambientes de trabalho, abrangendo desde a segregação adequada no local de geração até o descarte final, permitindo diminuir a quantidade de resíduos que possam vir a necessitar de um processamento especial e, com isso, reduzindo os custos com o tratamento dos resíduos e diminuindo o potencial de contaminação da comunidade e do meio ambiente adjacentes ao laboratório.

Quadro 2-5. Equipamentos Básicos de Proteção Individual Recomendados para a Proteção do Profissional no Laboratório de Virologia

Área de proteção	Equipamento de proteção individual (EPI) e função protetora
Cabeça	▪ Óculos de segurança para prevenir: • respingos nos olhos que possam causar infecção, principalmente os provenientes das culturas de vírus e das amostras analisadas • respingos que possam ocasionar irritação nos olhos e outras lesões decorrentes da ação de soluções e reagentes usados no laboratório • partículas que possam ferir os olhos • radiações perigosas que possam acarretar irritação nos olhos e outras lesões ▪ Protetores faciais destinados à proteção dos olhos e da face contra lesões produzidas por diversas partículas, respingos, vapores de produtos químicos e radiações luminosas intensas ▪ Protetores auditivos contra níveis de pressão sonora superiores ao estabelecido na NR - 15[3]
Membros superiores	▪ Luvas e/ou mangas de proteção devem ser usadas em trabalhos em que haja perigo de agravos provocados por: • agentes virais oriundos dos diferentes materiais biológicos • materiais ou objetos perfurocortantes • produtos químicos (corrosivos, cáusticos, tóxicos, solventes orgânicos etc.) • materiais ou objetos geradores de temperaturas extremas (aquecidos ou frios) • radiações perigosas
Membros inferiores	▪ Calçado de proteção impermeável, solado liso e antiderrapante, sendo resistente a: • agentes virais patogênicos • produtos químicos • umidade • riscos de acidentes (escorregões, tropeços e quedas)
Tronco	▪ Vestimentas de proteção para atividades caso haja perigo de danos provocados especialmente por riscos de origem biológica, química, física, como: • jalecos, aventais e outras roupas especiais de proteção exigidas para determinadas situações (p. ex., roupa de proteção com pressão positiva e suporte de vida em manipulação com vírus classe de risco 4, nos laboratórios de virologia NB-4)
Sistema respiratório	▪ Equipamento de proteção respiratória (EPR) ▪ Dispositivos usados para evitar a exposição aos diferentes agentes presentes no laboratório de virologia em concentrações prejudiciais à saúde do profissional, de acordo com os limites estabelecidos na NR-15 do MTE, incluindo: • máscaras autônomas de circuito aberto ou fechado para proteção das vias respiratórias em atmosferas com concentração imediatamente perigosa à vida e à saúde e em ambientes confinados, EPR do tipo: máscaras do tipo peça semifacial filtrante (PFF2 ou PFF3) contra poeiras, partículas víricas transmitidas por gotículas e aerossóis; purificador de ar não motorizado com peça facial com filtros substituíveis, purificador de ar motorizado; de adução de ar com linha de ar comprimido e pressão positiva • respiradores e máscaras de filtro químico para exposição a agentes químicos • respirador purificador de ar para proteção das vias respiratórias contra partículas víricas, aerossóis e radioisótopos ▪ Obs.: As máscaras do tipo cirúrgicas não são efetivas em proteger o indivíduo contra os aerossóis

Fonte: NR-15 do MTE[3] e Cartilha de Proteção Respiratória contra Agentes Biológicos para Trabalhadores de Saúde, ANVISA (http://www.anvisa.gov.br/divulga/public/cartilha_mascara.pdf).

Quadro 2-6. Principais Equipamentos de Proteção Coletiva Empregados nos Laboratórios de Virologia

Equipamento de proteção coletiva (EPC)	Características
Sinalização de segurança	No laboratório de virologia servem para indicar onde há: presença dos riscos (p. ex., sinais de risco biológico nos locais de manipulação e armazenamento [a partir do **NB-2**] [Figs. 2-7 e 2-8]; símbolos de líquidos inflamáveis, explosivos, produto tóxico, veneno etc., para indicar os riscos químicos; os símbolos de elementos radioativos, apontando para risco físico; entre outros); mapa de risco, sinais para as saídas de emergência, escadas, extintores de incêndio, faixas de demarcação etc. Alguns exemplos estão incluídos na Figura 2-8
Extintor de incêndio	Possui a finalidade de extinguir ou controlar incêndios em casos de emergência. Em geral é um cilindro que pode ser carregado até o local do incêndio, contendo um agente extintor sob pressão. Diferentes agentes combatem incêndios usando suas diferentes propriedades, podendo ser mais ou menos eficazes, dependendo do material que está em combustão. Exemplo: **Água pressurizada** extingue o fogo por resfriamento e é utilizada em materiais sólidos (madeira, papel, tecidos e borracha); **bicarbonato de sódio**, também chamado de pó químico; **dióxido de carbono**, também chamado de gás carbônico, extingue o fogo pela retirada do oxigênio, sendo empregado sobre os líquidos, gases inflamáveis (gasolina, álcool e gás liquefeito de petróleo) e materiais condutores de corrente elétrica; **NAF** (compostos químicos formados por diclorotrifuoretano), indicado para uso geral e sobre equipamentos eletrônicos, sendo considerado um "agente limpo", pois não é residual, possui baixa toxicidade e não prejudica a camada de ozônio. Para que sejam eficientes na extinção de incêndio, é imprescindível que o número e a distribuição de extintores estejam adequados ao espaço físico laboratorial; a manutenção e/ou reposição devem ser periódicas; bem como o pessoal do laboratório deve ser treinado para seu uso
Capela química	Cabine construída de forma aerodinâmica, de maneira que o fluxo de ar ambiental não ocasione turbulências e correntes, reduzindo o perigo de inalação e a contaminação do operador e do ambiente
Sprinkler ou borrifador de teto	Sistema de segurança acionado pela elevação de temperatura, lançando fortes jatos de água no ambiente
Luz ultravioleta (UV)	Lâmpadas germicidas, com comprimento de onda ativo de 240 nm. Presente nas cabines de segurança biológica, ação efetiva por 15 min e o tempo médio de uso é de aproximadamente 3.000 horas
Pipetadores e pipetas	Dispositivos de sucção para pipetas e ponteiras, como: pera de borracha, pipetador automático, pipetas mono e multicanais etc.
Contenção para equipamentos como: homogeneizador, agitador, ultrassom etc.	Equipamentos produtores de aerossóis devem ser cobertos com anteparo autoclavável e, preferencialmente, abertos dentro das cabines de segurança biológica
Anteparo para microscópio de imunofluorescência	Dispositivo acoplado ao microscópio que impede a passagem de luz ultravioleta, que poderá causar danos aos olhos, até mesmo levando o operador à cegueira
Contêineres para desprezar os materiais contaminados e perfurocortantes	No laboratório de virologia precisam estar disponibilizados recipientes resistentes e autoclaváveis para desprezar os materiais que irão para o descarte. Exemplo: sacos de lixo branco com símbolo de risco biológico para descarte de material infeccioso, caixas especiais para descarte de materiais perfurocortantes (Fig. 2-9)
Conjunto *(kit)* para limpeza em caso de derramamento biológico, químico ou radioativo	Composição: vestimenta de proteção, luvas, máscaras (contra partículas e/ou gases), óculos e/ou protetor facial, bota de borracha, touca, pinças, panos de limpeza, papel toalha, baldes, soda cáustica ou bicarbonato de sódio para neutralizar ácidos, areia seca para cobrir álcalis, pás para recolhimento do material, detergente não inflamável, vaporizador de formaldeído, desinfetantes e sacos plásticos
Conjunto *(kit)* de primeiros socorros	Composição: material comumente preconizado para socorro imediato e antídotos especiais para produtos tóxicos usados no laboratório de virologia
Sistema de ventilação e pressurização	Entradas e saídas de ar que devem ser controladas e filtradas (filtro HEPA), principalmente em laboratórios **NB-3** e **NB-4**, assim como a pressão interna nos recintos
Chuveiro e lava-olhos	Deve estar presente em todos os laboratórios de virologia em perfeito estado de funcionamento e higienizado. A água para o lava-olhos deve ser, preferencialmente, filtrada
Cabine de segurança biológica (CSB)	Classes: I, II e III. No Quadro 2-7 estão resumidas as características e recomendações de uso das CSB. Devem ser sempre utilizadas nos laboratórios de virologia quando manipular os agentes virais

Fonte: Portaria nº 3.2143, WHO[33] e CDC.[34]

Quadro 2-7. Principais Características e Recomendações para Uso das Cabines de Segurança Biológica (CSB) no Laboratório de Virologia

Cabine de segurança biológica (CSB)	Características e recomendações
CSB – CLASSE I	É uma cabine ventilada com fluxo de ar do ambiente, podendo ter a frente aberta ou painel frontal fechado com luvas de borracha. Possui ducto de exaustão com filtro HEPA. Não há proteção para o experimento, somente para o operador e o meio ambiente. Dentro da cabine são colocadas lâmpadas fluorescentes e UV Recomendação: agentes virais das classes 1 e 2
CSB – CLASSE II	O princípio fundamental é a proteção do operador, do meio ambiente e do produto. Possui uma abertura frontal que permite o acesso à superfície de trabalho. A altura de segurança da abertura do painel frontal é de 20 cm, podendo ter um alarme que previne contra a abertura excessiva do painel. Possui filtro HEPA. Também denominada de cabine de segurança biológica de fluxo laminar de ar Recomendação: agentes virais das classes 1, 2 e 3
CSB – CLASSE II A	Cabine de segurança biológica de fluxo laminar de ar vertical com tiro frontal de ar de 75 pés/min. O ar contaminado após filtragem pelo filtro HEPA do exaustor passa ao ambiente onde a cabine está instalada (a cabine deve ter pelo menos 20 cm de afastamento do teto). Não se deve usar este tipo de cabine com substâncias tóxicas, explosivas, inflamáveis ou radioativas pela elevada porcentagem de recirculação do ar (recirculação de 70%) Recomendação: agentes virais das classes 1 e 2
CSB – CLASSE II B 1	Esta cabine possui filtro. O ar que entra na cabine atravessa o filtro HEPA abaixo da área de trabalho, 30% do ar recircula enquanto 70% sai pelo filtro exaustor. O tiro de ar no seu interior é de 100 pés/min. Usada para agentes biológicos tratados com mínimas quantidades de produtos químicos tóxicos e traços de radioisótopos Recomendação: agentes virais das classes 1, 2 e 3
CSB – CLASSE II B 2	Nesta cabine o ar entra pelo topo e atravessa o pré-filtro e o filtro HEPA sobre a área de trabalho. O tiro frontal de ar no seu interior é de 100 pés/min. O ar filtrado atravessa somente uma vez a área de trabalho. É considerada uma cabine de total esgotamento de ar. O esgotamento do ar deve ser realizado pelo filtro HEPA, conduzindo-o, por um ducto, para o exterior. Pode ser empregada na manipulação de agentes virais em cultura pura ou combinados com produtos químicos e/ou radioisótopos Recomendação: agentes virais das classes 1, 2 e 3
CSB – CLASSE II B 3	É semelhante à CSB da classe II. A velocidade de fluxo de ar no seu interior é de 75 a 100 pés/min. O ar é esgotado totalmente por um filtro HEPA por um ducto para o exterior Recomendação: agentes virais das classes 1, 2 e 3
CSB – CLASSE III	É uma cabine de contenção máxima. É totalmente fechada, com ventilação própria, construída em aço inoxidável à prova de escape de ar e opera com pressão negativa. A manipulação com o material contido em seu interior é realizada mediante o uso de luvas de borracha presas à cabine. Para purificar o ar contaminado são instalados 2 filtros HEPA em série ou um filtro HEPA e um incinerador. Tanto a introdução como a retirada de materiais do seu interior são executadas por meio de autoclaves de porta dupla ou comporta de ar de porta dupla, e recipiente de imersão com desinfetante. Pode conter equipamentos como: refrigeradores, incubadoras, *freezers*, centrífugas, agitadores magnéticos, banho-maria, microscópio e sistema de manuseio de animais. Não pode conter gás. Os dejetos líquidos são recolhidos em um depósito para serem descontaminados antes de serem lançados ao sistema de esgoto. Máxima proteção ao pessoal, meio ambiente e produto Recomendação: agentes virais das classes 3 e 4 (mandatório para os de classe 4)

Fonte: WHO[33] e CDC.[34]

Quadro 2-8. Classificação dos Grupos de Resíduos Potencialmente Gerados no Laboratório de Virologia

Grupo A (Potencialmente Infectantes)

GRUPO A1
- **Características:** Culturas e estoques de microrganismos resíduos de fabricação de produtos biológicos; meios de cultura e instrumentais utilizados para transferência, inoculação ou mistura de culturas; resíduos de laboratórios de manipulação genética. Resíduos resultantes da atenção à saúde de indivíduos ou animais, com suspeita ou certeza de contaminação biológica por agentes pertencentes à classe de risco 4
- **Tratamento:** Processo físico ou outros processos que vierem a ser validados para a obtenção de redução ou eliminação dos agentes patogênicos

GRUPO A2
- **Características:** Carcaças, peças anatômicas, vísceras e outros resíduos provenientes de animais submetidos a processos de experimentação com inoculação de microrganismos, bem como suas forrações, e os cadáveres de animais suspeitos de serem portadores de microrganismos de relevância epidemiológica e com risco de disseminação, que foram submetidos ou não a estudo anatomopatológico ou confirmação diagnóstica.
- **Tratamento:** Resíduos contendo microrganismos com alto risco de transmissibilidade e alto potencial de letalidade (classe de risco 4) devem ser submetidos, no local de geração, a processo físico ou outros processos que vierem a ser validados para a obtenção de redução ou eliminação da carga microbiana e, posteriormente, encaminhados para tratamento térmico por incineração.

GRUPO A3
- **Características:** Peças anatômicas humanas
- **Tratamento:** Térmico por incineração ou cremação, em equipamento devidamente licenciado para esse fim

GRUPO A4
- **Características:** *Kits* de linhas arteriais, endovenosas e dialisadores; filtros de ar e gases aspirados de área contaminada; membrana filtrante de equipamento médico-hospitalar e de pesquisa, entre outros similares; sobras de amostras de laboratório e seus recipientes contendo fezes, urina e secreções, provenientes de pacientes que não contenham e nem sejam suspeitos de conter agentes classe de risco 4
- **Tratamento:** Podem ser dispostos, sem tratamento prévio, em local devidamente licenciado para disposição final de resíduos

GRUPO A5
- **Características:** Órgãos, tecidos, fluidos orgânicos, materiais perfurocortantes ou escarificantes e os demais materiais resultantes da atenção à saúde de indivíduos ou animais, com suspeita ou certeza de contaminação com príons.
- **Tratamento:** Devem sempre ser encaminhados a sistema de incineração, de acordo com o definido na RDC ANVISA nº 305/2002[6]

Grupo B (Químicos)

- **Características:** Resíduos contendo substâncias químicas que podem apresentar risco à saúde pública ou ao meio ambiente, dependendo de suas características de inflamabilidade, corrosividade, reatividade e toxicidade. Enquadram-se neste grupo: produtos hormonais e produtos antimicrobianos; citostáticos; antineoplásicos; imunossupressores; digitálicos; imunomoduladores; antirretrovirais, quando descartados por serviços de saúde, farmácias, drogarias e distribuidores de medicamentos ou apreendidos, e os resíduos e insumos farmacêuticos dos medicamentos controlados pela Portaria MS 344/98 e suas atualizações. Resíduos de saneantes, desinfetantes; resíduos contendo metais pesados; reagentes para laboratório, inclusive os recipientes contaminados por estes. Efluentes de processadores de imagem (reveladores e fixadores). Efluentes dos equipamentos automatizados utilizados em análises laboratoriais. Demais produtos considerados perigosos, conforme classificação da NBR 10.004 da ABNT (tóxicos, corrosivos, inflamáveis e reativos)[37]. As características dos riscos destas substâncias são as contidas na Ficha de Informações de Segurança de Produtos Químicos - FISPQ, conforme NBR 14725 da ABNT e Decreto/PR 2657/98c
- **Tratamento:** Resíduos químicos que apresentam risco à saúde ou ao meio ambiente, quando não forem submetidos a processo de reutilização, recuperação ou reciclagem, devem ser submetidos a tratamento ou disposição final específicos:
  - Resíduos químicos no estado sólido, quando não tratados, devem ser dispostos em aterro de resíduos perigosos - Classe I
  - Resíduos químicos no estado líquido devem ser submetidos a tratamento específico, sendo vedado seu encaminhamento para disposição final em aterros
  - Os resíduos de substâncias químicas, quando não fizerem parte de mistura química, devem ser obrigatoriamente segregados e acondicionados de forma isolada (observadas as exigências de compatibilidade química dos resíduos entre si)
  - O descarte de pilhas, baterias e acumuladores de carga, contendo Chumbo (Pb), Cádmio (Cd) e Mercúrio (Hg) e seus compostos, deve ser feito de acordo com a Resolução CONAMA[36] nº. 257/1999
  - Os reveladores utilizados em radiologia podem ser submetidos a processo de neutralização para alcançarem pH entre 7 e 9, sendo posteriormente lançados na rede coletora de esgoto ou em corpo receptor, desde que atendam as diretrizes estabelecidas pelos órgãos ambientais, gestores de recursos hídricos e de saneamento competentes
  - Os fixadores usados em radiologia podem ser submetidos a processo de recuperação da prata ou, então, submetidos ao descarte com metais pesados
  - Os demais resíduos sólidos contendo metais pesados podem ser encaminhados a aterro de resíduos perigosos - Classe I - ou submetidos a tratamento de acordo com as orientações do órgão local de meio ambiente, em instalações licenciadas para este fim

  Resíduos químicos que não apresentam risco à saúde ou ao meio ambiente não necessitam de tratamento, podendo ser submetidos a processo de reutilização, recuperação ou reciclagem. Resíduos no estado sólido, quando não submetidos à reutilização, recuperação ou reciclagem devem ser encaminhados para sistemas de disposição final licenciados. Resíduos no estado líquido podem ser lançados na rede coletora de esgoto ou em corpo receptor, desde que atendam, respectivamente, às diretrizes estabelecidas pelos órgãos ambientais, gestores de recursos hídricos e de saneamento competentes. Os resíduos químicos dos equipamentos automáticos de laboratórios e dos reagentes de laboratórios, quando misturados, devem ser avaliados pelo maior risco ou conforme as instruções contidas na FISPQ e tratados conforme a descrição

(*Continua.*)

Quadro 2-8. ***(Cont.)*** Classificação dos Grupos de Resíduos Potencialmente Gerados no Laboratório de Virologia

Grupo C (Rejeitos Radioativos)

- **Características:** Os rejeitos radioativos devem ser segregados de acordo com a natureza física do material e do radioisótopo presente, além do tempo necessário para atingir o limite de eliminação, em conformidade com o que foi instituído em normas da Comissão Nacional de Energia Nuclear (CNEN38). A CNEN estabelece normas e regulamentos em radioproteção e é responsável por regular, licenciar e fiscalizar a produção e o uso da energia nuclear no Brasil (http://www.cnen.gov.br/). Os rejeitos radioativos não podem ser considerados resíduos até que seja decorrido o tempo de decaimento necessário ao limite de eliminação. Os materiais perfurocortantes contaminados com radioisótopos devem ser descartados separadamente, no local de sua geração, imediatamente após o uso, em recipientes rígidos, com tampa, devidamente identificados, sendo expressamente proibido o esvaziamento desses recipientes para o seu reaproveitamento. As agulhas descartáveis devem ser desprezadas juntamente com as seringas, sendo proibido reencapá-las ou proceder à sua retirada manualmente. Após o decaimento do elemento radioativo em níveis do limite de eliminação estabelecidos pela norma CNEN-NE 6.05, posteriormente substituída em 2014 por CNEN-NN-8.01 (atualizações devem ser consultadas no website da CNEN38), o rótulo de REJEITO RADIOATIVO deve ser retirado e substituído por outro rótulo, de acordo com o Grupo do resíduo em que se enquadra
- **Tratamento:** Os rejeitos dos radioativos devem ser armazenados em condições adequadas para o decaimento do elemento radioativo. O objetivo do armazenamento para decaimento é manter o radioisótopo sob controle até que sua atividade atinja níveis que permitam liberá-lo como resíduo não radioativo. Este armazenamento poderá ser realizado na própria sala de manipulação ou em sala específica, identificada como sala de decaimento. A escolha do local de armazenamento precisa estar definida no Plano de Radioproteção da Instalação (PRI), em conformidade com a norma NE-6.05, posteriormente atualizada pela CNEN-NN-8.01 da CNEN38, considerando: as meia-vidas, as atividades dos elementos radioativos e o volume de rejeito gerado

  O tratamento preliminar das amostras biológicas de seres humanos e de animais submetidos a experimentos com radioisótopos deve ser feito de acordo com os procedimentos constantes no PRI. O tratamento para decaimento necessita prever um mecanismo de blindagem de maneira a garantir que a exposição ocupacional esteja de acordo com os limites estabelecidos na norma NE-3.01 da CNEN38. Quando o tratamento for realizado na área de manipulação, devem ser utilizados recipientes blindados individualizados. Quando feito em sala de decaimento, esta deve possuir paredes blindadas ou os rejeitos radioativos devem estar acondicionados em recipientes individualizados com blindagem

  A sala de decaimento de rejeitos radioativos deve ter seu acesso controlado. Deve estar sinalizada com o símbolo internacional de presença de radiação ionizante e de área de acesso restrito, dispondo de meios para garantir condições de segurança contra ação de eventos induzidos por fenômenos naturais e estar de acordo com o PRI aprovado pela CNEN para a instalação

  A eliminação de rejeitos radioativos líquidos no sistema de esgoto deve ser realizada em quantidades absolutas e concentrações inferiores às especificadas na norma NE-6.05, posteriormente atualizada pela CNEN-NN-8.01 da CNEN38, devendo esses valores ser parte integrante do plano de gerenciamento. A eliminação de rejeitos radioativos gasosos na atmosfera deve ser realizada em concentrações inferiores às especificadas nas normas da CNEN, mediante prévia autorização desta Comissão

Grupo D (Resíduos Comuns)

- **Características:** Resíduos que não apresentem risco biológico, químico ou radiológico à saúde das pessoas, dos animais ou ao meio ambiente, podendo ser equiparados aos resíduos domiciliares
- **Tratamento:** Os resíduos comuns gerados no laboratório de virologia são destinados ao lixo comum. A coleta, transporte e disposição final deste tipo de resíduo são realizados pelo órgão de limpeza urbana de cada município

Grupo E (Perfurocortantes)

- **Características:** Materiais perfurocortantes ou escarificantes, como: lâminas de bisturi, agulhas, escalpes, ampolas de vidro, brocas, pontas diamantadas, lancetas; tubos capilares; micropipetas; lâminas e lamínulas; espátulas; e todos os utensílios de vidro quebrados no laboratório (pipetas, tubos de coleta sanguínea e placas de Petri) e outros similares
- **Tratamento:** Os resíduos perfurocortantes contaminados com agente biológico da classe de risco 4 devem ser submetidos a tratamento utilizando-se processo físico ou outros processos que vierem a ser validados para a obtenção de redução ou eliminação da carga microbiana, em equipamento aprovado e certificado

Fonte: Adaptado da RDC Nº. 306/04/ANVISA.[35]

Quadro 2-9. Níveis de Inativação dos Microrganismos

Níveis de inativação microbiana

- **Nível I:** Inativação de bactérias vegetativas, fungos e vírus lipofílicos com redução igual ou maior que 6Log10
- **Nível II:** Inativação de bactérias vegetativas, fungos, vírus lipofílicos e hidrofílicos, parasitas e micobactérias com redução igual ou maior que 6Log10
- **Nível III:** Inativação de bactérias vegetativas, fungos, vírus lipofílicos e hidrofílicos, parasitas e micobactérias com redução igual ou maior que 6Log10, e inativação de esporos de *Bacillus stearothermophilus* ou de esporos de *B. subtilis* com redução igual ou maior que 4Log10
- **Nível IV:** Inativação de bactérias vegetativas, fungos, vírus lipofílicos e hidrofílicos, parasitas e micobactérias, e inativação de esporos de *B. stearothermophilus* com redução igual ou maior que 4Log10

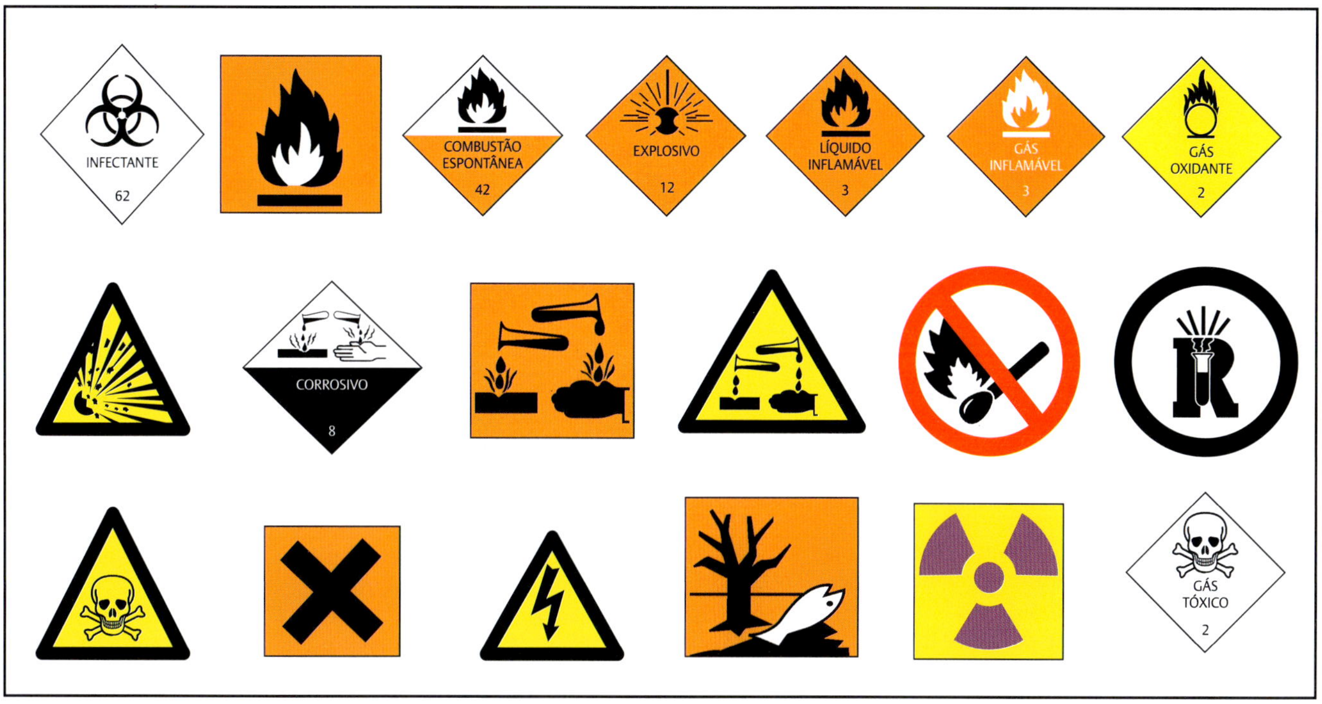

Fig. 2-8. Sinalização de segurança. Na figura estão apresentados alguns dos símbolos utilizados em biossegurança para indicar a presença dos riscos no laboratório de virologia.

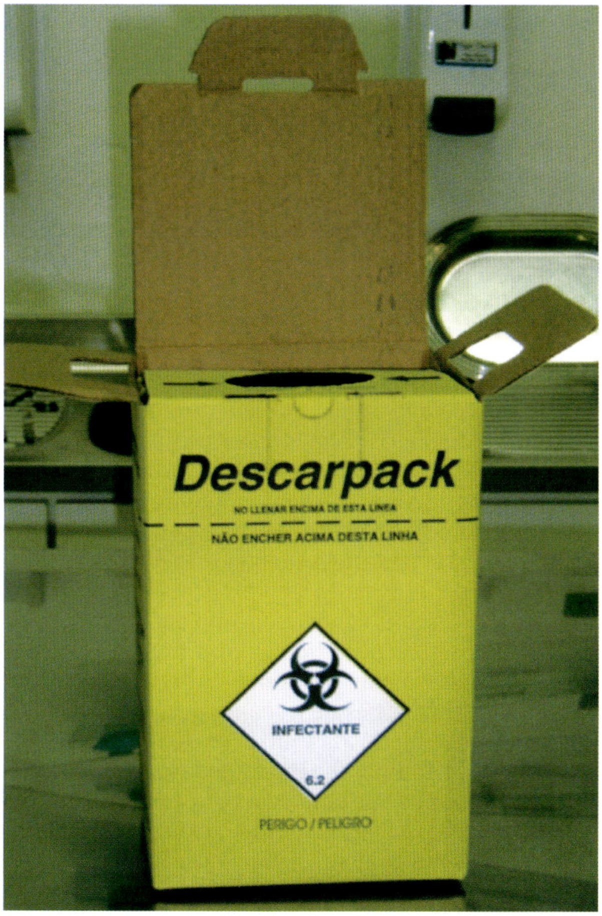

Fig. 2-9. Recipiente para descarte de materiais perfurocortantes.

SEGURANÇA OCUPACIONAL NA GESTÃO DE RESÍDUOS DO LABORATÓRIO DE VIROLOGIA

Todos os indivíduos envolvidos nos processos de higienização, coleta, transporte, tratamento, e armazenamento de resíduos, precisam ser submetidos a exame médico admissional, periódico, de retorno ao trabalho, de mudança de função e/ou demissional, conforme estabelecido na Portaria 3214[3] do MTE ou em legislação específica para o serviço público.

Os trabalhadores devem ser imunizados conforme o preconizado pelo Programa Nacional de Imunização (PNI), devendo ser observado o calendário previsto no PNI ou em equivalente adotado pelo laboratório de virologia, também necessitam realizar controle sorológico para avaliação da resposta imunológica.

O indivíduo designado a gestão dos resíduos deve estar capacitado na ocasião de sua admissão e receber educação continuada em biossegurança envolvendo as atividades de manejo de resíduos, incluindo a sua responsabilidade com higiene pessoal, dos materiais e dos diferentes ambientes no laboratório. A capacitação precisa abordar o emprego dos EPI: desde a seleção para uso na atividade a ser desempenhada, a utilização correta, a necessidade de mantê-los em perfeitas condições de higiene e em apropriado estado de conservação.

Toda a equipe de trabalho do laboratório de virologia, mesmo os indivíduos que atuam temporariamente ou não estejam diretamente envolvidos nas atividades de gestão de resíduos, precisam conhecer o sistema adotado para o gerenciamento dos resíduos, incluindo todas as peculiaridades e etapas. Isto é imprescindível ao bom andamento do plano de gerenciamento dos resíduos no laboratório.

O laboratório de virologia também necessita manter um programa de educação continuada em biossegurança contemplando o gerenciamento dos resíduos, incluindo os seguintes tópicos:

- Conhecimento da legislação ambiental, limpeza pública e vigilância sanitária relativas aos resíduos.
- Definições, tipos, classificação e o potencial de risco dos resíduos gerados na atividade laboral.
- Sistema de gerenciamento adotado no laboratório de virologia básica e/ou molecular.
- Maneiras possíveis de reduzir a geração de resíduos e reutilizar os materiais.
- Conhecimento das responsabilidades e tarefas de cada integrante da equipe de trabalho.
- Identificação das classes e grupos de resíduos.
- Conhecimento sobre os sistemas de transportes e de coleta dos resíduos.
- Informações para o uso adequado dos EPI e EPC.
- Proteção dos riscos químicos, físicos, biológicos, ergonômicos e de acidente no laboratório.
- Cuidados com a higiene pessoal e dos ambientes laborais;
- Orientações e treinamento especiais em proteção radiológica quando houver rejeitos radioativos.
- Conhecimento das providências a serem tomadas em caso de acidentes e situações de emergência.
- Noções básicas de gerenciamento dos resíduos no município onde o laboratório está situado.
- Conhecimentos básicos sobre contenção de contaminação, sobretudo, biológica e química.

BOAS PRÁTICAS NO LABORATÓRIO DE VIROLOGIA

As boas práticas laboratoriais (BPL) padrões constituem um conjunto de normas, procedimentos e atitudes de segurança as quais visam minimizar os acidentes que envolvem as atividades desempenhadas pelo profissional, bem como incrementam a produtividade, asseguram a melhoria da qualidade dos serviços e produtos desenvolvidos no laboratório de virologia e, ainda, auxiliam a manter seguro o ambiente de trabalho.[10,26] A utilização das BPL requer a aplicação do bom senso e prudência dos profissionais ao desenvolver cada atividade.

Cabe ressaltar que o laboratório de virologia compreende diversas modalidades (ensino, pesquisa, diagnóstico, produção de insumos biológicos) e representa um ambiente diferenciado, desta forma requer atenção especial da equipe de trabalho. Ao coordenador do laboratório de virologia compete o incentivo e a fiscalização da aplicação das normas e dos procedimentos padrões e específicos, permitindo, com isso, a manutenção de um ambiente seguro e confiável a toda equipe de trabalho.

As BPL padrões no laboratório de virologia compreendem:

1. Restringir o acesso de pessoas ao laboratório. Somente os indivíduos autorizados pelo coordenador do laboratório podem ingressar no laboratório.
2. Manter as mãos limpas e unhas aparadas. Sempre lavar as mãos antes e após vários procedimentos, tais como: manuseio de materiais biológicos viáveis com potencial infectante; uso das luvas; antes de sair do laboratório, antes de comer, beber, manusear alimentos e fumar; depois de usar o banheiro, coçar o nariz, cobrir a boca para espirrar etc. Se não existir pias no local, deve haver líquidos antissépticos para limpeza das mãos.
3. Proibir comer ou preparar alimentos, beber, fumar, mastigar chicletes, manipular lentes de contato, utilizar cosméticos e perfumes, armazenar alimentos para consumo nas áreas de trabalho. Os profissionais que necessitam de lentes de contato devem usar também óculos de proteção ou protetores faciais no laboratório. Os alimentos precisam ser mantidos fora das áreas de trabalho. Dever haver uma área designada como refeitório para a equipe de trabalho.
4. Pipetar com a boca é expressamente proibido. Para tanto, devem ser utilizados dispositivos mecânicos/automáticos disponíveis para esta finalidade. Assim como não se deve colocar na boca os objetos de uso no laboratório (canetas, lápis, borrachas, pipetas, entre outros).
5. Utilizar calçados de proteção: calçados fechados, confortáveis, com soldado liso e antiderrapante.
6. Usar as luvas de procedimentos somente nas atividades laboratoriais. Evitar abrir portas, atender telefone, enviar fax, segurar corrimões, apertar botões de elevadores etc. Enfim, jamais tocar em equipamentos e demais objetos de uso comum calçando as luvas.
7. Vestir roupa de proteção durante o trabalho, como: jalecos, aventais, macacões, entre outros. Essas vestimentas não devem ser usadas em outros ambientes fora do laboratório, como: escritório, biblioteca, salas de estar e refeitórios.
8. Evitar o uso de qualquer tipo de acessórios/adornos como: anéis, alianças, brincos, *piercings*, pulseiras, relógios, colares e cordões longos, entre outros durante as atividades laboratoriais.
9. Manter os artigos de uso pessoal em locais apropriados e nunca dentro das áreas designadas às atividades laboratoriais.
10. Organizar os procedimentos operacionais padrões (POP) para o manuseio dos equipamentos e técnicas empregados no laboratório. Todos os procedimentos devem ser realizados cuidadosamente a fim de minimizar a formação de aerossóis. Os objetos perfurocortantes devem ser manuseados com cuidado, obedecendo aos POP.
11. Assegurar que a limpeza dos laboratórios (bancadas, pisos, equipamentos, instrumentos e demais superfícies) seja realizada regularmente antes e imediatamente após o término das atividades laborais para prevenir a contaminação dos profissionais e do ambiente com materiais ou produtos biológicos e/ou químicos que oferecem riscos. Se houver algum derramamento de agentes virais viáveis, as superfícies de trabalho devem ser imediatamente descontaminadas. Em caso de derramamentos, dependendo do tipo e quantidade de material biológico disseminado pode-se empregar para a descontaminação do local: álcool a 70%, álcool iodado ou solução de hipoclorito de sódio, preferencialmente, a 10%.
12. Garantir que as culturas de vírus e outros resíduos de materiais biológicos sejam descontaminadas antes de serem descartadas utilizando um método de descontaminação

eficaz, por exemplo: esterilização por calor úmido (autoclave). Os materiais destinados aos procedimentos de descontaminação fora do laboratório devem ser acondicionados e transportados em recipientes resistentes e hermeticamente fechados.

13. Manusear, transportar e armazenar materiais (biológicos, químicos e vidrarias) no laboratório deve ser procedido de forma segura para evitar qualquer tipo de acidente. Por exemplo: o transporte de vidraria deve ser firme, evitando-se quedas, quebras e derramamentos, especialmente se o recipiente de vidro estiver acondicionando material infeccioso ou produto tóxico.
O manuseio e o armazenamento adequado de produtos químicos são necessários para evitar acidentes como: queimaduras, explosões, incêndios e desprendimento de fumaça tóxica. Por isso é necessário que as substâncias químicas sejam armazenadas em um local seguro, preferencialmente isolado e com acesso restrito.
O manuseio de produtos químicos voláteis, metais, ácidos e bases fortes, entre outros, tem de ser realizado em capela de segurança química. As substâncias inflamáveis precisam ser manipuladas com extremo cuidado, evitando-se proximidade de equipamentos e fontes geradoras de calor.
O uso de EPI como: óculos de proteção, máscara facial, luvas, aventais, entre outros, durante o manuseio de produtos químicos, é obrigatório.
Os frascos de vidros com produtos químicos têm de ser transportados em recipientes de plástico ou de borracha que os protejam de vazamento e se quebrados possam conter o derramamento.
Todos os produtos químicos e frascos com soluções e reagentes devem ser adequadamente identificados, com a indicação do produto, condições de armazenamento, prazo de validade, toxidade do produto e outros.
Os resíduos de produtos químicos devem ser acondicionados em recipientes adequados, em condições seguras e encaminhados ao serviço de descartes de resíduos do laboratório de virologia para receberem o seu destino final;
14. Afixar sinalização adequada no laboratório, entre elas incluir o símbolo internacional de "Risco Biológico" na entrada do laboratório a partir do NB-2. Neste alerta deve constar o(s) agente(s) viral(is) e o nome e número do telefone do pesquisador responsável pelo laboratório.
15. Implementar no laboratório de virologia um programa de controle de roedores e vetores.
16. Evitar trabalhar sozinho no laboratório e jornadas de trabalho prolongadas.
17. Assegurar uma infraestrutura mínima indispensável é responsabilidade da Direção da Unidade. Se algum fator associado à estrutura faltar por qualquer razão, cabe à Direção suspender as atividades que envolvam risco de manipulação.
18. Estabelecer uma ordenação e rotina em relação ao material perigoso; providenciar treinamento adequado dos iniciantes no laboratório; bem como supervisionar o cumprimento das normas de biossegurança também é responsabilidade do chefe do laboratório.
19. Providenciar exames médicos e coleta de sangue regulares, assim como prevenção de riscos adequadas e tratamento apropriados aos membros da equipe de trabalho. Se houver ferimentos na mão ou no pulso, medidas adicionais devem ser consideradas e o chefe do laboratório deve ser consultado.
20. Disponibilizar *kits* de primeiros socorros e o responsável pelo laboratório precisa promover a capacitação da equipe em relação às medidas de segurança e emergência no laboratório de virologia.
21. Preservar e assegurar a segurança no laboratório é responsabilidade de todos os integrantes da equipe de trabalho. Cada membro do laboratório, após o recebimento das instruções de biossegurança do laboratório, é responsável pelo seu cumprimento, zelando por sua própria saúde, dos colegas da equipe de trabalho, pessoas que eventualmente estejam no ambiente laboral (visitantes, estagiários), da comunidade e deve primar pela qualidade dos trabalhos desenvolvidos.

PROGRAMA DE PREVENÇÃO AOS ACIDENTES OCUPACIONAIS NO LABORATÓRIO DE VIROLOGIA

Os laboratórios de virologia além da adoção das BPL padrões e as específicas de cada nível de biossegurança também devem implementar um programa de prevenção aos acidentes ocupacionais (Fig. 2-10), onde deve constar: medidas preventivas e gerenciais, os treinamentos e educação em biossegurança, controle e registros médicos e vigilância.

Medidas preventivas e gerenciais

Devem ser estabelecidas pela coordenação do laboratório de virologia e visam: a) a identificação dos riscos aos quais os profissionais estão expostos; b) o estabelecimento das normas e procedimentos padrões de trabalho (BPL padrões e especiais); c) buscar e fornecer aos membros da equipe de trabalho EPI e EPC mais modernos e que isolem ou minimizemos riscos do ambiente de trabalho (exemplo: instrumentos perfurocortantes modificados com proteção contra lesões e sistemas sem agulha, implementar uso de materiais descartáveis, recipientes com travamento de segurança para acondicionar material biológico, entre outros) e d) verificar, registrar e controlar os casos de exposição aos materiais biológicos.

Treinamentos e educação em biossegurança.

Estabelecer um programa de treinamento e educação em biossegurança é fundamental para prevenir os acidentes no laboratório de virologia, bem como avaliar a sua efetividade periodicamente. O programa deve contemplar informações sobre os agentes patogênicos, tipos de riscos, modo de transmissão, ações a serem adotadas em caso de acidentes, as recomendações sobre as normas e os procedimentos das BPL padrões e especiais a serem adotadas no laboratório de virologia, dentre outras medidas educativas.

Controle médico e registro de agravos

Devem ser considerados três momentos quanto ao controle médico: a existência de profilaxia prévia à exposição, os procedimentos adotados na exposição ao material biológico (procedimentos de primeiros socorros e assistência médica) e a adoção de profilaxia pós-exposição.

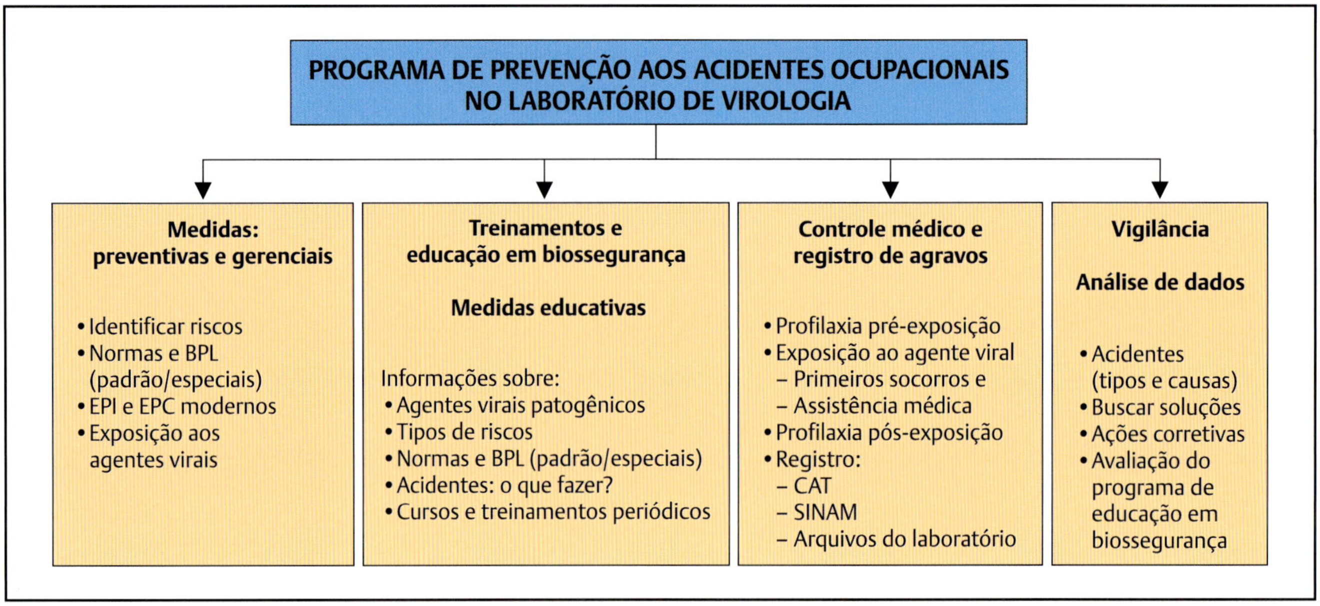

Fig. 2-10. Fluxograma: programa de prevenção aos acidentes ocupacionais no laboratório de virologia.

Todos os casos de acidente com material biológico devem ser comunicados ao INSS por meio da Comunicação de Acidente de Trabalho (CAT) e ao Ministério da Saúde por meio do Sistema de Informação de Agravos de Notificação (SINAN), conforme previsto na Portaria nº. 777/2004,[39] do Ministério da Saúde. Além disso, o laboratório de virologia deve manter um registro interno com os dados do acidente: o setor em que ocorreu o agravo, data e hora do incidente, função que exerce o acidentado, tipo de acidente (contato com mucosa, perfurocortante, pele íntegra, pele lesada), material biológico implicado, uso de EPI e EPC, modo e condições que podem ter favorecido a ocorrência do acidente.

Vigilância

De posse dos registros deve-se proceder a análise dos dados e: a) relacionar todas as causas implicadas na ocorrência dos acidentes; b) verificar os motivos mais frequentes; c) iniciar os processos para as soluções dos acidentes e implementar as ações corretivas no local de trabalho; d) verificar a eficácia das ações adotadas e e) avaliar o programa de educação em biossegurança.

EXPOSIÇÃO OCUPACIONAL AO MATERIAL BIOLÓGICO COM AGENTE POTENCIALMENTE PATOGÊNICO NO LABORATÓRIO DE VIROLOGIA

As exposições ocupacionais aos materiais biológicos potencialmente patogênicos constituem um sério risco aos profissionais da saúde,[40] incluindo dos laboratórios de virologia. Os acidentes envolvendo sangue e outros fluidos orgânicos correspondem às exposições ocupacionais mais frequentemente relatadas. Os ferimentos com agulhas e material perfurocortantes, em geral, são considerados extremamente perigosos por serem potencialmente capazes de transmitir diferentes tipos de patógenos.

O risco ocupacional após exposições a materiais biológicos é variável e depende do tipo de acidente e de outros fatores, como: a classe de risco biológico do vírus envolvido, a localização e tamanho da lesão, a presença e o volume de materiais biológicos envolvidos, além das condições clínicas do indivíduo e do atendimento prestado ao profissional após a exposição.

Evitar o acidente por exposição ocupacional é o principal caminho para prevenir a transmissão dos vírus; entretanto, as imunizações contra os patógenos virais comumente manipulados no laboratório é um dos componentes fundamentais para um programa de prevenção de infecções e elementos importantes para a segurança no ambiente laboral.

Recomendações

As condutas a serem adotadas com o indivíduo após o acidente envolvendo os materiais biológicos contendo possíveis agentes virais patogênicos no laboratório de virologia incluem:

A) Cuidados com a área exposta:
   - No local de exposição deve-se realizar a lavagem com água e sabão nos casos de exposição percutânea ou cutânea.
   - Nas exposições de mucosas, deve-se lavar exaustivamente com água ou solução fisiológica.
   - Não há evidência de que o uso de antissépticos reduza o risco de transmissão, entretanto, sua aplicação não é contraindicada.
   - Não devem ser realizados procedimentos que aumentem a área exposta, tais como cortes e injeções locais.
   - A utilização de soluções como o éter, glutaraldeído, hipoclorito de sódio, dentre outras que podem causar irritação no local exposto está contraindicada.

B) Avaliação do acidente:
   - Identificar imediatamente após o acidente o material biológico potencialmente infectante, como: fluidos

orgânicos (sangue, soro, sêmen, secreção vaginal, liquor, líquido sinovial, líquido pleural, peritoneal, pericárdico e amniótico), culturas puras do agente viral, entre outros.

- Classificar o tipo de acidente, como por exemplo: se envolve materiais perfurocortantes, se houve contato com mucosa ou com a pele havendo solução de continuidade.
- Conhecer a fonte de exposição ao risco biológico: fonte comprovadamente infectada (contato com o vírus no laboratório), origem fora do ambiente de trabalho ou fonte desconhecida.

C) Orientações e assistência ao acidentado:
- Possível uso de quimioprofiláticos.
- Anuência para a realização de exames sorológicos.
- Assistência médica, laboratorial, e acompanhar o acidentado durante seis meses.
- Prevenção da transmissão secundária a outros indivíduos e meio ambiente.
- Suporte emocional devido estresse pós-acidente.
- Orientação ao acidentado para relatar de imediato os sintomas principalmente os que expressam infecções agudas (exemplo: febre, rubor, manchas avermelhadas, ardências, linfoadenopatias, dores de cabeça e musculares etc.).
- Reforço da prática de biossegurança e das precauções básicas em todo o laboratório de virologia.

D) Notificação do acidente:
- Registro do acidente em "Comunicação de Acidente de Trabalho" (CAT)
- Preenchimento da ficha de notificação do "Sistema de Informação de Agravos de Notificação" (SINAN) - constam da lista nacional de doenças de notificação compulsória (Portaria nº 2472/2010 - Ministério da Saúde),[41] mas é facultado a estados e municípios incluir outros problemas de saúde importantes em sua região. Na área da "Saúde do Trabalhador" a notificação compulsória dos agravos é regulada pela Portaria 777/2004.[39]

No Quadro 2-10 estão apresentadas de forma resumida as principais medidas de biossegurança para proteção geral no laboratório de virologia.

Quadro 2-10. Principais Medidas de Biossegurança para Proteção Geral no Laboratório de Virologia

Principais Medidas de Biossegurança para Proteção Geral no Laboratório de Virologia
▪ Capacitação da equipe de trabalho ▪ Planejamento da infraestrutura e distribuição de setores ▪ Gestão administrativa ▪ Atividades desenvolvidas: • Pesquisa, ensino, diagnóstico, produção de insumos biológicos • Fluxo de atividades e de pessoal ▪ Determinação de potenciais riscos: • Biológicos, químicos, físicos, ergonômicos e de acidentes ▪ Normas e procedimentos padrões e específicos (NB-1, NB-2, NB-3 e NB-4) ▪ Utilização adequada dos EPI e EPC ▪ Sinalizações frequentes e visíveis ▪ Monitoramento das atividades exercidas no laboratório ▪ Providências a serem adotadas em situações de emergência ▪ Plano de gerenciamento de resíduos ▪ Plano de educação em biossegurança

REFERÊNCIAS BIBLIOGRÁFICAS

1. Brasil. Lei nº 11.105, de 24 de março de 2005. Regulamenta os incisos II, IV e V do § 1º do art. 225 da Constituição Federal, estabelece normas de segurança e mecanismos de fiscalização de atividades que envolvam organismos geneticamente modificados - OGM e seus derivados, cria o Conselho Nacional de Biossegurança - CNBS, reestrutura a Comissão Técnica Nacional de Biossegurança - CTNBio, dispõe sobre a Política Nacional de Biossegurança - PNB, revoga a Lei nº 8.974, de 5 de janeiro de 1995, e a Medida Provisória nº 2.191-9, de 23 de agosto de 2001, e os arts. 5º, 6º, 7º, 8º, 9º, 10 e 16 da Lei nº 10.814, de 15 de dezembro de 2003, e dá outras providências. Diário Oficial da União, 28 de março de 2005. Disponível em: http://www.planalto.gov.br/ccivil_03/_Ato2004-2006/2005/lei/L11105.htm. Acesso em: 18 de abr. 2011.
2. Brasil. Lei nº 6.514, de 22 de dezembro de 1977. Altera o Capítulo V do Titulo II da Consolidação das Leis do Trabalho, relativo a segurança e medicina do trabalho e dá outras providências. Diário Oficial da União, 23 de dezembro de 1977.
3. Brasil. Ministério do Trabalho. Portaria nº 3.214, de 08 de Junho de 1978. Aprova as Normas Regulamentadoras - NR - do Capítulo V, Título II, da Consolidação das Leis do Trabalho, relativas à Segurança e Medicina do Trabalho. Diário Oficial da União, 6 de julho de 1978.
4. Brasil. Lei nº 8.080, de 19 de setembro de 1990. Dispõe sobre as condições para a promoção, proteção e recuperação da saúde, a organização e o funcionamento dos serviços correspondentes e dá outras providências. Diário Oficial da União, 20 de setembro de 1990.
5. Brasil. Lei nº 9.605, de 12 de fevereiro de 1998. Dispõe sobre as sanções penais e administrativas derivadas de condutas e atividades lesivas ao meio ambiente, e dá outras providências. Diário Oficial da União, 13 de fevereiro de 1998.
6. Brasil. Manual de gerenciamento de resíduos de serviços de saúde. Brasília: Ministério da Saúde. Agência Nacional de Vigilância Sanitária (ANVISA); 2006.
7. Costa MAF. *Construção do Conhecimento em Saúde: estudo sobre o ensino de biossegurança em cursos de nível médio da área de saúde da Fundação Oswaldo Cruz.* [Tese de Doutorado]. Rio de Janeiro: Instituto Oswaldo Cruz; 2005.
8. Teixeira P, Valle S. *Biossegurança: uma abordagem multidisciplinar*, 2 ed. Rio de Janeiro, Brasil: Fiocruz; 2010.
9. Penna PMM. Biossegurança: Uma revisão. *Arq Inst Biol* 2010;77(3):555-65.
10. Sangioni LA, Pereira DIB, Vogel FSF, Botton SA. Princípios de biossegurança aplicados aos laboratórios de ensino universitário de microbiologia e parasitologia. *Cienc Rural* 2013;43(1):91-9.
11. Costa MAF. *Biossegurança: segurança química básica em biotecnologia e ambientes hospitalares.* São Paulo: Santos (Brasil);1996.
12. Neves TP, Porto MFS, Marinho CLC, Braga AMCB. O Conceito de Biossegurança à Luz da Ciência Pós-Normal: avanços e perspectivas para a saúde coletiva. *Saúde e Sociedade* 2007;16(3):158-68.
13. Meyer KF, Eddie B. Laboratory infeccions due to Brucella. J Infect Dis 1941;68:24-32.
14. Sukin SE, Pike RM. Survey of laboratory-aquired infections. Am J Public Health 1951;41(7):769-81.
15. Hanson RP, Sulkin SE, Buescher EL *et al.* Arbovirus infections of laboratory workers. *Science* 1967;158(3806):1283-6.
16. Centers for Disease Control and Prevention (CDC) & National Institutes of Health (NIH). *Primary Containment for Biohazards: Selection, installation and use of biological safety cabinets*, 3rd. edition. USA: 2007.
17. Skinhoj JP. Occupational risks in Danish clinical chemical laboratories: infections. *Scand J Clin Lab Invest* 1974;33(1):27-9.
18. Harrington JM, Shannon HS. Incidence of tuberculosis, hepatitis, brucellosis, and shigellosis in British medical laboratory workers. BMJ 1976;1:759-62.
19. Brasil. Lei nº 8.974, de 5 de janeiro de 1995. Regulamenta os incisos II e V do § 1º do art. 225 da Constituição Federal, estabelece normas para o uso das técnicas de engenharia genética e liberação no meio ambiente de organismos geneticamente modificados, autoriza o Poder Executivo a criar, no âmbito da Presidência da República, a Comissão Técnica Nacional de Biossegurança, e dá outras providências. Revogada pela Lei nº 11.105, de 24/03/2005. Diário Oficial da União, 6 de janeiro de 1995.
20. Brasil. Ministério da Saúde. Portaria nº 178 de 4 de fevereiro de 2009. Institui, no âmbito da Comissão de Biossegurança em Saúde do Ministério da Saúde - CBS/MS, o Grupo de Trabalho para Revisão e Atualização da Classificação de Risco dos Agentes Biológicos, aprovada pela Portaria nº 1.608/GM, de 5 de julho de 2007. Diário Oficial da União, 5 de fevereiro de 2009. Disponível em: http://bvsms.saude.gov.br/bvs/saudelegis/gm/2009/prt0178_04_02_2009.html. Acesso em: 14 de mai. 2018.
21. Brasil. Ministério da Saúde. Portaria nº 1.608, de 5 de julho de 2007. Aprova a Classificação de Risco dos Agentes Biológicos elaborada em 2006, pela Comissão de Biossegurança em Saúde (CBS) do Ministério da Saúde. Diário Oficial da União, 6 de julho de 2007.
22. Brasil. Biossegurança em laboratórios biomédicos e de microbiologia. Secretaria de Vigilância em Saúde. Departamento de Vigilância Epidemiológica, 3.ed. Brasília: Ministério da Saúde; 2006.
23. Brasil. Diretrizes gerais para o trabalho em contenção com agentes biológicos, 2.ed. Brasília: Ministério da Saúde; 2006.
24. Pereira MEC, Costa MAF, Costa MFB, Jureberg C. Reflexões sobre conceitos estruturantes em biossegurança: contribuições para o ensino de ciências. *Ciências & Cognição* 2009;14(1):296-303.
25. Hirata MH, Mancini-Filho JB. *Manual de biossegurança.* Barueri, São Paulo, Brasil: Manole; 2002.
26. Mastroeni MF. *Biossegurança aplicada a laboratórios e serviços de saúde.* São Paulo: Atheneu; 2005.
27. Brasil. *Classificação de risco dos agentes biológicos*, 2.ed. Brasília: Ministério da Saúde; 2010.
28. Brasil. *Exposição a materiais biológicos.* Brasília: Ministério da Saúde; 2006.
29. Brasil. *Riscos biológicos - Guia Técnico: Os Riscos Biológicos no Âmbito da Norma Regulamentadora Nº 32.* Brasília: Ministério do Trabalho e Emprego (MTE). Secretaria da Inspeção do Trabalho (SIT); 2008.
30. Brasil. Ministério do Trabalho e Emprego (MTE). Portaria GM n.º 1.748 de 30 de Agosto de 2011. NR-32: Segurança e saúde no trabalho em serviços de saúde. Diário Oficial da União, 31 de agosto de 2011.
31. Brasil. Comissão Técnica Nacional de Biossegurança. Resolução Normativa nº 2, de 27 de novembro de 2006. Dispõe sobre a classificação de risco de Organismos Geneticamente Modificados (OGM) e os níveis de biossegurança a serem aplicados nas atividades e projetos com OGM e seus derivados em contenção. Diário Oficial da União, 28 novembro de 2006.
32. Flores EF. *Virologia veterinária.* Santa Maria: Editora da UFSM; 2007.
33. World Health Organization (WHO). Laboratory biosafety manual. Geneva: World Health Organization; 2004.
34. Centers for Disease Control and Prevention (CDC). *Biosafety in microbiological and biomedical laboratories,* 4th ed. Atlanta, USA: Department of Health and Human Services; 2009.
35. Brasil. Agência Nacional de Vigilância Sanitária (ANVISA). Resolução da Diretoria Colegiada (RDC) nº 306, de 7 de dezembro de 2004. Dispõe sobre o Regulamento Técnico para o

Gerenciamento de Resíduos de Serviços de Saúde. Diário Oficial da União, 10 de dezembro de. 2004.

36. Brasil. Ministério do Meio Ambiente. Conselho Nacional do Meio Ambiente (CONAMA). Resolução nº 5, de 05 de agosto de 1993 - "Estabelece definições, classificação e procedimentos mínimos para o gerenciamento de resíduos sólidos oriundos de serviços de saúde, portos e aeroportos, terminais ferroviários e rodoviários". Resolução nº 237, de 22 de dezembro de 1997 "Regulamenta os aspectos de licenciamento ambiental estabelecidos na Política Nacional do Meio Ambiente". Resolução nº 275, de 25 de abril de 2001 - "Estabelece código de cores para diferentes tipos de resíduos na coleta seletiva". Resolução nº 283, de 12 de julho de 2001 - "Dispõe sobre o tratamento e a destinação final dos resíduos dos serviços de saúde". Resolução nº 316, de 29 de outubro de 2002 - "Dispõe sobre procedimentos e critérios para o funcionamento de sistemas de tratamento térmico de resíduos". Resolução nº 358, de 29 de abril de 2005 -Dispõe sobre o tratamento e a disposição final dos resíduos dos serviços de saúde e dá outras providências. Disponível em: http://www.mma.gov.br/port/conama/.
37. Associação Brasileira de Normas Técnicas (ABNT). NBR 12235: Armazenamento de resíduos sólidos perigosos, de abril de 1992. NBR 12810: Coleta de resíduos de serviços de saúde - de janeiro de 1993. NBR 13853: Coletores para resíduos de serviços de saúde perfurantes ou cortantes - Requisitos e métodos de ensaio, de maio de 1997. NBR 7500: Símbolos de Risco e Manuseio para o Transporte e Armazenamento de Material, de março de 2000. NBR 9191: Sacos plásticos para acondicionamento de lixo - Requisitos e métodos de ensaio, de julho de 2000. NBR 14652: Coletor-transportador rodoviário de resíduos de serviços de saúde, de abril de 2001. NBR 14725: Ficha de informações de segurança de produtos químicos - FISPQ - julho de 2001. NBR 10004: Resíduos Sólidos - Classificação, segunda edição - 31 de maio de 2004. Disponível em: http://www.abnt.org.br/ ou http://www.abntcatalogo.com.br/default.aspx.
38. Brasil. Ministério da Ciência, Tecnologia, Inovações e Comunicações. Comissão Nacional de Energia Nuclear; 2015. Disponível em: http://www.cnen.gov.br/.
39. Brasil. Ministério da Saúde. Portaria nº 777/GM, de 28 de abril de 2004. Dispõe sobre os procedimentos técnicos para a notificação compulsória de agravos à saúde do trabalhador em rede de serviços sentinela específica, no Sistema Único de Saúde – SUS. Diário Oficial da União, 28 de abril de 2004.
40. Silva JA, Paula VS, Almeida AJ, Villar LM. Investigação de acidentes biológicos entre profissionais de saúde. *Esc Anna Nery R Enferm* 2009;13(3):508-16.
41. Brasil. Ministério da Saúde. Portaria nº 2472, de 31/08/2010. Relação de doenças, agravos e eventos em saúde pública de notificação compulsória em todo o território nacional. Define as terminologias adotadas em legislação nacional, conforme disposto no Regulamento Sanitário Internacional 2005 (RSI 2005), a relação de doenças, agravos e eventos em saúde pública de notificação compulsória em todo o território nacional e estabelecer fluxo, critérios, responsabilidades e atribuições aos profissionais e serviços de saúde. Diário Oficial da União, 1 de setembro de 2010.

3 ANÁLISE DE SEQUÊNCIAS E FILOGENIA

Francisco Campello do Amaral Mello

INTRODUÇÃO

A sistemática é um campo da biologia que busca identificar, descrever e classificar os organismos vivos (taxonomia), além de reconstruir a filogenia, isto é, representar o processo evolutivo dos organismos, revelando os possíveis eventos que levaram à diversidade e distribuição da vida na Terra como conhecemos hoje.

Tradicionalmente, a filogenia baseou-se na comparação de características morfológicas entre os organismos. O grande avanço nas técnicas de biologia molecular ocorridos nas últimas décadas, juntamente com a crescente evolução no campo da informática – que permitiu imenso poder de processamento de dados – vem possibilitando a determinação de genomas dos mais variados organismos. Desta forma, a análise filogenética de sequências moleculares (seja de nucleotídeos ou de aminoácidos) tornou-se importante ferramenta para se estudar a história evolutiva e as relações entre organismos de todos os tipos, desde vírus até humanos. Em uma análise filogenética molecular, as sequências individuais são, pela terminologia sistemática, os táxons; e as bases nucleotídicas de uma sequência são os caracteres.

Apesar de os princípios básicos da determinação da sequência de nucleotídeos permanecerem os mesmos descritos por Frederick Sanger *et al.* na década de 1970 (método de sequenciamento com terminadores de cadeia ou método "didesoxi"),[1] a evolução metodológica com a utilização de marcadores fluorescentes e, principalmente, com a automatização do processo de separação de produtos de DNA e leitura da sequência de nucleotídeos revolucionou a biologia molecular. Tais avanços permitiram o rápido sequenciamento de genomas a partir da década de 1990, proporcionando a criação de bancos de dados que contam com centenas de milhões de sequências de diversos organismos e que continuam crescendo exponencialmente (Fig. 3-1). Com a enorme quantidade de informação disponível, um campo de estudo relativamente recente, a bioinformática, passou a ter uma importância fundamental aplicando conceitos computacionais e estatísticos na análise de sequências através do armazenamento, busca, comparação, alinhamento múltiplo e inferência das relações filogenéticas entre elas.

Em relação à virologia, durante muitos anos, este campo de estudo foi limitado em função da dificuldade de observação e detecção de partículas microscópicas. O advento da microscopia eletrônica, o estabelecimento de culturas de células estáveis e a proliferação de novos ensaios imunoenzimáticos para detecção de antígenos e anticorpos foram marcos fundamentais para o estabelecimento da virologia moderna, possibilitando a identificação, isolamento, caracterização e, por conseguinte, a classificação dos vírus.

A invenção de técnicas de amplificação de ácidos nucleicos, em particular, a reação em cadeia da polimerase (PCR), possibilitou a identificação de novos agentes virais e a associação destes à determinadas patogenias com etiologia desconhecida. Além disso, a PCR tornou possível a diferenciação entre representantes de uma mesma espécie viral à nível de

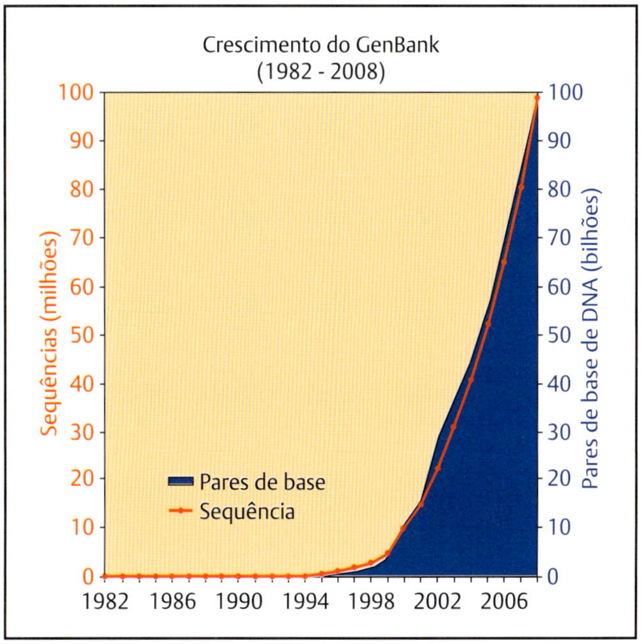

Fig. 3-1. Gráfico ilustrando o crescimento do GenBank desde sua criação até 2008. (Fonte: Adaptada para o português de http://www.ncbi.nlm.nih.gov/genbank/genbankstats-2008/.)

genoma (genotipagem) por meio, por exemplo, de métodos de hibridização de ácidos nucleicos ou por padrões de digestão com enzimas de restrição (polimorfismo de tamanho de fragmentos de restrição; RFLP).

A análise de sequências e a inferência das relações evolutivas entre elas podem contribuir de diversas formas para a virologia. A genotipagem de vírus possui uma grande importância para estudos epidemiológicos assim como o monitoramento da diversidade molecular de agentes infecciosos é fundamental para o aprimoramento e atualização de testes de diagnóstico, detecção de vírus altamente patogênicos, produção de novos medicamentos para o tratamento da doença e vacinas para evitar a dispersão viral na população. O conhecimento prévio do genótipo do vírus da hepatite C (HCV), por exemplo, define a estratégia de tratamento mais adequada para o paciente além de determinar o prognóstico da doença hepática; a análise de diferenças genômicas possibilita a distinção entre formas mais ou menos patogênicas de vírus *influenza* de aves; e o monitoramento de populações virais durante o tratamento contra o vírus HIV e o vírus da hepatite B (HBV) possibilita identificar logo no início o aparecimento e multiplicação de partículas virais com mutações que conferem resistência aos medicamentos antivirais.[2] Ainda, a análise de sequências permite identificar as espécies hospedeiras de um vírus como ocorreu, por exemplo, nos estudos que propuseram a existência de dois primatas diferentes como reservatórios dos vírus HIV tipo 1 e HIV tipo 2 e no estudo que identificou a espécie de rato reservatório do hantavírus *Sin Nombre*.[3-5]

O estudo das origens, transmissão e dispersão de infecções virais assim como sua distribuição e seus fatores determinantes nas populações humanas é uma das áreas de pesquisas mais ativas e produtivas na biologia evolutiva moderna.[6] As altas taxas de evolução observadas nos vírus, especialmente aqueles com genoma de RNA, fazem com que os processos epidemiológicos e ecológicos que moldam sua diversidade genética atuem quase no mesmo momento em que as mutações são fixadas nas populações virais.[7] A grande variação genética gerada pelos vírus pode, assim, ser usada para estudos da dinâmica de evolução viral proporcionando uma perspectiva molecular única de sua ancestralidade e seus mecanismos de mudanças.[8] Através da reconstrução da história evolutiva dos genomas virais, o comportamento das populações virais pode ser estudado auxiliando o entendimento das epidemias e, até mesmo, a previsão de ocorrência delas. No contexto da epidemiologia molecular, a análise comparativa de sequências gênicas pode recuperar informações relativas aos padrões e taxas de transmissão das diferentes infecções virais.[9]

A realização de uma genealogia de sequências gênicas torna possível especificar o quão intimamente relacionadas duas sequências são entre si o que, no contexto de doenças emergentes, faz com que uma árvore filogenética de genomas de patógenos possibilite a determinação de onde uma infecção se originou e rastrear sua dispersão através das populações.[9] Um exemplo que ilustra o poder das ferramentas da análise filogenética molecular para este fim foi demonstrado no estudo que estimou o surgimento e a dispersão do vírus da dengue.[10] Neste estudo, a análise de sequências dos diferentes genótipos demonstrou que o vírus da dengue divergiu dos demais flavivírus há aproximadamente 2000 anos, mostrando que, apesar de ser considerada uma doença emergente, a história evolutiva do vírus em si é muito antiga. O estudo demonstrou que houve um rápido aumento na diversidade genética viral e uma rápida dispersão na população humana nos últimos 200 anos, momento em que o contingente de população humana vivendo em centro urbanos aumentou e passou a transitar mais frequentemente de um lugar para outro.

No contexto de saúde pública, o conhecimento das variações de sequências gênicas entre patógenos que possuem características biológicas distintas como capacidade de transmissão, tropismo por diferentes células e virulência diferenciada, possibilita identificar os nucleotídeos ou regiões genômicas alvo responsáveis por tais características, premissa muito importante para o desenvolvimento de novos medicamentos e vacinas para controlar uma infecção viral.

Neste capítulo, iremos abordar alguns conceitos básicos de filogenia, apresentando alguns dos termos comumente utilizados para o entendimento de uma árvore filogenética. As etapas necessárias para a realização de uma inferência filogenética a partir da determinação de sequências de nucleotídeos serão discutidas com a apresentação das diferentes metodologias existentes atualmente. No final do capítulo, realizaremos uma simulação de análise filogenética passo a passo com a colocação de um problema e apresentação da maneira mais adequada de atingir o objetivo de identificar determinado patógeno por meio da utilização da inferência bayesiana.

NOÇÕES DE FILOGENIA

A maneira tradicional de representar as relações evolutivas é através de árvores. As árvores filogenéticas são representações gráficas de cálculos matemáticos utilizados para inferir a história evolutiva de um grupo de sequências moleculares ou organismos estabelecendo as relações de parentesco entre eles. O padrão de ramificação de uma árvore é chamado de topologia da árvore. A árvore consiste em nós conectados por ramos internos e ramos externos nos quais encontram-se na extremidade os táxons terminais, também chamados de OTUs (*Operational Taxonomic Units*), que são as sequências moleculares ou espécies de organismos analisadas (Fig. 3-2).

Os nós representam o momento onde surgiram as diferenças moleculares ou morfológicas entre os grupos-irmãos. As árvores filogenéticas descrevem clados, isto é, um grupo de sequências ou organismos que incluem um ancestral comum e todos os descendentes deste ancestral. O comprimento de um determinado ramo representa o número de mudanças em relação ao ancestral comum mais recente que ocorreu desde a ramificação daquele ramo.

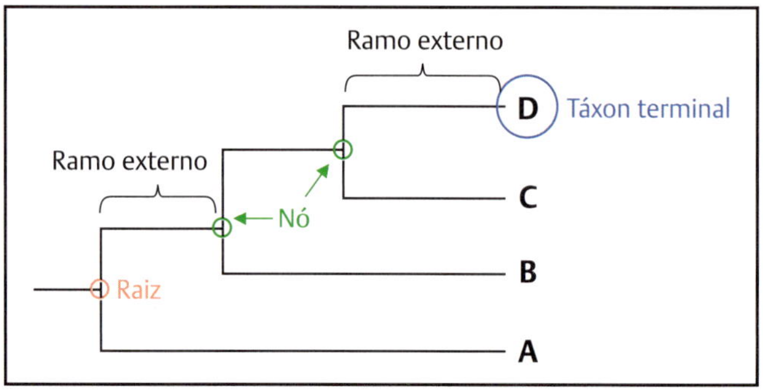

Fig. 3-2. Representação de uma árvore filogenética.

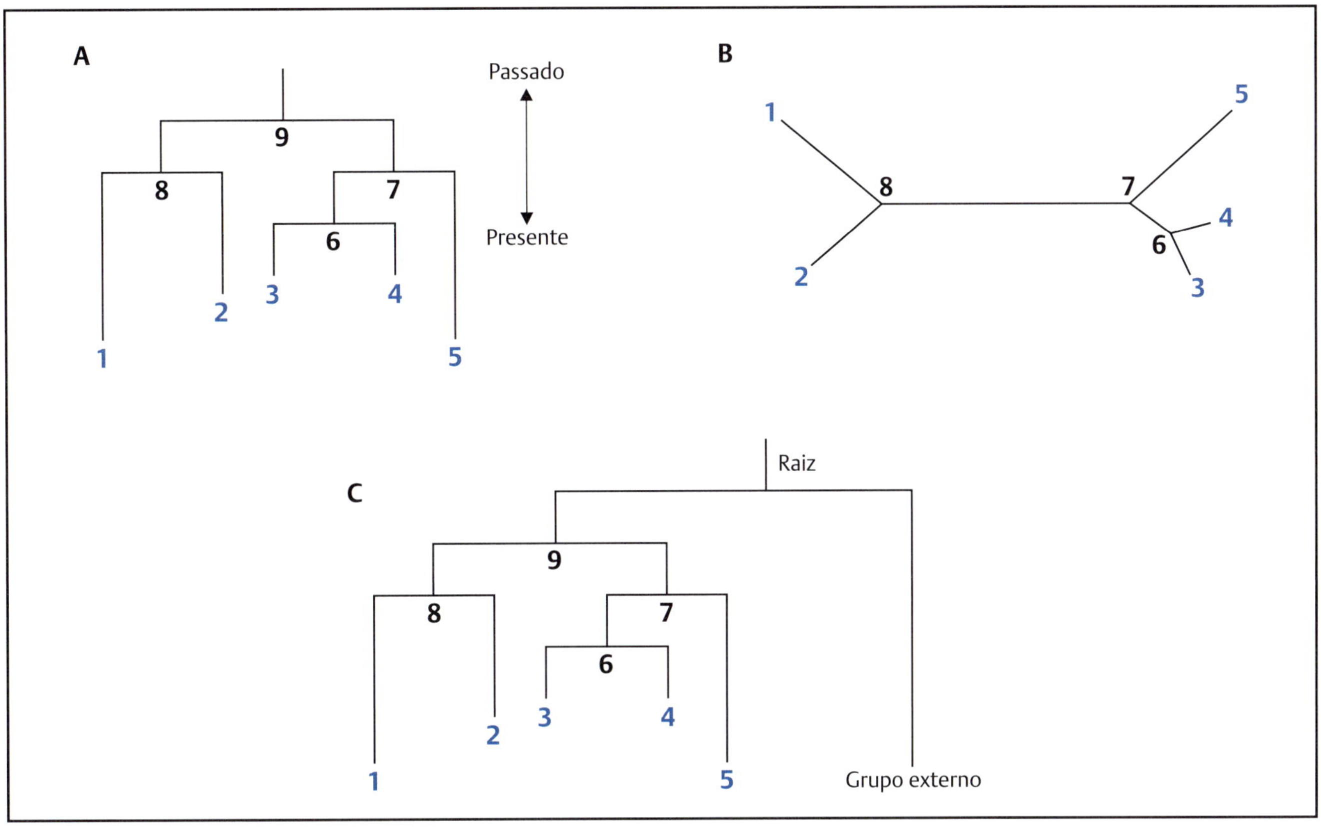

Fig. 3-3. Representação de diferentes tipos de árvores filogenéticas. (**A**) Árvore filogenética enraizada; (**B**) árvore filogenética não enraizada; e (**C**) árvore filogenética enraizada com a adição de um grupo externo.

A raiz em uma árvore filogenética representa o ancestral comum das sequências estudadas. Em tais árvore existe uma noção de tempo evolutivo, com os nós mais afastados da raiz representando os ancestrais comuns mais recentes dos táxons terminais da árvore. Algumas árvores não são enraizadas e, desta forma, mostram as relações de ramificação entre as sequências, mas não definem relações ancestrais. Uma árvore filogenética pode ser enraizada acrescentando à análise de sequências um grupo externo, isto é, uma sequência sabidamente relacionada com as demais (compartilhando um ancestral comum com o grupo de análise), mas distante o suficiente para ser considerada não pertencente aquele grupo. Por exemplo, em uma análise de sequências de vírus que infectam humanos, um grupo externo poderia ser uma sequência de vírus do mesmo gênero, mas que infecta apenas primatas não humanos (Fig. 3-3).

O número de topologias possíveis de árvores a serem construídas varia de acordo com o número de táxons terminais analisados e de possuírem ou não raiz. Este número é calculado através das seguintes fórmulas para árvores com raiz (a) e árvores sem raiz (b):

$$\text{(a)}\quad N_r = \frac{(2n-3)!}{2^{n-2}(n-3)!} \qquad \text{(b)}\quad N_u = \frac{(2n-5)!}{2^{n-3}(n-3)!}$$

Como mostrado no Quadro 3-1, à medida que o número de táxons terminais estudados aumenta para, por exemplo, vinte, o número de topologias possíveis é astronômico (mais de 2×10^{20}). Desta forma, a inferência filogenética pela reconstrução de árvores é um processo extremamente complexo onde a utilização de diversos algoritmos, modelos, parâmetros e métodos de maneira correta é fundamental para se alcançar uma suposição do processo evolutivo o mais próximo da realidade possível.

ETAPAS DA ANÁLISE FILOGENÉTICA DE SEQUÊNCIAS VIRAIS

O primeiro passo para obtenção da sequência de nucleotídeos de um genoma viral é a extração dos ácidos nucleicos a partir de uma amostra de interesse. Ao longo dos anos, diferentes metodologias foram descritas com base na desnaturação e digestão de proteínas seguida da extração dos ácidos nucleicos por solventes orgânicos e posterior precipitação com etanol. Atualmente, diversos *kits* comerciais direcionados para extração de ácidos nucleicos em diferentes tecidos e espécimes biológicos estão disponíveis, facilitando o processo como um todo, bem como estão disponíveis máquinas que realizam a extração de forma automatizada possibilitando análises de amostras em grande escala.[2]

A partir do ácido nucleico viral extraído, o próximo passo é a amplificação deste material genético. A principal estratégia de amplificação utilizada atualmente é a PCR, no caso de vírus cujo material genético é DNA, ou a RT-PCR onde os vírus que apresentam RNA como material genético terão seus ácidos nucleicos extraídos submetidos à uma etapa de

Quadro 3-1. Relação do Número de Topologias de Árvores Possíveis com a Quantidade de OTUs Analisadas

Número de OTUs	Número de árvores com raiz	Número de árvores sem raiz
2	1	1
3	3	1
4	15	3
5	105	15
6	945	105
7	10.395	945
8	135.135	10.395
9	2.027.025	135.135
10	34.459.425	2.027.025
11	654.729.075	34.459.425
12	13.749.310.575	654.729.075
13	316.234.143.225	13.749.310.575
14	7.905.853.580.625	316.234.143.225
15	213.458.046.676.875	7.905.853.580.625
16	6.190.283.353.629.625	213.458.046.676.875
17	191.898.783.962.510.625	6.190.283.353.629.375
18	6.332.659.870.762.850.625	191.898.783.962.510.625
19	221.643.095.746.699.771.875	6.332.659.870.762.850.625
20	8.200.794.532.637.891.559.375	221.643.095.476.699.771.875

transcrição reversa para originar uma cópia de DNA complementar (cDNA) com base no modelo de RNA. Uma alternativa à amplificação do DNA por PCR seria a clonagem do genoma viral em plasmídeos. Apesar de vantajosa por não necessitar de conhecimento prévio da sequência a ser analisada, a clonagem em plasmídeos é um método muito mais laborioso que necessita de alguns dias para ser finalizado enquanto a amplificação por PCR é fácil, rápida e a utilização de oligonucleotídeos iniciadores (*primers*) específicos garantem especificidade na obtenção de uma determinada região de interesse no genoma.

Uma questão pertinente relacionada com a estratégia de amplificação a ser utilizada em amostras virais é o fato dos vírus apresentarem altas taxas de mutação e possuírem a capacidade de se replicar muito mais rapidamente do que outros organismos celulares. A maioria dos vírus codifica em seu genoma uma enzima DNA ou RNA polimerase necessária para o seu ciclo replicativo que não possui atividade de correção de erros de incorporação de nucleotídeos durante a replicação do genoma viral. Esta alta taxa de mutação combinada com a rápida replicação faz com que os vírus circulem em seus hospedeiros na forma de diversas variantes genéticas distintas. Sob esta perspectiva, a amplificação dos ácidos nucleicos utilizando plasmídeos como vetor de clonagem vai gerar clones que representarão diferentes variantes genéticas do vírus e a escolha aleatória do clone a ser sequenciado pode não caracterizar a estirpe viral dominante na amostra. Por outro lado, esta estratégia de amplificação pode ser muito útil em estudos que buscam identificar subpopulações virais circulantes no hospedeiro. No caso da reação de PCR, a amplificação em ciclos a partir da massa de ácidos nucleicos extraídos tende a favorecer um produto final formado pela sequência da população viral majoritária presente na amostra sendo possível, apenas em alguns casos, deduzir a presença de populações virais heterogêneas pelo sequenciamento direto.

A definição de qual região do genoma será analisada é a primeira consideração a ser feita em qualquer estudo de comparação de sequências. Em geral, o genoma viral possui regiões mais variáveis como, por exemplo, genes estruturais que codificam as proteínas que ficam expostas ao sistema imunológico na superfície externa do envelope ou do capsídeo – a pressão seletiva do sistema imune favorece a variabilidade – e regiões mais conservadas como aquelas que codificam a enzima polimerase viral utilizada na replicação. De maneira geral, a comparação de sequências com alto grau de parentesco é mais esclarecedora quando feita a partir da análise de regiões mais variáveis enquanto regiões conservadas são mais adequadas para estudos comparativos de vírus geneticamente mais distantes. O conhecimento prévio de eventos de recombinação ou rearranjo genético, comuns a muitos vírus, pode ser bastante útil para se definir a necessidade de sequenciamento de mais de uma região genômica a fim de evitar que genes diferentes que podem apresentar dinâmicas evolutivas distintas induzam uma relação filogenética equivocada entre as sequências.

Outro fator importante a ser considerado para a escolha da região genômica a ser estudada é a quantidade de dados de sequências daquela região disponível nas bases de dados genéticos públicas como o *GenBank*, *European Molecular Biology Laboratory* (EMBL) ou *DNA Data Bank of Japan* (DDBJ). A disponibilidade de uma grande quantidade de sequências é muito útil quando um estudo de epidemiologia molecular busca identificar a similaridade de determinada sequência com outras encontradas no mesmo local ou em territórios distantes.

Se, por um lado, a presença de um grande número de sequências de determinada região genômica pode ser considerada uma pista de que tal região é apropriada para a realização de um estudo, tal inferência deve ser analisada com cautela. Um exemplo disso é o estudo do genoma do HIV tipo 1. Os bancos de dados genéticos possuem consideravelmente mais sequências relativas ao gene *env* - que codifica as glicoproteínas externas gp120 e gp41 e contém regiões altamente variáveis – do que sequências relativas aos genes *gag* e *pol* que codificam as proteínas internas do virion e a polimerase viral, respectivamente. Nos últimos anos, grupos de pesquisa vêm criticando a escolha de tal região como alvo para análises filogenéticas pelo fato de a alta variabilidade poder acarretar em uma evolução convergente, isto é, uma evolução independente levar a duas sequências quase idênticas ao acaso (homoplasia) ao invés de possuírem uma similaridade por compartilharem um ancestral comum (homologia), o que, em última instância, acarretaria em uma análise filogenética equivocada.[11]

Uma vez definida a região genômica e realizada a amplificação do material genético viral, o produto amplificado deve ser purificado e submetido a uma reação de sequenciamento com oligonucleotídeos iniciadores específicos. Com a finalidade de contornar possíveis erros de leitura durante o sequenciamento é recomendável a utilização de oligonucleotídeos iniciadores que atuem em ambas as direções do produto molde e que apresentem alguma região de sobreposição para facilitar a posterior montagem da sequência. Durante a reação de sequenciamento, os quatro diferentes didesoxirribonucleotídeos terminadores de cadeia, cada um marcado com um tipo específico de fluorescência que emite luz em determinado comprimento de onda, serão incorporados a medida que ocorre a extensão de novas fitas tendo como molde o produto amplificado. Uma nova purificação deve ser realizada após a reação de sequenciamento para remover o excesso de didesoxirribonucleotídeos marcados que não foram incorporados às novas fitas marcadas antes do processo de separação e leitura das sequências em um sequenciador automático. Apesar de ser um equipamento caro e que requer uma manutenção constante, o sequenciador automático é essencial para a realização de trabalhos que necessitam um grande volume de dados de sequências. O resultado final é apresentado na forma de uma sequência de nucleotídeos definida através de um eletroferograma onde é realizada a leitura dos picos emitidos pelas diferentes fluorescências (Fig. 3-4). O arquivo de computador gerado pode ser lido em diversos programas como, por exemplo, BioEdit, MEGA e SeqMan (do pacote Lasergene) onde deve ser feita a montagem da sequência final a partir dos fragmentos obtidos com os diferentes oligonucleotídeos específicos utilizados.

IMPORTÂNCIA DO ALINHAMENTO

A filogenia tradicional compara características morfológicas entre diferentes espécies visando inferir as relações de parentesco entre elas. Para isso, as comparações devem ser realizadas entre características fenotípicas homólogas de cada uma das espécies, isto é, traços que se desenvolveram a partir de uma característica ancestral comum, não fazendo sentido, por exemplo, comparar o crânio de uma espécie com o membro dianteiro de outra espécie.

Da mesma forma, na filogenia molecular, quando comparamos sequências de DNA para observar similaridades e diferenças é primordial que cada um dos caracteres (neste caso, sítios de nucleotídeo) em uma espécie (neste caso, sequência) corresponda ao mesmo sítio em uma outra sequência, o que chamamos de homologia posicional. Para isso, após a geração de sequências nucleotídicas, o correto alinhamento múltiplo de sequências é uma etapa crucial que irá definir a qualidade da análise filogenética uma vez que tal alinhamento constitui o conjunto de dados base que possibilitará a reconstrução de filogenias.

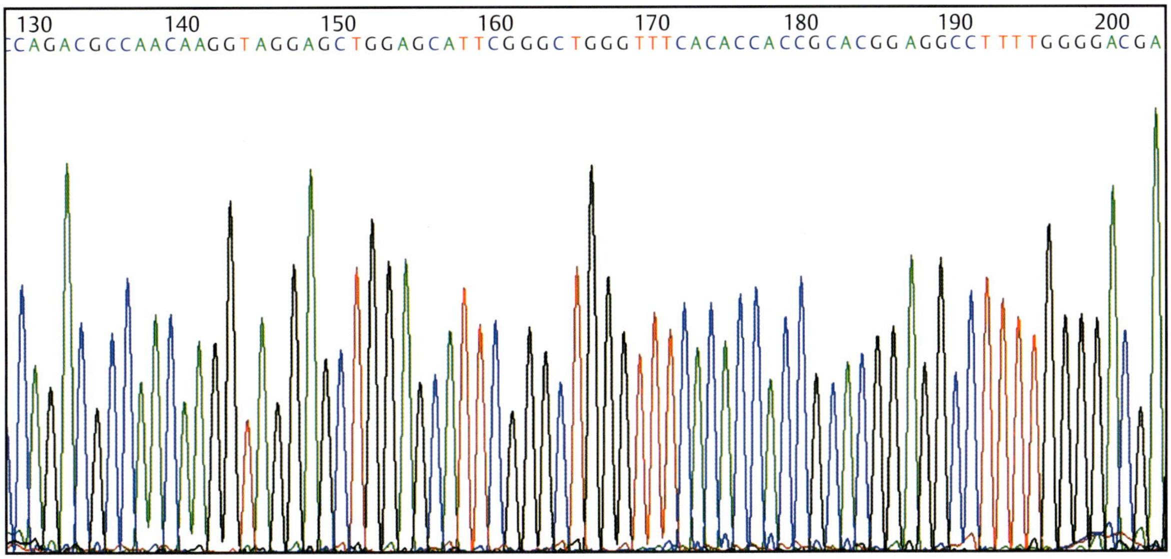

Fig. 3-4. Exemplo de um eletroferograma gerado a partir da emissão de luz pela fluorescência específica associada a determinado nucleotídeo e captura dos diferentes comprimentos de onda por sensores em um sequenciador automático.

O alinhamento múltiplo de sequências pode apresentar vários níveis de dificuldade sendo, em geral, mais difícil alcançar o alinhamento correto quando as sequências são mais divergentes. Quando a comparação é realizada entre sequências intimamente relacionadas, o alinhamento torna-se mais simples pelo fato da divergência entre as sequências ser menor. No entanto, ao alinhar sequências mais divergentes, como geralmente acontece no estudo de vírus que possuem uma alta taxa de variabilidade, muitas vezes se faz necessária a introdução de lacunas (do inglês, *gaps*) no interior do alinhamento para lidar com as perdas e ganhos de nucleotídeos (deleções e inserções) ocorridas ao longo da evolução, fato este que torna o alinhamento correto mais complicado.

O alinhamento pode ser feito de uma forma global ou local. O alinhamento global caracteriza-se por buscar uma correspondência em toda a extensão das sequências que estão sendo comparadas, o que normalmente é o foco de interesse para a realização de uma análise filogenética. O alinhamento local busca apenas segmentos nas sequências que possuam alta similaridade ("ilhas" de correspondência), não levando em consideração as regiões adjacentes a estes segmentos, e é bastante utilizado para procurar similaridades em bancos de dados como, por exemplo, o BLAST (*Basic Local Alignment Search Tool*).

Apesar de poderem ser feitos manualmente, existem diversas ferramentas computacionais como, por exemplo, o ClustalW, Pileup (do pacote GCG, Genetic Computer Group), BioEdit e MegAlign (do pacote Lasergene), que estabelecem diferentes parâmetros e critérios de otimização para a montagem automatizada do alinhamento auxiliando bastante o processo (Fig. 3-5). A computação automatizada do melhor alinhamento depende de alguns parâmetros pré-definidos que podem ser alterados como os valores de penalidade atribuídos para a criação de lacunas na sequência (do inglês, *gap opening*) e para a extensão destas lacunas (do inglês, *gap extension*). Em geral, valores de penalidade maiores do que o utilizado como padrão restringem a criação e o tamanho de lacunas durante o processamento do alinhamento.[12] A inspeção cuidadosa do resultado final com a edição manual de alguns pontos pelo pesquisador geralmente aperfeiçoa o alinhamento uma vez que este pode levar em consideração algumas particularidades conhecidas das sequências em estudo que não são empregadas pelo programa computacional.[2]

MODELOS DE SUBSTITUIÇÃO DE NUCLEOTÍDEOS (MODELOS EVOLUTIVOS) E TAXA DE HETEROGENEIDADE INTERSÍTIOS

Partindo do pressuposto que à medida que o tempo vai passando, desde que duas sequências divergiram de seu ancestral comum, as diferenças entre as sequências vão aumentando, um primeiro olhar sobre a inferência filogenética nos leva a crer que simplesmente contar o número de diferenças entre duas sequências e entre grupos de sequências similares seria suficiente para estabelecer uma noção de tempo de divergência entre eles.[13] No entanto, fatores importantes inerentes às sequências de nucleotídeos tornam a reconstrução filogenética um problema muito mais complexo. Além da taxa de evolução de sequências não ser constante através do tempo, cada posição do códon evolui em taxas diferentes assim como diferentes regiões dentro de uma mesma sequência ou até mesmo dentro de um mesmo gene. A terceira posição do códon é frequentemente redundante, assim, a substituição de um nucleotídeo nesta posição muitas vezes não altera o aminoácido codificado pelo códon (alteração sinônima) fazendo com que tal posição seja mais variável do que a primeira posição. Esta, ao contrário, é conservada para a maioria dos aminoácidos fazendo com que a substituição de um nucleotídeo comumente ocasione a mudança do aminoácido codificado (alteração não sinônima). Mudanças de aminoácidos podem trazer significativas mudanças na estrutura da proteína e, por isso, sofrem uma pressão seletiva maior fazendo com que substituições de nucleotídeos na primeira posição do códon possuam uma taxa de evolução menor do que os nucleotídeos que geralmente levam à uma alteração silenciosa. Desde o final da década de 1960, modelos matemáticos foram

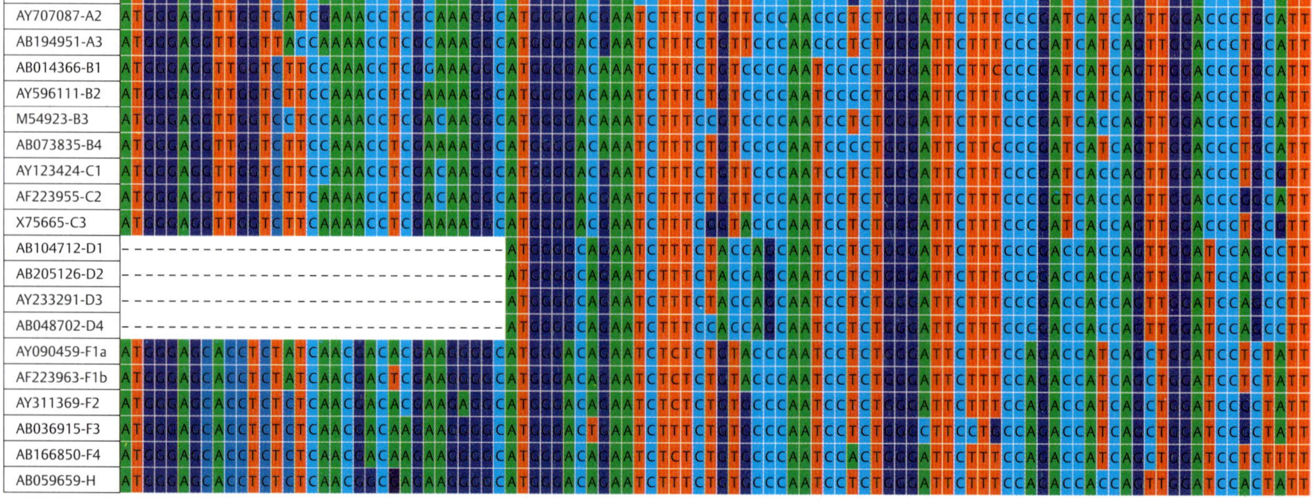

Fig. 3-5. Exemplo de um alinhamento múltiplo de sequências dos diferentes subgenótipos do HBV realizado com o ClustalW presente no programa MEGA 4. Neste alinhamento podemos observar a deleção de 33 nucleotídeos comuns a todas as sequências do genótipo D do vírus.

propostos com a finalidade de corrigir as distâncias genéticas observadas de forma a representarem situações mais condizentes com a realidade. Tais modelos são chamados de modelos de substituição de nucleotídeos ou modelos evolutivos.

O primeiro modelo de correção de distâncias genéticas foi proposto por Jukes e Cantor (JC) em 1969.[14] Este modelo assume a possibilidade de ocorrência de múltiplas substituições em um sítio da sequência, considerando que todos os nucleotídeos ocorrem em frequências iguais (25%) e que todas as substituições de nucleotídeos são igualmente prováveis, isto é, todos os nucleotídeos possuem a mesma probabilidade de mudar para qualquer um dos outros nucleotídeos.

A partir da década de 1980, conforme o número de sequências determinadas aumentava, novos modelos evolutivos mais realistas foram propostos como o Kimura 2-Parâmetros (K2P) onde uma nova forma de corrigir as distâncias genéticas atribuía pesos diferentes para a ocorrência de transições (substituição de uma purina por outra purina ou de uma pirimidina por outra pirimidina) e transversões (substituição de uma purina por uma pirimidina ou vice-versa).[15]

O modelo de evolução de Felsenstein (F81) não atribui diferentes taxas de substituição para nucleotídeos mas assume que a frequência de nucleotídeos possa ser desigual, por exemplo, com a base guanina podendo ocorrer mais frequentemente do que as demais em determinado genoma.[16]

Outros modelos combinaram parâmetros para diferenças nas taxas de substituição e para diferenças na frequência de nucleotídeos. No modelo proposto por Hasegawa, Kishono e Yano (HKY85), por exemplo, além de ser levado em conta uma frequência desigual de nucleotídeos, são consideradas taxas diferenciadas de substituição para as transições e transversões.[17] O modelo GTR (General Time Reversible) assume dez parâmetros para a correção das distâncias genéticas considerando a frequência de cada nucleotídeo desigual e ainda uma taxa de substituição própria para cada mudança, isto é, uma alteração de A para G teria um valor diferente de uma alteração de A para T e ainda outro valor de A para C e assim por diante.[18] Este modelo adota uma matriz de substituição simétrica onde as mudanças de nucleotídeos são reversíveis, ou seja, a taxa de substituição de C para T é igual a taxa de

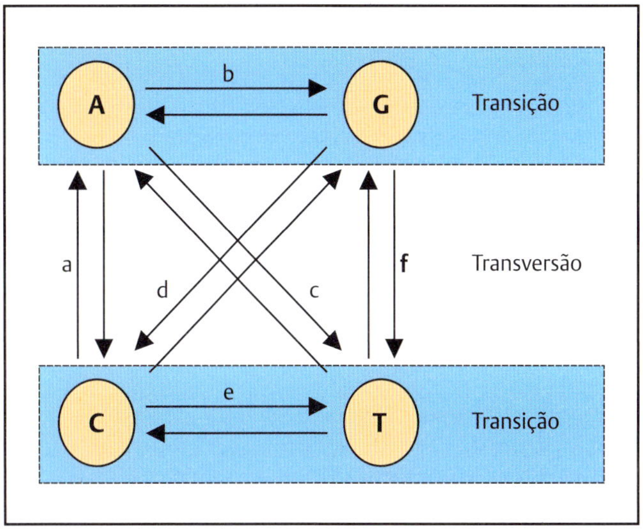

Fig. 3-6. Diagrama utilizado para mostrar o modelo de substituição do DNA entre as quatro bases nucleotídicas. Este diagrama deve ser analisado juntamente com o Quadro 3-2. (Fonte: Adaptada de Bos e Posada, 2005, Using models of nucleotide evolution to build phylogenetic trees).[19]

substituição de T para C, por exemplo. A Figura 3-6 e o Quadro 3-2 apresentam exemplos dos modelos mais comumente utilizados atualmente.

Outros parâmetros além daqueles estimados pelos diferentes modelos evolutivos (frequência e taxa de substituição de nucleotídeos) devem ser considerados na reconstrução. Um deles diz respeito à taxa de variação intersítios, isto é, a diferenças nas taxas evolutivas em diferentes posições dentro de uma mesma sequência ou mesmo gene. No vírus HIV, por exemplo, o gene *env* é mais variável do que os genes *gag* e *pol* e mesmo dentro do próprio gene *env* algumas regiões hipervariáveis possuem mais substituições do que outras regiões mais conservadas.[11]

O método mais utilizado para levar em consideração a heterogeneidade entre os sítios dentro de uma sequência é a distribuição gama (Γ), que analisa, estatisticamente, a taxa de variação independentemente do modelo evolutivo

Quadro 3-2. Exemplos de Modelos de Substituição de Nucleotídeos Comumente Utilizados

Modelo	**Parâmetros**		
	Número de parâmetros	**Frequência (π) de nucleotídeos**	**Taxa de substituição**
JC	1	Não incluída	a=b=c=d=e=f
F81	4	πA, πC, πG, πT	Não incluída
K2P	2	Não incluída	a=c=d=f, b=e
HKY85	6	πA, πC, πG, πT	a=c=d=f, b=e
SYM	6	Não incluída	a, b, c, d, e, f
TrN	7	πA, πC, πG, πT	a=c=d=f, b, e
GTR	10	πA, πC, πG, πT	a, b, c, d, e, f

JC: Jukes-Cantor; F81: Felsenstein; K2P: Kimura 2-parâmetros; KMY85: Hasegawa-Kishono-Yano; SYM: Symmetrical; TrN: Tamura-Nei; GTR: General time reversible. (Fonte: adaptado de Bos e Posada, 2005, *Using models of nucleotide evolution to build phylogenetic trees.*)

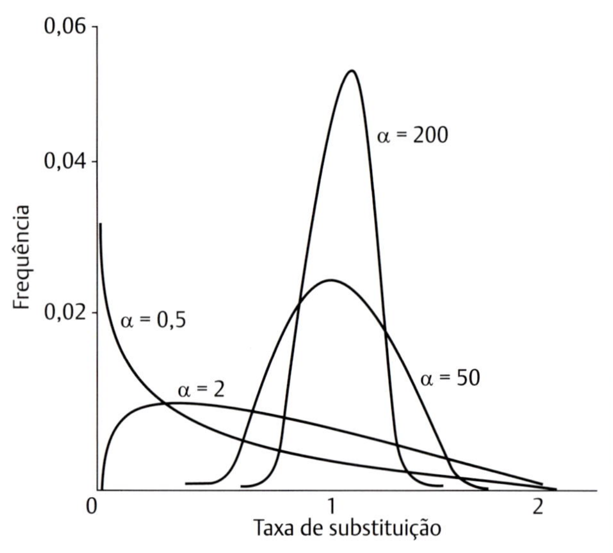

Fig. 3-7. Gráfico mostrando distribuições gama calculadas utilizando-se diferentes parâmetros de forma (α). (Fonte: Adaptada de Bos e Posada, 2005, *Using models of nucleotide evolution to build phylogenetic trees.*)[19]

utilizado, podendo, assim, ser adicionado a qualquer modelo de escolha. Por exemplo, caso o modelo de substituição de nucleotídeos escolhido para análise seja o GTR com adição da distribuição gama, a descrição do modelo seria GTR+Γ. Diferentes distribuições gama são controladas por um único parâmetro, chamado de alfa (α) ou parâmetro de forma (do inglês *shape parameter*) que é determinado pelo número de sítios de nucleotídeos que apresentam taxas de substituição variadas. Um valor de $\alpha < 1$ indica que existe uma grande variação intersítios em uma sequência, ou seja, os nucleotídeos não evoluem a uma taxa de substituição semelhante resultando que a maior parte da variação observada na sequência é oriunda de poucos sítios que evoluem muito rapidamente quando comparado com os demais. Valores maiores que α indicam menor taxa de heterogeneidade entre os sítios. Quanto maior o parâmetro de forma, a distribuição gama assume um formato de sino onde a maioria dos sítios apresenta taxas de evolução intermediárias e similares com poucos nucleotídeos evoluindo a taxas muito altas ou muito baixas, tornando a taxa de variação inter-sítios pouco significativa para a análise das sequências em questão (Fig. 3-7).[19]

A inferência filogenética, por meio da reconstrução de árvores evolutivas, é, na realidade, uma suposição do caminho da evolução para um determinado conjunto de dados e não deve ser encarado como uma verdade absoluta. Os diferentes modelos evolutivos existentes são ferramentas muito úteis para se obter uma melhor estimativa das distâncias evolutivas entre sequências e, consequentemente, estabelecer os comprimentos dos ramos de uma árvore de forma a se chegar em uma topologia mais próxima da realidade. Desta forma, a escolha do modelo evolutivo mais apropriado para um determinado conjuntos de dados pode fazer uma grande diferença para o resultado final da inferência filogenética, podendo, em alguns casos, ser mais importante do que o próprio método de reconstrução filogenética escolhido para a análise.

Existem diversas estratégias utilizadas para se determinar qual o modelo de substituição de nucleotídeos mais apropriado para um conjunto de dados. Tratam-se de métodos com rigoroso suporte estatístico com base em conceitos de verossimilhança e inferência bayesiana que comparam os diferentes modelos de substituição de nucleotídeos de acordo com o alinhamento de sequências que você deseja analisar.

Os testes estatísticos para escolha do modelo de substituição de nucleotídeos são projetados para comparar dois modelos diferentes ou para testar a adequação global de um determinado modelo. O teste LRT (*Likelihood Ratio Test*) é o mais comumente utilizado em trabalhos de análise filogenética e realiza a comparação entre dois modelos de evolução avaliando a significância estatística do aumento de adequação para os dados de modelos de substituição alternativos a medida que o número e tipos de parâmetros aumentam. Estimativas de verossimilhança são obtidas para cada modelo após a entrada dos dados e geração de uma topologia de árvore inicial. Testes de hipóteses são realizados para cada modelo alternativo comparado com um modelo nulo, determinando um valor de p para significância. Após vários testes com modelos progressivamente mais complexos, estes são classificados, hierarquicamente, para seleção do modelo mais simples que melhor explica os dados analisados entre o conjunto de modelos possíveis.

Outros testes para a seleção do modelo evolutivo mais apropriado são o AIC (*Akaike Information Criterion*) e o BIC (*Bayesian Information Criterion*) que utilizam uma abordagem diferente onde todos os modelos possíveis são comparados simultaneamente.[20] O AIC é similar ao LRT pelo fato dos modelos candidatos serem comparados em um contexto dos dados e de uma topologia de árvore inicial. As verossimilhanças para os modelos, no entanto, são penalizadas pelo número de parâmetros estimados e convertidas em uma estimativa de distância informacional. Testes de hipóteses entre os modelos não são realizados e a decisão pelo modelo mais adequado é realizada acessando a diferença relativa dos valores obtidos por cada modelo candidato e não pela escolha do modelo com maior valor de AIC. O BIC difere do AIC na medida que leva em consideração, além do número de parâmetros, o tamanho amostral.[21]

Um programa de informática capaz de realizar esses testes chama-se Modeltest que, executado em conjunto com o programa PAUP* (*Phylogenetics Analysis Using Parcimony* and other methods*), possibilita a comparação de mais de 50 modelos evolutivos com diferentes parâmetros.[12] Os cálculos para os testes LRT, BIC e AIC são realizados com base nas pontuações de verossimilhança atribuídas pelo PAUP* para um determinado alinhamento de sequências e uma árvore filogenética de partida. Ao final da análise, o Modeltest indica o melhor modelo evolutivo para determinado conjunto de sequências, além de valores para a frequência de cada nucleotídeos e para o parâmetro de forma da distribuição gama, caso se aplique. Recentemente, uma versão do programa chamada jModeltest,[22] compatível com os sistemas operacionais mais comuns e que funciona independente do programa PAUP* além de permitir a comparação de mais de 80 combinações de modelos evolutivos e parâmetros, foi disponibilizada gratuitamente no servidor *web* dos desenvolvedores do Modeltest, no endereço: http://darwin.uvigo.es/software/jmodeltest.html.

A Figura 3-8 exemplifica um caso onde árvores filogenéticas representando o mesmo conjunto de dados foram construídas a partir da utilização de modelos de substituição de nucleotídeos diferentes. Neste exemplo, buscou-se estabelecer a relação filogenética através da reconstrução de árvores entre nove taxa utilizando sequências de DNA do gene LMP7, gene que codifica um membro da família dos proteassomas tipo B.[19] A utilização de um modelo de substituição de nucleotídeos mais simples, que não possui uma matriz de substituição especificando diferentes taxas de substituições entre os diferentes pares de nucleotídeos (modelo rejeitado pelos testes estatísticos para seleção do modelo mais apropriado), gerou uma árvore filogenética em que o sapo e os tubarões compartilham um ancestral comum mais recente, formando um clado que seria um grupo irmão de um outro clado em que mamíferos e peixes teleósteos compartilham um ancestral comum mais recente (Fig. 3-8A). A utilização do modelo de substituição mais apropriado escolhido pelos critérios estatísticos dos testes possibilitou a reconstrução de uma árvore considerada mais correta para o conjunto de dados analisados, isto é, uma árvore em que sapo e mamíferos formaram um clado representando os tetrápodes enquanto os peixes formaram um grupo monofilético (Fig. 3-8B).[19] Este exemplo mostra como a escolha do modelo evolutivo mais apropriado para um determinado conjuntos de dados pode fazer uma grande diferença para o resultado final da inferência filogenética.

MÉTODOS DE INFERÊNCIA FILOGENÉTICA

A reconstrução de uma árvore filogenética pode ser realizada por diversos métodos diferentes. De uma maneira geral, podemos dividir os diferentes métodos em duas categorias: métodos com base em distância (também chamados de métodos de algoritmos) e métodos fundamentados em caracteres (também chamados de métodos de busca de árvores) (Fig. 3-9).

Os métodos com base em distância utilizam um algoritmo para determinar as distâncias genéticas entre todas as sequências analisadas par a par. O cálculo das distâncias (número de diferenças entre cada par de sequências) é realizado incorporando um modelo de substituição de nucleotídeos (ressaltando novamente a importância em escolher o modelo mais adequado para o conjunto de sequências em análise) e os resultados são dispostos em uma matriz de distância. A partir dos dados numéricos desta matriz, uma árvore é construída por um agrupamento progressivo de maneira que sequências mais similares se agrupem mais próximas umas as outras enquanto sequências com menor grau de parentesco assumem posições mais distantes na árvore.[23] Alguns métodos filogenéticos com base em distância são o método dos quadrados mínimos, evolução mínima, UPGMA (*unweighted pair group method using arithmetic averages*) e o *neighbor-joining*.

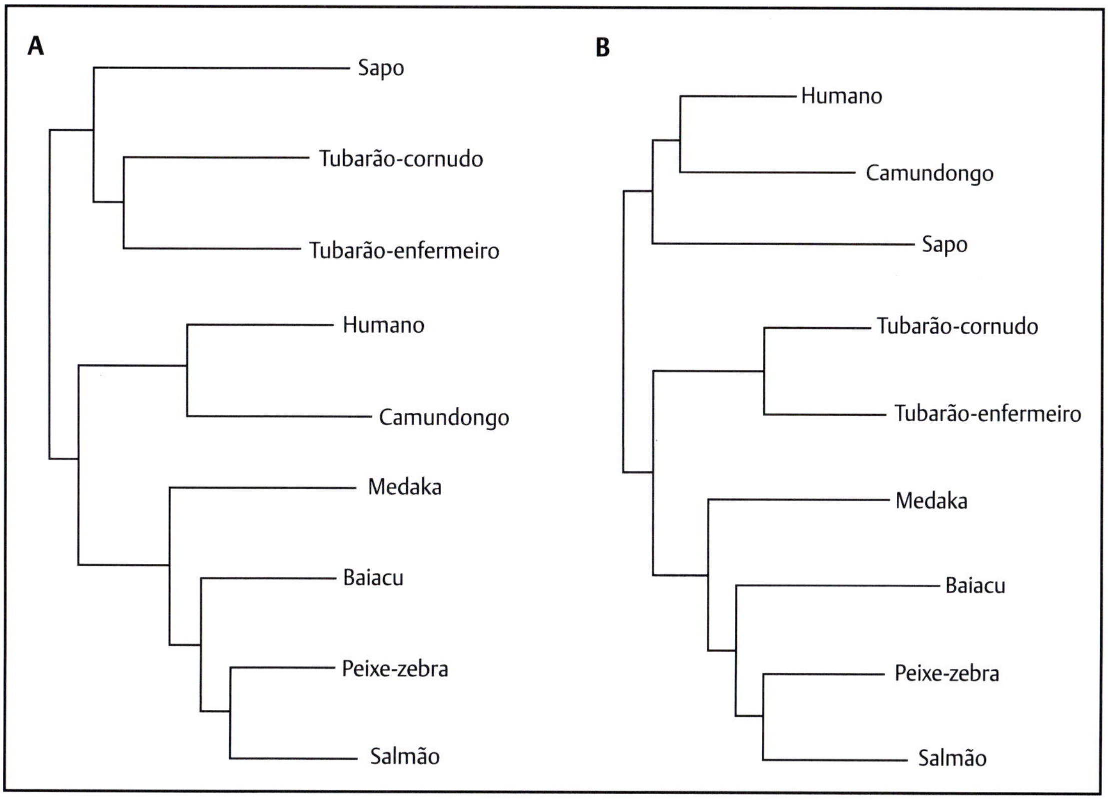

Fig. 3-8. Árvores filogenéticas geradas a partir de diferentes modelos de substituição de nucleotídeos. (**A**) Árvore gerada a partir de um modelo evolutivo mais simples rejeitado nos testes estatísticos para escolha do modelo mais apropriado. (**B**) Árvore gerada a partir do modelo mais apropriado para este conjunto de dados após a realização de testes estatísticos de verossimilhança. (Fonte: Adaptada de Bos e Posada, 2005, Using models of nucleotide evolution to build phylogenetic trees.)[19]

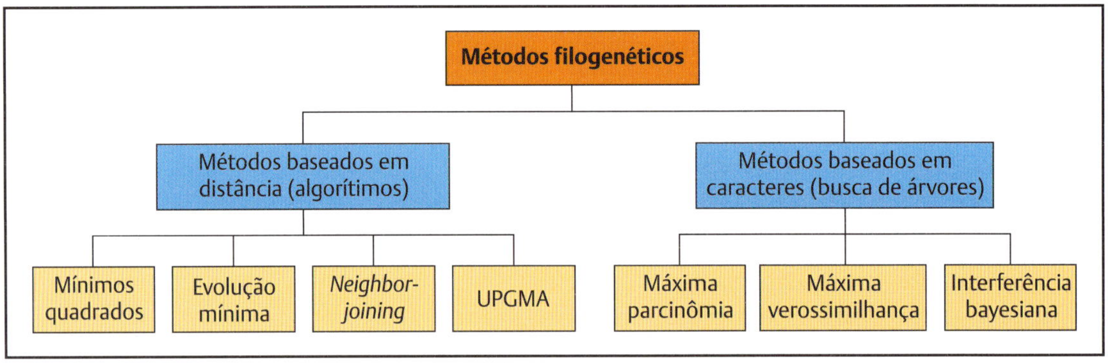

Fig. 3-9. Representação dos principais métodos para reconstrução de árvores filogenéticas.

O métodos dos quadrados mínimos[24] mede as diferenças entre as distâncias calculadas na matriz de distância e as distâncias esperadas na árvore entre duas sequências, isto é, a soma dos comprimentos dos ramos que ligam uma sequência à outra:

$$Q_{LS} = \sum_{i=1}^{n} \sum_{j=1}^{n} (D_{ij} - d_{ij})^2$$

O valor de D_{ij} representa a distância calculada na matriz de distância entre as sequências i e j e o valor de d_{ij} é a distância entre as duas sequências observada em determinada árvore. A soma residual de quadrados (chamada de Q_{LS}) de todas as topologias possíveis é calculada e a topologia que apresentar menor valor de Q_{LS} é considerada a árvore ideal.

O método de evolução mínima[25] estima o comprimento de cada uma das topologias de árvores possíveis por meio do cálculo do somatório dos comprimentos de todos os ramos da árvore. Pelo critério da evolução mínima, a reconstrução de árvore considerada a mais provável é aquela que apresenta o menor comprimento.

O método UPGMA assume a existência de um relógio molecular, uma hipótese que considera que a taxa evolutiva dentro de um grupo é constante ao longo do tempo, fato este que torna este método pouco recomendado para análise de sequências, especialmente de vírus, cujas taxas de evolução não são uniformes. Este método considera que as duas sequências mais similares possuem sempre o maior grau de parentesco, unindo-as uniformemente no início da construção da árvore. A árvore filogenética é dita aditiva, pois pares de sequências com menores distâncias genéticas vão sendo sucessivamente adicionados à árvore que, ao final, contará com todas as sequências distribuídas de maneira equidistante da raiz.

O *neighbor-joining*[26] é um algoritmo de agrupamento e opera a partir de uma árvore em forma de estrela (com todos os ramos saindo de um ponto central) inicial na qual, com base na distância entre os táxons, pares de táxons são sucessivamente escolhidos para juntarem-se até que a árvore final seja obtida. A ordem de junção dos táxons é definida pelo cálculo do comprimento do ramo do novo nó. Os táxons escolhidos são aqueles cujo comprimento do ramo formado resultará no menor valor de somatório de todos os ramos, considerando todas as junções possíveis, minimizando, assim, o comprimento da árvore-estrela. A partir do momento que os dois táxons são agrupados, eles passam a ser representados pelo seu ancestral comum, sendo a matriz de distância original atualizada com o nó representativo do ancestral comum substituindo os dois táxons originais. O processo continua sucessivamente até que todos os táxons tenham sido agrupados e, consequentemente, a árvore final estabelecida (Fig. 3-10).[27]

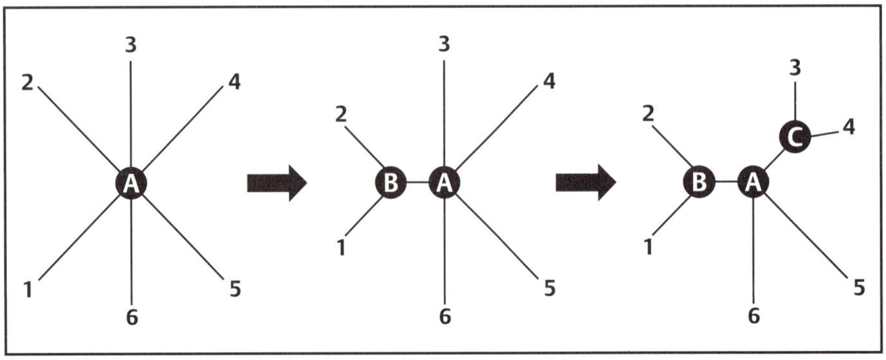

Fig. 3-10. Representação do algoritmo *neighbor-joining*. Uma árvore-estrela inicial tem dois nós agrupados na árvore (nós 1 e 2), reduzindo o número de nós na raiz (nó A) em uma unidade. Os dois táxons agrupados passam a ser representados por seu ancestral comum (nó B). A matriz de distância original é sucessivamente atualizada à medida que novos táxons são agrupados (3 e 4) e representados por um novo nó (nó C) até chegar a construção final da árvore.

A segunda categoria de métodos para inferir as relações filogenéticas, chamados métodos com base em caracteres, é formada por metodologias que operam diretamente nas sequências de DNA ou em funções derivadas de sequências e não na comparação das distâncias par a par. Desta forma, os métodos pautados em caracteres evitam a perda de informações que ocorre quando as sequências são convertidas em distâncias,[28] uma vez que eles analisam cada nucleotídeo ou aminoácido em cada posição do alinhamento diretamente. Os métodos que utilizam essa estratégia são a máxima parcimônia, a máxima verossimilhança e a inferência bayesiana.

A máxima parcimônia foi desenvolvida originalmente para analisar caracteres morfológicos, passando a ser utilizada em dados moleculares no final da década de 1970. A máxima parcimônia define a escolha da árvore ideal como sendo aquela onde o menor número de mudanças evolutivas (substituições de nucleotídeos) foi necessária para que fossem explicadas as diferenças observadas entre as sequências alinhadas. O método de máxima parcimônia minimiza o número de mudanças em uma árvore filogenética atribuindo estados de caracteres para nós interiores da árvore. O comprimento de um determinado caractere (ou sítio) é o número mínimo de mudanças necessárias para aquele sítio, enquanto a pontuação da árvore é a soma dos comprimentos de caracteres de todos os sítios. A árvore de máxima parcimônia é a aquela que apresenta o menor valor de pontuação da árvore. Os sítios informativos para uma análise por parcimônia são aqueles onde pelo menos dois caracteres distintos são observados, sendo cada um presente em pelo menos duas sequências. Alguns sítios dentro de um alinhamento de sequências não são úteis para a comparação de árvores por parcimônia. Sítios constantes onde o mesmo nucleotídeo é observado em todas as sequências sob análise possuem um valor de comprimento de caractere igual a zero em qualquer árvore gerada. Sítios onde apenas uma das sequências possui um nucleotídeo diferente, enquanto todas as demais sequências possuem o mesmo nucleotídeo também não são informativos uma vez que o comprimento de caractere vai ser sempre igual a um.[27] A análise por máxima parcimônia não leva em consideração possíveis homoplasias, como substituições convergentes, paralelas ou revertidas, fazendo com que sua utilização seja adequada principalmente para sequências com uma alta similaridade. As vantagens de uma análise por máxima parcimônia são sua simplicidade, a facilidade de descrever e compreender o método, e a possibilidade de ser submetida a uma análise matemática rigorosa. A simplicidade da metodologia também possibilita o desenvolvimento de algoritmos computacionais eficientes, fazendo com que as análises não exijam computadores com grandes recursos de processamento. A principal deficiência da parcimônia é a falta de pressupostos explícitos, o que torna praticamente impossível a incorporação de qualquer conhecimento prévio do processo de evolução das sequências na reconstrução da árvore.[27] Os programas PAUP, MEGA e TNT (*Tree analysis using New Technology*) são alguns exemplos de ferramentas computacionais que possibilitam a reconstrução de árvores com base na máxima parcimônia.

A máxima verossimilhança é um método estatístico utilizado para um amplo espectro de análises desenvolvido na década de 1920 por Ronald A. Fisher para estimar parâmetros desconhecidos em um modelo. Na análise filogenética, seu conceito é empregado para buscar a árvore ideal a partir da definição de um modelo evolutivo. O modelo de evolução pode ser empírico, derivado de pressupostos gerais sobre evolução de sequências, ou paramétrico, escolhido com base no conjunto de dados a ser analisado. Com base no modelo escolhido, a máxima verossimilhança escolhe a árvore que, de todas as árvores, é a que é mais provável de ter produzido os dados observados. Dois passos de otimização estão envolvidos na estimativa de uma árvore por máxima verossimilhança: a otimização dos comprimentos dos ramos para calcular a pontuação de cada árvore candidata e uma busca no espaço de árvores possíveis para encontrar aquela com a máxima verossimilhança. De um ponto de vista estatístico, a topologia da árvore é um modelo em vez de um parâmetro, enquanto que os comprimentos dos ramos em determinada árvore e os parâmetros de substituição definidos são os parâmetros que compõe aquele modelo. A inferência de uma árvore filogenética por máxima verossimilhança é, desta forma, equivalente à comparação de uma multiplicidade de modelos estatísticos, cada um com o mesmo número de parâmetros. Com a máxima verossimilhança, um pesquisador pode escolher entre os diferentes modelos de evolução e parâmetros existentes para um determinado conjuntos de dados, a partir dos quais o programa irá procurar a árvore mais provável. A principal vantagem da análise por máxima verossimilhança é que a metodologia é fundamentada em uma teoria estatística poderosa que possibilita a aplicação de testes de hipóteses estatísticas robustos e um significativo refinamento das árvores filogenéticas resultantes. No entanto, paradoxalmente, toda essa robustez e força estatística acabam formando o ponto fraco deste tipo de metodologia. Em razão de sua complexidade, a máxima verossimilhança demanda grande recursos computacionais tornando impraticável a realização de uma análise de um conjunto de dados com mais de 30 sequências em um computador padrão. Alguns programas computacionais que permitem a realização de uma inferência filogenética por máxima verossimilhança são o PHYLIP (*Phylogeny Inference Package*), o PAUP, o PhyML e, mais recentemente, a versão 5 do programa MEGA.

A inferência bayesiana é uma metodologia geral de inferência estatística intimamente relacionada com a máxima verossimilhança. Ela difere da máxima verossimilhança pelo fato dos parâmetros em um determinado modelo serem considerados variáveis aleatórias que possuem distribuição estatística. Antes da análise dos dados, uma distribuição prévia é designada aos parâmetros que será combinada com a verossimilhança dos dados para gerar uma distribuição posterior. Todas as inferências realizadas a partir dos parâmetros dados são com base na distribuição posterior obtida.[27] Desta forma, diferentemente da máxima verossimilhança, as probabilidades não são estimadas fundamentadas em modelos *a priori* mas após algum tipo de conhecimento sobre os dados, ou seja, a análise é realizada com probabilidades *a posteriori*.[12] A hipótese considerada ideal é aquela que maximiza a probabilidade posterior. A probabilidade posterior de uma hipótese é proporcional à verossimilhança multiplicada pela probabilidade prévia daquela hipótese ser correta. A análise primária de uma inferência bayesiana produz tanto uma estimativa de uma árvore como também uma medida de incerteza para os grupos formados na árvore.

O método bayesiano permite a implementação de modelos de evolução de sequências complexos que possibilitam a resolução de questões como a estimativa do tempo de divergência entre determinadas sequências, a localização de resíduos com importância para a seleção natural ao longo do tempo, e a detecção de pontos de recombinação.[13] O método bayesiano emprega a teoria da probabilidade e o algoritmo de Cadeia Markov Monte Carlo (MCMC, do inglês *Markov Chain Monte Carlo*), usado para aproximar distribuições de probabilidade numa grande variedade de contextos. Este algoritmo funciona por meio de uma série de etapas que objetivam formar uma cadeia conceitual. Em cada etapa, um novo estado para a cadeia é proposto através da perturbação aleatória de alguns dos parâmetros que formam o estado atual da cadeia. Após o cálculo da probabilidade posterior do novo estado da cadeia, caso este valor seja maior do que a probabilidade posterior do estado atual da cadeia, o movimento é aceito e o novo estado torna-se o próximo elo da cadeia. Em análises filogenéticas, um estado relevante no espaço de parâmetros seria a descrição de uma árvore e uma especificação de todos os parâmetros definidos por um modelo de substituição de nucleotídeos. Uma cadeia é construída passo a passo pela proposição de novos estados em um processo repetido milhares ou milhões de vezes, passando pela construção de diferentes árvores e parâmetros dos modelos de evolução. Ao final da análise, o programa apresenta uma estimativa da probabilidade de uma árvore em particular ser aquela que representa o real caminho evolutivo para o conjunto de dados, no caso, sequências nucleotídicas, analisados.[13]

Introduzido em estudos de filogenia no final da década de 1990, os métodos de inferência bayesiana inicialmente assumiam o relógio molecular. Avanços no desenvolvimento de algoritmos MCMC mais eficientes possibilitaram a projeção de comprimentos de ramos independentes em árvores não enraizadas, isto é, não assumir o relógio molecular nas análises. Com o lançamento dos programas MrBayes e BEAST para realização da inferência bayesiana, tal método de reconstrução filogenética vem se tornando muito popular entre os pesquisadores de sistemática molecular.

CONFIABILIDADE DA INFERÊNCIA FILOGENÉTICA

Um ponto fraco de todos as metodologias de inferência filogenética existentes é o fato delas produzirem apenas uma estimativa pontual da filogenia real. A preocupação inerente a qualquer análise é a definição do grau de confiabilidade da relação entre as diferentes sequências estabelecida em determinada árvore. Embora existam diversos métodos para avaliar a confiabilidade de uma árvore filogenética, uma técnica estatística conhecida como *bootstrapping* comumente é utilizada para este propósito. Sendo frequentemente importante avaliar a robustez de uma análise filogenética, a análise de *bootstrap* constitui uma maneira de checar se o resultado obtido seria o mesmo caso apenas uma parte dos dados fossem utilizados.

Na análise de *bootstrap*, a matriz de dados original é reamostrada de maneira aleatória, com reposição, de forma a gerar um novo conjunto de dados onde alguns sítios da matriz original não estarão presentes, alguns estarão representados mais de uma vez, em uma ordem diferente (Fig. 3-11). Uma nova árvore é, então, construída com base no novo conjunto de dados e este processo se repete por centenas ou milhares de vezes para gerar um grande número de árvores relacionadas. A robustez de determinado nó é medida pelo percentual de novas árvores geradas onde o tal nó está presente. Valores de *bootstrap* entre 80-100% são considerados como ideais para dar suporte a presença de nós nas árvores enquanto valores menores que 70% são considerados não significativos. A análise *bootstrap*, desta forma, possibilita uma medição de quais partes das árvores são fracamente sustentadas. Um grupo de sequências que foi definido em um percentual pequeno das árvores replicadas por *bootstrap* mostra-se sensível à exata combinação de sítios sequenciados, indicando que, provavelmente, caso um conjunto de dados

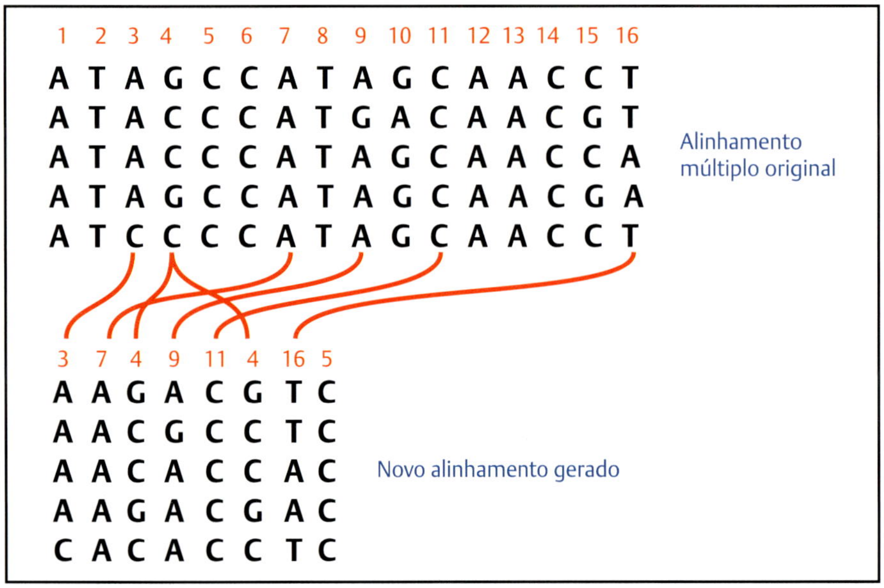

Fig. 3-11. Confiabilidade da inferência filogenética: análise de *bootstrap*. Novo alinhamento é gerado a partir do alinhamento múltiplo original de maneira aleatória, com reposição, de forma à gerar um novo conjunto de dados onde alguns sítios da matriz original não estarão presentes, alguns estarão representados mais de uma vez, em ordem diferente.

diferentes ou maior tivesse sido coletado, aquele grupo não seria recuperado na análise.

A análise de *bootstrap* é usada principalmente nos métodos com base em distância e na máxima parcimônia. Sua utilização não se aplica comumente à máxima verossimilhança em parte pelo fato da geração de replicatas exigir muito tempo e recursos para os computadores e também por tal metodologia contar com outras medidas de qualidade da análise.[2,13] O mesmo se aplica às análises realizadas pelos métodos bayesianos, onde a probabilidade posterior de uma árvore é que representa a confiabilidade da análise, indicando a probabilidade de uma determinada árvore estar correta para o conjunto de dados e modelo de substituição escolhidos. Além da probabilidade posterior calculada para determinada árvore, outras medidas para confirmar a confiabilidade da análise podem ser realizadas na inferência bayesiana. Geralmente, a inferência bayesiana deve ser realizada com pelo menos duas corridas independentes. Ao final do processo, os arquivos "log" de cada corrida, que armazenam todas as informações relativas ao processamento do conjunto de dados, podem ser combinados através da utilização de programas como o Tracer. Uma das informações possíveis de se obter com o Tracer é o valor do tamanho efetivo da amostra (ESS, do inglês *Effective Sample Size*), uma estimativa de quantas reconstruções efetivamente independentes a partir da distribuição posterior equivale a quantidade de cadeias MCMC repetida. Corridas com valores de ESS maiores de 200 são consideradas satisfatórias. Valores de ESS menores são um indício que a cadeia MCMC não foi executada por um número de gerações suficiente para a obtenção de uma estimativa válida do parâmetro. A realização de duas corridas independentes, além de favorecer o aumento do valor de EES de uma análise, também determinará se as duas corridas independentes, que normalmente possuem diferentes árvores iniciais escolhidas aleatoriamente, estão convergindo para árvores com a mesma distribuição posterior ao longo da cadeia MCMC.[29]

REFERÊNCIAS BIBLIOGRÁFICAS

1. Sanger F, Nicklen S, Coulson AR.. DNA sequencing with chain-terminating inhibitors. *Proc Natl Acad Sci* USA 1977;74:5463-7.
2. Hungnes O, Jonassen TO, Jonassen CM, Grinde B. Molecular epidemiology of viral infections. How sequence information helps us understand the evolution and dissemination of viruses. *APMIS* 2000;108:81-97.
3. Gao F, Bailes E, Robertson DL *et al.* Origin of HIV-1 in the chimpanzee Pan troglodytes troglodytes. *Nature* 1999;397:436-41.
4. Holmes EC. On the origin and evolution of the human immunodeficiency virus (HIV). *Biol Rev Camb Philos Soc* 2001;76:239-54.
5. Vincent MJ, Quiroz E, Gracia F *et al.* Hantavirus pulmonary syndrome in Panama: identification of novel hantaviruses and their likely reservoirs. *Virology* 2000;277:14-9.
6. Sharp PM. Origins of human virus diversity. *Cell* 2002;108:305-12.
7. Holmes EC. The phylogeography of human viruses. *Mol Ecol* 2004;13:745-56.
8. Holmes EC. Evolutionary history and phylogeography of human viruses. *Annu Rev Microbiol* 2008;62:307-28.
9. Holmes EC. Molecular epidemiology and evolution of emerging infectious diseases. *Br Med Bull* 1998;54:533-43.
10. Zanotto PM, Gould EA, Gao GF *et al.* Population dynamics of flaviviruses revealed by molecular phylogenies. *Proc Natl Acad Sci* USA 1996;93:548-53.
11. McCormack GP, Clewley JP. The application of molecular phylogenetics to the analysis of viral genome diversity and evolution. *Rev Med Virol* 2002;12:221-38.
12. Schneider H. *Métodos de análise filogenética*, 3.ed. Ribeirão Preto: Holos Editora e Sociedade Brasileira de Genética; 2007.
13. Holder M, Lewis PO. Phylogeny estimation: traditional and Bayesian approaches. *Nat Rev Genet* 2003;4:275-84.
14. Jukes T, Cantor C. Evolution of protein molecules. In Mammalian protein metabolism. New York, USA: Academic Press; 1969. p. 21-132.
15. Kimura M. A simple method for estimating evolutionary rates of base substitutions through comparative studies of nucleotide sequences. *J Mol Evol* 1980;16:111-20.
16. Felsenstein J. Evolutionary trees from DNA sequences: a maximum likelihood approach. *J Mol Evol* 1981;17:368-76.
17. Hasegawa M, Kishino H, Yano T. Dating of the human-ape splitting by a molecular clock of mitochondrial DNA. *J Mol Evol* 1985;22:160-74.
18. Rodriguez F, Oliver JL, Marin A, Medina JR. The general stochastic model of nucleotide substitution. *J Theor Biol* 1990;142:485-501.
19. Bos DH, Posada D. Using models of nucleotide evolution to build phylogenetic trees. *Dev Comp Immunol* 2005;29:211-27.
20. Posada D, Crandall KA. Selecting the best-fit model of nucleotide substitution. *Syst Biol* 2001;50:580-601.
21. Kelchner SA, Thomas MA. Model use in phylogenetics: nine key questions. *Trends Ecol Evol* 2007;22:87-94.
22. Posada D. jModelTest: phylogenetic model averaging. Mol Biol Evol 2008;25(7):1253-6.
23. Sleator RD. Phylogenetics. *Arch Microbiol* 2011;193:235-9.
24. Fitch WM, Margoliash E. Construction of phylogenetic trees. *Science* 1967;155:279-84.
25. Rzhetsky A, Nei M. Statistical properties of the ordinary least-squares, generalized least-squares, and minimum-evolution methods of phylogenetic inference. *J Mol Evol* 1992;35:367-75.
26. Saitou N, Nei M. The neighbor-joining method: a new method for reconstructing phylogenetic trees. *Mol Biol Evol* 1987;4:406-25.
27. Yang Z, Rannala B. Molecular phylogenetics: principles and practice. *Nat Rev Genet* 2012;13:303-14.
28. Page RDM, Holmes EC. *Molecular evolution: a phylogenetic approach.* London, UK: Blackwell Publishing Ltd.; 1998.
29. Drummond AJ, Suchard MA, Xie D, Rambaut A. Bayesian Phylogenetics with BEAUti and the BEAST 1.7. *Mol Biol Evol* 2012;29:1969-73.

4 IMUNOLOGIA DAS INFECÇÕES VIRAIS

Luciana Barros de Arruda
Flávio Guimarães da Fonseca
Carolina Gonçalves Oliveira Lucas

INTRODUÇÃO

O estabelecimento de uma infecção viral e o desenvolvimento ou não de sintomas associados dependem não só de fatores inerentes ao vírus, como tropismo celular e mecanismos de replicação viral, mas também de características intrínsecas ou do estado fisiológico do próprio hospedeiro. Nesse contexto, o sistema imunológico (SI) tem um papel central na patogênese de uma infecção viral. Os diversos componentes celulares e mediadores solúveis do SI participam do reconhecimento do vírus e geram uma série de reações, coletivamente chamadas resposta inflamatória, que atuam no controle da infecção e disseminação viral, mas também podem estar associadas a algumas das manifestações clínicas geradas.

A interação vírus-SI se inicia já na porta de entrada da infecção viral por meio do reconhecimento do patógeno e ativação de células residentes nos tecidos, como macrófagos, neutrófilos, mastócitos e células dendríticas, que são componentes da imunidade inata. A ativação dessas células induz a produção de uma variedade de mediadores inflamatórios que direcionarão a resposta e promoverão a coestimulação necessária para a ativação de outros componentes, como os linfócitos T e B, os quais constituem a imunidade adaptativa. O conjunto dessas interações atuará sobre vírus circulantes e células infectadas e, na maioria das vezes, a combinação entre os mecanismos efetores da imunidade inata e adaptativa permite que o sistema imune reconheça e elimine o patógeno invasor com a máxima eficácia e mínimo dano. No entanto, muitas vezes os sintomas que se apresentam após o estabelecimento de uma infecção viral são resultado da própria resposta imune desencadeada pelo reconhecimento do patógeno. Com isso, os sintomas ou a doença podem ser resultado de uma resposta ineficiente do hospedeiro e inabilidade de contenção da replicação viral, ou podem ser consequência de uma resposta inflamatória exacerbada ou descontrolada.

O balanço entre capacidade de replicação e disseminação do vírus e habilidade do SI em conter esses eventos contribuirá, então, para a determinação do perfil da infecção como assintomática, crônica, aguda, latente ou persistente. Em alguns casos, o SI tem sucesso em controlar a infecção e a mesma se apresenta como assintomática (quando esse controle ocorre antes do aparecimento dos sintomas) ou aguda autolimitante (quando o SI contém a infecção após uma fase inicial de replicação e sintomatologia). Outros vírus, no entanto, são capazes de se replicar e disseminar de maneira marcante, e levam a danos no hospedeiro de forma rápida, muitas vezes incontroláveis pelo SI a tempo de reverter o quadro clínico. Essas infecções podem gerar manifestações agudas severas ou letais. As infecções crônicas são resultado de um balanço entre a replicação viral e a resposta imune exacerbada, ou seja; a resposta do hospedeiro impede uma disseminação descontrolada da infecção, mas não é capaz de eliminá-la e, muitas vezes, a ativação crônica do SI está associada aos sintomas dessas infecções. Finalmente, alguns vírus apresentam estado de latência, onde há baixa expressão de antígenos virais, permitindo o escape do reconhecimento pelo SI e sua manutenção no hospedeiro. Assim, a compreensão da resposta do hospedeiro é essencial para se entender os diversos fatores associados à patogênese da infecção, e esses conhecimentos serão importantes ainda para definir estratégias de diagnóstico e de prevenção e/ou controle por meio de vacinação.

Nesse capítulo abordaremos os diferentes mecanismos efetores da resposta imune a infecções virais, incluindo os mecanismos de interação entre vírus e componentes do sistema imune, mecanismos de escape a essas respostas, e como a própria resposta do hospedeiro pode, em alguns casos, resultar nas manifestações clínicas decorrentes da infecção.

MECANISMOS DE RESPOSTA INESPECÍFICA

O fato de que estamos sendo continuamente expostos a patógenos, mas, raramente, desenvolvemos doença demonstra o quanto o hospedeiro é capaz de bloquear um patógeno antes mesmo do estabelecimento de uma infecção ou detecção de seus sintomas. Propriedades físico-químicas e estruturais de um tecido, como a camada de células epiteliais, o muco, o pH, temperatura, presença de proteases e de peptídeos antimicrobianos influenciam a estabilidade do vírus em um determinado ambiente, contribuindo para eficiência ou não da replicação viral em um determinado sítio.

Fatores como idade e estado nutricional também influenciam o estabelecimento ou as manifestações clínicas de uma infecção viral. Uma demonstração clara desse aspecto é o fato de que recém-nascidos ainda não apresentam seu sistema imune completamente maduro, sendo muitas vezes mais susceptíveis a determinadas infecções. Em termos de resposta humoral, esses indivíduos dependem em grande parte dos anticorpos transmitidos verticalmente durante a gestação, ou durante a amamentação. Por outro lado, o envelhecimento também está associado ao aumento da morbidade de determinadas infecções virais. Isso se dá em decorrência de alterações funcionais das células do sistema imune, coletivamente chamadas de imunossenescência. Esse fenômeno está associado a uma redução do número de linfócitos T virgens e uma limitação progressiva do repertório de linfócitos T, contribuindo para uma maior dificuldade de controle de uma dada infecção. Além dos linfócitos T, as células dendríticas também apresentam algumas alterações funcionais durante o envelhecimento, que incluem uma diminuição na sua capacidade fagocítica e migratória, alteração nos níveis de citocinas inflamatórias secretadas e uma diminuição na capacidade de secreção de interferons em resposta a infecções virais.

O estado nutricional de um indivíduo pode influenciar direta ou indiretamente, por uma deficiência imunológica, na eficiência da resposta protetora. Por exemplo a prevalência de casos graves de sarampo é muito maior em indivíduos subnutridos. Por outro lado, a mortalidade associada à infecção pelo vírus *influenza* H1N1 em adultos tem sido frequentemente associada a diabetes e obesidade.

Finalmente, o estado imunológico e a constituição genética do hospedeiro também podem ser determinantes no curso de uma infecção viral. O papel do estado imunológico é claramente evidenciado em indivíduos infectados pelo vírus da imunodeficiência humana (HIV). Esses apresentam uma imunossupressão crônica e são mais susceptíveis a infecções ou ao desenvolvimento de sintomas mais severos decorrentes de infecções causadas por, potencialmente, qualquer patógeno. Indivíduos com agamaglobulinemia associada ao cromossomo X apresentam deficiência na produção de anticorpos e são outro exemplo de pacientes imunodeficientes. A infecção desses indivíduos por patógenos virais também pode resultar numa maior replicação e disseminação viral.

O papel da constituição genética de um indivíduo no controle ou progressão de uma infecção viral tem sido largamente estudado nos últimos anos. Determinados grupos étnicos apresentam elevada prevalência no que diz respeito à ocorrência de determinadas infecções virais ou pelo menos aos tipos de sinais e sintomas que aquela infecção causa em termos de sua gravidade, quando comparados a outros grupos de indivíduos geneticamente distintos. Estudos conduzidos nos Estados Unidos e em outros países têm revelado que a população negroide apresenta propensão diferencialmente elevada para desenvolver hepatite crônica causada pelo vírus da hepatite C (HCV). Já em pacientes cronicamente infectados com o vírus da hepatite B (HBV), o histórico familiar e a ocorrência pregressa de câncer na família são um fator de risco substancial para o desenvolvimento de hepatocarcinoma. De fato, polimorfismos genéticos têm sido intrinsecamente associados ao resultado de uma infecção viral. Assim, o estudo de determinados grupos de polimorfismos em genes relacionados com a resposta imunológica tem-se mostrado extremamente relevante para o entendimento da patogênese de uma infecção viral e dos componentes do sistema imunitário que são importantes para a resposta antiviral do hospedeiro. Tais estudos têm permitido, inclusive, a geração de prognósticos relacionados com determinada infecção viral, tornando-se um aliado importante para o clínico durante o tratamento de um paciente acometido. Sabemos hoje, por exemplo, que a presença de determinados alelos de MHC estão associados à progressão de determinadas infecções virais. Isto se deve, provavelmente, ao padrão de apresentação dos antígenos associada às infecções aos linfócitos T e B do paciente, o que influencia diretamente na qualidade global da resposta imune do hospedeiro contra aquelas infecções.

Estudos populacionais e em pacientes infectados com o HIV ilustram bem a relação entre o polimorfismo genético e o resultado eventual da infecção. Nesses indivíduos tem sido largamente demonstrado que os polimorfismos em HLA influenciam o controle, a progressão e a probabilidade de transmissão do vírus. Além disso, uma das alterações genéticas de efeito mais marcante sobre a evolução e suscetibilidade à infecção pelo HIV se trata da presença do alelo Delta32 no gene codificador do correceptor CCR5. Pacientes portadores desta forma gênica são mais resistentes à infecção pelo vírus, pois apresentam a perda de uma porção de DNA composta por 32 nucleotídeos que codificariam aminoácidos presentes na porção transmembrana de CCR5. Essa mutação impede que o HIV consiga utilizar este correceptor celular fazendo com que pacientes que apresentem duas cópias do alelo sejam virtualmente refratários à infecção. Em conjunto, estes dados e outros não mencionados aqui contribuem para a noção de que as características genéticas do hospedeiro são determinantes para a progressão ou não de determinada infecção viral.

MECANISMOS EFETORES DA IMUNIDADE INATA

Uma vez que o patógeno atravesse as barreiras físico-químicas de proteção do hospedeiro, este entra em contato com diferentes tipos celulares, capazes de reconhecer o agente e estimular cascatas de sinalização intracelular, iniciando a chamada resposta imune inata. Dentre essas células estão presentes células do sistema imune, de origem linfoide e mieloide, mas também outros tipos celulares, como células epiteliais e células endoteliais. A ativação de componentes da imunidade inata por agentes virais pode levar ao controle direto da replicação viral através: (i) da produção de peptídeos microbianos, (ii) da produção de citocinas, particularmente, de interferons; (iii) da ativação de células citotóxicas e fagócitos.

As células da imunidade inata têm um papel importante também na produção de quimiocinas e citocinas pró-inflamatórias, como TNF-α, IL-6, IL-8, IL-1β e IL-18. Essas citocinas participam do recrutamento de outros tipos celulares para o sítio da infecção, além de atuarem sobre o endotélio vascular, estimulando a expressão de moléculas de adesão e alteração de permeabilidade. Todos esses eventos contribuem para o recrutamento de diferentes componentes do SI para o sítio da infecção, amplificando a resposta inflamatória. Algumas dessas citocinas participam diretamente da ativação de diferentes tipos celulares, o que potencializa a resposta imune. Por outro lado, a secreção de citocinas pró-inflamatórias, algumas delas com características pirogênicas, está associada às manifestações clínicas não específicas, que são observadas no período prodrômico das infecções, como a febre.

A ativação de células da imunidade inata permite ainda a maturação e ativação de células apresentadoras de antígeno e a integração dessas células com componentes da imunidade adquirida, permitindo a ativação também de linfócitos que passam a ser capazes de exercer sua atividade efetora com maior eficiência. Os mediadores da imunidade inata, as células que os produzem, e os sinais induzidos pelo vírus que levam a produção desses mediadores serão discutidos a seguir.

Interferon (IFN)

Os interferons são os mediadores efetores da resposta antiviral mais bem conhecidos e foram descritos como elementos capazes de induzir um "estado antiviral" em células não infectadas previamente. Três tipos distintos de IFN foram descritos (tipo I, tipo II e tipo III) com base no seu receptor, características estruturais e atividade biológica. Embora todos os IFNs sejam importantes mediadores de proteção antiviral, seu papel na defesa contra patógenos virais pode variar.

IFN tipo I é composta por uma grande família de citocinas. Os IFNs do tipo I são classificados como α, β, ω, κ, ε, τ, ζ, δ, e subtipos ν. Representam a primeira linha de defesa contra múltiplas infecções virais. Células infectadas por vírus sintetizam e secretam IFNs do tipo I, que atuam de formas autócrina e parácrina na indução de um estado antiviral nas células hospedeiras, cujos mecanismos serão abordados a seguir.

IFN-II consiste no IFN-γ, secretado principalmente por linfócitos T, células NK, e APCs. A secreção de IFN-γ por NKs e APCs é um importante mecanismo de defesa nos momentos iniciais da infecção, enquanto que a produção pelos linfócitos T é a principal fonte de IFN-γ da resposta imune adaptativa. A produção de IFN-γ é controlada principalmente por citocinas secretadas por APCs, como IL-12. A atividade antiviral do IFN-γ não é a sua principal função biológica, no entanto o IFN-γ pode amplificar a atividade antiviral induzida por IFN-α ou IFN-β (IFN-I).

O IFN do tipo III, interferon Lambda (IFN-λ) é um grupo recentemente descoberto de pequenas citocinas helicoidais capazes de induzir uma resposta antiviral, *in vitro*, e *in vivo*. Esta família é composta por três subtipos de IFN-λ estruturalmente relacionados, IFN-λ1 (IL-29), IFN-λ2 (IL-28A), e IFN-λ3 (IL-28B). Estes são estruturalmente e geneticamente distintos dos IFNs do tipo I e II; no entanto, eles são muito similares aos IFNs do tipo I em termos de mecanismo de indução, transdução de sinal e atividade biológica. A Figura 4-1 ilustra alguns dos sinais envolvidos na produção de interferons do tipo I e o efeito dessas citocinas na indução de um estado antiviral.

A produção de IFN-α e IFN-β é estimulada após o reconhecimento de assinaturas moleculares virais por receptores de padrões (descritos a seguir). A ativação desses receptores induz a ativação de fatores de transcrição regulatórios de interferon (IRF), que induzem a expressão dessas citocinas. Os IFNs secretados, então, atuam de forma autócrina ou parácrina, após ligação em receptores específicos (IFNAR). O engajamento de IFNAR inicia uma cascata de sinalização intracelular que envolve a ativação de quinases Jak e Tyk e leva à ativação de fatores de transcrição chamados STAT (do inglês, *signal-transducing activators of transcription*). Esses se ligam a elementos de resposta estimulados por IFN (ISRE, do inglês, IFN *stimulated response elements*), induzindo a transcrição de genes estimulados por IFN ou ISG (do inglês, IFN *stimulated genes*).

Centenas de ISGs já foram descritos. Um desses genes codifica uma proteína quinase dependente de RNA (PKR). A PKR é um dos elementos ativados por IFN, embora uma expressão basal dessa proteína seja observada em diferentes tipos celulares. Apresenta um domínio de reconhecimento de moléculas de RNA de fita dupla (RNAfd) e um domínio responsável por sua atividade de quinase. A proteína está localizada no citoplasma em seu estado inativo. A ligação em RNAfd induz a ativação da proteína e seu principal substrato é a subunidade alfa do fator de iniciação da síntese proteica (eIF-2a), cuja fosforilação inibe o processo de tradução. Assim, essa proteína induz diferentes mecanismos de contenção da replicação viral, incluindo inibição da biossíntese viral e aumento da morte de células infectadas.

Diferentes vírus apresentam estratégias de escape da ativação de PKR. Vírus que apresentam genoma helicoidal, em geral, apresentam proteínas associadas ao RNA, sequestrando a molécula e impedindo sua associação a PKR. Outros vírus produzem proteínas capazes de se ligar à unidade catalítica de PKR, impedindo sua propriedade efetora, como já descrito para poxvírus e HCV. Alternativamente, algumas proteínas virais interferem na ativação de PKR, como já foi observado na infecção por poxvírus, *influenza*, rotavírus e vírus herpes *simplex*-1 (HSV-1). Já os vírus HSV e HPV18 codificam proteínas capazes de desfosforilar eIF-2a, inibindo indiretamente o efeito da PKR e permitindo a continuação da síntese das proteínas virais. Já foi relatado também que algumas proteases virais são capazes de clivar a PKR, impedindo seu efeito, como acontece com proteínas de poliovírus.

A ativação de PKR pode ser inibida indiretamente pela ativação de outros processos celulares induzidos pela infecção viral. Em situações de estresse, pode ocorrer a ativação de caspases celulares, as quais podem estar envolvidas na degradação da quinase. Portanto, vírus que induzem apoptose por essas vias podem indiretamente inibir a atividade de PKR, funcionando como um mecanismo de escape alternativo. A translocação de PKR para regiões celulares isoladas da maquinaria de tradução, como para o núcleo, por exemplo, também impede seu efeito. A realocação de PKR tem sido descrita em infecções virais, como na infecção por citomegalovírus (CMV), papilomavírus (HPV) e vírus da encefalomiocardite (EMCV).

Além da PKR, alguns outros genes induzidos por IFN e que participam da modulação da síntese de proteínas já foram descritos. Eles incluem uma endorribonuclease (RNAse L), que degrada RNA viral e uma adenosina desaminase, que age em RNA (ADAR, do inglês *double-stranded RNA-specific adenosine deaminase*). A ação da RNAse L é, ainda, controlada por um trinucleotídeo de adenina (2,5-oligoA), cuja produção também é induzida por IFN. A enzima ADAR edita moléculas de RNA tanto do vírus quanto do hospedeiro, influenciando o crescimento e a persistência viral e a apoptose celular. A ativação dessas vias em conjunto gera o "estado antiviral" nas células estimuladas por essa citocina.

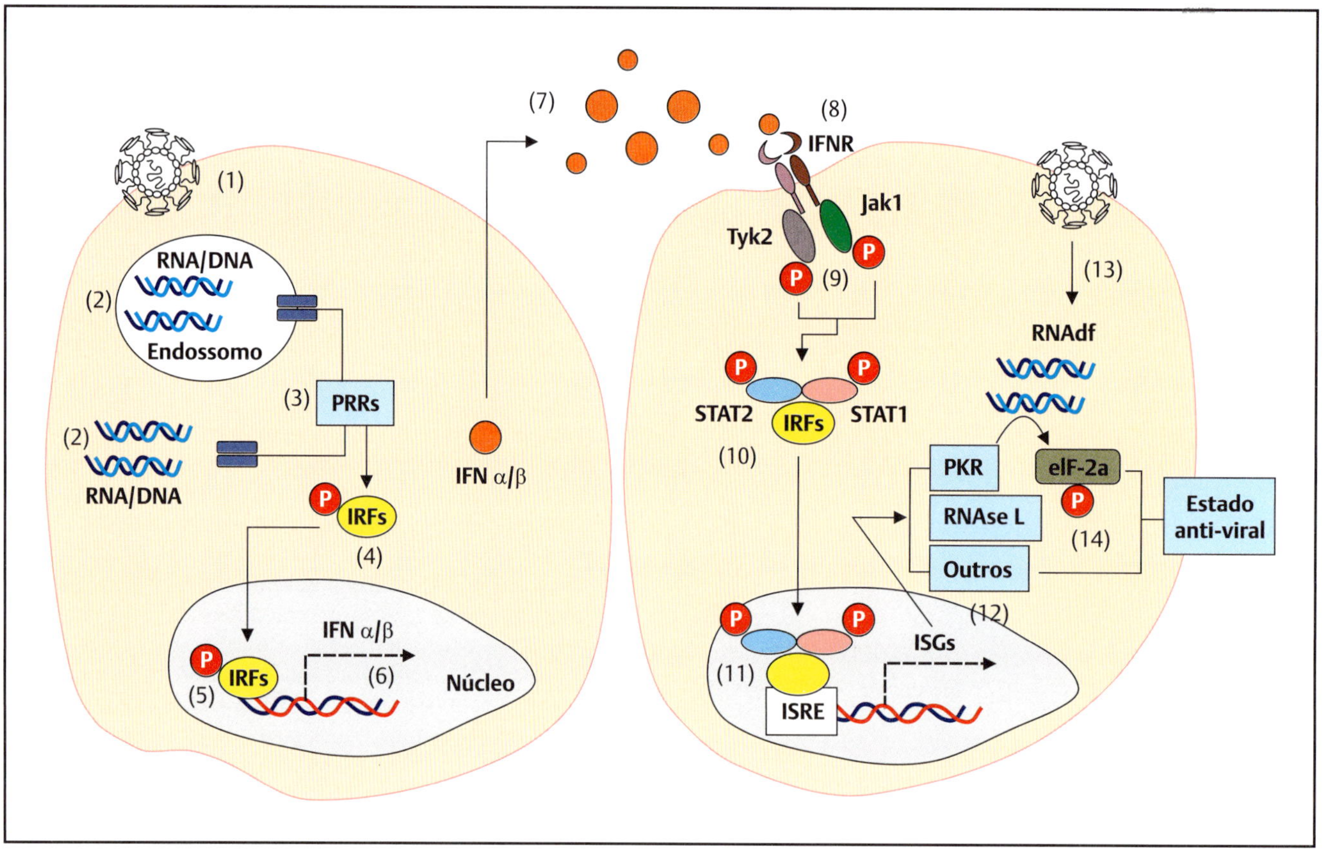

Fig. 4-1. Mecanismos de produção e ação dos IFNs do tipo 1 durante infecção viral. Durante a infecção celular por determinado tipo de vírus, há exposição de assinaturas moleculares virais (PAMPs), incluindo estruturas de superfície ou moléculas de DNA ou RNA virais. Essas estruturas serão reconhecidas por receptores de reconhecimento de padrão (PRR) na membrana plasmática (1) dentro de endossomos (2) ou livres no citoplasma da célula infectada (3). A ativação destes receptores leva a uma cascata de sinalização que culmina com a fosforilação e ativação de Fatores Regulatórios de Transcrição de IFN (IRFs) (4), que são translocados para o núcleo e induzem a transcrição dos genes codificadores dos IFNs de tipo I (5 e 6). Os IFNs produzidos são secretados pela célula infectada (7) e se ligam aos receptores de IFNs (IFNR) (8) de maneira autócrina ou parácrina. A ativação dos IFNRs leva à fosforilação das quinases Jak1 e Tyk2 (9), que, por sua vez, fosforilam e ativam os fatores de transcrição STAT 1 e 2. Estes formam, juntamente com IRFs ativados, um complexo transcricional (10) que migra para o núcleo e se liga a elementos gênicos estimulados por IFN (ISRE) (11), culminando com a transcrição de Genes Estimulados por IFNs (ISGs) (12). Entre os produtos expressos que se acumulam no citoplasma destacam-se a quinase dependente de RNA (PKR), a RNAse L, uma RNA desaminase (ADAR), entre outros (12). Caso ocorra a infecção desta célula (13), a PKR se liga ao RNA de dupla-fita (RNAdf) produzido pelo vírus e fosforila o fator de iniciação da síntese proteica (eIF-2a), bloqueando a tradução de novas proteínas virais ou celulares (14), deixando a célula refratária à multiplicação viral (estado antiviral) (15).

Os interferons atuam ainda na maturação de células dendríticas através do aumento da expressão de moléculas coestimulatórias e da potencialização da apresentação de antígenos via MHC, otimizando a interação dessas células com linfócitos T. E, principalmente, o IFN-γ modula positivamente a citotoxicidade mediada por células NK e a diferenciação de células T citotóxicas, contribuindo para integração entre imunidade inata e adaptativa.

O importante efeito antiviral dos IFNs pode ser evidenciado em modelos de cultura de células ou modelos animais experimentais, deficientes em IFN ou IFNR, que demonstram aumento da replicação de diferentes vírus, incluindo flavivírus, reovírus, filovírus e herpes-vírus.

Por outro lado, os vírus desenvolveram diversas estratégias para contrapor os efeitos do IFN, que envolvem indução tardia da produção de IFNs e inibição de diferentes etapas do processo de sinalização induzidos por IFNR. Esses eventos começaram a ser investigados a partir da observação de que alguns vírus, embora induzam a produção de IFN, ainda são capazes de estabelecer uma infecção produtiva no hospedeiro. As proteínas NS1 do vírus *influenza* e do vírus respiratório sincicial (RSV) já foram associadas à inibição da produção ou resposta ao IFN. De forma semelhante, proteínas não estruturais de vários flavivírus reduzem a expressão de genes dependentes de IFN por bloquear a fosforilação, aumentar a degradação ou inibir a expressão de componentes essenciais da transdução de sinal, pertencentes a via Jak/STAT. No caso da infecção pelo vírus da dengue (DENV), por exemplo, foi demonstrado que a infecção leva à maturação de células dendríticas infectadas e à produção de IFN-α/β por células infectadas e células circundantes não infectadas. Entretanto, essa ativação é muito maior nas células não infectadas, o que pode contribuir para o sucesso da infecção. De fato, já foi sugerido que a modulação da resposta aos interferons é um elemento importante para o desenvolvimento de doenças mais severas causadas por flavivírus.

Células Efetoras da Imunidade Inata

Macrófagos e Células Dendríticas

Tão logo uma infecção viral se inicie, diferentes tipos celulares, muitas vezes presentes na porta de entrada do vírus, já são capazes de perceber o patógeno e produzir mediadores químicos que visam conter a replicação inicial do agente infeccioso. Estas células, tais como macrófagos teciduais, células dendríticas, células endoteliais e epiteliais, podem produzir diferentes níveis de espécies reativas de oxigênio (ROS) ou nitrogênio (NO, óxido nítrico), que bloqueiam a replicação de alguns vírus, além de citocinas, quimiocinas e leucotrienos, que auxiliam no recrutamento de outras células do sistema imune. Estes eventos constituem a resposta inicial à infecção viral e promovem os primeiros passos da resposta inflamatória resultante da presença do patógeno.

Os macrófagos teciduais e monócitos circulantes reconhecem os vírus ou componentes virais por meio de uma variedade de receptores. Dentre esses, podemos destacar receptores de manose (CD206) e outros receptores do tipo lectina, que reconhecem estruturas glicídicas, muitas vezes presentes na superfície da partícula viral. Esses receptores podem, então, mediar a ligação e internalização do patógeno para o processamento e apresentação de antígenos para linfócitos T. Além disso, podem ter um papel na própria infecção celular, funcionando como receptores para adsorção viral. Os monócitos/macrófagos expressam ainda receptores de reconhecimento de padrões moleculares (PRR), cuja ativação é importante para a produção de interferons e outros mediadores, como será detalhado mais adiante.

Essas células são capazes de agir diretamente contra a infecção viral pela produção de ROS e NO, que auxiliam a inibição intracitoplasmática da replicação viral. Além disso, os macrófagos têm um papel relevante nas etapas iniciais da infecção ao secretarem, em função da presença do vírus, citocinas pró-inflamatórias e quimiocinas, como IL-1β, TNF-α, IL-6 e IL-8. Adicionalmente, monócitos e macrófagos infectados são capazes de atuar como células apresentadoras de antígenos (APC), apresentando antígenos virais via MHC de classe I e MHC classe II para os linfócitos T, além de produzirem citocinas que regulam a atividade das células T contribuindo para a evolução da imunidade adquirida. Não obstante, macrófagos e monócitos circulantes podem ser alvo da infecção viral, participando ativamente da disseminação e transmissão do vírus para outras células e tecidos.

De acordo com o estímulo que recebem, os macrófagos podem ser classificados em células ativadas ou com ativação alternativa, chamadas M1 e M2, respectivamente. Os primeiros são ativados por estímulos induzidos pelo reconhecimento do agente infeccioso e secretam IL-12 e IL-23, além de outras citocinas pró-inflamatórias. Os macrófagos M1 são, portanto, essenciais na resposta antiviral por potencializarem a inflamação e estimularem determinadas subpopulações de linfócitos T, particularmente células

Th1, como será discutido posteriormente. A ativação das células Th1 com produção de IFN-γ, por sua vez, contribui para a diferenciação e ativação dos macrófagos com perfil M1. Os macrófagos M2 são gerados a partir da estimulação de monócitos circulantes com IL-4, IL-10 e IL-13 e participam principalmente do reparo a tecidos e angiogênese, além de modularem negativamente a resposta mediada por células T.

Outro tipo celular essencial para o estabelecimento de uma resposta imune são as células dendríticas (DC). Essas apresentam ampla distribuição nos tecidos epiteliais e de mucosa, caracteristicamente, portas de entrada de uma infecção viral. As DC são células dotadas de enorme plasticidade funcional, o que lhes permite induzir respostas imunes diferentes de acordo com o microambiente. Essas células têm função na produção de mediadores antivirais, na secreção de citocinas pró-inflamatórias e quimiocinas, e são as principais células apresentadoras de antígenos, sendo essenciais para estimulação de linfócitos T e interação entre a resposta imune inata e adaptativa. As DCs são capazes de estimular eficientemente linfócitos T CD4+ e T CD8+, são importantes na iniciação da imunidade humoral, em parte, por sua capacidade de ativar diretamente as células B. DCs ativam também células do sistema imune inato, como células natural *killer* (NK) e células T natural *killer* (NKT).

As DCs residem nos tecidos periféricos como DCs imaturas, que são células potentes na captura de antígenos e de patógenos invasores. Diferentes vias de internalização de patógenos estão envolvidas: (a) macropinocitose, (b) endocitose via receptores de lectina, como DEC-205 ou DC-SIGN; via receptores Fc (FcγRI, FcγRII, FcγRIII) e receptores do complemento (CR3), que podem mediar a internalização eficaz de complexos imunes, e (d) por fagocitose de fragmentos de células apoptóticas ou necróticas via CD36. Após a captura, estas rapidamente atravessam o endotélio dos vasos linfáticos e migram para órgãos linfoides secundários. A captura do antígeno ou a interação com algumas moléculas, por exemplo, entre o CD40 e seu ligante, induz nas DCs imaturas uma série de alterações fenotípicas, morfológicas e funcionais que resultam na transição de célula dendrítica de captura para uma célula apresentadora de antígeno (APC). O processo de maturação se caracteriza pela alteração da morfologia dendrítica, pela diminuição da expressão de receptores fagocíticos, aumento na expressão moléculas coestimulatórias (como, CD40, CD80, CD86 e CD58), e aumento da expressão de moléculas de MHC de classe II, e de receptores de quimiocinas importantes para a migração (como CCR7).

As DCs são compostas por subpopulações com funções distintas, que incluem as células dendríticas mieloides (mDCs) e as células dendríticas plasmocitoides (pDCs). *In vivo*, as mDCs estão presentes no tecido periférico, nos órgãos linfoides secundários e circulantes do sangue. Na pele, dois tipos distintos de mDCs são encontrados: células de Langerhans, LCs, que residem na epiderme, e DCs dérmicas intersticiais (intDCs), que estão presentes na derme. No sangue estão presentes tanto mDCs quanto pDCs, caracterizadas pela expressão de CD11c e IL-3Ra (CD123), respectivamente. Outra família de DCs identificadas são as geradas a partir de monócitos (MDDC, do inglês *monocyte derived dendritic cells*), que apresentam majoritariamente características de mDC. Parece que no curso de inflamação *in vivo* esse tipo de diferenciação ocorre fisiologicamente. Os diferentes subtipos de DCs expressam repertórios distintos de receptores que reconhecem diferentes padrões moleculares virais (PRRs; descritos a seguir), o que lhes permite responder diferencialmente aos vírus e microrganismos.

Ambas as populações de DC são importantes produtoras de citocinas que participam da imunidade inata e também são importantes apresentadoras de antígenos. As mDCs ativadas produzem IL-12, IL-15 e IL-18, as quais são críticas para a ativação de células Th1 e subsequente ativação de resposta de células T CD8+ citotóxicas e eliminação de células infectadas. Essas citocinas são importantes ainda para a ativação de células natural *killer* e manutenção de células T de memória.

Já as pDC são as principais células produtoras de IFN do tipo I em resposta a uma infecção viral. Além de IFN, pDC produz IL-6, a qual é importante para diferenciação de linfócitos B em plasmócitos, além de produzir quimiocinas, envolvidas no recrutamento de outros tipos celulares para o sítio inflamatório. Infecções por vírus persistentes, frequentemente, estão associadas a uma diminuição no número ou função de pDCs. Em pacientes infectados com HIV, observa-se uma diminuição do número dessas células que é inversamente proporcional à carga viral. Na infecção por RSV, essas células também parecem ser essenciais, uma vez que a depleção de pDC resulta numa inibição do controle da replicação viral e numa exacerbação da patologia. O mesmo foi observado em modelos experimentais murinos de infecção crônica por LCMV, onde as pDCs se mostraram essenciais à estimulação eficiente de células T CD4+ auxiliadoras e consequente ativação de células T CD8+ citotóxicas.

Células Natural Killer *(NK)*

As células NK estão distribuídas por todo o organismo e são extremamente importantes na resposta antiviral em razão de sua atividade citotóxica e habilidade na produção de determinadas citocinas. Embora sejam de origem linfocitária, estas células são consideradas componentes efetores da imunidade inata, e não da imunidade adquirida. Isto se dá em razão do fato de que o padrão de reconhecimento da célula-alvo é distinto daquele observado para linfócitos T e B. De fato, as células NK não apresentam receptores clonais, tais como TCR ou BCR. Entretanto, estudos mais recentes têm demonstrado que essas células apresentam uma série de fatores em comum com linfócitos. Evidências indicam a expressão de receptores antígeno-específicos, expansão clonal e desenvolvimento de células de memória.

As células NK apresentam atividade citotóxica e, quando ativadas, são capazes de liberar grânulos citolíticos, que contêm granzimas e perforinas, fatores que induzem a lise ou apoptose da célula-alvo. Essas células são importantes na resposta inata contra herpes-vírus, poxvírus, papilomavírus, HIV, entre outros. Pacientes com deficiências de células NK estão predispostos a infecções virais severas e recorrentes, o que é corroborado por estudos em modelos animais, particularmente CMV, poxvírus e vírus influenza.

A ativação das células NK é regulada por um balanço de sinais liberados através de receptores de ativação e receptores inibitórios. Os receptores envolvidos na estimulação de células NK incluem os chamados receptores de citotoxicidade naturais (NCR, do inglês *natural citotoxicity receptors*); e receptores da família NKG2, sendo o mais conhecido o NKG2D. A ativação desses receptores induz a liberação de grânulos citolíticos por células NK levando à apoptose e morte da célula-alvo infectada. Alguns dos NCRs, como NKp30, NKp44 e NKp46, reconhecem proteínas virais, como a hemaglutinina de *influenza* e HA/NA de *parainfluenza*, e já foram associados à proteção contra esses vírus. O NKG2D reconhece ligantes induzidos por estresse nas células infectadas e a ativação de células NK mediada por esses receptores já foi demonstrada na infecção por CMV, *vaccinia* vírus (VACV) e adenovírus.

A ativação induzida pelos receptores estimulatórios é regulada por outro grupo de receptores que reconhecem moléculas de MHC-I e têm atividade inibitória sobre células NK. Essas moléculas de superfície se ligam a moléculas de MHC-I ou homólogas e estão divididas em duas famílias: (i) a família dos receptores *killer* do tipo imunoglobulina (KIR), que reconhecem especificamente moléculas de MHC-I clássicas; (ii) a família das lectinas do tipo C, que incluem Ly49 (em camundongos) e CD94/NKG2A (em humanos), que reconhecem a molécula de MHC HLA-E. Desse modo, o segundo mecanismo de ativação das células NK está relacionado com o reconhecimento de um padrão anormal de expressão de moléculas de MHC de classe I nas células-alvo e esse mecanismo parece proteger células saudáveis da citotoxicidade mediada pelas células NK. Alguns vírus são capazes de alterar o padrão de expressão de moléculas de MHC nas células infectadas, assim como sua translocação para a superfície celular, o que permite ao vírus diminuir a apresentação de seus antígenos às células T CD8+ (discutido adiante). Porém, o decréscimo da quantidade de MHC-I na superfície de células infectadas é detectado pelas células NK, uma vez que não ocorrerá o engajamento dos receptores inibitórios, permitindo assim a ativação dessas células e consequente liberação de seus grânulos citotóxicos. Assim, embora a diminuição de MHC-I em células infectadas represente um mecanismo de escape aos linfócitos T CD8+, o fato torna aquelas células mais susceptíveis à ação de células NK.

Não obstante, alguns vírus desenvolveram estratégias para escapar tanto de linfócitos T CD8+ como de células NK. O CMV, por exemplo, codifica uma proteína que funciona como uma molécula análoga ao MHC-I.

Neste caso, este análogo viral não é capaz de apresentar antígenos e, consequentemente, não induz a ativação de células T CD8+. No entanto, o análogo é reconhecido pela molécula CD94, que constitui o receptor inibitório presente nas células NK, gerando um sinal negativo que impede sua atividade citotóxica. Outros vírus codificam proteínas que agem como antagonistas dos receptores de ativação de células NK. Adicionalmente, determinadas cepas de CMV são capazes de suprimir, nas células infectadas, a expressão de moléculas celulares que funcionam como ligantes dos receptores de ativação de células NK.

Por fim, as células NK também podem reconhecer células infectadas por meio da detecção da porção Fc de imunoglobulinas (FcR) na superfície das mesmas, por receptores específicos. A ativação destes receptores induz a apoptose das células recobertas pelos anticorpos, um processo denominado como citotoxicidade mediada por anticorpos ou ADCC (do inglês *antibody-dependant cellular cytotoxicity*).

A ativação de células NK pode ser regulada por citocinas secretadas por outros componentes da resposta imune, incluindo IL-12 e IFNs do tipo I. Além disso, essas células são capazes de secretar uma série de citocinas, como o IFN-γ, e quimiocinas, como MIP-1α, MIP-1β e RANTES, participando da regulação da resposta imune.

Receptores da Imunidade Inata

A interação entre um vírus e o sistema imune levando à ativação celular e produção de mediadores inflamatórios é iniciada pelo reconhecimento de padrões moleculares associados a patógenos (PAMPs) por receptores de reconhecimento de padrões (PRRs) expressos em diferentes tipos celulares. Diferentes famílias de PRRs têm sido descritas e se distinguem pelo padrão de reconhecimento, localização celular e moléculas adaptadoras recrutadas para iniciar a sinalização. Os PRRs podem estar presentes na superfície celular e reconhecer padrões de superfície viral, ou se localizar em vesículas intracelulares ou no citosol e reconhecer padrões no genoma viral.

A sinalização mediada por alguns receptores está associada à produção de IFNs do tipo I e citocinas inflamatórias, induzindo um efeito antiviral direto, e levando ao recrutamento de leucócitos para a amplificação do processo inflamatório. Outros receptores estão relacionados com a formação de inflamassomas. Esses são complexos proteicos citosólicos relacionados com a regulação da inflamação e morte celular. Os estudos dos PRRs, PAMPs reconhecidos e vias de sinalização estimuladas têm avançado enormemente nos últimos anos e alguns desses aspectos serão abordados adiante.

Reconhecimento de Padrões de Superfície

Tão logo os vírus entrem em contato com a célula hospedeira, podem ser reconhecidos por alguns receptores de padrão situados na membrana plasmática. Esses são representados basicamente por algumas proteínas da família de receptores do tipo *toll* ou TLR (do inglês *toll like receptors*). Os TLRs compreendem um grupo de 13 receptores descritos até o momento (TLR1 a TLR13), sendo 10 deles expressos em humanos, e reconhecem diferentes padrões moleculares associados a patógenos. Esses receptores são expressos em diferentes tipos celulares, incluindo células dendríticas, macrófagos, células epiteliais, endoteliais, linfócitos e células NK. Estruturalmente, os TLRs apresentam um domínio extracelular, contendo repetições ricas em leucina (LRR), um único domínio transmembrana e um domínio intracelular denominado de domínio TIR (Toll/IL1R). O domínio LRR é responsável pelo reconhecimento do padrão associado a patógenos e confere especificidade ao TLR. Embora todos os TLRs compartilhem LRRs semelhantes, os diferentes TLRs reconhecem assinaturas moleculares distintas. O domínio TIR, por sua vez, está envolvido na sinalização celular, transduzindo o sinal químico que culmina na indução de citocinas pró-inflamatórias pela ativação de fatores de transcrição, incluindo diferentes IRFs (fatores de transcrição regulados por IFN), de NF-kB, e de MAP quinases.

Os receptores do tipo *toll* descritos presentes na membrana plasmática são TLR1, 2, 4, 5, 6, 10, 11, e utilizam proteína adaptadora MyD88 para iniciar a sinalização. O papel de alguns desses TLRs na resposta a determinado vírus já foi caracterizado. Por exemplo, a proteína de fusão do vírus respiratório sincicial (RSV) é reconhecida por TLR4 e polimorfismos de TLR4 estão associados à maior severidade da doença em crianças. Além disso, foi demonstrado em modelos experimentais que a deficiência de TLR4 resulta numa pior resposta ao vírus, com persistência no tecido pulmonar. Similarmente, TLR-2 tem sido implicado no reconhecimento de HSV-1 e HSV-2, de CMV e da proteína HA do vírus do sarampo e sua ativação tem um importante papel na patogênese dessas infecções.

Alguns vírus podem ter diferentes PAMPs reconhecidos por mais de um TLR, como é o caso do HSV, cuja interação com a célula hospedeira é capaz de levar à ativação de TLR-2 na superfície, supostamente através de sua gpD, e de TLR9 intracelular, através de seu DNA genômico. De maneira semelhante, o RSV induz a produção de citocinas pró-inflamatórias também por sinais mediados por TLR2 e TLR6.

Não obstante, há circunstâncias em que a ativação dos TLRs não traz benefícios ao hospedeiro, mas pelo contrário, a ativação inflamatória exacerbada a partir do estímulo destes receptores pode estar diretamente envolvida com as manifestações patológicas da infecção. A ativação de TLR2 por HSV-1, por exemplo, parece ser importante para a replicação viral. Além disso, camundongos deficientes em TLR2 parecem estar mais protegidos da encefalite induzida por HSV-1.

Alguns vírus possuem estratégias para inibir os sinais induzidos pela ativação dos TLR e burlar a resposta induzida. Já foi descrito que proteínas codificadas por HSV degradam as proteínas adaptadoras MyD88 e Mal (TIRAP), inibindo o sinal de TLR2. Outros vírus codificam proteínas que interferem com o sinal de NF-kB, inibindo etapas posteriores da sinalização, levando a uma diminuição da produção de IFN e citocinas induzida por esses receptores.

Reconhecimento de Genoma Viral em Vesículas Endossomais

Após a liberação do genoma viral ou após o início da replicação viral, o genoma do vírus, seja ele RNA ou DNA, de fita simples ou dupla, pode ser reconhecido por receptores intracelulares. Alguns desses estão localizados em vesículas endossomais e pertencem à família TLR, incluindo TLR3, TLR7, TLR8 e TLR9. Esses receptores estão localizados em membranas endossomais, com o domínio de interação com o ligante voltado para o lúmen do endossomo, e o domínio TIR voltado para o citoplasma. Esses receptores reconhecem, então, o ácido nucleico viral que chega até esses compartimentos por endocitose.

O **TLR7** e **TLR8** reconhecem moléculas de RNA de fita simples (RNAfs), sendo que o TLR7 está envolvido no reconhecimento de RNAs ricos em guanosina ou uridila (G/U), presentes no genoma do vírus *influenza*, por exemplo. Após reconhecimento de RNAfs, ambos são capazes de recrutar a molécula adaptadora MyD88, de maneira semelhante aos TLRs de superfície. Esse recrutamento leva à ativação de NF-kB e IRF, permitindo a expressão e produção de citocinas pró-inflamatórias e interferons. O papel de TLR7 tem sido demonstrado principalmente em células dendríticas plasmocitoides (pDC), capazes de produzir IFN do tipo I eficientemente. Esse mecanismo já foi descrito na infecção dessas células pelo vírus *influenza*, pelo vírus da estomatite vesicular (VSV), entre outros.

Uma série de vírus apresenta moléculas de RNA de fita dupla (RNAfd) como genoma ou durante seu processo replicativo. O reconhecimento dessas estruturas por diferentes famílias de PRRs tem sido um dos mecanismos mais bem estudados em termos de sinalização de receptores da imunidade inata. Receptores constituintes de diferentes famílias de PRRs são capazes de reconhecer essas estruturas e se diferenciam principalmente por sua localização intracelular. O **TLR3** reconhece RNAfd e está situado em vesículas endossomais. A ativação desse receptor induz uma via de transdução de sinal que se inicia pelo recrutamento da molécula adaptadora TRIF. Essa leva à ativação de TBK (*TANK binding kinase*) e do complexo IkB quinase (IKK), que induzem a ativação de IRFs e NF-kB, respectivamente. Esses últimos mediam a indução de um programa antiviral que inclui a produção de IFN-β. O papel de TLR3 no reconhecimento e resposta antiviral já foi descrito tanto em infecções por vírus de RNAfd, como reovírus, quanto por vírus de RNAfs, como RSV, vírus da encefalite do oeste do Nilo (WNV, do inglês West Nile Virus), vírus da dengue, e vírus *influenza*.

TLR9 reconhece domínios GpC não metilados de DNA, presentes em vírus DNA, como os vírus das famílias *Herpesviridae* e *Poxviridae*. Sua ativação também está associada ao recrutamento de MyD88 e as vias de sinalização já descritas.

Além de seu papel fundamental na indução da produção de IFN α/β e de citocinas inflamatórias, a ativação dos TLRs também participa na regulação da resposta imune através da indução de maturação de DC, essencial para a ativação de linfócitos T CD4+ e T CD8+ durante infecções virais. Evidências do papel do TLR na integração entre imunidade inata e adaptativa e ativação de linfócitos T incluem o fato de que camundongos deficientes em MyD88, por exemplo, não são capazes de ativar linfócitos T CD4+ durante a infecção pelo HSV-2. Além disso, estes animais apresentam resposta deficiente mediada por células T CD8+ durante uma infecção por LCMV.

O reconhecimento via TLR vesicular pode participar ainda da apresentação cruzada de antígenos por células apresentadoras para células T CD8+, mesmo quando essas não são alvos da infecção viral. Esse efeito foi particularmente descrito para TLR3, o qual é altamente expresso em células dendríticas com alta capacidade fagocítica. Células infectadas podem entrar em processo de apoptose e os corpos apoptóticos gerados podem ser capturados pelas DCs. O TLR3, presente nas DCs, pode, então, reconhecer RNAfd virais que estavam nas células apoptóticas e esse processo permitiria a apresentação cruzada de antígenos para células T CD8+. A dependência dos estímulos de TLRs para a ativação de linfócitos T também pode ocorrer de maneira indireta através da indução da produção de IFNs do tipo I. Já se sabe, por exemplo, que células T CD8+, que não expressam receptor para IFN-I, têm capacidade limitada de expansão e diferenciação após infecção com LCMV. Portanto, fica claro que outra importante função dos TLRs, no caso de uma infecção viral, é o reconhecimento do vírus para posterior apresentação antigênica e ativação de células T. Os mecanismos de apresentação de antígenos virais e conseguinte ativação dos linfócitos T serão discutidos adiante.

A resposta inflamatória induzida pelos TLR vesiculares também pode estar associada à sintomatologia ou não ser benéfica para o hospedeiro. A capacidade do WNV em atravessar a barreira hematoencefálica, por exemplo, é dependente de um processo inflamatório iniciado pelo reconhecimento viral via TLR3.

Assim como já descrito para o TLRs de superfície, alguns vírus apresentam mecanismos de escape do reconhecimento ou sinalização mediada por TLRs vesiculares. A infecção por HBV leva a uma diminuição da expressão de TLR9 em pDCs e linfócitos B, e essa diminuição é observada em pacientes com hepatite crônica e carcinoma hepatocelular, sugerindo que essa estratégia pode contribuir para o estabelecimento ou persistência da infecção. A protease de HCV cliva e inativa TRIF, inibindo a sinalização via TLR3. Proteínas codificadas por vírus *vaccinia* apresentam similaridade com domínio TIR, e inibem a ativação de TLR ou IL1R, inibindo a produção de IFN e outras citocinas.

Na Figura 4-2 podemos observar as vias de ativação dos receptores do tipo *toll* presentes na superfície celular ou vesículas intracelulares e seus efeitos nas células infectadas por vírus e células vizinhas.

Reconhecimento de Genoma Viral no Citosol

O reconhecimento de genoma viral no citosol tem sido associado a famílias de PRR, que se diferenciam pelo tipo de genoma que reconhecem (RNA ou DNA), pelas moléculas adaptadoras recrutadas para iniciar a sinalização intracelular e pelos eventos e mediadores produzidos após sua ativação.

Reconhecimento de Vírus RNA no Citosol por RNA Helicases

A família de RNA helicases do tipo RIG-I (Retinoic acid inducible gene I), ou RLR, inclui a própria **RIG-I**, além de **MDA5** (Melanoma Differentiation Associated protein 5), e **LGP2**, as quais são proteínas citosólicas altamente ubíquas. RIG-I está presente no citoplasma celular e é composto por um domínio C-terminal, de ligação a RNA; um domínio central helicase, com motivo de ligação a ATP; e dois domínios CARD (do inglês *caspase recruiting domain*), essenciais para o recrutamento de moléculas adaptadoras e sinalização intracelular. Aparentemente, o reconhecimento de RNAfd induz uma alteração conformacional na molécula, permitindo a exposição dos domínios CARD e o consequente recrutamento da proteína adaptadora MAVS (do inglês "mithocondrial antiviral signaling protein"). Essa induz uma via de sinalização semelhante à TLR, com ativação de TBK e IRF3 e indução de IFN-α/β.

Estudos realizados com camundongos deficientes de RIG-I e MDA5 indicaram que RIG é essencial para o reconhecimento de vírus cujo genoma é composto por RNAfs, como os flavivírus, paramixovírus, ortomixovírus e rabdovírus, ao passo que MDA5 é necessário para o reconhecimento de outros grupos de vírus, como os picornavírus, por exemplo. No entanto, a ativação de ambos os receptores, e um efeito sinérgico dessa ativação já foi observado em algumas infecções virais. Muitas vezes, o reconhecimento e o papel de diferentes receptores podem estar relacionados, também, com o tipo celular. A produção de IFN dependente de RIG-I após infecção com vírus *influenza* parece ser importante em células dendríticas mieloides, mas não em outros tipos celulares, onde outros receptores parecem ter um papel mais importante.

Ao contrário do que possa parecer, as respostas mediadas RIG-I ou TLR não são redundantes, embora ambos estejam envolvidos no reconhecimento de moléculas de RNA viral. Uma evidência circunstancial desta conclusão é o fato de que a expressão desses receptores difere de acordo com o tipo celular. De fato, a presença de TLR parece ser essencial em pDC, enquanto a expressão de RIG-I é importante em mDC, macrófagos e fibroblastos. Adicionalmente, a expressão destes receptores ocorre em diferentes compartimentos celulares. Assim, vírus que infectam DCs, penetram a célula através da fusão de seu envelope com a membrana plasmática, e se replicam no citoplasma, devem ser primariamente reconhecidos por RIG-I, enquanto aqueles que são endocitados devem ser reconhecidos por TLR. Por fim, receptores como TLR3, principalmente,

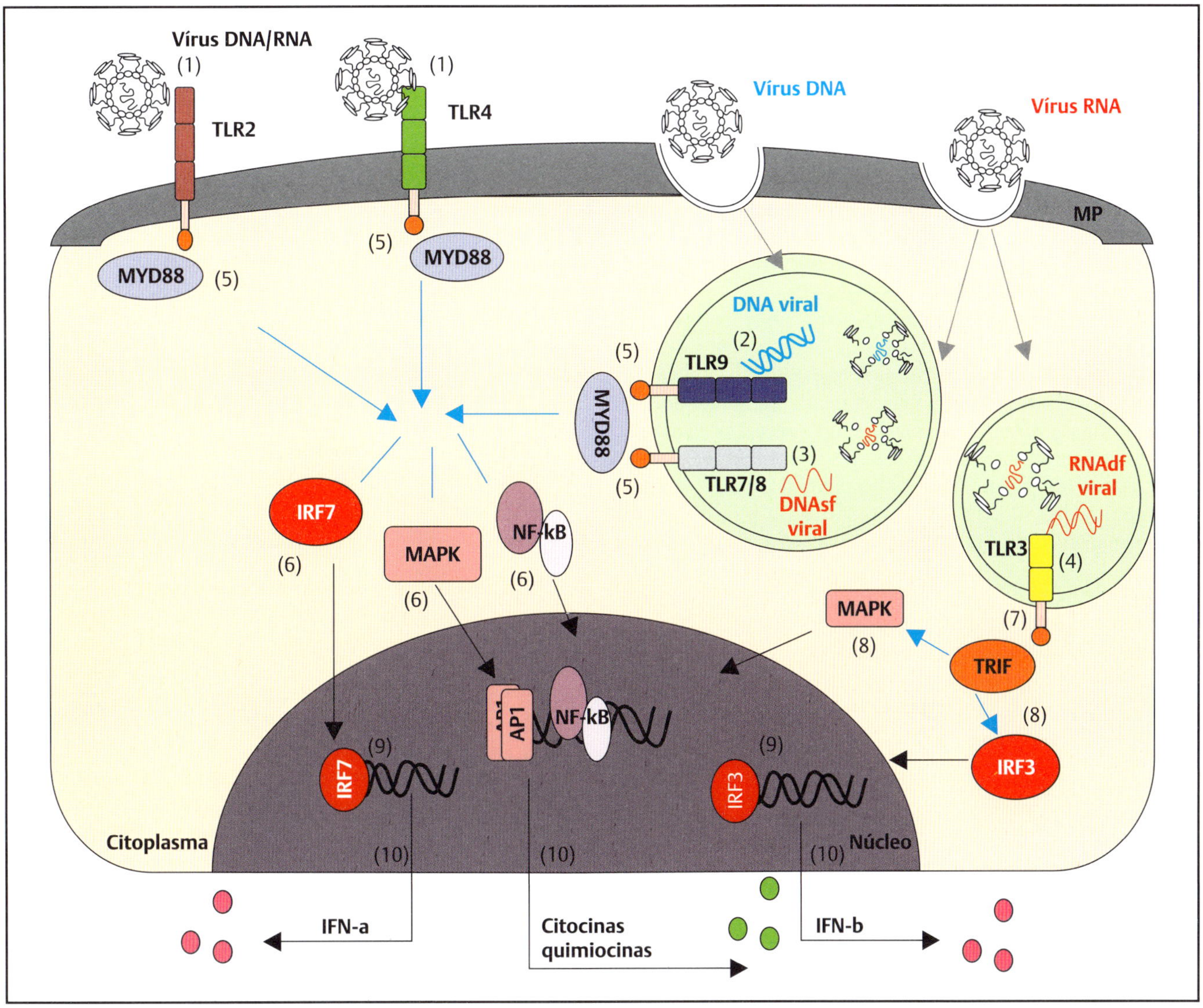

Fig. 4-2. Ativação de receptores de reconhecimento de padrões presentes na membrana plasmática ou em vesículas intracelulares. Estruturas de superfície viral podem ser reconhecidas por TLRs expressos na membrana plasmática (MP) como TLR2 e TLR4 (1). Além disso, vírus que apresentam DNA como genoma e entram na célula hospedeira por endocitose podem ter seu genoma reconhecido por TLR9 (2) presente em vesículas endossomais. Vírus endocitados que apresentam RNA como genoma podem ser reconhecidos por TLR7 ou TLR8, que reconhecem fitas simples de RNA (3), ou por TLR3, que reconhece fitas duplas de RNA (4). A ativação de TLRs de superfície (TLR2, TLR4) e pelos endossomais, TLR7, TLR8 e TLR9, levam ao recrutamento da molécula adaptadora Myd88 (5) e à ativação de IRF, MAPK e NF-kB (6). Após ativação de TLR3, este recruta a molécula adaptadora TRIF (7), induzindo a ativação de MAPK e IRF (8). Os fatores de transcrição ativados migram para o núcleo (9), induzindo a transcrição de genes associados à produção de IFN-α, IFN-β e de citocinas e quimiocinas (10).

podem reconhecer seus ligantes após a fagocitose de restos de células apoptóticas previamente infectadas ou lisadas em função da infecção viral, como foi dito anteriormente.

Em algumas situações, a cooperação entre diferentes receptores parece ser importante para uma resposta antiviral eficiente. Já foi descrito, por exemplo, que durante a infecção de células de epitélio pulmonar por vírus *influenza* a ativação de TLR3 é importante para indução de citocinas inflamatórias, enquanto que a ativação de RIG-I é mais importante para produção de IFN do tipo I. Na infecção pelo vírus da dengue (DENV) em fibroblastos murinos foi demonstrado também que RIG-I e MDA5 têm pouco ou nenhuma atividade sobre a expressão gênica individualmente, entretanto, o silenciamento de ambos os receptores abole a expressão dos genes regulados por IFN.

Como pode ser observado, diferentes PRRs estimulam vias de transdução de sinal que envolvem ativação de NF-kB e diversos vírus desenvolveram estratégias para subverter esse sinal, inibindo a produção de IFN-β e citocinas pró-inflamatórias. Esse é o caso do vírus *influenza*, por exemplo, cuja proteína não estrutural 1 (NS1) interfere com a sinalização de IRF-3 e NF-kB, inibindo a produção de IFN. Outros vírus atuam numa etapa posterior da sinalização. Os poxvírus produzem proteínas que atuam diretamente sobre a sinalização de NF-kB. A inibição da translocação de NF-kB mediada por proteínas virais também já foi reportada nas infecções por rotavírus, WNV e HIV.

Na verdade, a ativação de NF-kB participa de uma série de vias de sinais mediados por receptores da resposta imune, desde a inata (PRRs) até a adquirida (TCR e BCR), além de resposta a estresse celular, apoptose e proliferação. Portanto, a interferência nesse sinal não só modula o sinal inato, mas pode interferir em várias outras etapas da resposta imune.

Reconhecimento de Vírus DNA no Citosol

Recentemente, uma série de sensores de DNA citoplasmáticos associados ao reconhecimento e resposta a vírus tem sido descritos. Esses incluem o receptor DAI (do inglês *DNA dependent activator of interferon regulatory factors* [IRFs]), o **IFI16** (*interferon inducible protein* 16), **DDX41**, **AIM2** e **cGAS** (*Cyclic GMP-AMP* [cGAMP] *synthase*). Com exceção de AIM2, a ligação de DNA a todos esses sensores parece estar associada a vias de sinalização que se iniciam com o recrutamento da molécula adaptadora **STING** (stimulator of interferon genes), o que leva a ativação de **TBK1** (*TANK binding kinase*) e de **NF-kB**. A ativação de TBK, por sua vez, leva a ativação de **IRFs** e produção de IFNs do tipo I.

A ativação de DAI foi relacionada com o reconhecimento de DNA de fita dupla na sua forma canônica de β-hélice. A ativação de IRF3 e produção de IFN envolvendo esses receptores já foi descrita na infecção *in vitro* por adenovírus e HSV-1. A **DDX41** foi caracterizada como receptor intracelular de DNA em células dendríticas mieloides. O silenciamento da expressão dessa proteína bloqueia a ativação de TBK1, NF-kB e IRF3, impedindo a produção de IFN e outras citocinas induzida por vírus DNA.

Mais recentemente foi demonstrado que infecção por determinados vírus DNA pode induzir a produção do mensageiro secundário cGAMP (*cyclic*-GMP-AMP), e que esse dinucleotídeo cíclico se liga a STING, induzindo a ativação de IRF e produção IFN-β. Em seguida, a cGAMP sintetase ou **cGAS** foi caracterizado como um sensor de DNA citoplasmático, cuja ativação tem sido atribuída a resposta imune inata e atividade antiviral induzida pela infecção por diferentes vírus, como HIV-1, HSV-1 e VACV.

Outros sensores de DNA incluem algumas moléculas da família PYHIN, como **IFI16** e **AIM2**. Essas são caracterizadas por conter pelo menos um domínio HIN, envolvido no reconhecimento de moléculas de DNA, e um domínio pirina, que pode estar envolvido no processo de sinalização intracelular. O reconhecimento de DNA viral por IFI16 já foi reportado em modelos de infecção por HSV-1 e poxvírus e foi associado à produção de IFNs do tipo I e controle da replicação viral, por vias que envolvem IRF 3 e NF-kB. Já o reconhecimento de DNA citoplasmático por AIM2 está associado à ativação de inflamassomas, discutidos a seguir.

Mais recentemente, alguns desses sensores de DNA, como IFI16 e cGas foram também descritos no núcleo, mas os mecanismos que regulam sua localização no núcleo ou citoplasma e o reconhecimento das moléculas de DNA virais ainda não estão completamente caracterizados.

Reconhecimento de PAMPs no Citosol e Ativação de Inflamassomas

Alguns dos PRRs citosólicos estão associados à formação e ativação de inflamassomas. Os inflamassomas são complexos proteicos que atuam como plataforma para a ativação de caspase 1, o que permite a maturação e secreção das citocinas inflamatórias IL-1β e IL-18. A IL-1β participa da resposta local e sistêmica, e está associada a febre, ativação de linfócitos e infiltração de leucócitos. A IL-18 está associada à ativação de linfócitos T e células NK e indução da produção de IFN-γ. A produção dessas citocinas e seu papel na patogênese de infecções virais vem sendo reportadas em diferentes modelos de infecção. Camundongos deficientes em IL-1β ou IL-18 apresentam maior carga viral e mortalidade após infecção com vírus *influenza* e HSV, por exemplo. A produção dessas citocinas na infecção por HBV e RSV também já foi reportada. A ativação dos inflamassomas está associada, ainda, a um tipo de morte celular chamada piroptose, que pode atuar também na eliminação da célula infectada e contenção da disseminação viral.

Os inflamassomas podem ser formados por diferentes receptores, incluindo os RLRs já descritos, e receptores das famílias NLR e PYHIN. Dependendo da natureza do patógeno diferentes NLRs e complexos inflamassomas são ativados. Os inflamassomas mais bem estudados são aqueles constituídos de receptores do tipo NOD, (do inglês "nucleotide oligomerization domain") ou NLRs, particularmente o do tipo NLRP3. Os NLRs são proteínas citoplasmáticas que contém uma região efetora N-terminal com domínios de interação proteína-proteína, incluindo o domínio CARD, e domínio pirina (PYD); um domínio central de ligação a nucleotídeos; e um domínio C terminal repetido, rico em leucina (LRR), que supostamente é responsável pelo reconhecimento de PAMPs e regulação da atividade de NLRs. Mais de 20 genes de NLRs já foram detectados em humanos.

Os NLRs são capazes de recrutar a proteína adaptadora ASC (do inglês *apoptosis-associated sepcklike protein containing a CARD*), que se liga e recruta a proteína caspase 1 para a formação de inflamassomas. A ativação de caspase 1, então, será essencial para a maturação e liberação das citocinas IL-1β e IL-18.

O mecanismo molecular que envolve o reconhecimento dos PAMPs por NLR ainda não está totalmente caraterizado, mas parece estar associado ao reconhecimento do genoma viral. Os inflamassomas de NLRP3 já foram associados ao reconhecimento de vírus DNA e RNA, incluindo adenovírus, vírus *vaccinia*, vírus *influenza*, vírus da encefalomiocardite e vírus do sarampo.

Na verdade, a produção de citocinas da família da IL-1 requer dois sinais. O primeiro envolve a estimulação da síntese de pro-IL1-β e pro-IL-18, em geral mediada por TLR. O segundo sinal envolve a ativação de caspase 1 que, então, cliva as formas imaturas das citocinas, permitindo sua secreção. O segundo sinal pode ser disparado por agentes que causam perturbações iônicas, particularmente efluxo de potássio do citosol, levando à ativação de NLRP3. Desse modo, a ativação completa dos inflamassomas requer a participação de mais de uma família de PRRs. Na infecção por *influenza*, por exemplo, foi descrito que o reconhecimento do RNA viral por TLR7 é necessário, mas não suficiente para a secreção das citocinas. Para isso é necessária atividade do canal iônico M2, induzindo efluxo de prótons do complexo de Golgi e levando à ativação de NLRP3 por mecanismos ainda não totalmente caracterizados. Mecanismo semelhante já foi descrito na infecção por RSV, onde a ativação de TLR2, seguida de produção de ROS e efluxo de K+, com ativação de inflamassoma NLRP3 levam a produção de IL1-β. Essa pode ter caráter protetor, mas também gerar os sintomas inflamatórios, em casos de pneumonia.

Além dos inflamassomas do tipo NLRPs, outros PRRs já foram associados à ativação dessas plataformas. Na infecção por VSV, por exemplo, foi reportada a ativação de RIG-I e sua associação a moléculas adaptadoras relacionadas com a subsequente ativação de inflamassomas. Sensores de DNA citosólicos também têm sido associados à ativação de inflamassomas. Dentre eles, podemos citar moléculas da família PYHIN, como AIM2 e IFI16. Como descrito, essas proteínas apresentam domínios de ligação a DNA, e domínios pirina (PYN), e esses últimos podem estar associados ao recrutamento de ASC. O papel de AIM2 na ativação de caspase 1 e produção de IL-1β foi descrito após reconhecimento de vírus *vaccinia* e IFI-16 foi associado à formação e ativação de inflamassomas durante a infecção de KSHV, HSV e CMV.

Alguns vírus apresentam mecanismos de escape dos inflamassomas. A proteína V do vírus do sarampo, por exemplo, interage com NLRP3, inibindo a produção de IL-1β mediada pelo inflamassoma.

Na Figura 4-3 estão representados alguns mecanismos de ativação derivados do reconhecimento do genoma viral no citoplasma da célula hospedeira. A Figura 4-4 representa um resumo dos efeitos dos diferentes mecanismos de reconhecimento viral por receptores da imunidade inata e o efeito biológico desses mecanismos sobre a resposta imune.

Sistema Complemento

O sistema complemento é um importante componente da imunidade inata. Embora classificado para fins didáticos como parte da imunidade humoral, o sistema consiste, na verdade, de fatores solúveis e receptores de superfície que reconhecem e respondem ao patógeno. A ativação do sistema complemento induz uma cascata de proteases que geram produtos com atividade na eliminação de patógenos, na regulação da resposta inflamatória e da imunidade adaptativa.

A cascata do complemento pode ser iniciada por diferentes vias. A via clássica depende da opsonização prévia dos vírus com anticorpos e se inicia com a ligação do componente C1 aos imunocomplexos. A via alternativa se inicia pela ligação do componente C3 a estruturas expressas pelo vírus ou por células infectadas.

A via das lectinas depende da ligação da proteína sérica MBL (*mannan-binding lectin*) a glicoproteínas expressas em envelopes virais. A ativação de qualquer dessas vias induz uma cascata de reações que levam à geração e ligação a superfície viral de uma enzima C3 convertase, que cliva C3, gerando C3b e C3a. C3b se mantém associado à superfície do patógeno ou da célula infectada e atua como uma opsonina, tornando o vírus alvo de células que apresentam receptores para C3 (CR1), como fagócitos. Assim, a deposição de C3 e opsonização viral facilitam a eliminação dos vírus da circulação. Alternativamente, C3b pode se associar a outro componente C5, gerando uma C5 convertase. Semelhante à C3 convertase, essa enzima cliva C5, gerando C5a e C5b. A interação de C5b com a partícula viral inicia uma sequência de reações que resulta na associação de outros componentes do complemento C6, C7, C8, C9 gerando o complexo de ataque à membrana (MAC). Esse complexo cria um poro na bicamada lipídica e pode levar à lise direta de vírus envelopados ou de células infectadas por vírus. Além disso, a atuação das convertases leva à liberação dos mediadores solúveis C3a, C4a e C5a. Esses têm função de anafilatoxinas, e estão associados ao recrutamento de leucócitos para o sítio infectado e a liberação de histamina por mastócitos e basófilos, causando vasodilatação e aumento da permeabilidade vascular, contribuindo de forma marcante para a inflamação decorrente de uma infecção viral. O papel do sistema complemento na modulação da ativação e migração de células T foi demonstrado na infecção pelo vírus *influenza*, por exemplo. Nesse modelo, foi observado que a infecção de animais deficientes em C3 resulta em menor capacidade migratória de linfócitos T CD8+, o que está associado à inibição da atividade citolítica e ineficiente controle da infecção.

Além dos mecanismos descritos, a proteína MBL pode atuar diretamente na opsonização da partícula viral. A interação de MBL com vírus como ebola, dengue, WNV, SARS-CoV já foi demonstrada e pode estar associada à neutralização dos mesmos. A caracterização de polimorfismos genéticos de MBL associados à patogênese de diferentes infecções virais sugere um papel importante dessa via para o controle dessas infecções. Polimorfismos em MBL associados a baixos níveis de sua expressão já foram reportados em pacientes infectados com HBV e se correlacionam com pior prognóstico da infecção, associado a persistência viral e maior susceptibilidade a falha hepática fulminante.

Além dos fagócitos macrófagos e neutrófilos, outros tipos celulares também apresentam receptores para componentes do sistema complemento e a interação entre esses componentes já foi associada à regulação da atividade de anticorpos, e modulação da ativação de linfócitos T, tornando-os importantes mediadores da interação entre imunidade inata e adaptativa. Linfócitos B apresentam em sua superfície um complexo correceptor, no qual está presente a molécula CD21 ou receptor de complemento 2 (CR2), que se liga a produtos de clivagem de C3. O engajamento simultâneo do receptor de antígenos dos linfócitos B (BCR) com CR2 altera o sinal de ativação das células B, diminuindo o limiar de ativação das mesmas. Dessa forma, a ligação de vírus opsonizados por C3 pode potencializar a resposta mediada por células B. Além disso, antígenos associados a C3 são capturados e retidos por células dendríticas foliculares nos folículos linfoides, o que é importante para a ativação dos linfócitos B.

A ativação exacerbada do sistema complemento pode ser prejudicial para o hospedeiro e levar a um dano tecidual por conta da lise celular pela formação do MAC; em razão da opsonização de células infectadas, seguida de fagocitose; ou pelo aumento da resposta inflamatória. A deposição de imunocomplexos, levando à inflamação e alterações vasculares, está associada, ainda, a manifestações clínicas comuns a diferentes infecções, como os exantemas e a geração de edemas. Além disso, em modelos de infecção experimental por vírus respiratório, foi observado que a deposição de imunocomplexos, seguida de ativação do sistema complemento, está associada à hiper-reatividade brônquica e pneumonia.

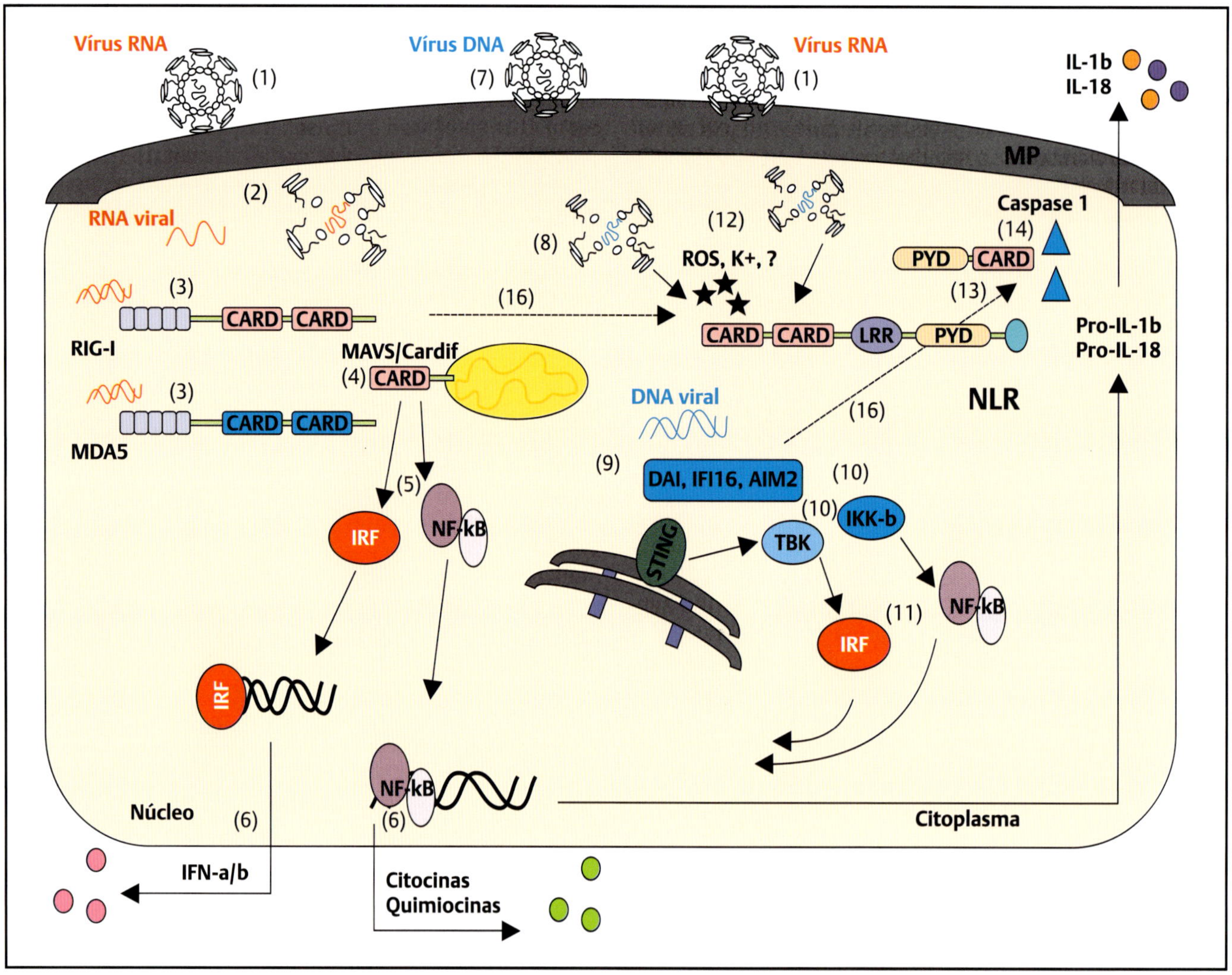

Fig. 4-3. Vírus RNA que penetram por fusão (1) têm seu genoma liberado no citoplasma da célula hospedeira após desnudamento (2). O RNA viral pode ser, então, reconhecido por RNA helicases, como RIG-I e MDA-5 (3). A ativação desses receptores leva ao recrutamento da proteína adaptadora MAVS/Cardif (4), que induz a ativação de IRFs e NF-kB (5). Esses fatores de transcrição ativados migram para o núcleo, induzindo a transcrição de genes associados à produção de IFN-α, IFN-β e de citocinas e quimiocinas (6). Vírus de DNA que penetram por fusão (7) têm seu genoma liberado no citoplasma da célula hospedeira após desnudamento (8). O DNA viral pode ser, então, reconhecido por sensores de DNA, como Aim-2, DAI e IFI-16 (9). A ativação desses receptores induz ativação de IKK e TBK (10) e subsequente ativação de IRF e (11), que migram para o núcleo, ativando a transcrição dos genes já descritos. Vírus DNA ou RNA podem ativar NLRs, como os receptores Nod (12), levando ao recrutamento da molécula adaptadora ASC (13) e ativação de caspase-1 (14). A ativação de caspase-1 e outros elementos leva à ativação de inflamassomas e conversão de pro-IL-1β e pro-IL-18 nas citocinas maduras IL-1β e IL-18, que serão então secretadas (15). A ativação de sensores de DNA ou RLR também pode contribuir para a ativação de inflamassomas e geração de IL-1β e IL-18 (16).

A cascata do complemento é finamente controlada por proteínas inibitórias do hospedeiro, e os vírus são capazes de sequestrar algumas dessas, ou codificar proteínas homólogas a esses inibidores. Vírus como o HIV, e o vírus T-linfotrópico humano (HTLV-1) incorporam esses inibidores em seu envelope durante o processo de replicação. O vírus *vaccinia* também codifica uma proteína de controle do complemento (VCP), estruturalmente similar a C4b-BP e que atua bloqueando a via clássica e alternativa dessa cascata. Já o HSV produz uma proteína, chamada gC, que se liga ao componente C3b do complemento e bloqueia sua capacidade de neutralização. A importância desse mecanismo de escape pode ser evidenciada pelo fato de que vírus mutantes, que não expressam essa proteína, apresentam caráter atenuado em modelos de infecção animal. Da mesma família, o herpes-vírus humano 8 (HHV-8 ou KSHV) codifica uma proteína que apresenta homologia estrutural e funcional com proteínas reguladoras do complemento, e atua como cofator para o fator I inibitório (associado à inativação de C3b e C4b). A deleção desse gene em um KSHV murino inibiu significativamente o estabelecimento da infecção aguda e a capacidade de manutenção de uma infecção persistente pelo vírus nesse modelo animal. De forma semelhante, a proteína não estrutural 1 (NS1) de alguns flavivírus se associa ao fator H, aumentando sua atividade de cofator para clivagem e inativação de C3b. A associação do fator H a NS1 expresso na

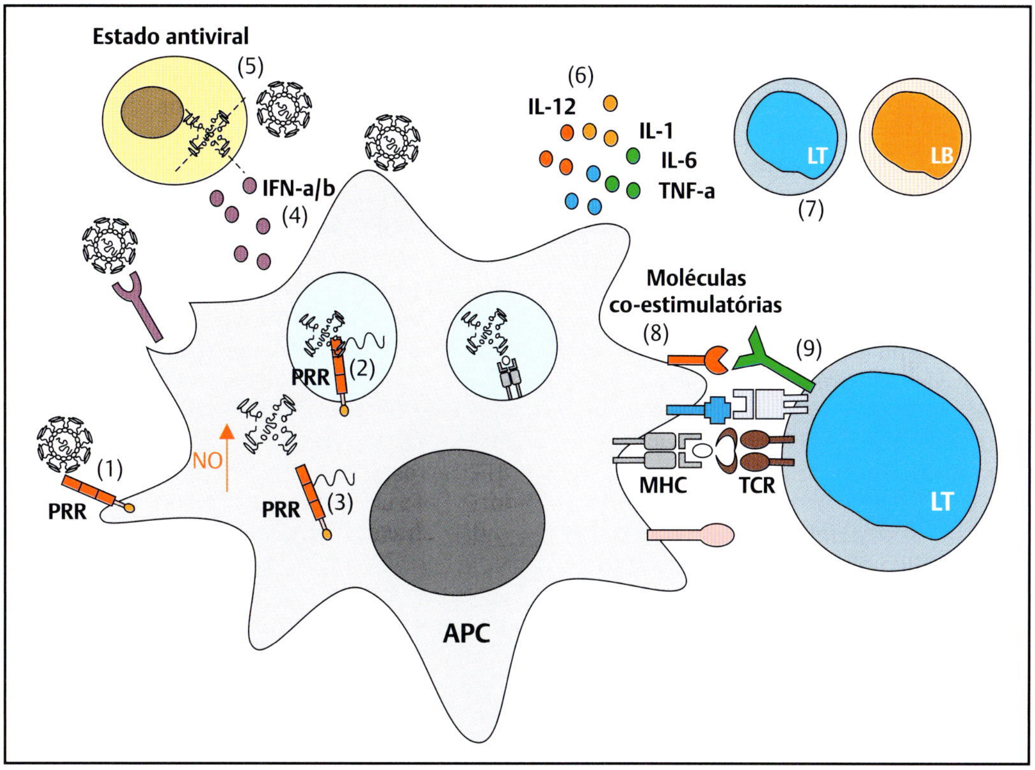

Fig. 4-4. Papel biológico da ativação de células apresentadoras de antígeno (APC) após reconhecimento viral. APCs podem reconhecer partículas virais ou componentes virais através de PRRs de superfície (1), intravesiculares (2) ou citoplasmáticos (3). Esse reconhecimento leva à ativação dessas células, induzindo aumento da produção de interferons do tipo I (4), que pode atuar sobre células vizinhas induzindo estado antiviral (5). As células ativadas também secretam citocinas pró-inflamatórias e quimiocinas (6), contribuindo para o recrutamento de outros tipos celulares para o sítio da infecção (7). A ativação das APCS induz, ainda, aumento da expressão de moléculas coestimulatórias (8), otimizando a apresentação de antígenos e ativação dos linfócitos T (9).

superfície de células infectadas inibe também a deposição de C3b sobre as mesmas e, consequentemente, a deposição do complexo de ataque à membrana (MAC).

MECANISMOS EFETORES DA IMUNIDADE ADAPTATIVA

Linfócitos B e Produção de Anticorpos

Um dos principais mecanismos de controle de uma infecção viral é o bloqueio ou inibição da entrada dos vírus em novas células hospedeiras por um processo chamado neutralização. A neutralização depende da interação de determinados epitopos conformacionais presentes na superfície das partículas virais com anticorpos específicos secretados por linfócitos B ativados.

O processo de ativação das células B se inicia pelo reconhecimento desses epitopos através de suas imunoglobulinas (Ig) de superfície. A associação dessas Ig com outras proteínas responsáveis pela sinalização intracelular forma o receptor de antígenos de células B (BCR). A ativação do BCR induz sinais que diferenciam os linfócitos B em células secretoras de anticorpos, os quais serão então capazes de se ligar aos antígenos presentes no vírus circulante.

O reconhecimento de antígenos virais por linfócitos B induz, inicialmente, a expansão de um clone de células com a mesma especificidade e capaz de secretar anticorpos do isotipo IgM. Essas células podem então interagir com linfócitos T CD4+ também específicos para o antígeno, recebendo estímulos que potencializam sua ativação e as tornam capazes de fazer mudança de classe de Ig, podendo secretar IgG, IgA ou IgE. Anticorpos do tipo IgG compreendem o principal isotipo presente na circulação sanguínea e em fluidos extracelulares, funcionando como uma eficiente opsonina para o reconhecimento por fagócitos e ativação do sistema complemento. Estes mecanismos serão discutidos adiante. Já os anticorpos do tipo IgA constituem o principal isotipo presente em secreções, especialmente nas mucosas dos tratos intestinal e respiratório, sendo então de grande importância no controle das infecções desses tecidos. Dependendo da afinidade, avidez e, principalmente, do epitopo reconhecido, esses anticorpos serão capazes de neutralizar a partícula viral, impedindo a infecção celular. A interação vírus-anticorpo pode levar a inativação viral ou interferir em diferentes etapas da biossíntese viral, incluindo adsorção, fusão e até mesmo o brotamento.

O mecanismo de neutralização mais bem reconhecido se dá através da inibição da adsorção viral. Os anticorpos podem interferir no processo de adsorção pela ligação direta ao epitopo de ligação com receptor na célula hospedeira, ou através de um bloqueio conformacional estérico dessa ligação. A interação de anticorpos com estruturas de superfície virais pode também impedir alterações conformacionais necessárias para a exposição de peptídeos de fusão viral e, assim, bloquear essa outra etapa da biossíntese viral. Alternativamente, especula-se que a ligação de anticorpos à superfície viral possa bloquear a interação entre as membranas do envelope viral e celular, abolindo de forma direta o processo de fusão de membranas. Já foram descritas ainda atividades neutralizantes de anticorpos em circunstâncias posteriores à entrada do vírus na célula hospedeira. Anticorpos que reconhecem a neuraminidase do vírus *influenza*, por exemplo, impedem a liberação da partícula da célula infectada no fim do ciclo de multiplicação viral.

A ativação rápida de linfócitos B, levando à indução de anticorpos neutralizantes, pode ser essencial para a sobrevivência do hospedeiro, particularmente em casos de infecção por vírus altamente citopáticos. Essa observação é corroborada por modelos experimentais de camundongos deficientes em linfócitos B, que sucumbem rapidamente às infecções com vírus *influenza*, vírus do Oeste do Nilo, entre outros. Da mesma forma, indivíduos com agamaglobulinemia associada ao cromossomo X, que apresentam deficiência na produção de anticorpos, também apresentam maior severidade de determinadas infecções virais, com maior carga viral e disseminação do patógeno. Já foi descrito, por exemplo, que a infecção por Enterovírus nesses indivíduos pode estar associada ao acometimento do sistema nervoso central.

Embora a meia-vida dos anticorpos em si seja curta, os títulos de anticorpos específicos podem ser mantidos por toda a vida em razão da geração de células de memória, de modo que o desenvolvimento de anticorpos neutralizantes é crítico na defesa contra infecções secundárias. Esse fato é claramente evidenciado em infecções agudas que induzem imunidade protetora e duradoura, como nas infecções pelos vírus do sarampo e da pólio, por exemplo. Nesse caso, é amplamente reconhecido que indivíduos soropositivos para essas infecções, ou seja, que já tiveram contato e apresentam anticorpos específicos contra esses vírus, não sofrem uma reinfecção ou não apresentam sintomas notáveis após reexposição aos vírus. A importância de anticorpos neutralizantes é observada mesmo em infecções virais que não induzem imunidade protetora, onde se observa que a infecção primária, em geral, é mais severa do que infecções subsequentes.

A maioria dos anticorpos produzidos durante as mais diversas infecções virais, no entanto, é gerada contra fragmentos ou proteínas virais liberados de células que foram lisadas após a infecção e não estão expostos na partícula circulante; ou contra proteínas que foram desnaturadas, degradadas, processadas, ou que não foram sintetizadas completamente. Anticorpos que reconhecem epitopos internos ou derivados de proteínas imaturas, que não estão expostos na partícula viral circulante, não terão, provavelmente, atividade neutralizante. Além disso, esses anticorpos podem ser específicos contra proteínas nativas, mas que não têm papel na adsorção ou penetração viral, e também não serão capazes de neutralizar a partícula viral. Ainda que não sejam neutralizantes, os anticorpos podem contribuir indiretamente para o controle de uma infecção viral por outros mecanismos.

A ligação de anticorpos a partículas virais pode promover a agregação das partículas ou a desestabilização da estrutura do vírion. Essa interação, chamada opsonização, depende do isotipo de Ig e sua respectiva valência (pentamérico, dimérico, monomérico) e da distância entre os epitopos virais. Uma vez formados, os agregados virais podem ser fagocitados e degradados com mais eficiência do que uma partícula isolada, facilitando a eliminação do vírus.

A interação vírus-anticorpos e a formação dos chamados imunocomplexos (IC) induz ainda a ativação de componentes do sistema de complemento que podem levar à destruição das partículas virais e auxiliam no recrutamento de leucócitos e indução de resposta inflamatória. Esses imunocomplexos podem também ser reconhecidos por receptores para porção Fc das Ig (FcR), presentes na superfície de células mononucleares e neutrófilos. A ligação dos IC no FcR leva à internalização dos mesmos e destruição da partícula. Por outro lado, a internalização de vírus, na forma de IC, pode estar associada à potencialização da infecção. Este é o caso do fenômeno da intensificação da infecção dependente de anticorpos (ADE, do inglês *antibody dependent enhancement*), que é um mecanismo que sugere a possibilidade de aumento da infecção celular pelo vírus da Dengue com efeito na exacerbação dos sintomas da doença causada pela infecção.

Os anticorpos podem atuar também nas células infectadas que estão expressando antígenos virais em sua superfície. Os anticorpos aderidos, então, à superfície celular podem ser reconhecidos por FcR, expressos em células NK, levando à ativação dessas células e ADCC.

Os linfócitos B são também células apresentadoras de antígeno e, portanto, a penetração de vírus nessas células pode levar ao processamento e apresentação de seus peptídeos e subsequente ativação de linfócitos T. O processo de apresentação de antígenos e interação entre linfócitos B e T é importante para a própria ativação das células B. Essa interação permite que as células T agora ativadas enviem sinais para os linfócitos B, que então passam a secretar anticorpos de outros isotipos e com maior afinidade e podem se diferenciar em células de memória.

Nem sempre a resposta mediada por células B é eficiente. A mutação de epitopos neutralizantes, a presença de carboidratos mascarando esses epitopos, ou ainda a secreção dos principais antígenos neutralizantes pode dificultar a neutralização viral por anticorpos, interferindo na resposta mediada por essas células. Além disso, alguns vírus são transmitidos, principalmente célula-célula, com pouca liberação de partículas virais no meio extracelular. Dessa forma, inibem a exposição de epitopos e o acesso de anticorpos para neutralizar a partícula. A própria existência de diferentes sorotipos dentro de uma mesma espécie viral já representa um escape do reconhecimento de anticorpos. Embora diferentes sorotipos compartilhem muitos antígenos, os epitopos neutralizantes, em geral, não são comuns.

Além disso, infecções crônicas, como a causada por HIV, por exemplo, levam a exaustão de linfócitos B, o que contribui para uma ineficiência na produção de anticorpos específicos.

A Figura 4-5 demonstra os diferentes mecanismos efetores de anticorpos secretados por células B ativadas por uma infecção viral.

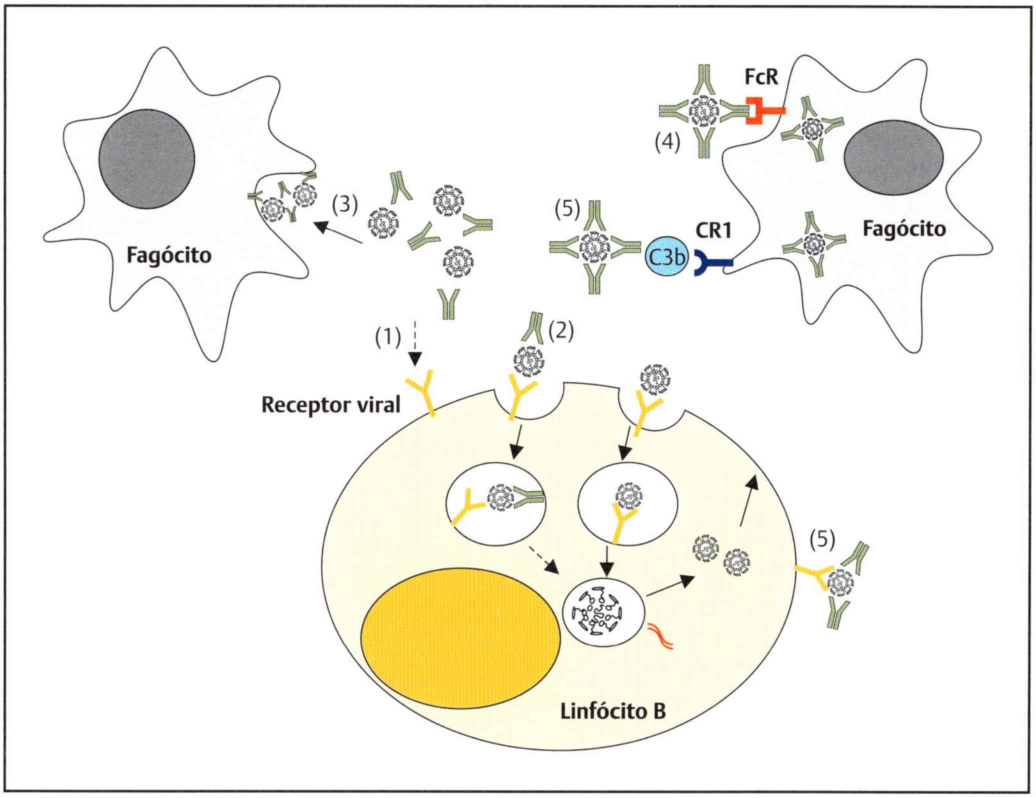

Fig. 4-5. Papel dos anticorpos na resposta antiviral. Os anticorpos secretados por linfócitos B ativados após o reconhecimento viral se associam aos vírus circulantes, formando complexos imunes. Essa interação pode impedir a interação da partícula viral com o receptor na célula hospedeira (1) ou impedir a fusão por bloquear estericamente o peptídeo de fusão, ou impedir as alterações conformacionais necessárias para que o processo ocorra (2). A agregação de partículas causada pela associação com anticorpos pode facilitar seu englobamento por células fagocíticas (3). Esses imunocomplexos podem ainda ser reconhecidos por receptores da porção Fc de Ig (FcR), o que também potencializa a fagocitose das partículas por fagócitos (4). Os complexos vírus-anticorpo podem ativar a via clássica do sistema complemento e a associação de componentes do sistema, como C3b, permite o reconhecimento dos complexos com receptores específicos dos fagócitos, aumentando sua internalização (5).

Linfócitos T e a Resposta Imune Celular

Enquanto os componentes da resposta humoral atuam sobre vírus livres circulantes, outros componentes da resposta imune atuam sobre células infectadas e fazem parte da dita resposta imune celular. Essa é constituída principalmente por linfócitos T $CD4^+$ e T $CD8^+$, além das células NK já descritas. Os linfócitos T $CD8^+$, juntamente com as células NK, representam o principal tipo celular com atividade citotóxica, capazes de destruir as células infectadas após o reconhecimento de antígenos virais em sua superfície. Já as células T $CD4^+$ têm como principal função efetora a regulação da atividade de outros tipos celulares e são células centrais na resposta imune como um todo.

O reconhecimento de antígenos por linfócitos T depende do processamento das proteínas virais presentes em células infectadas, gerando pequenos peptídeos ou epitopos, que serão direcionados para a superfície em associação com moléculas do complexo principal de histocompatibilidade (MHC). O complexo MHC-peptídeo será, então, reconhecido pelo receptor de antígenos de células T ou TCR. Além do TCR, as células T expressam as moléculas acessórias CD4 e CD8, que são mutuamente exclusivas nas células maduras e determinam o tipo de MHC com o qual os linfócitos T irão interagir. Células T que expressam a molécula CD8 ou células T $CD8^+$ reconhecem antígenos associados a moléculas de MHC de classe I, enquanto que as T $CD4^+$ reconhecem peptídeos apresentados por moléculas de MHC de classe II. As moléculas MHC-I são expressas por todas as células nucleadas, enquanto a expressão de MHC-II está restrita a determinados tipos celulares, chamados células apresentadoras de antígenos ou APCs. Essas incluem células dendríticas, macrófagos e linfócitos B. A ligação do peptídeo associado a MHC-I ou MHC-II ao complexo TCR induz uma cascata de transdução de sinal que culmina na ativação dos linfócitos T para exercer suas respectivas funções efetoras (descritas adiante).

O passo inicial para o reconhecimento de células infectadas pelos linfócitos T é o processamento antigênico por essas células. Este processo difere de acordo com a origem do antígeno processado. Antígenos endógenos, em geral, são direcionados a complexos de MHC de classe I, enquanto que antígenos exógenos são, majoritariamente, direcionados a complexos de classe II.

Classicamente, a apresentação de antígenos virais ocorre via moléculas de MHC de classe I, uma vez que esse tipo de apresentação é característico de patógenos citoplasmáticos. Durante o processamento de antígenos para apresentação via MHC-I, proteínas virais presentes no citosol são ubiquitiniladas e degradadas através do proteassoma. Células ativadas por IFN expressam subunidades catalíticas únicas, formando uma isoforma de proteassoma chamada imunoproteassoma. A adição dessas subunidades proteolíticas induzidas por IFN altera a especificidade de clivagem do proteassoma e otimiza a geração de peptídeos para associação com MHC-I. Os peptídeos recém-gerados são translocados para o retículo endoplasmático (RE) pelo transportador associado ao processamento do antígeno (TAP) e são associados ao MHC-I. Os complexos peptídeo-MHC classe I são transportados então para a superfície das células para serem apresentados aos linfócitos T $CD8^{+}$.

A apresentação via moléculas de MHC de classe II é característica de patógenos intravesiculares, como partículas virais endocitadas. Os peptídeos de origem exógena são gerados em vesículas endocíticas, principalmente lisossomos, através de proteases ácidas aí presentes. Após acidificação, essas vesículas entram em contato com vesículas MHC, que contêm as moléculas de MHC de classe II. O complexo peptídeo-MHC é translocado para a superfície das células, onde permanece estável por vários dias e está disponível para o reconhecimento por linfócitos T $CD4^{+}$. As diferenças nos receptores de superfície envolvidos na captura dos antígenos, bem como diferenças sutis na maquinaria proteolítica, podem determinar a natureza de peptídeos imunodominantes apresentados pelas moléculas de MHC de classe II. Estas variações no antígeno processado podem permitir o recrutamento de células T $CD4^{+}$ com especificidades diversas e levar a diferentes direcionamentos da resposta imune.

Os mecanismos de processamento de antígenos, na verdade, não são completamente restritivos e existem mecanismos de processamento e apresentação cruzada de antígenos. Isso significa que antígenos provenientes de partículas virais presentes em vesículas podem ser apresentados via MHC-I e antígenos de origem citoplasmática podem ser apresentados via MHC-II, permitindo uma ativação mais ampla das células T $CD8^{+}$ e T $CD4^{+}$, respectivamente. A associação entre componentes do proteassoma com vesículas endossomais já foi observada e pode contribuir para a redistribuição entre peptídeos gerados nesses compartimentos. Além disso, moléculas de MHC-I são recicladas da membrana plasmática por endocitose, o que pode permitir o encontro dessas moléculas com peptídeos gerados nas vesículas ácidas. A apresentação cruzada é importante também para a ativação de células T $CD4^{+}$. Moléculas de MHC-II recém-sintetizadas e expressas no RE podem encontrar e se associar a peptídeos que foram gerados no proteassoma e transportados para o RE, permitindo a apresentação dos mesmos via MHC-II.

Outro aspecto importante é que as APCs podem apresentar antígenos para células T $CD8^{+}$ ou T $CD4^{+}$ ainda que não estejam infectadas. A infecção de uma célula comumente induz apoptose da mesma, o que leva à liberação de antígenos virais. Esses podem, então, ser capturados pelas APCs, internalizados e apresentados via MHC-I para células T $CD8^{+}$. A internalização de antígenos pode ocorrer ainda por endocitose, permitindo sua apresentação via MHC-II para linfócitos T $CD4^{+}$.

Em algumas horas, a apresentação de antígenos para células T já é detectada e, poucos dias depois, ocorre uma intensa expansão das células T com especificidade para os antígenos virais. Simultaneamente à expansão clonal, as células T se diferenciam em diferentes subtipos e em células de memória. Essa diferenciação será influenciada pelo microambiente e pelos estímulos induzidos pelas APCs. As células ativadas dos diferentes subtipos migram para os tecidos para exercer sua função efetora. Esses eventos também contribuem para a manutenção ou amplificação de um ambiente inflamatório iniciado pelas células efetoras da imunidade inata. Em resumo, o resultado dessas interações é a expansão de clones de células T específicas para o vírus, algumas das quais se diferenciam em células de memória, conferindo imunidade por longos períodos de tempo. A resposta inflamatória inicial, então, além de seu impacto imediato na limitação da infecção, tem também papel na geração de memória imunológica, influenciando a qualidade e a quantidade de células de memória que sobreviverão e o tipo de resposta secundária que será gerado numa reinfecção.

Papel dos Linfócitos T $CD8^{+}$ Citotóxicos na Infecção Viral

Os linfócitos T $CD8^{+}$ têm como principal função efetora sua atividade citotóxica e capacidade de induzir apoptose de células infectadas, sendo muitas vezes chamados de CTL (do inglês *cytotoxic T lymphocytes*). A estimulação dessas células se inicia pelo reconhecimento de epitopos virais apresentados na superfície de células infectadas em associação a moléculas de MHC-I. Uma vez estimuladas, essas células secretam grânulos citolíticos que atuam diretamente na célula-alvo, causando sua lise. O conteúdo desses grânulos é constituído principalmente de perforina e granzimas. A primeira é capaz de formar poros na célula-alvo, o que permite a atuação de granzimas. Essas são proteases que levam à ativação de caspases, induzindo uma cascata de reações que levam a célula à apoptose. A apoptose de células infectadas tem um papel fundamental, então, na contenção da disseminação da infecção viral. Linfócitos T $CD8^{+}$ ativados expressam ainda o ligante de Fas (FasL). A interação de FasL com Fas presente na superfície de células infectadas também induz apoptose das últimas.

Além da liberação de grânulos citolíticos, a ativação de linfócitos T $CD8^{+}$ induz a secreção de citocinas e quimiocinas, como IFN-γ, TNF-α, MIP1-β, entre outros, que podem contribuir para a ativação de mecanismos antivirais nas células infectadas. O IFN-γ, por exemplo, promove aumento na expressão de moléculas de MHC, e promove ativação de macrófagos, com um aumento da produção de ROS e NO e consequente inibição da replicação viral.

A relevância do papel de células T $CD8^{+}$ já foi largamente descrita em uma série de infecções virais. Em modelos de infecção de primatas por vírus da imunodeficiência símia (SIV), foi demonstrado que a depleção de células T CD8+ impede o controle da replicação viral observado no início da infecção. Além disso, a restituição dessas células restaura totalmente a capacidade do hospedeiro em inibir a infecção, confirmando que as CTL são essenciais na resposta aguda. Em modelos experimentais de infecção pelo vírus da dengue, camundongos deficientes em células T $CD8^{+}$ também sucumbem ou apresentam infecção mais severa. A resposta mediada por células T pode contribuir ainda para imunidade heterotípica e proteção contra subtipos virais antigenicamente distintos. Em relação à infecção pelo vírus *influenza*, foi demonstrado que a resposta mediada por células T $CD8^{+}$ induzida durante uma infecção primária era essencial para a indução de imunidade protetora contra novas infecções. Mas, ainda, a magnitude da resposta CTL se correlacionava com proteção contra desafio com subtipos heterólogos de *influenza*. Por outro lado, alguns vírus heterotípicos podem desencadear um fenômeno em que uma infecção secundária por um sorotipo diferente daquele que causou a infecção primária estimula, de forma cruzada, as células T de memória reativas contra o primeiro sorotipo. Como resultado, as populações de células T específicas para o segundo sorotipo sofrem contração e a resposta celular não é eficiente.

Em algumas infecções, a persistência do antígeno e a ativação crônica dessas células pode resultar numa deficiência de sua função efetora, em razão da exaustão celular. A exaustão celular ocorre por causa da manutenção do patógeno no hospedeiro e está associada à inibição progressiva da atividade citotóxica e produção de citocinas mediadas pelos linfócitos T $CD8^+$. De fato, a progressão de infecções crônicas, como as infecções causadas por HIV e HCV, tem sido associada a um aumento da expressão de marcadores de exaustão nos linfócitos T $CD8^+$. Além desse mecanismo, a deficiência de linfócitos T $CD4^+$ também pode contribuir para a inibição da função das células T $CD8^+$, como será discutido a seguir.

Um dos principais mecanismos de evasão da resposta imune mediada por linfócitos T $CD8^+$ é a diminuição da expressão de MHC-I na superfície da célula infectada, inibindo a apresentação de antígenos por essa via e o reconhecimento da infecção por essas células. Essa inibição pode ocorrer pela interferência de diferentes proteínas virais em qualquer etapa do processamento ou apresentação de antígenos. Algumas proteínas virais são resistentes à clivagem pelo proteassoma, como é o caso da proteína EBNA1 de EBV, o que leva a uma restrição dos peptídeos gerados para apresentação via MHC-I. Outras proteínas virais se ligam às proteínas transportadoras TAP ou ao próprio MHC, inibindo a translocação de peptídeos e sua associação ao MHC. Algumas proteínas virais inibem a síntese de moléculas de MHC, ou promovem uma retenção dessas moléculas no retículo endoplasmático, ou ainda induzem o redirecionamento das moléculas de MHC (ou do complexo peptídeo-MHC) do RE para o citosol, levando à sua proteólise e degradação. O redirecionamento do complexo peptídeo-MHC da superfície celular para lisossomos também já foi descrito, e também resulta na degradação do complexo e inibição da apresentação de antígenos.

Papel dos Linfócitos T $CD4^+$ Auxiliares (Helper) na Infecção Viral

Os linfócitos T $CD4^+$ apresentam como principal função efetora a produção de citocinas envolvidas na modulação da ativação das próprias células T $CD4^+$ e de outros tipos celulares. Dentre as diversas respostas influenciadas por essas células, podemos destacar: (1) indução e manutenção de respostas efetora e de memória mediadas por linfócitos T $CD8^+$; (2) mudança de classe de imunoglobulina, maturação da afinidade de anticorpos e desenvolvimento de memória mediado por linfócitos B; (3) ativação de células NK; (4) ativação de macrófagos e da produção de mediadores químicos com atividade antiviral; (5) modulação da ativação de células apresentadoras de antígeno, direcionando a qualidade da resposta celular; (6) recrutamento de células para o sítio de infecção. Assim, essas células são um elemento central para o controle da replicação de qualquer infecção viral. De fato, deficiência de células T $CD4^+$ é associada à reativação de infecções latentes, susceptibilidade aumentada a infecções oportunistas e baixa eficiência de vacinas.

A ativação de células T $CD4^+$ pode ser induzida por células apresentadoras de antígenos que não estão infectadas. Isso pode ocorrer quando as APCs capturam antígenos provenientes de células que entraram em apoptose após a infecção. Assim, os linfócitos T $CD4^+$ podem reconhecer antígenos virais de maneira independente da replicação viral. Essa característica torna as células T $CD4^+$ ainda mais sensíveis ao reconhecimento antigênico do que as células T $CD8^+$. Vacinas inativadas ou recombinantes, ou seja, compostas por vírus não replicativos ou antígenos virais, induzem resposta de células T $CD4^+$, mas são menos eficientes na indução de resposta mediada por T $CD8^+$.

De acordo com o perfil de citocinas que secretam, essas células são classificadas em Th1, Th2, Th17 ou Treg. A diferenciação nos diferentes subtipos depende do microambiente e do padrão de citocinas produzidas pelas células efetoras da imunidade inata.

As células Th1 têm papel destacado na resposta antiviral. Essas secretam, principalmente, IFN-γ, IL-2, IL-18 e são importantes para a ativação de macrófagos, células NK e linfócitos T $CD8^+$. A produção de IFN-γ por células Th1 está associada à interação entre esse tipo celular e a imunidade inata, uma vez que é importante para a ativação da atividade microbicida de macrófagos e da atividade citotóxica de células *natural killer*. O IFN-γ participa ainda da ativação de células T $CD8^+$, sendo, portanto, um dos mediadores centrais para o controle de células infectadas por vírus. A IL-2 é necessária para a sobrevivência, a manutenção e a expansão de linfócitos T $CD4^+$ e T $CD8^+$, indicando que a ativação de células Th1 é essencial para a manutenção da resposta antiviral como um todo.

As células Th2 produzem IL-4, IL-5 e IL-13 e, classicamente, são associadas à modulação da produção de anticorpos. Na verdade, não só as citocinas Th2, mas diferentes citocinas participam dessa modulação e estão associadas à indução da secreção de diferentes isotipos de Ig.

As células Th17, produtoras de IL-17, IL-21 e IL-22 participam ativamente de respostas inflamatórias e são importantes para a imunidade da mucosa. Recentemente, a ativação desse subtipo celular tem sido descrita em infecções virais, tanto em relação ao controle da infecção quanto induzindo a exacerbação da resposta inflamatória. A ativação de Th17 já foi observada na queratite causada após a infecção de córnea por HSV e na miocardite, causada por *vírus de coxsackie* B3. Em ambos os casos, o aumento de IL-17 foi associado a lesão e sintomas clínicos causados pela resposta inflamatória induzida. Em infecções crônicas, como na infecção por HBV, também tem sido reportado um aumento na frequência de células Th17, o que pode estar contribuindo para uma exacerbação da resposta inflamatória e desenvolvimento de lesão. Por outro lado, durante a infecção crônica por HIV foi observado que a produção de citocinas Th1 e Th17 estão inversamente correlacionadas com a carga viral. A diminuição da carga viral após o tratamento restaurou a capacidade de produção das citocinas, indicando que o vírus tem um papel direto na modulação desses subtipos celulares. Corroborando com essas observações, foi também descrito que, enquanto as células Th17 são, preferencialmente, depletadas no trato gastrointestinal de pacientes HIV^+, a população se mantém intacta em modelos de SIV e infecção de seus hospedeiros naturais, sugerindo que a preservação dessa população influencie na progressão para doença.

O papel de células T $CD4^+$ no "help" de linfócitos T $CD8^+$ tem sido largamente estudado e o conhecimento dessa interação é essencial para o desenvolvimento de estratégias de controle de replicação viral. As células T $CD4^+$ são importantes produtoras de IL-2 e IL-21, essenciais para a sobrevivência, expansão ou manutenção das células T. Com isso, as células T $CD4^+$ potencializam a expansão de CTLs específicas para o vírus nas respostas primárias e sua subsequente diferenciação em células de memória. Além disso, a ativação dos linfócitos T $CD4^+$ é importante para o direcionamento das células T $CD8^+$ efetoras ou de memória para os sítios de infecção e para a expansão secundária dessas células durante uma nova infecção com o vírus. A estimulação de células T $CD8^+$ na ausência da função auxiliar (*help*) de T $CD4^+$ gera células de memória em menores concentrações e com menor capacidade de resposta a quimiocinas. Além disso, essas células apresentam menor plasticidade funcional, incluindo menor produção de IL-2 e deficiência de resposta secundária. Durante infecções crônicas, a necessidade de células T $CD4^+$ é ainda mais evidente, uma vez que nessas condições pode ocorrer uma exaustão marcante de células T $CD8^+$. Na infecção por HIV, por exemplo, a depleção dos linfócitos T $CD4^+$ gera alteração funcional das células T $CD8^+$, levando-as a um processo de exaustão. Esse processo é caracterizado por inativação funcional e subsequente deleção das células T respondedoras, e está associado à estimulação antigênica constante, na ausência ou ineficiência do estímulo de células T $CD4^+$. A importância do papel das células Th na funcionalidade das CTL pode ser evidenciada, ainda, em modelos de vacinação que visam a estimulação de células citotóxicas. Nesses, tem sido observado que a indução de uma resposta ótima ao antígeno vacinal e, consequentemente, ao desafio com o vírus selvagem, depende de células T $CD4^+$. Os mecanismos de interação entre linfócitos T $CD4^+$ e T $CD8^+$ e seu papel biológico estão representados na Figura 4-6.

A produção eficiente de anticorpos de diferentes subtipos e de alta afinidade também depende de células T $CD4^+$. Linfócitos B estimulados de maneira T-independente secretam apenas IgM de baixa afinidade. Por outro lado, a interação das células B com linfócitos T após o reconhecimento do antígeno específico gera sinais que induzem mudança de classe de imunoglobulinas e a maturação da afinidade das imunoglobulinas secretadas. Essa interação permite a geração e seleção de clones de linfócitos B capazes de secretar anticorpos com maior afinidade/avidez pelo antígeno específico. Assim como descrito para células T $CD8^+$, o desenvolvimento de linfócitos B de memória, responsáveis pela rápida e eficiente produção de anticorpos em infecções secundárias também depende da interação com linfócitos T $CD4^+$. Corroborando com essas observações, já foi relatado que indivíduos com deficiência na resposta mediada por células T $CD4^+$ ou que apresentam mutações que influenciem a interação entre células T e B apresentam defeitos severos na imunidade celular e humoral e sofrem com infecções oportunistas frequentes. Na Figura 4-7 estão representados alguns mecanismos de interação entre linfócitos T $CD4^+$ e células B e seu papel biológico.

Outra subpopulação de linfócitos T $CD4^+$ são as chamadas células T regulatórias (Treg), que apresentam como característica a expressão do receptor CD25 e do fator de transcrição Foxp3. Essas células estão associadas à supressão da resposta imune mediada por linfócitos T $CD4^+$ através, principalmente, da produção de citocinas, como IL-10 e TGF-β. Algumas dessas citocinas estão associadas também à ativação alternativa de macrófagos, que se tornam, então, menos eficientes na apresentação de antígenos e na ativação de células T além de serem associados a uma resposta regulatória e de reparo tecidual. A manipulação da atividade de células regulatórias pelo patógeno pode favorecer a replicação e disseminação da infecção. De fato, alguns vírus são capazes de induzir a expansão ou diferenciação de Treg, o que pode representar um mecanismo de escape da resposta celular efetora. Durante a progressão da infecção por HIV é observado um aumento na frequência de Treg. Esse aumento é acompanhado por uma perda na população de Th17 e está associado a um declínio mais rápido de células T CD4+, contribuindo para à imunodeficiência. Em contrapartida, pacientes chamados de controladores de elite, ou seja, que mantém baixíssimos níveis de carga viral, níveis estáveis de linfócitos T $CD4^+$ e não progrediram para AIDS, apresentam menor frequência de Treg e uma razão Th17/Treg menor que os progressores e semelhante aos não infectados. Esses achados correlacionam um aumento da população de células T regulatórias com progressão mais rápida para AIDS e indicam que não apenas a concentração de cada subtipo de células T, mas o balanço entre os subtipos é importante.

Por outro lado, nem sempre essa modulação da resposta imune por Treg tem efeito deletério sobre o hospedeiro. Um balanço entre células T $CD4^+$ regulatórias e células T efetoras tem sido associado a um controle da resposta inflamatória e, muitas vezes, melhor prognóstico ou menor progressão de infecções virais. A razão entre Th17 e Treg na infecção por HBV, por exemplo, foi inversamente associada à sobrevivência dos pacientes. De maneira semelhante, na queratite estromal causada por lesão ocular por HSV também foi observado que a diminuição de células T $CD4^+$, gerando uma menor razão T efetora/T reg, reduz a severidade das lesões.

A ativação de células T $CD4^+$ também é importante para a modulação da ativação de componentes da imunidade inata, mantendo o estímulo inflamatório. As citocinas secretadas pelas células Th contribuem para ativação de APCs, induzindo maior expressão de moléculas coestimulatórias e produção de outras citocinas, aumentando sua eficiência na apresentação de antígenos e ativação de outros linfócitos T.

As células T $CD4^+$ apresentam ainda atividade citotóxica, uma vez que, tal como os linfócitos T $CD8^+$, expressam FasL em sua superfície, podendo induzir o sinal de morte celular em células infectadas expressando Fas.

MECANISMOS DE ESCAPE DA IMUNIDADE ADAPTATIVA

O reconhecimento de padrões moleculares por PRRs ou de epitopos específicos pelo TCR ou BCR é um ponto-chave da resposta imunológica. Assim, um dos mecanismos observados em algumas infecções virais associado à inibição da resposta é o ocultamento dessas estruturas, impedindo seu

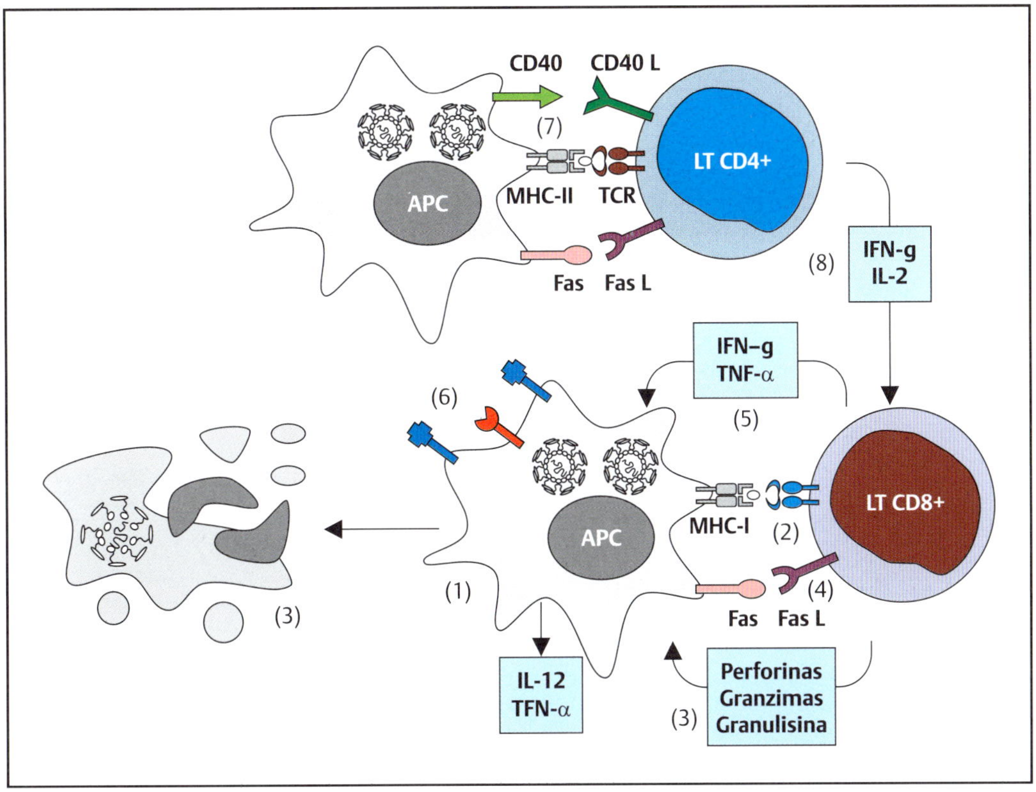

Fig. 4-6. Integração entre as respostas celulares mediadas por linfócitos T CD4⁺ e CD8⁺ durante uma infecção viral. Células apresentadoras de antígenos (APC) infectadas por vírus apresentam antígenos virais associados a moléculas de MHC-I e secretam citocinas pró-inflamatórias (1). Nas células infectadas, proteínas virais citoplasmáticas são processadas em proteossomos celulares e endereçadas ao retículo endoplasmático, onde se associam a moléculas de MHC-I. O complexo transloca-se para a membrana plasmática onde se liga ao receptor de células T (TCR) de linfócitos T CD8⁺ específicos (2), ativando-os. Em resposta ao estímulo, as células T CD8⁺ citotóxicas secretam perforinas, granzimas e outros elementos que desestabilizam componentes da célula infectada, levando-a à apoptose (3). Os linfócitos T CD8⁺ ativados também expressam FasL, cuja interação com Fas, presente na superfície de células infectadas, induz apoptose das mesmas (4). Adicionalmente, as células T CD8⁺ secretam citocinas que intensificam o estado de ativação das APCs (5), induzindo maior expressão de moléculas coestimulatórias nestas células (6) e estabelecendo um circuito do tipo *feedback*-positivo. Paralelamente, APCs também podem apresentar antígenos virais, complexados a MHC-II, às células T CD4⁺ (7). Estes antígenos estão presentes em vesículas intracitoplasmáticas e são oriundos de partículas virais endocitadas, ou da fagocitose de fragmentos de outras células previamente infectadas por vírus. Uma vez ativados, os linfócitos T CD4⁺ podem secretar citocinas, que incrementam a ativação de células T CD8⁺, sua expansão e sua ação citotóxica contra células infectadas (8).

reconhecimento e a ativação das células do sistema imune. Nesse sentido, a infecção de células não permissivas ou semipermissivas e manutenção do vírus em estado de latência está associada, normalmente, a uma baixa taxa de transcrição e, consequentemente, de síntese e expressão de proteínas virais. Com isso, os vírus mantêm sua informação genética, mas não expressam os antígenos e escapam do reconhecimento pelo sistema imunológico, até que ocorra algum evento que converta o estado de latência em um estado de replicação viral ativa. Diferentes vírus são capazes de permanecer nesse estado de replicação não ou semipermissiva, como é o caso de herpes-vírus, como HHHV1 e 2, varicela, EBV, e até mesmo o HIV. Outros vírus retardam ou escapam do reconhecimento imune por se manterem em sítios imunoprivilegiados, como o cérebro. Esse tecido é protegido pela barreira hematoencefálica, a qual limita a presença de componentes do sistema periférico. Além disso, as células nervosas apresentam uma baixa capacidade de apresentação de antígenos, dificultando a ativação de uma resposta imune específica nesses sítios.

A mutação de epitopos é outra estratégia de escape do reconhecimento por linfócitos T e B e tem sido associada à resistência ou cronicidade de diferentes infecções virais. A especificidade das proteases, a afinidade dos peptídeos gerados pelas moléculas de MHC e do complexo MHC-peptídeo pelo TCR em geral induz uma maior resposta celular contra epitopos imunodominantes. Com isso, mutações mesmo em um único epitopo podem inibir uma resposta imune eficiente. Vírus que apresentam genoma segmentado, como *influenza* e rotavírus, podem sofrer ainda recombinação entre segmentos de diferentes sorotipos virais gerando alterações antigênicas mais drásticas e aumentando, ainda mais, a possibilidade de escape da resposta imune. O impacto dessas alterações na disseminação de uma infecção viral ou mesmo na morbidade da mesma é claramente evidenciado pelo fato de que as recombinações dos segmentos do vírus *influenza* (*antigenic shift*), levando à geração de novos sorotipos virais, têm sido associadas às grandes pandemias de infecção por esse vírus, com maiores índices de mortalidade.

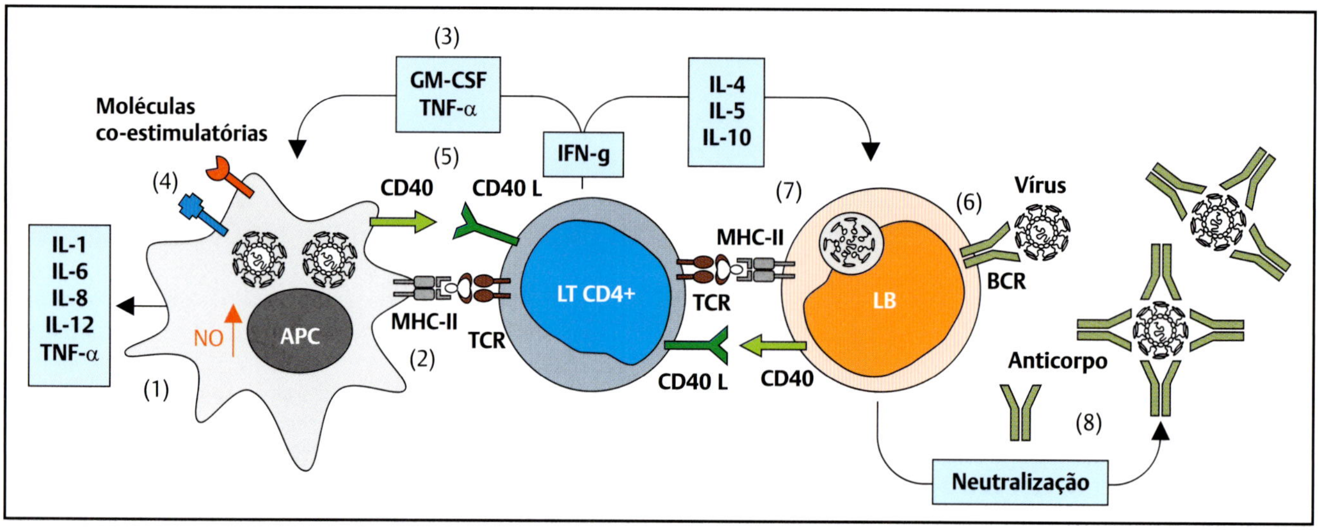

Fig. 4-7. Integração entre a resposta mediada por linfócitos T CD4$^+$ e células B durante uma infecção viral. Na presença do vírus, células apresentadoras de antígenos (APC), como macrófagos e monócitos, secretam citocinas pró-inflamatórias e produzem óxido nítrico (NO), que auxilia na inibição intracitoplasmática da replicação viral (1). Antígenos virais presentes em endossomos (quando partículas virais ou fragmentos de células previamente infectadas são fagocitadas, por exemplo) são processados e apresentados às células T auxiliares (T CD4$^+$) através de sua complexação com moléculas de MHC-II, sendo reconhecido pelo receptor de células T (TCR) dos linfócitos (2). A ativação das células T CD4$^+$ pela apresentação antigênica leva à produção de citocinas que intensificam o estado de ativação das APCs (3), induzindo maior expressão de moléculas coestimulatórias nestas células (4) e estabelecendo um circuito do tipo *feedback*-positivo. O estado ativado e maduro das APCs também é auxiliado pela ligação da molécula de CD40 (presente nas APCs) com seu ligante CD40L (presente nas células T CD4$^+$) (5). Paralelamente, células B são ativadas quando suas imunoglobulinas de superfície reconhecem antígenos virais específicos (6). As células B ativadas de forma independente de células T secretam anticorpos do tipo IgM, de baixa afinidade. As células B também funcionam como APCs, apresentando antígenos virais através de MHC-II para os linfócitos T CD4$^+$ de forma semelhante às demais APCs (7). A interação entre células T CD4$^+$ e células B induz a ativação intensa das últimas, causando mudança do isotipo de anticorpo secretado e aumentando sua afinidade pelos antígenos virais. Estes anticorpos de alta afinidade são secretados e podem-se ligar a componentes essenciais na superfície viral, impedindo que o vírus penetre na célula hospedeira, processo denominado neutralização (8).

É hipotetizado, então, que a indução de uma resposta imune mais ampla, ou seja, a ativação de maior diversidade de clones de células T ou B durante uma infecção pode diminuir o impacto da pressão seletiva sobre um número restrito de epitopos, além de permitir a manutenção da resposta ainda que um epitopo imunodominante seja alterado. A amplitude da resposta imune induzida poderia assim contribuir para um melhor prognóstico de uma infecção ou para uma resposta mais eficiente numa reinfecção. De fato, tem sido relatado que a indução de uma resposta contra maior número de epitopos específicos pode estar associada a um melhor prognóstico em infecções por HIV e HCV.

MECANISMOS DE AGRESSÃO TECIDUAL MEDIADOS PELA RESPOSTA IMUNE

O descontrole ou a exacerbação da resposta elicitada pelas interações entre componentes virais e o sistema imune em alguns casos pode ser responsável pelos sintomas clínicos de uma infecção. Como já descrito, os sintomas observados no período prodrômico das infecções virais, como febre, linfoadenopatia e mal-estar são resultado da produção de mediadores pirogênicos, como a IL-1β, da proliferação linfocitária e da interação entre algumas citocinas pró-inflamatórias e o sistema nervoso central.

A secreção aumentada de citocinas pró-inflamatórias e quimiocinas induzida após reconhecimento de PAMPs e ativação de PRRs também pode induzir uma inflamação exacerbada no sítio da lesão. De fato, tem sido observado em diferentes modelos experimentais que a deficiência na produção dessas citocinas ou na expressão de seus receptores específicos pode gerar um retardo no controle da replicação viral, porém pode resultar em inflamação mais branda e menor lesão tecidual. A infecção por vírus respiratório sincicial, por exemplo, pode gerar pneumonia e bronquiolite em função de uma resposta inflamatória exacerbada, mediada pela ativação de TLR2 e de inflamassoma NLRP3, levando à secreção de IL-1β. De maneira semelhante, a produção de citocinas e quimiocinas induzida por HSV1 tem sido associada ao dano no sistema nervoso central, num processo que parece envolver a ativação de sensores de DNA citosólicos. A comparação entre os níveis de citocinas e quimiocinas observados após infecção com diferentes subtipos antigênicos de vírus *influenza* demonstrou que os vírus causadores da pandemia de 1918 (Gripe Espanhola) e a cepa H5N1, induziram maiores níveis de IL-6, TNF-α, IFN-γ, IL-10 e MCP-1 em relação às cepas que induziram infecções mais brandas. Esses achados sugerem que concentrações elevadas desses mediadores podem estar associadas à maior morbidade ou mortalidade da infecção. A ativação de linfócitos T também pode levar a danos no sítio da infecção ou até mesmo sistêmicos. Particularmente, a ativação exacerbada de células T CD8$^+$ citotóxicas tem sido associada à lesão tecidual em diferentes infecções virais. Um dos exemplos mais bem conhecidos dos efeitos deletérios da resposta imune celular é o desenvolvimento de cirrose e carcinoma hepatocelular (HCC) nas infecções crônicas por HBV. Nesses pacientes tem sido demonstrado que a inflamação contínua leva à hepatocarcinogênese e à presença de infiltrado celular ou mediadores inflamatórios funcionam como marcadores preditivos de malignidade.

De fato, a ineficiência do hospedeiro em controlar a progressão tumoral não parece se dever à ausência de células do sistema imune, uma vez que esses pacientes apresentam CTL específicas para o vírus. No entanto, células apresentadoras de antígeno, como as células de Kupfer, que são os macrófagos presentes no fígado, podem estar atuando como células M2, modulando a resposta das células T $CD8^+$ no sentido de inibir seus mecanismos efetivos de controle de replicação viral. Foi observado ainda que pacientes com HCC apresentam um aumento de Treg, o que pode estar contribuindo para a inibição da função efetora das CTL e para o aumento do tumor. Por outro lado, foi relatada uma maior frequência de células Th17 no fígado de pacientes com hepatite crônica e, particularmente, HCC, o que parece contribuir para o aumento da inflamação.

Outro efeito deletério marcante da atividade de CTLs numa infecção viral é observado na infecção por HIV. O HIV infecta, majoritariamente, células T $CD4^+$, de maneira que o reconhecimento e a destruição das células infectadas, nesse caso, atinge diretamente o sistema imune do hospedeiro. Assim, a atividade citotóxica mediada pelos linfócitos T $CD8^+$, embora seja essencial para o controle inicial da replicação viral, uma vez que não elimina o vírus completamente, acaba contribuindo para a imunodeficiência observada na infecção por HIV. Na infecção pelo vírus da dengue, a resposta mediada por linfócitos B também pode influenciar negativamente o controle da infecção viral. Pacientes que sofrem uma infecção secundária por sorotipo diferente da infecção primária apresentam maior probabilidade de desenvolver as formas graves de infecção. Esse evento foi associado à potencialização da infecção mediada por anticorpos, ou ADE. De acordo com a hipótese de ADE, anticorpos desenvolvidos na infecção primária poderiam se ligar, mas não neutralizar os vírus da infecção secundária. Essa ligação levaria à formação de imunocomplexos que podem ser internalizados por FcR presentes em células mononucleares, aumentando a infecção. A internalização de vírus na forma de imunocomplexos altera também as vias de sinalização intracelular elicitadas pela infecção, inibindo a resposta antiviral. Ainda com relação à infecção pelo vírus da dengue, existem evidências de que a ativação de células T $CD4^+$ e T $CD8^+$ é mais proeminente em pacientes com as formas graves da infecção do que em pacientes com formas brandas. Foi proposto que em infecções secundárias por esse vírus ocorra um fenômeno chamado "pecado antigênico original", no qual durante uma infecção secundária são ativadas células de memória com maior afinidade por sorotipos virais que não os da infecção atual. Essas células apresentam um fenótipo ativado e sofrem apoptose. Além disso, essas células possuem um padrão de degranulação deficiente, porém liberação eficiente de citocinas, como IFN-γ e TNF-α, que podem atuar diretamente nas células endoteliais, contribuindo para o extravasamento de plasma e para a patogênese da dengue hemorrágica.

INFECÇÃO DE CÉLULAS DO SISTEMA IMUNE E MODULAÇÃO DA RESPOSTA IMUNOLÓGICA

Alguns vírus apresentam tropismo e infectam células do sistema imune, podendo levar à morte dessas células ou a modulação de seus mecanismos efetores. Alguns vírus, por exemplo, utilizam fatores de transcrição gerados após ativação das células infectadas para sua própria replicação. Assim, a própria ativação das células do SI pode contribuir para o aumento da replicação viral. Além disso, alguns vírus produzem moléculas análogas a fatores celulares de ativação, o que permite a modulação da estimulação das células infectadas, como será detalhado adiante.

Um dos principais exemplos de vírus que infectam células do sistema imune é o HIV. Este infecta, principalmente os linfócitos T $CD4^+$ auxiliares, mas também células apresentadoras de antígenos, como macrófagos e células dendríticas. É interessante notar que o HIV utiliza a maquinaria de ativação celular para controle de sua própria replicação. O genoma viral apresenta sítios de ligação de NF-kB dentre outros fatores de transcrição, e a ligação desses fatores está envolvida na ativação da transcrição e expressão gênica do vírus. Desse modo, a ativação linfocitária com ativação desse fator de transcrição acaba contribuindo para a replicação viral. A infecção por HIV leva à apoptose de células infectadas, morte celular por ativação, modulação da função efetora dos diferentes tipos celulares infectados e todos esses elementos contribuem para a imunodeficiência. Dessa forma, conforme a infecção progride, o hospedeiro se torna incapaz de controlar a replicação de qualquer patógeno, incluindo o próprio HIV.

Outro retrovírus que tem tropismo por linfócitos T é o HTLV, cuja infecção está associada à leucemia de célula T do adulto (LTA), além da parapesia espástica tropical ou mielopatia associada a HTLV-1. Uma das proteínas virais, chamada Tax, é capaz de interagir com fatores de transcrição celulares, como NF-kB, resultando numa ativação persistente desse fator. A ativação de NF-kB induz um aumento da produção de IL-2, que é uma citocina essencial para a proliferação e a manutenção dos linfócitos T, além de induzir aumento da expressão de seu receptor. IL-2 e IL-2R induzidos terão efeito autócrino, permitindo o crescimento dos linfócitos T infectados de maneira independente da produção dessa citocina por outras células. Acredita-se, então, que a interação de Tax com NF-kB seja um dos principais mecanismos envolvidos com a atividade oncogênica dessa proteína e, de fato, a proteína Tax do HTLV é a principal responsável pela transformação das células leucêmicas. Além disso, pacientes com LTA são imunocomprometidos e apresentam frequentemente infecções oportunistas causadas por diferentes patógenos.

O vírus Epstein Barr (EBV) também infecta células do sistema imunológico, nesse caso os linfócitos B, podendo induzir a transformação dessas células e desenvolvimento de linfomas B. Esse e outros vírus da subfamília *gamaherpesvirinae*, como o HHV-8, também apresentam sítios de ligação de NF-kB em seus promotores. A infecção latente por EBV resulta numa ativação persistente de NF-kB, a qual está envolvida na capacidade desses vírus em induzir transformação celular. O EBV apresenta, ainda, uma proteína, denominada LMP-1, que funciona como um receptor de CD40 ativado. O receptor de CD40 natural está associado à ativação de linfócitos B dependentes de células T *helper*. Assim, a expressão de LMP-1 em células B infectadas por EBV promove sobrevivência e proliferação dessas células. A presença de transcritos de latência de EBV em células B de cérebros *post mortem* de esclerose múltipla também sugere um possível papel desse vírus na ativação dos linfócitos B e lesão autoimune.

IMUNOMODULADORES VIRAIS

Além de interferir na produção, secreção ou expressão de citocinas, quimiocinas e moléculas de ativação celulares, alguns vírus codificam proteínas que funcionam como imunomoduladores. A literatura é bastante vasta em relação à descrição de imunomoduladores virais que são secretados por células infectadas e incluem inibidores do sistema complemento, reguladores da cascata de coagulação, moléculas de adesão e homólogos de citocinas e de receptores de citocinas. Alguns vírus codificam homólogos de citocinas, muitas vezes chamados de virocinas, ou produzem proteínas homólogas a receptores de citocinas, que são denominadas virorreceptores. Essas proteínas virais podem se ligar às citocinas do hospedeiro, tornando-as inativas ou não funcionais, ou podem mimetizar a função dessas citocinas, modulando a ativação celular. Alguns imunomoduladores interferem com a sinalização mediada pelas citocinas celulares, atuando sobre vias de sinalização intracelular, podendo, por exemplo, modular positiva ou negativamente a expressão de receptores e correceptores celulares.

Herpes-vírus e poxvírus codificam uma série de proteínas homólogas a receptores de quimiocinas e proteínas capazes de se ligar a uma variedade de citocinas, incluindo TNF-α, IL-1β, IFN α/β, IFN-γ, CC quimiocinas, IL-18, GM-CSF, e IL-2. Não se conhece o efeito de todas essas proteínas. Algumas podem bloquear a ligação das citocinas com seus receptores celulares; outras funcionam como ligantes independentes, capazes de induzir sinalização intracelular, levando a uma ativação constitutiva dessas vias. Proteínas codificadas por poxvírus capazes de se ligar a TNF-α e IL-18 inibem a ação inflamatória e a produção de IFN-γ mediada por IL18. O HHV-8 que induz o sarcoma de Kaposi codifica uma proteína homóloga a IL-6 que é expressa não só durante a replicação viral, mas também em células com infecção latente. Células expressando essa virocina são observadas nas lesões, e a IL-6 viral pode, por exemplo, induzir permeabilidade vascular e contribuir para o linfoma de efusão primário.

Em conjunto, esses achados demonstram que o balanço entre a ativação de uma resposta imune eficiente e uma inflamação exacerbada é determinante na indução de controle da replicação viral em relação a lesão tecidual. Além disso, a interação entre os diferentes componentes do sistema imune e não só a reação de uma célula ou mediador isoladamente será responsável pelo destino da infecção.

BIBLIOGRAFIA

Agrawal A, Gupta S. Impact of aging on dendritic cell functions in humans. *Ageing Research Reviews* 2011;10(3):336-45.

Allen IC, Scull MA, Moore CB *et al.* The NLRP3 Inflammasome mediates *in vivo* innate immunity to Influenza A virus through recognition of viral RNA. *Immunity* 2009;30(4):556-65.

Altfeld M, Fadda L, Frleta D, Bhardwaj N. DCs and NK cells: critical effectors in the immune response to HIV-1. *Nature Reviews Immunology* 2011;3(11):176-86.

Avirutnan P, Fuchs A, Hauhart RE *et al.* Antagonism of the complement component C4 by flavivirus nonstructural protein NS1. *Journal of Experimental Medicine* 2010;12(207):793-806.

Banchereau J, Briere F, Caux C *et al.* Immunobiology of dendritic cells. *Annual Reviews Immunology* 2000;18:767-811.

Banchereau J, Steinman RM. Dendritic cells and the control of immunity. *Nature* 1998;392:245-52.

Benton KA, Misplonc JA, Lo CY *et al.* Heterosubtypic immunity to influenza a virus in mice lacking IgA, all Ig, NKT cells, or gamma delta T cells. *Journal of Immunology* 2001;1(12):7437-45.

Betts RJ, Prabhu N, HO AW *et al.* Influenza A virus infection results in a robust, antigen-responsive, and widely disseminated Foxp3+ regulatory T cell response. *Journal of Virology* 2012;86(5):2817-25.

Biron CA, Byron KS, Sullivan JL. Severe herpesvirus infections in an adolescent without natural killer cells. *The New England Journal of Medicine* 1989;320:1731-5.

Bour S, Perrin C, Akari H, Strebel K. The human immunodeficiency virus type 1 Vpu protein inhibits NF-kappa B activation by interfering with beta TrCP mediated degradation of Ikappa B. *The Journal of Biological Chemistry* 2001;276:15920-28.

Bowie A, Kiss-Toth E, Symons JA *et al.* A46R and A52R from vacciniavirus are antagonists of host IL-1 and toll-like receptor signaling. *Proceedings of the National Academy of Sciences of United States of America* 2000;97:10162-7.

Brandt L, Benfield T, Mens H *et al.* Low level of regulatory T cells and maintenance of balance between regulatory T cells and TH17 cells in HIV-1-infected elite controllers. *Journal of Acquire Immune Deficiency Syndromes* 2011;1(2):101-8.

Bukowski JF, Woda BA, Habu S *et al.* Natural killer cell depletion enhances virus synthesis and virus-induced hepatitis in vivo. *Journal of Immunology* 1983;131:1531-8.

Carroll MC. The complement system in regulation of adaptive immunity. *Nature Immunology* 2004;5:981-6.

Cella M, Engering A, Pinet V *et al.* Inflammatory stimuli induce accumulation of MHC class II complexes on dendritic cells. *Nature* 1997;388:782-7.

Cervantes-Barragan L, Lewis KL, Firner S *et al.* Plasmacytoid dendritic cells control T-cell response to chronic viral infection. *Proceedings of the National Academy of Sciences of United States of America* 2012;8:3012-7.

Chakrabarti A, Jha BK, Silverman RH. New insights into the role of RNase L in innate immunity. *The Journal of Interferon & Cytokine Research* 2011;31:49-57.

Conrady CD, Zheng M, Fitzgerald KA *et al.* Resistance to HSV-1 infection in the epithelium resides with the novel innate sensor, IFI-16. *Mucosal Immunology* 2012;2:173-83.

Delaloye J, Roger T, Steinerr-Tardivel QG *et al.* Innate immune sensing of modified vaccinia virus Ankara (MVA) is mediated by TLR2-TLR6, MDA-5 and the NALP3 inflammasome. *PLoS Pathogens* 2009;5(6):1000480.

Dionne KR, Galvin JM, Schittone SA *et al.* Type I interferon signaling limits reoviral tropism within the brain and prevents lethal systemic infection. *Journal of Neurovirology* 2011;17(4):314-26.

Fang Y, Xu C, Fu YX *et al.* Expression of complement receptors 1 and 2 on follicular dendritic cells is necessary for the generation of a strong antigen-specific IgG response. *Journal of Immunology* 1998;1:5273-9.

Ferlazzo G, Ferlazzo G, Pack M *et al.* Distinct roles of IL-12 and IL-15 in human natural killer cell activation by dendritic cells from secondary lymphoid organs. *Proceedings of the National Academy of Sciences of United States of America* 2004;101:16606-11.

FU J, XU D, LIU Z *et al.* Increased regulatory T cells correlate with CD8 T-cell impairment and poor survival in hepatocellular carcinoma patients. *Gastroenterology* 2007;132(7):2328-39.

Fuchs A, Lin TY, Beasley DW *et al.* Direct complement restriction of flavivirus infection requires glycan recognition by mannose-binding lectin. *Cell Host & Microbe* 2010;19(8):186-95.

Gazit R, Gruda R, Elboim M *et al.* Lethal influenza infection in the absence of the natural killer cell receptor gene Ncr1. *Nature Immunology* 2006;7:517-23.

Geijtenbeek TB, Torensma R, Van Vliet SJ *et al.* Identification of DC-SIGN, a novel dendritic cell-specific ICAM-3 receptor that supports primary immune responses. *Cell* 2000;100(5):575-85.

George CX, Gan Z, Liu Y, Samuel CE. Adenosine deaminases acting on RNA, RNA editing, and interferon action. *The Journal of Interferon & Cytokine Research* 2011;31(1):99-117.

George CX, Li Z, Okonski KM *et al.* Tipping the balance: antagonism of PKR kinase and ADAR1 deaminase functions by virus gene products. *The Journal of Interferon & Cytokine Research* 2009;29(9):477-87.

Gil L, López C, Blanco A *et al.* The cellular immune response plays an important role in protecting against dengue virus in the mouse encephalitis model. *The Journal of Interferon & Cytokine Research* 2009;22(1):23-30.

Gordon S, Taylor PR. Monocyte and macrophage heterogeneity. *Nature Reviews Immunology* 2005;5(12):953-64.

Hagglund R, Roizman B. Role of ICP0 in the strategy of conquest of the host cell by herpes simplex virus 1. *Journal of Virology* 2004;78:2169-78.

Halstead SBL, O'Rourke EJ. Dengue viruses and mononuclear phagocytes - I. Infection enhancement by nonneutralizing antibody. *Journal of Experimental Medicine* 1977;146:201-17.

Hart DN. Dendritic cells: unique leukocyte populations which control the primary immune response. *Blood* 1997;90(9):3245-87.

Hebell T, Ahearn JM, Fearon DT. Suppression of the immune response by a soluble complement receptor of B lymphocytes. *Science* 1991;4:102-5.

Holloway G, Truong TT, Coulson BS. Rotavirus antagonizes cellular antiviral responses by inhibiting the nuclear accumulation of STAT1, STAT2, and NF-kappaB. *Journal of Virology* 2009;83:4942-51.

Hornung V. AIM2 recognizes cytosolic dsDNA and forms a caspase-1-activating inflammasome with ASC. *Nature* 2009;458:514-8.

Ichinohe T, Pang I K, Iwasaki A. Influenza virus activates inflammasomes via its intracellular M2 ion channel. *Nature Immunology* 2010;11(5):404-10.

Jamieson AM, Diefenbach A, Mcmahon CW *et al.* The role of the NKg2d immunoreceptor in imune cell activation and natural killing. *Immunity* 2005;17:19-29.

Kanneganti TD, Body-Malapel M, Amer A *et al.* Critical role for Cryopyrin/Nalp3 in activation of caspase-1 in response to viral infection and double-stranded RNA. *The Journal of Biological Chemistry* 2006;1(48):36560-8.

Kardava L, Moir S, Wang W *et al.* Attenuation of HIV associated human B cell exhaustion by siRNA downregulation of inhibitory receptors. *The Journal of Clinical Investigation* 2011;1(7):2614-24.

Kato H, Sato S, Yoneyama M *et al.* Cell type-specific involvement of RIG-I in antiviral response. *Immunity* 2005;23(1):19-28.

Keller R, Gehri R, Keist R. Macrophage response to viruses, protozoa, and fungi: secretory and cellular activities induced in resting unprimed bone marrow-derived mononuclear phagocytes. *Cell Immunology* 1994;159:323-30.

Komune N, Ichinohe T, Ito M, Yanagi Y. Measles virus V protein inhibits NLRP3 inflammasome-mediated interleukin-secretion. *Journal Virology* 2011;85(24):13019-26.

Koppelman B, Neefjes JJ, De Vries JE *et al.* Interleukin-10 down-regulates MHC class II alphabeta peptide complexes at the plasma membrane of monocytes by affecting arrival and recycling. *Immunity* 1997;7:861-71.

Kurt-Jones EA, Cha M, Zhou S *et al.* Herpes simplex virus 1 interaction with Toll-like receptor 2 contributes to lethal encephalitis. *Proceedings of the National Academy of Sciences of United States of America* 2004;101:1315-20.

Kurt-Jones EA, Popova L, Kwinn L *et al.* Pattern recognition receptors TLR4 and CD14 mediate response to respiratory syncytial virus. *Nature Immunology* 2000;1(5):398-401.

Lanzavecchia A, Sallusto F. Regulation of T cell immunity by dendritic cells. *Cell* 2001;106:263-6.

Le Goffic R, Pothlichet, J, Vitour D *et al.* Cutting Edge: Influenza A virus activates TLR3-dependent inflammatory and RIG-I-dependent antiviral responses in human lung epithelial cells. *Journal of Immunology* 2007;15(6):3368-72.

Li K, Foy E, Ferreon JC *et al.* Immune evasion by hepatitis C virus NS3/4A protease-mediated cleavage of the Toll-like receptor 3 adaptor protein TRIF. *Proceedings of the National Academy of Sciences of United States of America* 2005;102:2992-7.

Li D, Chen J, Jia M *et al.* Loss of balance between T helper type 17 and regulatory T cells in chronic human immunodeficiency virus infection. *Clinical Experimental Immunology* 2011;165(3):363-71.

Loo YM, Fornek J, Crochet N *et al.* Distinct RIG-I and MDA5 signaling by RNA viruses in innate immunity. *Journal Virology* 2008;82(1):335-45.

Louie JK, Acosta M, Wiinter K *et al.* Factors associated with death or hospitalization due to pandemic 2009 influenza A(H1N1) infection in California. *The Journal of the American Medical Association* 2009;302(17):1896-902.

Lucas M, Schachterle W, Oberle K *et al.* Dendritic cells prime natural killer cells by trans-presenting interleukin 15. *Immunity* 2007:503-17.

Mandelboin O, Lieberman N, Lev M *et al.* Recognition of haemagglutinins on virus-infected cells byNKp46 activates lysis by human NK cells. *Nature* 2001;409:1055-60.

Medzhitov R, Preston-Hurlburt P, Janeway Ca JR. A human homologue of the Drosophila Toll protein signals activation of adaptive immunity. *Nature* 1997;394-7.

Moebius J, Van Den Broek M, Groettrup M, Basler M. Immunoproteasomes are essential for survival and expansion of T cells in virus-infected mice. *European Journal of Immunology* 2010;40(12):3439-49.

Mullickj, Kadam A, Sah A. Herpes and pox viral complement control proteins: 'the mask of self'. *Trends in Immunology* 2003;4(9):500-7.

Munoz-Jordán JL, Fredericksen BL. How Flaviviruses Activate and Suppress the Interferon Response. *Viruses* 2010;2:676-91.

Munz C, Dao T, Ferlazzo G *et al.* Mature myeloid dendritic cell subsets have distinct roles for activation and viability of circulating human natural killer cells. *Blood* 2005;105:266-73.

Muruve DA, Pétrilli V, Zaiss AK. The inflammasome recognizes cytosolic microbial and host DNA and triggers an innate immune response. *Nature* 2008;6:103-7.

Nakayama K, Nakamura H, Koga M. Imbalanced production of cytokines by t cells associates with the activation/ exhaustion status of memory t cells in chronic HIV type 1 infection. *AIDS Research Human Retroviruses* 2011;28(7):702-14.

Nichols DB, Shisler JL. Poxvirus MC160 protein utilizes multiple mechanisms to inhibit NF-kappaB activation mediated via components of the tumor necrosis factor receptor 1 signal transduction pathway. *Journal of Virology* 2009;83:3162-74.

Opitz E, Koch A, Klingel K. Impairment of immunoproteasome function by b5i (beta 5i) LMP7 subunit deficiency results in severe enterovirus myocarditis. *PLoS Pathogen* 2011;7(9):e.1002233

Paiardini M. Th17 cells in natural SIV hosts. *Current Opinion in HIV and AIDS* 2010;5(2):166-72.

Palm NW, Madzhitov RR. Pattern recognition receptors and control of adaptive immunity. *Immunology Reviews* 2009;227(1):221-33.

Pamer E, Cresswell P. Mechanisms of MHC class I--restricted antigen processing. *Annual Review of Immunology* 2011;16:323-58.

Poeck H, Bscheider M, Gross O *et al.* Recognition of RNA virus by RIG-I results in activation of CARD9 and inflammasome signaling for interleukin 1 beta production. *Nature Immunology* 2010;11(1):63-9.

Revilleza MJ, Wang R, Mans J *et al.* How the virus outsmarts the host: function and structure of cytomegalovirus MHC-I-like molecules in the evasion of natural killer cell surveillance. *Journal of Biomedicine & Biotechnology* 2011;ID 724607.

Sakakibara S, Tosato G. Viral interleukin-6: role in Kaposi's sarcoma-associated herpesvirus: associated malignancies. *The Journal of Interferon & Cytokine Research* 2011;31(11):791-801.

Sallusto F, Cella M, Danieli C, Lanzavecchia A. Dendritic cells use macropinocytosis and the mannose receptor to concentrate macromolecules in the major histocompatibility complex class II compartment: downregulation by cytokines and bacterial products. *Journal of Experimental Medicine* 1995;182(2):389-400.

Samuel CE. Antiviral actions of interferons. *Clinical Microbiology Reviews* 2001;14(4):778-809.

Segovia J, Sabbah A, Mgbemena V *et al.* TLR2/MyD88/NF-kB pathway, reactive oxygen species, potassium efflux activates NLRP3/ASC inflammasome during respiratory syncytial virus infection. *PLoS One* 2012;7(1):29695.

Serafini B, Severa M, Columba-Cabezas S *et al.* Epstein-Barr virus latent infection and BAFF expression in B cells in the multiple sclerosis brain: implications for viral persistence and intrathecal B-cell activation. *Journal of Neuropathology and Experimental Neurology* 2010;69(7):677-93.

Spiller OB, Robinson M, O'Donnell E *et al.* Complement regulation by Kaposi's sarcoma-associated herpesvirus ORF4 protein. *Journal of Virology* 2003;77(1):592-9.

Stein SC, Falck-Pedersen E. Sensing Adenovirus infection: activation of IRF3 in RAW264.7 cells. *Journal of Virology* 2012;86(8):4527-37.

Stevenson M. HIV-1 pathogenesis. *Nature Medicine* 2003;9:853-60.

Sun JC, Lanier LL. NK cell development, homeostasis and function: parallels with CD8? T cells. *Nature Reviews Immunology* 2011;26(10):645-57.

Suryawanshi A, Veiga-Parga T, Rajasagi NK *et al.* Role of IL-17 and Th17 cells in herpes simplex virus-induced corneal immunopathology. *Journal of Immunology* 2011;15:1919-30.

Symons JA, Adams E, Tscharke DC *et al.* The vaccinia virus C12L protein inhibits mouse IL-18 and promotes virus virulence in the murine intranasal model. *The Journal of General Virology* 2002;83:2833-44.

Takaoka A, Wang Z, Choi M *et al.* DAI (DLM-1/ZBP1) is a cytosolic DNA sensor and an activator of innate immune response. *Nature* 2007;448:501-6.

Ueno H, Schmitt N, Palucka K, Banchereau J. Dendritic cells and humoral immunity in humans. *Immunology and Cell Biology* 2010;88:376-380.

Vincent IE, Zannetti C, Lucifora J *et al.* Hepatitis B virus impairs TLR9 expression and function in plasmacytoid dendritic cells. I. *PLoS One* 2011;6(10):e26315.

Visintin A, Mazzoni A, Spitzer JH *et al.* Regulation of Toll-like receptors in human monocytes and dendritic cells. *Journal of Immunology* 2001;166:249-55.

Whitmire JK, Benning N, Whitton JL. Precursor frequency, nonlinear proliferation, and functional maturation of virus-specific CD4+ T cells. *Journal of Immunology* 2006;5:3028-36.

Wilson JR, De Sessions PF, Leon MA, Scholle F. West Nile virus nonstructural protein 1 inhibits TLR3 signal transduction. *Journal of Immunology* 2008;82:8262-71.

Wu K, Kryczek I, Chen L. Kupffer cell suppression of CD8+ T cells in human hepatocellular carcinoma is mediated by B7-H1/programmed death-1 interactions. *Cancer Research* 2009;15:8067-75.

Yauch LE, Zellweger RM, Kotturi MF *et al.* A protective role for dengue virus-specific CD8+ T cells. *Journal of Immunology* 2009;15(8):4865-73.

Zhai S, Zhang L, Dang S *et al.* The ratio of Th-17 to Treg cells is associated with survival of patients with acute-on-chronic hepatitis B liver failure. *Viral Immunology* 2011;4(24):303-10.

Zhang Z, Yuan B, Bao M *et al.* The helicase DDX41 senses intracellular DNA mediated by the adaptor STING in dendritic cells. *Nature Immunology* 2011;4(10):959-65.

5 FÁRMACOS ANTIVIRAIS

Lidiane Gaban
Cleber Douglas Lucinio Ramos (*in memoriam*)
Marcos Lázaro Moreli

INTRODUÇÃO

Vírus são conhecidos por serem parasitas intracelulares obrigatórios, os quais possuem fita simples ou dupla de DNA ou RNA cobertos por um envelope proteico chamado capsídeo. Para sua replicação, os vírus utilizam da maquinaria celular do hospedeiro. Alguns vírus também podem possuir um envelope lipídico contendo glicoproteínas antigênicas. O conhecimento sobre os eventos moleculares envolvidos durante a replicação viral é de essencial importância para o desenvolvimento de novas drogas ou terapias antivirais, mais efetivas e com menor toxicidade. Um agente antiviral efetivo consiste na capacidade de impedir primordialmente a infecção de uma célula hospedeira ou inibir eventos envolvidos na replicação viral, de forma que seja vírus específico. Na Figura 5-1 é possível observar os processos envolvidos durante a replicação viral e os possíveis sítios de atuação de drogas antivirais.

Visando o controle de infecções virais, a saúde pública aliada a um esquema de vacinação tem-se mostrado muito eficiente no combate de diversas viroses. Entretanto, alguns vírus precisam ser tratados com drogas que o combatem, principalmente no caso da inexistência de uma vacina efetiva, uma infecção já instalada ou em tratamento preventivo, como no caso de vacinas, que não revelaram resultados esperados. Neste caso, diversas drogas demonstram uma grande eficiência no combate de muitas viroses, aliviando o sofrimento e muitas vezes salvando vidas. Um grande exemplo é o caso de drogas utilizadas contra o vírus da imunodeficiência humana adquirida (HIV), onde os compostos antivirais foram capazes de interferir com uma infecção potencialmente agressiva e fatal. Embora ainda não sejam capazes de eliminar totalmente o vírus do organismo, os agentes antivirais desenvolvidos até o momento podem aumentar a expectativa de vida, tão bem como controlar a infecção virótica. Entretanto, apesar deste sucesso na terapia contra o HIV, ainda restam muitas infecções que ainda dependem do desenvolvimento de novas drogas capazes de interferir com o agente infeccioso. Um dos principais fatores limitantes é o tempo de infecção, onde muitas terapias antivirais demonstram um enorme sucesso se o tratamento é iniciado precocemente. Além disso, pode-se acrescentar outro fator limitante da terapia antiviral, o fato de infecções com vírus distintos apresentarem sintomatologia similar dificulta o diagnóstico médico e atrasam o início da terapia medicamentosa. Outro fator relevante que atrapalha o início correto da terapêutica deve-se ao fato que, na maioria das vezes, o pico de replicação viral ocorre antes da manifestação dos sintomas. Somando-se a estes dados, a maioria das drogas antivirais são específicas para apenas um tipo de vírus, raramente conseguindo atingir outras viroses.

Outro grave problema do campo de desenvolvimento de drogas antivirais é justamente a toxicidade, desde que muitos antivirais acabam por afetar as funções da célula do hospedeiro. Deste modo, pesquisas recentes focalizam o desenvolvimento de agentes que possuam maior seletividade para os vírus, com pouca toxicidade para a célula do hospedeiro. Entretanto, o desenvolvimento de novos agentes antivirais esbarra na disponibilidade de algumas companhias farmacêuticas em pesquisá-lo, pois atualmente estas empresas focalizam mais as viroses que atingem uma proporção relativa da população ou, até mesmo, as infecções crônicas com período de latência e manifestação da virose. Estes episódios exigem um tratamento por um maior tempo e, consequentemente, maior utilização do antiviral desenvolvido, ou seja, sendo economicamente viável para a indústria farmacêutica desenvolvê-lo.

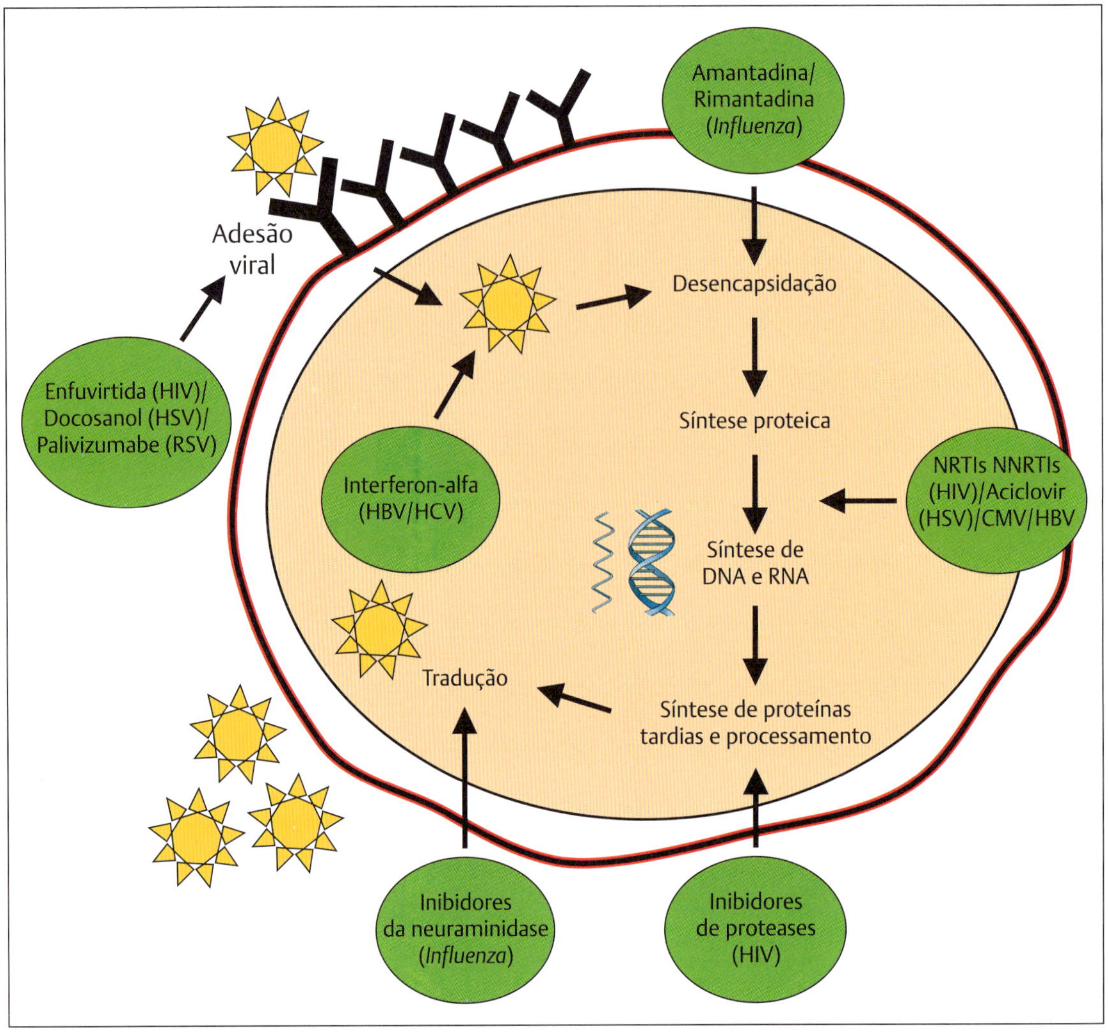

Fig. 5-1. Ciclo replicativo viral e sítios de ação de drogas antivirais em uma célula mamífera. A figura demonstra sítios-alvo para drogas antivirais desde a adesão viral até a finalização do processo de replicação.

HISTÓRICO

O campo da terapêutica antiviral é relativamente novo. Os primeiros agentes antivirais surgiram na década de 1960. Anteriormente a este período, a medicina já podia contar com antissépticos, vacinas e antibióticos, mas nenhuma droga que pudesse conter infecções virais. Embora existissem vacinas para a prevenção de algumas viroses, elas não eram capazes de atuar, uma vez que a infecção já estivesse instalada.

Os primeiros agentes antivirais foram descobertos pelo tradicional método de tentativa e erro. Uma vez obtida uma cultura de células infectadas com o vírus a ser estudado, diversos compostos eram testados e observados quanto à capacidade viruscida. Deste modo, realizava-se uma triagem de acordo com o efeito observado, selecionando os compostos que se apresentavam mais efetivos para um estudo mais detalhado. Esse processo, desgastante e pouco produtivo, somado ao pouco conhecimento sobre o processo de replicação viral, pouco contribuiu para a produção de drogas antivirais efetivas e com baixa toxicidade ao hospedeiro.

ETAPAS ENVOLVIDAS NO DESENVOLVIMENTO DE DROGAS ANTIVIRAIS

Primordialmente, para o desenvolvimento de um antiviral, deve-se conhecer o máximo possível sobre o vírus alvo. Uma das estratégias é a identificação de proteínas virais, ou até mesmo frações proteicas que possam ser desativadas e com isso interferir no processo de replicação viral. Todavia, deve-se também esperar que tenha nenhuma ou pouca interferência com a célula do hospedeiro, objetivando reduzir ou até mesmo evitar efeitos colaterais advindos da terapia com a droga antiviral desenvolvida. Além disso, o ideal seria que o antiviral fosse capaz de interferir com várias cepas de um determinado vírus com um alto espectro de ação, podendo atingir toda a família de um vírus ou até mesmo de cepas de famílias diferentes. Uma vez identificado um composto candidato a um possível agente antiviral, inicia-se estudos *in vivo* e *in vitro* para a determinação de sua efetividade antiviral e toxicidade para o hospedeiro.

Atualmente, o composto continua a ser determinado empiricamente como no início da pesquisa com agentes antivirais. Entretanto, a tendência mundial e atual é a utilização de *softwares* capazes de analisar detalhadamente a molécula do composto, comparando as estruturas moleculares virais que podem interagir com o composto em estudo, prevendo desta maneira como seria a sua atuação na molécula alvo. Outro ponto relevante a ser pesquisado seria a capacidade do composto de interferir com a maquinaria metabólica da célula do hospedeiro, limitando, além de dificultar o surgimento de novos compostos na terapêutica antiviral. Atualmente, muito tem sido pesquisado por cristalografia sobre a molécula tridimensional do composto candidato à agente antiviral. O estudo tridimensional permite avaliar detalhadamente a estrutura molecular do composto, visualizar o sítio ativo e seu mecanismo de ação ao interagir com o vírus em questão. O zanamivir, droga desenvolvida contra o vírus *influenza* A e B, trata-se de um inibidor da neuraminidase e pode ser exemplo de fármaco desenvolvido por esta tecnologia. Outro ponto a ser avaliado é a capacidade de se sintetizar o composto em larga escala e pesquisa do melhor desenho molecular para a administração em humanos e animais. Uma vez verificado o potencial antiviral de determinada molécula, inicia-se então a fase pré-clínica da pesquisa, onde levará à validação ou retirada do composto. Além disso, a nova droga a ser desenvolvida deve apresentar uma efetividade superior àquela já existente no mercado, no caso de já existir, aliada à melhor estratégia de posologia e baixa toxicidade ao hospedeiro.

Para a validação do uso terapêutico de um determinado composto em humanos, deve-se seguir um rígido controle envolvendo a análise de resultados obtidos, bem como testes de segurança aplicáveis ao candidato a fármaco antiviral. O período de pesquisa pode ser longo e envolve duas fases: pré-clínica e clínica. Na pesquisa pré-clínica, a demora pode ser de três a cinco anos, onde a droga será testada *in vitro* para análise de seu potencial citotóxico e o mecanismo de ação interferente no vírus. Seguidamente, com a conquista de resultados promissores, a droga será submetida a testes em animais de experimentação. Nestes testes, será estabelecida a janela terapêutica, através da determinação da concentração efetiva e tóxica do composto *in vivo*. Nesta fase também são estudados parâmetros farmacocinéticos como absorção, biodisponibilidade, distribuição, biotransformação e eliminação, além de propriedades farmacodinâmicas, estabelecendo o mecanismo de ação do fármaco desenvolvido.

Obtendo-se sucesso na fase pré-clínica, o candidato a medicamento é novamente avaliado quanto à sua eficácia antiviral e toxicidade ao hospedeiro. Após a análise, o composto pode ser liberado ou não para os estudos de fase clínica. Com a aprovação, dá-se o início aos estudos da fase clínica, que é subdividida em quatro etapas:

- *Etapa 1:* realizada em seres humanos através do método de duplo-cego, onde nem o médico e nem o paciente sabem se foi administrado a droga ou o placebo. Objetiva-se a determinação da farmacocinética da droga, estabelecendo a dose a ser administrada, meia-vida de absorção e eliminação, distribuição pelos órgãos e tecidos, biotransformação do composto e a sua eliminação.
- *Etapa 2:* determina-se a dose, posologia e a via de administração a ser utilizada. Nesta etapa, estuda-se características importantes sobre o paciente como sexo, idade, massa corpórea, etnia, histórico e sinais da virose. Deve também constar uma análise da carga viral antes e depois da terapia, avaliando assim a eficácia do composto.
- *Etapa 3:* abrange uma quantidade maior de pacientes com monitoramento mais prolongado. Nesta etapa analisa-se mais detalhadamente a farmacocinética do composto, incluindo-se na pesquisa: neonatos, crianças, idosos, indivíduos com disfunção renal e/ou hepática, entre outros. Nesta fase também se avalia a possibilidade de interação farmacológica de outros fármacos com a droga em estudo. Os dados coletados são novamente submetidos à avaliação, onde será decidido sobre a sua comercialização.
- *Etapa 4:* esta etapa abrange o estudo pós-comercialização da droga, com a observação de relatos do desenvolvimento de efeitos adversos, toxicidade e eficácia. Uma vez verificado algum relato desfavorável, a droga volta à análise para decidir se deve ser retirada do mercado.

Além da importância para a terapia de diversas viroses, agentes antivirais também são importantes ferramentas na investigação científica. A pesquisa, principalmente, sobre a resistência viral, muito se tem utilizado de drogas antivirais para tentar compreender o mecanismo envolvido e dissecar detalhes sobre o funcionamento de proteínas virais. Exemplificando, com a utilização da amantadina na pesquisa básica permitiu a descoberta da existência do canal iônico do vírus *influenza* A, bem como sua função no desnudamento viral.[31] O ganciclovir contribuiu na descoberta de uma quinase incomum capaz de fosforilar análogos de nucleosídeos.[56]

Estratégias de Abordagem de Drogas Antivirais

Como dito anteriormente, a abordagem de um agente antiviral seria interferir diretamente com proteínas virais específicas, reduzindo a possibilidade de agressão à célula do hospedeiro. Além disso, destaca-se também a tentativa de inibição da adsorção e entrada do vírus às células do hospedeiro. A Figura 5-1 ilustra os alvos de interferência para drogas antivirais. Da mesma forma, o Quadro 5-1 relaciona o estágio de replicação que o vírus se encontra com a estratégia que pode ser abordada e o vírus-alvo desta estratégia de inibição da replicação viral.

Inibição da Adesão do Vírus na Célula

Inibição da Fusão do Vírus com a Célula Hospedeira

Esta estratégia de inibição impede a replicação viral por bloquear todos os passos subsequentes da infecção. Em experimentos examinando a habilidade de certos peptídeos em inibir a infecção de células *in vitro* pelo HIV, verificou-se que o peptídeo (T20) apresentou uma maior efetividade. Este peptídeo resguardava a característica de apresentar similaridade com o segmento gp41, proteína pertencente ao HIV responsável por intermediar a fusão do vírion com as células. Desta forma, desenvolveu-se a Enfuvirtida (T-20), droga antiviral peptídica aprovada para uso clínico.[61,62] Com a ligação do HIV ao receptor na célula hospedeira, ocorre a exposição do

Quadro 5-1. Estágio da Replicação Viral e Possível Interferência com Compostos Antivirais

Estágio viral	Estratégia antiviral	Vírus-alvo
Adesão celular	Receptores solúveis; anticorpos antirreceptor; inibidores de fusão proteica, antagonistas CCR5 e CXCR4, análogos peptídicos de proteínas de fusão	HIV; HSV; a maioria dos vírus pode ser suscetível a esta estratégia
Penetração e descapsidação	Bloqueadores de canais iônicos, estabilizadores de capsídeos	Vírus *influenza* A; HSV; picornavírus
Transcrição do genoma viral	Inibidores enzimáticos (DNA ou RNA polimerases, transcriptase reversa, integrases); análogos de nucleosídeos	HAV, HBV e HCV; papilomavírus; herpes-vírus; HIV; poxvírus CMV; HSV; VZV
Tradução e síntese de proteínas virais	Citocinas (p. ex., interferons), oligonucleotídeos antissenso, ribozimas	HAV, HBV e HCV; papilomavírus; CMV; HPV
Proteínas regulatórias; biossíntese do nucleosídeo	Inibição ou bloqueio	RSV; HIV; HSV; VZV
Clivagem proteolítica	Inibidores de proteases	Retroviroses
Montagem viral	Citocinas (p. ex., interferons), inibidores específicos	HIV; possível estratégia para outras viroses
Liberação	Inibidores de neuraminidases, anticorpos antivirais, ativação de linfócitos citotóxicos	HIV; HSV; *influenza*; rinovírus

segmento viral gp41 para que subsequentemente se inicie o passo de fusão com a célula hospedeira. Além do gp41, ocorre também a exposição do segmento HR-1 (do inglês *a heptad repeat region*), além de um outro segmento similar ao T-20, chamado de HR-2. Desta forma, a presença do peptídeo T-20 é capaz de inativar o processo de fusão do vírus à célula por se ligar à região HR-1. Pelo fato da Enfuvirtida ser um peptídeo, existem problemas de síntese em larga escala e também de manufatura, mas, por outro lado, valida a ideia de que a inibição da fusão viral com a célula hospedeira trata-se de uma estratégia de grande expectativa na terapêutica viral, principalmente em infecções com o HIV.[35]

Antagonistas do Correceptor CCR5

O receptor CCR5 fisiologicamente trata-se de um receptor para quimiocinas da família CC. Todavia, o mesmo receptor é utilizado por diversas cepas do vírus HIV para efetuar o tropismo para o interior da célula hospedeira. Bozzette *et al.* (1993)[10] observaram que este correceptor para o HIV predomina durante os estágios iniciais da infecção. Soma-se a esta observação que a inibição da replicação do HIV foi impedida em camundongos deficientes do gene para codificação do CCR5, em humanos que apresentam deleção do mesmo gene, ou ainda pela inibição do receptor com a utilização de ligantes naturais (p. ex., quimiocina RANTES) ou com anticorpos.[11,14,39]

Antagonizar receptores de quimiocinas é uma estratégia que tem apresentado durante os anos como altamente efetiva como terapia anti-HIV, com efeitos colaterais menos pronunciados. Maraviroc, Vicriviroc, TB-652, TBK-220 e TAK-779, drogas antagonistas do correceptor CCR5 demonstram atualmente como uma promessa na terapêutica da AIDS. TAK-779 apresentou-se como um composto capaz de se ligar à fração extracelular do receptor CCR5 e antagonizar a sinalização celular e a replicação viral do HIV.[54] Neste sentido, Latinovic *et al.*[37] (2011) demonstraram que a associação entre o maraviroc e um anticorpo anti-CCR5 apresentaram um efeito sinérgico em inibir a infecção pelo HIV-1. Atualmente, testes clínicos com novos bloqueadores do CCR5, bem como do receptor CXCR4, estão em fase de desenvolvimento e estudo

Inibição da Penetração e Desencapsidação

Para obter a replicação de seu gene através da utilização da maquinaria celular do hospedeiro, o vírus após sofrer fusão com a célula hospedeira disponibiliza seu genoma no citoplasma celular. Adamantana e seus derivados, amantadina e rimantadina, os quais são ativos contra o vírus *influenza* tipo A, possui mecanismo de ação de bloquear o canal de prótons formado pela proteína viral M2.[6,21,47] Com o bloqueio da entrada iônica, não há dissociação das proteínas da matriz M1 do nucleocapsídeo, sensíveis ao pH ácido, impedindo desta maneira a descapsidação e subsequente transcrição e replicação viral. A Figura 5-2 ilustra o mecanismo de ação da amantadina e rimantadina.

Interferência com a Replicação do Genoma Viral

Muitas drogas aprovadas para o uso em viroses oriundas de infecção por herpes-vírus, HIV (retrovírus) e hepadnavírus (HBV) podem ser combatidas com drogas bloqueadoras da enzima DNA polimerase ou transcriptase reversa. A maioria destas drogas são análogas de nucleosídeos. Estas drogas devem sofrer fosforilação para subsequente ativação, geralmente necessitando atingir a forma trifosfatada para exercer seus efeitos. Uma vez fosforilado, o análogo nucleosídeo inibe a polimerase por ligar-se competitivamente ao substrato natural dNTP (desoxirribonucleotídeo trifosfatado), sendo posteriormente incorporado à cadeia de DNA.

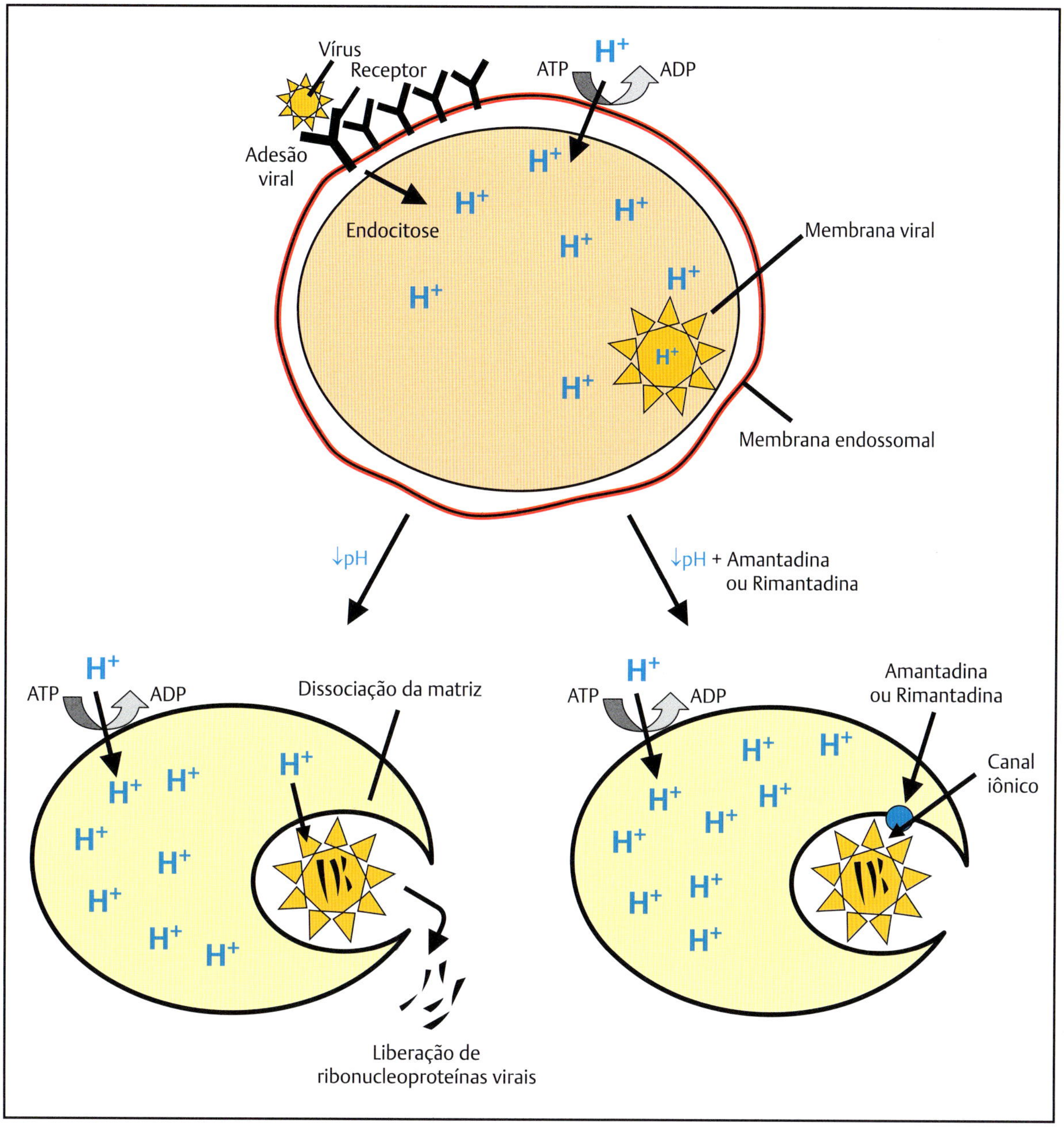

Fig. 5-2. Infecção pelo vírus *influenza* A e mecanismo de ação antiviral da amantadina ou rimantadina. A figura demonstra o processo de replicação do *influenza* no interior de uma célula endossomal. Após a endocitose do vírus pela célula, processo mediado por receptores, há fusão da membrana viral com a membrana endossomal. Seguidamente, prótons e proteínas participam do processo de liberação das ribonucleoproteínas virais para o citoplasma, onde mecanismos de transporte levam as partículas virais ao núcleo para prosseguir e finalizar o processo de transcrição e tradução. Pode-se, também, observar na imagem que o pH ácido facilita a dissociação da matriz favorecendo a liberação das ribonucleoproteínas virais. Na presença de amantadina ou rimantadina, ocorre inibição do canal iônico, impedindo que ocorra a dissociação da matriz pelo pH ácido, ocorrendo o desnudamento viral no interior do endossomo, inibindo, assim, o processo de replicação viral.

DROGAS ANTIVIRAIS DISPONÍVEIS CLINICAMENTE

A grande maioria das drogas antivirais são os análogos de nucleosídeos com atividade inibitória para a polimerase viral. Estas drogas são absorvidas na forma inativa, ou seja, são pró-drogas que dependem da fosforilação enzimática para tornarem-se ativas. Após fosforilação, o nucleotídeo agora formado irá concorrer com o substrato natural para a polimerase.

Drogas Anti-Herpes-Vírus

O vírus herpes simples (HSV) é classificado em dois subtipos o HSV-1 e HSV-2. Infecções com HSV-1 afetam principalmente a face, sendo regiões preferenciais: a boca, a pele, o esôfago e o cérebro. O HSV-2 infecta principalmente os órgãos genitais, o reto, a pele e as meninges. A virose pode se manifestar como uma infecção primária, bem como oportunista. A vidarabina foi a primeira droga a ser utilizada sistemicamente contra o HSV. Entretanto, a droga exibe muitos efeitos colaterais e tóxicos, sendo posteriormente substituída pelo aciclovir, droga que se mostrou mais efetiva como antiviral e com menor toxicidade para o hospedeiro.

Vidarabina

A vidarabina ou Ara-A, consiste em um composto análogo da adenosina onde a ribose foi substituída pela arabinose. Foi obtida por síntese, mas posteriormente verificou-se que pode ser obtida em cultura de *Streptomyces antibioticus*. Para ser ativada, a vidarabina deve ser fosforilada para a sua forma trifosfatada por quinases celulares. A forma trifosfato competirá com o substrato desoxiadenosina trifosfato pela polimerase viral, inibindo a síntese do DNA do vírus. A principal desvantagem da vidarabina se deve pela incapacidade de distinguir entre a enzima viral e a celular, sendo toxica para o hospedeiro. Além disso, devido à sua baixa solubilidade em soluções aquosas, sua infusão deve ser realizada lentamente e em grandes volumes de veículo.

Aciclovir e Valaciclovir

O aciclovir (Zovirax®) foi descoberto em 1970, pertencente à classe dos análogos de nucleosídeos, neste caso da guanina, apresentando uma cadeia acíclica em substituição da desoxirribose (Fig. 5-3). Esta droga foi introduzida na clínica em 1979 para a terapêutica de infecções por HSV e pelo vírus varicela-zóster (VZV). Atualmente, o aciclovir é considerado como um protótipo do grupo de análogos de nucleosídeos, efetivos como antivirais após sofrer fosforilação intracelular por uma quinase viral ou celular. Elion *et al.* (1977),[22] através de estudos com o aciclovir como agente antiviral contra o HSV e o VZV,[1] elucidaram seu mecanismo de ação. Ao atingir a célula-alvo, o aciclovir atravessa a membrana plasmática e alcança o citoplasma da célula hospedeira, onde sofrerá fosforilação pela ação de uma timidina quinase viral. Esta etapa de seu mecanismo de ação relaciona-se com a seletividade do fármaco e baixa toxicidade, pois somente será ativado em células infectadas. Uma vez recebido o monofosfato, a maquinaria celular se responsabiliza pela adição de mais duas moléculas de fosfato. A droga agora, em sua forma trifosfato ou ativa, compete com a desoxiguanosina como substrato para a DNA polimerase viral. Ao contrário do nucleotídeo, o aciclovir é desprovido de um grupamento hidroxila na posição 3', impedindo assim a ligação de outros nucleotídeos e interrompendo a síntese do DNA. A forma trifosfato do aciclovir interage, irreversivelmente, com a DNA polimerase viral, forçando a inativação desta enzima. O mecanismo de ação encontra-se ilustrado na Figura 5-4.

Uma importante característica do aciclovir é o fato de se acumular em maiores concentrações nas células infectadas do que em sadias, pois se trata de uma pró-droga que necessita de ativação pela timidina quinase viral. Deste modo, o fármaco apresenta larga janela terapêutica, sendo efetivo e praticamente desprovido de toxicidade. Estudos *in vitro* demonstram que o aciclovir possui maior atividade contra o HSV-1 (0,02-0,9 mg/mL) do que contra o HSV-2 (0,03-2,2 mg/mL) e, em maior concentração, é ativo também contra o VZV e o vírus Epstein-Barr (EBV) (0,8-4 mg/mL). Além disso, em altas concentrações (maior que 20 mg/mL), pode atuar contra o citomegalovírus (CMV) e contra o herpes-vírus humano (HHV-6).[58]

O sucesso da terapêutica com o aciclovir depende, principalmente, do início precoce do tratamento. Atualmente existem diversos tipos de formulações para esta droga, podendo ser administrada tanto por via oral, tópica ou intravenosa. A via oral é indicada tanto para o tratamento como para a profilaxia do HSV mucocutâneo, já a via endovenosa é indicada para indivíduos imunocomprometidos ou com quadro de encefalite. Apesar de praticamente não apresentar efeitos tóxicos, o aciclovir pode apresentar efeitos colaterais brandos, sendo relatados mais comumente episódios de náuseas e diarreia. Também há relatos de interferência com a função renal por cristalização e deposito da droga nos néfrons, no entanto este efeito adverso só foi relatado em pacientes desidratados ou aqueles com função renal já comprometida. Ainda, mais raramente, pode ocasionar neurotoxicidade. O uso da formulação tópica pode ser irritante para a mucosa e incitar uma queimação temporária ao ser aplicada diretamente nas lesões genitais. A administração do aciclovir por via intravenosa pode exibir efeitos de nefrotoxicidade e neurotoxicidade, limitando assim a quantidade da droga a ser administrada desta forma.

Cepas de HSV e VZV podem demonstrar resistência ao aciclovir devido a alguma alteração nas timidina quinases virais, seja por ausência ou baixa síntese desta enzima ou por alterações na especificidade pelo substrato. Outro mecanismo de resistência viral diz respeito às alterações na DNA polimerase viral, ocorrendo mais comumente em VZV do que em HSV. A Figura 5-4 também ilustra os principais locais de desenvolvimento de resistência ao antiviral.

Um dos problemas do aciclovir é sua baixa biodisponibilidade após administração via oral, neste ponto, seu derivado valaciclovir (Valtrex®), um éster de valina (Fig. 5-3), demonstra melhor absorção e maior biodisponibilidade, chegando a ter uma taxa de absorção cerca de 5 vezes maior do que seu antecessor aciclovir. Após absorção, o valaciclovir é convertido em aciclovir, driblando o problema da baixa biodisponibilidade e podendo ser utilizada em menor dose para a terapêutica. Se for administrado precocemente, o valaciclovir mostra-se eficaz em impedir o surgimento de vesículas dolorosas, bem como evitar a transmissão do vírus por possivelmente impedir a excreção viral. Assim como o aciclovir, a pró-droga valaciclovir possui poucos efeitos adversos, que podem incluir náuseas e episódios de cefaleia. Outros efeitos colaterais estão relacionados com aqueles observados com o aciclovir.

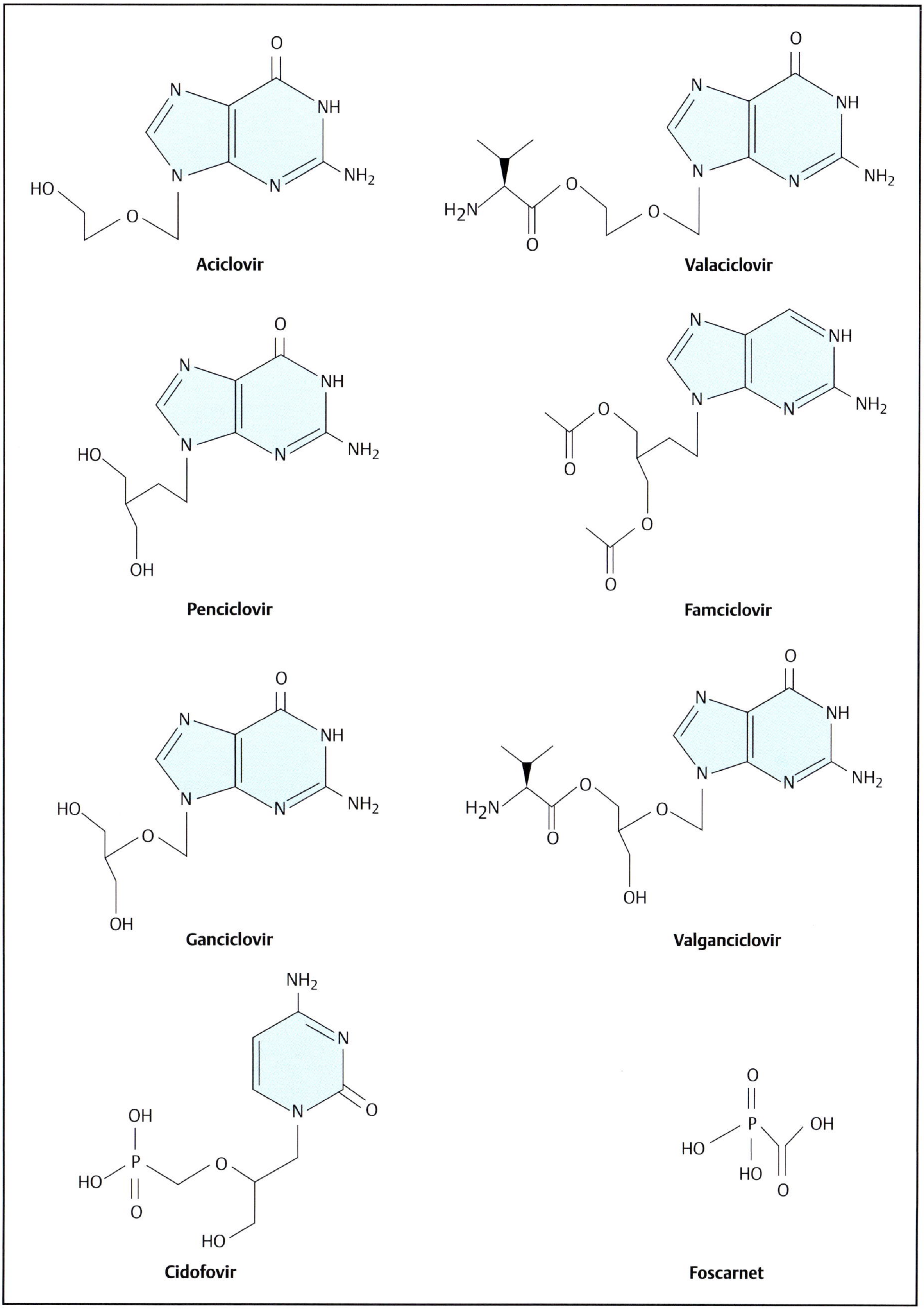

Fig. 5-3. Estrutura química relacionada com os antivirais nucleosídeos e análogos de nucleotídeos.

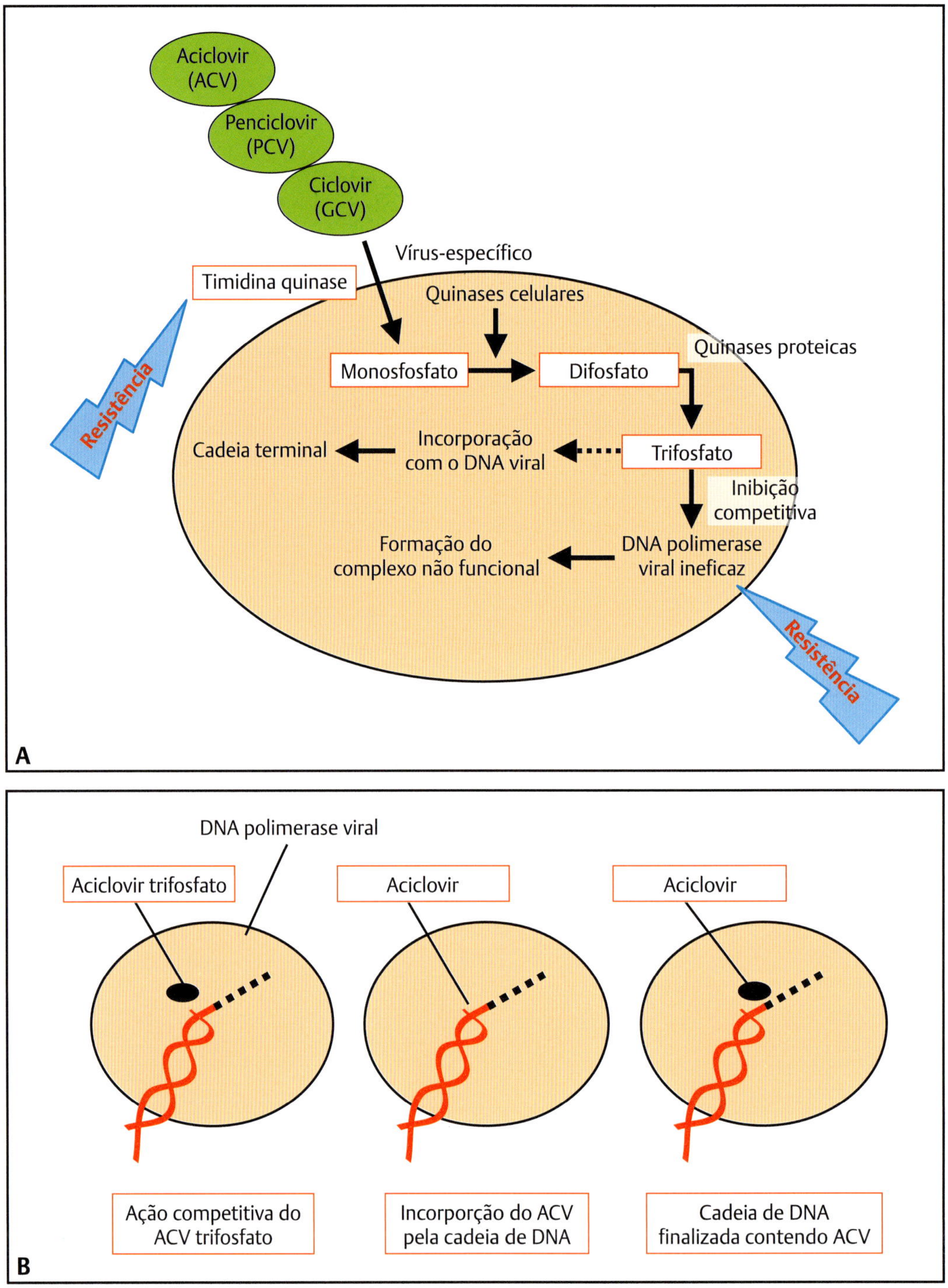

Fig. 5-4. Mecanismo de ação de análogos nucleosídeos na replicação viral. (**A**) Mecanismo de ação do aciclovir, penciclovir e ciclovir no interior da célula do hospedeiro. Os fármacos são fosforilados, via timidina quinase, em monofosfato. Os processos continuam a ocorrer, por ação de quinases, até que a droga alcance a forma trifosfato. Essa conformação permitirá a incorporação das drogas à DNA polimerase viral, inativando o processo de replicação. Em casos de resistência a esses fármacos, tanto na timidina quinase quanto na DNA polimerase, não haverá sucesso no tratamento. (**B**) O aciclovir apresenta três mecanismos de inibição distintos para agir contra o herpes-vírus: 1. A forma trifosfatada age como inibidor competitivo da banda dGTP do DNA; 2. A droga trifosfatada age como um substrato e é incorporada na cadeia de DNA. 3. A DNAse incorpora o aciclovir na forma trifosfatada, como um desoxinucleotídeo trifosfatado.

Penciclovir e Famciclovir

O penciclovir apresenta muita similaridade com o aciclovir, possuindo poucas diferenças quantitativas em relação à bioquímica e desenvolvimento de resistência. Na Figura 5-3 podemos comparar as estruturas químicas do penciclovir e famciclovir comparado ao aciclovir. Uma vantagem é a característica deste composto em apresentar uma ativação mais eficiente por parte das enzimas tanto virais como da célula hospedeira. Entretanto, apresenta uma menor seletividade para a DNA polimerase viral.[46] O penciclovir atua em infecções causadas pelo HSV ou VZV, além de possuir uma baixa atividade contra infecções provocadas pelo vírus EBV e CMV. O fármaco atua tanto melhorando as lesões como na sensação dolorosa, com poucos efeitos colaterais.

Ao entrar em células infectadas com o HSV ou VZV, o penciclovir sofre fosforilação por uma timidina quinase viral, alcançando a sua forma ativa de trifosfato. Na forma trifosfato, o penciclovir atua como inibidor competitivo da DNA polimerase viral. O penciclovir tem mostrado potência superior quando comparado ao aciclovir. O desenvolvimento de resistência viral relaciona-se com modificações oriundas de mutações na timidina quinase ou na DNA polimerase viral. Cepas de HSV resistentes ao aciclovir comumente também demonstram resistência ao penciclovir.[4,48] Para mais detalhes sobre o mecanismo de ação do penciclovir, bem como o desenvolvimento de resistência ao antiviral, consultar a Figura 5-4.

O famciclovir é um derivado acíclico da guanosina, originado a partir da molécula do penciclovir, sendo, portanto, uma pró-droga. A sua biodisponibilidade é semelhante àquela observada com o valaciclovir, sendo bem absorvido por via oral e convertido no composto ativo penciclovir no fígado ou já no intestino.

Ganciclovir e Valganciclovir

O aciclovir pode ser bastante eficiente em infecções causadas pelo HSV e VZV, entretanto, acumula-se em baixas concentrações em células infectadas com citomegalovírus humano (HCMV),[24] sendo pouco eficiente na terapêutica desse tipo de infecção. Ganciclovir (Cymevene®, Cytovene®), ao contrário do aciclovir, mostrou-se efetivo na infecção por HCMV. Estruturalmente, este fármaco difere do aciclovir apenas pela presença de um grupamento hidroxila na cadeia acíclica (Fig. 5-3). Além de ser ativo contra herpes-vírus, possui uma maior eficácia contra o HCMV. Devido ao fato do HCMV não possuir a enzima timidina quinase, pode-se explicar a baixa eficácia do aciclovir contra este vírus. O ganciclovir (Figs. 5-3 e 5-4) é monofosforilado por uma fosfotransferase codificada pelo gene UL97 do vírus, demonstrado pelo estudo de Biron *et al.* (1986),[9] onde uma mutação neste gene levou à resistência ao antiviral. Seguidamente, a molécula é fosforilada por quinases celulares e chega a sua forma trifosfato, onde vai competir com o substrato para a DNA polimerase viral. Estudos demonstram pouca atuação na DNA polimerase celular.[49] Ao contrário do aciclovir, o ganciclovir não inibe, irreversivelmente, a DNA polimerase viral, no entanto também interrompe a síntese de DNA viral. Mutações na fosfotransferase viral codificada pelo gene UL97 ou na própria DNA polimerase viral geralmente conferem resistência ao CMV.[27,41] Ganciclovir mostrou-se pouco ativo contra cepas de HSV resistentes ao aciclovir.

Apesar de possuir maior efetividade contra o HCMV, o ganciclovir possui também maior toxicidade para o hospedeiro. Um dos sintomas mais comuns apresentados é a supressão da medula óssea, caracterizado principalmente por neutropenia, anemia, plaquetopenia, além de distúrbios gastrointestinais. Também pode ocorrer cefaleia, febre, deslocamento da retina, neuropatia periférica e teratogenicidade. Devido a esta alta toxicidade, o uso clínico do ganciclovir sofre muita restrição, sendo indicado principalmente na terapêutica de renite induzida por HCMV em pacientes imunossuprimidos e como droga profilática em pacientes que serão submetidos ao transplante de órgãos ou medula óssea.

O valganciclovir (Calcyte®) é uma pró-droga, éster de valina, derivada do ganciclovir. Após absorção, o fármaco sofre conversão para ganciclovir por esterases intestinais ou hepáticas. Deste modo, a molécula ativa é o ganciclovir, mantendo-se desta maneira os mesmos efeitos tóxicos de sua estrutura parental e, devido à alta toxicidade, a sua utilização terapêutica restringe-se às mesmas viroses tratadas com o ganciclovir.

Cidofovir

O antiviral cidofovir (Vistide®) é um análogo nucleotídeo da desoxicitidina monofosfato (dCMP), sendo o primeiro composto análogo de nucleotídeo a ser liberado para a clínica, principalmente contra o HCMV. Estudos recentes também demonstram uma atuação efetiva do cidofovir contra a papilomatose respiratória recorrente induzida pelo papiloma vírus.[60] A Figura 5-3 mostra a estrutura química do cidofovir. Ao atingir o interior da célula, o cidofovir é fosforilado por enzimas celulares, tornando-se ativo e podendo sofrer outra fosforilação e assim atingir sua forma trifosfato. Esta propriedade confere à molécula uma longa meia-vida com prolongada atividade antiviral, além de que não depende da fosforilação por quinases virais, configurando uma vantagem sobre seus antecessores. Além disso, a droga é ativa mesmo contra cepas mutantes, como deficiência do gene UL97. A desvantagem desta droga seria o fato de que pode ser ativada em qualquer célula sadia, pois depende de fosforilação por enzimas celulares, aumentando assim a sua toxicidade.

A forma difosforilada do cidofovir inibe a DNA polimerase do HCMV preferencialmente do que a DNA polimerase da célula hospedeira. Esta forma compete com a incorporação da desoxicitidina trifosfato (dCTP) à cadeia de DNA, ligando-se à DNA polimerase viral e impedindo a adição de nucleotídeos. Entretanto não age como agente terminal de cadeia, ao menos que duas moléculas da droga sejam colocadas seguidamente ao DNA viral. Um dos problemas verificados com o cidofovir é a propensão à nefrotoxicidade, deste modo, uma alternativa é a administração de probenicida e soro fisiológico juntamente com a droga antiviral, objetivando a hidratação do paciente. Mutações na DNA polimerase ou na quinase UL97 do CMV podem conferir resistência ao cidofovir. Além disso, cepas virais que demonstram resistência ao ganciclovir ou ao foscarnet geralmente também exibem resistência ao cidofovir.

Tenofovir e adefovir são duas drogas relacionadas com o cidofovir, com similar mecanismo de ação contra o HCMV, exceto pelo fato de atuarem como agente terminal da síntese de cadeia de DNA.

Fosfonoformato

O fosfonoformato (Foscarnet®) trata-se de uma molécula análoga do pirofosfato, derivado do ácido fosfonofórmico, com atividade antiviral contra todos herpes-vírus e também contra o HIV (Fig. 5-3). A molécula, ao contrário dos análogos de nucleosídeos, não requer ativação por fosforilação, ligando-se diretamente à DNA polimerase do CMV, ocupando o sítio de ligação do pirofosfato e inibindo a ligação do nucleotídeo. Desta forma, o fosfonoformato impede a ação da polimerase, agindo diretamente no seu sítio catalítico, resultando na degradação do ácido nucleico.[64] O fosfonoformato também pode interagir diretamente com a transcriptase reversa do HIV.[13] Esta droga apresenta maior afinidade para a polimerase viral em comparação com a enzima celular. Relatos de resistência a esta droga também estão relacionados com mutações ocorridas na DNA polimerase viral.

A utilização clínica deste antiviral consiste principalmente no tratamento de renite citomegalovirótica em pacientes imunossuprimidos. Além disso, a droga é capaz de inibir infecções ocasionadas por cepas de HSV e VZV resistentes ao aciclovir. Em relação à sua toxicidade o fosfonoformato é menos tóxico do que o ganciclovir para a medula óssea. Entretanto pode ocasionar lesões renais e hipocalcemia, o que pode levar a quadros de parestesia, arritmia cardíaca, convulsões e outras manifestações neurológicas. A droga é de difícil administração, pois possui baixa biodisponibilidade, devendo ser administrada endovenosamente com o auxílio de bombas de infusão (60 mg/kg; três vezes ao dia).

Iododesoxiuridina e Trifluridina

A iododesoxiuridina ou IDU, análogo da timidina, foi a primeira droga quimioterápica a ser utilizada na terapia da queratite herpética e apresenta diversos efeitos colaterais. A trifluridina, trifluorotimidina ou F3T (Viroptic®), também é análoga da timidina e precisa ser fosforilada por enzimas celulares para atingir sua forma ativa trifosfato. A vantagem desta droga é a menor ocorrência de efeitos colaterais quando comparado com a IDU. Por serem análogos da timidina, a forma trifosfatada destas drogas é incorporada ao DNA viral, inibindo desta maneira a replicação viral. O fato de estes fármacos serem ativados por enzimas celulares, torna-os tóxicos para o hospedeiro, pois também afeta o DNA celular. Desta forma, a via de administração aceita para a utilização destes compostos é somente o uso tópico.

A IDU pode ser indicada para o tratamento da queratite herpética, herpes labial, genital e zóster. Os principais efeitos colaterais consistem em dor, prurido, edema e reação inflamatória. A trifluridina pode ser indicada para o tratamento da queratoconjuntivite e queratite epitelial recorrente da infecção por HSV-1 e 2. Esta droga destaca-se por ser mais potente do que a IDU para uso tópico em infecções oftalmológicas ocorridas por infecção com o HSV. Os efeitos colaterais podem se manifestar por desconforto na aplicação da droga e também em manifestação de edema palpebral.

Brivudina

A brivudina (Zostex®, Helpin® ou Nervinex®), análogo da timidina, precisa ser fosforilada pela timidina quinase para sua forma monofosfato e posteriormente para difosfato. Enzimas celulares, seguidamente, convertem a molécula na forma trifosfato, sendo esta a forma ativa da droga. Após ativação, a brivudina atuará como um inibidor competitivo da DNA polimerase viral, podendo ser incorporada ao DNA, afetando a estabilidade e função do DNA viral. A droga mostra-se efetiva contra o HSV-1, mas não ao HSV-2, onde sua timidina quinase não é capaz de converter a molécula à sua forma difosfato. Além do HSV-1, a droga também atua contra o VZV e também demonstra ação *in vitro* contra o EBV. A droga exibe poucos efeitos colaterais, sendo a náusea e desconforto gastrointestinal suas principais manifestações.

Drogas que Atuam contra o *Influenza*

Entre as drogas antivirais que atuam contra o vírus *influenza*, encontramos a amantadina (Symmetrel®), a rimantadina (Flumadine®), o oseltamivir (Tamiflu®) e o zanamivir (Relenza®). O Quadro 5-2 relaciona a droga antiviral com a melhor estratégia terapêutica a ser utilizada no combate desta virose.

Quadro 5-2. Drogas Antivirais Utilizadas contra o *Influenza*

	Antiviral			
Propriedade	**Amantadina (Symmetrel®)**	**Rimantadina (Flumadina®)**	**Zanamavir (Relenza®)**	**Oseltamivir (Tamiflu)**
Vírus	*Influenza* A	*Influenza* A	*Influenza* A e B	*Influenza* A e B
Via de administração	Oral	Oral	Inalação	Oral
Faixa etária (tratamento)	≥ 1 ano	Adultos	≥ 7 anos	≥ 1 ano
Faixa etária (profilaxia)	≥ 1 ano	≥ 1 ano	≥ 5 anos	Adultos

Fonte: CDC (2008)[12].

Amantadina e Rimantadina

A amantadina, amina primária tricíclica, apresenta atividade contra o vírus da *influenza* A, sem ação contra o vírus da *influenza* B ou C. A Rimantadina trata-se de um composto similar à amantadina, com a presença de grupamento metil em sua cadeia estrutural. A Figura 5-5 ilustra a cadeia estrutural da amantadina e rimantadina. O mecanismo de ação dessas drogas continua a ser investigado, sabe-se que elas se ligam ao canal de próton viral formado pela proteína M2, podendo atuar tanto alostericamente como bloqueando diretamente este canal. Com o bloqueio da entrada de prótons não há dissociação da proteína M1 do nucleocapsídeo, impedindo a transcrição e replicação viral. Desenvolvimento de resistência não é muito comum, entretanto verificou-se a ocorrência na infecção por *influenza* de aves e suínos, incluindo a recente H5N1 e H1N1 isolados em humanos. Neste contexto, durante a terapêutica, observa-se um aumento da ocorrência de resistência a estes compostos, sendo principalmente relacionada com alterações nucleotídicas que acabam por levar à substituição de aminoácidos da proteína M2.[5,38] A Figura 5-2 ilustra o mecanismo de ação da amantadina e da rimantadina.

Essas drogas apresentaram grande efetividade em seu uso profilático ou no início da infecção. Baixas concentrações de ambas as drogas apresentam eficácia contra o vírus *influenza* A, com concentrações variando entre 0,03-1 mg/mL. Observou-se ainda uma maior efetividade e menor propensão a exibir efeitos colaterais ou tóxicos da rimantadina quando comparada à amantadina. Estas drogas também são capazes de bloquear a proteína p7 do HCV *in vitro* inibindo a formação ativa do canal iônico deste vírus.[28] Como efeito colateral, o paciente pode apresentar nervosismo e insônia. Além destes sintomas, outras manifestações comuns são queixas neurológicas como nervosismo, enxaquecas, insônia e perda do apetite. Os efeitos neurotóxicos podem aumentar se essas drogas forem utilizadas concomitantemente com anti-histamínicos ou anticolinérgicos, sendo altamente recomendado evitar essas interações farmacológicas. Também pode haver queixas de efeitos adversos no trato gastrointestinal, como desconforto, náuseas e vômitos.

Oseltamivir e Zanamivir

Estas drogas são análogas do ácido siálico, atuando como um potente inibidor seletivo das neuraminidases dos vírus *influenza* A e B, mesmo se o vírus apresentar desenvolvimento de resistência à amantadina e rimantadina. A Figura 5-5 ilustra a estrutura química destes compostos antivirais. As neuraminidases possuem um papel crucial na saída do vírus da célula. O mecanismo de ação envolvido é a inibição por competição das drogas com o substrato, sobrando resíduos de ácido siálico não clivado na superfície celular e no envelope do vírus. Este efeito leva à ligação da hemaglutinina viral a esses resíduos, levando à agregação de partículas virais, com consequente inibição da liberação de novos vírus.[29] O principal evento relacionado com a resistência viral a estas drogas é a ocorrência de mutações nas neuraminidases. Resistência pode ocorrer durante a terapia, sendo mais comumente observado em crianças do que em adultos.[50] Outra resistência observada é em relação a modificações no hemaglutinina viral, onde variações tornam o vírus menos dependente da ação das neuraminidases.[29]

Oseltamivir e zanamivir atuam contra o vírus da *influenza* A e B, sendo mais ativos do que a amantadina contra a *influenza* A. O início precoce da terapia com estes compostos pode reduzir a gravidade e o tempo de infecção. Entretanto, o uso após 48 h de infecção não tem mostrado uma atuação efetiva. O uso destas drogas como agentes profiláticos também é indicado, sendo eficientes na prevenção da infecção, principalmente quando utilizados por idosos e cardíacos. Estas drogas possuem poucos efeitos colaterais, tendo como principais manifestações o surgimento de problemas gastrointestinais como desconforto, náuseas e vômitos. Em tratamentos profiláticos

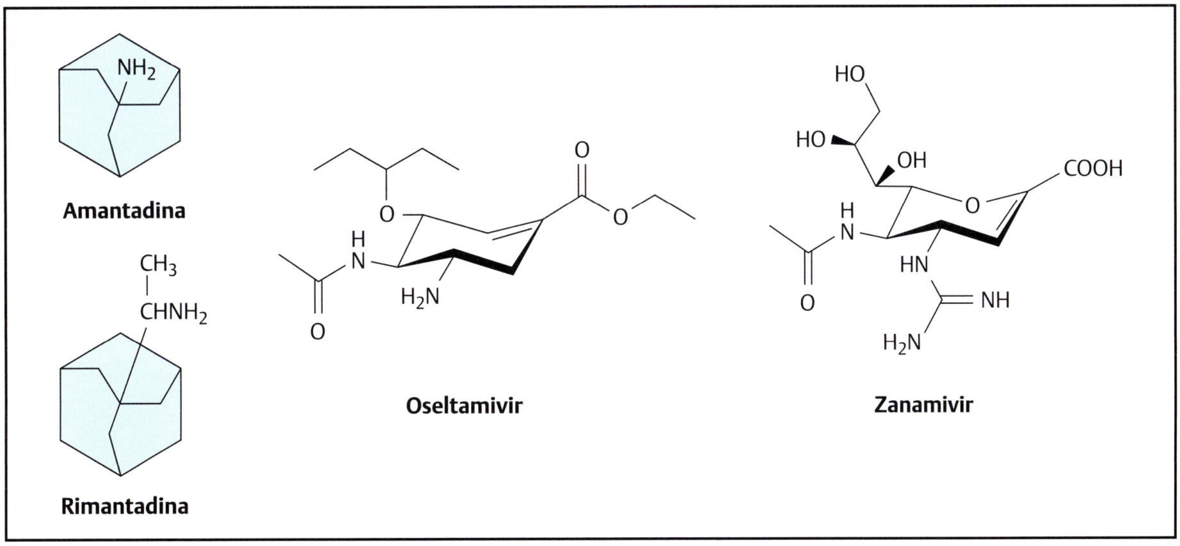

Fig. 5-5. Estrutura química de drogas antivirais que atuam contra o *influenza*.

observou-se uma alta frequência de enxaqueca nos usuários do medicamento. Zanamivir também não é indicado no caso de pacientes que apresentam algum tipo de doença pulmonar, em razão do alto risco de obstrução das vias aéreas.

Drogas que Atuam contra o HPV e HHV-8

Interferons (IFNs) são moléculas de glicoproteínas chamadas de citocinas com potente atividade antiviral, imunomodulatória e antiproliferativa, produzidas contra uma infecção viral ou por outros microrganismos.[51] Estas moléculas possuem atividade imunomodulatória, capazes de incitar o sistema imunológico em sua ação de combate ao vírus.[8] Até o presente momento, quatro classes desta citocina foram isoladas: o IFN-alpha (α); IFN-beta (β), IFN-gama (γ) e IFN-ômega (ω), além disso, subclasses também já foram identificadas. Estas citocinas são sintetizadas e liberadas por células do hospedeiro como resposta a diversos agentes indutores, modulando bioquimicamente a célula a um ambiente desfavorável ao vírus. Deste modo, o principal efeito antiviral dos IFNs parece ser indireto, através da indução de sistemas enzimáticos da célula hospedeira que atuam em inibir a síntese de proteínas virais, acabando por degradar o DNA viral. O IFN liga-se ao seu receptor celular específico e ativa o processo de transdução de sinal da JAK-STAT, levando a uma translocação ao núcleo celular com subsequente ligação ao gene contendo elementos responsivos específicos ao IFN. Este processo culmina na transcrição de proteínas importantes para a ação antiviral.[51] IFN-α e -β podem ser sintetizados por praticamente todas as células do hospedeiro apresentando atividade antiviral, antiproliferativa e a capacidade de estimular a atividade citotóxica de linfócitos, células NK e macrófagos. O IFN-δ apresenta similar atuação, entretanto com maior atividade em modular o sistema imune do que antiviral.

O IFN-α é uma citocina produzida por diversas células do organismo, principalmente por células do sistema imune. Com o advento da engenharia genética, atualmente pode-se obter laboratorialmente a síntese de IFN-α com alto grau de pureza. A terapia com esta citocina já vem sendo empregada com sucesso em portadores de hepatite do tipo B (HBV) há mais de 6 meses e, em portadores de hepatite do tipo C (HCV) tanto no estágio agudo como crônico. Além dessas viroses, o IFN-α é utilizado em terapia contra o papilomavírus humano (HPV) para o tratamento de verrugas genitais e, contra o vírus do sarcoma de Kaposi (HHV-8 ou KSHV) para o tratamento de tumores. O IFN-α liga-se ao seu receptor na membrana celular, ativando a tirosina quinase-2 e a Janus quinase-1 (JAK), responsáveis pela fosforilação da STAT (do inglês, ***signal transducers as well as activators of trancription***) ainda no citoplasma. Após ativação da STAT, ocorre a transcrição de RNA mensageiro para a codificação de proteínas que irão intervir com o vírus.

O IFN-α induz muitos efeitos colaterais, dificultando a aderência do paciente à terapia. Entre os efeitos colaterais produzidos pelo IFN-α, destaca-se a fadiga intensa, astenia, dores musculares e nas articulações, anemia, disfunções da tireoide e podendo ocorrer alterações neuropsiquiátricas. Também pode ser observada a ocorrência de mielossupressão, manifestada principalmente por granulocitopenia e trombocitopenia, neurotoxicidade e efeitos cardiovasculares. Mais comumente pode-se encontrar a manifestação de uma sintomatologia similar à ocasionada por infecção por *influenza*, onde o paciente pode apresentar febre acompanhada de arrepios corpóreos, dor de cabeça, mialgia e artralgia.

Drogas que Atuam contra o RSV

Ribavirina

Ribavirina (Viramid®) trata-se de uma droga análoga do nucleosídeo guanosina que apresenta amplo espectro de atividade antiviral, demonstrando eficácia contra diversas viroses tanto *in vitro* como *in vivo*. Entretanto, em humanos, somente é utilizado contra infecções ocasionadas pelo vírus sincicial respiratório (RSV) e pelo vírus da hepatite C (HCV) em combinação com IFN, pois isolada a droga não demonstra eficácia satisfatória. Esta droga difere dos outros análogos de nucleosídeos por conter uma molécula de ribose em sua cadeia estrutural. Dentro da célula, a ribavirina é convertida para a sua forma monofosfato por uma adenosina quinase. Entretanto, seu mecanismo de ação continua a ser elucidado.

Como efeito colateral, a terapêutica com a ribavirina pode apresentar anemia hemolítica, transtornos gastrointestinais, prurido, artralgia e teratogenicidade quando utilizado por gestantes. Quando utilizado em terapia conjunta com o IFN, soma-se a estes efeitos colaterais aqueles pertinentes à esta citocina.

Drogas que Atuam contra o HBV

A terapia utilizada contra o HBV objetiva negativar o exame de HBsAg, sendo indicada para pacientes com níveis alterados alanina-aminotransferase (ALT) e que tenham quantidades detectáveis do DNA do HBV.

Lamivudina

A lamivudina (Epivir®), nucleosídico análogo da citidina, reduz os níveis de DNA do HBV, inibe a progressão da doença e melhora a inflamação hepática. A droga atua contra a DNA polimerase do HBV e pode também inibir a transcriptase reversa do HIV. A lamivudina é convertida à sua forma trifosfato por ação de enzimas celulares, demonstrando ser um potente inibidor competitivo tanto da DNA polimerase como da transcriptase reversa viral, além de induzir o término da cadeia de DNA viral. Entretanto, a terapia com a lamivudina pode perdurar por semanas, o que induz a uma maior propensão do surgimento de resistência viral. A principal manifestação de resistência viral a esta droga é a mutação da DNA polimerase viral.[44] Os efeitos adversos observados durante a terapia consistem na manifestação de náuseas, cefaleias e fadiga. Também pode ser observada, em alguns casos, a elevação assintomática dos níveis de aminotransferases e amilases.

Entecavir

O entecavir (Baraclude®), análogo do nucleosídeo guanosina, é um inibidor da DNA polimerase viral. Considera-se esta droga superior à lamivudina por conseguir inibir cepas que desenvolveram resistência a esta droga. Além disso, também apresenta maior efetividade na diminuição da carga viral, acompanhada com uma superior melhora hepática. Os efeitos colaterais desta droga são similares àqueles demonstrados durante a terapêutica com lamivudina.

Adefovir Dipivoxil

Esta droga trata-se de um éster e pró-droga do adefovir, análogo nucleotídico da adenosina monofosfato. Embora tenha sido desenvolvido para a terapia contra o HIV, seu uso foi descontinuado devido a sua alta taxa de nefrotoxicidade na dose utilizada. Entretanto, pode ser utilizado na terapia contra o HBV, pois a dose indicada é inferior. Apresenta potente atividade contra o HBV, usado, principalmente, em casos onde foi constatado o surgimento de resistência à lamivudina. Ao entrar na célula do hospedeiro, rapidamente libera-se sua forma ativa, o adefovir. Esta molécula é então fosforilada para a sua forma difosfato, que atuará como inibidor competitivo tanto da DNA polimerase viral como da transcriptase reversa viral. Também atua como terminal de cadeia da síntese do DNA viral.[16] O desenvolvimento de resistência a este composto foi verificado em pequena proporção de pacientes crônicos. A consequência desta variante resistente ainda continua em investigação.

Os efeitos colaterais na dose terapêutica utilizada contra o HBV mostram-se mais brandos e similares àqueles verificados com a lamivudina. Dentre estes efeitos, observa-se, principalmente, a ocorrência de nefrotoxicidade e disfunção tubular renal, geralmente revertido com a descontinuação da terapêutica.

Interferons

Interferons (IFNs) são citocinas com potente atividade antiviral, imunomodulatória e antiproliferativa, produzidas contra infecções por microrganismos. Para maiores detalhes e informações sobre o mecanismo de ação do IFN-α, verificar no tópico: "Drogas que atuam contra o HPV e o HHV-8".

O IFNα pode ser encontrado em sua forma nativa ou na forma peguilada. Dentre os dois tipos utilizados não existe estudos comparativos indicando qual seria a melhor opção, embora o interferon-α peguilado apresenta uma meia-vida superior ao convencional. O IFN-α peguilado foi desenvolvido por meio da junção da molécula de citocina a uma molécula de polietilenoglicol (PEG). O PEG possui a função de envolver a molécula do IFN-α, objetivando não incitar uma resposta do hospedeiro contra esta citocina. Outra vantagem seria dificultar a ação de enzimas metabólicas contra a citocina, fazendo com que esta permaneça um maior tempo no organismo, diminuindo drasticamente o número de doses a ser administrada ao paciente, podendo ser empregado até mesmo em dose única semanal ao paciente, enquanto a terapia com o INF-α convencional necessita de pelo menos três dosagens semanais.

Drogas que Atuam contra a Hepatite C

Atualmente a terapia contra o vírus da hepatite C conta com a utilização do IFN-α convencional ou peguilado, bem como a sua relação com a ribavirina. O tratamento dependerá do genótipo do vírus, da carga viral no hospedeiro e do grau de comprometimento hepático demonstrado pelo paciente. O tratamento é caracterizado como de longo prazo, sendo que se até o máximo de 8 semanas não se obtiver resultados, esta terapia deverá ser descontinuada, na tentativa de se evitar reações adversas ao organismo. Atualmente, recomenda-se esta terapia para pacientes que apresentam positividade de detecção de RNA do HCV pela técnica de RT-PCR, positividade em relação à presença de anticorpos anti-HCV, dosagem de transaminases acima do dobro do valor considerado normal e exame de biópsia apresentando quadro de fibrose com grau 2 ou superior.

A utilização da associação do IFN-α peguilado e ribavirina por longo prazo demonstrou uma evidente melhora na histologia de biópsias, sendo o tratamento de escolha quando o paciente apresentar principalmente o genótipo 1 do HCV, embora também possa ser recomendada para paciente com os genótipos 2 e 3. Os efeitos colaterais mais evidentes desta terapia antiviral apresentam-se, principalmente, no início da terapia e são similares ao demonstrado pelo uso do INF-α convencional.

Drogas que Atuam contra o HIV

Atualmente, o tratamento de indivíduos infectados com HIV utiliza a associação de diversas drogas antivirais a mecanismos ação distintos. Entre os compostos antivirais utilizados incluem combinações de agentes antirretrovirais como inibidores da enzima transcriptase reversa, antagonistas dos receptores CCR5 e CXCR4, inibidores de proteases profilaxia e/ou tratamento de infecções oportunistas, drogas antieméticas, drogas psicotrópicas, analgésicos opioides, entre outras medicações. A Figura 5-6 ilustra as principais estratégias para a inibição da replicação viral por compostos químicos.

Inibidores Nucleosídicos da Transcriptase Reversa do HIV-1

Para a replicação do HIV-1 é essencial a atividade da enzima transcriptase reversa (RT) viral, que difere das polimerases celulares. Deste modo, a enzima RT trata-se de um alvo para a atuação de drogas antivirais. Em razão do fato de o genoma pertencente ao HIV ser um ácido ribonucleico (RNA) fita simples, o mesmo precisa ser convertido em ácido desoxirribonucleico (DNA) fita dupla pela enzima RT codificada pelo vírus. Os agentes antivirais nucleosídicos inibidores da RT, são convertidos a nucleotídeos por enzimas celulares.

Assim como outras drogas análogas de nucleosídeos, a molécula do fármaco precisa ser fosforilada em sua forma ativa trifosfato. A inibição da atividade da RT ocorre por competição de substrato. Além disso, drogas pertencentes a este grupo possuem a capacidade de serem terminais de cadeia devido à ausência do grupamento hidroxila na posição 3' de sua cadeia estrutural, o que impede a adição de novos nucleotídeos na cadeia sintetizada. Para mais detalhes sobre o mecanismo de ação desta classe de antivirais, consultar a Figura 5-6.

Zidovudina

O primeiro antiviral desta classe, a zidovudina (azidotimidina, AZT, Retrovir®), embora tenha sido sintetizado como um potencial quimioterápico no tratamento do câncer observou-se, em 1985, sua primeira atividade contra o HIV anos após a identificação deste vírus como agente indutor da síndrome da imunodeficiência adquirida (AIDS). A zidovudina caracteriza-se como um análogo nucleosídeo da timidina com atividade antiviral, demonstrando impacto no percentual de mortalidade precoce em pacientes com AIDS.[63] Pelo fato de a molécula da

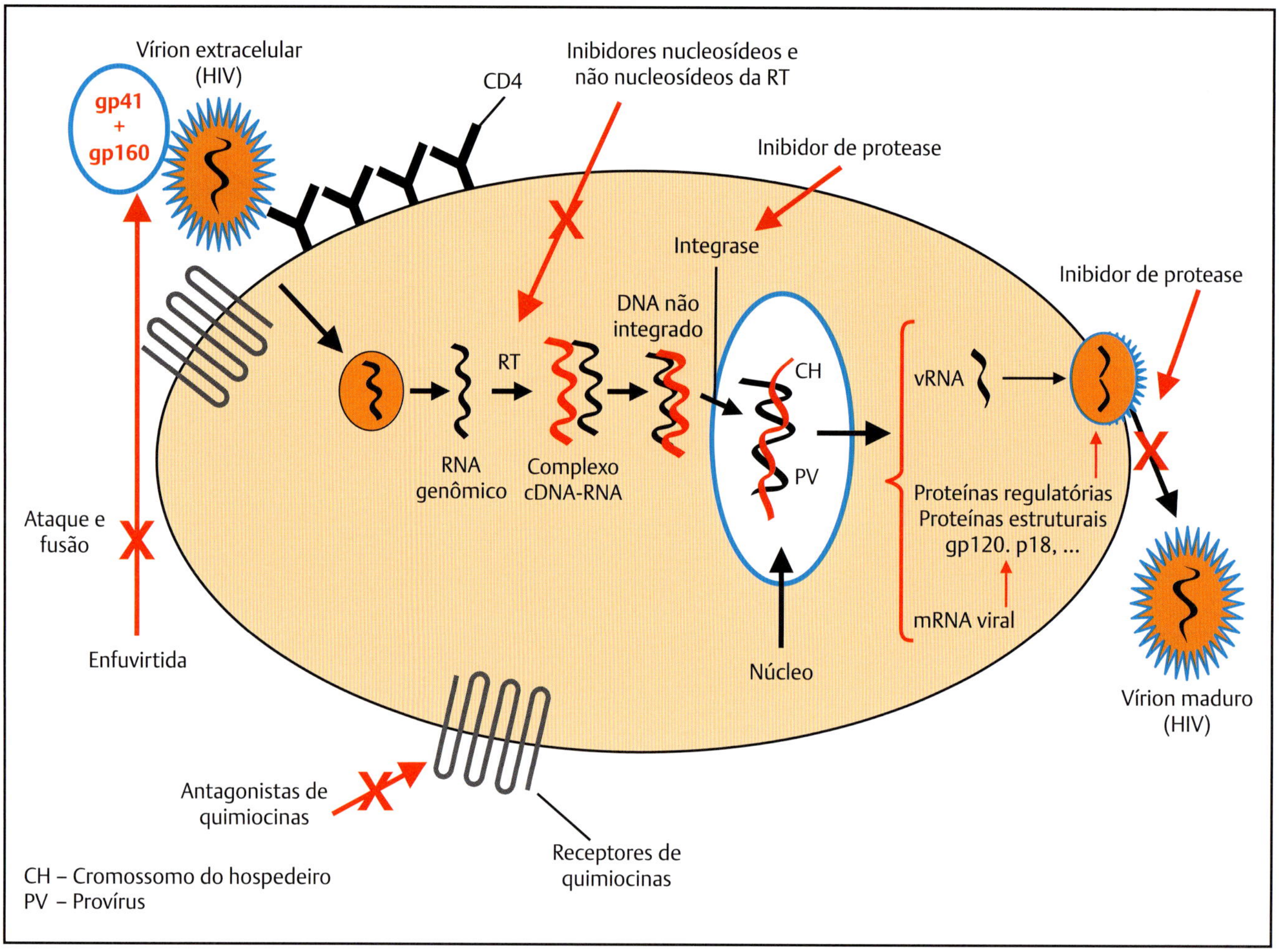

Fig. 5-6. Ciclo replicativo do HIV em sítios estratégicos de inibição da replicação de retroviroses. A imagem ilustra o processo de replicação viral desde a chegada do vírus à célula hospedeira até sua maturação e replicação. As setas em vermelho indicam os alvos para a inibição desta replicação dos agentes antivirais já disponíveis para o uso, bem como uma estratégia para o desenvolvimento de novos compostos com propriedade antiviral. RT: trancriptase reversa; CH: cromossomo da célula hospedeira; PV: provírus.

droga necessitar ser fosforilada por quinases celulares, pode ser observado acúmulo do fármaco tanto em células infectadas como em células sadias, podendo, também, atuar sobre polimerases celulares. Em razão deste acúmulo, sua toxicidade torna-se um sério problema ao seu emprego em terapias antivirais. O AZT pode induzir supressão da medula óssea, manifestada, principalmente, por neutropenia e anemia. Além disso, sua forma trifosfatada pode interagir com polimerases celulares e sua forma monofosfato também pode interagir com quinases celulares. Os efeitos colaterais mais frequentemente observados são: cefaleia, mialgias, febre, transtornos gastrointestinais, entre outros. Outro problema foi a verificação de resistência ao AZT em pacientes que estavam utilizando esta droga cronicamente, entretanto ainda permanece como o tratamento de escolha para indivíduos que nunca fizeram uso da terapia anti-HIV. Por causa destes problemas de efetividade do medicamento, bem como seu potencial tóxico, observa-se uma contínua busca de novos agentes anti-HIV ou a implantação de quimioterapia combinada, visando uma maior efetividade da terapêutica acompanhada e reduzidos efeitos colaterais.

Didanosina, Zalcitabina, Lamivudina, Emtricitabina e Abacavir

A didanosina trata-se de um análogo da adenosina e tem sua indicação para pacientes que apresentaram tolerância ou prolongada terapia com o AZT. Esta droga apresenta-se em formulações tamponadas pela rápida degradação em pH ácido, como do estômago. Em relação aos efeitos colaterais, pacientes em terapia têm demonstrado, principalmente, manifestações de neuropatia periférica ou pancreatite.

Em terapia combinada com o AZT, desenvolveu-se um análogo da citidina, a zalcitabina. Esta droga também demonstra como efeitos colaterais o desenvolvimento de neuropatia periférica e outros como a manifestação de aftas, erupções cutâneas e febre. A estavudina, análogo da timidina, apresentou-se mais bem tolerada do que o AZT, com menos efeitos colaterais. Entretanto ainda pode-se verificar o desenvolvimento de neuropatia periférica. Lamivudina (3TC), outro análogo da citidina, apresenta um efeito sinérgico ao AZT. Por ser um nucleosídeo, deve ser fosforilado para a sua forma trifosfatada, que será capaz de inibir a RT viral e também funcionar como um agente terminal de cadeia de DNA viral, impedindo a continuidade do processo de replicação. A droga possui menor toxicidade, podendo em alguns casos desenvolver episódios de neuropatia periférica ou neutropenia, sendo considerada a droga desta classe com menor toxicidade. A emtricitabina (FTC), trata-se de uma molécula enantiômero (-) da citidina contendo um átomo de flúor na posição 5 de sua cadeia. No restante, apresenta-se similar à lamivudina tanto estruturalmente como em mecanismo de ação. O abacavir, análogo nucleosídico da guanosina, necessita de uma fosforilação e subsequente desaminação para posterior fosforilação para derivar sua forma trifosfato, podendo atuar como terminal de cadeia de síntese de DNA. Uma vantagem é a capacidade de atingir o sistema nervoso central e atuar contra o vírus neste local, assim como o AZT. Outra vantagem seria relativa à sua toxicidade, que aparenta ser menos tóxica para a medula óssea. Esta droga antiviral também pode ser encontrada em associação à lamivudina, o Epzicom®.

Inibidores Não Nucleosídicos da Transcriptase Reversa do HIV-1

As drogas pertencentes à esta classe foram desenvolvidas por meio de modificações estruturais em compostos que já apresentavam a capacidade de inibir de alguma forma a DNA polimerase. Desta forma, chegou-se à descoberta de novos compostos químicos com melhorada atividade antiviral, além do prévio conhecimento da farmacocinética do composto parental, visando diminuir significativamente os efeitos colaterais. Estes compostos apresentam uma estrutura policíclica que mudam a conformação da RT ao se combinar com esta enzima, apresentando uma atuação inibitória alostérica não competitiva.[34] As drogas antivirais pertencentes a esta classe também podem atuar sinergicamente com o AZT, melhorando a efetividade da terapêutica.

Neviparina e Delavirdina

Primeiro inibidor não nucleosídico a ser licenciado, sendo pesquisado desde 1993. A neviparina (Viramune®) provou ser mais efetiva na terapia de indivíduos gravemente imunossuprimidos. Outra utilização da neviparina seria para a profilaxia da transmissão do HIV da mãe para o recém-nascido. Os efeitos colaterais ocorridos mais comumente pelo uso da neviparina constam de relatos de hepatite, náuseas, cefaleia e febre. A delavirdina (Rescriptor®) apresenta similar mecanismo de ação e toxicidade. Por sua sua baixa biodisponibilidade via oral e necessidade de administração de várias doses ao dia, atualmente seu uso é bem restrito.

Efavirenze e Etravirina

Efavirenze (Sustiva®, Stocrin®) demonstra ser uma das drogas desta classe mais ativa como inibidor da RT, entretanto possui diversos efeitos colaterais como: sintomas neurológicos, exantema, comprometimento hepático e, possivelmente, potencial teratogênico. A Figura 5-7 ilustra o mecanismo de ação do efavirenze. A etravirina (Intelence®) é prescrita a pacientes que apresentam resistência a outros medicamentos desta classe. Pode apresentar efeitos colaterais como náuseas e exantema; entretanto, relatos de reações alérgicas como a síndrome de Stevens-Johnson acrescentam um cuidado especial para a terapia com esta droga.

Inibidor Nucleotídico da Transcriptase Reversa do HIV-1: Tenofovir

O tenofovir (Viread®), análogo nucleotídeo da guanosina, geralmente é uma droga bem tolerada e com poucos efeitos colaterais. Seu mecanismo de ação consiste da necessidade de uma fosforilação em sua molécula para que seja posteriormente incorporado na molécula de DNA pela RT (Fig. 5-8). Associado a outros antivirais, como a emtricitabina ou efavirenze, possui a vantagem de redução da dose necessária para apenas uma por dia. Outra vantagem seria o seu uso para a prevenção da infecção por HIV-1, ainda em estudo.

Inibidor da Integrase do HIV-1: Raltegravir

A integrase trata-se de uma enzima essencial que possui a função de catalisar a inserção do DNA viral transcrito pela RT ao DNA celular. O raltegravir (Isentress®) demonstra mecanismo

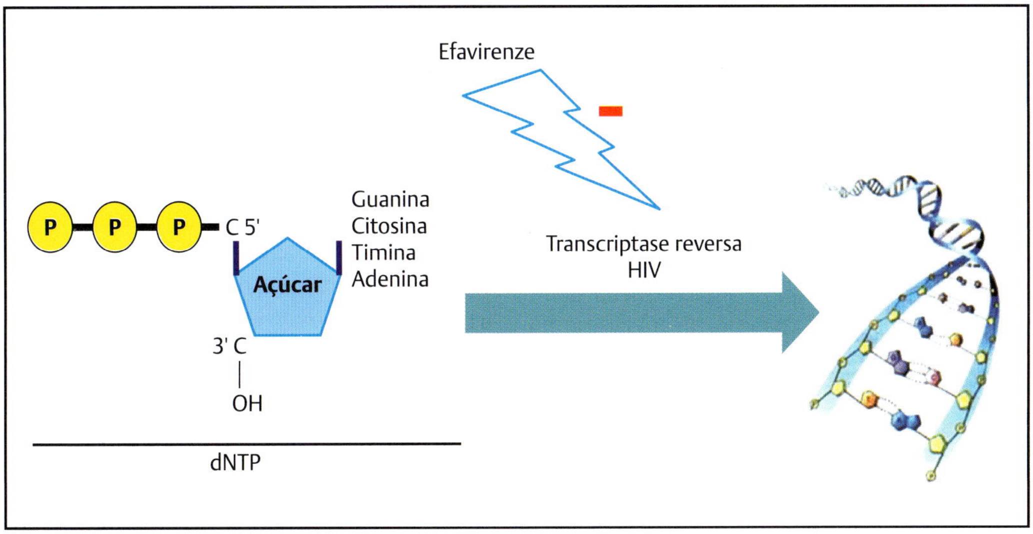

Fig. 5-7. Mecanismo de ação do efavirenze na inibição da transcriptase reversa do vírus HIV.

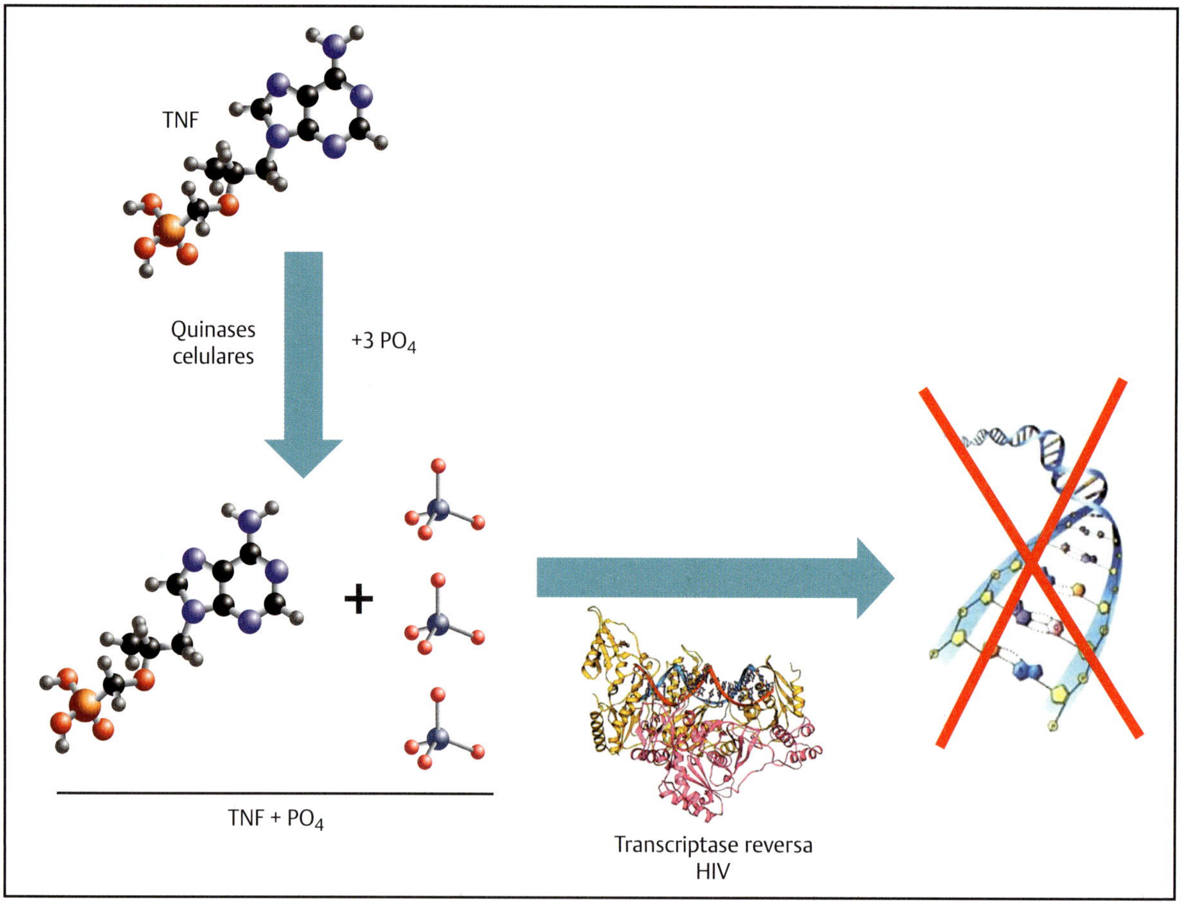

Fig. 5-8. Mecanismo de ação do tenofovir na inibição da transcriptase reversa do vírus HIV.

de ação que consiste na inibição da integrase viral, bloqueando seu ciclo replicativo. O uso desta droga mostrou efetividade em reduzir a viremia, bem como aumentar o número de linfócitos TCD_4^+. Possui maior efetividade quando utilizado em associação a outros agentes antivirais. Os efeitos colaterais mais comumente observados são distúrbios gastrointestinais como náuseas e diarreias, além de quadros de cefaleias.

Inibidores da Protease do HIV

Após liberação do genoma viral no interior da célula, ele encontra-se ainda imaturo. No meio extracelular, uma protease viral integrante da poliproteína p160 sofre autoativação e inicia o processo de clivagem da própria poliproteína p160, bem como da poliproteína p55, tornando-se assim capaz de infectar. O desenvolvimento de inibidores da protease viral consiste no desenvolvimento de estruturas químicas similares ao substrato natural da protease viral. Desta forma, o composto irá competir pelo substrato, deixando a enzima incapaz de formar vírus infecciosos. As drogas pertencentes a esta classe podem ser divididas em inibidores peptídicos e não peptídicos.

Inibidores Peptídicos

Pela alta similaridade com a região de clivagem da poliproteína precursora, estas drogas ligam-se diretamente ao sítio ativo da protease viral, competindo com o substrato. Desta forma, o vírus não sofre maturação e não se torna infeccioso. O primeiro inibidor desta classe a ser desenvolvido e liberado para a terapêutica foi o saquinavir (Invirase®, Fortovase®), sendo bem tolerado pelo paciente. O ritonavir (Norvir®) mostra-se como o inibidor de protease mais potente da classe, usado geralmente em associação a outros agentes antivirais, como o AZT ou 3TC.

O indinavir (Crixivan®), utilizado em associações a outros agentes antivirais, apresenta a vantagem de reduzir significativamente a carga viral no organismo do hospedeiro. O nelfinavir (Viracept®) geralmente é utilizado em associação a inibidores glicosídicos. Por apresentar poucos efeitos colaterais é liberado para o uso tanto em adultos como em crianças. O lopinavir (Aluviran®) também é utilizado em associação a um inibidor nucleosídico, geralmente o ritonavir, podendo ser utilizado tanto em adultos como em crianças, desde que maiores de 6 meses. O ritonavir, além de seu efeito, também pode inibir o metabolismo do lopinavir, gerando maior eficácia deste antiviral, com reduzidos efeitos colaterais.

O atazanavir (Reyataz®) foi a primeira droga a ser aprovada como dose única ao dia, apresentando menor efeito colateral quando comparado a outras drogas de sua classe, mas pode elevar a concentração de bilirrubina, levando a um quadro clínico de icterícia. O fosamprenavir (Lexiva®, Telzir®) trata-se de uma pró-droga, tendo o amprenavir como o seu componente ativo. Este antiviral é principalmente utilizado em associação a outros agentes antivirais e tem mostrado alta efetividade em reduzir significativamente a carga viral do paciente.

Inibidores Não Peptídicos: Tipranavir e Darunavir

Essas drogas possuem ação semelhante aos inibidores peptídicos, inibindo a protease viral e bloqueando a clivagem de poliproteínas precursoras de proteínas virais, impedindo a fase de maturação viral. Apresentam a vantagem de ligar-se mais eficientemente às proteases virais. O tipranavir (Aptivus®) pertence à classe das sulfonamidas, capaz de reduzir significativamente a carga viral do hospedeiro. Entretanto, seu uso é recomendado somente quando o paciente apresenta resistência a outros antivirais inibidores da protease. O darunavir (Prezista®), assim como o tipranavir, também é indicado somente em casos de resistência à terapia com outros inibidores antirretrovirais. Estas drogas são, geralmente, utilizadas em associação, principalmente com o ritonavir ou com a emfuvirtida (inibidor de fusão). Deve-se ressaltar que pacientes que apresentam resistência às sulfas não podem ser medicados com estes agentes. Os principais efeitos colaterais verificados com este antiviral é a ocorrência de hiperlipidemia, má distribuição lipídica, hiperglicemia e resistência à insulina, distúrbios gastrointestinais, distúrbios gastrointestinais, hiperlipidemia, indução enzimática.

DROGAS ANTIVIRAIS PARA USO VETERINÁRIO

O uso de terapia antiviral no campo da medicina veterinária mostra-se bastante restrito, limitado principalmente para o combate do herpes-vírus, usado topicamente para combater lesões, principalmente oftalmológicas. Neste tópico abordaremos as principais drogas que são utilizadas no antro veterinário, ressaltando e recomendando ao leitor uma consulta à seção anterior (Drogas Antivirais Disponíveis Clinicamente) para maiores detalhes sobre o mecanismo de ação de cada droga descrita.

Recentemente, com o avanço do conhecimento da maquinaria responsável pela replicação viral, principalmente excitado pela pesquisa de viroses devastadoras para humanos, como o HIV, *influenza* e HCV, levaram a relativo avanço nesta área de busca por novos agentes antivirais. Entretanto, drogas antivirais não são comumente utilizadas na prática veterinária, isso se deve, principalmente, pelo alto custo destes compostos. Todavia, algumas drogas indicadas para o uso em humanos também podem ser utilizadas pela medicina veterinária.

Assim como na pesquisa de drogas antivirais para uso em humanos, o desenvolvimento de novas drogas antivirais para uso veterinário foca na descoberta de substâncias capazes de inibir algum processo viral, na tentativa de minimizar os danos tóxicos causados ao hospedeiro. Da mesma forma, a pesquisa de análogos de drogas já existentes foca em aumentar a atividade ou a seletividade do composto padrão. Como exemplo pode-se citar o aciclovir e seus análogos derivados, os quais são capazes de inibir a DNA polimerase viral sem interferir com as células do hospedeiro, pois depende de uma pré-ativação por timidina quinases, enzimas virais encontradas somente em células infectadas e não em células sadias. Estas drogas, utilizadas para tratar infecções promovidas pelo herpes-vírus não se restringem ao uso apenas em humanos, mas podem ser utilizadas na medicina veterinária de uma forma limitada, como no tratamento da ulceração da córnea causada pelo herpes-vírus 1 em felinos e na encefalomielite induzida pelo mesmo vírus em equinos. Além disso, também são utilizadas no tratamento de zoonoses causadas pelo herpes-vírus, herpes de símios (vírus B), na transmissão do macaco para o ser humano, onde pode haver consequências devastadoras.

Outra droga que foi desenvolvida para o tratamento da infecção induzida pelo vírus *influenza* em humanos e que também pode ser utilizada na veterinária é o oseltamivir fosfato (Tamiflu®). Este composto trata-se de uma pró-droga dependente de ativação por metabolismo hepático, com mecanismo de ação centrado em inibir a neuraminidase, enzima viral responsável pela liberação do vírion da superfície de células infectadas e clivar o receptor viral da superfície de células infectadas. Esta estratégia leva a um efeito virustático, aumentando o tempo de reação do sistema imunológico do hospedeiro, tendo como consequência a eliminação do vírus do organismo hospedeiro. Desta forma, a melhor estratégia utilizada na medicina veterinária em relação às drogas antivirais seria exatamente o aguardo do sucesso da terapia com determinado composto em humanos para posterior adaptação para o uso veterinário.

Atualmente, amantadina demonstra pouco uso como composto antiviral devido a um alto índice de desenvolvimento de resistência. Alternativamente, no campo da medicina veterinária esta droga tem sido muito usada no controle da nocicepção. Além de atuar contra viroses, a amantadina parece também antagonizar os receptores de NMDA (N-metil-D-aspartato), produzindo um efeito de alivio de síndromes dolorosas. Ainda neste contexto, Lascelles *et al.* (2008)[36] demonstraram efeito sinérgico da amantadina com anti-inflamatórios não esteroidais na terapêutica da dor em cães. Recentemente, Siao *et al.* (2011) demonstraram que, em gatos, a amantadina contribuiu em diminuir a dosagem de antinociceptiva de opiáceos.[53]

Amantadina e Rimantadina

Estas drogas são ativas contra diversos tipos de viroses, incluindo mixoviroses, paramixoviroses, togaviroses e algumas cepas de *influenza* A. O mecanismo de ação destas drogas, bem como seus efeitos colaterais está descrito anteriormente neste mesmo capítulo. A rimantadina é uma pró-droga da amantadina e apresenta-se com maior efetividade. Entretanto, estas drogas são pouco usadas em razão do alto grau de desenvolvimento de resistência viral.

Idoxuridina e Trifluridina

Idoxuridina (Herplex®, Stoxil®) e trifluridina (Viroptic®) são análogos da timidina ativos somente contra vírus providos de DNA e não contra retrovírus. Os principais alvos destes compostos são o herpes-vírus e o poxvírus. Ao invadir a célula hospedeira, estes compostos nucleosídeos são fosforilados e posteriormente incorporados ao DNA viral, tornando-o mais suscetível à quebra, resultando em ineficiência da produção de proteínas virais, caso ocorra transcrição. A trifluridina, também conhecida como trifluorotimidina possui maior afinidade, além de ser mais ativo, ao DNA viral do que ao DNA de mamíferos. Os efeitos tóxicos mais comuns observados com o uso destes compostos incluem leucopenia, perturbações do trato gastrointestinal e hepatotoxicidade. A utilização recomendada da idoxuridina e trifluridina é para queratite ocasionada por herpes-vírus, sendo que se recomenda o uso inicial da idoxuridina e somente depois de observado alguma ineficácia desta substância, entra-se com a terapêutica com a trifluridina.

Citarabina e Vidarabina

A citarabina (Ara-C®) e a vidarabina (Ara-A®) também são compostos análogos de nucleosídeos, sendo a citarabina análoga à citosina e a vidarabina à adenina. Estudos demonstraram a efetividade destes compostos contra o herpes-vírus, poxvírus, citomegalovírus, *vaccinia*, rabies vírus e contra ao HCB. Para atingirem a forma ativa trifosfato, estes compostos devem sofrer fosforilação por quinases celulares. Uma vez ativos estes compostos atuam como inibidores competitivos da DNA polimerase, sendo mais eficazes na inibição da enzima viral do que a do hospedeiro. Citarabina é utilizado na medicina veterinária como agente antineoplásico tanto em cachorros como em gatos, durante terapêutica da leucemia e do linfoma. Em razão do efeito colateral de supressão da atividade da medula óssea, sua utilização torna-se muito restrita. Além deste efeito colateral, estas drogas podem desencadear algumas perturbações do trato gastrointestinal, efeitos neurológicos e hematológicos, além da possibilidade do desenvolvimento de teratogenicidade. Devido a esses graves efeitos colaterais, a principal formulação utilizada para estes compostos é a de uso tópico. A vidarabina é usada principalmente na queratite provocada pelo herpes-vírus e demonstrou atividade contra à rinopneumonite virótica de equinos e felinos.[2]

Ribavirina

A Ribavirina (Virazole®) é uma droga análoga de nucleosídeo ativa tanto com vírus providos de DNA como em retrovírus. Possui forte atividade contra o vírus *influenza* A e B, bem como contra herpes-vírus e outras viroses do trato respiratório como mixoviroses, paramixoviroses, arenaviroses, buniaviroses, retroviroses, adenoviroses e poxviroses. Após sofrer fosforilação pela adenosina quinase, a forma ribavirina monofosfato é capaz de inibir indiretamente a síntese de nucleotídeos. A sua forma trifosfato, por sua vez, inibe competitivamente a ligação tanto do ATP como do GTP à DNA polimerase. A ribavirina pode ser administrada por via oral ou intravenosa, entretanto, observou-se a ocorrência de efeitos colaterais e tóxicos como anemia, supressão da medula óssea e toxicidade ao sistema nervoso central e trato gastrointestinal. A inalação de partículas de aerossóis do medicamento é a via de administração mais comumente usada para o tratamento de infecções pelo vírus *influenza* A, bem como para a terapêutica de outras viroses respiratórias, sendo bem tolerada nesta formulação.[30]

Aciclovir e Derivados

O aciclovir mostra uma particular atividade contra o herpes simples 1 e 2 e contra o zóster-vírus, possuindo uma menor atividade contra EBV e CMV. Em cavalos, o herpes-vírus tipo 1 equino (EHV-1) provoca mieloencefalopatia, danos respiratórios, aborto e infecções neonatais, dentre estes casos, o aciclovir mostrou-se efetivo em evitar a mortalidade destes animais.[23] Aciclovir, em equinos, possui atividade contra o EHV-1 similar à sua atividade em infecções humanas.[25] Ganciclovir evidenciou atividade contra o herpes-vírus felino do tipo 1 (FHV-1), mostrando-se mais potente do que o aciclovir, além de efetivamente inibir o CMV *in vitro*,[40] entretanto ainda não há relatos de seu uso na veterinária.

Estudos demonstraram a farmacocinética do aciclovir em cavalos, cães e gatos.[19,20] Em cães, observou-se uma alta biodisponibilidade oral (> 80%) para o aciclovir, enquanto que em cavalos ela se mostra muito baixa (< 5%). Entretanto, quando administrada por via endovenosa, detectou-se meia-vida de 5-9 horas.[7,25] Aciclovir também se mostrou efetivo em diminuir a mortalidade em pássaros infectados com o herpes-vírus quando administrado antes da exibição de sintomatologia.[55]

Pelo fato de ser uma pró-droga, o valaciclovir (Valtrex®) mostrou-se mais efetivo, alcançando uma maior concentração plasmática da droga. Em equinos, valaciclovir demonstra uma maior biodisponibilidade oral quando comparada ao aciclovir, sendo ativa em controlar infecções causadas por EHV-1.[25] Em gatos, entretanto, a droga não se mostra muito efetiva, além de provocar alta toxicidade.[43]

Penciclovir possui similar mecanismo de ação do aciclovir. Uma das desvantagens desta droga é a sua biodisponibilidade oral, onde sua pró-droga famciclovir demonstra uma das suas principais vantagens. Após administração do famciclovir por via oral, verifica-se um extenso metabolismo de primeira passagem para a liberação da droga ativa penciclovir. Em gatos, apesar de ser utilizada, a droga apresenta-se pouco efetiva contra o FHV,[42] entretanto, observa-se boa farmacocinética nestes animais.[57] Entretanto, na dose de 15 mg/kg, o famciclovir demonstra pouco ou nenhum efeito colateral em gatos. O principal problema observado com estes animais é a baixa biodisponibilidade da droga ativa no plasma, em razão da deficiência da enzima aldeído oxidase hepática nestes animais. Famciclovir mostrou-se bastante efetiva contra a conjuntivite, queratinite, rinossinusite e dermatite associada ao FHV-1.[42]

Interferon

Um grande interesse volta-se atualmente acerca da terapêutica antiviral com o IFN. Esta citocina pode produzir efeitos imunomoduladores, antivirais e antiproliferativos. Uma ampla discussão sobre os efeitos do IFN está descrita anteriormente neste mesmo capítulo. Em alguns países, como países desenvolvidos e Brasil, o IFN é licenciado para uso em viroses que afetam cães e gatos. Em felinos, o IFN já foi testado experimentalmente e clinicamente para a terapêutica contra o vírus da peritonite infecciosa felina (FIP; coronavírus), na infecção pelo vírus da imunodeficiência felina (FIV) e contra o vírus da leucemia felina (FeLV) ou coinfecção de FeLV/FIV.[18,32,45] Em cães, o IFN foi testado com sucesso na parvovirose.[17,33] O IFN também foi testado com sucesso em bovinos infectados com *vaccinia* ou com o vírus causador da rinotraqueíte infecciosa bovina (IBR) e em equinos infectados com EHV-1.[3,15,52,59]

O uso de IFN em animais tem demonstrado até o presente momento uma boa tolerância, com poucos efeitos adversos. Os efeitos colaterais geralmente observados são náuseas e vômitos, diarreias, alopecia, hipertermia, queda no número de plaquetas e eritrócitos e na enzima alanina aminotransferase. As doses utilizadas no campo veterinário geralmente são determinadas por uma extrapolação da dose utilizada em humanos, mas também é possível encontrar estudos realizados para uma específica virose em determinada espécie animal.

Principais Efeitos Colaterais Observados com Antivirais no Uso Veterinário

Em relação aos efeitos colaterais demonstrado pelo aciclovir e seus derivados no uso veterinário, muito ainda precisa ser elucidado. Este fato se deve, principalmente, à pouca frequência do uso destas drogas em animais, sendo principalmente relatados para o uso humano. Amantadina induz graves efeitos colaterais como convulsões, principalmente em equinos. Com relação ao uso da rimantadina em equinos, o seu uso não demonstrou efeitos colaterais graves. Em estudo com o vírus *influenza* A2, a administração profilática de rimantadina demonstrou boa efetividade acompanhada de poucos efeitos colaterais como chiados pulmonares e diminuição da temperatura corpórea mensurada pela temperatura retal. Como mencionado anteriormente, o uso do famciclovir em gatos não demonstrou ocorrência de efeitos colaterais graves. Ou efeito colateral dos antivirais na prática veterinária é a indução de alopecia nos animais tratados com fármacos com atividade antiviral, além de que a maioria das drogas antivirais são propensas ao desenvolvimento de reações neurológicas quando aplicada à veterinária.

PRINCÍPIOS APLICADOS À TERAPIA ANTIVIRAL

A terapia antiviral, assim como outras terapias, leva em consideração os riscos e benefícios do tratamento a ser empregado, balanceando a eficácia do medicamento com a sua toxicidade e seu custo monetário. Atualmente a terapia antiviral deve levar em consideração a combinação de agentes no sentido de reduzir a toxicidade ao hospedeiro e elevar a efetividade antiviral. Além disso, deve-se considerar a cooperação do paciente, bem como a dinâmica viral, a atuação do sistema imune e a resistência à droga, desenvolvida pelo vírus. No caso da terapia contra o HIV-1, onde há rígido esquema de administração de droga, pode-se observar uma grande evasão do tratamento por parte do paciente. Umas das alternativas para driblar este empecilho seria o desenvolvimento de formulações contendo drogas em associação, objetivando uma maior aderência à terapia.

O sucesso da terapia antiviral muito se relaciona com a competência do sistema imunológico. Em indivíduos imunocompetentes, geralmente a infecção viral é eliminada no prazo de dias. Quando associado à terapia antiviral, geralmente reduz este tempo de infecção. Outro fator a ser avaliado é a terapia profilática, que pode apresentar grande efetividade. No caso, por exemplo, do herpes genital, a terapia supressiva mostra-se mais eficiente do que o tratamento de episódios de manifestações da doença.

O principal objetivo com a utilização de terapia antiviral é a inibição da replicação viral, podendo ser efetiva mesmo após o aparecimento dos sintomas. Geralmente a terapia antiviral deve cooperar em casos onde o sistema imunológico não se apresenta efetivo na eliminação do vírus do organismo. Na medicina veterinária, como dito anteriormente, pouco se faz uso de drogas antivirais, primeiro devido ao alto custo desta droga, levando o proprietário do(s) animal(is) a preferir até mesmo eutanásia no caso de infecção do que investir na terapêutica. Segundo a preferência no campo veterinário é a prevenção de infecções através da utilização de vacinas.

Perspectivas no Desenvolvimento de Drogas Antivirais

Terapia com antivirais melhoram a carga viral, a infecção de um modo geral e salvam vidas. Para o desenvolvimento de compostos mais efetivos e com menor toxicidade muito é necessário a melhor compreensão do mecanismo de replicação viral, bem como a sua interação com o organismo do hospedeiro. Além de serem efetivos no tratamento de diversas infecções, os antivirais são muito comumente utilizados como ferramentas investigativas no campo da pesquisa. Estratégias de inibição da replicação viral continuam sendo o grande alvo investigativo na busca de novos antivirais.

Outra perspectiva é a pesquisa de estruturas já conhecidas de agentes antivirais, objetivando melhorar sua farmacocinética, aumentando a potência e diminuindo a propensão de efeitos tóxicos. Outra estratégia seria o desenvolvimento de novas combinações com antivirais, buscando melhorar a atividade antiviral e ao mesmo tempo tentar driblar os mecanismos de resistência desenvolvidos pelos vírus. A pesquisa de RNA de interferência (RNAi) também poderá surtir bons resultados no campo da terapia antiviral. Estudos demonstram que o RNA de interferência pode ser ativo contra diversos vírus *in vitro*, como HCV, *influenza*, RSV, picornaviroses e coronavírus na síndrome respiratória aguda severa (SARS). Entretanto, o RNAi continua a ser estudado *in vivo*, onde limitações técnicas ainda dificultam a entrega de quantidades necessárias do RNAi ao citoplasma celular.[26]

No campo da veterinária, muitos análogos de nucleosídeos estão em pesquisa para o uso terapêutico. Neste sentido, diversos estudos *in vitro* e *in vivo* demonstram a efetividade de alguns análogos de nucleosídeos contra a infecção por FeLV e FIV. Outros estudos também pesquisam sobre a efetividade, farmacocinética, farmacodinâmica e toxicidade de compostos como ribozimas e sulfato de dextran contra viroses que acometem animais. Além disso, diversos produtos derivados do uso popular com plantas medicinais também estão sob investigação, podendo contribuir com o arsenal antiviral tanto para infecções que acometem humanos como as que acometem animais. Este fato levanta a perspectiva de se encontrar novos compostos antivirais derivados de extratos ou látex de plantas, os quais poderão ser utilizados em terapia antiviral tanto isolados como em associações adjuvantes de compostos antivirais já conhecidos. Um exemplo é a utilização do composto doconasol para o tratamento de herpes labial. A utilização deste composto natural vem mostrando boa efetividade em reduzir e curar as lesões causadas pelo HSV.

Por fim, a melhora da resposta do sistema imunológico do hospedeiro, objetivando uma maior efetividade antiviral, continua a ser alvo de constantes estudos. Deste modo, outra perspectiva esperada é o desenvolvimento de agentes antivirais capazes de modular a resposta imunológica do organismo hospedeiro, no sentido de amplificar a resposta e melhoras na imunoterapia específica ao vírus por meio da utilização de anticorpos monoclonais na tentativa de suplementar a resposta imunológica. Em tempo, muitas drogas que estão no presente em pesquisa experimental podem tornar-se disponíveis clinicamente. No Quadro 5-3 é demonstrado um resumo das principais drogas antivirais associadas ao nome comercial, bem como, seus possíveis efeitos colaterais.

Quadro 5-3. Drogas Antivirais Relacionadas com sua Classe, Nome Comercial, Posologia, Possíveis Interações Medicamentosas e Efeitos Colaterais

Composto antiviral	Nome comercial	Classe da droga	Indicações	Posologia no adulto	Peculiaridades da administração	Interação medicamentosa	Efeitos colaterais
Abacavir (ABC)	Ziagen® Ziagenavir®	NRTI	Retroviroses	300 mg 12/12 h; 600 mg dose única	Administração oral	Evitar o uso concomitante com álcool	Risco de acidose lática, esteatose hepática, reações de hipersensibilidade, distúrbios gastrointestinais
Aciclovir	Zovirax®	Análogo nucleosídeo	Primeiro episódio de herpes genital	400 mg 8/8h; 200 mg 5/5 h	Administração oral. A droga deve ser utilizada de 7 a 10 dias	Recomenda-se atenção quando administrada com outras drogas que podem afetar a função renal. Do mesmo modo, deve-se ajustar a dose em casos de comprometimento renal	Náuseas e diarreia, hepatotoxicidade, neurotoxicidade. Formulação tópica: irritação e queimação da mucosa. Via intravenosa: nefrotoxicidade e neurotoxicidade
			Herpes genital recorrente	400 mg 8/8h; 200 mg 5/5 h	Administração oral. A droga deve ser utilizada de 3 a 5 dias		
			Herpes orolabial	400 mg 5/5 h	Administração oral. A droga deve ser utilizada por 5 dias		
			Proctite herpética	400 mg 5/5 h	Administração oral. Utilizar a droga até a cura completa da lesão		
			Varicela-zóster Herpes severa	20 mg/kg (máximo de 800 mg) 6/6 h 800 mg 5/5 h 5 mg/Kg 8/8 h	Administração oral. Administração máxima por 5 dias Administração oral. A droga deve ser utilizada de 7 a 10 dias Administração intravenosa. A droga deve ser utilizada de 7 a 10 dias		
			Encefalite herpética Infecção neonatal	15 mg 8/8 h	Administração intravenosa. A droga deve ser utilizada de 14 a 21 dias		
			Herpes labial	Uso tópico	Administrar uma fina camada diretamente sobre a lesão		
Adefovir	Hepsera® Preveon®	Análogo nucleotídico	Hepatite B	10 mg/dia	Ajuste de dose no caso de insuficiência renal		
Amprenavir		PI	Retroviroses	1.400 mg 12/12 h	Ajuste de dose no caso de insuficiência hepática	Observar risco de interação com drogas antiarrítmicas, anti-histamínicos, hipnótico-sedativos, drogas neurolépticas, derivados do ergot, inibidores da HMG CoA redutase, antiepilépticos, e cantraceptivos orais. Devem-se evitar interações com cimetidina, dissulfiram, lopinavir, metronidazol, vitamina E, ritonavir e álcool	Distúrbios gastrointestinais, enxaqueca, parestesia oral, indução enzimática

Atazanavir	Reyataz®	PI	Retroviroses	400 mg/dia ou 300 mg/dia em associação com ritonavir	Ingerir com alimentos. Ajuste de dose no caso de insuficiência hepática	Observar risco de interação com drogas antiarrítmicas, anti--histamínicos, hipnótico-sedativos, drogas neurolépticas, derivados do ergot, inibidores da HMG CoA redutase, antiepilépticos, e cantraceptivos orais. Evitar uso concomitante com antiácidos, indinavir, irinotecan e omeprazol	Hiperlipidemia, má distribuição lipídica, hiperglicemia e resistência à insulina, distúrbios gastrointestinais, distúrbios gastrointestinais, enxaqueca, neuropatia periférica, alergia
Cidofovir	Vistide®	Análogo nucleotídico	Retinite citomegalovirótica	5 mg/Kg	Administração intravenosa. Dose de ataque: a cada 7 dias. Dose de manutenção: a cada 14 dias	Evitar o uso concomitante de drogas com potencial de toxicidade renal	Nefrotoxicidade
Darunavir	Prezista®	PI	Retroviroses	600 mg 12/12 h em associação com ritonavir (100 mg)	Ingerir com alimentos. Evitar terapêutica em pacientes alérgicos à sulfas	Observar risco de interação com drogas anti-arritimicas, anti--histamínicos, hipnótico-sedativos, drogas neurolépticas, derivados do ergot, inibidores da HMG CoA redutase, anti-epilépticos, e contraceptivos orais	Hiperlipidemia, má distribuição lipídica, hiperglicemia e resistência à insulina, distúrbios gastrointestinais, distúrbios gastrointestinais, hiperlipidemia, indução enzimática
Delavirdina	Rescriptor®	NNRTI	Retroviroses	400 mg 8/8 h		Observar risco de interação com drogas anti-arrítmicas, anti-histamínicos, hipnótico-sedativos, drogas neurolépticas, derivados do ergot, inibidores da HMG CoA redutase, antiepilépticos, e cantraceptivos orais. Evitar uso concomitante com amprenavir, fosamprenavir e rifabutina	*Rash* cutâneo, indução de enzimas hepáticas, enxaqueca. Apresentou teratogênese em ratos
Didanosina (didesoxinosina)	Videx®	NRTI	Retroviroses	250-400 mg/dia	Ingerir a droga 30 min a 2 h após refeição. Ajuste de dose no caso de insuficiência renal	Evitar o uso concomitante com estavudina, zalcitabina, isoniazida, ribavirina e álcool	Risco de acidose lática, esteatose hepática, distúrbios gastrointestinais, neuropatia periférica e pancreatite
Efavirenze	Sustiva® Stocrin®	NNRTI	Retroviroses	600 mg/dia	Ingerir a droga com o estômago vazio	Evitar o uso concomitante com astemizole, carbamazepina, derivados do ergot, indinavir, itraconazole, cetoconazole, matadona, fenobarbital, fenitoína, triazolam, variconazole	Alterações no sistema nervoso central, *rash* cutâneo e indução de enzimas hepáticas. Apresentou teratogênese em primatas

(*Continua.*)

Quadro 5-3. (*Cont.*) Drogas Antivirais Relacionadas com sua Classe, Nome Comercial, Posologia, Possíveis Interações Medicamentosas e Efeitos Colaterais

Composto antiviral	Nome comercial	Classe da droga	Indicações	Posologia no adulto	Peculiaridades da administração	Interação medicamentosa	Efeitos colaterais
Emtricitabina	Emtriva®	NRTI	Retroviroses	200 mg/dia	Ajuste de dose no caso de insuficiência renal. O frasco da solução oral deve ser mantido refrigerado	Evitar uso concomitante com lamivudina, dissulfiram e metronidazol	Risco de acidose lática, esteatose hepática, distúrbios gastrointestinais, astenia, enxaqueca, *rash* cutâneo
Entecavir	Baraclude®		Hepatite B	0,5-1 mg/dia	Ajuste de dose no caso de insuficiência renal		
Enfuvirtida	Fuzeon®	Inibidor de fusão	Retroviroses	90 mg s.c.12/12 h	Armazenar o soluto refrigerado. Solução pode ser armazenada na temperatura ambiente		Reações de hipersensibilidade e reações locais
Estavudina (d4T)	Zerit®	NRTI	Retroviroses	Formulação de liberação imediata: 30-40 mg 12/12 h Formulação de liberação controlada: 75-100 mg/dia	Ajuste de dose no caso de insuficiência renal	Evitar interação com zidovudina e drogas neuropáticas	Risco de acidose lática, esteatose hepática, hiperlipidemia, lipodistrofia, neuropatia periférica e pancreatite
Famciclovir	Famvir®	Análogo de nucleosídeo	Primeiro episódio de herpes genital	250 mg 8/8 h	Administração oral. A droga deve ser utilizada de 7 a 10 dias	Mesma recomendação mencionada para o aciclovir	Distúrbios gastrointestinais, fraqueza, cansaço e enxaqueca
			Herpes genital recorrente	125 mg 12/12 h	Administração oral. A droga deve ser utilizada de 3 a 5 dias		
				1.000 mg 12/12 h	Administração oral. Máximo de 2 doses		
			Herpes orolabial	500 mg 12/12 h	Administração oral. A droga deve ser utilizada durante 7 dias		
			Zóster	500 mg 8/8 h			
Fosamprenavir	Lexiva® Telzir®	PI	Retroviroses	1.400 mg 12/12h; 700 mg 12/12h + ritonavir 100 mg 12/12 h	Evitar uso concomitante com antiácidos. Os mesmos observados com o amprenavir		Os mesmos observados com o amprenavir
Fosfonoformato (Foscarnet)	Foscavir®	Análogo Pirofosfato	Infecções por HSV e VZV resistentes ao aciclovir	40-60 mg/Kg 8/8h	Administração intravenosa. Não deve ser administrada juntamente com outros fármacos. A droga deverá ser utilizada até a cura das lesões. A dosagem deve ser ajustada em caso de insuficiência renal	Deve-se evitar o uso concomitante com drogas que podem afetar a função renal	Apresenta toxicidade para a medula óssea e rins. Hipocalcemia, parestesia, arritmia cardíaca e convulsões

Ganciclovir	Cimevene® Citovene®	Análogo de nucleosídeo	Retinite citomegalovirótica	Dose de ataque: 5 mg/Kg, 12/12 h Dose de manutenção: 5 mg/kg/dia	Administração intravenosa, 5 vezes/semana	Evitar o uso concomitante com probenicida, zidovudina, didanosina, zalcitabina, estavudina, trimetoprima, drogas mielossupressoras, drogas com toxicidade renal	Supressão da medula óssea, podendo apresentar neutropenia, anemia, plaquetopenia. Distúrbios gastrointestinais, cefaleia, febre, deslocamento da retina, neuropatia periférica e teratogenicidade
			Profilaxia e tratamento de retinite citomegalovirótica	1 g 8/8 h	Administração via oral. Administração pode ser por implante intraocular de 4,5 mg da droga, sendo reposto a cada 5-8 meses		
Indinavir	Crixivan®	PI	Retroviroses	800 mg 8/8 h; 800 mg 12/12 h + ritonavir 100 mg 12/12 h	Droga deve ser ingerida de estômago vazio. Não ingerir concomitantemente com didanosina	Observar risco de interação com drogas antiarrítmicas, anti-histamínicos, hipnótico-sedativos, drogas neurolépticas, derivados do ergot, inibidores da HMG CoA redutase, antiepilépticos, e cantraceptivos orais. Evitar interação com efavirenze	Hiperlipidemia, má distribuição lipídica, hiperglicemia e resistência à insulina, distúrbios gastrointestinais, naúseas, nefrotoxicidade, hiperbilirrubinemia, enxaqueca, astenia, visão borrada
Interferon-α	Roferon (2a)® Intron A (2b)®	Imunomodulador	Hepatite B e C	5×10^6 U/dia; 10^7 U a cada 72 h	Administração deve ser subcutânea ou intramuscular. Ajuste de dose no caso de insuficiência renal		
Interferon-α peguilado	Pegasys (2a)® Pegintron (2b)®	Imunomodulador	Hepatite B e C	180 μg/semana; 18 μg/semana + ribavirina	Administração deve ser subcutânea. Ajuste de dose no caso de insuficiência renal		
Lamivudina (3TC)	Epivir®	NRTI	Retroviroses	150 mg 12/12 h; 300 mg/dia	Ajuste de dose no caso de insuficiência renal		Risco de acidose lática, esteatose hepática, náuseas, enxaquecas e fadiga
			Hepatite B e C	100 mg/dia			
Lopinavir	Aluviran®	PI	HIV				
Maraviroc	Celsentri®	Inibidor da adsorção	HIV				
Nelfinavir	Viracept®	PI	Retroviroses	750 mg 8/8 h; 1.250 mg 12/12 h	Ingerir com alimentos	Observar risco de interação com drogas antiarrítmicas, anti--histamínicos, hipnótico-sedativos, drogas neurolépticas, derivados do ergot, inibidores da HMG CoA redutase, antiepilépticos, e cantraceptivos orais	Hiperlipidemia, má distribuição lipídica, hiperglicemia e resistência à insulina, distúrbios gastrointestinais, distúrbios gastrointestinais

(*Continua.*)

Quadro 5-3. **(*Cont.*)** Drogas Antivirais Relacionadas com sua Classe, Nome Comercial, Posologia, Possíveis Interações Medicamentosas e Efeitos Colaterais

Composto antiviral	Nome aomercial	Classe da aroga	Indicações	Posologia no adulto	Peculiaridades da administração	Interação medicamentosa	Efeitos colaterais
Nevirapina	Viramune®	NRTI	Retroviroses	200 mg 12/12 h	Ajuste de dose no caso de insuficiência hepática		Hiperlipidemia, má distribuição lipídica, hiperglicemia e resistência à insulina, distúrbios gastrointestinais, risco de acidose lática, esteatose hepática, náuseas, enxaqueca, *rash* e hepatite
Penciclovir	Denavir®	Análogo de nucleosídeo	Herpes labial recorrente	Uso tópico, 5/5 h	Administrar fina camada diretamente sobre a lesão até a cura	Mesmas informações relacionadas com o aciclovir, porém, em menor grau	
Raltegravir	Isentress®	PI					
Ribavirina	Viramid®, Virazole®	Análogo de nucleosídeo	Hepatite C	800-1.200 mg/dia	Administração deve ser subcutânea. Não recomendado como monoterapia		
Ritonavir	Norvir®	PI	Retroviroses	300 mg 12/12 h	Ingerir com alimentos. Cápsulas devem ser mantidas sob refrigeração	Observar risco de interação com drogas antiarrítmicas, anti-histamínicos, hipnótico-sedativos, drogas neurolépticas, derivados do ergot, inibidores da HMG CoA redutase, antiepilépticos, e cantraceptivos orais. Não ingerir concomitantemente com didanosina	Hiperlipidemia, má distribuição lipídica, hiperglicemia e resistência à insulina, distúrbios gastrointestinais, náuseas, enxaqueca e hepatite
Saquinavir	Invirase® Fortovase®	PI	Retroviroses	Cápsulas de gelatina dura ou pastilhas: 600 mg 8/8 h; 1.000 mg 12/12 h + ritonavir 100 mg 12/12 h Cápsulas de gelatina mole: 1.200 mg 8/8 h; 1.800 mg 12/12 h; 1.000 mg 12/12 h + ritonavir 100 mg 12/12 h	Ingerir dentro de 2 h após refeição. Medicamento deve ser mantido sob refrigeração		Hiperlipidemia, má distribuição lipídica, hiperglicemia e resistência à insulina, distúrbios gastrointestinais, fotossensibilidade, distúrbios gastrointestinais, rinite e *rash*

Tenofovir	Viread®	NRTI	Retroviroses	300 mg/dia	Ajuste de dose no caso de insuficiência renal. Ingerir com alimentos	Evitar uso concomitante com atazanavir e probenicida	Risco de acidose lática, esteatose hepática, distúrbios gastrointestinais, enxaqueca, astenia e insuficiência renal
Tipranavir	Aptivus®	PI	Retroviroses	500 mg 12/12 h + ritonavir 200 mg 12/12 h Evitar uso em paciente com insuficiência hepática.	Evitar terapêutica em paciente com insuficiência hepática. Deve ser ingerido concomitantemente com ritonavir para se alcançar o nível efetivo. Não deve ser utilizado por pacientes alérgicos a sulfas. Recomenda-se a refrigeração do medicamento	Evitar uso concomitante com didanosina por no mínimo 2 h. Evitar interação com antiácidos, amprenavir, fosamprenavir e saquinavir	Hiperlipidemia, má distribuição lipídica, hiperglicemia e resistência à insulina, distúrbios gastrointestinais, distúrbios gastrointestinais, *rash*, indução de enzimas hepáticas, hiperlipidemia e *rash*
Trifluridina (F3T)	Viroptic®	Análogo de nucleosídeo	Queratite herpética	Uso tópico, a cada 2 h	Aplicar 1 gota		Dor, prurido, edema e reação inflamatória
			Infecções por HSV resistente ao aciclovir	Uso tópico, 5/5 h	Administrar fina camada diretamente sobre a lesão		
Valganciclovir	Valcyte®	Análogo de nucleosídeo	Retinite citomegalovirótica	Dose de ataque: 900 mg, 12/12 h Dose de manutenção: 900 mg/dia	Administração via oral	O mesmo observado com o ganciclovir	
			Profilaxia de CMC em pacientes transplantados	900 mg/dia			
Zalcitabina (didesoxicitidina)	Hivid®	NRTI	Retroviroses	0,75 mg 8/8 h	Ajuste de dose no caso de insuficiência renal. Medicamento deve ser administrado 1 h antes ou 2 h depois de antiácidos	Evitar interação com drogas neuropáticas e cimetidina	Risco de acidose lática, esteatose hepática, ulcerações orais, neuropatia periférica e pancreatite
Zidovudina (Azidotimidina, AZT)	Retrovir®	NRTI	Retroviroses	200 mg 8/8 h; 300 mg 12/12 h	Ajuste de dose no caso de insuficiência renal	Evitar interação com estavudina e drogas mielossupressoras	Risco de acidose lática, esteatose hepática, náuseas e enxaqueca, insônia, astenia e anemia macrocítica

NRTI: nucleosídeo inibidor da transcriptase reversa; NNRTI: não nucleosídeo inibidor da transcriptase reversa; PI: inibidor de protease.

REFERÊNCIAS BIBLIOGRÁFICAS

1. Aoki T, Nishiyama T, Imahashi N, Kitamura K. Efficacy of continuous, daily, oral, ultra-low-dose 200 mg acyclovir to prevent herpes zoster events among bortezomib-treated patients: a report from retrospective study. *Japanese Journal of Clinical Oncology* 2011 May 25. [Epub ahead of print].
2. Babiuk LA, Rouse BT. Effect of anti-herpesvirus drugs on human and bovine lymphoid function in vitro. *Infection and Immunity* 1975;12(6):1281-9.
3. Babiuk LA, Lawman MJ, Gifford GA. Use of recombinant bovine alpha 1 interferon in reducing respiratory disease induced by bovine herpesvirus type 1. *Antimicrobial Agents and Chemotherapy* 1987;31(5):752-7.
4. Bacon TH, Levin MJ, Leary JJ *et al.* Herpes simplex virus resistance to acyclovir and penciclovir after two decades of antiviral therapy. *Clinical Microbiology Reviews* 2003;16(1):114-28.
5. Bartholomeusz A, Locarnini SA. Antiviral drug resistance: clinical consequences and molecular aspects. *Seminars in Liver Disease* 2006;26(2):162-70.
6. Belshe RB, Smith MH, Hall CB *et al.* Genetic basis of resistance to rimantadine emerging during treatment of influenza virus infection. *Journal of Virology* 1988;62(5):1508-12.
7. Bentz BG, Maxwell LK, Erkert RS *et al.* Pharmacokinetics of acyclovir after single intravenous and oral administration to adult horses. *Journal of Veterinary Internal Medicine* 2006;20(3):589-94.
8. Biron CA. Interferons alpha and beta as immune regulators – a new look. *Immunity* 2001;14(6):661-4.
9. Biron KK, Fyfe JA, Stanat SC *et al.* A human cytomegalovirus mutant resistant to the nucleoside analog 9-([2-hydroxy-1-(hydroxymethyl)ethoxy]methyl)guanine (BW B759U) induces reduced levels of BW B759U triphosphate. *Proceedings of the National Academy of Science of the U.S.A* 1986;83(22):8769-73.
10. Bozzette SA, McCutchan JA, Spector SA *et al.* A cross-sectional comparison of persons with syncytium- and non-syncytium-inducing human immunodeficiency virus. *The Journal of Infectious Diseases* 1993;168(6):1374-9.
11. Carrington M, Dean M, Martin MP, O'Brien SJ. Genetics of HIV-1 infection: chemokine receptor CCR5 polymorphism and its consequences. *Human Molecular Genetics* 1999;8(10):1939-45.
12. Centers for Disease Control and Prevention. Antiviral Agents for Seasonal Influenza: side effects and adverse. 2004;53(RR06);1-40.
13. Chrisp P, Clissold SP. Foscarnet. A review of its antiviral activity, pharmacokinetic properties and therapeutic use in immunocompromised patients with cytomegalovirus retinitis. *Drugs* 1991;41(1):104-29.
14. Cocchi F, DeVico AL, Garzino-Demo A. Identification of RANTES, MIP-1 alpha, and MIP-1 beta as the major HIV-suppressive factors produced by CD8+ T cells. *Science* 1995;270(5243): 1811-5.
15. Cummins JM, Hutcheson DP, Cummins MJ *et al.* Oral therapy with human interferon alpha in calves experimentally injected with infectious bovine rhinotracheitis virus. *Archivum Immunologiae et Therapiae Experimentalis* (Warsz) 1993;41(3-4):193-7.
16. Cundy KC. Clinical pharmacokinetics of the antiviral nucleotide analogues cidofovir and adefovir. *Clinical Pharmacokinetics* 1999;36(2):127-43.
17. de Mari K, Maynard L, Eun HM, Lebreux B. Treatment of canine parvoviral enteritis with interferon-omega in a placebo-controlled field trial. *The Veterinary Record* 2003;152(4):105-8.
18. de Mari K, Maynard L, Sanquer A *et al.* Therapeutic effects of recombinant feline interferon-omega on feline leukemia virus (FeLV)-infected and FeLV/feline immunodeficiency virus (FIV)-coinfected symptomatic cats. *Journal of Veterinary Internal Medicine* 2004;18(4):477-82.
19. de Miranda P, Good SS, Laskin OL *et al.* Disposition of intravenous radioactive acyclovir. *Clinical Pharmacology and Therapeutics* 1981;30(5):662-72.
20. de Miranda P, Krasny HC, Page DA, Elion GB. Species differences in the disposition of acyclovir. *The American Journal of Medicine* 1982;73(1A):31-5.
21. Duff KC, Ashley RH. The transmembrane domain of influenza A M2 protein forms amantadine-sensitive proton channels in planar lipid bilayers. *Virology* 1992;190(1):485-9.
22. Elion GB, Furman PA, Fyfe JA *et al.* Selectivity of action of an antiherpetic agent, 9-(2-hydroxyethoxymethyl) guanine. *Proceedings of the National Academy of Science of the U.S.A* 1977;74(12):5716-20.
23. Friday PA, Scarratt WK, Elvinger F *et al.* Ataxia and paresis with equine herpesvirus type 1 infection in a herd of riding school horses. *Journal of Veterinary Internal Medicine* 2000;14(2): 197-201.
24. Furman PA, de Miranda P, St Clair MH, Elion GB. Metabolism of acyclovir in virus-infected and uninfected cells. *Antimicrobial Agents and Chemotherapy* 1981;20(4):518-24.
25. Garré B, Shebany K, Gryspeerdt A *et al.* Pharmacokinetics of acyclovir after intravenous infusion of acyclovir and after oral administration of acyclovir and its prodrug valacyclovir in healthy adult horses. *Antimicrobial Agents and Chemotherapy* 2007;51(12):4308-14.
26. Ge Q, McManus MT, Nguyen T *et al.* RNA interference of influenza virus production by directly targeting mRNA for degradation and indirectly inhibiting all viral RNA transcription. *Proceedings of the National Academy of Science of the U.S.A* 2003;100(5):2718-23.
27. Gilbert C, Bestman-Smith J, Boivin G. Resistance of herpesviruses to antiviral drugs: Clinical impacts and molecular mechanisms. *Drug Resistance Update* 2002;5:88-114.
28. Griffin SD, Beales LP, Clarke DS *et al.* The p7 protein of hepatitis C virus forms an ion channel that is blocked by the antiviral drug, Amantadine. *FEBS Letters* 2003;535(1-3):34-8.
29. Gubareva LV, Kaiser L, Hayden FG. Influenza virus neuraminidase inhibitors. *Lancet* 2000;355(9206):827-35.
30. Hall CB, McBride JT, Walsh EE *et al.* Aerosolized ribavirin treatment of infants with respiratory syncytial viral infection. A randomized double-blind study. *The New England Journal of Medicine* 1983;308(24):1443-7.
31. Hay AJ, Wolstenholme AJ, Skehel JJ, Smith MH. The molecular basis of the specific anti-influenza action of amantadine. *The EMBO Journal* 1985;4(11):3021-4.
32. Ishida T, Shibanai A, Tanaka S *et al.* Use of recombinant feline interferon and glucocorticoid in the treatment of feline infectious peritonitis. *Journal of Feline Medicine and Surgery* 2004;6(2): 107-9.
33. Ishiwata K, Minagawa T, Kajimoto T. Clinical effects of the recombinant feline interferon-omega on experimental parvovirus infection in beagle dogs. *The Journal of Veterinary Medical Science* 1998;60(8):911-7.
34. Kohlstaedt LA, Wang J, Friedman JM *et al.* Crystal structure at 3.5 A resolution of HIV-1 reverse transcriptase complexed with an inhibitor. *Science* 1992;256(5065):1783-90.
35. Lai WH, Huang L, Chen CH. HIV entry inhibitors: progress in development and application. *Acta Pharmaceutica Sinica* 2010;45(2):131-40.
36. Lascelles BD, Gaynor JS, Smith ES *et al.* Amantadine in a multimodal analgesic regimen for alleviation of refractory osteoarthritis pain in dogs. *Journal of Veterinary Internal Medicine* 2008;22(1):53-9.
37. Latinovic O, Le N, Reitz M *et al.* Synergistic inhibition of R5 HIV-1 by maraviroc and CCR5 antibody HGS004 in primary

cells: implications for treatment and prevention. *AIDS* 2011;25(9): 1232-5.
38. Leonov H, Astrahan P, Krugliak M, Arkin IT. How Do Aminoadamantanes Block the Influenza M2 Channel, and How Does Resistance Develop? *Journal of the American Chemical Society* 2011 May 16. [Epub ahead of print].
39. Liu R, Paxton WA, Choe S *et al.* Homozygous defect in HIV-1 coreceptor accounts for resistance of some multiply-exposed individuals to HIV-1 infection. *Cell* 1996;86(3):367-77.
40. Maggs DJ, Clarke HE. In vitro efficacy of ganciclovir, cidofovir, penciclovir, foscarnet, idoxuridine, and acyclovir against feline herpesvirus type-1. *American Journal of Veterinary Research* 2004;65(4):399-403.
41. Malathi J, Umashankar V, Sathyabaarathi R *et al.* Functional characterization of novel mutations in UL54 of ganciclovir resistant HCMV strain using structural analysis. *Bioinformation* 2011;5(9):390-5.
42. Malik R, Lessels NS, Webb S *et al.* Treatment of feline herpesvirus-1 associated disease in cats with famciclovir and related drugs. *Journal of Feline Medicine and Surgery* 2009;11(1):40-8.
43. Nasisse MP, Dorman DC, Jamison KC *et al.* Effects of valacyclovir in cats infected with feline herpesvirus 1. *American Journal of Veterinary Research* 1997;58(10):1141-4.
44. Ono SK, Kato N, Shiratori Y *et al.* The polymerase L528M mutation cooperates with nucleotide binding-site mutations, increasing hepatitis B virus replication and drug resistance. *The Journal of Clinical Investigation* 2001;107(4):449-55.
45. Pedretti E, Passeri B, Amadori M *et al.* Low-dose interferon-alpha treatment for feline immunodeficiency virus infection. *Veterinary Immunology and Immunopathology* 2006;109(3-4):245-54.
46. Pelosi E, Mulamba GB, Coen DM. Penciclovir and pathogenesis phenotypes of drug-resistant Herpes simplex virus mutants. *Antiviral Research* 1998;37(1):17-28.
47. Pinto LH, Holsinger LJ, Lamb RA. Influenza virus M2 protein has ion channel activity. *Cell* 1992;69(3):517-28.
48. Piret J, Boivin G. Resistance of herpes simplex viruses to nucleoside analogues: mechanisms, prevalence, and management. *Antimicrobial Agents and Chemotherapy* 2011;55(2):459-72.
49. Reid R, Mar EC, Huang ES, Topal MD. Insertion and extension of acyclic, dideoxy, and ara nucleotides by herpesviridae, human alpha and human beta polymerases. A unique inhibition mechanism for 9-(1,3-dihydroxy-2-propoxymethyl) guanine triphosphate. *The Journal of Biological Chemistry* 1988;263(8):3898-904.
50. Roberts NA. Treatment of influenza with neuraminidase inhibitors: virological implications. *Philosophical Transactions of the Royal Society of London. Series B, Biological Sciences* 2001;356(1416):1895-7.
51. Samuel CE. Antiviral actions of interferons. *Clinical Microbiology Reviews* 2001;14(4):778-809.
52. Seahorn TL, Carter GK, Martens JG *et al.* Effects of human alpha interferon on experimentally induced equine herpesvirus-1 infection in horses. *American Journal of Veterinary Research* 1990;51(12):2006-10.
53. Siao KT, Pypendop BH, Escobar A *et al.* Effect of amantadine on oxymorphone-induced thermal antinociception in cats. *Journal of Veterinary Pharmacology and Therapeutics* 2012;35(2):169-74.
54. Singh IP, Chauthe SK. Small molecule HIV entry inhibitors: Part I. Chemokine receptor antagonists: 2004-2010. *Expert Opinion on Therapeutic Patents* 2011;21(2):227-69. Epub 2011 Jan 11.
55. Smith CG. Use of acyclovir in an outbreak of Pacheco´s parrot disease. *Association of Avian Veterinary Today* 1987;1:55-7.
56. Sullivan V, Talarico CL, Stanat SC *et al.* A protein kinase homologue controls phosphorylation of ganciclovir in human cytomegalovirus-infected cells. *Nature* 1992;358(6382):162-4.
57. Thomasy SM, Lim CC, Reilly CM *et al.* Evaluation of orally administered famciclovir in cats experimentally infected with feline herpesvirus type-1. *American Journal of Veterinary Research* 2011;72(1):85-95.
58. Wagstaff AJ, Faulds D, Goa KL. Aciclovir. A reappraisal of its antiviral activity, pharmacokinetic properties and therapeutic efficacy. *Drugs* 1994;47(1):153-205.
59. Werenne J, Vanden-Broecke C, Schwers A *et al.* Antiviral effect of bacterially produced human interferon (Hu-IFN alpha 2) against experimental vaccinia infection in calves. *Journal of Interferon Research* 1985;5(1):129-36.
60. Wierzbicka M, Jackowska J, Bartochowska A *et al.* Effectiveness of cidofovir intralesional treatment in recurrent respiratory papillomatosis. *European Archives of Otorhinolaryngology* 2011. [Epub ahead of print]
61. Wild C, Oas T, McDanal C *et al.* A synthetic peptide inhibitor of human immunodeficiency virus replication: correlation between solution structure and viral inhibition. *Proceedings of the National Academy of Science of the U.S.A* 1992;89(21):10537-41.
62. Wild CT, Shugars DC, Greenwell TK *et al.* Peptides corresponding to a predictive alpha-helical domain of human immunodeficiency virus type 1 gp41 are potent inhibitors of virus infection. *Proceedings of the National Academy of Science of the U.S.A* 1994;91(21):9770-4.
63. Yarchoan R, Klecker RW, Weinhold KJ *et al.* Administration of 3'-azido-3'-deoxythymidine, an inhibitor of HTLV-III/LAV replication, to patients with AIDS or AIDS-related complex. *Lancet* 1986;1(8481):575-80.
64. Zahn KE, Tchesnokov EP, Gotte M, Doublie S. Phosphonoformic acid inhibits viral replication by trapping the closed form of the DNA polymerase. *The Journal of Biological Chemistry* 2011 May 12. [Epub ahead of print]

6 VACINAS VIRAIS

Flávio Guimarães da Fonseca
Luciana Barros de Arruda
Carolina Gonçalves Oliveira Lucas

INTRODUÇÃO

A história recente da humanidade pode ser facilmente categorizada ao redor de eventos e descobertas que impactaram de forma determinante o curso evolutivo, político e social de nossa espécie. Assim, percebemos claramente a importância de eventos como o domínio e a utilização da energia elétrica, a invenção do avião, do automóvel, do *microchip*, do computador, entre outros marcos relevantes, para o cotidiano do homem e o desenvolvimento das sociedades humanas. E do ponto de vista biológico, quais seriam os marcos considerados determinantes? Podemos apontar grandes descobertas, como a descrição da hereditariedade pelo monge austríaco Gregor Mendel (embora seu trabalho tenha sido reconhecido muitos anos depois de sua publicação); a descrição da estrutura molecular do DNA pelos pesquisadores norte-americanos James Watson e Francis Crick; a elucidação do código genético por pesquisadores de diversas nacionalidades, incluindo Severo Ochoa, Hargobind Khorana e Marshall Nirenberg; e a descoberta dos fundamentos da tecnologia do DNA recombinante pelos cientistas norte-americanos Stanley Cohen e Herbert Boyer; os esforços combinados de uma companhia comercial norte-americana, a Celera Corporation, e um consórcio internacional denominado The Human Genome Project (HGP ou Projeto Genoma Humano) na apresentação do mapa genômico completo da espécie humana, evento igualmente considerado como um marco científico extraordinário.

No entanto, sob uma ótica mais prática, poucas descobertas médicas tiveram tanto impacto na história humana como o desenvolvimento das vacinas. De uma forma ampla, sem considerar situações pontuais ou específicas, pode-se dizer com segurança que apenas a descoberta dos antibióticos trouxe alterações tão intensas à saúde humana e veterinária quanto a prática da vacinação, mesmo considerando-se que para apenas uma fração das doenças humanas e veterinárias atuais existem imunógenos vacinais eficientes. A utilização de imunógenos vacinais alterou profundamente as relações entre seres humanos e muitas das doenças infecciosas consideradas icônicas para a humanidade, como a poliomielite, o sarampo, a varíola, a febre amarela e outras. A aplicação da tecnologia das vacinas no campo veterinário, por sua vez, alterou profundamente as práticas produtivas e as relações comerciais ao redor do globo. A razão do enorme impacto clínico das vacinas não é difícil de ser entendida: poucas ações de saúde pública apresentam um balanço da razão custo-benefício tão favorável como a vacinação de uma população. Tomemos por exemplo os custos relativos de três doses da vacina contra hepatite B em comparação aos custos de tratamento de um paciente acometido pela condição crônica da doença. Neste caso específico, a prevenção pelo uso da vacina custa, dentro de um sistema de saúde subsidiado pelo estado, cerca de cem vezes menos que o tratamento da infecção persistente pelo vírus HBV, o agente etiológico da doença. Adicionalmente, a vacinação gera um efeito amplificador que é muito menos pronunciado no tratamento terapêutico de uma doença infecciosa. Isto se dá pelo fato de que a vacinação de um percentual significativo de uma dada população acaba por reduzir a circulação do patógeno, uma vez que o simples número de indivíduos susceptíveis diminui, reduzindo a quantidade de hospedeiros disponíveis para a multiplicação do agente infeccioso. Assim, mesmo indivíduos não vacinados acabam sendo indiretamente protegidos da infecção, fenômeno conhecido por "imunidade de rebanho" (do inglês *herd immunity*).

Há, no entanto, um enorme déficit entre o número de doenças passíveis de prevenção por vacinação e o número efetivo de vacinas disponíveis no mercado. Uma grande parte desta disparidade pode ser atribuída às dificuldades técnicas em se gerar imunógenos eficientes e protetores contra uma ampla gama de doenças humanas e veterinárias e, muitas vezes, a carência de conhecimento suficiente sobre a patogênese e resposta imune relacionada com determinada infecção. Não obstante, outras razões bem menos técnicas têm sido associadas ao desenvolvimento relativamente lento ou insuficiente de imunógenos vacinais. Importantes virologistas e sanitaristas brasileiros e estrangeiros vêm apontando a falta de interesse por parte das indústrias farmacêuticas em financiar o desenvolvimento de novas vacinas ou o melhoramento de vacinas disponíveis. Segundo um estudo de Michel Gréco, em 2002, as vacinas constituem apenas 2% das receitas destas indústrias, o que explica em parte o desinteresse. Esse percentual se deve, pelo menos parcialmente, ao fato de que países pobres e em desenvolvimento são os principais mercados afetados por muitas das doenças para as quais vacinas indisponíveis são urgentemente necessárias, e estes países apresentam pequena capacidade de compra em função das limitações de suas economias. A esta realidade soma-se o fato de que o custo total para o desenvolvimento de um novo imunógeno é quase tão alto quanto os custos normalmente associados ao desenvolvimento de drogas terapêuticas, girando em torno de 400 milhões de dólares americanos e podendo chegar a 1 bilhão de dólares, dependendo das circunstâncias e da doença infecciosa em questão. A defasagem dos preços dos imunógenos vacinais em comparação aos valores cobrados na venda de medicamentos terapêuticos justifica a escolha comercial das grandes multinacionais farmacêuticas pelas drogas convencionais em detrimento das vacinas. Além disso, algumas doenças infecciosas se apresentam, na maioria das vezes, de forma branda, autolimitada e, muitas vezes, a administração de fármacos específicos é sequer requerida para seu tratamento. Nesses casos, nem sempre o custo para a pesquisa, desenvolvimento e distribuição de uma vacina se justificaria.

Nos últimos anos, no entanto, a globalização, a expansão comercial e as alterações climáticas têm dado subsídio ao espalhamento mundial de muitas doenças infecciosas, levando patógenos a locais e populações onde anteriormente estes não circulavam. Assim, percebe-se uma retomada recente dos esforços para o desenvolvimento de fármacos vacinais por corporações privadas e estatutárias. Cabe ressaltar que uma lenta, porém paulatina mudança nas mentalidades empresariais também tem sido observada, fazendo com que grandes multinacionais e pequenas indústrias farmacêuticas e veterinárias voltem a investir no desenvolvimento de imunógenos contra doenças infecciosas. Ainda assim, as dificuldades para o desenvolvimento de novas vacinas não se restringem à descoberta de novos imunógenos capazes de gerar proteção imune consistente. Nos dias de hoje, cientistas e companhias farmacêuticas e veterinárias têm que se adaptar às crescentes regulações legais, às demandas cada vez mais exigentes do público e aos desafios logísticos da produção em massa de insumos para uma população mundial em franco crescimento.

HISTÓRIA DA VACINOLOGIA

Antes mesmo do conhecimento dos microrganismos ou vírus e de seu papel como agentes causadores de doenças infecciosas, a observação de que um indivíduo exposto a determinadas doenças não adoecia novamente levantou a hipótese de que a inoculação de um "patógeno atenuado" em um indivíduo poderia protegê-lo de uma infecção mais grave. Relatos de fazendeiros que tentavam proteger seus rebanhos de doenças infecciosas devastadoras por meio da inoculação empírica de fluidos oriundos de animais doentes datam de séculos atrás. De fato, comunidades de fazendeiros europeus, desde o século XVII, tentavam proteger seu gado de uma doença denominada pleuropneumonia contagiosa bovina por inóculo de animais sadios com linfa proveniente de animais doentes. De forma similar, tribos nômades africanas inoculavam suas cabras com material proveniente de ovinos doentes com o intuito de protegê-las contra a varíola ovina, uma doença de cabras e ovelhas semelhante à varíola humana. A própria varíola humana foi tratada profilaticamente desta forma por muitos séculos, por meio de um método denominado variolização, no qual fluidos provenientes das escaras de pessoas doentes eram inoculados em pessoas sadias numa tentativa de se induzir formas brandas da doença e reduzir as chances de o indivíduo adquirir a forma grave e letal da varíola. Esta prática parece ter se originado na China, no século XV, tendo-se espalhado, inicialmente, na Ásia e, finalmente, para a Europa. De fato, práticas extremas como a variolização podem ser compreendidas dentro do contexto da época, quando a varíola era responsável por 8 a 20% de todas as mortes na Europa. No entanto, esta era uma prática de risco relativamente alto, e o desenvolvimento de doença grave após a infecção proposital era relativamente frequente. Não obstante, a relação entre a varíola humana e a era da vacinologia moderna ainda estava prestes a ser definitivamente estabelecida.

Nos anos finais do século XVIII, o médico e naturalista inglês Edward Jenner percebeu que mulheres que ordenhavam as vacas em sua propriedade rural, em Gloucestershire, Inglaterra, pareciam ser imunes à varíola. Estas mulheres normalmente adquiriam uma doença localizada, com a formação de pústulas nas mãos, a partir de vacas que apresentavam *cowpox*, uma forma bovina, branda, de varíola. Jenner postulou que, de alguma forma, o material proveniente das vacas estaria protegendo as ordenhadoras da infecção pelo agente causador da varíola, embora ele não soubesse qual era a natureza deste agente. Para testar sua hipótese, em 14 de maio de 1796 Jenner inoculou fluido coletado da pústula da mão de uma ordenhadora, de nome Sarah Nelmes, em ambos os braços de um garoto de oito anos, chamado James Phipps, que era filho do jardineiro de Jenner. Em seguida, Jenner desafiou o garoto com material proveniente de pacientes infectados com varíola humana, por mais de uma vez, sem que nenhuma doença se manifestasse. Esta não foi a primeira vez que material proveniente de animais apresentando *cowpox* teria sido deliberadamente inoculado em pessoas com intenção de imunizá-las contra a varíola. Um fazendeiro inglês chamado Benjamin Jesty, por exemplo, inoculou sua esposa e filhas na tentativa de protegê-las da varíola durante um surto em 1774. No entanto, Jenner foi o primeiro a demonstrar a veracidade do princípio vacinal pelo desafio subsequente à imunização. Jenner publicou seus resultados em 1798 e, embora seus métodos tenham encontrado alguma resistência popular (pessoas tinham medo de se transformarem em híbridos entre homens e bovinos após a inoculação com material proveniente de vacas), estes foram rapidamente exportados e aplicados em outros países europeus, na Ásia e nas Américas. Muitos anos depois, o célebre microbiologista francês Louis Pasteur propôs a utilização do termo "vacina", oriundo da palavra latina *vacca* (vaca, em português), para descrever a invenção de Jenner. Quase 200 anos depois da publicação dos resultados dos experimentos de Edward Jenner, em 1980, a Organização Mundial da Saúde (OMS) decretou a erradicação global da varíola após uma intensa campanha de vacinação mundial. A vacina utilizada na campanha não era composta pelo agente causador do *cowpox* (um vírus chamado *Cowpox virus*), como originalmente proposto por Jenner, mas por um vírus denominado *Vaccinia virus*, o qual é filogeneticamente relacionado com o *Cowpox virus* e ao agente causador da varíola humana. As circunstâncias envolvendo a troca do vírus *Cowpox* pelo vírus *Vaccinia*, como agente vacinal, ainda não estão elucidadas. Não obstante, os princípios usados na vacinação em massa contra a varíola, no século XX, e o método proposto por Jenner, no século XVIII, são praticamente idênticos, o que garantiu ao médico inglês o título simbólico de "Pai da vacinologia". Até hoje, a varíola foi a única doença infecciosa completamente erradicada pela ação do homem e sua eliminação global é considerada como um dos marcos das ciências médicas e biológicas em todas as eras. Curiosamente, o nome da vaca que originou todo o experimento de Jenner é conhecido: ela era chamada de Blossom pelas ordenhadoras. O couro de Blossom foi preservado e ainda hoje adorna a parede da biblioteca da Escola de Medicina da St. George's University of London, em Londres.

Nos anos imediatamente subsequentes ao trabalho de Jenner e à ampliação da vacinação contra varíola, o desenvolvimento de outras vacinas ou a própria ideia da vacinação permaneceram relativamente estagnados. Foi somente após a publicação da teoria microbiana das doenças, por Louis Pasteur, na segunda metade do século XIX, que a proposta do uso de microrganismos atenuados com fins vacinais voltou a ganhar força. O próprio grupo chefiado por Pasteur foi responsável pelos testes pioneiros de várias vacinas, a maioria de uso veterinário. Pasteur e seus discípulos desenvolveram vacinas baseadas em cepas microbianas atenuadas por meio do cultivo sucessivo de bactérias em diferentes meios de cultura ou após inativação das mesmas por calor. Apesar do fato de que estes testes precoces tenham sido baseados muito mais em empirismo do que em conhecimento real (uma vez que os eventos genéticos relativos à atenuação de cepas bacterianas, por exemplo, não eram conhecidos), vacinas contra a cólera aviária, o antraz e a erisipela suína foram geradas e testadas com relativo sucesso. A primeira vacina de uso humano, desenvolvida pelo grupo de Pasteur, foi a vacina antirrábica. Embora desconhecessem a origem viral da doença, os pesquisadores utilizaram passagens seriadas de amostras de sangue proveniente de cães rábicos no sistema nervoso de coelhos. Em 1885, uma vacina obtida do extrato de tecido nervoso de coelhos foi inoculada em um voluntário humano, com resultados positivos. O sucesso da vacina antirrábica foi um dos pilares da fundação do famoso Instituto Pasteur, na França, que, até hoje, se dedica ao desenvolvimento de vacinas, entre outras especialidades.

O século XX trouxe um enorme incremento ao desenvolvimento de vacinas contra diversas doenças. Inclusive contra aquelas de origem viral, uma vez que o conceito de vírus começava a se estabelecer a partir dos trabalhos de pesquisadores pioneiros, como Dimitry Ivanovsky, Martinus Beijerinck, Wendell Stanley, Paul Frosch, entre muitos outros. Assim, imunógenos icônicos como o Bacilo de Calmette e Guerin (BCG) usado como vacina contra tuberculose animal e humana; a vacina contra coqueluche; contra a febre tifoide; contra febre aftosa; contra a peste bubônica; contra peste bovina; contra febre amarela; contra a poliomielite infantil; contra a gripe, entre outras foram inicialmente desenvolvidas até a primeira metade do século passado. Hoje, muitas destas vacinas, ou pelo menos os princípios atribuídos a elas, continuam a ser usadas em programas de imunização em todo o mundo, juntamente com muitas outras vacinas modernas (Quadro 6-1). É importante ressaltar que o desenvolvimento inicial das vacinas aproximou de maneira indistinguível as ciências médicas humana e veterinária, uma vez que doenças zoonóticas estiveram sistematicamente ligadas aos primórdios da vacinologia. Em algumas circunstâncias, vacinas humanas foram desenvolvidas em primeiro lugar e depois aplicadas em animais. Em outras ocasiões, o contrário aconteceu. Esta integração ilustra a importância do trabalho conjunto entre estas duas medicinas, aspecto tão essencial para o desenvolvimento de vacinas pioneiras como para o desenvolvimento de imunoterápicos nos dias atuais.

Quadro 6-1. Vacinas Utilizadas em Programas de Vacinação Humana e Suas Respectivas Datas de Criação – Caixas em Branco Denotam Vacinas Especificamente Antivirais ou que Incluem Componentes Antivirais

Vacina (doença)	Ano
Varíola	1796
Raiva	1885
Cólera	1896
Febre tifoide	1896
Peste bubônica	1896
Difteria (D)	1923
Coqueluche (Pw)	1926
Tétano (T)	1927
Tuberculose (BCG)	1927
Febre amarela	1935
Gripe (*Influenza*)	1936
Pólio (IPV - inativada)	1955
DTPw (Tríplice bacteriana)	1957
Pólio (OPV - oral)	1958
DT-IPV	1961
Sarampo (M)	1963
DTPw-IPV	1966
Caxumba (M)	1967
Rubéola (R)	1969
MMR (Tríplice viral)	1971
Meningococcus	1972
Pneumococcus	1976
Coqueluche acelular (Pa)	1981
Hepatite B (HB)	1981
Varicela (V)	1984
rDNA HB (hepatite B recombinante)	1986
H. influenzae B (Hib)	1988

(Continua.)

Quadro 6-1. ***(Cont.)*** Vacinas Utilizadas em Programas de Vacinação Humana e Suas Respectivas Datas de Criação – Caixas em Destaque Denotam Vacinas Especificamente Antivirais ou que Incluem Componentes Antivirais

Vacina (doença)	Ano
Hepatite A (HA)	1991
DTPw-IPV-Hib (pentamérica celular)	1993
DTPa (tríplice bacteriana acelular)	1994
DTPwHB	1996
HB-HÁ	1996
DTPaHib (Tetravalente bacteriana)	1997
DTPa-IPV-Hib	1997
Rotavírus	1998
DTPa-HB-IPV (vacina combinada quíntupla)	2000
DTPa-HB-IPV-Hib (vacina combinada sêxtupla)	2000
MCCV (vacina conjugada de *Pneumococcus*)	2000
PCV (vacina conjugada de *Meningococcus* C)	2000
Papilomavírus humano	2002

Fonte: F. E. André. *Vaccine* 2003;21:593-5.

MECANISMOS DE AÇÃO DAS VACINAS

Conceitos Imunológicos Importantes para a Compreensão dos Mecanismos de Ação das Vacinas

O uso de imunógenos vacinais é baseado em um princípio relativamente simples: o reconhecimento específico de antígenos pelo sistema imunológico pode gerar uma resposta protetora contra esse antígeno e leva ao desenvolvimento de memória imunológica, pela qual uma resposta secundária contra o mesmo antígeno se dá de forma mais rápida e mais eficiente. Assim, os antígenos vacinais teriam a função de promover esse reconhecimento inicial pelo sistema imune e a geração de memória imunológica. As células de memória desenvolvidas após a vacinação seriam, então, capazes de atuar de maneira eficiente contra o patógeno durante uma infecção natural (resposta secundária), resultando numa resposta imune eficaz capaz de controlar a infecção. Para tanto, há a necessidade absoluta de correspondência imunogênica entre a vacina e o patógeno contra o qual a vacina foi desenvolvida. Esse princípio é conhecido desde os primórdios da vacinologia, ou mesmo antes disso, embora os mecanismos envolvidos só tenham sido descritos em tempos modernos.

A geração de memória imunológica depende, primeiramente, do reconhecimento inicial do antígeno (vacinal) por células da chamada imunidade adaptativa, que incluem os linfócitos T $CD4^+$, T $CD8^+$ e linfócitos B. As células B têm como principal função efetora a produção de anticorpos. Essas células reconhecem epitopos conformacionais, presentes na partícula viral, por meio de imunoglobulinas (Ig) de superfície que fazem parte do complexo receptor de antígenos ou BCR. Esse reconhecimento promove a ativação das células B que se diferenciam em plasmócitos, que são células secretoras de anticorpos. Os anticorpos secretados podem, então, interagir com os vírus circulantes, levando a sua neutralização ou opsonização. As células B atuam ainda como células apresentadoras de antígeno. Nesse sentido, o vírus reconhecido pelo BCR pode ser internalizado, processado e apresentado por células B para linfócitos T, estimulando também essas células. A ativação de linfócitos T, por sua vez, leva a expressão de moléculas estimulatórias e secreção de citocinas que induzem a ativação das células B. Na verdade, a ativação de células B de maneira T-dependente, como descrito, é essencial para processos extras de ativação que resultam não só na secreção de anticorpos, mas também na maturação da afinidade desses anticorpos, na mudança de classe de Ig (gerando agora células secretoras de IgG, IgA, IgE) e é essencial para a diferenciação de células B de memória.

Os linfócitos T reconhecem pequenos peptídeos ou epitopos associados a moléculas do complexo principal de histocompatibilidade (MHC) presente na superfície de células apresentadoras de antígenos (APC). Assim, para que um linfócito T reconheça um determinado antígeno viral, esse precisa ser internalizado por outras células, processado e apresentado por moléculas do complexo principal de histocompatibilidade (MHC). Essa internalização pode ocorrer pela própria infecção celular ou pela endocitose de partículas ou proteínas virais. A origem dos antígenos e sua forma de internalização irá influenciar a população de linfócitos T que será ativada. Antígenos citoplasmáticos são, majoritariamente, apresentados via MHC-I e apresentados para linfócitos T $CD8^+$. Já antígenos vesiculares são, majoritariamente, apresentados via MHC-II para linfócitos T $CD4^+$.

A expressão de MHC-II é praticamente restrita a células apresentadoras de antígeno (APC), de maneira que a ativação de linfócitos T $CD4^+$ depende da internalização de antígenos por macrófagos, células dendríticas e linfócitos B. Assim, um vírus só será capaz de estimular células T $CD4^+$ se as APCs forem alvo da infecção ou se antígenos virais forem internalizados por essas células após secreção dos mesmos ou liberação destes por morte de células infectadas. Uma vez ativadas, as células T $CD4^+$ são capazes de secretar uma variedade de citocinas, que exercem uma série de funções biológicas. Esses mediadores são essenciais: (1) para proliferação e ativação das próprias células T $CD4^+$; (2) para ativação eficiente de linfócitos T $CD8^+$ e de células B; (3) para diferenciação e manutenção de células de memória, incluindo as próprias células T $CD4^+$, linfócitos T $CD8^+$ e células B., portanto, para o desenvolvimento de uma vacina eficiente é fundamental a ativação desse tipo celular.

Os linfócitos T $CD8^+$ têm como principal função efetora a atividade citotóxica. Após o reconhecimento do antígeno via MHC-I, essas células são estimuladas e secretam grânulos citolíticos, levando à lise da célula infectada (que apresentou o antígeno). As moléculas de MHC-I são expressas em todas as células nucleadas e, teoricamente, a infecção de qualquer tipo celular pode resultar na apresentação de antígenos e ativação de linfócitos TCD8+. Entretanto, para que ocorra uma ativação eficiente dos linfócitos T, outras interações APC-célula T precisam ocorrer além do reconhecimento MHC/peptídeo-TCR. Nesse sentido, a ativação de células T $CD8^+$ por APCs (que também expressam moléculas coestimulatórias) e, principalmente, a ativação dessas por células T CD4+, também estimuladas pelo antígeno, é essencial para uma resposta citotóxica eficiente e para o desenvolvimento de memória imunológica.

Geração de Resposta Humoral e Celular Desencadeada por Vacinas

A resposta a uma determinada vacina é intrinsecamente relacionada com o tipo de antígeno presente na preparação. Um imunógeno composto por antígenos inertes como subunidades virais, proteínas, glicoproteínas, ou mesmo vírus inativados tende a gerar respostas que privilegiam a produção de anticorpos em detrimento de respostas celulares mais potentes. Por outro lado, imunógenos compostos por vírus vivos e atenuados, ou seja, capazes de se replicar no indivíduo vacinado, geralmente induzem, além da produção de anticorpos, respostas celulares e citotóxicas eficientes. A razão para esta dicotomia se dá principalmente em função da forma como os diferentes antígenos são apresentados ao sistema imunológico do indivíduo vacinado.

No caso dos imunógenos inertes, os antígenos virais não penetram ativamente nas células do paciente. Essas vacinas, portanto, disponibilizam para o sistema imune antígenos circulantes que podem ser reconhecidos por linfócitos B ou endocitados por células apresentadoras de antígenos. A endocitose dos mesmos e seu posterior processamento pelas APCs permite, principalmente, a apresentação via MHC-II e ativação de células T CD4+. Por outro lado, como não ocorre infecção celular, há pouca disponibilidade de antígenos a serem apresentados via MHC-I e, consequentemente, ativação menos eficiente de linfócitos T CD8+. Assim, na ausência de outros estímulos inflamatórios importantes, esta interação resultará, principalmente, na estimulação da produção de anticorpos do tipo IgG pelos linfócitos B (Fig. 6-1).

Por outro lado, vacinas constituídas por vírus vivos e atenuados são capazes de se replicar no interior de diferentes células do hospedeiro, não necessariamente em APCs. Durante a replicação intracitoplasmática destas vacinas vivas, proteínas virais são geradas, processadas internamente, e então se associam a moléculas de MHC-I. A apresentação dos peptídeos via MHC-I leva à ativação de células T CD8+ específicas, desencadeando sua expansão clonal e indução de atividade citotóxica (Fig. 6-2). Esses mesmos antígenos podem ser também internalizados por APCs após secreção ou morte de células infectadas, permitindo também a ativação de células T CD4+. Além disso, partículas virais podem ser reconhecidas e estimular células B e secreção de anticorpos (Fig. 6-2).

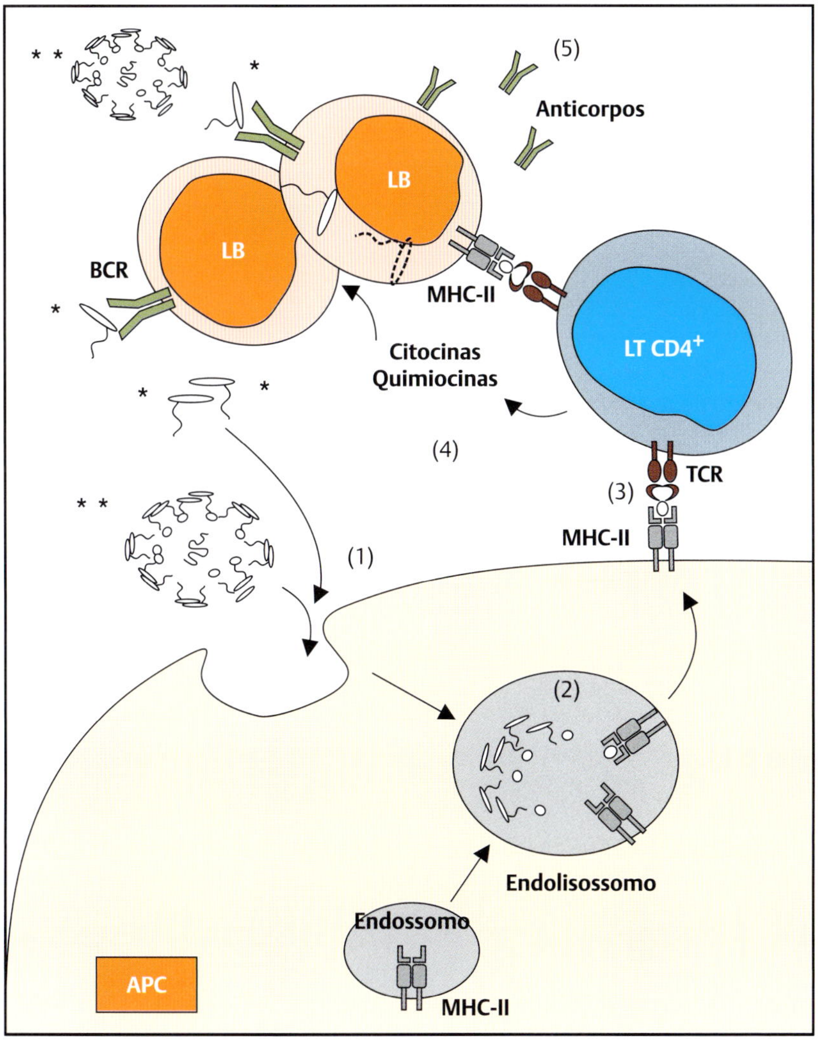

Fig. 6-1. Resposta imunológica predominante após imunização de proteínas isoladas ou vírus inativados. Após a imunização com antígenos virais inertes, como proteínas (*) ou vírus inativados (**), os antígenos são fagocitados por células apresentadoras de antígenos (APC), incluindo os linfócitos B (LB) (1). As vesículas fagocíticas formadas se fundem a vesículas lisossomais associadas a moléculas de MHC de classe II (MHC-II), formando endolisossomos, onde os peptídeos resultantes da degradação dos antígenos virais se associam à MHC-II (2). Essas vesículas se fundem à membrana celular, expondo o complexo MHC-II/peptídeo ao meio extracelular (3). O complexo é reconhecido pelo receptor (TCR) de células T CD4+(3), que passam a secretar citocinas e quimiocinas, que induzem a ativação de células B específicas (4), passando a secretar anticorpos (5). Usualmente, uma resposta predominantemente humoral, com secreção de anticorpos, se desenvolve. Mecanismos de apresentação cruzada ou outras circunstâncias que alteram o padrão da resposta imune não estão apresentados na figura.

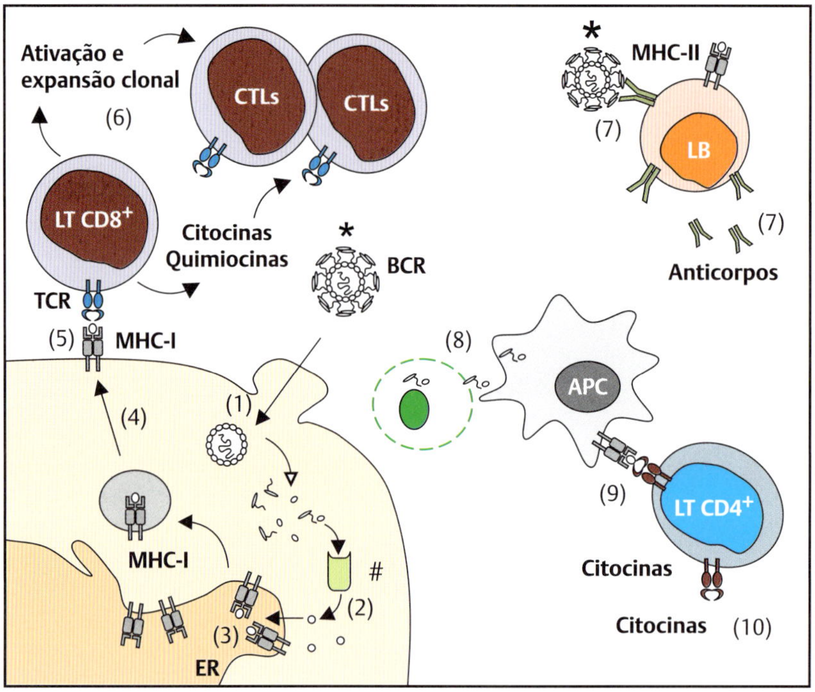

Fig. 6-2. Resposta imunológica predominante após imunização com diferentes tipos de antígenos virais. Após a imunização com antígenos formados por vírus vivos atenuados (*), estes são capazes de penetrar nas células do indivíduo vacinado não apenas APCs (1). Ao iniciar sua replicação, no interior da célula, o vírus dirige a síntese de novas proteínas virais, que são direcionadas aos proteossomos (#), onde são degradadas em peptídeos (2). Estes peptídeos são, então, direcionados para o retículo endoplasmático (ER), onde se associam a moléculas de MHC de classe I (MHC-I) (3). Vesículas exocíticas contendo complexos MHC-I/peptídeo são direcionadas à membrana plasmática, onde se fundem (4). Os complexos MHC-I/peptídeo expostos na superfície celular são reconhecidos pelos TCR de células T CD8+ (5), induzindo a expansão destas células e ativação de sua atividade citotóxica (CTL, células T citotóxicas) (6). Esses mesmos vírus podem ser reconhecidos por linfócitos B e ativar essas células induzindo a secreção de anticorpos (7). É possível, ainda, que as células infectadas entrem em processo de apoptose e os corpos apoptóticos, contendo antígenos vacinais, sejam capturados por APCs (8). Esses antígenos podem ser, então, aí processados e apresentados via MHC-II para linfócitos T CD4+ (9). As células T CD4+ ativadas secretarão citocinas envolvidas na modulação dos outros tipos celulares (10).

A preponderância da resposta humoral pelo uso de vacinas não vivas e a elevada intensidade da resposta celular em vacinas vivas atenuadas não devem ser consideradas como verdades absolutas. Por uma série de razões possíveis, respostas mistas compostas por componentes humorais e celulares podem ser observadas após a imunização. No caso de vacinas virais vivas e atenuadas, por exemplo, embora a multiplicação intracitoplasmática do vírus vacinal induza a apresentação de antígenos através de MHC-I, a sua presença no interior da célula, ou mesmo extracelularmente, pode desencadear o disparo de vias inflamatórias diversas por meio da estimulação dos receptores da resposta imune inata (PRRs). A produção de citocinas e quimiocinas em resposta ao disparo das diferentes vias, ou à estimulação de diferentes PRRs, pode modular de forma variada o balanço global da resposta imune à vacina. Adicionalmente, mecanismos de apresentação cruzada podem levar à associação de antígenos vacinais a moléculas de MHC-II, induzindo a ativação de células T CD4+. Este mesmo mecanismo pode permitir a associação de antígenos intravesiculares a moléculas de MHC-I, o que possibilitaria, por sua vez, que APCs induzissem a ativação específica de células T CD8+ mesmo no caso de vacinas virais atenuadas, que não são capazes de infectar as APCs. Os mecanismos que permitem a apresentação cruzada de antígenos ainda não são completamente conhecidos, mas sabe-se que a presença de moléculas de MHC-I em vesículas endocíticas podem favorecer o encontro destas com antígenos vacinais intravesiculares. De forma semelhante, moléculas de MHC-II recém-sintetizadas no retículo endoplasmático podem se associar a peptídeos gerados nos proteossomos. Por fim, como apontado na Figura 6-2, antígenos citoplasmáticos gerados por vacinas virais atenuadas, por exemplo, podem ser liberados de células infectadas que entram em apoptose ou sofrem lise. Estes antígenos podem ser endocitados por APCs e se associam a moléculas de MHC-II. Este mecanismo possibilita a apresentação para células T CD4+ de antígenos/epitopos, que seriam classicamente apresentados via MHC-I.

Dificuldades para o Desenvolvimento de Vacinas

Se por um lado a geração de resposta imune potente é uma qualidade desejável numa vacina eficiente, por outro lado a indução excessiva de respostas inflamatórias desencadeadas pelo imunógeno passa a representar um problema ao indivíduo vacinado. Damos o nome de "reações adversas" ao conjunto de sintomas, sistêmicos ou localizados, oriundos exclusivamente da administração da vacina. As vacinas que causam estes eventos são classificadas como reatogênicas. Sintomas como febre, cefaleia e mialgia são reações relativamente normais e popularmente toleradas no caso de algumas vacinas em uso, principalmente aquelas constituídas por patógenos atenuados. Já a ocorrência de reações adversas severas como a encefalite pós-vacinal, a poliomielite paralítica vacinal, a doença inflamatória do intestino, o exantema vacinal severo, a síndrome de Guillain-Barré, entre outras representa um grave entrave ao uso de imunógenos com fins vacinais. De fato, nos dias de hoje, a segurança é uma das prioridades para o desenvolvimento de vacinas, principalmente em face da crescente intolerância pública frente à ocorrência de reações adversas vacinais. Neste contexto, as vacinas compostas pelos patógenos inativos ou apenas subcomponentes destes patógenos são geralmente consideradas pouco reatogênicas e intrinsecamente mais seguras. No entanto, a diminuição da reatogenicidade em uma vacina composta por antígenos inertes pode ser proporcional ao decréscimo de sua imunogenicidade, ou seja, sua capacidade de gerar resposta imune eficiente. A utilização de adjuvantes, reagentes abordados com mais detalhes em seção posterior, tem o potencial de ajudar a incrementar a imunogenicidade de vacinas pouco reatogênicas. Não obstante, sabemos que vacinas baseadas em agentes patogênicos inativos ou subunidades destes constituem imunógenos altamente eficientes contra determinados parasitos, como são os casos da vacina contra hepatite B e da vacina Salk, contra o vírus da pólio. Nestes casos, estudos recentes demonstraram que estas vacinas também são capazes de gerar respostas celulares e citotóxicas apreciáveis, embora não predominantes. Estes dados demonstram, mais uma vez, o extenso grau de intercomunicação entre as vias de apresentação de antígenos por meio das moléculas de MHC-I e MHC-II.

TIPOS DE VACINAS

Soroterapia

O principal objetivo da vacinação é induzir uma resposta imune protetora pela produção de células imunológicas efetoras de longa vida e de células de memória. Assim, quando exposto ao patógeno contra o qual a vacina foi profilaticamente administrada, o indivíduo vacinado seria capaz de destruí-lo pela ação de elementos imunológicos preexistentes, como anticorpos circulantes, ou gerar respostas imunológicas adaptativas com maior rapidez e efetividade, pela ativação de células de memória. Estas vacinas são denominadas ativas, pois são baseadas na ação do sistema imunológico do próprio indivíduo imunizado.

No entanto, alguns tratamentos imunoterápicos funcionam de maneira passiva, por causa da transferência de anticorpos ou células específicas geradas em outro indivíduo que não aquele tratado. O tratamento imunoterápico passivo, comumente denominado de soroterapia, gera uma imunidade transitória, de curta duração, pois o paciente não desenvolve uma resposta própria ao patógeno. Nesse caso, a imunidade protetora dura apenas pelo período de meia-vida dos anticorpos/células injetados. Em geral, a imunização passiva é indicada em casos de doenças potencialmente fatais, induzidas, geralmente, por toxinas, ou em acidentes graves, quando uma intervenção rápida é essencial para o controle da infecção. Atualmente, esse tipo de imunização é baseado na administração de imunoglobulinas (Ig) específicas contra o patógeno, na forma recombinante ou previamente produzidas em hospedeiros heterólogos (soros). A imunização passiva tem sido utilizada na terapia pós-exposição contra diferentes vírus. A mais comumente utilizada é o soro antirrábico, produzido em equinos, e indicada após mordida por animais potencialmente infectados com vírus da raiva. Essa intervenção é importante porque após a disseminação do vírus para o sistema nervoso não há mais como controlar a infecção, que é letal. Desse modo, a administração do soro, juntamente com outras medidas, como a higienização do local do ferimento, tem o objetivo de neutralizar o vírus na porta de entrada e contribuir para o controle da infecção. A utilização de Ig passiva pode ser indicada ainda após exposição aos vírus do sarampo, HAV, HBV e varicela, e é indicada particularmente em indivíduos que não foram previamente imunizados ou que apresentam risco de desenvolvimento de doenças severas, como é o caso de pacientes imunocomprometidos. Um exemplo icônico da importância do tratamento imunoterápico passivo se refere à possibilidade da liberação proposital do vírus da varíola em aglomerados urbanos, temor que se intensificou após os atentados terroristas de 2001 nos Estados Unidos. Este evento suscitou intensa discussão sobre a eventualidade do retorno da vacinação mundial contra a varíola. No entanto, frente aos desafios logísticos de uma campanha de vacinação em massa dessa magnitude, tornou-se consensual que o tratamento pós-exposição com imunoglobulinas anti-*Vaccinia* (VIG) seria a melhor estratégia para a contenção deste tipo de ameaça.

Vacinas Inativadas

A inativação de patógenos com o objetivo de utilizá-los como vacina é uma estratégia antiga, já utilizada por Pasteur e seus seguidores para o desenvolvimento de imunógenos. Durante o processo de inativação, o vírus vacinal perde a capacidade de se replicar em decorrência de alterações irreversíveis em sua composição química. Várias formas de inativação são conhecidas e utilizadas na fabricação destas vacinas, incluindo métodos que empregam calor, pH extremos, pressões hidrostáticas, radiação ou agentes químicos. Um bom exemplo do método fabril de vacinas inativadas são as vacinas antigripais, direcionadas contra o vírus *influenza*. A maior parte das vacinas utilizadas no mundo é composta por vacinas do tipo *split* (ou partidas), produzidas em ovos embrionados de galinha. Durante a produção destas vacinas, as amostras virais vacinais, que correspondem aos vírus que se encontram atualmente em circulação nas populações humanas, são multiplicadas através de sua inoculação no saco aéreo de ovos embrionados de galinha. Após um período de incubação, quando o vírus se multiplica nas células que perfazem os anexos embrionários do ovo, o líquido alantoico é coletado assepticamente. Os vírus contidos no líquido alantoico são separados de restos celulares e outros materiais indesejáveis por meio de um processo de clarificação por centrifugação em uma solução gradiente de sacarose. Os vírus semipurificados são, então, tratados com detergentes aniônicos, como o sódio-lauril-sulfato, que degradam parcialmente as partículas virais (daí a utilização da nomenclatura *split*), liberando da membrana do envelope viral antígenos proteicos altamente imunogênicos, como a hemaglutinina (HA) e a neuraminidase (NA) virais. Essa preparação é clarificada mais uma vez para concentrar a fração rica em HA e NA e, em seguida, o detergente é removido por um método que combina diálise e filtração. O concentrado é terminalmente inativado pelo tratamento com formalina ou β-propiolactona, compostos que causam a desnaturação parcial das proteínas dos vírus, inativando-os. Finalmente, o agente químico usado na inativação é removido por diálise e o produto vacinal é concentrado e assepticamente envasado para distribuição.

A estratégia de vacinação com vírus inativado tem sido adotada durante anos contra o vírus *influenza*. A vacina trivalente é constituída por duas linhagens de vírus do tipo A e uma linhagem de vírus do tipo B, que são propagados em ovos embrionados, purificados e inativados. Essa combinação permite uma maior abrangência na proteção contra doença, por causa da grande variedade de genótipos circulantes do vírus. Além disso, como o vírus da *influenza* tem uma capacidade mutagênica alta, anualmente as cepas circulantes são revisadas pela OMS e inseridas na vacina, o que também acontece com a vacina atenuada trivalente para *influenza*. Diferente da vacina atenuada, a vacina inativada é administrada pela via intramuscular e, embora desenvolva uma resposta local e sistêmica, não há produção significativa de anticorpos de mucosa.

Vacinas contra hepatite A, poliomielite (Salk) e raiva também se baseiam na utilização de vírus inativados. No caso da vacina Salk, por exemplo, três amostras de referência correspondendo aos vírus da poliomielite de tipos 1, 2 e 3 são multiplicadas em células cultivadas, purificadas e inativadas pelo uso de formalina. De forma similar, três das quatro vacinas comercialmente disponíveis contra hepatite A são compostas por vírus cultivados em células e inativados por formalina. Já no caso da vacina antirrábica, imunógenos produzidos por diferentes fabricantes são obtidos pelo cultivo do vírus em células seguido de sua purificação parcial e inativação pelo uso de etilenamina ou acetilenamina. Por causa do risco de se utilizar vacinas atenuadas para HIV, estudos têm sido feitos para utilizar vacinas com vírus inativados. Entretanto, pela grande variabilidade genética do HIV e em razão da importância de células T $CD8^+$ na T $CD8^+$ na resposta antiviral, vacinas anti-HIV, baseadas exclusivamente no uso de vírus inativado têm tido pouco sucesso efetor.

As vacinas inativadas são consideradas seguras, uma vez que os patógenos que as constituem estão mortos (inativados) e não podem se replicar nos tecidos do indivíduo imunizado. No entanto, a estratégia requer um controle preciso do processo fabril e análise constante da qualidade do produto vacinal, uma vez que qualquer defeito na produção pode levar à inclusão de vírus ou outros patógenos viáveis na formulação da vacina, o que poderá levar ao desenvolvimento de doença grave no paciente vacinado. Outro aspecto a ser considerado na utilização deste tipo de vacina se refere ao fato de que a resposta imune produzida após a imunização é em geral menos potente se comparada ao uso de vacinas vivas e atenuadas, com pouca ou nenhuma ativação de linfócitos T $CD8^+$ (Fig. 6-1). Entretanto, sua eficácia pode ser aumentada pelo uso de adjuvantes, como descrito posteriormente

Vacinas de Subunidades

A utilização de proteínas isoladas como vacina constitui uma estratégia que passou a ser considerada com mais intensidade a partir da década de 1970, depois do desenvolvimento das técnicas de utilização do DNA recombinante. Vacinas de subunidades são constituídas por proteínas isoladas de um determinado patógeno e, diferentemente das vacinas inativadas, não incluem todos os componentes do mesmo. Por isso, vacinas de subunidades são consideradas ainda mais seguras do que as vacinas inativadas. Embora não seja uma vacina viral, um exemplo ilustrativo das diferentes características de imunógenos compostos por subunidades em comparação àqueles constituídos por patógenos inativados é a vacina contra coqueluche. A primeira vacina a ser usada em campanhas de vacinação em massa foi a vacina chamada de Pwc (do inglês *Pertussis whole cell*), a qual era composta pela bactéria inativada. Como continha todos os componentes de uma bactéria viva, inclusive lipopolissacarídeos (LPS) de superfície (a *Bordertella pertussis*, agente etológico da coqueluche, é uma bactéria gram-negativa), a vacina era considerada muito reatogênica, causando uma série de reações adversas locais e sistêmicas no indivíduo vacinado. Objetivando a geração de uma vacina mais segura, um cientista japonês, Yuji Sato, desenvolveu, no final da década de 1970, uma vacina composta por hemaglutininas (HA) e outros fatores secretados no meio de cultivo da bactéria Bordertella pertussis. Vacinas acelulares modernas contra coqueluche contêm, além de HA, toxinas inativas, pertactinas e antígenos compostos por fímbrias bacterianas. A vacina acelular é bem menos reatogênica e mais tolerada por crianças vacinadas, no entanto, a resposta imune gerada é menos intensa, já que a vacina acelular tem uma composição antigênica mais restrita que a vacina inativada.

Inicialmente, as vacinas de subunidades eram primariamente obtidas a partir da separação e purificação de antígenos em sistemas de cultivo do microrganismo contra o qual se pretendia a vacina. Estes antígenos eram submetidos a processos simples de purificação, como a filtração em membranas de microporos ou a cromatografia. A partir do final da década de 1970, com o surgimento da tecnologia do DNA recombinante, os genes codificadores destes antígenos puderam ser isolados, clonados em plasmídeos bacterianos e utilizados para se transformar linhagens bacterianas apropriadas, principalmente da espécie *Escherichia coli*. Em condições apropriadas, estas bactérias produzem o antígeno recombinante, o qual pode ser purificado por métodos físico-químicos que incluem, por exemplo, a cromatografia e a filtração em gel. No entanto, muitos antígenos virais imunogenicamente importantes são formados por glicoproteínas, o que constitui um entrave à utilização de bactérias transformadas para a produção de proteínas recombinantes, uma vez que estas são incapazes de realizar a glicosilação proteica. Uma alternativa que surgiu para solucionar este problema foi a geração de cepas de leveduras passíveis de transformação com plasmídeos. De forma similar às bactérias, estas cepas de leveduras, principalmente dos gêneros *Saccharomyces* e *Pichia*, podem produzir proteínas recombinantes por meio da inserção em suas células de elementos gênicos que contenham os genes codificadores de tais proteínas.

Entre as vacinas virais, a primeira vacina não infecciosa feita a partir de subunidades foi licenciada em 1981, nos EUA, contra o vírus da hepatite B. O antígeno S (HbS ou HBsAg), presente no envelope viral, foi isolado de plasma humano, clonado e expresso em leveduras (*Saccharomyces cerevisiae*). A proteína HbS é liberada das células fúngicas pela ruptura celular e purificada por métodos físico-químicos. A vacina atualmente produzida não contém DNA detectável de levedura, e menos de 1% do teor de proteínas é da levedura. Essa vacina ainda é usada nos dias de hoje, sendo administrada por via intramuscular em três doses. A utilização de proteínas recombinantes expressas em outros sistemas de expressão, como os Baculovírus, vem sendo usada na geração de imunógenos contra os papilomavírus humanos (HPV). A vacina se baseia na síntese e utilização de proteínas virais do capsídeo (L1), que se associam espontaneamente, formando as chamadas partículas semelhantes a vírus, ou *virus-like particles* (VLP). Três vacinas foram desenvolvidas: bivalente, tetravalente e nonavalente, contendo 2, 4 ou 9 diferentes tipos virais. Essas vacinas têm mostrado ser eficazes para induzir resposta imune humoral e celular.

As vacinas de subunidades apresentam como principal diferença, em relação às vacinas inativadas, menor diversidade antigênica. Esse fato favorece o direcionamento da resposta imune para antígenos mais imunogênicos, permitindo uma resposta mais focada contra o antígeno de interesse. Por outro lado, nem sempre a restrição antigênica é desejável numa formulação vacinal. O controle de infecções causadas por vírus com altas taxas de mutação, por exemplo, requer uma resposta imune mais diversa, que diminua a pressão seletiva contra antígenos dominantes, dificultando o escape do sistema imune por mutações seletivas. Além disso, nem sempre o "antígeno ideal" é conhecido e, em ambos os casos, vacinas contendo partículas virais completas ou combinações de diferentes subunidades são requeridas.

As vacinas que utilizam vírus inativados, proteínas recombinantes (subunidades) e VLPs induzem resposta imune mais fraca quando comparadas às vacinas compostas por vírus atenuados, isto porque estes antígenos precisam ser endocitados por células apresentadoras de antígenos para que uma resposta imunológica seja eficientemente montada, o que geralmente resulta numa resposta de cunho predominantemente humoral, com a produção de anticorpos e ativação de células T $CD4^+$ (Fig. 6-1). No entanto, como mencionado anteriormente, a incapacidade destas vacinas em se replicar *in vivo* as tornam menos eficazes na ativa; ao de células T $CD8^+$. A imunogenicidade das vacinas inativadas ou aquelas compostas por subunidades pode ser intensificada pela adição de adjuvantes à formulação vacinal, como será descrito posteriormente.

Vacinas Vivas Atenuadas

A atenuação de um vírus patogênico é realizada, classicamente, por passagens sucessivas do vírus em um hospedeiro diferente daquele que constitui seu hospedeiro principal, para o qual se objetiva a vacina. A passagem em um hospedeiro diferente promove o surgimento e seleção de variantes virais que tenham se adaptado melhor ao novo hospedeiro, o que acontece pelo acúmulo de mutações no genoma viral. Essas mutações podem tornar o vírus menos patogênico ao hospedeiro original, mas ainda assim capaz de induzir resposta imune eficiente neste hospedeiro. A atenuação deliberada por passagens virais sucessivas em hospedeiros alternativos, culturas de células ou ovos embrionados vem sendo usada há muitas décadas e permitiu o desenvolvimento de uma série de vacinas antivirais tradicionais, como a vacina contra a poliomielite viral (antipólio Sabin), febre amarela, sarampo, caxumba e rubéola (essas três últimas podem ser administradas isoladamente ou na forma conjunta, conhecida como tríplice viral ou MMR). Com a contínua aquisição de conhecimento relativo aos mecanismos de replicação e patogênese dos vírus tem sido possível desenvolver novas estratégias para atenuação dos mesmos, levando ao desenvolvimento de novas vacinas. As vacinas constituídas por vírus atenuados são geralmente muito imunogênicas, pois são capazes de estimular diferentes componentes do sistema imunitário. O fato de o vírus atenuado manter sua capacidade replicativa gera não só a produção de anticorpos, mas também possibilita o processamento e apresentação de proteínas virais via MHC-I e a consequente ativação de linfócitos T $CD8^+$, como discutido anteriormente (Fig. 6-2). A vacinação com vírus atenuado está associada, ainda, à ativação de células T $CD4^+$ e ao desenvolvimento de células de memória.

Do ponto de vista epidemiológico, a utilização de vacinas vivas e replicativas também apresenta aspectos importantes a serem considerados. O principal deles se refere ao fato de que, uma vez sendo capaz de se multiplicar no indivíduo vacinado, o patógeno atenuado pode ser transmitido a indivíduos não imunizados. No entanto, essa característica não é necessariamente deletéria. Um exemplo importante que leva este aspecto em consideração é a opção de muitos países em utilizar a vacina antipólio Sabin viva e atenuada em detrimento da vacina antipólio Salk inativada em seus programas de vacinação contra a poliomielite infantil. Países onde a infraestrutura de saneamento básico é deficiente geralmente optam pela utilização da vacina Sabin, pois as condições precárias de tratamento de esgotos e oferta de água tratada acabam por permitir a transmissão do vírus vacinal para outras pessoas. Assim, indivíduos vacinados dispersam a vacina e favorecem a imunização de indivíduos não vacinados, aumentando significativamente a cobertura vacinal nestas regiões. No início de seu programa intensificado de vacinação contra a pólio, o Brasil também optou pelo uso da vacina constituída por vírus atenuado. As campanhas de vacinação nacionais resultaram na eliminação do vírus selvagem no país, sendo que o último caso de infecção natural aconteceu em 1989. Não obstante, de 1989 a 2011 foram relatados 48 casos de poliomielite paralítica vacinal no país, o que corresponde a um risco vacinal da ordem de 1 para cada 2,4 milhões de doses na primeira vacinação, e 1 para cada 13 milhões de doses na segunda vacinação segundo o Ministério da Saúde em 2012. Atualmente, em função da melhoria dos padrões socioeconômicos brasileiros e da ausência do vírus da poliomielite selvagem no Brasil, optou-se por administrar a vacina inativada nas primeiras imunizações, mantendo-se a vacina atenuada apenas na dose de reforço, com planos de substituição completa pela vacina inativada nas futuras campanhas nacionais de vacinação, o que já ocorre em países desenvolvidos, como os Estados Unidos e países europeus. Adicionalmente, a interrupção do uso da vacina atenuada finalizaria, de forma definitiva, a circulação de qualquer cepa do vírus da pólio no país, mesmo as amostras vacinais, o que também constitui um dos objetivos do plano de erradicação da poliomielite infantil no Brasil e no mundo. Segundo o Ministério da Saúde, a vacina inativada foi introduzida a partir de 2012 de forma paralela às campanhas com a vacina atenuada oral, sendo que a vacina inativada foi aplicada aos 2 e aos 4 meses de idade e a vacina oral foi utilizada nos reforços, aos 6 e aos 15 meses de idade.

Apesar de serem consideradas como imunógenos altamente eficientes na geração de respostas imunológicas protetoras, as vacinas constituídas por patógenos vivos e atenuados apresentam, por outro lado, desvantagens e riscos intrínsecos. Como são capazes de se replicar no interior das células do indivíduo vacinado, as vacinas virais atenuadas são capazes de desencadear amplamente as respostas imunes inatas pela ativação de diferentes receptores e PPRs. Como resultado, processos inflamatórios leves, moderados ou intensos podem surgir, eventualmente desencadeando um espectro de reações vacinais adversas. Essas mesmas reações, por outro lado, podem contribuir para a eficiência da resposta vacinal.

Outra limitação desta estratégia vacinal decorre da possibilidade de o vírus vacinal sofrer mutações que possam revertê-lo de um estado não patogênico para um estado patogênico, levando ao desenvolvimento de doença no indivíduo vacinado. Adicionalmente, cepas virais atenuadas podem apresentar um comportamento patogênico imprevisível em indivíduos cujo sistema imunológico se encontra deprimido por qualquer razão. Nestes, a inoculação de vacinas atenuadas poderia levar à multiplicação excessiva do vírus vacinal, uma vez que o sistema imune do indivíduo não seria capaz de controlar sua expansão. Esta multiplicação descontrolada do vírus, mesmo que atenuado, pode culminar na destruição celular exacerbada ou na ocorrência de uma infecção sistêmica gerando, por exemplo, quadros neurológicos graves. Assim como para indivíduos imunodeprimidos, a imunização utilizando-se de vacinas atenuadas é contraindicada para gestantes e recém-nascidos. A vacinação da mãe grávida pode levar à infecção descontrolada do nascituro pelo vírus vacinal, caso este seja capaz de cruzar a barreira transplacentária ou infectá-lo durante o nascimento. De forma semelhante, o neonato apresenta um sistema imune imaturo, o que pode comprometer a capacidade de seu organismo em limitar a multiplicação do vírus vacinal. Entretanto, a administração de vacinas atenuadas pode ser recomendada para gestantes ou indivíduos em diferentes estados de imunodepressão em caso de surtos de infecções com altas taxas de morbidade ou mortalidade, devendo-se respeitar as decisões dos órgãos responsáveis de saúde a cada caso.

A utilização da técnica de DNA recombinante para atenuar vírus é uma estratégia correntemente adotada para se gerar patógenos atenuados de forma racional e direcionada, independentemente do casuísmo relacionado com os processos clássicos de atenuação descritos anteriormente. Nestes casos, genes virais específicos são modificados e inseridos no genoma viral, impactando características virais específicas e atenuando seu potencial patogênico. As alterações genômicas, feitas por engenharia genética, reduzem a possibilidade de reversão do patógeno ao tipo selvagem a níveis insignificantes. A disponibilidade de sequências genômicas completas de um número cada vez maior de vírus e outros patógenos têm permitido o desenho racional de estratégias moleculares de atenuação, uma abordagem comumente denominada como "vacinas derivadas do genoma" (do inglês *genome-derived vaccines*). Um exemplo importante de vacina atenuada construída a partir do desenho racional de imunógenos é a vacina para Dengue licenciada no Brasil e em outros países a partir de 2016. Esta vacina atenuada é também uma vacina quimérica, pois é constituída pelo cerne estrutural e genético do vírus vacinal da febre amarela em que as proteínas estruturais de superfície e seus respectivos genes codificadores foram substituídas pelas proteínas de superfície dos quatros sorotipos do vírus da dengue. O Quadro 6-2 apresenta exemplos de várias vacinas humanas comercialmente disponíveis nos mercados nacional e internacional.

Vacinas de DNA

As vacinas de DNA são constituídas por plasmídeos que codificam proteínas virais específicas, as quais podem ser expressas nas células do indivíduo vacinado. Essas sequências são inseridas em vetores plasmidiais associadas a promotores de expressão eucariotos. A administração pode ser feita através de injeção intramuscular, intravenosa ou intradérmica, além de inoculação intranasal de DNA puro ou complexado a lipossomos.

Uma questão importante é como ocorre a apresentação de antígenos e ativação da resposta imune a partir de DNA isolado. Para uma ativação eficiente da resposta imunológica, é necessária a apresentação de antígenos por células apresentadoras profissionais (APCs). Embora APCs estejam presentes nos sítios de inoculação, como as células de Langerhans na pele, por exemplo, nesses locais predominam células epiteliais ou miócitos, que são preferencialmente transfectados pelo DNA vacinal. Embora a apresentação dos antígenos gerados possa ser feita também por essas células, a ativação imune mediada por apresentação de antígenos exclusivamente por esses tipos celulares é limitada. Portanto, é mais provável que as proteínas expressas sejam liberadas por meio de sua secreção para o meio extracelular ou em razão da morte, por apoptose ou necrose, das células portando o DNA vacinal. Células apresentadoras de antígenos profissionais capturam essas proteínas, processando-as e apresentando-as para células do sistema imune, gerando uma resposta específica contra o patógeno em questão (Fig. 6-3).

Vacinas de DNA apresentam uma série de vantagens sobre as demais estratégias. Entre estas vantagens destaca-se o fato da vacina não utilizar agentes infecciosos, não requerer o uso de vetores ou proteínas purificadas e, principalmente, por gerar uma resposta imune mais efetiva contra infecções virais, incluindo a ativação de células T $CD8^+$. Além disso, uma vez que a manipulação de plasmídeos para a construção de vacinas de DNA é tecnicamente mais simples que a manipulação de partículas virais completas ou proteínas intactas, essa estratégia possibilita a inserção de genes de diferentes sorotipos virais na mesma vacina, além da seleção e inserção de epitopos imunodominantes específicos. Vacinas de DNA têm sido elaboradas e testadas contra vírus como dengue, parvovírus, *influenza*, HCV e HIV, dentre outros.

Apesar dos avanços de estudos em modelos experimentais de pequeno porte, essa estratégia nem sempre se mostra eficiente em animais de grande porte, o que indica a existência de problemas como a biodistribuição e a biodisponibilidade destes compostos. De fato, ainda não existem vacinas de DNA licenciadas para uso em humanos. Todavia, várias estratégias têm sido desenvolvidas para melhorar a eficiência das vacinas de DNA, como a inserção de imunomoduladores nas formulações vacinais, contribuindo para a potencialização da resposta imune induzida. Diferentes metodologias têm

Quadro 6-2. Principais Vacinas Virais Disponíveis no Mercado

Vírus/doença	Vacina (*fabricante*)	Tipo
Adenovírus tipos 4 e 7	SN* (*Barr Labs, Inc*)	Atenuada
Hepatite B	Pediarix (*GlaxoSmithKline Biologicals*) VM** Comvax (*Merck & Co, Inc*) VM** Twinrix (*GlaxoSmithKline Biologicals*) VM** Recombivax HB (*Merck & Co, Inc*) Engerix-B (*GlaxoSmithKline Biologicals*) SN* (*Instituto Butantã*)	Subunidade
Hepatite A	Havrix (*GlaxoSmithKline Biologicals*) VAQTA (*Merck & Co, Inc*) Twinrix (*GlaxoSmithKline Biologicals*) VM**	Inativada
Febre amarela	YF-Vax (*Sanofi Pasteur Ltd*) SN* (Bio-Manguinhos – FIOCRUZ)	Atenuada
Papilomavírus humano	Gardasil (*Merck & Co, Inc*) Cervarix (*GlaxoSmithKline Biologicals*)	VLP***
Poliovírus (pólio)	Pediarix (*GlaxoSmithKline Biologicals*) VM** KINRIX (*GlaxoSmithKline Biologicals*) VM** Pentacel (*Sanofi Pasteur Ltd*) VM** IPOL (*Sanofi Pasteur Ltd*) SN* (Bio-Manguinhos – FIOCRUZ)	Inativada
	VOP-Sabin (*vários laboratórios estatais*) SN* (Bio-Manguinhos – FIOCRUZ)	Atenuada
Influenza A e B	Afluria (*CSL Limited*) FluLaval (*ID Biomedical Corp*) Fluarix (*GlaxoSmithKline Biologicals*) Fluvirin (*Novartis Ltd*) Fluzone (*Sanofi Pasteur Ltd*)	Inativada
	FluMist (*MedImmune, LLC*)	Atenuada
Influenza A (H1N1)	SN* (*vários fabricantes*)	Inativada
Sarampo	Attenuvax (*Merck & Co, Inc*) MMR (*Merck & Co, Inc*) VM** MMR (Bio-Manguinhos – FIOCRUZ) VM** ProQuad (*Merck & Co, Inc*) VM**	Atenuada
Caxumba	Mumpsvax (*Merck & Co, Inc*) MMR (*Merck & Co, Inc*) VM** MMR (Bio-Manguinhos – FIOCRUZ) VM** ProQuad (*Merck & Co, Inc*) VM**	Atenuada
Rubéola	Meruvax II (*Merck & Co, Inc*) MMR (*Merck & Co, Inc*) VM** MMR (Bio-Manguinhos – FIOCRUZ) VM** ProQuad (*Merck & Co, Inc*) VM**	Atenuada
Vírus da encefalite japonesa	Ixiaro (*Intercell Biomedical*) JE-Vax (*Osaka University*)	Inativada
Raiva	Imovax (*Sanofi Pasteur Ltd*) RabAvert (*Novartis Ltd*) SN* (*Instituto Butantã*)	Inativada
Rotavírus	ROTARIX (*GlaxoSmithKline Biologicals*) RotaTeq (*Merck & Co, Inc*)	Atenuada
Varicela	ProQuad (*Merck & Co, Inc*) VM** Varivax (*Merck & Co, Inc*)	Atenuada

(Continua.)

Quadro 6-2. ***(Cont.)*** Principais Vacinas Virais Disponíveis no Mercado

Vírus/doença	Vacina (*fabricante*)	Tipo
Herpes-zóster	Zostavax (*Merck & Co, Inc*)	Atenuada
Varíola	ACAM2000 (*Sanofi Pasteur Ltd*)	Atenuada
Dengue	Dengvaxia	Atenuada (quimérica)

SN*: produto sem nome comercial.
VM**: vacina múltipla, composta por vários imunógenos diferentes numa mesma dose.

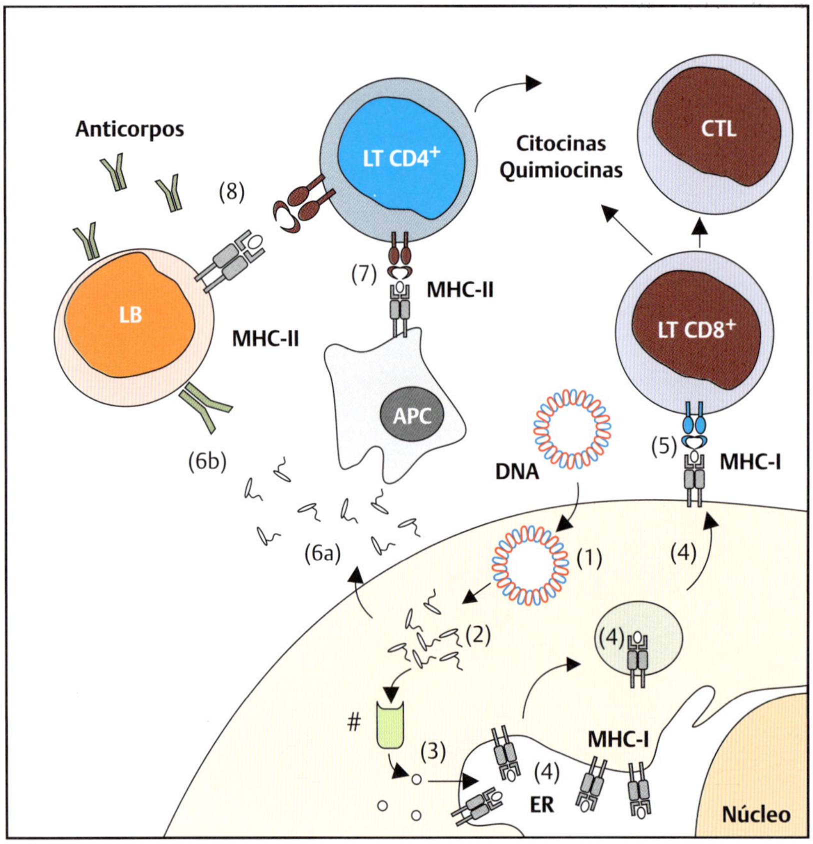

Fig. 6-3. Respostas imunológicas geradas após a imunização com vacinas de DNA. Após a imunização com vacinas de DNA, o ácido nucleico vacinal é interiorizado em células no local do inóculo (como os miócitos, células epiteliais ou mesmo APCs) (1). Os antígenos vacinais são sintetizados (2), se dirigem aos proteossomos (#), onde são degradados em peptídeos (3). No retículo endoplasmático (ER), os peptídeos se associam a moléculas de MHC de classe I e os complexos MHC-I/peptídeo são expostos na superfície celular (4), onde são reconhecidos pelos TCR de células T CD8+, induzindo a expansão destas células, a secreção de citocinas, quimiocinas e a geração de resposta T citotóxica (5). Os antígenos vacinais podem, também, ser secretados da célula e fagocitados por células apresentadoras de antígenos (APC) profissionais (6a), ou ser reconhecidos por linfócitos B específicos (6b) que processam os antígenos e apresentam-nos através de sua associação a moléculas de MHC de classe II (MHC-II) (7). O complexo MHC-II/peptídeo é reconhecido pelo receptor (TCR) de células T CD4+, que passam a secretar citocinas e quimiocinas, podendo induzir a ativação de células B e a secreção de anticorpos específicos (8). Mecanismos de apresentação cruzada ou outras circunstâncias que alteram o padrão da resposta imune não estão apresentados na figura.

sido avaliadas, incluindo a adição de genes codificadores de citocinas, de moléculas coestimulatórias e de moléculas de direcionamento de antígenos para uma via de apresentação específica. Adicionalmente, estudos analisando a associação do DNA vacinal a carreadores nanoparticulados, como polímeros e compostos de carbono, têm demonstrado potencial para aumento da biodistribuição e estabilidade da vacina.

Vetores Virais Recombinantes

Esta estratégia se baseia na inserção de genes de um determinado patógeno no ácido nucleico de um vírus não patogênico pela engenharia genética. Assim, quando inoculados em um hospedeiro, estes vírus transgênicos sintetizam suas próprias proteínas e também as eventuais proteínas exógenas oriundas do patógeno alvo contra o qual a vacina foi gerada. Neste caso, respostas imunológicas são geradas contra o vetor viral e também contra as proteínas cujos genes foram inseridos no genoma do vetor. Diversos vírus atenuados têm sido utilizados como vetores virais e os mais populares incluem os poxvírus (*Vaccinia virus, Canaripox virus* e *Fowlpox virus*), os adenovírus (HuAd-5), os flavivírus (YF 17DD) e os ortomyxovírus (*Influenza virus*), entre outros. Por se tratarem de vírus infecciosos e replicativos, embora não patogênicos, estes vetores produzem as proteínas recombinantes no interior das células do indivíduo vacinado. Assim, uma vez processados, estes antígenos são capazes de se associar a moléculas de MHC-I, induzindo a geração de células T CD8+ específicas. Adicionalmente, estas proteínas podem ser secretadas para o meio extracelular e captadas por APCs, sendo apresentadas na superfície celular junto a moléculas de MHC-II, o que permite o desenvolvimento concomitante de anticorpos e células T CD4+ contra a proteína vacinal (Fig. 6-4).

Não obstante, a técnica apresenta como limitação a possibilidade de neutralização da vacina por hospedeiros

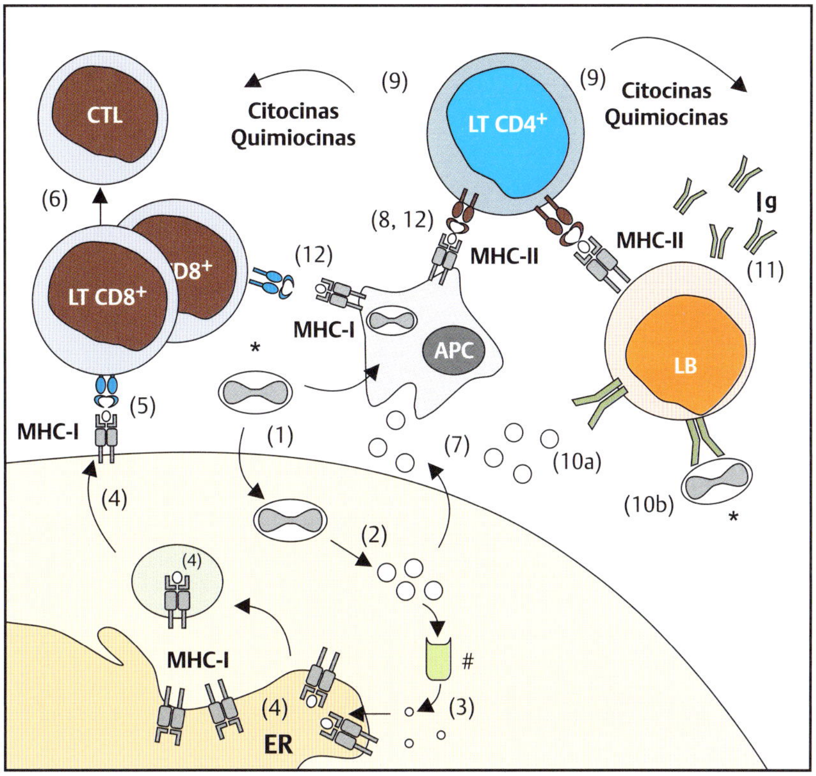

Fig. 6-4. Respostas imunológicas geradas após a imunização com vetores virais recombinantes. Após a imunização com vetores virais recombinantes (*), estes são capazes de penetrar nas células do indivíduo vacinado (1) e direcionar a síntese das proteínas vacinais (2). Uma vez produzidas, as proteínas vacinais são degradadas pelos proteossomos (#), gerando peptídeos (3) que se associam a moléculas de MHC de classe I no retículo endoplasmático (ER) (4). Os complexos MHC-I/peptídeo são expostos na superfície celular (4) e são reconhecidos pelos TCR de células T CD8+ (5), induzindo a expansão destas células, a produção de citocinas, quimiocinas e a geração de um padrão de resposta T citotóxica (6). Antígenos vacinais podem, também, ser secretados da célula e fagocitados por células apresentadoras de antígenos (APC) (7), que processam as proteínas vacinais e apresentam-nas através de moléculas de MHC de classe II (MHC-II) (8). O complexo MHC-II/peptídeo é reconhecido pelo receptor (TCR) de células T CD4+ (8), que passam a secretar citocinas e quimiocinas, contribuindo para a ativação de linfócitos B e células citotóxicas (9). As células B podem, também, reconhecer os antígenos virais secretados ou mesmo os vetores virais recombinantes (10a, 10b). Esse reconhecimento, juntamente com o *help* de células TCD4+, induz a geração de células secretoras de imunoglobulinas (Ig) (11). Adicionalmente, os vetores virais podem também infectar as próprias APCs profissionais (além dos linfócitos B), que apresentam as proteínas vacinais tanto por MHC-I como por MHC-II (12).

previamente imunizados contra o vírus utilizado como vetor. Esta é uma preocupação particularmente importante no caso de vetores virais cuja circulação é ampla, como é o caso dos adenovírus humanos. De fato, a preexistência de imunidade contra o vetor foi apontada como uma das causas, embora não a única, para o recente fracasso de um teste clínico, em seres humanos, de uma vacina contra o HIV com base em adenovírus recombinantes. Adicionalmente, se for necessário o uso de doses de reforço, o hospedeiro que desenvolveu memória imunológica contra o vetor, na primeira dose, poderia neutralizar a vacina nas doses subsequentes, limitando a amplitude da resposta imunológica contra a proteína ou proteínas recombinantes. Recentemente, a combinação do uso de vacinas de DNA seguidas por doses de reforço compostas por vetores virais recombinantes (contendo a mesma sequência antigênica) tem sido estudada para suplantar as limitações desta estratégia vacinal. Assim, a ativação inicial do sistema imune pela vacina de DNA geraria uma resposta de memória, a qual seria amplificada pela administração subsequente do vetor viral. Com o mesmo intuito de burlar a existência prévia de imunidade contra um dado vetor viral, estratégias empregando o uso sequencial de diferentes vetores virais têm sido testadas. Nesta abordagem, denominada de sistema dose-reforço heterólogo, vetores como adenovírus recombinantes são utilizados em uma dose vacinal inicial, a qual é reforçada com uma segunda dose composta por um vetor viral diferente um poxvírus, por exemplo expressando a mesma sequência gênica recombinante.

Embora muitos estudos empregando o uso vacinal de vetores virais recombinantes tenham sido conduzidos em fase clínica, não existem vacinas desta natureza licenciadas para o uso em seres humanos. Não obstante, vacinas de uso veterinário que empregam esta estratégia se encontram comercialmente disponíveis e já foram utilizadas com sucesso em diferentes países do mundo, para o controle da raiva animal e outras doenças infecciosas.

O Quadro 6-3 demonstra as diferentes estratégias de vacinação existentes, exemplos dessas estratégias e suas características em termos do tipo de resposta imune induzida, a segurança e estabilidade da vacina, além de sua diversidade antigênica.

Quadro 6-3. Principais Vacinas Virais e suas Características Imunobiológicas

Tipo de vacina	Exemplo	Resposta imune predominante			Segurança	Estabilidade	Diversidade antigênica
		Ac	CTL	Th			
Atenuada	*Influenza itnsl* Sarampo Caxumba Rubéola Pólio (Sabin) Rotavírus Varicela Febre amarela Varíola	+	+	+	+/-	-	+
Inativada	Hepatite A Influenza Pólio (*Salk*) Raiva	+	-	+	+	+	+
Subunidade	Hepatite B Papilomavírus	+	-	+	+	+	-
DNA	Vacinas experimentais	+	+	+	+	+	+/-
Vetores virais	Vacinas experimentais	+	+	+	+	+	+/-

itnsl: Intranasal; Ac: geração de anticorpos; CTL: resposta T citotóxica (CD8+); Th: Resposta via células T auxiliares (CD4+); +: Característica fortemente presente; -: Característica fracamente presente; +/-: Característica presente de forma intermediária ou variável.

ADJUVANTES

Ao longo de décadas de estudo, o desenvolvimento da tecnologia de produção de vacinas tem evoluído para o uso cada vez mais seletivo de antígenos com alto grau de pureza e especificidade. De fato, o desenvolvimento de novas vacinas tem sido guiado por princípios rígidos de segurança ao indivíduo vacinado, diminuindo a reatogenicidade da vacina e, consequentemente, a ocorrência de efeitos adversos. No entanto, a utilização de antígenos cada vez mais restritos frequentemente impacta a imunogenicidade do imunógeno, tornando-o menos eficiente na geração de uma resposta imunológica protetora. Essa situação gera um paradigma que até hoje não foi resolvido: a utilização de vacinas vivas e atenuadas que induzem fortes respostas imunológicas e vários efeitos colaterais possíveis *versus* o emprego de vacinas constituídas por antígenos inertes, que são mais seguras e menos reatogênicas, porém menos eficientes na geração de resposta imune. Neste contexto, a associação de adjuvantes à formulação vacinal pode incrementar a imunogenicidade de vacinas compostas por antígenos inertes, como proteínas, polissacarídeos ou patógenos inativados.

Conceitualmente, os adjuvantes são definidos como compostos capazes de acentuar, prolongar ou intensificar as respostas imunológicas antígeno-específicas. Obviamente esta é uma definição simplista, pois agrupa substâncias que agem de formas completamente diferentes e por meio de mecanismos diversos durante a intensificação de respostas imunológicas. Várias substâncias vêm sendo usadas como adjuvantes, incluindo constituintes de microrganismos, sais minerais, emulsões, lipossomos, nanopartículas, entre outros compostos. Alguns exemplos de adjuvantes correntemente utilizados são apresentados no Quadro 6-4.

Em virtude de sua diversidade estrutural e funcional, não é possível englobar os mecanismos de ação dos adjuvantes em uma mesma categoria. Alguns adjuvantes, como é o caso dos lipossomos e nanopartículas, por exemplo, agem como moléculas carreadoras capazes de conduzir e acumular antígenos, tornando-os disponíveis para absorção por APCs específicas. Sais de alumínio, adjuvantes largamente utilizados em diversas formulações vacinais, parecem funcionar por processos diferentes. Estes sais favorecem a complexação dos antígenos na vacina, permitindo sua aglomeração em partículas e facilitando sua absorção por APCs. Adicionalmente, estudos recentes demonstraram que os sais de alumínio são capazes de ativar os componentes celulares do inflamassoma, culminando com a secreção de citocinas pró-inflamatórias.

Recentemente, a utilização de componentes microbianos como adjuvantes tem recebido especial atenção. Esta classe de adjuvantes age, principalmente, pelo seu reconhecimento por PRRs e a consequente ativação de cascatas associadas a respostas imunológicas inatas. A ativação destas respostas por agonistas de PRRs, como os receptores do tipo Toll, leva à produção de diversas moléculas imunomoduladoras, como citocinas, leucotrienos, quimiocinas e prostaglandinas. Estas moléculas agem, por sua vez, recrutando células do sistema imune para o sítio de inoculação da vacina, intensificando a produção de moléculas relacionadas com a apresentação de antígenos por APCs e promovendo diferenças na ativação de subtipos específicos de células T auxiliares e citotóxicas. O Quadro 6-4 resume o modo de ação de alguns dos adjuvantes mais frequentemente utilizados em compostos vacinais.

Quadro 6-4. Principais Adjuvantes, Aplicações e Mecanismos de Ação

Adjuvante	Modo de ação	Vacinas associadas
Sais de alumínio	Ativação de componentes da resposta imune inata. Ativação de inflamassomas. Interação e ativação de células dendríticas	Hepatite A, hepatite B, tétano, coqueluche, difteria
Emulsões óleo em água (o/w)	Ativação da resposta imune inata, aumento da persistência do antígeno no local da injeção. Recrutamento e ativação de APCs	Gripe (*influenza*)
Emulsões água em óleo (w/o) – Adjuvante de Freund)	Indução de inflamação local. Recrutamento e ativação de APCs	Vacinas experimentais contra malária e HIV
Complexos imunoestimulantes (ISCOM, ISCOMATRIX)	Aumento da expressão de MHC-II em APCs	Gripe (*influenza*) e vacinas experimentais contra hepatite C
MPL	Agonista de TLR-4. Incremento da resposta Th1	Hepatite B
Saponinas	Recrutamento e ativação de APCs. Indução de CTLs e secreção de citocinas dos tipos Th1 e Th2	Vacinas experimentais contra clamídias e doença de Alzheimer
DNA CpG	Agonistas de TLRs. Indução da secreção de citocinas pró-inflamatórias. Amplificação da resposta imune adaptativa	Hepatite B e vacinas experimentais contra HIV, malária e alguns tipos de câncer
Imidazoquinolinas	Mimetiza ligantes naturais de TLRs	Vacinas experimentais contra HIV, herpes-vírus humano e terapia do câncer

MPL: Do inglês, Monophosphoryl Lipid A; TLR: Receptor do tipo Toll; CTL: Linfócito T citotóxico.
Fonte: G. Leroux-Roels. *Vaccine* 2010;28s:c25-c33

DESENHO RACIONAL DE VACINAS

Uma vacina ideal deve possuir uma série de características, que incluem: 1) perfil de segurança impecável em qualquer população, sejam infantes, idosos, gestantes ou imunodeprimidos; 2) geração de imunidade intensa e de longa duração, mesmo em grupos como os mencionados no ponto anterior; 3) exigência de um número mínimo de inoculações, preferencialmente apenas uma; 4) estímulo de proteção dentro de, no máximo, duas semanas após a imunização; 5) administração independente de seringas ou instrumentos perfurantes; 6) possibilidade de coadministração com outras vacinas (vacinas múltiplas); 7) fabricação simples, barata e com bom nível de controle de qualidade; e 8) resistência a condições adversas de estocagem. Até hoje nenhum imunógeno disponível apresenta todas estas características, e seu desenvolvimento exigiria um profundo conhecimento das características imunogênicas e biofísicas do imunoterápico, assim como do patógeno e da doença contra os quais a vacina será gerada. A Figura 6-5 apresenta um diagrama que resume os fatores que determinam a patogênese de uma doença infecciosa e que devem ser levados em consideração durante o desenvolvimento de uma vacina.

A grande maioria das vacinas disponíveis atualmente foi desenvolvida de forma empírica, com pouco ou mesmo nenhum conhecimento sobre como elas ativam o sistema imune. Adicionalmente, para um grande número de doenças importantes, entre elas muitas infecções virais, ainda não existe uma vacina eficaz. Profissionais e cientistas compactuam com a ideia de que se para uma determinada infecção não existe uma vacina até os dias de hoje, é porque os métodos clássicos de vacinação não são e nem serão capazes de gerar proteção eficiente para aquela infecção. Em outras palavras, vacinas eficazes para aquelas doenças só poderão ser obtidas por desenvolvimento de estratégias e soluções inovadoras. Assim, muito se tem discutido sobre quais seriam as estratégias utilizadas hoje, e também futuramente, para o desenvolvimento de novas vacinas ou melhoramento de imunógenos já existentes.

No caso específico das infecções virais para as quais não há vacinas eficazes, especialistas concordam que a falha dos imunógenos experimentais em gerar uma resposta celular robusta e duradoura, contendo os antígenos adequados, pode ser um motivo determinante para a ausência de proteção. De fato, é bem estabelecida a importância dos linfócitos T $CD8^+$ específicos na eliminação das células infectadas por vírus e, consequentemente, no controle global da infecção. Portanto, estratégias vacinais alternativas têm focado também na geração de células T $CD8^+$ polifuncionais, capazes de secretar múltiplas citocinas e com alta capacidade proliferativa. A busca focalizada de respostas imunológicas específicas a um determinado imunógeno faz parte de uma abordagem denominada desenho racional de vacinas. O desenho de vacinas que induzam respostas baseadas em linfócitos T $CD8^+$ requer um conhecimento amplo dos antígenos vacinais e a forma como estes são apresentados às células efetoras *in vivo*. Variáveis pertinentes ao desenho racional de vacinas incluem o número e o tipo de epítopos imunogênicos incluídos no produto vacinal, a forma como a vacina será apresentada ao sistema imune, as vias de inoculação e tecidos alvejados, entre outras questões. Sabemos hoje, por exemplo, que a apresentação cruzada de antígenos às células T $CD8^+$ naives, ou virgens, acontece com mais frequência do que se supunha. Isto porque, como visto anteriormente, estas células estão normalmente confinadas aos órgãos linfoides, sendo estimuladas por APCs circulantes ativadas que alcançam estes órgãos. Neste contexto, por exemplo, a importância das células dendríticas (DCs) como carreadoras de antígenos vacinais para apresentação direta (via MHC-II) e cruzada (via MHC-I), vem sendo recentemente considerada.

Em paralelo, o desenvolvimento de novas estratégias de imunização passiva pós exposição vem sendo amplamente considerada diante do maior conhecimento acerca dos mecanismos de ativação de linfócitos B, produção de anticorpos com atividade neutralizante, e diversidade desses anticorpos. Nos últimos anos, uma série de estudos tem avaliado a utilização de anticorpos neutralizantes gerados sinteticamente com capacidade de neutralizar maior variedade de isolados virais, incluindo estudos de imunoterapia contra HIV, *influenza* e arbovírus. Fica patente, portanto, que o desenho racional de vacinas com potencial para gerar proteção, por resposta imune eficaz depende de um amplo conhecimento do funcionamento do sistema imunológico e das interações entre patógenos (e seus antígenos) e o hospedeiro.

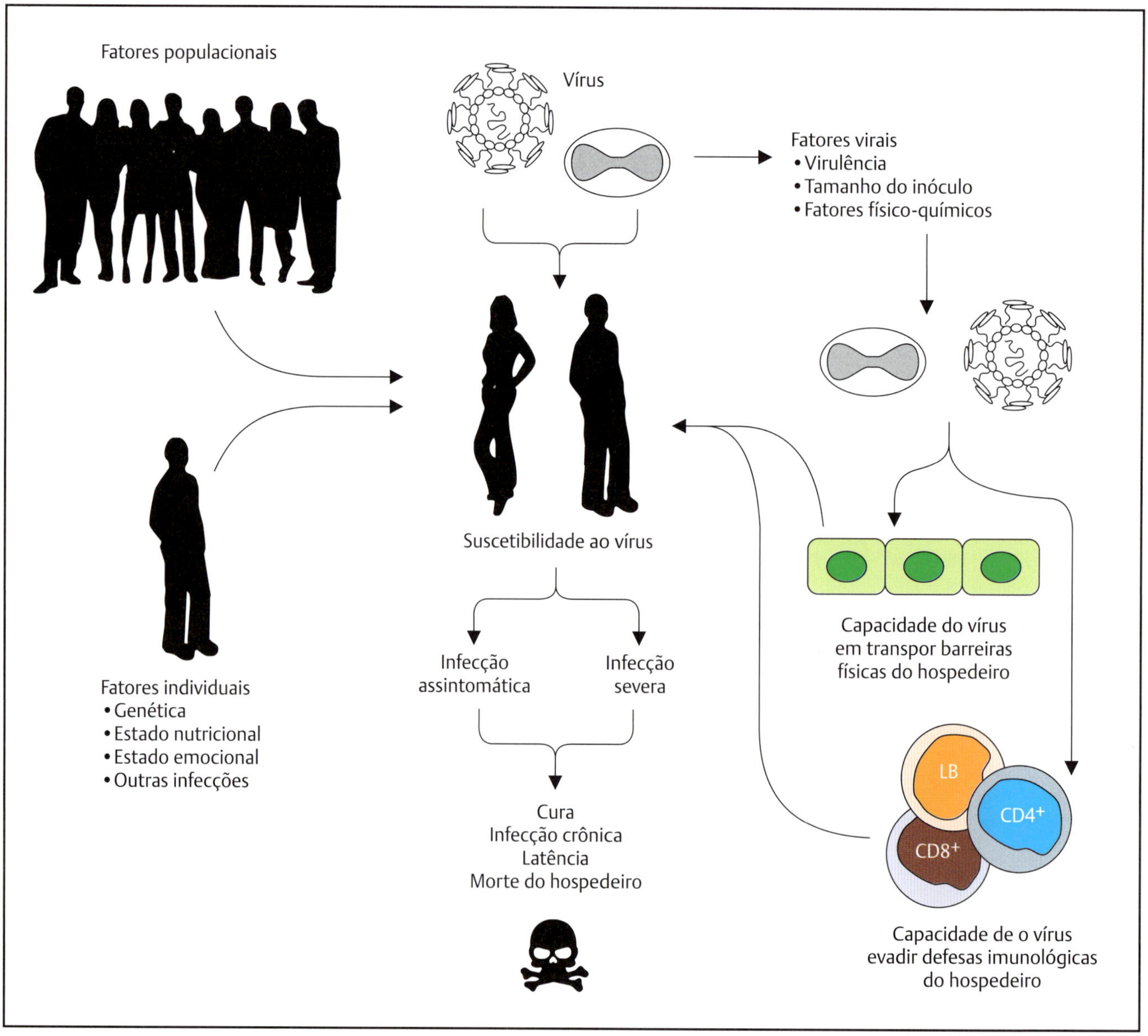

Fig. 6-5. Fatores que afetam a patogênese de uma infecção ou doença de etiologia viral. Todos estes fatores devem ser levados em consideração durante o processo de desenvolvimento de uma vacina eficiente na geração de proteção imune contra a infecção.
(Fonte: Adaptada de *Zepp*, 2010.)

BIBLIOGRAFIA

André FE. Vaccinology: past achievements, present roadblocks and future promises. *Vaccine* 2003;21(7-8):593-5.

Barnaba V, Paroli M, Piconese S. The ambiguity in immunology. *Frontiers in Immunology* 2012;3:18.

Brennan Fr, Dougan G. Non-clinical safety evaluation of novel vaccines and adjuvants: new products, new strategies. *Vaccine* 2005;23(24):3210-22.

Bridge Sh, Sharpe Sa, Dennis Mj *et al.* Heterologous prime-boost-boost immunisation of Chinese cynomolgus macaques using DNA and recombinant poxvirus vectors expressing HIV-1 virus-like particles. *Virology Journal* 2011;7(8):429.

Buckland BC. The process development challenge for a new vaccine. *Nature Medicine* 2005;4:16-9.

Coffman Rl, Sher A, Seder Ra. Vaccine adjuvants: putting innate immunity to work. *Immunity* 2010;33(4):492-503.

De Groot As, Rappuoli R. Genome-derived vaccines. *Expert Review of Vaccines* 2004;3(1):59-76.

De Veer M, Meeusen E. New developments in vaccine research--unveiling the secret of vaccine adjuvants. *Discovery Medicine* 2011;12(64):195-204.

Furuya Y, Regner M, Lobigs M *et al.* Effect of inactivation method on the crossprotective immunity induced by whole 'killed' influenza A viruses and commercial vaccine preparations. *Journal of General Virology* 2010;91(6):1450-60.

Gréco M. The future of vaccines: an industrial perspective. *Vaccine* 2001;20(1):101-3.

Henderson DA. The eradication of smallpox - An overview of the past, present, and future. *Vaccine* 2011;29(4):7-9.

Hu AY, Tseng YF, Weng TC *et al.* Production of inactivated influenza H5N1 vaccines from MDCK cells in serum-free medium. *PLoS One* 2011;6(1):e14578.

Kim JH, Jacob J. DNA vaccines against influenza viruses. *Current Topics in Microbiology and Immunology* 2009;333:197-210.

Koup RA, Douek DC. Vaccine design for CD8 T lymphocyte responses. Cold Spring Harbor Perspectives in Medicine, 2011;1(1):a007252.

Kwak K, Yemelyanova A, Roden RB. Prevention of cancer by prophylactic human papillomavirus vaccines. *Current Opinion in Immunology* 2011;23(2):244-51.

Liu F, Ge S, LI L *et al.* Virus-like particles: potential veterinary vaccine immunogens. *Research in Veterinary Science* 2012;93(2):553-9.

Leroux-Roels G. Unmet needs in modern vaccinology: adjuvants to improve the immune response. *Vaccine* 2012;28(3):25-36.

Levine MM, Sztein MB. Vaccine development strategies for improving immunization: the role of modern immunology. *Nature Immunology* 2004;5(5):460-4.

Lombard M, Pastoret PP, Moulin AM. A brief history of vaccines and vaccination. *Revue Scientifique et Techique* 2007;26(1):29-48.

Ministério da Saúde - República Federativa Do Brasil. 2012. NotaTécnica nº07/2011 - Situação Epidemiológica da Pólio no Brasil. [Acesso em 2012 maio]. Disponível em: http://portal.saude.gov.br/portal/arquivos/pdf/ situacao_polio_brasil_nt_09_09_11.pdf

Ongkudon CM, Ho J, Danquah MK. Mitigating the looming vaccine crisis: production and delivery of plasmid-based vaccines. *Critical Reviews in Biotechnology* 2011;31(1):32-52.

Plotkin SA. Vaccines: the fourth century. *Clinical and Vaccine Immunology* 2009;16(12):1709-19.

Reyes-Sandoval A, Rollier CS, Milicic A *et al.* Mixed vector immunization with recombinant adenovirus and MVA can improve vaccine efficacy while decreasing antivector immunity. *Molecular Therapy* 2012;20(8):1633-47.

Rollier CS, Reyes-Sandoval A, Cottingham Mg *et al.* Viral vectors as vaccine platforms: deployment in sight. *Current Opinion on Immunology* 2011;23(3):377-82.

Sambrook J, Russell DW. *Molecular cloning: a laboratory manual*, 3rd ed. New York: Cold Spring Harbor Laboratory Press; 2001.

Schatzmayr HG. Novas perspectivas em vacinas virais. *História, Ciências, Saúde* (Manguinhos) 2003;10(2):655-69.

Thomas RE, Lorenzetti DL, Spragins W *et al.* The safety of yellow fever vaccine 17D or 17DD in children, pregnant women, HIV+ individuals, and older persons: systematic review. *The American Journal of Tropical Medicine & Hygiene* 2012;86(2):359-72.

Walsh SR, Dolin R. Vaccinia viruses: vaccines against smallpox and vectors against infectious diseases and tumors. Expert *Reviews on Vaccines* 2011;10(8):1221-40.

Watkins DI, Burton DR, Kallas EG *et al.* Nonhuman primate models and the failure of the Merck HIV- 1 vaccine in humans. *Nature Medicine* 2008;14(6):617-21.

Weintraub A. Immunology of bacterial polysaccharide antigens. *Carbohydrates Research* 2003;338:2539-47.

White A. Why vaccines are not the answer - the failure of V520 and the importance of cell-mediated immunity in the fight against HIV. *Medical Hypotheses* 2008;71(6):909-13.

Xiao Y, Isaacs SN. Therapeutic vaccines and antibodies for treatment of orthopoxvirus infections. *Viruses* 2010;2(10):2381-403.

Yewdell JW. Designing CD8+ T cell vaccines: it's not rocket science (yet). *Current Opinion in Immunology* 2010;22(3):402- 410.

Zepp F. Principles of vaccine design-Lessons from nature. *Vaccine* 2010;28(3):14-24.

Zuckerman JN. Protective efficacy, immunotherapeutic potential, and safety of hepatitis B vaccines. *Journal of Medical Virology* 2006;78(2):169-77.

7 VIROLOGIA AMBIENTAL

Leonardo Diniz-Mendes

A Virologia Ambiental é o ramo das Ciências Biológicas que se dedica ao estudo da composição e fisiologia das comunidades de vírus dispersas no ambiente. Apesar de o termo também ser aplicado à pesquisa de vírus no solo e no ar, as águas superficiais constituem a matriz onde se concentra a maioria das pesquisas da área. Hoje em dia, o sentido do termo se tornou mais abrangente e engloba pesquisa de vírus em alimentos e fômites, monitoramento da circulação de cepas vacinais e da disseminação acidental ou intencional de vírus já erradicados. Este tema tem despertado grande interesse pela possibilidade da descoberta de novos vírus, pela variedade de vírus causadores de doenças em humanos que podem ser transmitidas por meio hídrico e, pelo impacto que essas doenças podem causar na saúde pública.

HISTÓRICO

O hábito de manejar e buscar água de qualidade são comportamentos presentes na espécie humana há milhares de anos. As evidências mais antigas deste fato são poços e canalizações encontrados na Índia pelo arqueólogo inglês John Marshall, em 1922. Estes poços foram escavados pela civilização do Vale do Indo, na localidade de Mohenjo-Daro no atual Paquistão, há pelo menos, 2.500 a.C.

Contudo, os primeiros relatos sobre a influência da qualidade da água sobre a saúde humana datam do século 400 a.C., na Grécia, quando Hipócrates observou uma relação entre a qualidade da água e o desenvolvimento de doenças. Em 1676, após a invenção do microscópio, Antonie van Leeuwenhoek observou, pela primeira vez, a presença de microrganismos como protozoários e bactérias na água. A possibilidade de alguns deles serem causadores de enfermidades passou a ser, então, estudada.

Em 1854, comprovou-se que uma epidemia de cólera foi disseminada pela água e que os surtos apresentaram menores proporções nas áreas onde haviam sido instalados filtros de areia como tratamento da água de consumo. Ao estudar este caso, o cientista britânico John Snow descobriu que a causa direta da disseminação foi a contaminação da água de consumo com água de esgoto. A observação de que a água apresentava propriedades organolépticas normais levou, então, à conclusão de que apenas estes fatores não garantem a potabilidade da água. Este fato demonstrou a necessidade do emprego de tratamentos para desinfecção da água. Em 1856, o cientista inglês William Budd demonstrou, com técnicas epidemiológicas clássicas, a disseminação da *Salmonella typhi* por meio da água. As descobertas de Snow e Budd levaram o governo inglês, em 1859, a implementar o tratamento obrigatório da água de consumo pela filtragem seguida de cloração. Este ato marcou o estabelecimento da primeira regulamentação governamental para o manejo de água pública.

Nos Estados Unidos, em 1914, o primeiro padrão de água potável foi estabelecido, determinando a quantidade máxima de coliformes admissível para uma amostra ser considerada como potável (< 2 coliformes/100 mL de água). Nos anos seguintes, mais padrões de água foram estabelecidos, por exemplo, de chumbo, cobre e zinco. As normas existentes foram sendo intensificadas de forma que em 1962 havia 28 padrões para as substâncias encontradas na água potável. Valores máximos de concentração de poluentes biológicos e substâncias químicas cuja presença pudesse alterar a aparência, sabor e cheiro de água foram determinados.

A primeira correlação entre doenças causadas por vírus e a transmissão por água contaminada ocorreu após a observação da presença de poliovírus nas fezes de pacientes sintomáticos e assintomáticos. Este fato levantou a suspeita de que este vírus pudesse ser transmitido por via hídrica e, a partir de então, os primeiros estudos em Virologia Ambiental foram iniciados pelo norte-americano Joseph L. Melnick. Na década de 1940, este pesquisador detectou poliovírus em macacos *Rhesus* após inoculação destes com amostras de esgoto contaminado. Esse estudo demonstrou uma correlação existente entre a presença e a quantidade de poliovírus no esgoto e o número de casos de poliomielite. Observou-se, ainda, que as partículas virais permaneceram infecciosas no esgoto por várias semanas, demonstrando que o vírus apresenta resistência e estabilidade no ambiente.

No final da década de 1940 e início da década de 1950, mediante ao desenvolvimento de técnicas para concentração e detecção, grandes quantidades de enterovírus como

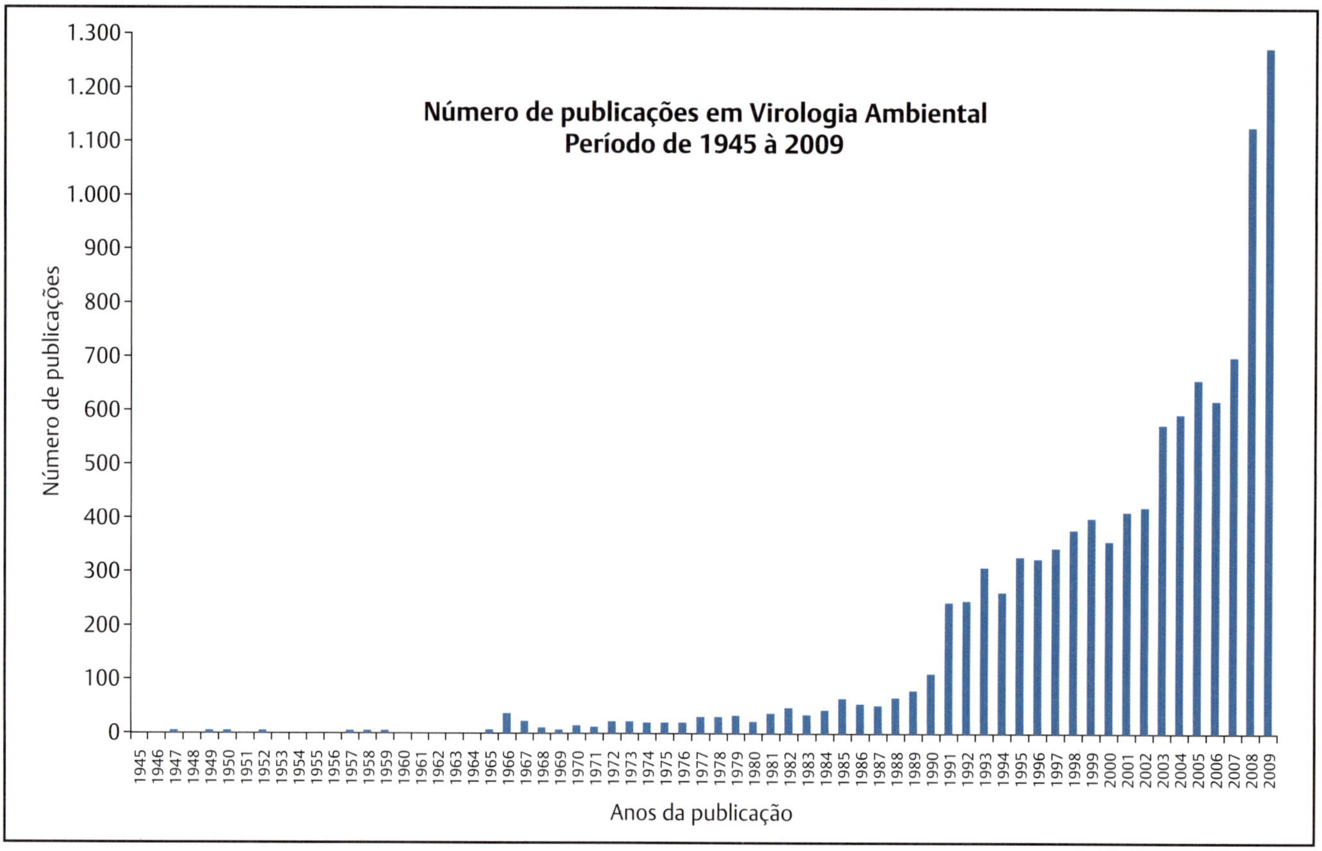

Fig. 7-1. Gráfico traçado com dados sobre o número de publicações em virologia ambiental que foram obtidos por meios de busca no banco de dados *ISI Web of Knowledge* (http://www.isiwebofknowledge.com), em setembro de 2010, utilizando os termos "vírus" e "água".

o poliovírus, e os então recém-descobertos *coxsackievirus* e *echovirus* passaram a ser encontradas e isoladas a partir de amostras de esgoto e água contaminada. Contudo, poucos surtos foram comprovadamente relacionados com transmissão por estes veículos.

Ainda na década de 1950, a ocorrência de um surto de hepatite em Nova Deli, na Índia, ocasionado pela contaminação do sistema de tratamento da água por esgoto, resultou no registro de 30 mil casos. Posteriormente, o vírus da hepatite E foi identificado como o agente etiológico desta epidemia que é considerada como uma das maiores já descritas até o momento, cuja disseminação tenha ocorrido por veiculação hídrica.

Este tema despertou interesse da comunidade ao longo dos anos até que, em 1965, nos Estados Unidos (Cincinnati, Ohio), foi realizada a primeira conferência internacional denominada "Transmissão de vírus pela água". Em 1972, a Lei da Água Limpa foi aprovada nos Estados Unidos e em 1974, a Lei da Água de consumo que explicita o princípio do direito à água potável para todos.

Outras conferências foram realizadas nas décadas seguintes no México ("Vírus na Água" - 1974) e em Israel ("Vírus Entéricos na Água" - 1982). Temas como desenvolvimento de métodos capazes de detectar baixas concentrações de vírus em ambiente aquático, correlação de parâmetros biológicos com a manutenção dos vírus em água, determinação de dose infectante de cada tipo de vírus, persistência dos vírus nas águas de reuso e a importância de se estabelecer um padrão viral de qualidade da água, foram discutidos. A partir da década de 1980, diferentes estudos foram desenvolvidos e contribuíram para o desenvolvimento da Virologia Ambiental.

Na década de 1990, em razão da importância do tema e da disponibilidade de novas técnicas, a área de Virologia Ambiental atraiu o interesse de diversos grupos de pesquisa em todo o mundo, fato observado pelo aumento do número de artigos científicos publicados ao longo dos anos, demonstrado na Figura 7-1.

DISPERSÃO DOS VÍRUS NO AMBIENTE

Uma variedade de vírus presentes no trato gastrointestinal de indivíduos infectados é eliminada no meio ambiente pelas fezes, em quantidades que variam entre 10^5 a 10^{11} partículas por grama de fezes. Um grande número de vírus e variantes está presente em amostras de água.

O ser humano pode ser infectado por meio de ingestão de água e alimentos contaminados por estes vírus. Os vírus entéricos são eliminados pelas fezes e são conduzidos até o esgoto. As partículas são, então, carreadas para corpos hídricos como rios, lagos, mares, lençóis freáticos ou água de reuso. Uma vez dispersos na água, os vírus podem entrar em contato com um novo hospedeiro pelo consumo de água ou alimentos contaminados, pelo contato direto ou ingestão acidental (Fig. 7-2).

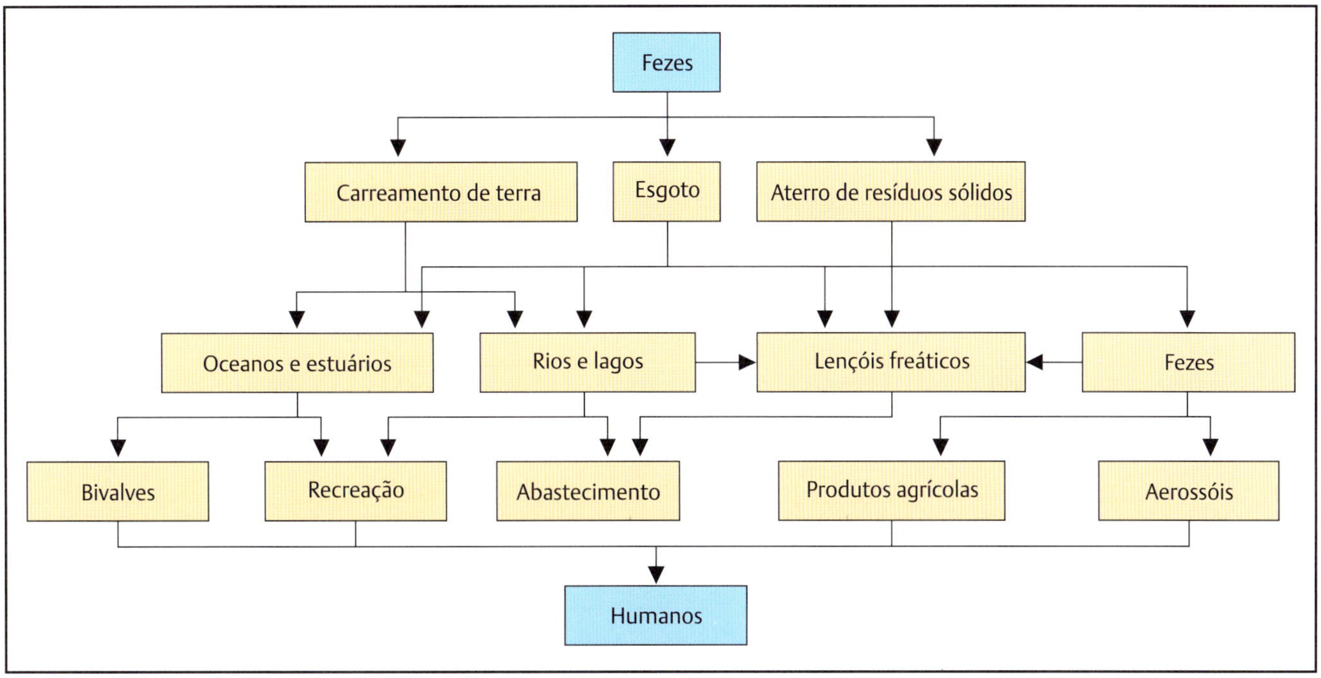

Fig. 7-2. Rotas de transmissão de vírus entéricos no ambiente. (Fonte: Adaptada de Metcalf *et al.* 1995.)

VÍRUS NA ÁGUA

Os vírus constituem o grupo mais abundante de seres presentes no ambiente aquático. Cada milímetro cúbico de água do oceano contém vários milhões de partículas virais. Segundo estimativas, devem existir em todo o oceano cerca 10^{30} vírions. Os vírus constituem ainda 94% de todos os seres portadores de ácidos nucleicos nos oceanos e são 15 vezes mais abundantes do que as bactérias e arqueobactérias. Contudo, nem todos os vírus encontrados nos oceanos estão associados a infecções em humanos.

Os vírus marinhos são essenciais para a regulação ecológica dos ecossistemas hídricos, infectando e destruindo principalmente bactérias. Desta forma são responsáveis, pelo mais importante mecanismo de reciclagem de carbono no ambiente marinho. Cerca de 20% da biomassa total de microrganismos marinhos é renovada a cada dia em decorrência da atividade viral. Além disso, esta atividade leva, ainda, ao aumento da taxa global de respiração nos oceanos, o que, segundo estimativas, consome, indiretamente, cerca de três gigatoneladas de dióxido de carbono atmosférico por ano. A lise de células bacterianas libera ferro, que é importante para o desenvolvimento do fitoplâncton e leva à produção de dimetilsulfóxido, um gás cuja concentração influencia positivamente a formação de nuvens e resfriamento do clima no planeta. Por conta destas atividades, os vírus marinhos apresentam um impacto significativo na regulação das comunidades microbianas em ambientes hídricos e nos ciclos geotérmicos. Os vírus são, ainda, um importante meio natural de transferência de genes entre espécies diferentes, o que aumenta a diversidade genética e deflagra mecanismos evolutivos.

Os vírus presentes no trato gastrointestinal de indivíduos infectados, como os adenovírus (AdV), rotavírus (RV), norovírus (NoV), astrovírus (AsT), torque tenovírus (TTV), enterovírus (EV) e, os vírus das hepatites A (HAV) e E (HEV), são eliminados nas fezes em grandes quantidades, que podem chegar a até 10^{11} partículas por grama de fezes. Uma vez excretados, são capazes de contaminar direta ou indiretamente águas destinadas ao consumo humano. A presença destes vírus na água, ou alimentos contaminados por resíduos fecais têm contribuído para a disseminação destes agentes e a ocorrência de surtos. A dose infectante destes agentes geralmente é muito baixa, podendo variar de 1 a 10 unidades infecciosas, dependendo do vírus.

Os vírus entéricos apresentam grande estabilidade no ambiente e podem permanecer viáveis durante vários meses na água. A detecção dos vírus deste grupo pode ser realizada durante todas as estações do ano e alguns vírus podem resistir a processos de tratamento de água e esgoto aplicados para o controle bacteriano, como por exemplo, a cloração. Além disso, os atuais indicadores de contaminação não apresentam correlação qualitativa ou quantitativa com os atuais indicadores bacterianos de contaminação de águas. Os métodos de monitoramento de qualidade da água de recreação e consumo, utilizados atualmente, são pautados em parâmetros físico-químicos (i.e., potencial hidrogeniônico, condutividade, turbidez, temperatura, oxigênio dissolvido etc.) e bacterianos (coliformes totais e fecais). Contudo, os indicadores bacteriológicos clássicos nem sempre são efetivos para avaliar a ocorrência de vírus da água. Estudos comparativos da detecção de EV, AdV, RV, AstV, HAV, NoV e TTV demonstraram que não há correlação entre estes agentes nas amostras de água examinadas: água de esgotos, rios, córregos, poços e torneiras.

A ausência de informação sobre a presença de vírus na água torna incompleta a estimativa da condição de balneabilidade de determinada área. Uma vez que os vírus entéricos são mais resistentes à degradação do que as bactérias fecais, eles podem ser detectados mesmo em águas consideradas dentro dos padrões de qualidade.

DETECÇÃO DE VÍRUS EM AMOSTRAS DE ÁGUA

Uma vez que os vírus estão presentes em pequenas quantidades na água, a concentração das partículas virais – reunião das partículas contidas em um grande volume em um volume menor – representa uma etapa muito importante do processo de monitoramento. A concentração faz com que maioria das amostras apresente um número de partículas superior ao limite mínimo de detecção de técnicas como o cultivo, a microscopia eletrônica e a reação em cadeia da polimerase. Também em razão das baixas concentrações dos vírus, em geral, são utilizadas amostras com volumes que variam de 100 mL até 1.000 litros, dependendo do tipo da água a ser analisada.

O monitoramento da presença de vírus entéricos em água de abastecimento e esgoto ainda não é rotineiro na maioria dos países e ocorre, muitas vezes, apenas em casos de cunho científico como, por exemplo, no esclarecimento de surtos.

Muitos métodos para concentração de vírus já foram propostos, contudo, todos apresentam limitações nos volumes máximos das amostras, em suas capacidades de recuperação e, na qualidade do concentrado. Por este motivo, antigas metodologias continuam em estudo e sofrendo adaptações e, frequentemente, novos protocolos são apresentados. As características de cada protocolo de concentração devem ser avaliadas para a escolha entre os métodos disponíveis, levando-se em conta o tipo de água a ser analisada e o método de detecção que se pretende utilizar.

A taxa de recuperação é a relação entre a carga de vírus remanescente após determinado processo de concentração, e a carga inicial de vírus em uma dada amostra. Para a determinação da taxa de recuperação de uma metodologia deve-se inocular experimentalmente uma quantidade conhecida de um ou mais vírus no volume de trabalho da técnica, submeter esta amostra-teste ao processo de concentração e quantificar as partículas virais presentes no concentrado final. É conveniente, ainda, que sejam testados os descartes da cada etapa de concentração, a fim de se mensurar eventuais perdas e facilitar a otimização da técnica. Normalmente, este parâmetro é expresso em porcentagem e deve ser avaliado para cada tipo de amostra que se deseja examinar. Essa medição pode ser feita em amostras artificiais e ambientais desde que a amostra seja previamente descontaminada ou que, sabidamente, não esteja inicialmente contaminada pelos vírus em estudo.

MÉTODOS DE CONCENTRAÇÃO DE VÍRUS

Como apresentam características semelhantes à de moléculas de proteínas isoladas, as partículas virais podem ser concentradas baseando-se nos mesmos princípios gerais como, por exemplo, a diferença de carga elétrica e massa molecular. Desta forma, os métodos mais comuns envolvem adsorção e eluição a matrizes sólidas eletricamente carregadas, precipitação ou ultrafiltração.

A coleta e o transporte das amostras ao laboratório podem levar várias horas e devido a isso, muitas vezes, o processo de concentração não pode ser realizado imediatamente após a coleta. Desta forma, as amostras devem ser corretamente armazenadas a fim de se evitar, ou minimizar, a degradação das partículas possivelmente presentes. Para a pesquisa de vírus, preferencialmente, as amostras devem ser estocadas a 25°C por até duas horas, a 5°C por até 48 horas ou, -70°C por tempo maior que 48 horas. Normalmente, a detecção de vírus é acompanhada pela avaliação de outros indicadores de poluição, neste caso devem-se levar em consideração as condições de armazenamento necessárias para cada tipo de parâmetro.

Principais Métodos de Concentração

1. **Adsorção-eluição:** os métodos desta classe destinam-se a concentração de partículas virais de amostras volumosas, até 1.000 L ou mais, como no caso de água de abastecimento ou de mananciais, tanto quanto de amostras pouco volumosas, de 0,1 a 5 L, como no caso de rios poluídos e esgoto. Nestes procedimentos, as partículas virais aderem a uma matriz sólida em razão de interações elétricas, mediante o ajuste das condições de pH e força iônica, que são diferentes para cada tipo de amostra. As matrizes, com carga positiva ou negativa, podem ser filtros compostos de nitrato ou de ésteres de celulose e lã de vidro, entre outros. A adsorção é facilitada por dois fatores: (1) condições de pH entre 3 e 5, exceto no caso da lã de vidro, quando a adsorção ocorre em pH neutro e (2) na presença de cátions polivalentes como o magnésio e o alumínio. Em seguida, o pH é elevado levando a alterações nas condições físico-químicas e, consequentemente, nas interações entre os vírus e a matriz. Assim, as partículas são eluídas em pequenos volumes de soluções alcalinas como extrato de carne, leite desnatado, sulfato de alumínio ou hidróxido de sódio, com pH acima de 10.
2. **Precipitação:** por este método, os vírus podem ser concentrados a partir de amostras com pouco volumosas, até 10 L, como é o caso do esgoto e água poluída. As amostras que forem originárias de águas não ou pouco poluídas podem apresentar pouca quantidade de partículas e, talvez, uma segunda etapa de concentração seja necessária – a reconcentração. As técnicas de precipitação também se aplicam a estes casos. A precipitação ocorre na presença de coagulantes como o hidróxido de alumínio que, sendo positivamente carregado, forma um complexo com as partículas virais, que apresentam carga negativa. Por outro lado, o processo de precipitação é favorecido quando realizado em condicões ácidas, que auxilia a formação de aglomerados de partículas virais. Os complexos e aglorados apresentam massa com alto peso molecular se tornam mais fáceis de separar da massa líquida, por sedimentação pela gravidade natural ou centrifugação, e são novamente separadas após neutralização do pH.
3. **Ultrafiltração:** método pelo qual as partículas virais são retidas com base em seu tamanho molecular em matrizes com fator de corte de 30 a 100 kDa. As matrizes mais comuns são filtros, membranas, capilares e fibras ocas. A filtração pode ocorrer pelo pressionamento da amostra através de um filtro ou por diálise. Neste último caso a amostra é desidratada quando exposta a uma solução higroscópica como o polietilenoglicol. Esta metodologia se aplica a amostras pouco volumosas, até 50 L e, pouco ou nenhum material particulado em suspensão como, por exemplo, as destinadas a etapas de reconcentração e água de torneira.

DETECÇÃO

Em muitos estudos é importante a avaliação não só da disseminação, mas também da infecciosidade das partículas de vírus em amostras concentradas, recuperadas do ambiente. Com esta finalidade os principais métodos utilizados envolvem o isolamento e a identificação do vírus pela propagação em cultura de células permissivas, de origem animal ou humana. A constatação da presença de vírus infecciosos é realizada por ensaios como a observação de efeito citopático nas células infectadas, visualização das partículas virais por microscopia eletrônica, ensaios de interferência viral, reação de hemaglutinação e hemadsorção, imunofluorescência direta e indireta, neutralização e testes imunoenzimáticos e testes moleculares.

O uso de ensaios moleculares, particularmente da técnica de reação em cadeia pela polimerase (PCR) e da PCR quantitativa, tem permitido novos avanços na detecção de vírus e constitui a principal ferramenta utilizada para o monitoramento de vírus entéricos na água. Comparada à propagação em cultivo de células, técnica também utilizada para detecção e quantificação de vírus, a PCR apresenta várias vantagens como rapidez de execução e baixo custo, além de ser uma metodologia que apresenta alta especificidade e sensibilidade. Adicionalmente, este método facilita a identificação de vírus como TTV, o NoV, os AdVs entéricos e o HAV. Estes vírus não são capazes ou apresentam dificuldades para serem propagados em cultura de célula e, para estes, torna-se ideal a utilização de técnicas moleculares de detecção e quantificação. A análise de amostras de águas detectadas por PCR convencional e confirmadas por *Southern-blot, nested* PCR e sequenciamento parcial do genoma, tem evidenciado, ao longo dos últimos anos, a presença e a diversidade destes vírus em diversos ecossistemas aquáticos.

A principal desvantagem em relação à técnica de PCR é sua incapacidade de determinar a infecciosidade dos vírus. Todavia, alguns autores sugerem que os ácidos nucleicos livres, fora do capsídeo, teriam uma menor estabilidade no ambiente, sendo degradados pouco tempo após a lise dos vírions. Desta forma, a técnica de PCR detectaria principalmente partículas virais intactas e, portanto, com possibilidade de serem infecciosas.

Uma das dificuldades na detecção de vírus no ambiente é a presença de substâncias que inibem a PCR, tais como proteínas, carboidratos, ácidos húmico e fúlvico, e outros compostos orgânicos presentes nas amostras e concentradas juntamente com os vírus aquáticos. A presença destas substâncias impede a detecção ou reduz a sensibilidade do método, tornando-se necessário, portanto, a remoção dos inibidores antes da detecção molecular de vírus. Técnicas como a diálise, seguida de extração com solvente e ultrafiltração, têm mostrado resultados satisfatórios na remoção de inibidores.

VÍRUS ENTÉRICOS COMUMENTE ENCONTRADOS NA ÁGUA

Contabilizando-se os integrantes de diversos gêneros, cerca de uma centena de tipos diferentes de vírus entéricos estão presentes em águas contaminadas por esgoto e podem causar uma variedade de doenças no homem.

Apesar de frequentemente serem associados a infecções assintomáticas estão relacionados com o desenvolvimento de quadros como, por exemplo, gastroenterite, hepatite, conjuntivite, paralisia infantil, meningite asséptica e encefalite entre outras enfermidades.

Entre os vírus mais frequentes na água pode-se citar:

A) Vírus da hepatite A
- Membro da família Picornaviridae e único representante do gênero *Hepatovirus*.
- O vírus da hepatite A é entérico e transmitido por via fecal-oral. A infecção ocorre por meio da ingestão de água ou alimentos contaminados ou contato pessoa a pessoa.
- A doença pode variar de 3 a 4 semanas e o curso clínico pode variar entre casos assintomáticos, que ocorrem geralmente em crianças até 5 anos de idade, sintomáticos, geralmente relacionados com jovens e adultos e, raramente, casos fulminantes. A sintomatologia específica é caracterizada por icterícia, acolia fecal, colúria e acompanhado de sintomas inespecíficos como febre, náuseas e vômitos, dor abdominal e cansaço.

B) Vírus da hepatite E
- Classificado na família *Herpesviridae* e no gênero *Herpesvirus*.
- O vírus da hepatite E é disseminado via fecal-oral, sendo ingerido por ingestão de água e alimentos contaminados.
- A infecção causada pelo vírus da hepatite E pode se apresentar de forma inaparente, sintomática aguda e alguns casos fulminantes. Os sintomas não são diferentes dos observados para as outras hepatites virais: icterícia, colúria, febre, dor abdominal, náuseas, vômitos e anorexia. O vírus da hepatite E também é capaz de infectar animais, como porcos, e seu potencial zoonótico foi demonstrado recentemente. Este vírus foi responsável por uma grande epidemia na Índia, na década de 1950, sendo a primeira comprovadamente gerada por contaminação fecal em um suprimento de água.

C) Rotavírus
- Integrante da família *Reoviridae* e do gênero *Rotavirus*.
- Disseminado via fecal-oral. Sua transmissão se dá através do contato direto com a pessoa infectada, através da ingestão de água contaminada, consumo de alimentos contaminados, contato direto com objetos contaminados e através do contato com fezes, uma vez que há uma alta concentração do vírus causador desta doença nas fezes do doente.
- Este vírus é o principal responsável pela ocorrência de gastroenterite grave em crianças de até cinco anos de idade. Seus principais sintomas são forte diarreia, vômito, febre e desidratação. Nos adultos tais sintomas podem se apresentar de forma mais leve.

D) Adenovírus
- Os adenovírus entéricos pertencem à família *Adenoviridae* e gênero *Mastadenovirus*.
- São transmitidos por contato direto, a transmissão fecal-oral, e, ocasionalmente, a transmissão pela água. São capazes de estabelecer infecções persistentes assintomáticas e é frequente a excreção persistente e intermitente do vírus pela faringe e pelas fezes por períodos mais longos, que podem chegar a meses.

- Geralmente a gastroenterite provocada por adenovírus é tão prevalente quanto a que é causada por rotavírus, na mesma faixa etária, crianças com menos de cinco anos. Normalmente manifesta-se como uma doença branda com diarreia e vômito.

E) Calicivírus
- Família *Caliciviridae* e gênero *Norovirus*.
- O norovírus é transmitido por água e alimentos contaminados e contato pessoa a pessoa. Diferentemente de outros vírus causadores de gastroenterites, como o rotavírus, a doença afeta, frequentemente, indivíduos adultos. Estão associados a surtos em locais confinados ou de contato próximo como ambientes hospitalares, em navios, asilos, residências e escolas.
- Este vírus é um importante causador de gastroenterite. Os sintomas mais comuns são vômito, diarreia e cólica estomacal moderada.

F) Astrovírus
- Os astrovírus humanos pertencem à família *Astroviridae*, gênero *Mamastrovirus*.
- A transmissão do astrovírus é fecal-oral e a infecção ocorre, normalmente, por contato direto com pessoas infectadas, pela ingestão de água e alimentos contaminados ou por fômites.
- A infecção produz um quadro de gastroenterite aguda e o sintoma típico é diarreia aquosa que pode ser acompanhada por vômito, febre, anorexia, dor abdominal e desidratação.

G) Enterovírus
- Classificados na família Picornaviridae e no gênero *Enterovirus*. Os enterovírus humanos incluem os poliovírus, coxsackievírus A, coxsackievírus B, echovírus e os enterovírus 68 a 71 e 73.
- Os enterovírus são transmitidos via fecal-oral e a infecção ocorre por meio da ingestão de água ou alimentos contaminados.
- A maioria das infecções é inaparente, mas os enterovírus podem causar uma variedade de doenças como poliomielite, meningite asséptica, diarreia infantil e miocardite.

H) Anelovírus
- Classificados na família *Anelloviridae* e no gênero *Alphatorquevirus*.
- O torque tenovírus está presente em uma variedade de fluidos corporais, o que sugere que a transmissão pode ocorrer tanto pela via parenteral, pelo contato com sangue contaminado, quanto pela via fecal oral.
- Apesar de terem sido apontadas possíveis relações com alguns quadros patogênicos como hepatite, câncer, doenças respiratórias e autoimunes, nenhuma evidência foi comprovada até o momento, configurando o TTV como um vírus órfão, ou seja, não causador de doenças em humanos.

INDICADORES VIRAIS DE QUALIDADE DA ÁGUA

O número de patógenos presentes na água é muito elevado. As contaminações geralmente são intermitentes, e as técnicas para detecção em geral são complexas e caras, o que torna inviável o monitoramento de todos os vírus entéricos distintamente. Uma vez que a relação entre água e doença foi estabelecida para as doenças de transmissão fecal-oral, optou-se pelo uso de indicadores de contaminação fecal que nem sempre evidenciam a presença de vírus.

Há mais de 60 anos os vírus são pesquisados em águas de diferentes tipos e, desde então, se busca o estabelecimento de um indicador viral universal, capaz de apontar a presença de outros vírus patogênicos e assim, garantir maior qualidade da água destinada ao consumo humano e contribuir para a melhoria das condições de saneamento básico.

O microrganismo indicador ideal deve apresentar características como abundância nas fezes humanas, só existir no ambiente contaminado e apresentar alta estabilidade e resistência às condições ambientais e a desinfetantes, permitindo o levantamento de estimativas sobre a probabilidade da presença de outros vírus.

Um indicador capaz de reunir todas estas características ainda não foi determinado e permanece em pesquisa. Existe a possibilidade de que seja necessário o uso de um conjunto de indicadores virais com características semelhantes.

Algumas legislações aconselham a detecção de vírus na caracterização de amostras de águas ambientais, de efluentes de esgoto e de consumo. A Agência de Proteção Ambiental dos Estados Unidos (USEPA) indica o grupo dos vírus entéricos causadores de gastroenterites, principalmente o adenovírus, como o indicador mais seguro e confiável para o monitoramento ambiental, uma vez que são resistentes a processos de tratamento de água e esgoto aplicados no controle bacteriano. No Brasil, a Portaria número 518 de 2004 do Ministério da Saúde e a Resolução número 375 de 2006, do Conselho Nacional do Meio Ambiente, são exemplos de leis que preveem o monitoramento preferencial de adenovírus entéricos, os vírus do gênero *Enterovirus* (poliovírus, *echovirus*, *coxsackievirus*). Em situações especiais como esclarecimento de surtos de diarreia, hepatite A e outras viroses de transmissão fecal-oral, deve-se pesquisar rotavírus, vírus da hepatite A e outros, definidos pelo órgão ambiental.

Alguns autores sugerem a pesquisa do HAV como um bom indicador para monitorar a qualidade virológica da água, em razão da elevada resistência a tratamentos desinfectantes como a cloração. Embora o grupo dos enterovírus também seja considerado como boa opção, estudos recentes sugerem o uso de AdV como melhor indicador de poluição viral humana. Os adenovírus considerados como um dos grupos de vírus mais bem estudados como um possível indicador viral de contaminação fecal. Atualmente, o TTV tem sido apontado como uma possibilidade em razão da altíssima prevalência, presença em todas as partes do mundo infecção crônica e excreção em grandes quantidades, independentemente de surtos.

Os vírus mais estudados como candidatos a indicadores virais são os seguintes:

A) ***Vírus da hepatite A:*** são muito estáveis em pH 1-3, termorresistentes à temperatura de 60°C/1h e resistentes a desnaturantes. A correlação entre a ocorrência de surtos de hepatite A já foi relacionada com a utilização de água de consumo e recreação contaminadas. Além disso, disso o HAV também já foi detectado em outros tipos de água como de poços, esgoto, rios e córregos.

B) ***Rotavírus:*** ocorre no mundo todo, contudo observa-se maior a ocorrência nos países menos desenvolvidos. A veiculação pela água pode ser evidenciada durante todas as estações. Contudo um efeito sazonal pode ser observado nos países de clima temperado onde a ocorrência é maior nos meses mais frios. Poucos casos de rotaviroses relacionados com o consumo de águas contaminadas têm sido publicados. Estável em pH 3-9, termo estável a 50°C, resistente a solventes.

C) ***Adenovírus:*** o adenovírus é muito estável no meio ambiente apresentando maior estabilidade na água do que os enterovírus e outros vírus entéricos. Estes patógenos são muito estáveis em pH ácido, resistentes a tratamentos com éter e clorofórmio. Quando comparados aos enterovirus, apresentaram resistência relativamente menor a desinfecção com cloro, maior resistencia à exposição aos raios ultra-violetas e maior tempo de deteção em amostras de esgoto. A transmissão de conjuntivite em águas de recreação e piscinas já foi relatada. Contudo, poucos surtos de gastroenterite causados por adenovírus originados pelo consumo ou utilização de água contaminada foram documentados. Além, disso já foram encontrados em amostras de esgoto que, supostamente, foi a origem de um surto de infecção com norovírus, em piscinas e água de abastecimento com tratamento deficiente em diversos países do mundo inclusive no Brasil.

D) ***Enterovírus:*** estão presentes em todas as partes do mundo e estão entre os mais prevalentes causadores de doenças em humanos. Muito estáveis e resistentes a detergentes, enzimas proteolíticas, até uma hora a 50°C, a pH 3-5, solventes e cloração. São frequentemente detectados em amostras de água de recreação, contudo raramente são documentados surtos de enterovírus que tenham sido transmitidos pela água.

E) ***Anelovírus:*** torque tenovírus humanos são marcados por uma prevalência extremamente elevada, infectando quantidades superiores a 90% da população geral, são detectados em todas as partes do mundo, viremia crônica e excreção fecal contínua independente de surtos ou da estação do ano. Em estudos recentes o TTV foi detectado com alta prevalência e alta carga em amostras de esgoto e água de rios poluídos.

CONSIDERAÇÕES FINAIS

A problemática representada pela presença de vírus na água de recreação ou de consumo vem atraindo cada vez mais o interesse da comunidade científica e dos órgãos de saúde pública. As metodologias aplicadas até o presente momento são capazes de reduzir quase a totalidade da carga orgânica e da quantidade de bactérias e protozoários, mas, são pouco efetivas quando se trata de vírus. Desta forma, torna-se necessário o investimento na área para o desenvolvimento de estudos que forneçam mais dados sobre a biologia dos vírus em meio aquático. Essas informações são necessárias para que sejam desenvolvidos novos métodos para concentração e detecção de vírus em amostras de água. Os vírus apresentam maior estabilidade e estão presentes em maior quantidade do que os outros microrganismos podendo até mesmo se apresentar como indicadores mais sensíveis do que os atualmente empregados. A determinação de vírus indicadores e o desenvolvimento de protocolos simples, rápidos e de baixo custo contribuirão para inclusão dos vírus no grupo de organismos avaliados para monitoramento da qualidade da água e para assegurar um padrão plenamente satisfatório no suprimento de águas públicas.

BIBLIOGRAFIA

Abbaszadegan MP, Monteiro N, Nwachuku A. Removal of adenovirus, calicivirus, and bacteriophages by conventional drinking water treatment. *J Environ Sci Health A Tox Hazard Subst Environ Eng* 2008;43(2):171-7.

Abbaszadegan MP, Stewart P, LeChevallier M. A strategy for detection of viruses in groundwater by PCR. *Appl Environ Microbiol* 1999;65(2);444-9.

Appleton H. Control of food-borne viruses. *Br Med Bull* 2000;56(1):172-83.

Baker MNAT, Michael J. The quest for pure water: The history of the twentieth century: AWWA, 1981;1 and 2.

Bendinelli MM, Pistello F, Maggi C *et al.* Molecular properties, biology, and clinical implications of TT virus, a recently identified widespread infectious agent of humans. *Clin Microbiol Rev* 2001;14(1):98-113.

Biagini PP, Gallian M, Touinssi JF *et al.* High prevalence of TT virus infection in French blood donors revealed by the use of three PCR systems. *Transfusion* 2000:40(5):590-5.

Borchardt MA, Bertz PD, Spencer SK, Battigelli DA. Incidence of enteric viruses in groundwater from household wells in Wisconsin. *Appl Environ Microbiol* 2003;69(2):1172-80.

Bosch A. Human enteric viruses in the water environment: a minireview. *Int Microbiol* 1998;1(3):191-6.

Brasil. Portaria n° 518, de 25 de março de 2004/Ministério da Saúde. Secretaria de Atenção à Saúde. Estabelece os procedimentos e responsabilidades relativos ao controle e vigilância da qualidade da água para consumo humano e seu padrão de potabilidade, e dá outras providências. (Acesso em 2010 Dez 12). Disponível em: <http://dtr2001.saude.gov.br/sas/PORTARIAS/Port2004/GM/GM-518.htm>.

______. Manual de aconselhamento em hepatites virais / Ministério da Saúde, Secretaria de Vigilância em Saúde, Departamento de Vigilância Epidemiológica: 56 p. 2005 - (Série A. Normas e Manuais Técnicos) - (Acesso em 2010 Dez 10). Disponível em: <http://bvsms.saude.gov.br/bvs/politicas/hepatites_aconselhamento.pdf>.

______. Resolução N° 375, de 29 de agosto de 2006. Ministério do Meio Ambiente. Conselho Nacional do Meio Ambiente-CONAMA. Define critérios e procedimentos, para o uso agrícola de lodos de esgoto gerados em estações de tratamento de esgoto sanitário e seus produtos derivados. (Acesso em 2010 Dez 10). Disponível em: <www.mma.gov.br/port/conama/res/res06/res37506.pdf>.

Brouns SJ, Jore MM, Lundgren M *et al.* Small CRISPR RNAs guide antiviral defense in prokaryotes. *Science* 2008;321(5891):960-4.

Canchaya C, Fournous G, Chibani-Chennoufi S *et al.* Phage as agents of lateral gene transfer. *Curr Opin Microbiol* 2003;6(4):417-24.

Carducci A, Casini B, Bani A *et al.* Virological control of groundwater quality using biomolecular tests. *Water Sci Technol* 2003;47(3):261-6.

Carducci AP, Morici F, Pizzi R *et al.* Study of the viral removal efficiency in a urban wastewater treatment plant. *Water Sci Technol* 2008;58(4):893-7.

Carstens EB. Ratification vote on taxonomic proposals to the International Committee on Taxonomy of Viruses (2009). *Arch Virol* 2010;155(1):133-46.

Charlson RE Lovelock JE, Andreae MO, Warren SG. Oceanic phytoplankton, atmospheric sulfur, cloud albedo and climate. *Nature* 1987;326:655-61.

Christman K. The history of chlorine. *Waterworld* 1998;14(8):66-7.

Cook SM, Glass RI, Lebaron CW, Ho MS. Global seasonality of rotavirus infections. *Bull World Health Organ* 1990;68(2):71-7.

Coura JRE. *Dinâmica das doenças infecciosas e parasitárias*. Rio de Janeiro: Guanabara Koogan; 2005. v. 2. 2025p.

Crittenden JC, Trussell RR, Hand DW. *Water treatment: Principles and design*. Hoboken, NJ: John Wiley & Sons, Inc. 2005. 1968 p.

De Paula VS, Diniz-Mendes L, Villar LM *et al*, Hepatitis A virus in environmental water samples from the Amazon Basin. *Water Res* 2007;41(6):1169-76.

De Serres G, Cromeans TL, Levesque B *et al*. Molecular confirmation of hepatitis A virus from well water: epidemiology and public health implications. *J Infect Dis* 1999;179(1):37-43.

Diniz-Mendes L, Paula VS, Luz SL e Niel C. High prevalence of human Torque teno virus in streams crossing the city of Manaus, Brazilian Amazon. *J Appl Microbiol* 2008;105(1):51-8.

Eaton AD, Clesceri LS, Rice EW, Greenberg AE e M. A. H. F. (Eds.). Standard Methods for the Examination of Water and Wastewater: Centennial Edition. Washington, D.C.: American Public Health Association (APHA). 2005. 1368 p.

Enriquez CE e Gerba CP. Concentration of enteric adenovirus 40 from tap, sea and waste water. *Water Research* 1995;29(11):2554-60.

Espinosa AC, Arias CF, Sanchez-Colon S e Mazari-Hiriart M. Comparative study of enteric viruses, coliphages and indicator bacteria for evaluating water quality in a tropical high-altitude system. *Environ Health* 2009;8:49. 2009.

Fields BN, Knipe DM, Howley PM e Griffin DE. *Fields virology*. Philadelphia: Lippincott Williams & Wilkins. 2001. xix, 3087 p.

Fong TT e Lipp EK. Enteric viruses of humans and animals in aquatic environments: health risks, detection, and potential water quality assessment tools. *Microbiol Mol Biol Rev* 2005;69(2):57-71.

Frost FJ, Kunde TR e Craun GF. Is contaminated groundwater an important cause of viral gastroenteritis in the United States? *J Environ Health* 2002;65(3):9-14, 38; quiz 41-3.

Gerba CP, Riley KR, Nwachuku N *et al*. Removal of Encephalitozoon intestinalis, calicivirus, and coliphages by conventional drinking water treatment. *J Environ Sci Health A Tox Hazard Subst Environ Eng* 2003;38(7):1259-68.

Gersberg RM, Rose MA, Robles-Sikisaka R e Dhar AK. Quantitative detection of hepatitis a virus and enteroviruses near the United States-Mexico border and correlation with levels of fecal indicator bacteria. *Appl Environ Microbiol* 2006;72(12):7438-44.

Gilgen M, Germann D, Luthy J e Hubner P. Three-step isolation method for sensitive detection of enterovirus, rotavirus, hepatitis A virus, and small round structured viruses in water samples. *Int J Food Microbiol* 1997;37(2-3):189-99.

Gofti-Laroche L, Gratacap-Cavallier B, Genoulaz O *et al*. A new analytical tool to assess health risks associated with the virological quality of drinking water (EMIRA study). *Water Sci Technol* 2001;43(12):39-48.

Griffin DW, Gibson CJ 3rd, Lipp EK *et al*. Detection of viral pathogens by reverse transcriptase PCR and of microbial indicators by standard methods in the canals of the Florida Keys. *Appl Environ Microbiol* 1999;65(9):4118-25.

Hafliger D, Hubner P e Luthy J. Outbreak of viral gastroenteritis due to sewage-contaminated drinking water. *Int J Food Microbiol* 2000;54(1-2):123-6.

Haramoto E, Katayama H e Ohgaki S. Quantification and genotyping of torque teno virus at a wastewater treatment plant in Japan. *Appl Environ Microbiol* 2008;74(23):7434-6.

Harley D, Harrower B, Lyon M e Dick A. A primary school outbreak of pharyngoconjunctival fever caused by adenovirus type 3. *Commun Dis Intell* 2001;25(1):9-12.

Hino S e Miyata H. Torque teno virus (TTV): current status. *Rev Med Virol* 2007;17(1):45-57.

Hippocrates. *On airs, waters and places*. Whitefish, MT: Kessinger Publishing LLC; 1881. 116 p.

Horstmann DM, Melnick JL, Ward R, Sá Fleitas MJ. The susceptibility of infant rhesus monkeys to poliomyelitis virus administered by mouth: a study of the distribution of virus in the tissues of orally infected animals. *J Exp Med* 1947;86(4):309-23.

Jiang SC. Human adenoviruses in water: occurrence and health implications: a critical review. *Environ Sci Technol* 2006;40(23):7132-40.

Jimenez de Oya N, Escribano-Romero E, Blazquez AB e Saiz JC. [Hepatitis E virus: zoonotic implications]. *Gastroenterol Hepatol* 2007;30(7):408-18.

Jothikumar N, Aparna K, Kamatchiammal S *et al*. Detection of hepatitis E virus in raw and treated wastewater with the polymerase chain reaction. *Appl Environ Microbiol* 1993;59(8):2558-62.

Jothikumar N, Cromeans TL, Hill VR *et al*. Quantitative real-time PCR assays for detection of human adenoviruses and identification of serotypes 40 and 41. *Appl Environ Microbiol* 2005;71(6):3131-6.

Karaganis JV, Larking EP, Melnick JL *et al*. *Research priorities for monitoring viruses in the environment*. In Cincinnati: U.S. Environmental Protection Agency. E. M. A. S. L. Office of Research and Development. Cincinnati, Ohio 1983.

Kittigul LP, Khamoun D, Sujirarat F *et al*. An improved method for concentrating rotavirus from water samples. *Mem Inst Oswaldo Cruz* 2001;96(6):815-21.

Koonin EV, Senkevich TG e Dolja VV. The ancient Virus World and evolution of cells. *Biol Direct* 2006;1:29.

Kukkula M, Arstila PM, Klossner L *et al*. Waterborne outbreak of viral gastroenteritis. *Scand J Infect Dis* 1997;29(4):415-8.

Leclerc H, Schwartzbrod L e Dei-Cas E. Microbial agents associated with waterborne diseases. *Crit Rev Microbiol* 2002;28(4):371-409.

Lee SH e Kim SJ. Detection of infectious enteroviruses and adenoviruses in tap water in urban areas in Korea. *Water Res* 2002;36(1):248-56.

Li JW, Wang XW, Yuan CQ *et al*. Detection of enteroviruses and hepatitis A virus in water by consensus primer multiplex RT-PCR. *World J Gastroenterol* 2002;8(4):699-702.

Lisitsyn N e Wigler M. Cloning the differences between two complex genomes. *Science* 1993;259(5097):946-51.

Lopman BA, Reacher MH, Van Duijnhoven Y *et al*. Viral gastroenteritis outbreaks in Europe, 1995-2000. *Emerg Infect Dis* 2003;9(1):90-6.

Mehnert DU e Stewien KE. Detection and distribution of rotavirus in raw sewage and creeks in Sao Paulo, Brazil. *Appl Environ Microbiol* 1993;59(1):140-3.

Mehnert DU, Stewien KE, Harsi CM *et al*. Detection of rotavirus in sewage and creek water: efficiency of the concentration method. *Mem Inst Oswaldo Cruz* 1997;92(1):97-100.

Melnick J. *Enteroviruses: Polioviruses, Coxsackieviruses, Echoviruses, and Newer Enteroviruses*. Philadelphia, USA: Lippincott-Raven; 1996. v.1. (Virology)

Melnick JL. Poliomyelitis virus in urban sewage in epidemic and in nonepidemic times. *Am J Hyg* 1947;45(2):240-53.

Melnick JL, Horstmann DM, Ward R. The isolation of poliomyelitis virus from human extra-neural sources. II. Comparison of virus content of blood, oropharyngeal washings, and stools of contacts. *J Clin Invest* 1946;25(2):275-7.

Mena KD e Gerba CP. Waterborne adenovirus. *Rev Environ Contam Toxicol* 2009;198:133-67.

Metcalf TG, Melnick JL e Estes MK. Environmental virology: from detection of virus in sewage and water by isolation to identification by molecular biology - A trip of over 50 years. *Annu Rev Microbiol* 1995;49:461-87.

Miagostovich MP, Ferreira FF, Guimaraes FR *et al.* Molecular detection and characterization of gastroenteritis viruses occurring naturally in the stream waters of Manaus, central Amazonia, Brazil. *Appl Environ Microbiol* 2008;74(2):375-82.

Nicand E, Teyssou R e Buisson Y. *Le risque fécal viral en 1998.* Montrouge, FRANCE: Libbey-Eurotext; 1998. v.2.

Nishizawa T, Okamoto H, Konishi K *et al.* A novel DNA virus (TTV) associated with elevated transaminase levels in posttransfusion hepatitis of unknown etiology. *Biochem Biophys Res Commun* 1997;241(1):92-7.

Noble RT, Jed AF. Enteroviruses detected by reverse transcriptase polymerase chain reaction from the coastal waters of Santa Monica Bay, California: low correlation to bacterial indicator levels. *Hydrobiologia* 2001;460:175-84.

Nwachcuku N e Gerba CP. Emerging waterborne pathogens: can we kill them all? *Curr Opin Biotechnol* 2004;15(3):175-80.

Okamoto H, Akahane Y, Ukita M *et al.* Fecal excretion of a nonenveloped DNA virus (TTV) associated with posttransfusion non-A-G hepatitis. *J Med Virol* 1998;56(2):128-32.

Papapetropoulou M e Vantarakis AC. Detection of adenovirus outbreak at a municipal swimming pool by nested PCR amplification. *J Infect* 1998;36(1):101-3.

Payment P, Affoyon F e Trudel M. Detection of animal and human enteric viruses in water from the Assomption River and its tributaries. *Can J Microbiol* 1988;34(8):967-73.

Percival SL, Chalmers RM, Embrey M *et al. Microbiology of Waterborne Diseases.* UK: Elsevier Academic Press.; 2004. 480 p.

Rose MA, Dhar AK, Brooks HA *et al.* Quantitation of hepatitis A virus and enterovirus levels in the lagoon canals and Lido beach of Venice, Italy, using real-time RT-PCR. *Water Res* 2006;40(12):2387-96.

Schvoerer E, Bonnet F, Dubois V *et al.* PCR detection of human enteric viruses in bathing areas, waste waters and human stools in Southwestern France. *Res Microbiol* 2000;151(8):693-701.

Schvoerer E, Ventura M, Dubos O *et al.* Qualitative and quantitative molecular detection of enteroviruses in water from bathing areas and from a sewage treatment plant. *Res Microbiol* 2001;152(2):179-86.

Shors T. Understanding viruses. Sudbury, Mass.: Jones and Bartlett Publishers; 2009. xxiv, 639 p.

Shuval HI. *Detection and control of enteroviruses in the water environment*: Ann Arbor-Humphrey Science Publishers; 1970. 326 p. (Developments in Water Quality Research)

Sinclair RG, Jones EL e Gerba CP. Viruses in recreational water-borne disease outbreaks: a review. *J Appl Microbiol* 2009;107(6):1769-80.

Snow J. *On the Mode of Communication of Cholera.* London: John Churchill; 1855.

Sobsey MD. *Methods for detecting enteric viruses in water and wastewater.* Washington, D.C.: American Public Health Association; 1976. 256 p. (Viruses in Water)

Sullivan PJ, Agardy FJ e Clark JJJ. *The environmental science of drinking water.* Burlington, MA: Elsevier Butterworth-Heinemann; 2005. xiii, 368 p.

Suttle CA. Marine viruses - Major players in the global ecosystem. *Nat Rev Microbiol* 2007;5(10):801-12.

Tree JA, Adams MR e Lees DN. Chlorination of indicator bacteria and viruses in primary sewage effluent. *Appl Environ Microbiol* 2003;69(4):2038-43.

Ukita M, Okamoto H, Kato N*et al.* Excretion into bile of a novel unenveloped DNA virus (TT virus) associated with acute and chronic non-A-G hepatitis. *J Infect Dis* 1999;179(5):1245-8.

Vaidya SR, Chitambar SD e Arankalle VA. Polymerase chain reaction-based prevalence of hepatitis A, hepatitis E and TT viruses in sewage from an endemic area. *J Hepatol* 2002;37(1):131-6.

Van Heerden J, Ehlers MM, Van Zyl WB e Grabow WO. Incidence of adenoviruses in raw and treated water. *Water Res* 2003;37(15):3704-8.

Villar LM, De Paula VS, Diniz-Mendes *et al.* Molecular detection of hepatitis A virus in urban sewage in Rio de Janeiro, Brazil. *Lett Appl Microbiol* 2007;45(2):168-73.

Wallis C e Melnick JL. Concentration of enteroviruses on membrane filters. *J Virol* 1967;1(3):472-7.

World Health Organization. *Guidelines for drinking-water quality.* Geneva: World Health Organization; 2004. v. 1. p.

Wyn-Jones AP e Sellwood J. Enteric viruses in the aquatic environment. *J Appl Microbiol* 2001;91(6):945-62.

Wyn-Jones AP, Carducci A, Cook N *et al.* Surveillance of adenoviruses and noroviruses in European recreational waters. *Water Res* 2010 Oct 29.

8

PAPILOMAVÍRUS

Rachel Siqueira de Queiroz Simões

INTRODUÇÃO

Estudos epidemiológicos da biologia do câncer e da virologia molecular demonstram a grande diversidade da família viral nas infecções do papilomavírus humano (*Human papillomavirus* – HPV) e animal. O vírus do papiloma alcançou grande importância durante as últimas décadas em razão da alta prevalência mundial e do reconhecimento do HPV na gênese do câncer de colo do útero, como também associado a outros tumores humanos. O reconhecimento de que os HPVs específicos estreitamente associados ao câncer de colo do útero, obtidos por isolamento dos HPVs anogenitais, classificados como de baixo risco (HPV-6 e HPV-11) e os de alto risco (HPV-16 e HPV-18) estão relacionados com as lesões do trato genital, que despertou o interesse para as pesquisas. Por meio de estratégias moleculares no *screening test* em diversos espécimes biológicos, a presença de diferentes tipos virais tem sido detectada em amostras de animais.

O papilomavírus (PV) é um vírus DNA de fita dupla, epiteliotrópico e mucosotrópico, altamente espécie-específico para vasta gama de hospedeiros. A papilomatose, doença causada pelo PV, caracteriza-se por lesões neoplásicas benignas ou malignas, conhecidas como papilomas, condilomas ou verrugas. Frequentemente, o PV induz a proliferação das lesões localizadas em tecidos específicos, com achados clínicos e microscópicos típicos de neoplasia. O sítio específico – como o tecido epitelial, a mucosa oral, a mucosa anogenital e o trato urogenital – parece depender de uma função biológica do tipo viral, provavelmente determinada pela interação da região reguladora viral com o hospedeiro.

Apesar de os papilomavírus serem naturalmente oncogênicos, a maioria das lesões papilomatosas é benigna e bem delimitada. Contudo, tem sido demonstrado no desenvolvimento de tumores em humanos e animais.

Algumas lesões papilomatosas regridem espontaneamente e outras se mostram resistentes aos tratamentos empregados. A infecção viral, quando severa, pode ser recorrente e persistente, podendo resultar em lesões que evoluem para um quadro clínico de carcinoma das células escamosas, em função de estar associada a diferentes tipos virais carcinogênicos. A infecção do vírus em sua fase de latência e sua persistência são orientadas pela história natural da infecção pelo HPV induzindo lesões intraepiteliais escamosas de baixo grau (do inglês, *Low Grade Squamous Intraepithelial Lesion* – LSIL) e lesões de alto grau (do inglês, *High Grade Squamous Intraepithelial Lesion* – HSIL). Na fase em progressão ao câncer cervical, as neoplasias intraepiteliais cervicais (NIC) (do inglês *Cervical Intraepithelial Neoplasia* – CIN) podem-se apresentar em três estágios que levam ao câncer invasivo.

Em função da possibilidade de lesões neoplásicas papilomatosas evoluírem para neoplasias malignas, cresce a necessidade de uma estratégia de controle em busca de melhor entendimento da biologia e da imunidade associada à oncogênese viral, além do conhecimento sobre as particularidades desta infecção em diferentes espécies animais para o desenvolvimento de agentes antineoplásicos e vacinas recombinantes com vistas à Sanidade Animal e à Saúde Coletiva como um todo.

HISTÓRICO

Em 1894, o HPV foi o primeiro vírus tumoral a ser transmitido experimentalmente de um hospedeiro para outro. Neste experimento, Licht se autoinoculou com material da verruga cutânea do seu próprio irmão e verificou o aparecimento de uma verruga no local da inoculação. Mais tarde, em 1907, Ciuffo foi o primeiro a demonstrar a natureza viral das verrugas humanas, através de filtrados livres de células, quando inoculou um extrato de verrugas em sua própria mão. A primeira infecção natural pelo vírus foi descrita em 1898. Entretanto, só foi possível demonstrar a infecciosidade viral a partir de filtrados de suspensões de verrugas (papilomas), obtidos de bovinos em 1929.

Desde o final do século XIX, suspeitava-se de diversos agentes externos como causa das lesões, apesar de haver descrições de neoformações papilomatosas em algumas espécies animais. O primeiro PV foi descrito somente em 1933, por Richard Shope ao identificar o vírus na cauda de coelho (*Cottontail rabbit papillomavirus* – CRPV) como o agente etiológico da papilomatose cutânea no "coelho da cauda de algodão". A partir de extratos celulares extraídos de papilomas de coelhos selvagens foi possível demonstrar experimentalmente a infecção viral em coelhos domésticos.

Em 1934, os pesquisadores Rous & Bear relataram a transformação maligna desses papilomas quando transplantados para órgãos internos e verificaram que essa mudança estava relacionada não somente com a presença do vírus do papiloma de Shope, mas a fatores individuais do hospedeiro. Um ano mais tarde, os mesmos pesquisadores observaram que no local da inoculação do vírus houve o surgimento de carcinoma *in situ*, evidenciando o potencial oncogênico do CRPV.

A comprovação da atividade carcinogênica e a demonstração de que o CRPV era um vírus DNA ocorreu em 1961, quando os pesquisadores Ito & Evans utilizaram DNA purificado ou DNA extraído de papilomas e carcinomas induzidos por CRPV, e obtiveram a formação de carcinomas em coelhos domésticos, e dessa forma foi considerado o primeiro vírus DNA oncogênico identificado. Durante muitos anos, o grupo dos PVs permaneceu refratário ao estudo virológico padrão, porque não havia sistemas biológicos, como culturas de células, para a propagação de qualquer PV em laboratório.

Apesar da ausência de um estudo virológico padrão, aspectos clínicos e anatomopatológicos dos papilomas foram descritos em algumas espécies animais, na maioria dos países, inclusive no Brasil. Na espécie equina, em 1936, foram descritos os primeiros relatos de fibropapiloma. Em 1951, foi registrado o aparecimento espontâneo e experimental de papilomas no tecido cutâneo e região nasolabial de equinos. Na espécie caprina, em 1954, foi feita a primeira descrição de papilomas cutâneos na região mamária. Na espécie suína, em 1961 foi descrita pela primeira vez a apresentação de papilomas infecciosos no saco prepucial. Ainda em 1961, foi obtida a identificação sorológica do PV e, em 1963, foi possível a observação da estrutura viral ao microscópico eletrônico. A partir de então, detalhes da infecção e ultraestrutura viral puderam ser estudados. Na espécie ovina, os papilomas escamosos filiformes foram primeiramente descritos por Head em 1965, e associados à infecção pelo PV por Gibbs *et al.* em 1975. A associação entre PV e tumores epiteliais expostos à luz solar que desencadearam sinais pré-malignos no pavilhão auricular de uma ovelha foi descrita por Trenfield *et al.* em 1990.

Em bovinos, foi descrito fibropapiloma cutâneo em 1974, por Barthold *et al.*, e fibropapilomas no úbere de vacas leiteiras foram diagnosticadas em 1979, por Meischke. Na espécie felina, somente em 1990 foi relatado o primeiro caso de fibropapiloma cutâneo.

Apesar de o primeiro genoma do PV ter sido clonado com sucesso, até a década de 1970 os pesquisadores não tinham reagentes suficientemente padronizados para iniciar uma análise biológica e molecular nesta família de vírus. O papilomavírus bovino tipo 1 (BPV-1) inicialmente serviu como o protótipo para estudos em vários aspectos da biologia molecular dos PVs e somente durante a década de 1980, o estudo foi impulsionado pelo desenvolvimento de ensaios de transformação *in vitro*, o que permitiu a análise das funções virais envolvidas na indução de proliferação celular. A partir de então, a padronização de reagentes e a clonagem molecular dos genomas de papilomavírus permitiram sequenciar genomas de vários tipos virais, assim, um estudo mais aprofundado para a caracterização de novos tipos virais persiste até os dias de hoje.

TAXONOMIA VIRAL

De acordo com o Comitê Internacional de Taxonomia Viral (*International Commite on Taxonomy of Viruses* – ICTV), o papilomavírus está classificado na atual família *Papillomaviridae* (antiga *Papovaviridae*), que antes só continha o gênero *Papillomavirus*. Atualmente, contém 26 gêneros: *Alphapapillomavirus*, *Betapapillomavirus*, *Deltapapillomavirus*, *Epsilonpapillomavirus*, *Etapapillomavirus*, *Gammapapillomavirus*, *Iotapapillomavirus*, *Kappapapillomavirus*, *Lambdapapillomavirus*, *Mupapillomavirus*, *Nupapillomavirus*, *Omikronpapillomavirus*, *Pipapillomavirus*, *Thetapapillomavirus*, *Xipapillomavirus*, *Zetapapillomavirus*, entre outros.

Anteriormente, a árvore filogenética dos PVs era identificada com cinco supergrupos, ordenados em A, B, C, D e E, nos quais se enquadravam espécies com diferentes tipos virais. Hoje, estes diferentes gêneros englobam diversas espécies, algumas já oficialmente nomeadas e classificadas, e outras ainda sujeitas à oficial nomenclatura e classificação pelo ICTV, que podem acometer o homem e espécies de animais domésticos e silvestres. A taxonomia viral está melhor representada no Quadro 8-1.

Em outras espécies animais têm sido descritos PVs, como: PV do macaco *Colobus* (*Colobus monkey papillomavirus* – CgPV), PV de equino (*Equine papillomavirus* – EqPV), PV oral do coelho (*Rabbit oral papillomavirus* – ROPV), PV do alce europeu (*European elk papillomavirus* – EEPV), PV do passeriforme tentilhão Chaffinch (*Chaffinch papillomavirus* – ChPV), PV do camundongo Multimammate (*Multimammate mouse papillomavirus* – MmPV), PV da rena (*Reindeer papillomavirus*) e PV do roedor Mastomys natalensis (*Mastomys natalensis papillomavirus* – MnPV). Estudos recentes têm demonstrado evidências moleculares da associação do papilomavírus a lesões cutâneas microscópicas indicativas de papilomatose e a presença de numerosas partículas virais intranucleares encontradas no peixe-boi (*Trichechus manatus latirostris*) de vida livre e de cativeiro. Há ainda novos estudos envolvendo outras espécies animais com lesões sintomáticas de papilomatose, como, por exemplo: o papagaio (*Amazona aestiva*), a tartaruga de couro (*Caretta caretta*), a tartaruga-verde (*Chelonia mydas*), a iguana verde (*Iguana iguana*), o boto-de-burmeister (*Phocoena spinipinnis*), entre outras.

EVOLUÇÃO DA ORIGEM FILOGENÉTICA DO PAPILOMAVÍRUS

A diversidade e a conexão entre as papilomatoses são entendidas nos moldes e escalas de evolução do PV. Evidências sugerem que os PVs são hospedeiros espécie-específicos ou induzem lesões verrucosas somente em hospedeiros filogeneticamente muito próximos entre si. A comparação entre diferentes PVs tem mostrado que os oito genes conhecidos (E1 a E8) são homólogos, embora haja sequências distintas. Estudos funcionais destas homologias têm servido de base para a nomenclatura, taxonomia e filogenia viral.

A epidemiologia molecular das variantes de diversos tipos de HPV sugere que eles já existiam há 100 mil anos. Na escala de evolução é importante analisar se a diversificação da escala evolutiva deste vírus ocorre como consequência de um hospedeiro específico e se há ou não a transmissão interespécies como um papel na geração da diversidade dos tipos de PV.

Quadro 8-1. Aspectos Taxionômicos Importantes da Família *Papillomaviridae* (ICTV)

Gênero	Espécie/tipo/modelo e abreviação	Hospedeiro natural
Alphapapillomavirus / α	*Human papillomavirus* (HPV-10, 16, 18, 2, 26, 32, 34, 53, 54, 6, 61, 7, 71, 90) *Rhesus monkey papillomavirus* 1 (RhPV-1)	Humano Primata não humano
Betapapillomavirus / β	*Human papillomavirus* (HPV-49, 5, 9, 92, 96)	Humano
Gammapapillomavirus / γ	*Human papillomavirus* (HPV-48, 50, 60, 88)	Humano
Deltapapillomavirus / δ	Deer papillomavirus (DPV) *European elk papillomavirus* (EEPV) *Ovine papillomavirus* (OvPV-1) *Bovine papillomavirus* (BPV-1)	Cervo Alce europeu Ovino Bovino
Epsilonpapillomavirus / ε	*Bovine papillomavirus* 5 (BPV-5)	Bovino
Zetapapillomavirus / ζ	*Equine papillomavirus* 1 (EcPV-1)	Equino
Etapapillomavirus / η	*Fringilla coelebs papillomavirus* (FcPV)	Pássaro tentilhão
Thetapapillomavirus / θ	*Psittacus erithacus timneh papillomavirus* (PePV)	Papagaio cinzento africano
Kappapapillomavirus / κ	*Cottontail rabbit papillomavirus* (CRPV) *Rabbit oral papillomavirus* (ROPV)	Coelho Coelho
Lambdapapillomavirus / λ	*Canine oral papillomavirus* (COPV) *Feline papillomavirus* (FdPV)	Cão doméstico Gato doméstico
Mupapillomavirus / μ	*Human papillomavirus* 1 (HPV-1,-63)	Humano
Nupapillomavirus / ν	*Human papillomavirus* 41 (HPV-41)	Humano
Xipapillomavirus / ξ	*Bovine papillomavirus* (BPV-3)	Bovino
Iotapapillomavirus / ι	*Mastomys natalensis papillomavirus* (MNPV)	Roedor Mastomys *natalensis*
Omikronpapillomavirus / ο	*Phocoena spinipinnis papillomavirus* (PsPV)	Cetáceo Phocoena *spinipinnis*
Pipapillomavirus / π	*Hamster oral papillomavirus* (HaOPV)	*Hamster*

Acredita-se que muitas espécies de animais domésticos, mamíferos selvagens e aves possam ser infectados por um ou mais PV, específicos. Diversas questões sobre o modo de evolução não estão completamente elucidadas. No campo do entendimento da biologia viral, algumas propriedades na região molecular de cada tipo de PV para seus respectivos hospedeiros e tecidos específicos são questões ainda obscuras, assim como os múltiplos tipos de papilomavírus que se desenvolvem nos mesmos tecidos produzem patologias similares e envolvem os mesmos hospedeiros precisam ser analisados. Numerosas correlações entre diferentes tipos de papilomavírus, na árvore filogenética e seus respectivos hospedeiros, e a diversidade destes tipos com uma única espécie de hospedeiro constituem duas teorias sobre a evolução da origem filogenética dos papilomavírus.

SIMILARIDADE GENÉTICA INTERESPÉCIES

Mais de 200 tipos de papilomavírus têm sido descritos em humanos, enquanto pouco mais de 40 tipos têm sido confirmados nos animais, com número ainda crescente. Em algumas espécies de hospedeiros, múltiplos tipos de PV têm sido encontrados e os dados disponíveis sugerem alguma correlação entre cada tipo viral, patologia e tecido-alvo (tecido epitelial, epitélio estratificado da mucosa e células mesenquimais da derme).

Ao correlacionar o papilomavírus canino, COPV, com outras espécies pela análise da sequência do nucleotídeo, evidencia-se que cerca de 64% correspondem à similaridade para a região L1 do HPV e 57% de similaridade para o COPV, indicando que o PV cutâneo canino, obtido a partir de lesões dos nervos epidermais pigmentados, é geneticamente mais próximo do HPV do que o COPV. Pelas amostras de tumores caninos amplificadas pela análise de PCR foi possível identificar um tipo de papilomavírus canino que apresentou 79% de similaridade com o HPV-69, um tipo viral humano considerado de alto risco de malignidade para o câncer de colo uterino nas mulheres. Achados histológicos, citológicos e ultraestruturais da infecção cutânea causada no cão da raça *Boxer* evidenciam similaridade com resultados encontrados no HPV-4, HPV-60 e HPV-65. Pesquisou-se que as proteínas L1 e L2 do HPV-16, quando usadas para mapear locais antigênicos e imunogênicos, induzem uma reação cruzada entre HPV, BPV, CPV e APV.

Em amostras de papilomavírus felino foi possível observar, microscopicamente, grande inclusão intracitoplasmática de HPV-1, causador de verruga plantar nos humanos. O PV felino induz lesões imunossupressoras nos gatos domésticos, similares àquelas encontradas nos indivíduos com traço autossômico recessivo de epidermodisplasia verruciforme (EV).

Pesquisadores do HPV têm associado a doença em humanos a placas cutâneas na pele de gatos domésticos comumente diagnosticados como portadores da doença de Bowen. A doença de Bowen, até recentemente conhecida como "papilose" ou "papilomatose de Bowenoid" tem sido diagnosticada como casos de carcinoma das células escamosas *in situ* multicêntrico predominantemente na região anogenital dos humanos. São encontradas grandes inclusões intracitoplasmáticas na infecção pelo CfPV-2, causador de verrugas cutâneas invertidas e no PV do gato doméstico (FdPV-1 responsável por lesões cutâneas e FdPV-2 responsável por lesões de mucosa). Nas inclusões intracitoplasmáticas do cão (*Canis domesticus*), do gato doméstico (*Felis domesticus*) e do leão asiático (*Panthera leo*) observaram-se aberrações ultraestruturais intermediárias no filamento da montagem viral induzidas pelo vírus.

Pela análise da sequência de nucleotídeos do gene L1 foi possível demonstrar que o genoma do FdPV está estritamente relacionado com o do COPV, apresentando 86% de similaridade. Em relatos recentes sobre o fibropapiloma cutâneo felino pôde-se constatar que o gene E1 isolado apresentou 75% de homologia com o BPV-1, o que comprovou a associação do fibropapiloma cutâneo felino ao BPV. Histologicamente, os fibropapilomas cutâneos felinos são similares àqueles observados nos fibropapilomas bovinos. Por outro lado, o fibropapiloma felino e o sarcoide equino são considerados praticamente idênticos e caracterizados pela proliferação de fibroblastos com hiperplasia epitelial.

Os papilomas escamosos filiformes dos ovinos correspondem estritamente às lesões papilomatosas escamosas dos bovinos. Portanto, discute-se a possibilidade de o OPV (*Ovine Papillomavirus*) ser um subtipo do BPV-2. O experimento desenvolvido por Trenfield *et al.*, em 1990, quando trataram uma lesão cutânea na orelha de um ovino com endonucleases de restrição, utilizando o mesmo padrão das 12 enzimas existentes para o DNA do BPV, fomenta esta discussão. Foram utilizadas 8 enzimas idênticas às 12 para o BPV-2, e duas iguais às 12 enzimas para o BPV-1, e concluiu-se que o OPV apresentou relação mais estreita com o BPV-2 do que com o BPV-1.

A etiologia do BPV como causa do sarcoide equino foi primeiramente registrada em 1951. Desde então, numerosos estudos têm provado a evidência de que o BPV está relacionado com o desenvolvimento do sarcoide equino, principalmente BPV-1 e BPV-2. Alguns pesquisadores afirmam que o vírus da papilomatose bovina é altamente específico. Entretanto, Cook e Olson (1951), e Segret *et al.* (1955) reproduziram a doença em equinos e verificaram que verrugas causadas pelo BPV possuem anticorpos neutralizantes em seu soro, enquanto bovinos com papilomatose, não os possuem. Verificaram, também, que uma amostra do BPV com baixa virulência para bovinos apresentou baixo poder infeccioso para equinos.

O sarcoide equino é o tumor de pele mais comum nos cavalos, sendo o PV seu agente causal mais provável, pois lesões similares a esta neoplasia foram produzidas, experimentalmente, com inoculações de BPV em cavalos. Foz Filho *et al.* (2002) evidenciaram que o próprio PV equino é o causador do sarcoide nesta espécie. Entretanto, sequências de DNA homólogas às do BPV-1 e BPV-2 foram encontradas em tumores sarcoides, através de métodos moleculares. Bloch *et al.* (1994) confirmaram a presença de apenas um tipo viral (BPV-1 ou BPV-2) em diferentes lesões de um mesmo equino. Tumores histologicamente similares ao sarcoide equino são vistos também em felinos. Relata-se a presença de sequências de nucleotídeos homólogas às do BPV-1 e BPV-2 nestas lesões em felinos.

Recentemente, têm sido pesquisadas sequências da região reguladora transcricional (*Transcriptional regulatory unit ou Long Control Region* LCR também denominada *Upstream Regulatory Region* URR) e ativadores transcricionais do gene E2 do BPV-1 em linhagens celulares de fibroblastos de bovinos e equinos na identificação e análise funcional de variantes gênicas no sarcoide equino.

TRANSMISSÃO INTERESPÉCIES

A transmissão interespécies do papilomavírus humano e animal é conferida pela expressão clínica da doença frente à possibilidade do vírus ser transmitido a outras espécies. Até o momento já foram identificados mais de 200 tipos de HPV e novos tipos virais de BPV têm sido detectados.

Antigamente, o BPV era classificado de acordo com o tropismo tecidual e quanto ao caráter histológico das lesões em três grupos, a saber: grupo I (BPV-3 e BPV-6), induz neoplasia cutânea; grupo II (BPV-4), induz uma hiperplasia do epitélio escamoso não estratificado; grupo III (BPV-1, BPV-2 e BPV-5), induz fibropapiloma cutâneo. Entretanto, novos tipos virais têm sido descritos com nova classificação dos grupos.

Atualmente, o BPV é considerado o agente etiológico mais provável do sarcoide equino, que representa o tumor de pele mais comum nesta espécie. A aplicação de técnicas de biologia molecular, como os estudos de hibridização e de reação em cadeia da polimerase (PCR), tem demonstrado que os tumores nos equinos contêm sequências de DNA homólogas às do BPV-1 e BPV-2, caracterizando a transmissão interespécies.

Histologicamente, tumores cutâneos felinos são diagnosticados na dermatopatologia como sarcoide felino, similares às lesões encontradas nos equinos. Recentemente, tem sido demonstrado que o DNA obtido de sarcoides felinos apresenta sequências de nucleotídeos homólogas aos do BPV-1 e BPV-2, como também detectada no sarcoide equino.

De modo geral as lesões induzidas pelo vírus caracterizam-se como neoformações benignas, de natureza fibroepitelial, usualmente denominadas de papilomas, verrugas e condilomas presentes no tecido epitelial, na mucosa oral e na mucosa anogenital exibindo achados clínicos, morfológicos e microscópicos típicos da virose neoplásica. Podem apresentar sinais de malignização quando há interação entre o vírus e cofatores ambientais.

A transmissão interespécies parece ocorrer raramente em casos de vírus DNA, que têm sido propostos como estritamente associados às interações moleculares entre vírus e proteínas reguladoras do hospedeiro. Esta restrição não ocorre em todas as papilomaviroses, porque alguns PVs de animais ungulados podem amplificar sequências do DNA viral em seus hospedeiros heterólogos sob condições naturais e experimentais extremas.

Na década de 1940 um pesquisador admitiu ter se contaminado com o BPV ao trabalhar com bovinos infectados pelo vírus. Em um estudo experimental, o BPV foi inoculado em três pacientes humanos, e após três anos somente um deles manifestou sinais clínicos da virose. A análise de sequências de nucleotídeos do ORF L1 do papillomavirus de espécies animais comparada com sequências de HPV depositadas no *Gen Bank* tem sido documentada.

Em um estudo molecular, sequências de DNA de BPV foram detectadas em amostras ovarianas, uterinas, células *cumulus*, fluidos e oócitos, oriundos de bovinos abatidos não afetados pela papilomatose cutânea, como também em amostras de sêmen usadas em programas de inseminação artificial. Sequências do DNA viral também foram detectadas por hibridização *in situ* nos tecidos do trato reprodutivo e nos gametas, mostrando que a infecção não é específica de tecidos epiteliais. Esses achados alertam para a possibilidade de transmissão do BPV por meio dos procedimentos de transferência de embriões, inseminação artificial e de fertilização *in vitro*.

Apesar de a transmissibilidade interespécies não ter sido sistematicamente estudada em condições experimentais, não se deve subestimar a falta de registros de casos, dada a proximidade e frequência do contato dos humanos com os animais domésticos e silvestres.

A ocorrência de lesões epiteliais em humanos que tiveram contato com bovinos portadores de papilomatose cutânea estão compatíveis com os achados clinicomorfológicos e os aspectos histopatológicos relativos às avaliações macro e microscópica das lesões estão compatíveis com o padrão histopatológico do vírus. Foram avaliados clinicamente e registrados diversos casos de lesões verrucosas nas mãos de ordenhadores e trabalhadores rurais em propriedades da região norte e noroeste Fluminense e sul do Espírito Santo. Nestas propriedades foram observadas, nas tetas e úberes de bovinos leiteiros, lesões papiliformes morfologicamente circulares, sésseis e rosadas, ora apresentando maior protuberância similar a neoformações típicas de grão de arroz, ora achatadas e multifocais. Também foram encontrados casos de papilomas disseminados pelo corpo acometendo um ou mais animais do mesmo rebanho, apresentando saliências sólidas na forma plana e outras vezes na forma pedunculada, similar ao aspecto de couve-flor.

Em humanos foram detectadas lesões semelhantes nas mãos dos ordenhadores que estavam diretamente em contato com bovinos positivos clinicamente para o BPV. Em razão de novos episódios da virose, que têm sido relatados por proprietários e médicos veterinários da região, sugere-se que pode estar havendo uma correlação entre os tipos virais e risco de transmissão interespécies. Acredita-se que, pela forma mamária, a papilomatose bovina possa ser transmitida pelas mãos dos ordenhadores ou por equipamentos de ordenha contaminados pelo contato com lesões durante o manuseio do úbere. Dessa forma, o BPV pode ser carreado até as áreas de abrasões, caracterizando um problema de Saúde Pública.

De acordo com Murphy *et al.*, em 1999, suspeitou- se da transmissão da verruga dos bovinos para o homem devido à alta incidência de verrugas cutâneas nos açougueiros. Embora o vírus isolado desses funcionários não apresentasse relação com qualquer vírus bovino conhecido daquela época. Antigamente existiam apenas seis tipos virais infectando os bovinos, e hoje novas pesquisas já detectaram 18 novos prováveis tipos de BPV.

Também deve-se levar em consideração o manejo sanitário nas propriedades. Algumas apresentavam bovinos com grande número de carrapatos e moscas, podendo veicular o vírus. Segundo relatos dos trabalhadores rurais, os carrapatos caem e no local surge uma pequena verruga, que na maioria dos casos aumenta e tende a se proliferar em diversas regiões corpóreas de acordo com o estado imunológico de cada animal.

No Brasil não há estudos conclusivos quanto ao risco humano, mas segundo o manual de doenças de vida selvagem da University of Northern British Columbia, a carne de um animal infectado é apropriada para o consumo humano desde que as lesões verrucosas não afetem a qualidade da mesma. Apesar da má aparência, os papilomas não oferecem risco à saúde do homem e estes, provavelmente, não se contaminam com as verrugas de mamíferos selvagens. Entretanto, na Grã-Bretanha, há estudos comprovados em que funcionários de abatedouros foram contaminados com o BPV.

É necessário aprofundar os estudos no campo da genética com o intuito de detectar sequências de DNA do papilomavírus a partir de espécimes biológicos de lesões obtidas de biópsias cutâneas de trabalhadores do campo, como também pesquisar as amostras de leite e da carne de bovinos que apresentam papilomatose e em amostras de animais clinicamente livres da doença. Dessa forma, são imprescindíveis estudos adicionais voltados para responder se está realmente ocorrendo transmissão entre diferentes hospedeiros e se a hipótese de uma possível zoonose deve ser descartada ou confirmada.

MODELOS ANIMAIS

Estudos *in vivo* têm sido constantemente realizados para avaliar a biologia do PV e a resposta imune no hospedeiro frente à infecção viral. O cão tem sido o modelo mais apropriado para o estudo da imunidade induzida pelo HPV, em virtude de desenvolver lesões morfologicamente similares àquelas vistas nas infecções anogenitais mucosotrópicas do HPV-6 e HPV-11. A partir de estudos sobre a biologia e a imunologia que envolvem os PVs mucosotrópicos, o COPV tem sido considerado um importante modelo animal da infecção viral em seres humanos.

Com base em uma série cronológica de amostras de biópsias, pode-se compreender melhor o ciclo da infecção viral, visto que os eventos morfológicos na regressão do papiloma oral canino apresentaram-se similares àqueles vistos na regressão do papiloma de mucosa em humanos. BPVs e CRPV (*Cotton rabbitt papillomavirus*) também têm sido, por muitos anos, o sistema modelo para o estudo da biologia do HPV. A indução de papilomas e interações de cofatores virais tem sido elucidada neste sistema.

Em caninos, a infecção pelo COPV tem sido usada como "modelo-chave" para o desenvolvimento de vacinas virais, incluindo aquelas baseadas nos extratos de papilomas, VLPs e vacinas de DNA envolvidas com L1. O COPV em modelo da raça Beagle tem mostrado utilidade nos estudos de vacinas baseados em L1 para prevenção da infecção pelos PVs mucosotrópicos.

Em bovinos, a infecção pelo BPV-1 ou BPV-2 também tem sido usada amplamente e com sucesso como modelo para o desenvolvimento de vacinas efetivas. Numerosos modelos com camundongos têm sido usados para determinar a resposta imune, o potencial de vacinas virais e avaliar as respostas antitumorais. Contudo, nestes modelos não tem sido possível estudar o efeito do crescimento ou regressão dos papilomas, segundo Moore *et al.* em 2003.

Porquinhos-da-índia e coelhos têm sido imunizados com BPV-1, *Canine* PV ou *Chaffinch* PV purificado para identificar o maior grupo específico de epítopos das papilomaviroses. Embora haja um sistema de modelo animal eficiente para o estudo da patologia cutânea verrucosa, tal como o modelo do CRPV no "coelho da cauda de algodão", não há ainda um modelo animal apropriado para o estudo das papilomatoses oncogênicas do trato genital.

Estudos complementares têm demonstrado a importância do aspecto biológico na ocorrência de infecções pelo RhPV-1 em macacos *Rhesus* (fêmeas sexualmente ativas e machos) infectados pelo RhPV-1 que desenvolveram tumores malignos. Neste contexto, isolou- se e caracterizou-se um tipo de PV oriundo de *Rhesus* que parece ser um modelo útil para o estudo da transmissão sexual e da oncogenicidade da infecção pelo papilomavírus na genitália de primatas. Com isso, estima-se encontrar um modelo animal com base em protocolos experimentais e emprego de amostras genitais de macacos *Rhesus* e macacos de cauda longa para a pesquisa de doenças causadas pelo HPV.

COFATORES

Estudos em bovinos sustentam a hipótese de que a imunossupressão, como consequência da ingestão da samambaia do campo (*Pteridium aquilinum v. arachnoideum*) ou do tratamento com azatioprina, acentua, de forma negativa, a associação à infecção pelo PV por meio da extensão das lesões para o esôfago e trato ruminal, não induzindo sinais de regressão.

A samambaia do campo possui substâncias cancerígenas, que quando ingeridas induzem a transformação de papilomas bovinos vesicais benignos para carcinoma de células escamosas na bexiga, e, posteriormente, desenvolve-se um quadro clínico de hematúria enzoótica bovina.

Em humanos, a frequência de aberrações cromossômicas estruturais em linfócitos do sangue periférico de consumidores da samambaia do campo e não consumidores tem sido analisada. Além dos hábitos alimentares, outros cofatores, como tabagismo, ingestão de álcool e faixa etária, também foram considerados na pesquisa. Dentre as substâncias presentes na planta, destaca-se o flavonoide quercetina (5,7,3',4'-tetrahydroxyflavona), encontrada em altos níveis na samambaia do campo com efeito imunossupressor e carcinogênico capaz de induzir anomalias cromossômicas específicas.

MORFOLOGIA E ESTRUTURA DA PARTÍCULA VIRAL

A morfologia da partícula viral infectante do papilomavírus (PV) consiste em um capsídeo esférico de simetria icosaédrica com 72 capsômeros (60 hexâmeros e 12 pentâmeros) em "arranjo torcido" em T, com ausência de envelope viral e mede aproximadamente 55 nm de diâmetro. Os vírions do PV apresentam uma densidade flutuante em cloreto de césio (CsCl) de 1,34 g/mL. O capsídeo do PV é constituído por dois tipos de proteína estrutural, uma proteína maior, denominada L1, e uma proteína menor denominada L2. A proteína L1 é a principal e sua presença está correlacionada à presença do PV intacto nos tecidos e serve como medidor indireto de infecciosidade viral. Já a proteína L2 é tipo-específica (Quadro 8-2).

FILOGENIA DO PAPILOMAVÍRUS

Pela diversidade de espécies estudadas, e pela padronização da técnica para a pesquisa do HPV, tomaramse como base os parâmetros moleculares do gene L1, por ser a região mais conservada e estável do genoma viral. A pesquisa do PV tem sido geralmente realizada a partir da detecção de sequências de DNA viral em amostras de papilomas bovinos, isolados de lesões orais de animais silvestres, *swabs* epiteliais íntegros de animais australianos e *swabs* da mucosa genital de primatas não humanos.

Novas perspectivas de trabalhos objetivando a caracterização do genoma completo de novos supostos tipos de papilomavírus detectados em amostras nativas brasileiras baseiam-se em estratégias moleculares de amplificação do gene L1 empregando múltiplos iniciadores degenerados capazes de identificar não apenas os tipos virais já descritos, como também, detectar novos prováveis. A caracterização do genoma completo (aproximadamente 8 kbp) a partir do emprego de enzimas de restrição, clonagem e sequenciamento do DNA viral em isolados de amostras nativas brasileiras tem sido demonstrada.

Novos prováveis tipos de PV em isolados de espécies animais da fauna brasileira com e sem manifestação clínica da infecção viral foram detectados. O produto amplificado, utilizando oligonucleotídeos degenerados, revelou fragmentos de diferentes tamanhos nas amostras de sangue de acordo com a espécie investigada. Essas variações também foram encontradas em um estudo sueco, ao detectarem 12 novos tipos de HPVs com variações dos tamanhos de 434, 437, 440 e 446 bp dos amplicons gerados. Os mesmos autores associam o HPV-40 ao fragmento de 740 bp, e o HPV-58 com 264 bp, sendo que a maioria dos HPVs analisados amplifica um fragmento de 478 bp, utilizando o par de iniciadores degenerados FAP59/FAP64. Na recente pesquisa do PV em urso polar (*Ursus maritimus*) foi detectado pela utilização de múltiplos *primers* associado à enzima de restrição *PstI* cinco fragmentos amplificando bandas de 500 bp, 700 bp, 1.500 bp, 2.300 bp e 2.600 bp de tamanho para caracterização do genoma completo. Outros pesquisadores também utilizaram o mesmo protocolo de PCR para amplificação do gene L1 e detectaram 11 novos tipos de BPVs, apresentando variação de fragmentos de 405 a 416 bp. Em amostra de Koala, identificada como KoPV, foi detectado banda de 440 bp, utilizando os mesmos oligos utilizados no estudo. Nesse contexto, os oligonucleotídeos degenerados FAP59/FAP64, desenhados a partir de amostras tumorais humanas, foram extensíveis para a pesquisa em outras espécies, identificando supostos novos tipos de PV, o que reflete na diversidade molecular do vírus em espécies diversas tanto em pesquisas com humanos quanto com animais.

Recentemente, novos estudos têm descrito a organização genômica e a posição filogenética de novos papilomavírus: a partir de biópsias cutâneas de peixe boi da Flórida utilizando o par de oligonucleotídeos MY09/MY11 fo detectada nova infecção pelo PV identificada como *Trichechus manatus latirostris papillomavirus*-1; obtido de amostras de condiloma genital de golfinhos de vida livre da espécie nariz de garrafa classificados como *Tursiops truncatus papillomavirus*-2

Quadro 8-2. Características Morfológicas do Papilomavírus

Família	Vírion	Nucleocapsídeo			Genoma	
	Diâmetro (nm)	Envelope	Simetria	Capsômeros	Natureza	Tamanho (kbp)
Papillomaridade	45-55	Ausência	Icosaédrica	72	df, circular	5 - 8

(TtPV-2). Após clonagem do genoma viral, sequenciamento, caracterização gênica e análise filogenética, revelaram que o TtPV-2 é muito similar ao PV do *Phocoena spinipinnis papillomavirus*-1 (PsPV-1); papilomavírus isolado de amostras de carcinoma basoescamosa de morcego frutífero, *Rousettus aegyptiacus* ordem *Chiroptera*, e papilomavírus em caprinos *Capra hircus papillomavirus*.

Pela amplificação circular (*rolling-circle amplification* RCA), foi determinada a sequência de nucleotídeos, organização genômica e posição filogenética de um novo papilomavírus isolado de lesões cutâneas de porco-espinho norte-americano caracterizado como *Erethizon dorsatum papillomavirus*-1 (EdPV-1). Sugere- se que o EdPV-1 seja o primeiro membro do novo gênero proposto *Sigmapapillomavirus*. Sequências parciais de um novo papilomavírus identificado como *Procyon lotor papillomavirus*-1 (PIPV-1) foram amplificadas usando PCR com *primers* degenerados específicos de papilomavírus em lesões cutâneas de raposa, espécie *Procyon lotor* (Fig. 8-1).

A análise filogenética classificou PIPV-1 próximo ao COPV e FdPV-1 no gênero *Lambdapapillomavirus*. A papilomatose tem sido registrada em espécies variadas da Ordem *Rodentia*, como: *hamsters*, ratos de laboratório, gerbil, porquinho-da-índia e camundongos. Entretanto, somente três roedores da família *Muridae*, subordem *Sciurognathi*, têm apresentado infecção por PV: *Mastomys natalensis* PV (MnPV) do rato africano, *Micromys minutus* PV (MmPV) do camundongo europeu e *Hamster oral* PV (HaPV) do *hamster*-dourado da Síria, espécie *Mesocricetus auratus* (Quadro 8-3).

EPIDEMIOLOGIA HPV

HPV é a infecção mais comum sexualmente transmitida com tropismo para a mucosa anogenital. A história natural e a epidemiologia do HPV são ferramentas chave para possíveis mudanças na triagem cervical e nas estratégias de imunização vacinal. Diversos estudos populacionais têm documentado a prevalência e os genótipos circulantes da infecção pelo HPV.

Em um estudo recente na Escócia, a prevalência do HPV em mulheres de 20 a 21 anos foi de 32,2% em amostras de urina; 39,5% em *swabs* de autocoleta e 49,4% de citologia. Dentre os espécimes clínicos analisados, os tipos oncogênicos HPV-16/18

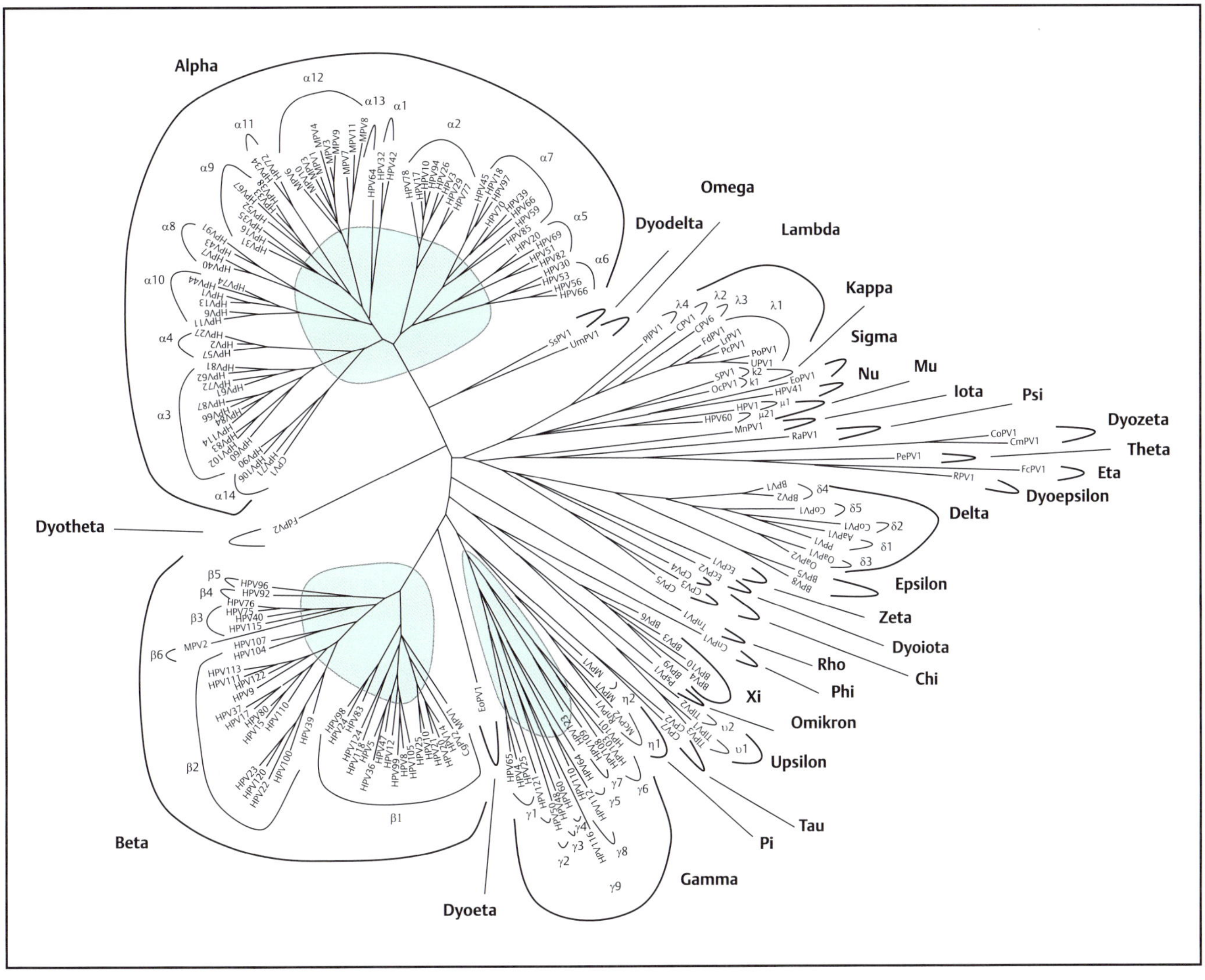

Fig. 8-1. Árvore filogenética baseada no alinhamento múltiplo da sequência de nucleotídeos do ORF L1 de 189 tipos de papilomaviroses. Fonte: Bernard et al. Virology. 2010 May 25; 401(1): 70–79. Published online 2010 Mar 5. doi: 10.1016/j.virol.2010.02.002. Acesso em 13 de setembro de 2018.

Quadro 8-3. Aspectos Taxionômicos de Novos Papilomavírus ainda Não Classificados pelo ICTV

Espécie/tipo/modelo e abreviação	Hospedeiro natural	Referências
Ursus maritimus papillomavirus type 1 (UmPV-1)	Urso polar	Stevens *et al.*, 2008
Trichechus manatus latirostris papillomavirus (TmlPV) *Trichechus manatus latirostris papillomavirus type 1* (TmPV-1)	Peixe-boi da Flórida Peixe-boi da Flórida	Woodruff *et al.*, 2005 Rector *et al.*, 2004
Koala papillomavirus (KoAA1)	Koala	Antonsson & Mc Millan, 2006
Tursiops truncatus papillomavirus type 1 (TtPV-1) *Tursiops truncatus papillomavirus type 2* (TtPV-2)	Golfinho nariz de garrafa europeu Golfinho nariz de garrafa americano	Rector *et al.*, 2006 Rehtanz *et al.*, 2006
Procyon lotor papillomavirus type 1 (PlPV-1)	Raposa	Rector *et al.*, 2005a
Capra hircus papillomavirus (ChPV-1)	Cabra	Van Doorslaer *et al.*, 2006
Rousettus aegyptiacus papillomavirus type 1 (RaPV-1)	Morcego frutífero egípcio	Rector *et al.*, 2006
Erethizon dorsatum papillomavirus type 1 (EdPV-1)	Porco-espinho norte-americano	Rector *et al.*, 2005b
Lynx rufus papillomavirus type 1 (LrPV-1)	Felino selvagem	Rector *et al.*, 2007
Panthera leo persica papillomavirus (PlPV)	Leão asiático	Sundberg *et al.*, 1996

foram detectados em 23% nas amostras de citologia; 16,6% nos *swabs* coletados e apenas 10% nas amostras de urina.

Em uma pesquisa realizada por Panatto *et al.*, foram selecionadas 566 mulheres italianas entre 16 e 26 anos de idade com diagnóstico de citologia normal para a identificação da presença do HPV pela amplificação do segmento ORF L1. Foi encontrado 18,2% de prevalência viral com predominância do genótipo HPV-16, seguido do tipo HPV-52.

Em um estudo epidemiológico realizado na Grécia com 3.177 mulheres entre 14 a 70 anos de idade, foram encontradas 12,9% de múltiplas infecções de HPV sendo que os tipos de alto risco (HPV-16 e 51) foram 27,4% prevalentes.

Segundo a pesquisa de Clarke *et al.*, envolvendo mulheres da Costa Rica com idades variando entre 18 e 97 anos foi possível estabelecer uma associação ao pH vaginal e a presença do HPV. Mudanças na flora bacteriana relacionadas com a inflamação do trato genital também são possíveis cofatores para a persistência da infecção viral.

No Brasil, Campos *et al.*, avaliaram mulheres quanto a metodologia de coleta de material para a pesquisa do DNA de HPV. Múltiplos tipos de infecção de HPV foram encontrados em 20,5% das amostras coletadas e 15,5% das amostras de autocoleta. Assim, tem sido proposto a substituição ou a combinação do teste de Papanicolaou com a técnica de PCR para detecção da infecção viral em lesões da cérvice uterina. E o método de autocoleta tem sido uma nova alternativa na coleta do material para aumentar a cobertura populacional em programas de saúde da mulher quanto à triagem para o câncer de colo do útero.

Em uma pesquisa realizada no Mato Grosso do Sul, o DNA do HPV (1,3%) foi detectado na mucosa oral de homens assintomáticos. Machado *et al.* sugerem que a prática do sexo oral e alto número de parceiros pode aumentar o risco da infecção por HPV (Quadro 8-4).

Estudo epidemiológico transversal aponta para uma maior prevalência dos genótipos de papilomavírus humano de alto risco associados aos fatores preditores ao câncer do colo do útero em mulheres sexualmente ativas sem anomalias citológicas e não imunizadas na cidade do Rio de Janeiro.

Recentemente foi publicado na revista *Advances in Biotechnology & Microbiology*, um estudo aonde foram analisadas 18 características demográficas, comportamentais e socioeconômicas como possíveis fatores de risco para a infecção por HPV. O perfil foi mensurado com base nas variáveis biológicas como idade, grupo étnico, renda familiar, escolaridade, estado civil, número de parceiros, uso de álcool, tabagismo, aborto, doenças sexualmente transmissíveis (DST), anticoncepcional oral e uso de preservativo.

Diagnóstico

A comparação dos sistemas de oligonucleotídeos MY-PCR e GP+-PCR tem sido reportada. Entretanto, devem-se levar em conta os diversos espécimes clínicos investigados (esfregaços, biópsia congelada, material parafinado, entre outros).

Diversas técnicas da biologia molecular têm sido empregadas ultimamente na detecção do HPV. Captura híbrida, hibridização *in situ*, PCR, ensaios de DNA HPV tipo-específico usando multiplex PCR, genotipagem baseado no Luminex, RNA-seq, RFLP (*Restriction fragment length polymorphism*) e Nested PCR (nPCR) são ferramentas úteis no campo da biotecnologia. Esta última aumenta a especificidade e a eficiência da amplificação do produto de PCR encontrado. Em 30 casos de carcinoma epidermoide labial, 13 amostras foram positivas para a presença do DNA viral pela técnica de nPCR. Amostras da mucosa oral sadias também tem sido alvo de investigação conforme reportado por Tristão *et al.* Existem algumas ferramentas utilizadas na citogenética molecular como a hibridação *in situ* por fluorescência (*Fluorescence in situ hybridization* – FISH). Novas biotecnologias têm sido aplicadas na pesquisa do papilomavírus, como por exemplo: Sequenciamento e novo método de sequenciamento de DNA em real time com adição de

Quadro 8-4. Classificação dos Genótipos de HPV segundo a Agência Internacional para Pesquisa do Câncer. (Adaptado de Panatto *et al.*, 2013.)

Classificação	Genótipos
Oncogênico de alto risco	HPV-16, 18, 31, 33, 35, 39, 45, 51, 52, 56, 58 e 59
Possível risco oncogênico	HPV-26, 30, 34, 53, 66, 67, 68, 69, 70, 73, 82, 85 e 97
Baixo risco	HPV-6, 11, 28, 32, 40, 42, 43, 44, 54, 55, 57, 61, 62, 71, 72, 74, 81, 83, 84, 86, 87 e 89

pirofosfato, o pirosequenciamento. Outras ferramentas moleculares são: RNA-SEQ, que permite a análise do transcriptoma de genomas sendo uma ferramenta útil para o mapeamento genético e identificação de regiões transcritas e, a técnica de amplificação circular (*multiply-primed rolling circle amplification* – RCA).

O diagnóstico morfológico em citopatologia na detecção das lesões cervicais seja pela citologia em fase líquida ou o diagnóstico anatomopatológico, bem como a autocoleta cervicovaginal e o raspado cervical são de fundamental importância em programas de rastreio e na detecção precoce do câncer de colo do útero. As imunomarcações de moléculas e marcadores de proliferação vêm contribuindo como novas tecnologias em patologia cervical agregando um valor clínico aos resultados médicos. As novas tendências em patologia cervical em imagem são alinhadas com os aspectos colposcópicos das lesões associadas ao HPV e suas classificações.

Ensaios moleculares como a extração de DNA, amplificação da reação de PCR da β-globina (PC04/GH20) e a detecção do HPV realizadas por PCR usando oligonucleotídeos consenso (MY09/MY11), PCR Nested (GP5+/GP6+), PCR em tempo real e oligonucleotídeos específicos (HPV-16/18/31/45) tem sido descritos para diagnóstico e nas pesquisas clínicas. Os padrões de polimorfismo de comprimento de fragmento de restrição (do inglês, *Restriction fragment length polymorphism* – RFLP) dos produtos de PCR de L1 têm sido usados para a genotipagem do HPV. Diferentes métodos de genotipagem também têm sido empregados como Inno-lipa® (InnoGenetics), Linear Array (Roche Diagnostics), PapilloCheck® (Greiner Bio One), Clinical Arrays® HPV (Genômica) e Multiplex Human Papillomavirus Genotyping. Assim como ensaios moleculares mais finos como a amplificação baseada nas sequências de ácidos nucleicos – NASBA (do inglês, *Nucleic Acid Sequence Based Amplification*) e TMA (*Transcription-Mediated Amplification*).

Propriedades Físicas, Químicas e Biológicas do Vírus

As propriedades físicas e químicas para a inativação e a conservação da infecciosidade são amplamente conhecidas. A infecciosidade viral é conservada à temperatura de 4°C por 90 dias, e a -70°C, por 180 dias. O vírus permanece ativo por longo tempo, quando mantido em glicerina a 50% ou quando liofilizado. Por outro lado, o vírus é inativado a 60°C por 30 minutos e em formalina, a 10%. O vírus é resistente aos solventes lipídicos, éter, grandes oscilações de pH (3,0-7,5) e em temperaturas até 50°C.

Em relação às propriedades biológicas do PV, sabe-se que podem infectar amplo espectro de hospedeiros na natureza. Os hospedeiros do PV, conhecidos e hipotéticos, pertencem ao domínio Eucarya, Reino Animalia, Filo Chordata e Subfilo Vertebrata (Classes: Mammalia, Aves, Reptilia). Entre os hospedeiros conhecidos estão: o homem, macaco, bovino, cão, gato, cavalo, ovelha, porco, elefante, veado, urso, golfinho, tartaruga, papagaio, animais de laboratório, entre outros.

Ciclo de Replicação Viral

O primeiro passo no ciclo de replicação é a adsorção do vírus à célula hospedeira por uma ligação específica de uma proteína do vírion com um receptor de superfície celular. Em seguida, ocorre a penetração do vírus na célula e a formação de vacúolo. Após o transporte para o núcleo, o capsídeo é removido e o desnudamento do genoma viral, no qual o DNA do vírus é liberado para dentro do núcleo e o capsídeo vazio se desintegra e ocorre as transcrições das regiões iniciais, a tradução das proteínas iniciais e à replicação viral. As etapas ocorrem na célula epitelial da camada basal e na célula epitelial suprabasal infectada ocorre a replicação viral. Em seguida, ocorre a transcrição das regiões tardias L1 e L2, o transporte das proteínas tardias para o núcleo, montagem do capsídeo e consequente maturação. Por fim, ocorre a saída da partícula viral do núcleo e a liberação do vírus para o meio extracelular. A liberação das partículas virais infectantes é o último passo da replicação viral e acontece na camada córnea do tecido epitelial. Durante o processo de replicação do vírus são ativados muitos genes em diferentes estágios do ciclo celular, o que determina o tropismo do vírus com o tipo de célula na qual eles são capazes de se replicar.

Sabe-se que o papilomavírus é um vírus patogênico que induz neoplasia benigna na lesão infectada e sua associação ao tumor maligno foi identificado pela primeira vez por Robert Shope usando modelo animal. Inúmeros tipos de cânceres têm sido descritos em associação ao HPV desde o relatório de Harald zur Hausen, que descreveu uma ligação entre o HPV e o câncer de colo do útero. Com os avanços dos estudos epidemiológicos na área da virologia molecular, o diagnóstico está cada vez mais precoce. Em razão de sua importância clínica como doença sexualmente transmissível, o estudo sobre o HPV tem sido pautado nas propriedades oncogênicas, cujos resultados tiveram grandes impactos sobre as pesquisas de genes supressores tumorais, como p53 e pRb, e via ubiquitina e proteassoma. O ciclo de vida do HPV está intimamente ligado ao sistema de diferenciação das células epiteliais, e essa propriedade tem dificultado o estudo sobre o mecanismo de replicação do HPV.

Organização Genômica

O genoma do PV é constituído por uma molécula de DNA circular de fita dupla e não segmentada, com aproximadamente 8 quilos de pares de base (Kbp), associada a histonas. O genoma completo contém 40-50% de guanina e citosina, e constitui 10-13% do peso do vírion. O genoma desse vírus contém dois segmentos principais, cada um constituído por uma série de regiões de leitura aberta de ribossomos para o início de transcrição viral (*open reading frames* – ORFs), que codificam diferentes proteínas virais. ORFs são chamadas de precoce (E *early*) e tardia (L *late*). O segmento "E" representa 45% do genoma, codifica as proteínas necessárias à replicação e transcrição do DNA viral (E1 a E8) e pode induzir a transformação celular. O segmento "L" representa 40% do genoma e codifica as proteínas do capsídeo viral (L1 e L2). Entre estes dois segmentos (E e L) há um terceiro segmento, que representa 15% do genoma e que tem função reguladora (*long control region* - LCR). A estrutura das principais ORFs dos PVs já foi caracterizada para BPV e HPV.

Regulação pela Expressão Gênica

O controle da expressão dos ORFs iniciais no PV depende do ligante celular e dos fatores de transcrição viral para a região reguladora do vírus. Acredita-se que existe um local de ligação dos fatores de transcrição comum a todas as papilomaviroses, com diferenças adicionais, já que diferentes tipos de PVs não são geneticamente homogêneos. Diferentes grupos filogenéticos compartilham um ancestral comum, como, por exemplo, os gêneros *Delta, Beta e Gammapapillomavirus*. No caso dos gêneros *Alpha* e *Betapapillomavirus* que infectam os mesmos hospedeiros, não necessariamente compartilham os mesmos locais dos fatores de transcrição na região reguladora do vírus.

Nos estágios do ciclo viral, o vírus infecta o núcleo das células basais, onde os genes inicias E1 e E2 são expressos. Na camada transitória, os genes E6 e E7 são expressos e o genoma viral epissomal é mantido. Nas células suprabasais da camada espinhosa, o gene E4 é expresso. Esse gene E4 é encontrado em abundância nas lesões clínicas de PVs e por estar envolvido no processo de transformação da célula hospedeira as lesões podem resultar em tumores como falhas no controle celular de transcrição viral. Na camada granulosa, a célula apresenta-se diferenciada, com altos níveis de produção de proteínas virais dos genes tardios L1 e L2 para montagem do capsídeo viral e lise celular na camada córnea com a partícula viral infectante. O controle fino da expressão gênica ocorre de acordo com o estágio da diferenciação celular.

O gene L1 do HPV se transforma em partículas *virus-like* (VLP), que são a base das duas vacinas profiláticas disponíveis comercialmente. As VLPs do HPV-16 e HPV-18 são produzidas em células de inseto utilizando o sistema de expressão baculovírus. Um sistema denominado MultiBac baseado em baculovírus modificado foi desenvolvido em 2004 por Berger *et al.* Senger *et al.*, em 2009, avaliaram a produção de VLP L1 do HPV-57 pelo novo sistema MultiBac, detectando um ligeiro aumento quanto ao nível da proteína L1 em comparação ao protocolo padrão. Uma modificação no sistema de expressão do baculovírus com o silenciamento de uma protease viral foi importante para aumentar a produção de VLPs de diferentes tipos de papilomavírus, de tal modo que uma concentração crítica de L1 dentro da célula é necessária para a montagem de VLPs eficientes. Assim, os autores da pesquisa acreditam que a utilização do sistema de expressão MultiBac facilitará a produção do capsídeo L1 do papilomavírus e, dessa forma, permitirá a geração de vacinas contra infecções de diferentes tipos de HPV, não apenas dos tipos de alto risco dos HPVs-16/18.

Genes Virais Iniciais e Tardios

Sabe-se que a proteína E1 forma um complexo de replicação com proteínas celulares, progredindo a replicação do DNA bidirecionalmente da origem da replicação na região LCR do genoma. O DNA é então encapsulado por um processo de associação a proteínas histonas celulares. Uma ligação transitória com a proteína E2 guia o DNA para dentro de um agregado de proteínas L1 e L2 virais que eventualmente formam o capsídeo. A liberação das partículas parece ser passiva, não citolítica, e ocorre na camada cornificada do epitélio queratinizado. A replicação de muitos PVs requer genes celulares iniciais (E1 a E8) e tardios (L1 e L2) para serem ativos em diferentes estágios do ciclo celular de acordo com a diferenciação epitelial (Fig. 8-2).

Há dificuldade na propagação *in vitro* para isolamento do PV. Entretanto, segundo EISA *et al.* em 2000, o isolamento viral pode ser obtido a partir da implantação de extrato de verrugas de animais infectados, em cultura de células de tecido fetal bovino e em ovos embrionados de galinha. Os avanços no conhecimento das funções virais envolvidas no processo de indução da proliferação e transformação celular foram obtidos, principalmente, em estudos sobre BPV-1, em cultura de células, como modelo de estudo. Eventos de transformação, replicação e biossíntese de macromoléculas do vírus, principalmente do protótipo BPV-1 e mais recentemente do HPV-16, encontram-se identificados e caracterizados molecularmente.

A proteína codificada pela ORF E1 atua na replicação do DNA viral, permite o desenrolar do genoma viral e age como fator de alongamento na replicação do DNA. A proteína codificada pela ORF E2 envolve tanto o controle da transcrição quanto a replicação do DNA viral, responsável pelo reconhecimento e ligação da origem da replicação. Presente em duas formas: o produto do gene E2 no comprimento linear pode também reprimir a transcrição sob algumas condições e a forma N-terminal da proteína E2 que age nos repressores transcricionais. A razão deste achado no complexo heterotrimérico com E1 regula a transcrição do genoma viral.

A proteína codificada pela ORF E4 apresenta uma expressão tardia, onde a região C-terminal liga filamentos intermediários, permitindo a liberação de partículas vírus-semelhante. Envolvida na transformação da célula hospedeira pela desregulação da mitose na célula, a E4 é encontrada abundantemente em lesões de PVs, podendo representar até 30% do total de proteínas. Em culturas de células, a E4 interage com os filamentos intermediários de citoqueratinas, que provavelmente ajudam a replicação *in vivo*.

A proteína codificada pela ORF E5 apresenta uma proteína de transformação ao interagir com receptores de fatores de crescimento, fazendo a mediação do sinal mitogênico destes fatores. Atua na obstrução dos mecanismos de supressão do crescimento: por exemplo, no receptor EGF; ativação da mitogênese com sinalização da direção via fatores transcricionais: C-Jun e C-Fos (importante em caminhos sempre presentes na degradação do complexo p53 pela E6). Domina o controle do ciclo celular e deste modo participa da transformação celular.

A proteína codificada pela ORF E6 se liga à proteína de supressão de tumores p53 e leva à sua degradação. Domina o controle do ciclo celular e deste modo participa da transformação celular. ORF E7 apresenta proteína de transformação celular, se liga à proteína pRb/p107. ORFs E3 e E8 não apresentam um nível tão elevado de conservação e não estão presentes em alguns PVs.

A proteína codificada pela ORF L1 apresenta a principal e maior proteína capsídica e pode formar partículas vírus-semelhante sozinha. Atua na maturação do vírion e codifica os epitopos da neutralização viral. A proteína codificada pela ORF L2 apresenta a menor proteína viral capsídica, possível proteína de empacotamento do DNA. Atua na maturação do vírion.

O tipo do PV influencia a LCR, uma área do DNA de aproximadamente 500-1.000 nucleotídeos, que contém a maioria ou todos os sinais regulatórios cis tanto da replicação quanto da transcrição do DNA viral. Há considerável evidência de que um nível de transcrição do genoma viral, particularmente da

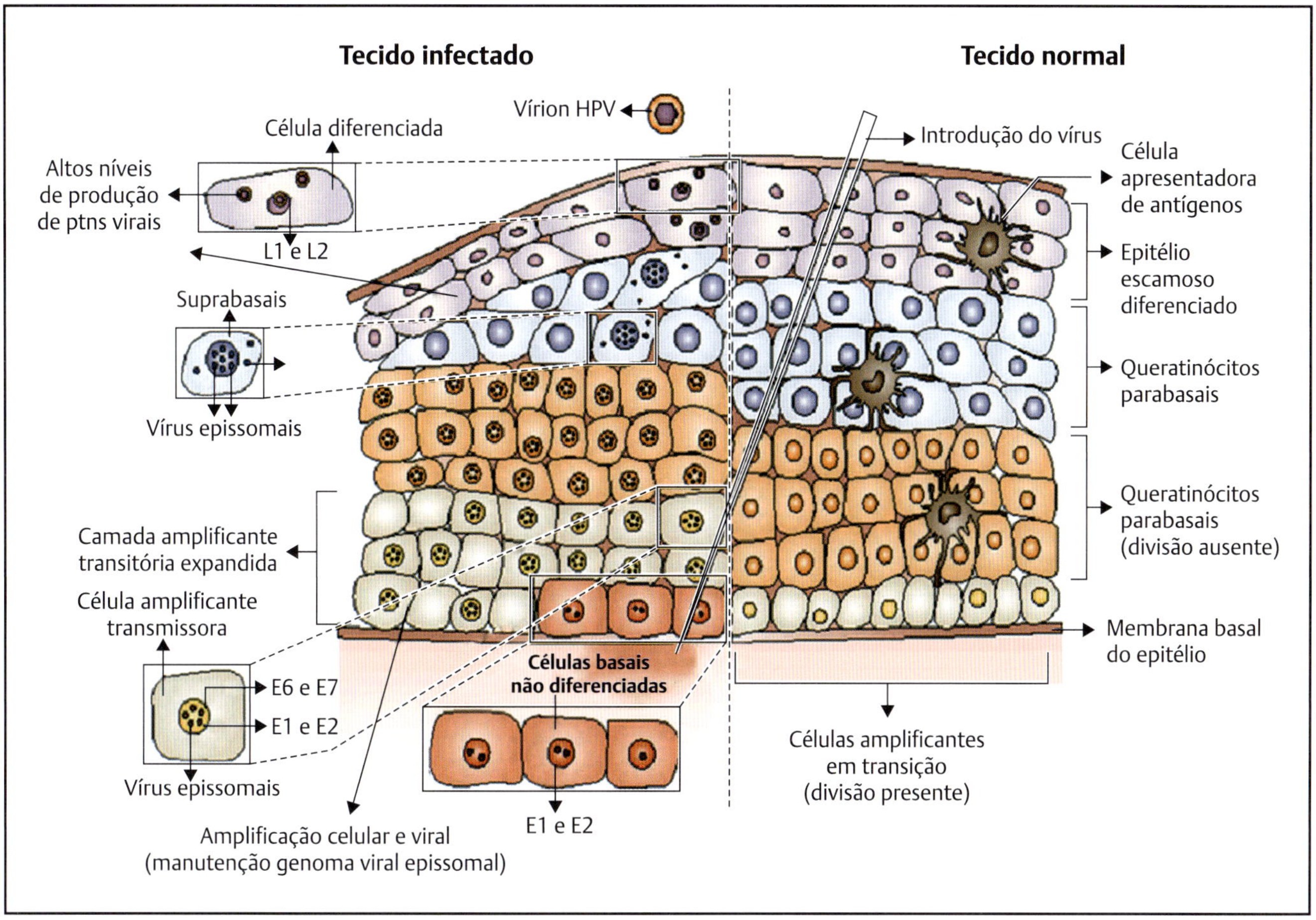

Fig. 8-2. Diagrama esquemático de epitélio normal e de células epiteliais infectadas por HPV: após a infecção na célula basal, as proteínas iniciais E1 e E2 do vírus são expressas para a replicação e manutenção do DNA viral na forma epissomal. Os oncogenes virais E6 e E7 promovem o crescimento celular por inativação das proteínas supressoras de tumor p53 e pRb, respectivamente. A expressão dos genes tardios L1 e L2 ocorre nas camadas superiores do epitélio após processo de diferenciação celular até a etapa de encapsidação viral. Fonte: www.cytologystuff.com/learn/mole/bioinf.htm. (Fonte: Adaptada de: https://microbewiki.kenyon.edu/index.php/Human_Papillomavirus_and_Cervical_Cancer. Acesso em 13/07/18.)

transformação das ORFs, é importante fator na progressão para carcinoma a partir de lesões causadas pelo PV. Foi proposto que tumores podem resultar de uma falha do controle celular da transcrição viral. Por esta razão, a regulação fina da expressão gênica viral pode ser um importante passo na progressão maligna.

O estado físico do genoma do HPV é diferente em lesões benignas e malignas. Nas lesões benignas, está presente na forma epissomal, ou seja, não integrado ao genoma da célula hospedeira, e em múltiplas cópias. Já nas lesões malignas, o genoma do PV integra-se ao genoma da célula hospedeira e forma uma ligação estável com a perda da capacidade de replicação de maneira autônoma. O local da integração viral com os cromossomos nas lesões malignas é aleatório, porém constante em todas as células de um mesmo tumor e parece ter preferência por sítios frágeis ou próximos a oncogenes celulares. Entretanto, o sítio de abertura da molécula circular viral é específico e ocorre entre E1 e E2. A inativação da E2 ocorre pela abertura da molécula viral e há uma superprodução dos genes E6 e E7, visto que a E2 regula a manifestação destas duas ORFs com repressão das suas transcrições. Deste modo, danos em E2 constituem o primeiro estágio na transformação.

O potencial oncogênico do vírus é relacionado com os produtos das ORFs E6 e E7, que interagem e inativam proteínas celulares derivadas dos genes supressores de tumores p53 e p105-Rb, respectivamente, além de promoverem a degradação destes genes com bloqueio da sua função. A E6 se liga a proteína p53 via uma proteína celular (p100) e tem como alvo sua degradação via ubiquitina. E7 liga-se a pRb e previne a fosforilação. Isto, normalmente, resulta na apoptose, porém tanto E6 quanto E7 interagem com proteínas celulares que influenciam no resultado da infecção.

Acredita-se que a degeneração da proteína p53, supressor tumoral, resulte no bloqueio das respostas celulares aos danos sofridos pelo DNA, permitindo assim o acúmulo de alterações genéticas e a criação de um genótipo maligno. O produto do gene retinoblastoma (Rb), supressor de tumores, pode causar depressão ainda maior nas defesas celulares contra o desenvolvimento de malignidade. Assim, a E6 e a E7 podem fornecer às células um fenótipo maligno e a oncogenicidade, portanto, vai depender diretamente do grau de afinidade entre as proteínas derivadas dos genes supressores de tumores e as proteínas virais derivadas de E6 e E7.

O resultado da integração do vírus é a "imortalização" das células. Tais células exibem morfologicamente figuras de mitoses anormais, pleomorfismo nuclear, aneuploidias e alteração da arquitetura dos cromossomos. Contudo, estas células só passam a ser tumorgênicas quando os genes transformados E6 e E7 são expostos a oncogenes celulares ativos. No entanto, o PV não atua isoladamente na oncogênese, outros fatores devem atuar em conjunto. O evento da transformação parece ser específico da célula hospedeira, assim como dependente do tipo de papilomavírus.

Atualmente, considera-se um novo tipo de PV, quando as sequências de nucleotídeos dos genes L1, E6 e E7, aproximadamente 30% do genoma viral, diferem em mais de 10% dos tipos já descritos. Se esse percentual for menor que 2%, então o novo vírus isolado é designado como uma variante do mesmo tipo. Os subtipos virais correspondem a genomas cuja sequência nucleotídica nessas regiões gênicas diferir entre 2 e 10% dos tipos conhecidos.

Instabilidade Cromossomal

A importância da pesquisa do papilomavírus foi comprovada pelo Prêmio Nobel de Medicina ao pesquisador alemão Harald zur Hausen pela descoberta do HPV na gênese do câncer de colo do útero nas mulheres. O DNA do vírus se integra ao DNA das células hospedeiras, e uma vez essas células alteradas, passam a produzir novas cópias do vírus, levando a alterações genéticas e ao desenvolvimento de lesões pré-neoplásicas. Tais lesões são conhecidas como neoplasias intraepitelias cervicais e podem ser de três níveis, sendo a última com grau mais avançado, evoluindo para o câncer de colo do útero na presença de cofatores oncogênicos.

Estudos relatam a ocorrência de aberrações cromossômicas em cultura de linfócitos de sangue periférico de bovinos infectados pelo BPV após o consumo ou não de substâncias carcinogênicas da samambaia do campo (*Pteridium aquilinum*) e independentemente do desenvolvimento da hematúria enzoótica bovina. Aberrações cromossômicas também foram observadas em consumidores de samambaia do campo.

Os fatores clastogênicos da *Pteridium aquilinum*, quercetina e ptaquiloside, estavam presentes nas amostras de soro, urina e leite dos bovinos portadores da hematúria enzoótica crônica.

Foram encontradas na análise citogenética aberrações cromossômicas descritas como quebras de cromossomos, quebras de cromátides, fragmentos e rearranjos cromossômicos. Esses animais apresentavam câncer de bexiga e após investigação molecular constatou-se a presença de sequências de DNA do vírus do papiloma tipo 2, *Bovine papillomavirus* 2 (BPV-2). A correlação dos dados sugeriu que o BPV-2 em conjunto com a samambaia do campo age sinergicamente na produção da instabilidade cromossomal.

Recentes pesquisas têm revelado a presença do DNA do BPV nos linfócitos de bovinos com ou sem sinais de papilomatose, e DNA de HPV tem sido encontrado nas células sanguíneas de mulheres com infecção de HPV urogenital e câncer cervical, propondo os linfócitos como sítio de latência viral. Experimentalmente, sequências de DNA do BPV no sangue periférico de bovinos não afetados clinicamente pela papilomatose tem apresentado aberrações cromossômicas em níveis elevados.

Anomalias citogenéticas e aberrações cromossômicas estruturais e numéricas, como endorreduplicações (processo mediante o qual, na fase S do ciclo celular, o núcleo não sofre mitose, iniciando-se um novo período S, que resulta em cromossomos com 4, 8, 16 cromátides), *gaps* ou intervalos, ruptura de cromátides, anéis cêntricos e cromossomos dicêntricos foram observadas em queratinócitos humanos e em células de camundongos transfectados com o oncogene E7 do HPV-16. Fragilidade cromossômica foi detectada em linfócitos de mulheres com lesões no colo do útero, após terem sido submetidas a tratamento para HPV. Os achados e registros da presença de sequências de DNA do BPV nos linfócitos dos bovinos e sequências de DNA do HPV nos linfócitos de mulheres com câncer de colo uterino sustentam a possibilidade do papilomavírus como causa da fragilidade cromossomal.

De modo geral os vírus possuem habilidade de penetrar nas células por diferentes mecanismos, induzindo a instabilidade cromossomal, e alguns deles contribuem para o desenvolvimento das células cancerosas. O mecanismo mais aceito para justificar a instabilidade cromossomal é a interação do HPV com a cromatina da célula hospedeira, que ocorre quando seu DNA circular se associa às histonas celulares, sendo capaz de expressar os genes ORFs. O genoma viral se integra aos cromossomos mitóticos pela ação do gene E2, possibilitando a segregação do genoma epissomal entre as células-filhas hospedeiras, garantindo a sua replicação e manutenção estável do genoma viral dentro da célula hospedeira e ao longo da proliferação celular. Essas células infectadas pelo HPV expressam seus oncogenes virais (E6 e E7), que inativam as funções dos genes supressores tumorais e induzem a formação de aberrações cromossômicas interferindo no mecanismo de controle *checkpoint* G1 e G2, freando a divisão celular. No caso do BPV, o mecanismo é diferente. Dados experimentais mostram que o BPV não é capaz de se associar aos cromossomos mitóticos, por meio da proteína E2, sendo esse mecanismo menos estudado.

Foi desenvolvido um modelo de estudo citogenético em linhagens celulares derivadas do palato de bovinos que foram expostas às oncoproteínas virais e ao tratamento com quercetina. Após o período de exposição, essas células exibiram aumento das taxas de quebras, associações cromossômicas e o aparecimento de marcadores metacêntrico e submetacêntrico, que estão associados às regiões centroméricas com provável envolvimento das sequências teloméricas sem a perda dos segmentos de heterocromatina. Nas infecções pelo HPV, além das anomalias estruturais, segundo Mansur & Androphy (1993), observam-se *in vitro* nas células transformadas pelos oncogenes virais e nos cânceres cervicais, alterações numéricas caracterizadas por aneuploidias, com o aumento (hiperploidia) e a diminuição (hipoploidia) de parte do número diploide de cromossomos. A análise das alterações cromossômicas foi destacada no trabalho de Leal *et al.*, em 2003, com as técnicas de bandamento G para identificar segmentos cromossômicos específicos envolvidos em rearranjos e pelo bandamento C convencional para avaliar a manutenção das regiões centroméricas C-positivas.

Foi pesquisado o papel da Brd4 (*Bromodomain containing protein* 4) na estabilidade da proteína E2 do BPV-1 e do HPV-16, uma vez que a proteína E2 interage com o domínio C-terminal da Brd4, que por sua vez medeia à função de ativação transcricional de E2 e desempenha um papel importante na manutenção do genoma viral de células em divisão. Estudos prévios mostraram que a proteína E2 do PV é de curta duração, no entanto os mecanismos que regulam a sua estabilidade e degradação ainda não foram bem estabelecidos. Sabe-se que a proteína E2 do papilomavírus é um importante regulador do ciclo viral, atuando na transcrição do vírus, na replicação do DNA e na manutenção do genoma. A expressão da Brd4 aumenta dramaticamente os níveis de E2, bloqueando o mecanismo de ubiquitilação do E2 BPV-1 e E2 HPV-16, estabilizando a proteína E2. Estes dados sugerem um papel potencial para Brd4 na regulação da estabilidade E2 e nos níveis de proteína das células infectadas pelo papilomavírus.

Mecanismo de Regulação Celular

Durante a infecção viral, dano ao DNA ou em situações de estresse celular, a proteína p53, gene supressor tumoral, é ativada e interrompe o ciclo celular para reparar os danos causados. A p53 em altos níveis recruta proteínas que atuam como marcadores da atividade celular, envolvidas na morte celular, que são expressas em lesões de mulheres infectadas pelo HPV. Sendo assim, a p53 pode aumentar a expressão da proteína p21, estimular a expressão da proteína pró-apoptótica Bax e inibir a expressão da proteína antiapoptótica Bcl-2, induzindo a célula a entrar em apoptose. Porém, em lesões associadas ao HPV e de forma expressiva no câncer de colo do útero, na tentativa de frear a replicação viral ocorre um aumento da infiltração de macrófagos e a p53 é inibida pela proteína codificada do gene E6 na célula infectada. Outrossim, o vírus poderá regular a expressão dessas proteínas Bax e Bcl-2, inibindo assim a apoptose e induzindo a proliferação descontrolada das células avançando para o processo de oncogênese viral (Fig. 8-3).

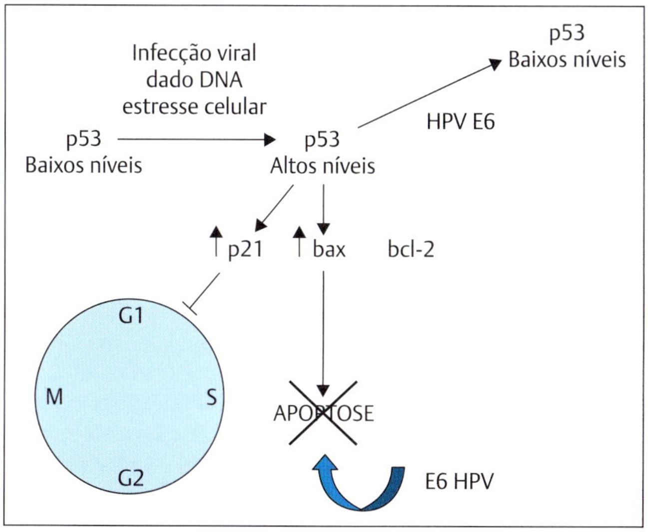

Fig. 8-3. Mecanismo de regulação celular: expressão da proteína pró-apoptótica Bax e anti-apoptótica Bcl-2 da infecção por HPV.

Sabe-se que os complexos formados pelas proteínas E6-p53 e E7-pRB são degradados e apresentados pelas moléculas do complexo de histocompatibilidade maior de classe I (MHC I), na superfície celular às CTLs.

Resposta Imune Celular

A produção de anticorpos neutralizantes pode ocorrer durante a regressão espontânea da maioria das lesões induzidas pelos PVs. Além disso, estes anticorpos podem prevenir contra uma reinfecção. Dessa forma, o estudo dos anticorpos neutralizantes pode propiciar a base para testes sorológicos que indicam uma infecção prévia e uma proteção contra o tipo-específico.

A importância da resposta imune do hospedeiro no controle da infecção pelo PV é demonstrada em indivíduos imunocomprometidos ou pela imunossupressão terapêutica. A imunidade celular na papilomatose é importante para estabelecer quais proteínas virais podem ser efetivas na produção de vacinas terapêuticas e para desenvolver estratégias vacinais para indução de imunidade celular contra diferentes tipos de PV. Em caninos, sequências do DNA do COPV foram detectadas pela técnica de PCR em amostras da mucosa oral, sugerindo após a regressão espontânea das lesões, que o COPV pode entrar em estado de latência, como ocorre nas infecções provocadas pelo PV nas outras espécies animais. A papilomatose tem sido observada em cães com hipogamaglobulinemia e há registros de múltiplos papilomas associados à deficiência de IgM, prejudiciais às respostas de células T. A importância dos anticorpos para a prevenção de papilomas induzidos pelo COPV foi demonstrada experimentalmente na transferência passiva. Sabe-se que a ativação do sistema de defesa do hospedeiro ocorre de forma tardia, logo o desenvolvimento da imunidade humoral pode não esclarecer as infecções pelo COPV estabelecidas e nem a prevenção de infecções recorrentes.

Por outro lado, o resultado da transferência passiva indica que a resposta do sistema imune humoral é suficiente para a prevenção da formação do papiloma. Os cães desmamados são protegidos por meio da transferência passiva de imunoglobulinas, uma vez que anticorpos IgG de cães *Beagles* regressores foram reativos pelo ELISA e conferiram proteção contra o desafio da infecção pelo COPV. Os Beagles regressores não desenvolveram novos papilomas orais após a 11ª semana pós-inoculação do vírus, em decorrência do tipo específico do COPV, da imunidade célula-mediada, dos anticorpos neutralizantes ou da interação desses fatores.

Em cães simultaneamente infectados por mais de um tipo de vírus, a regressão espontânea ocorre entre os papilomas induzidos pelo mesmo tipo viral, sugerindo um tipo-específico. Esta regressão espontânea está geralmente associada a linfócitos que infiltram e destroem as células basais infectadas; portanto, considera-se a imunidade célula-mediada.

Estudos moleculares durante a regressão dos papilomas revelaram infiltrações de linfócitos com abundantes células T $CD4^+$ e T $CD8^+$. O infiltrado inflamatório na regressão das lesões pelo COPV com numerosas células T $CD4^+$ sugere que estas desempenhem uma função chave, talvez com células T helper 1 (Th1) $CD4^+$ para ativação de macrófagos, inibição da citocina-mediada (células $CD1^+$, $CD11a\text{-}c^+$ e $CD21^+$) ou eliminação dos queratinócitos infectados.

Na espécie felina, a infecção pelo PV geralmente se dá em decorrência da queda do sistema imunológico por diversos fatores, como, por exemplo, a coinfecção pelo vírus da imunodeficiência felina (*Feline immunodeficiency virus* – FIV).

Trabalhos prévios em bovinos, coelhos e humanos têm demonstrado que o aumento de linfócitos na regressão dos papilomas é proporcional ao crescimento dos mesmos. A imunidade celular pela administração da vacina DNA contra o papilomavírus tem sido empregada em coelhos como modelo de estudo da imunologia viral. A proteína do capsídeo viral L1 tem sido usada com sucesso como antígeno para estimular uma resposta celular protetora contra as células infectadas pelo vírus através da produção de anticorpos neutralizantes anti-L1. Entretanto, uma falha vacinal é possível em razão do DNA viral poder ultrapassar a imunidade celular protetora, induzindo a formação de papilomas em modelos experimentais de coelhos do grupo controle e do grupo teste. Recentemente, outro estudo experimental buscou elucidar questões sobre a regressão espontânea dos papilomas imunizando coelhos consanguíneos com tipos selvagens dos genes E5 e E6. A vacinação com gene E5 falhou na proteção contra o desafio viral e concluiu-se que a transformação de um único aminoácido, G252E, na proteína E6 do CRPV aumentou a proteção contra as infecções de CRPV tipo selvagem. Contudo, as pesquisas em humanos têm demonstrado que a indução de células T citotóxicas (CTLs) vem sendo um dos mecanismos de defesa contra infecções virais e está diretamente associada ao controle das lesões. Verificou-se que a maioria das células inflamatórias presentes no estroma, epitélio da camada basal, eram os linfócitos T $CD4^+$, enquanto estavam presentes em menor grau os linfócitos T $CD8^+$.

Vacinas com Partículas Vírus-Semelhantes

Vacinas de partículas semelhantes a vírus baseadas em proteínas recombinantes (do inglês, *virus-like particles* – VLP), possuem a capacidade de automontagem independentemente do genoma viral e têm sido utilizadas com sucesso no tratamento contra HPV. Um estudo prévio mostrou que a inoculação sistêmica de extratos de papilomas com PVs ativos e inativados, como também partículas vírus-semelhantes recombinantes foram altamente eficazes como vacinas profiláticas. Estas vacinas são capazes de induzir a produção de anticorpos neutralizantes que previnem o desenvolvimento do papiloma oral segundo a pesquisa de Ghim *et al.* em 2000. Várias formulações de vacinas têm sido testadas, incluindo peptídeos, fusão de proteínas, vírus recombinantes e vacinação com DNA. Os genes iniciais E1 e E2 podem atuar efetivamente como vacina profilática induzindo à regressão de lesões existentes, prevenindo a reemergência e a reinfecção. Ambos os genes (E1 e E2) são antígenos terapêuticos eficazes no sistema de vacinação de genes iniciais. Essa vacina está voltada diretamente aos estágios do ciclo de vida viral, podendo ser usada em associação ao gene tardio L1, criando um poder duplo na função vacinal. A vacina com L1 age profilaticamente pelo fato da proteína L1 ser somente expressa em um estágio tardio do ciclo de vida viral.

A imunização de cães com VLPs L1 do COPV, na ausência ou presença de adjuvantes, mostrou-se como indutora de proteção completa em animais desafiados experimentalmente com o COPV. Além disso, as VLPs recombinantes são eficazes até mesmo em baixas doses. De acordo com Nicholls *et al.* em 1999, apesar da presença de altos títulos de anticorpos, a vacinação com VLPs L1 de COPV ou vacina autógena não foi associada a manifestações clínicas. A vacinação com L1 do COPV protegeu completamente animais contra a infecção de mucosa e, as imunoglobulinas circulantes induzidas por essa vacinação protegeu animais por transferência passiva.

Prevenção

Um grande desafio para a saúde pública é a prevenção do câncer em populações de países em desenvolvimento com exposição de alto risco associada à história de outras doenças sexualmente transmissíveis (DSTs) em diferentes regiões geográficas. As características sociodemográficas relacionadas com a saúde sexual tiveram relevância significativa nas mulheres sem anormalidades citológicas. Esses resultados podem ser úteis para futuros relatórios de vigilância epidemiológica e avaliação de novos casos clínicos e subclínicos de neoplasia intraepitelial cervical e verrugas genitais.

Até o momento a melhor estratégia de prevenção contra o câncer cervical, neoplasias intraepiteliais cervicais e verrugas genitais tem sido o emprego da vacina quadrivalente. Em uma pesquisa realizada na Estônia a partir da imunização de jovens de 12 anos de idade, estima-se que daqui a 100 anos exista uma redução no número de novos casos de câncer cervical relacionado com os tipos HPV-16 e 18 e uma diminuição na incidência de verrugas genitais associadas aos tipos HPV-6 e 11.

Atualmente, existem diversos tratamentos dermatológicos preconizados como por exemplo, o imunomodulador tópico indicado para os casos de condiloma acuminado (verrugas externas, genitais e anais), também para os casos de carcinoma basocelular e ceratose acnítica em adultos. Além da imunoterapia que promove a estimulação do sistema imunológico, com o aumento da imunidade humoral pela produção de linfócitos B e imunidade celular pela produção dos linfócitos T (Th helper 1 e Th2).

Em 2018 foi publicado um artigo sobre os tumores associados a vírus oncogênicos e o desenvolvimento de vacinas recombinantes com produções biotecnológicas de ponta. Dentre os tumores associados ao HPV destacam-se as lesões orais, como doença de Heck, carcinoma da orofaringe, papilomas laríngeos, verrugas anogenitais (papulose Bowenoide, e tumor de Buschike-Lowenstein), epidermodisplasia verruciforme (verrugas planas, placas semelhantes a pitiríase, carcinomas de células escamosas). As mais recentes biotecnologias são baseadas na produção de produtos recombinantes originados pela interação de um genoma viral com o genoma de uma célula hospedeira utilizando como sistema de cultivo em bactérias, leveduras, culturas de células e insetos, para expressão gênica.

A partir da implementação da vacina contra HPV nos programas de imunização a nível mundial, numerosos estudos vêm estimando a prevenção de milhares de novos casos de câncer de colo do útero nos próximos 50 a 100 anos de vida. Em particular, a vacina bivalente oferece uma proteção contra os tipos de alto risco de oncogenicidade, HPV-16 e 18, e adicional contra os tipos HPV-31, 33 e 45. Por outro lado, a vacina quadrivalente que possui como adjuvante o sulfato de hidroxifosfato de alumínio, fornece proteção adicional contra o tipo HPV-31. A vantagem da vacina quadrivalente é que protege, além dos tipos HPV-16 e 18, responsáveis por 70% de câncer da cérvice uterina, adicionalmente, contra os tipos mais comuns de verrugas genitais, HPV-6 e 11. Ambas as vacinas apresentam eficácia de 95%.

Atualmente, duas vacinas contra HPV têm sido licenciadas. Uma bivalente chamada Cervarix® (*Glaxo SmithKline Biologicals* S.A.) e uma vacina quadrivalente denominada Gardasil® ou Silgard® (*Sanofi Pasteur/Merck Sharp & Dohme*). A vacinação contra HPV é recomendada pela Organização Mundial de Saúde e pelo Centro Europeu para o Controle e Prevenção das Doenças em meninas na faixa etária entre os 10 e 14 anos de idade. Ambas as vacinas são recombinantes expressas em baculovírus e em levedura, respectivamente.

Na Itália, ambas as vacinas estão disponíveis desde 2008. Na Holanda, cerca de 600 novos casos de câncer de colo do útero são diagnosticados anualmente. Na Inglaterra, foi detectado em um estudo a redução da prevalência do HPV-16/18 em mulheres jovens sexualmente ativas após a introdução da vacinação nos programas de saúde. Já no Brasil, o câncer da cérvice uterina é o terceiro tumor que atinge a população feminina e a quarta causa de morte de câncer entre as mulheres. Em um estudo caso-controle realizado no Rio de Janeiro não foi detectado casos de câncer em mulheres até 30 anos de idade. Cofatores da infecção (atividade sexual precoce, hábito de fumar e aborto) e a progressão para o câncer foram relacionados em diferentes populações de coorte também do Estado do Rio de Janeiro indicando maior prevalência do HPV-16, similar aos resultados encontrados pela coorte no estudo em São Paulo. O impacto econômico da relação custo-benefício também tem sido documentado na Estônia aonde a taxa de incidência de papilomavírus é altamente significativa quando comparada com outros países escandinavos.

A vacina nonavalente recombinante foi recentemente aprovada nos EUA contra os tipos de HPV-6, 11, 16, 18, 31, 33, 45, 52 e 58.

Vale ressaltar que os potenciais benefícios da vacinação em doenças relacionadas com o vírus do papiloma, como câncer anogenital, câncer de cabeça e pescoço, câncer peniano e papilomatose respiratória recorrente têm sido alvos de estudos.

Há ainda o desenvolvimento das vacinas terapêuticas que têm como alvo as oncoproteínas virais E6 e E7, em razão de sua importância na oncogênese e transformação celular. As estratégias de vacinação incluem novos alvos terapêuticos, como vacinas baseadas em DNA, células dendríticas, proteínas recombinantes, peptídeos sintéticos, nanopartículas, vetores virais, VLPs quiméricas e imunoterapia, sozinhas ou associadas a drogas antivirais específicas.

PAPILOMAVÍRUS DOS ANIMAIS DOMÉSTICOS

Papilomavírus Canino

Em caninos, a infecção pelo PV tem sido descrita nas mais diversas raças, dentre elas: *Pug, Schnnauzer, Boxer e Beagle*. Ocasionalmente são encontrados múltiplos casos da infecção em canis, com evidência de altos índices de morbidade e acometimento principal de filhotes com média de um ano de idade. A papilomatose canina ocorre tanto em machos quanto em fêmeas, e praticamente não se verifica casos letais. A papilomatose canina ainda é pouco estudada quanto à sua forma de transmissão. Entretanto, sabe-se que abrasões cutâneas podem servir como porta de entrada para o vírus, assim como o contato direto com animais infectados ou fômites contaminados podem ser formas de transmissão.

Recentemente com a descoberta de um novo tipo de papilomavírus em cães (*Canis familiaris* 2 CfPV-2), tornou-se possível o estudo das funções dos genes virais. O CfPV-2 contém a ORF E5, não encontrada no tipo viral mais comum, *Canine oral papillomavirus* (COPV), e está associada à progressão das lesões papilomatosas para carcinoma das células escamosas. A ORF E5 está localizada no retículo endoplasmático e codifica uma proteína hidrofóbica composta por 41 polipeptídeos similar à proteína E5 presente no HPV 16 de alto risco para o câncer de colo do útero nas mulheres. A expressão da proteína E5 aumenta a porcentagem de células na fase G1 do ciclo celular, induz a diminuição na porcentagem de células na fase S e diminui a proliferação dos queratinócitos. Pelo método de PCR em tempo real, desenvolvido pelo pesquisador americano Condjella *et al.*, foi possível quantificar o *splicing* do mRNA XBP1 como medida de esforço do retículo endoplasmático. A expressão gênica E5 associada à coexpressão dos genes E6 e E7 CfPV-2 contribuiu para a inibição do crescimento celular e a diferenciação dos queratinócitos.

Em caninos, o COPV induz verrugas semelhantes a "couve-flor" na mucosa oral de cães domésticos, assim como em canídeos silvestres, podendo ocorrer dificuldades na mastigação e deglutição. Acredita-se que o período de incubação na papilomatose canina seja de 30 a 35 dias, com persistência das lesões por algumas semanas.

Em uma infecção experimental com COPV, observou-se que dentro de quatro a oito semanas pós-inoculação ocorreu o desenvolvimento de papilomas seguido de regressão espontânea imunomediada. Mais de 95% das lesões pelo COPV regridem dentro de duas a quatro semanas e somente poucos papilomas progridem para lesões mais graves, incluindo o carcinoma de células escamosas oral. Podem-se observar papilomas na face, no pavilhão auricular e na região nasolabial, podendo-se estender para a mucosa gastrointestinal. Os papilomas apresentam-se numerosos, de forma arredondada, ásperos e podem ser pedunculados ou planos (Fig. 8-4).

A infecção pelo PV em cães tem sido associada à formação de papilomas exofíticos e endofíticos, além da associação ao carcinoma das células escamosas na pele e nas membranas da mucosa dos olhos, cavidade oral e trato genital. Microscopicamente, as células infectadas com grânulos de querato-hialina gigantes são descritas nas lesões papilíferas encontradas nas raças *Pug* e *Schnnauzer*. Macroscopicamente, a infecção cutânea apresenta coloração branca ou rósea, indicando uma hipopigmentação localizada. Outras vezes são observados papilomas acinzentados e/ou enegrecidos, derivados de hiperpigmentação, o que sugere um distúrbio na síntese de melanina e/ou nas interações entre melanócitos e queratinócitos.

Recentemente, um caso clínico foi publicado no *Journal of Veterinary Diagnostic Investigation*, relatando papiloma exofítico cutâneo digital diagnosticado em uma cadela de dois anos de idade, castrada, da raça Husky Siberiano, que após remoção cirúrgica da lesão foi submetida à amputação de um dos dígitos da pata. Papiloma invertido cutâneo e a formação de um cisto interdigital foram diagnosticados pela análise histopatológica,

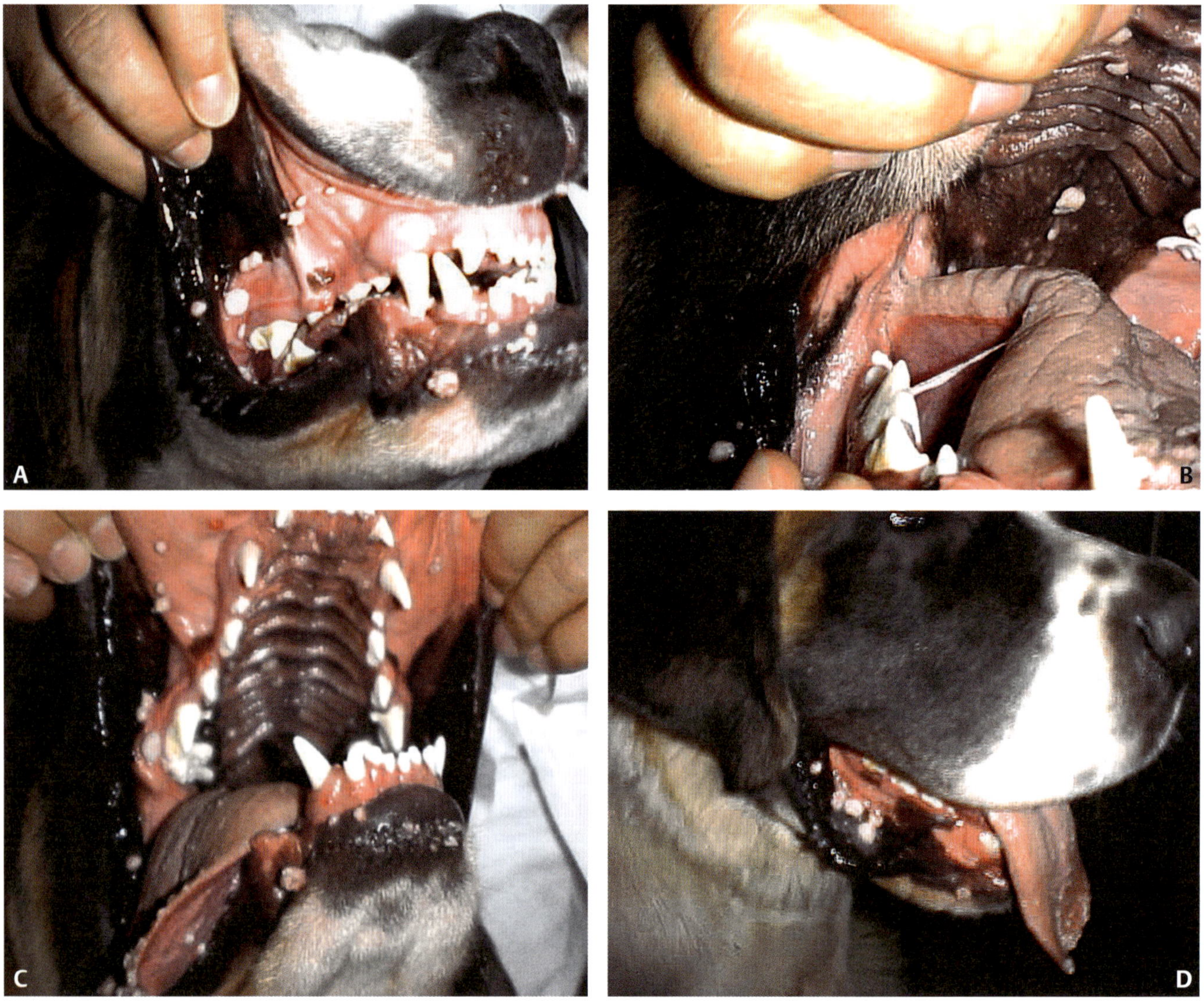

Fig. 8-4. (A-D) Papilomas exofíticos na mucosa oral de cão jovem da raça São Bernardo. (Foto: R.S.Q. Simões).

exibindo as alterações celulares de infecção pelo papilomavírus com inclusões intranucleares eosinofílicas e descrição de degeneração balonosa, coilocitose, dentre outras alterações presentes. A configuração hexagonal dos vírions foi confirmada pela microscopia eletrônica de transmissão.

Em um estudo americano retrospectivo de 2000 a 2007 foram registrados 24 casos de lesões similares a verrugas envolvendo os coxins plantares de 18 cães da raça *Greyhounds* e 6 cães de outras raças. Destes, 11 amostras foram submetidas à imuno-histoquímica e à análise por PCR para detecção do DNA viral, sendo positivas as amostras dos caninos de outras raças e espécimes negativos para presença do genoma viral nos *Greyhounds*.

Pela primeira vez, pesquisadores europeus identificaram o vírus COPV do gênero *Lambdapapillomavirus* em lesões hiperplásicas no epitélio ocular de caninos. Os genes E6, E7 e fragmentos do gene L1 do COPV foram detectados pela técnica de PCR, hibridização *in situ* e sequenciamento em espécies de papilomas escamosos conjuntivais e placas conjuntivais pigmentadas de três cães.

Papilomavírus Felino

Em felinos, as infecções são raramente detectadas. Entretanto, estudos epidemiológicos registraram a infecção pelo PV em diferentes espécies animais da família *Felidae* com demonstração das faixas etárias e sítios anatômicos acometidos. Epidemiologicamente, as raças felinas mais acometidas são: as de pelo longo *Persa* e de pelo curto *Bengala*.

Os fibropapilomas em felinos têm sido erroneamente diagnosticados como sarcoides. Além disso, em face dos inúmeros casos de fibropapilomas cutâneos felinos não diagnosticados torna-se difícil estimar a real prevalência de felinos infectados pelo vírus. Acreditase na possibilidade de transmissão entre espécies, no que se refere aos registros de similaridade microscópicas das lesões papilomatosas de diferentes espécies, principalmente pela proximidade de gatos de vida livre e de bovinos.

Carcinomas de células escamosas (carcinoma epidermoide) são comuns e muitas vezes fatais nas neoplasias de felinos. Sequências de papilomavírus foram detectadas em amostras de carcinoma de células escamosas obtidas da cavidade oral de um gato e negativa para amostras de lesões orais não neoplásicas após utilização de três conjuntos de *primers* para determinar se o papilomavírus está associado ao carcinoma epidermoide em gatos. Um sequenciamento do DNA amplificado revelou um HPV-76, específico para humanos. Sabe-se que cerca de 25% dos casos de carcinoma epidermoide humano são causados por papilomavírus (PVs). No entanto, embora esses resultados sugerem que as células epiteliais gengivais de felinos possam ser infectado por PVs, não sustentam uma associação causal entre a infecção viral e o desenvolvimento de carcinoma epidermoide felina.

O carcinoma espinocelular (CEC) foi diagnosticado pela análise histopatológica em um gato adulto com 15 anos de idade que apresentava lesão ulcerada, de coloração avermelhada, de 1 cm de diâmetro no plano nasal. Sequências de DNA de dois diferentes tipos de papilomavírus foram amplificadas por PCR: FdPV-2 e um provável novo tipo, ainda não identificado, sugerindo o envolvimento do vírus do papiloma em lesões de carcinoma espinocelular em gatos, principalmente quando expostos ao sol.

O carcinoma de células escamosas Bowenoid *in situ* é uma patologia de pele rara em felinos que tem sido descrita em associação ao papilomavírus. Afeta principalmente gatos adultos em idade avançada e caracteriza-se clinicamente por placas de hiperqueratose únicas ou múltiplas. Um provável novo tipo de papilomavírus em felinos foi detectado em amostras de biópsias de pele de gatos com carcinoma de células escamosas Bowenoid *in situ* pelo método de amplificação do produto RCA e análise de restrição enzimática do DNA amplificado. Após sequenciamento e clonagem, o genoma completo circular, com 7.899 bp, foi identificado como *Felis domesticus papillomavirus* 2 (FdPV-2), contendo uma região não codificante e ORFs para seis supostas proteínas virais. Pela análise filogenética baseada no alinhamento de sequências de nucleotídeos dos genes L1 ou pelo alinhamento de aminoácidos das proteínas E1 de FdPV-2 com 52 outros tipos papilomaviroses, acredita-se que o FdPV-2 pode repre-sentar um novo gênero na classificação taxonômica viral.

Em felinos, os papilomas apresentam-se como massa nodular ulcerada e localizam-se preferencialmente na região da cabeça, focinho, lábios e orelhas, além do pescoço, abdome ventral, membros anteriores e posteriores e digitais dos felinos. Clinicamente, os papilomas orais em felinos são multifocais, frequentemente múltiplos, pequenos, ovalados, achatados, ásperos, comumente encontrados na superfície ventral da língua, mas podem também ser encontrados na região dorsal e na mucosa bucal. As lesões orais medem, geralmente, entre 4 e 8 mm de diâmetro. As lesões cutâneas medem entre 3 e 5 mm de diâmetro, mas podem alcançar até 2 cm de diâmetro.

Os papilomas cutâneos no gato doméstico (*Felis domesticus*) apresentam-se ásperos, elevados e pigmentados (independentemente da coloração da pele) e localizados no dorso do animal. Segundo o estudo de Hanna e Dunn (2003), foram realizadas 1.400 biópsias em felinos e, após análise clínica e microscópica, constatou-se que os tumores eram característicos de fibropapilomas cutâneos.

Histologicamente, verificou-se que o epitélio escamoso estratificado diferenciado apresenta-se com todas as camadas suprabasais expandidas. O estrato granuloso é proeminente quando comparado com o tecido normal. Na camada granulosa, células individuais encontram-se inchadas pela abundância de citoplasma claro ao redor do núcleo, denominadas de quoilócitos. Dentro dos quoilócitos são observados queratinócitos degenerados e este achado é característico do efeito citopático viral. Outro efeito citopático é a presença de grânulos citoplasmáticos de querato-hialina largos e irregulares (supostos produtos do gene E4) ou inclusões citoplasmáticas condensadas, características de queratinócitos degenerados.

Sucessivos casos de carcinoma das células escamosas *in situ* em gatos domésticos são positivos para antígenos de PV. Ultraestruturalmente, as células neoplásicas apresentam núcleo ovalado e recoberto com fina camada de cromatina, nucléolo usualmente pequeno, grânulos eosinofílicos no citoplasma e células marginais indistintas. Um moderado número de células bem diferenciadas e eosinófilos ocasionais aparecem espalhados através do papiloma. Áreas não ulceradas encontram-se com hiperplasia epidermal moderada, enquanto a massa exofítica encontra-se com a superfície ulcerada na derme subjacente. Em diferentes áreas do papiloma, uma série de mitoses é encontrada. Multifocalmente, as células neoplásicas estão perpendicularmente arranjadas na junção dermoepidermal.

Papilomavírus Ovino

Em um estudo realizado no Sul do País de Gales, 2.660 animais, entre ovelhas e cordeiros, foram examinados. Neste estudo observou-se que o papiloma escamoso filiforme ocorria em menos de 1% das ovelhas jovens e concluiu-se que tanto a infecção natural quanto a infecção experimental em ovelhas foram de curta duração. Entretanto, o período de regressão e a imunidade, associados à papilomatose cutânea em ovinos, ainda não estão elucidados, nem quanto ao sexo, faixa etária e prevalência das raças acometidas. Sobre a transmissão em ovinos há um único relato, na Inglaterra, da transmissão de múltiplos papilomas cutâneos de um ovino para outro da mesma raça. A partir deste relato, sugere-se que as áreas lesionadas da pele podem servir como fonte de infecção, ou a transmissão pode ocorrer por meio de vetores mecânicos, como os artrópodes, com a penetração do vírus na pele.

Em ovinos, os papilomas escamosos filiformes não são fibropapilomas, e sim papilomas exofíticos, circunscritos, que medem entre 15 e 25 mm de diâmetro e se assemelham aos papilomas comuns, ao contrário de descrições anteriores destes papilomas em ovelhas. Os papilomas comuns usualmente são múltiplos, em número maior que 15, medem, em média, entre 2 e 20 mm de diâmetro e apresentam-se planos e pequenos no início da sua formação, até evoluírem para a forma pedunculada e se tornarem frequentemente maiores.

As lesões papilíferas localizam-se preferencialmente nos membros anteriores, focinho, orelhas, região perineal, glândulas mamárias e na bolsa escrotal de carneiros com até dois anos de idade, mas podem localizar-se em qualquer região do corpo. Às vezes são vistos em grupos lineares nos pilares ruminais, e menos frequentemente no saco ruminal adjacente. Gibb *et al.* em 1975 registraram fibropapilomas filiformes na face e nos membros anteriores de ovelhas. Vanselow *et al.* em 1982 descreveram a transformação de papilomas da face em carcinomas das células escamosas em uma ovelha com idade avançada. São raros os casos de fibropapilomas registrados, tendo em vista que a literatura científica cita poucas referências a respeito de papilomas em ovelhas. Os fibropapilomas, quando diagnosticados em ovinos, acometem principalmente os animais mais jovens na forma escamosa e filiforme e têm sido designados como neoplasias benignas que ocorrem em muitos animais, inclusive no homem.

Os papilomas nos ovinos são geralmente caracterizados por hiperqueratose e áreas ocasionais de paraqueratose. O estrato granuloso é notadamente mais espesso, especialmente nas áreas entre as elevações papilomatosas que se formaram ao redor de uma fina camada de tecido conjuntivo alongado. O estrato granuloso contém numerosos grânulos basofílicos de queratohialina intracitoplasmáticos. As células basais evidenciam hiperplasia sem atipia e expansão da camada escamosa. A junção dermoepidermal encontra-se bem definida e não há acompanhamento da fibromatose dermal. Algumas lesões evidenciam células inflamatórias presentes nos tecidos conjuntivos adjacentes. Nas verrugas cutâneas de ovinos pode-se constatar a presença de corpúsculos de inclusão e partículas virais que não são encontrados em amostras tumorais no rúmen.

Papilomavírus Caprino

Nos caprinos, a maioria das lesões papilomatosas regride completamente, outras regridem e recidivam, e, ocasionalmente, algumas progridem para um estágio mais avançado, de carcinomas. Com relação ao sexo, a literatura relata que as fêmeas são afetadas com maior frequência quando comparadas aos machos, e não há dados a respeito da faixa etária mais atingida, porém sabe-se que a enfermidade comumente acomete os caprinos adultos. Sugere-se uma transmissão por contato direto animal-animal, principalmente quando houver abrasões cutâneas como porta de entrada para o vírus. Outra forma de transmissão pode ocorrer pelo contato indireto, pelo uso de utensílios contaminados, no ato da ordenha. Contudo, os modos de transmissão não estão confirmados. A amostra de *swab* da pele íntegra de uma fêmea de sete anos de idade foi analisada recentemente na pesquisa do papilomavírus em animais artiodáctilos. A caracterização genética do PV em caprinos *Capra hircus papillomavirus type* 1 (ChPV-1) foi comprovada pelas técnicas de clonagem e sequenciamento do genoma completo contendo 7.542bp e sugere-se a classificação filogenética no gênero *Xipapapillomavirus*.

Nos caprinos, os papilomas, geralmente, são múltiplos e numerosos. De acordo com o local de predileção da infecção viral, as lesões são comumente observadas na pele, especialmente na parte não pigmentada, no úbere e nas tetas. Parece que a infecção nas tetas é mais severa e capaz de induzir uma transformação maligna. Os papilomas também ocorrem na cabeça, pescoço, membros, região perineal, região vulvar e ventralmente à cauda dos caprinos. As lesões papilomatosas em caprinos possuem queratinócitos anormais com núcleo vesicular e nucléolo central eosinofílico e largo. Estes queratinócitos, células proliferativas, induzem hiperqueratose e acantose. Em adição, os queratinócitos anormais aparecem para se projetar profundamente na derme, resultando em cristas interpapilares com abundante tecido fibroso tendo aparência fibropapilomatosa.

Papilomavírus Suíno

Em suínos, as neoplasias são raras. Quando ocorrem, os linfossarcomas e os nefroblastomas correspondem a aproximadamente 40% dos diagnósticos tumorais. A papilomatose suína é raramente observada em suínos e é considerada uma doença transmissível autolimitante. Quando a doença se instala, os primeiros sintomas ocorrem por volta de oito semanas após a infecção e, geralmente, as lesões regridem espontaneamente e o animal torna-se imune a novas infecções. Sobstiansky *et al.*, em 1999, acreditam que a baixa ocorrência de neoplasias em suínos deve-se ao abate precoce dos animais, com idade inferior a seis meses, além do descarte de matrizes e reprodutores antes que atinjam a senilidade. No Brasil, os únicos registros de papilomatose suína foram feitos em 1995, no estado do Rio Grande do Sul, quando foram encontrados papilomas em um leitão recém-nascido e em uma matriz de terceira gestação. A transmissão de papilomas às fêmeas ocorre quando existem escoriações na vulva e na mucosa vaginal durante a cópula ou coito.

Nos suínos, a papilomatose, quando observada, afeta, além da pele, as vias digestivas superiores e principalmente a mucosa genital de fêmeas e machos. A papilomatose em suínos pode demonstrar um caráter local ou generalizado. As lesões caracterizam-se como formas neoplásicas multicêntricas, circulares, com elevações cutâneas de superfície irregular e rugosa. Possuem tamanhos variáveis, projetando-se a 1 cm da superfície e atingindo até 3 cm de diâmetro. Podem ser pedunculadas ou filiformes, com formações papilares secundárias. A coloração varia de amarronzada a rósea. As neoplasias se caracterizam microscopicamente por projeções da epiderme hiperplásica suportadas por pedúnculos dérmicos delgados. A maioria das células hiperplásicas pertence ao estrato espinhoso e exibe degeneração balonosa.

Papilomavírus Bovino

A papilomatose tem distribuição mundial e a maioria das infecções são assintomáticas. A virose costuma persistir em indivíduos imunossuprimidos e as lesões permanecem por até 18 meses e pode haver comprometimento severo do estado geral em função da espécie acometida. Em grande percentual dos casos, 75 a 80%, a papilomatose tem característica autolimitante, pois apresenta regressão espontânea, com o desaparecimento das lesões, mesmo sem a adoção de qualquer tratamento. Após a recuperação espontânea, os animais adquirem imunidade por dois a três meses. No Brasil, a papilomatose em animais domésticos, principalmente na espécie bovina, tem sido descrita em quase todos os estados. Contudo, não há relatos suficientes e conclusivos sobre os tipos virais prevalentes no país. Portanto, a real situação epidemiológica da virose no Brasil ainda não é conhecida.

A transmissão natural se faz, principalmente, por contato direto (animal-animal) ou indireto através de fômites contaminados. A transmissão sexual por monta natural é possível quando os animais apresentam verrugas genitais. Em alguns casos, os machos podem chegar ao comprometimento reprodutivo, rejeitando a monta natural. Em estudo recente, pesquisou-se a presença de sequências de DNA de BPV em amostras uterinas, ovarianas, fluidos e oócitos oriundos de bovinos abatidos não afetados pela papilomatose cutânea e também amostras de sêmen usadas em programas de inseminação artificial. Como resultado, encontrouse sequências de DNA do BPV nestes tecidos do trato reprodutivo e nos gametas, mostrando que a infecção não é específica de tecidos epiteliais. Esses achados alertam para a possibilidade de transmissão do BPV por procedimentos de transferência de embriões, inseminação artificial e de fertilização *in vitro*. A transmissão vertical tem sido sugerida como possível.

Na forma mamária, a transmissão ocorre por equipamentos de ordenha ou mãos dos ordenhadores ("retireiros") que carreiam o vírus. Animais que tiveram papilomas no úbere/tetas podem apresentar recidivas.

Em 1925, Barrat sugeriu, embora com pequena evidência, as moscas como vetores mecânicos na transmissão da papilomatose. A possibilidade de contato com insetos (*Stomoxys calcitrans* e *Aedes aegypti*) ou a proximidade de roedores não pode ser completamente descartada. A disseminação é maior em propriedades onde existem muitos carrapatos e situações de estresse, como transporte e desmame, que podem provocar ou agravar a doença.

Em bovinos, o aparecimento da papilomatose foi confirmado por meio de diversos trabalhos e é considerada uma virose de distribuição mundial (numerosos países da América, Europa e Ásia). A prevalência da virose é maior nos bovinos quando comparada às outras espécies domésticas. Bovinos de todas as idades são atingidos, mas a incidência é maior em bezerros com menos de dois anos. A morbidade da papilomatose bovina é muito variável, existindo propriedades onde ocorrem raros casos e outras em que 20% ou mais dos animais apresentam a doença. Já a letalidade é sempre baixa; quando ocorre, é causada pelo enfraquecimento do animal, seja pela presença de grande número de papilomas ou pela ocorrência de miíases, que aparecem quando os papilomas são extirpados por traumatismo, o que debilita ainda mais o animal.

A papilomatose bovina possui, em cerca de 85% dos casos, característica autolimitante, pois apresenta regressão espontânea com o desaparecimento das lesões, mesmo sem qualquer tipo de tratamento. Uma vez que a infecção tenha completado seu ciclo viral, os papilomas sofrem um processo de necrose e, consequentemente, se desprendem. Acredita-se que essa regressão espontânea esteja associada à resposta imunocelular do hospedeiro. Após a recuperação, os animais adquirem imunidade por 2 a 3 meses. A possibilidade de ocorrência de reinfecção não pode ser descartada e, possivelmente, pode estar associada à perda da imunidade ou a um novo contágio por tipos distintos do BPV.

Experimentalmente, inoculou-se amostras infectadas de sangue bovino em animais não contaminados e detectaram-se sequências de DNA do BPV, provando que é possível a transmissão horizontal. Dessa forma, comprova-se a transmissão pelo contato indireto através de cercas, troncos, utensílios contaminados utilizados na marcação, castração, palpação retal e vacinação do gado, e uso de agulhas hipodérmicas contaminadas. Ressalta-se, ainda, que a transmissão pode ocorrer por contato direto com animais infectados e os bovinos "portadores sãos" constituem a principal "fonte de infecção" do BPV. No caso específico da papilomatose genital, com presença de papilomas no pênis, vulva e vagina, a transmissão ocorre principalmente através da monta natural.

Entretanto, a infecção pelo BPV pode ocorrer, embora de forma mais rara, em animais inseminados artificialmente. Contudo, em 2003, Carvalho *et al.* chegaram à conclusão de que a transmissão do BPV não se limita ao contato direto de animal para animal, indireto por objetos contaminados e em animais inseminados artificialmente, pois além de amostras de sêmen, o BPV foi detectado no colostro, urina, placenta, líquido amniótico e sangue.

Logo, é possível a transmissão por inseminação artificial (IA), transferência de embriões, fertilização *in vitro* e até mesmo a transmissão vertical da vaca para o feto. Sequências de DNA de BPV também foram detectadas em amostras uterinas, ovarianas, fluídos e oócitos de vacas abatidas que não apresentavam sinais clínicos da papilomatose cutânea (Fig. 8-5).

Nos bovinos, o BPV causa papilomas de forma plana, pedunculada ou mista na pele. Antigamente, acreditava- se que o BPV causava doença local sem produção de viremia; entretanto, novos achados registraram a presença do BPV em linfócitos do sangue periférico de bovinos, indicando que o vírus permanece em estado de latência e pode ser ativado por qualquer trauma físico ou por imunossupressão. A forma pedunculada dos papilomas em bovinos ocorre principalmente em animais jovens, mas pode ocorrer também em adultos. Os papilomas pedunculados têm base de inserção ampla, superfície irregular, cornificada, ausência de pêlos e medem entre 1 e 10 cm de diâmetro. Apresentam-se semelhantes à forma de "couve-flor", com coloração escura, acinzentada, e consistência dura. Os papilomas pedunculados são mais visíveis e podem surgir em qualquer região do corpo, mas ocorrem geralmente na barbela, pescoço ou cabeça. Já a forma plana dos papilomas é mais frequente em animais mais velhos.

Os papilomas planos em bovinos apresentamse como lesão circular, de forma achatada, com inserção ampla e aspecto filiforme, de cor clara ou escura, podem apresentar pêlos e medem entre 0,5 e 6 cm de diâmetro. Preferencialmente, ocorrem no pescoço e região dorsolateral do abdome. Sua visualização pode ser mais difícil, assim o criador só percebe o problema quando já está em grau avançado e seu tratamento é dificultado. Pode ainda ocorrer a associação das formas pedunculada e plana, pois a mesma amostra tumoral pode conter mais de um mesmo tipo viral, assim as lesões assumem aspecto multiforme.

Os papilomas em bovinos variam muito em número, tamanho e forma. Podem ser únicos ou múltiplos, em média aparecem de 10 a 100, mas já foram contados até 220 papilomas em um mesmo animal. Geralmente, quanto maior o número de papilomas, menor é o seu tamanho. O tamanho pode variar de uma lentilha ao da cabeça de uma criança e pode atingir até 30 quilos de peso. Há formas distintas de papiloma em bovinos, segundo a localização no corpo. A forma cutânea afeta a cabeça, principalmente ao redor dos olhos, pescoço, dorso, região ventral, úbere, extremidades e ao redor dos cascos. Na forma digestiva, os papilomas podem atingir todo o trato gastrointestinal dos bovinos, desde a boca até o abomaso. Quando aparecem na base da língua, a alimentação é dificultada e o animal pode emagrecer e roncar. Já no esôfago pode ocorrer meteorismo recidivante e timpanismo crônico. Quando aparecem no sistema respiratório, como na laringe e traqueia, podem causar estertores audíveis e dispneia, porém, só são diagnosticados quando

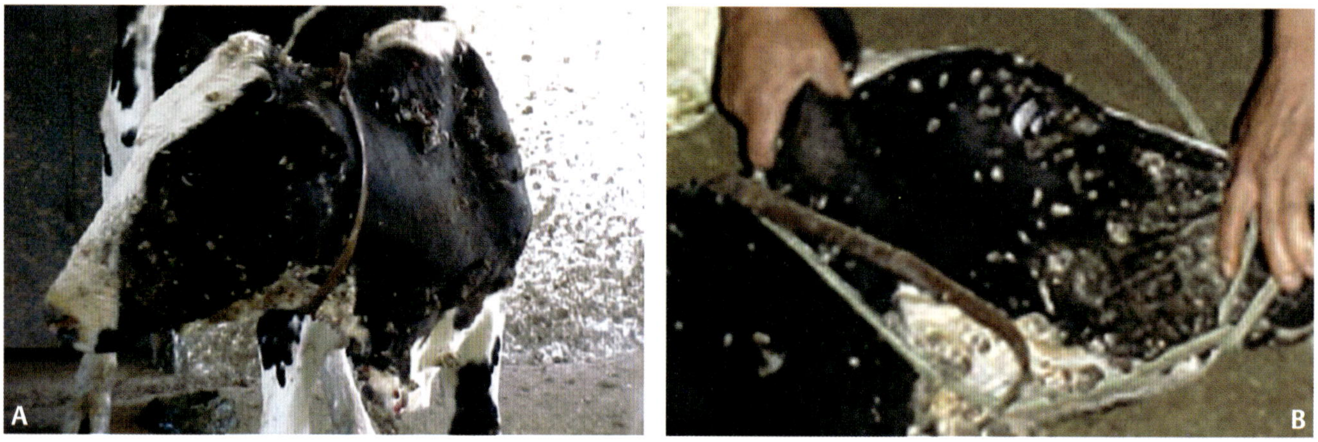

Fig. 8-5. Presença disseminada de múltiplos papilomas em bovinos na região da cabeça. (**A**, **B**) Na barbela e no dorso. (Foto: R.S.Q. Simões.)

estão bastante adiantados. Na forma peniana, os papilomas em bovinos desenvolvem-se na glande, dificultando a monta natural. A forma vaginal em fêmeas deve ser diagnosticada por palpação do órgão ou inspeção visual. Já os papilomas na bexiga, por palpação retal.

A papilomatose interdigital afeta os cascos de bovinos, causando claudicação severa, e o animal pode permanecer em decúbito ventral por muito tempo. A forma mamária aparece no úbere de vacas leiteiras e se torna um fator de predisposição às mastites, pois a infecção pelo BPV resulta em supressão natural dos mecanismos de defesa do úbere. Os diferentes tipos de BPV tendem a induzir papilomas em distintos locais anatômicos. BPV-1 ocorre nas tetas e no pênis. BPV-2 é muito comum, aparece elevado e pedunculado, com superfície córnea. BPV-1 e BPV-2 causam fibropapilomas, afetam bovinos jovens, com menos de dois meses de idade, e usualmente regridem espontaneamente. Os papilomas causados pelo BPV-3 podem aparecer em qualquer lugar do corpo, tendem a ser achatados, planos e circulares, e tipicamente têm projeções em suas superfícies. As verrugas do trato gastrointestinal são causadas pelo BPV-4.

Dentre os tipos do BPV (Quadro 8-5), o papiloma causado pelo BPV-5 é chamado de "grão de arroz" por ter pequeno tamanho e aspecto filiforme. Ele aparece nas tetas de vacas de qualquer idade e não regride espontaneamente. O BPV-6 ocorre na parte dorsal e ventral do espaço interdigital de bovinos de qualquer idade e raça, e suas lesões papilomatosas também não regridem espontaneamente. Acantose e hiperqueratose ocorrem nas células da epiderme ou no tecido conjuntivo subjacente infectado pelo BPV e podem também ser encontradas nas células fibroblásticas. Invaginações da epiderme no derma, com projeções conhecidas como cristas interpapilares, são características das formações nodulares que se desenvolvem devido à hiperplasia das células da epiderme, presença de inclusões intranucleares contendo as partículas virais e aumento de eleidina, querato-hialina e queratina. O crescimento epitelial é acompanhado pelo tecido conjuntivo subjacente devido ao estímulo viral e também para que haja nutrição e suporte mecânico da hiperplasia celular (Fig. 8-6).

O ciclo de vida viral é regulada pela família de proteínas codificadas pela E2. Além dessa proteína, o genoma BPV-1 codifica duas proteínas E2, E2C e E8/E2, que mantêm o DNA ligante nos domínios de dimerização, faltando o domínio de ativação. Heterodímeros são formados entre o E2 inteiro e fragmentos da proteína E2 servindo como ativadores de transcrição E2-dependentes e replicação de DNA. Pesquisadores da Estônia mostraram que o domínio de ativação única de E2 é suficiente para a interação com E1 helicase viral e para a iniciação da replicação do DNA de diferentes origens do papilomavírus. Apenas o heterodímero E2 de cadeia é capaz de ativar a replicação do DNA do papilomavírus no contexto do genoma do BPV todo na ausência de outras proteínas E2. Estes dados sugerem que heterodímeros E2 com domínio de ativação única são funcionais no início da replicação do vírus do papiloma *in vivo*.

Segundo o Comitê de Nomenclatura do Papilomavírus, ficou estabelecido durante a Conferência Internacional do Papilomavírus, em Quebec, Canadá, em 1995, que um novo tipo de PV é considerado válido somente quando a sequência do gene L1 for inferior a 90% de similaridade com o gene L1 de todos os tipos de PVs conhecidos. Com isso, novas sequências foram isoladas e denominadas novos tipos prováveis de PV.

Quadro 8-5. Características de Alguns Tipos Virais do Papilomavírus em Bovinos

Gêneros	Tipos	Neoplasia	Cofator	Células
Deltapapillomavirus	BPV 1	Fibropapiloma benigno	Ausente	Fibroblastos e queratinócitos
	BPV 2	Fibropapiloma maligno	*Pteridium aquilinum*	Fibroblastos e queratinócitos
Epsilonpapillomavirus	BPV 5	Fibropapiloma benigno	Ausente	Fibroblastos e queratinócitos
	BPV 3	Papiloma benigno	Ausente	Epiteliais
Xipapilomavirus	BPV 4	Papiloma maligno	*Pteridium aquilinum*	Epiteliais
	BPV 6	Papiloma benigno	Ausente	Epiteliais

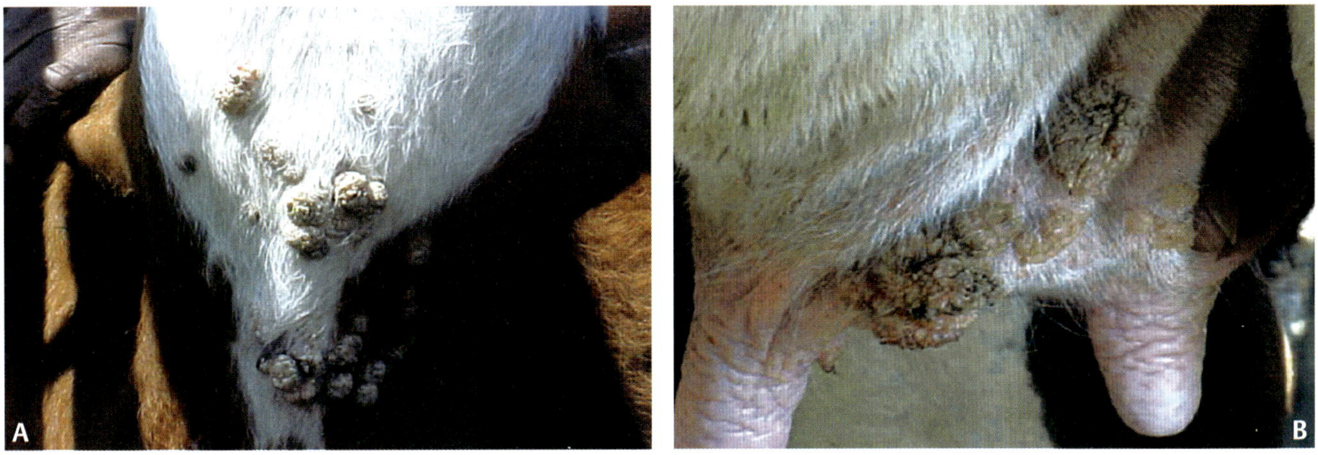

Fig. 8-6. Presença de papilomas na região do pescoço (**A**). Papilomas na região do úbere (**B**). (Foto: R.S.Q. Simões.)

Atualmente, os novos tipos prováveis designados como BAPV 1 a BAPV10 foram amplificados usando *primers* FAP59/FAP64 e as sequências de DNA dos outros novos tipos prováveis, designados BAPV6MY e BAPV11MY, foram amplificados com os *primers* MY09/MY11.

Além dos 11 novos prováveis tipos de papilomavírus, foram detectados pelo método de PCR nas regiões altamente conservadas do gene E1 outros cinco tipos, designados como BAA-1 a BAA-5. Tem sido sugerido que BAA-1 e BAA-5 estão estritamente relacionados com BPV-3, 4 e 6. Por outro lado, os BAA-2, 3 e 4 encontram-se distantes filogeneticamente em relação aos BPVs conhecidos (Quadro 8-6). Pela análise filogenética dos tipos prováveis de BPVs, mostrou-se que BAPV-2 e 4, e BAA-5, BAPV-1, 3 e 10 foram indicativos para classificação no gênero *Delta* e *Xipapillomavirus*, respectivamente, e que o BPV-3c é considerado um subtipo ou variante do BPV-3 (Fig. 8-7).

Na tentativa de produzir uma vacina profilática, uma equipe de pesquisadores da Áustria e um norte-americano expressaram a maior proteína do capsídeo L1 do BPV-1 e BPV-2 em células de insetos Sf-9 e ambas se transformaram em partículas semelhantes a vírus (*virus-like particles* VLPs). Foram realizados testes imunológicos utilizando as imunoglobulinas VLPs do BPV-1 e BPV-2 em ensaios de neutralização viral C127 com os vírions BPV-1 e BPV-2 ou pelo teste de pseudovírion BPV 1. Ambos os tipos virais compartilham os mesmos epítopos e foram detectados anticorpos monoclonais (*monoclonal antibodies* mAb) tipo específicos. Antissoros induzidos pela vacina VLP foram capazes de neutralizar os tipos homólogos, como também os heterólogos, indicando que os BPV-1 e BPV-2 estão estreitamente relacionados. Esses resultados sugerem que uma vacina VLP BPV-1 ou BPV-2 pode potencialmente proteger contra ambas as infecções virais tipos 1 e 2 em bovinos e contra as doenças associadas de fibropapilomas e sarcoides em equinos.

Em 2009 foi realizado um estudo por italianos, que analisaram a expressão do receptor sigma-2 em tumores de bexiga urinária em bovinos. A pesquisa demonstrou que os tumores estavam relacionados com a presença do DNA do BPV-2 e à expressão do gene viral E5 e em todos os nove casos de carcinoma em diferentes níveis de oncogenicidade o receptor sigma-2 foi expresso.

Quadro 8-6. Similaridade das Sequências dos Nucleotídeos dos Novos Prováveis Tipos de Papilomavírus Estritamente Relacionados com PV, Novos Tipos Prováveis de PV e BPV

Novos tipos prováveis PV	Tamanho (bp)	PV ou novos tipos		BPV	
		Relação	Similaridade (%)	Relação	Similaridade (%)
BAPV-1	411	BPV-3	411	BPV-3	411
BAPV-2	413	BPV-5	413	BPV-5	413
BAPV-3	416	BAPV-10	416	BAPV-10	416
BAPV-4	410	BAPV-2	410	BAPV-2	410
BAPV-5	414	BAPV-6	414	BAPV-6	414
BAPV-6	414	BAPV-5	69	BPV-6	64
BAPV-7	408	BAPV-5	67	BPV-3	62
BAPV-8	410	BAPV-3	69	BPV-4,-6	68
BAPV-9	407	BAPV-1	73	BPV-3	71
BAPV-10	410	BPV-3	74	BPV-3	74
BAPV-11 MY	405	BAPV-6 MY	61	BPV-3	60

(Adaptado de OGAWA *et al.*, 2004)

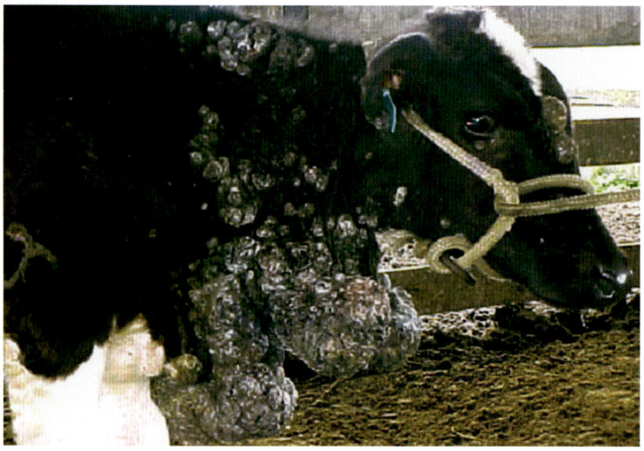

Fig. 8-7. Bovino jovem apresentando múltiplos papilomas com aspecto de couve-flor localizados, principalmente, na região da cabeça, dorso e barbela. (Foto: R.S.Q. Simões.)

Papilomavírus Equino

Nos equinos, a papilomatose, quando comparada à bovina e canina, é relativamente rara. Esta enfermidade representa aproximadamente 5% de todos os tumores equinos submetidos a exame histológico. Portanto, ocasionalmente, ocorre em cavalos e, provavelmente, esta estimativa é baixa em virtude da natureza inofensiva do tumor e da confiabilidade do diagnóstico clínico. A baixa morbidade é comum e praticamente não há letalidade na papilomatose equina.

Entretanto, pode se tornar um problema em todo o haras, especialmente quando se mantêm equinos jovens em regime de confinamento. Em geral, os papilomas equinos aparecem de forma esporádica, embora haja um relato em grupo relativamente pequeno de animais. Neste relato, quatro animais de uma mesma família manifestaram sinais clínicos da infecção pelo PV equino dentro de um período de apenas seis semanas. A ocorrência da papilomatose equina é mais frequente em animais jovens, com menos de 2 anos de idade, mas potros recém-nascidos também são acometidos.

Além disso, esta enfermidade pode ocorrer em equinos idosos, com mais de 18 anos, principalmente aqueles imunologicamente isentos de contato anterior com o vírus. Alguns autores apontam os cavalos "Puro Sangue Inglês" (PSI) como os da raça mais afetada pela papilomatose cutânea, embora esta possa ocorrer em equinos de outras raças. Geralmente, ocorre regressão espontânea das lesões papilomatosas, dentro de 3 a 12 meses. Após a recuperação, os equinos tornam-se imunes à reinfecção pelo mesmo tipo viral.

A papilomatose equina pode ocorrer na forma adquirida ou congênita. Os papilomas equinos congênitos são menos comuns do que os adquiridos. A transmissão pela forma adquirida da papilomatose equina ocorre pelo simples contato, por meio de abrasões cutâneas pelo corpo ou pela injeção intradérmica de suspensão de tecidos de papilomas. Os principais reservatórios do PV equino são os próprios animais doentes, fato corroborado pelo curso clínico ser bastante prolongado. A forma congênita da papilomatose equina já foi registrada, porém de rara ocorrência. Alguns autores se baseiam na hipótese da transmissão do PV pela via transplacentária e assim justifica-se a forma congênita de transmissão.

Em equinos, os papilomas apresentam-se disseminados, principalmente na cabeça, focinho, lábios e conjuntiva. Entretanto, podem ocorrer em outras partes do corpo, como pênis, vulva, glândulas mamárias e membros.

As lesões papilomatosas em equinos podem ser solitárias ou múltiplas e raramente chegam a causar sérios problemas. Geralmente, apresentam-se pequenas, não excedendo um cm de diâmetro. Podem ser elevadas, pedunculadas e queratinizadas. Têm consistência firme, coloração branca a brônzea, superfície lisa ou rugosa e em formato de "couve-flor". Há também uma forma achatada de papilomas em equinos, conhecida como placas aurais, que ainda possui etiologia desconhecida.

Knottenbelt e Pascoe (1998) a descrevem como uma forma clinicamente distinta da papilomatose equina, entretanto Evans (1994) evidencia que sua etiologia pode ser um PV equino atípico. As placas aurais apresentam-se no pavilhão auricular de equinos, principalmente na parte interna. Esta condição é comum a ambos os sexos e a todas as raças e idades. Estas lesões se iniciam como pequenas papilas despigmentadas e lisas e progridem até placas ou crostas queratinosas (hiperqueratóticas) grandes e cinzas, abrangendo extensas áreas na superfície interna da pina. Estes são papilomas que não regridem espontaneamente, porém exercem pouco ou nenhum efeito danoso ou desconfortável ao animal, apesar de poderem se transformar em formações de aspecto desagradável.

Dentre as características histológicas das lesões papilomatosas em equinos encontra-se a hiperplasia uniforme das papilas epidermais com marcante expansão do estrato espinhoso. Os papilomas são suportados por estroma fibrovascular sem evidência de proliferação fibroblástica da derme. Superfície hiperqueratótica é comum e pode ocorrer vacuolização variável de queratinócitos em todos os estratos. No epitélio basal, o pigmento de melanina varia de pouco a intenso. A hiperplasia da epiderme é marcadamente irregular, com queratinócitos atípicos, conhecidos como quoilócitos. Estes queratinócitos alterados são característicos da infecção viral.

Papilomavírus de Mamíferos Silvestres

São escassos os estudos epidemiológicos sobre a papilomatose em animais silvestres. Atualmente, as pesquisas buscam a caracterização genômica de variadas espécies silvestres e exóticas, como em: animais australianos, golfinho americano (*Tursiops truncatus*), leões asiáticos (*Panthera leo persica*), morcego egípcio (*Rousettus aegyptiacus*), peixe-boi (*Trichechus manatus* latirostris), porco-espinho (*Erethizon dorsatum*), raposa (*Procyon lotor*), urso polar (*Ursus maritimus*), entre outros.

Entretanto, diferentes espécies de PV têm sido identificadas nestes animais e encontram-se disponíveis no banco de dados (*Gen Bank*) do Centro Nacional de Informação Biotecnológica (*National Center for Biotechnology Information* NCBI). Algumas destas espécies de PV em animais silvestres já estão classificadas entre os diferentes gêneros da família *Papillomaviridae*. Outras ainda não estão devidamente classificadas, mas consideradas para a classificação oficial pelo ICTV.

Entre as espécies de PV de animais silvestres, atualmente encontram-se: a espécie classificada no gênero *Alphapapillomavirus* que acomete o macaco *Rhesus* (*Rhesus monkey papillomavirus*-RhPV) e também as espécies ainda não classificadas em gênero que acometem o macaco *Colobus* (*Colobus monkey papillomavirus*-CgPV) e o chimpanzé *Pigmeu* (*Pigmy chimpanzee papillomavirus*-PCPV). As espécies classificadas no gênero *Deltapapillomavirus* que acometem o cervo (*Deer papillomavirus*-DPV) e o alce europeu (*European elk papillomavirus*-EEPV), e também a espécie ainda não classificada em gênero que acomete o elefante (*Elephant papillomavirus* EPV).

A seguir citam-se exemplos de espécies que causam papilomatose cutânea em aves (*passeriformes* e psitacídeos): a espécie classificada no gênero *Etapapillomavirus* que acomete o pássaro tentilhão (*Fringilla coelebs papillomavirus* FcPV) e a espécie classificada no gênero *Thetapapillomavirus*, que acomete o papagaio cinzento *Timneh* (*Psittacus erithacus timneh papillomavirus* PePV), além da espécie ainda não classificada em gênero que acomete o pássaro tentilhão-comum (*Chaffinch papillomavirus* ChPV). Nesse linear, segui-se exemplificando as espécies que causam papilomatose cutânea em roedores e ceratoacantomas no seu hospedeiro natural: a espécie classificada no gênero *Iotapapillomavirus* que acomete o roedor *Mastomys natalensis* (*Mastomys natalensis papillomavirus* MNPV), e também a espécie ainda não classificada em gênero que acomete o camundongo *Multimammate* (*Multimammate mouse papillomavirus* MmPV).

Espécies que causam papilomatose de mucosa e cutânea em lagomorfos: as espécies classificadas no gênero *Kappapapillomavirus* que acometem o coelho (*Cottontail rabbit papillomavirus* CRPV e *Rabbit oral papillomavirus* ROPV). Espécie que causa papilomatose na mucosa genital em cetáceos: a espécie classificada no gênero *Omikronpapillomavirus*, que acomete o cetáceo *Phocoena spinipinnis* (*Phocoena spinipinnis papillomavirus* PsPV). Espécie que causa papilomatose mucosa em *hamsters*: a espécie classificada no gênero *Pipapillomavirus*, que acomete o hamster (*Hamster oral papillomavirus*-HaOPV).

Além das espécies nestes animais, recentes estudos têm revelado a presença de lesões indicativas de papilomatose em outros animais silvestres, possivelmente causadas por novas espécies sujeitas à nomenclatura e ainda não classificadas pelo ICTV. Estes estudos têm envolvido lesões fortemente indicativas de papilomatose em espécies de animais silvestres: como papagaio verdadeiro (*Amazona aestiva*), tartaruga-decouro (*Caretta caretta*), tartaruga- verde marinha (*Chelonia mydas*), iguana verde (*Iguana iguana*), golfinho (*Phocoena spinipinnis*) e peixe-boi (*Trichechus manatus latirostris*), entre outras.

Papilomavírus de Camelídeos

De acordo com um recente estudo realizado por Schulman *et al.* (2003), a associação de PVs, entre animais domésticos e silvestres, tem sido documentada por meio de estudos sobre fibropapilomas em bovinos, equídeos, ovinos, camelídeos, cervídeos, antílopes e, mais recentemente, em felinos. Neste estudo, em camelídeos (lhamas e alpacas) foram diagnosticados cinco fibropapilomas mucocutâneos com achados histológicos similares aos do sarcoide equino. A análise molecular destes fibropapilomas provou que todos os cinco tumores foram positivos para DNA de PV.

A análise das sequências dos nucleotídeos do produto do PCR a partir de um fibropapiloma de lhama confirmou a presença de um único tipo viral. Através da análise das sequências dos nucleotídeos do PV dos camelídeos, constatou-se 73% de homologia com o BPV-1 e 64% de homologia com o COPV. Quanto à localização destes fibropapilomas, observou-se que estavam localizados na região da cabeça, focinho, lábios e bochechas dos camelídeos. Quanto à faixa etária acometida, constatou-se que todos apresentavam seis anos de idade. Quanto ao sexo, quatro dos camelídeos eram fêmeas e, apenas um era macho e castrado. Concluiu-se que os fibropapilomas podem reincidir, progredir e, ocasionalmente, regredir de modo espontâneo, e geralmente são observados em animais jovens.

Nas biópsias da lhama e alpaca, frequentemente foram observadas proliferações fibroblásticas benignas sésseis com hiperplasia epitelial, hiperqueratose e com longos sulcos papiliformes, onde há predominância de proliferação fibrosa e epitelial. Histologicamente, os tumores cutâneos dos camelídeos foram caracterizados por núcleo fusiforme, fina camada de cromatina, pequeno nucléolo, citoplasma eosinofílico, moderada hiperqueratose ortoqueratótica e branda anisocariólise.

Papilomavírus de Elefantídeos

Em um distinto estudo desenvolvido em elefantídeos por Jacobson *et al.* (1986), lesões cutâneas proliferativas foram diagnosticadas em 33 elefantes africanos importados do Texas (Estados Unidos) e em 63 elefantes jovens do Zimbábue (África). Neste estudo, 7 dos 33 elefantes importados apresentaram crescimento fibroso nodular em elevação, localizado, predominantemente, na tromba, ao passo que as lesões dos 63 elefantes jovens começaram com um crescimento proliferativo focal pequeno, dos quais alguns regrediram e outros progrediram para um crescimento nodular fibroso expansivo.

Amostras das lesões, em vários estágios de desenvolvimento, foram colhidas e preparadas para histopatologia. As lesões jovens eram papilomas invertidos, com hiperplasia e células epiteliais hipertróficas contendo inclusões intranucleares. Crescimentos fibrosos tardios, grandes e nodulares eram ulcerados e compostos predominantemente por fina camada dérmica contendo fibroblastos, colágeno e um infiltrado de células inflamatórias sem inclusões nas células adjacentes. À imuno-histoquímica não foram detectados antígenos grupo-específico de PVs. A análise do DNA por *Southern blot* não indicou genoma específico de PV nos espécimes clínicos. À microscopia eletrônica foram detectadas inclusões com partículas virais eletrodensas, agregadas e com a conformação do papilomavírus, associadas às partículas de herpes-vírus.

Papilomavírus de Cervídeos

Os fibropapilomavírus *Deer papillomavirus* (DPV), *European elk papillomavirus* (EEPV) e *Reindeer papillomavirus* (RPV) infectam os membros da família *Cervidae*. Os fibropapilomavírus de cervídeos são indutores eficientes da transformação morfológica e tumorgênica em cultura de fibroblastos de roedores e podem também induzir a formação de tumor em *hamsters*. Nas células de camundongos C127 transformadas pelo EEPV e RPV há um único e abundante RNAm de aproximadamente 700 nucleotídeos que tem a capacidade de enovelar o polipeptídeo E9. Este RNAm é transcrito a partir de um promotor não reconhecido na posição 4.030 no genoma EEPV.

ORF E5 é altamente conservado entre os fibropapilomavírus BPV-1, DPV, EEPV e RPV, e tem sido mostrado ser o gene de maior transformação nos genomas do EEPV, BPV-1 e DPV quando em ensaio nas células C127. No RPV, foi identificada uma região adicional de aproximadamente 380 bp entre E5 e L2, que parece estar ausente nos genomas de BPV-1.

Há similaridade na região inicial de extensão 3' nos genomas de EEPV e DPV em localizações equivalentes. Além disso, comparando-se as sequências desta região no EEPV, RPV e DPV, encontrou-se, nestas três espécies virais, um ORF E9, não descoberto anteriormente, que tem o potencial de enovelar polipeptídeos hidrofóbicos de aproximadamente 40 aminoácidos.

Dez ORFs designadas como E1 a E7 e L1 a L3 foram identificadas no genoma, todas localizadas em um único ramo. A presença da ORF L3 é considerada rara entre os PVs e tem sido identificada somente nos genomas do EEPV, DPV e CRPV. O genoma do EEPV está estritamente relacionado com o genoma do DPV, com a maioria das regiões fortemente preservadas, sendo ORFs E1 (70%), E5 (69%) e L1 (74%).

Partículas virais típicas da família *Papillomaviridae* foram demonstradas pela microscopia eletrônica e pelo exame histopatológico em amostras de impala. Histologicamente, os tecidos provaram ser típicos de papilomas. As partículas virais mediam 38 nm de diâmetro em todas as secções de tecidos. Clinicamente, pequenos papilomas foram encontrados no pé de um impala (*Aepyceros melampus*) no Kenya, África.

O DNA do genoma completo do papilomavírus da espécie *Reodeer Capreolus* foi caracterizado a partir da amplificação e sequenciamento de lesões de pele fibropapilomatosas de um veado húngaro identificado como *Reodeer Capreolus papillomavirus* (CcPV-1). O DNA viral foi detectado utilizando-se um par de oligonucleotídeos degenerados e por um modelo de PCR específico para papilomavírus. O genoma CcPV1 é longo e contém 8.032 bp, apresentando ORFs típicos para o gênero *Deltapapillomavirus* (E6, E7, E2, E4, E5, E9, L2 e L1) com 799bp para a região reguladora. Pela análise filogenética e alinhamento dos nucleotídeos, foi identificado 71,2% de identidade com *European Elk Papillomavirus* e 70,3% com *Reindeer Papillomavirus.*

Em 2009 foi publicado um trabalho relatando dois casos de fibropapilomas em cervos vermelhos (*Cervus elaphus*) originários da Áustria e outro proveniente de uma fazenda de veados da Hungria. Os animais apresentavam tumores cutâneos ovais, firmes, com ausência de pêlos e exibindo estrutura papilar na região abdominal. Foram realizados exames histopatológico e imuno-histoquímica, demonstrando a presença de papilomavírus em ambos os casos. O DNA do papilomavírus foi amplificado por PCR em uma amostra testada. A sequência parcial de nucleotídeos obtida da ORF L2 apresentou altos valores de identidades com as regiões homólogas de *Deltapapillomavirus*, especialmente o veado *Roedeer papillomavirus*, com 93% de homologia. A análise filogenética do alinhamento das sequências parciais de ORF L2 de 10 papilomaviroses pelo método de aproximação de vizinhos e pelo método de máxima parcimônia confirmou que o *Reindeer papilomavirus* está estritamente relacionado com o *Western roedeer papilomavirus* (CcPV-1).

Papilomavírus de Primatas Não Humanos

Em macacos, achados clínicos e patológicos sugerem infecção positiva contendo DNA do papilomavírus de macaco *Rhesus* (*Rhesus monkey papillomavirus type* 1 – RhPV-1) integrado ao DNA da célula tumoral, confirmado pelas técnicas de hibridização. Evidências histopatológicas da infecção pelo RhPV-1 mostraram um aumento proporcional das células basais e parabasais, a presença de quoilócitos e células ocasionais com núcleo atípico ampliado. Secções histológicas de biópsias cervicais também revelaram achados característicos do vírus associado à neoplasia, incluindo: quoilócitos, perda de maturação, núcleo atípico, aumento da atividade mitótica e, ocasionalmente, notou-se carcinoma das células escamosas bem diferenciado e focalmente invasivo. No exame *post-mortem* foi possível detectar carcinoma adenoescamoso na endocérvice.

O potencial oncogênico do RhPV-1 é sugerido em diversos animais infectados pela presença de vários níveis de neoplasia, incluindo o câncer das células escamosas do colo uterino. Como resultado de pesquisas que utilizaram amostras genitais de macaco *Rhesus* e "macaco da cauda longa" (*Macaca fascicularis*), 12 amplicons distintos de RhPV foram detectados, o que corrobora a hipótese de o macaco *Rhesus* ser o hospedeiro das papilomatoses com uma diversidade similar aos tipos virais humanos (HPVs). Na árvore filogenética, todos os 12 diferentes amplicons de RhPVs têm sido previamente descritos como do RhPV do tipo 1. Estes novos amplicons são considerados membros do supergrupo de HPV genital e formam três ramos menores distintos dos 11 ramos formados pelos HPVs genitais. O PV do tipo 1 de *Rhesus* (RhPV-1) é similar aos HPVs oncogênicos, tais como HPV-16 ou HPV-18. Também amostras de PVs de primatas mostraram-se intimamente relacionadas com HPVs cutâneos (HPV-1, HPV-41, HPV-63), HPVs genitais e epidermodisplasia verruciforme.

A identificação de dois PVs do macaco *Colubus* (CgPV-1 e CgPV-2), como representantes típicos de verrugas genitais, bem como da epidermodisplasia verruciforme (EV-PVs), mostrou que eventos de ramificação da árvore filogenética dos papilomavírus podem também pré-supor ramos distantes de linhagens de diferentes hospedeiros. Ostrow *et al.* (1990); Chan *et al.* (1997) e Antonsson & Hansson (2002) pesquisaram os primatas não humanos do Velho Mundo correlacionando com achados da infecção pelo PV, entretanto há ainda poucos estudos nestas espécies.

Um novo tipo amplificado foi identificado, MfPV-a, de um "macaco da cauda longa" (*Macaca fascicularis*), uma espécie pertencente ao mesmo gênero do macaco *Rhesus* (*Macaca mulatta*). O MfPV-a pode ter uma relação restrita com tipos de RhPVs. Parece que a evolução das linhagens dos primatas conduzida pelo gênero *Macaca* e as barreiras de transmissão pelo HPV resulta em uma evolução viral estritamente relacionada com o hospedeiro.

Considerar o relacionamento entre alguns HPVs e PVs de primatas não humanos como sendo o resultado de uma transmissão interespécies ativa homem-macaco, com referência particular ao *Pygmy chimpanzee papillomavirus* (PcPV) e ao grupo de HPV-6, HPV-11 e HPV-13, tem proposto que a transmissão interespécies entre primatas não humanos e humanos pode ser viável.

Verrugas agressivas, persistentes e extensas foram observadas nas mãos e nos pés de um macaco Cynomolgus (*Macaca fascicularis*). A presença do vírus nas biópsias das verrugas foi identificada por imuno-histoquímica e amplificação do DNA PV. O DNA genômico do PV foi clonado, sequenciado e designado como *Macaca fascicularis papillomavirus* tipo 1 (MfPV-1). O genoma possui 7.588 pares de bases (bp) de comprimento e a organização dos ORFs (E1, E2, E6, E7, L1, L2 e E4) é semelhante à de outros PVs. Entretanto, o MFPV-1 apresenta uma região curta não codificadora (NCR) de 412 bp. A análise molecular de MfPV-1 DNA genômico classificou o gênero *Betapapillomavirus*, para o qual todos os tipos de epidermodisplasia verruciforme (EV-PVs) pertencem. Assim, a interação com o hospedeiro pode favorecer o desenvolvimento de um modelo primata não humano para Betapapilomaviroses humanas (*Beta*-HPV), para um gênero específico de tipos de HPVs que causam a Epidermodisplasia Verruciforme (EV).

Papilomavírus de Girafas e Zebras

Na África, pequenos papilomas foram encontrados na cabeça de uma girafa (*Giraffa camelopardalis*) e secções de tecidos foram analisadas ultraestruturalmente pela microscopia eletrônica de transmissão demonstrando partículas virais de 40 nm de diâmetro, típicas de papilomas como comprovado pela análise histopatológica.

Recentemente, na África do Sul, foram detectadas sequências de DNA do papilomavírus bovino (BPV) em populações de zebras de montanha (*Equus zebra*) livres de sinais clínicos de lesões epiteliais e em populações afetadas por lesões cutâneas de sarcoide. Desde 1995, lesões sarcoides vêm aparecendo em zebras de diferentes parques de proteção na África do Sul. PCR convencional marcado com ORF E5 do BPV e análise RFLP foram empregadas para demonstrar a presença de BPV-1 e BPV-2 em tumores sarcoides de zebras. Também foi desenvolvido um PCR em tempo real para detectar e diferenciar os tipos presentes nas infecções virais. Foram identificadas em diferentes parques com animais livres de lesões clínicas e zebras portadores de sarcoides, infecções únicas ou mistas pelo BPV-1 e BPV-2 presentes em amostras de pele saudáveis e em isolados de sangue de zebras clinicamente sadias e sangue de zebras portadoras de sarcoides.

Papilomavírus de Canídeos Silvestres

Foi publicado recentemente na Alemanha um caso de uma raposa vermelha (*Vulpes vulpes*) com lesões de fibromatose gengival. Lesões graves papilomatosas com proliferação do tecido gengival na parte superior e inferior do maxilar foram observadas na necropsia, o que afetou na dentição, ocasionando problemas de má oclusão dos dentes, afrouxamento e perda dos incisivos, pré-molares e molares. Foram realizados exames de microscopia eletrônica, imuno-histoquímica e testes moleculares excluindo o diagnóstico por infecção viral pelo vírus do papiloma. Por sua vez, a análise histopatológica revelou lesão primária com grande aumento na quantidade de colágeno e no tecido conjuntivo na lâmina própria da mucosa gengival. As lesões gengivais na raposa vermelha foram idênticas as observadas em gengivite hiperplásica hereditária em raposas prata de criadouros e similar à fibromatose gengival hereditária no homem. As alterações encontradas provavelmente se referem a anomalias genéticas presentes.

Papilomavírus de Felídeos Silvestres

Estudos sugerem que no mínimo cinco diferentes tipos de PV felídeos silvestres infectam a cavidade oral nas seguintes espécies: leão asiático (*Panthera leo*), leopardo-da-neve (*Panthera uncia*), bobcat (*Felis rufus*), pantera-da-Flórida (*Felis concolor* ou *Puma concolor*) e leopardo-turvo (*Neofelis nebulosa*). Com relação à faixa etária, a maioria dos portadores de fibropapilomas possui menos de 5 anos de idade. Sabe-se que a recidiva dos fibropapilomas cutâneos felinos é comum e casos de metástases não têm sido registrados.

Hiperplasia oral focal foi diagnosticada histologicamente em amostras de lesões localizadas na superfície ventral da língua em leões asiáticos (*Panthera leo persica*) de vida livre e de cativeiro. Antígenos específicos para o grupo do PV foi detectado pela imuno-histoquímica e partículas virais intranucleares foram observadas pela microscopia eletrônica. Pela técnica de *Southern blot* utilizando endonucleases de restrição *Bam* HI foi detectado um fragmento de DNA de 8.000 bp. A esse novo papilomavírus diferente das lesões cutâneas de felinos domésticos foi identificado como PlPV a partir da biópsia em amostra oral.

Papilomavírus de Aves

O primeiro papilomavírus isolado em aves foi obtido a partir de amostras de papilomas cutâneos da pata de um pássaro tentilhão por Osterhaus *et al.* (1977). O segundo isolamento viral originou-se de verrugas em um tentilhão na Suécia. Os dois isolamentos foram designados FPV-1 pelos holandeses e FPV-1a pelos suecos.

Apesar dos tumores possuírem tamanhos limitados e com isso o extrato viral obtido ser em baixa quantidade, o uso das técnicas de clonagem torna possível o estudo dos PVs nas aves a nível molecular.

Experimentos têm registrado a clonagem molecular dos genomas de dois FPV isolados e a construção de um mapa físico. Parte da sequência homóloga foi detectada entre DNAs de um FPV isolado e do BPV-1 pela hibridização. A análise da sequência de nucleotídeos das regiões selecionadas mostrou que o FPV isolado parece ter a mesma organização genômica dos mamíferos. O agente causal das lesões no *Fringilla coelebs* foi caracterizado como um PV com base no tamanho e na densidade das partículas virais, nas propriedades físicas do DNA viral e na análise das proteínas do capsídeo pela eletroforese.

Os PVs das aves e dos mamíferos apresentam uma organização genômica similar. Estudos anteriores demonstraram similaridade do genoma do FPV com o genoma do BPV-1. Estudos de hibridização também demonstraram a relação entre os genomas de FPV e BPV-1, onde os resultados sugeriram que a sequência homóloga entre FPV e BPV-1 é inferior a 70%.

O sequenciamento do genoma do FPV mostrou um grau de similaridade com HPV-1 e HPV-6. Ainda não está definida a ORF E6 de FPV, PePV e, BPV-3, BPV-4 e BPV-6, assim como ainda não está definido o papel da ORF E7 em PsPV, FPV e PePV. Em contraste, ORFs E1, E2, L1 e L2 são bem conservadas na maioria dos PVs, e seus produtos são proteínas essenciais para o ciclo de vida do vírus.

O PV aviário tem um genoma de tamanho aproximado dos outros genomas e aparentemente tem a mesma organização genética do BPV-1. ORFs E1 e L1 parecem estar localizadas em posições equivalentes nos PVs das aves e dos mamíferos, e os genes iniciais e tardios estão localizados no mesmo DNA.

Foram descritos genomas com propriedades muito similares nos dois tipos isolados de pássaros oriundos de regiões geograficamente distintas e foi sugerido que estes PVs pertencem ao mesmo tipo, mas podem representar subtipos diferentes.

Foi estabelecido um modelo de clivagem para as endonucleases de restrição das papilomaviroses com as enzimas: Eco RI, *Hind* III, *Bam* HI, *Pvu* I, *Acc* I, *Pst* I, *Kpn* I, *Stu* I, *Bst* EII, *Bgl* I, *Sac* I, *Ava* I, *Sal* I, *Hpa* I, *Cla* I e *Tag* I, tanto pelos suecos quanto pelos holandeses.

Recentemente, a análise de uma parte da sequência do nucleotídeo foi usada para alinhar o genoma do EEPV com o genoma do BPV-1; diversas regiões homólogas em L1 e E1 foram claramente detectadas neste estudo, com grau de homologia da região E1 entre os genomas de FPV e BPV-1 de 55% no nível dos nucleotídeos e menos importante no nível das sequências dos aminoácidos, ao passo que a homologia da região L1 entre os dois genomas foi de 49% e 40% os níveis das sequências dos nucleotídeos e dos aminoácidos, respectivamente. Sequência de DNA de PV foi detectada em uma amostra de papiloma oral do papagaio-cinza africano, *Psittacus erithacus timneh*, recebendo a denominação PePV, de acordo com a nomenclatura para papilomaviroses não humanas. Uma amostra oral do papagaio, *Amazona ochrocephala*, e 24 outras amostras de papilomas cloacais de araras (*Ara* sp.), cacatuas (*Cacatua moluccensis*), periquitos (*Aratinga* sp) e papagaio (*Amazona ochrocephala*), não apresentaram DNA viral.

Nas aves, as verrugas de PV têm sido descritas em duas espécies de pássaros tentilhões estritamente relacionadas, o *chaffinch* (*Fringilla coelebs*) e o *bramling* (*Fringilla montifringilla*), e comportam-se como PV altamente espécie-específico e causador de lesões benignas e malignas no epitélio da mucosa. A infecção pelo PV entre as espécies de pássaros foi diagnosticada como lesões de papilomas escamosos na pata de tentilhão (*Fringilla coelebs* – FPV) e no papagaio-cinza africano (*Psittacus erithacus timneh* – PePV).

Recentemente foi descrita papilomatose cloacal na espécie *Cacatua galerita*, apresentando sinais clínicos de sangue associado à passagem de fezes e uratos. Após a realização de biópsia endoscópica e análise histopatológica revelou múltiplas alterações do epitélio mucoso pseudoestratificado, com hiperplasia difusa de células caliciformes. O estroma do tecido conjuntivo subjacente apresentou-se demasiadamente vascularizado e foi detectada infiltração com misto de células inflamatórias, incluindo células granulocíticas e macrófagos. Apesar de ter sido realizado um teste molecular por PCR para a pesquisa de herpes-vírus e papilomavírus, não foram detectadas sequências virais utilizando *primers* consenso.

Na Alemanha, foram encontrados em seis papagaios das espécies *Amazona aestiva aestiva* e *Amazona ochrocephala*, de um criadouro com 100 diferentes espécies de psitacídeos, um quadro clínico de prolapso cloacal com a presença de papilomas, e suspeitou-se de papilomatose interna de papagaios (*Internal papillomatosis of parrots* – IPP). Foi detectada nos papagaios doentes por meio de imagens radiográficas hepatomegalia e aumento da área cloacal. Pelo exame macroscópico e pela análise histológica, as alterações foram diagnosticadas como adenoma papiliforme da mucosa cloacal acompanhado de diversos níveis de carcinoma nas vias biliares do fígado e adenocarcinoma no pâncreas. Foram coletados espécimes clínicos de fígado, tecido cloacal e esfregaços da mucosa cloacal para investigação molecular. Nas araras vermelhas e papagaios com papilomas cloacais, o genoma do herpes-vírus foi detectado pela técnica de Nested PCR e parte do DNA viral foi sequenciado indicando 95% de homologia com Herpes-vírus de Psitacídeos 1 (PsHV-1). Entretanto, após quatro passagens em cultura de células de fibroblastos de galinha, nenhum efeito citopático viral foi encontrado em amostras de fígado e *swabs* cloacais. Com isso, acredita-se que não há correlação entre a infecção com PsHV-1 e o desenvolvimento de adenoma cloacal, adenocarcinoma do pâncreas e carcinoma das vias biliares.

Diagnóstico Laboratorial

Técnicas Moleculares

A identificação do papilomavírus pode ser realizada pelas técnicas moleculares avançadas. Variações referentes quanto ao tamanho em bp dos fragmentos amplificados ocorrem em diferentes espécies e entre espécies. Em humanos, foram detectados 12 novos tipos de HPVs com diferentes tamanhos dos fragmentos gerados por PCR a partir dos *primers* degenerados FAP59/FAP64 desenhados pelos pesquisadores suecos. A posição dos iniciadores corresponde aos nucleotídeos 5981-6001 e 6458-6436 do genoma do HPV-8, amplificando um fragmento de 478 bp. Foram encontradas bandas fracas para HPV -5, 33, 38, 56, 67 e 72. Nenhuma banda foi detectada para o HPV-1, 2, 35, 41, 44, 55, 63, 71 e 74. HPV-40 e HPV-58 geraram amplicons de 740 bp e 264 bp, respectivamente. Em bovinos, 11 novos prováveis tipos de BPVs foram detectados utilizando o mesmo par de oligonucleotídeos, amplificando fragmentos com variações de 405 a 416 bp empregando idêntica metodologia de PCR. Em caninos, Nicholls *et al.* (1999) detectaram bandas inferiores a 1.000 bp correspondentes à amplificação do gene L1 em amostras de COPV. Em animais silvestres, o peixe-boi (*Trichechus manatus latirostris*) foi identificado molecularmente pelos iniciadores MY09/MY11, específico para amostras tumorais de mucosa em humanos, gerando uma banda de 458 bp de tamanho. No estudo de Antonsson e McMillan, (2006) foi isolado o genoma do animal australiano Koala amplificando fragmento de 440 bp utilizando os *primers* genéricos FAP59/FAP64.

Técnicas Citogenéticas

Antigamente, para a análise de cromossomos, o estudo citogenético dependia das células se dividindo espontaneamente, tais como células da medula óssea e tecido testicular, e utilizava técnicas primitivas de fixação e distribuição dos cromossomos. Mais tarde, inovações técnicas como o desenvolvimento de cultura de tecidos *in vitro*, uso de solução hipotônica para expandir as células e facilitar o espalhamento dos cromossomos, uso da colchicina para interromper a divisão celular na metáfase e a descoberta de fatores mitogênicos linfocitários, como a fito-hemaglutinina, permitiram que a citogenética se tornasse viável como ciência clínica. Com o avanço das técnicas, a citogenética tem assumido importante papel no diagnóstico de doenças herdadas geneticamente e doenças adquiridas, e é atualmente usada como ferramenta na pesquisa da genética básica.

Em 1960, Nowell observou que a fito-hemaglutinina, um extrato obtido a partir de feijões vermelhos que tinham sido usados com propriedades de aglutinação de sangue, era um estimulante mitótico. No mesmo ano, Moorhead, Nowell e outros pesquisadores combinaram a técnica de cultura do sangue periférico e o método de secagem ao ar das lâminas. Esta técnica é utilizada ainda hoje com algumas modificações.

Os leucócitos mononucleares chamados linfócitos são as células usadas para rotina do estudo citogenético. No sangue periférico circulante, em torno de 35% das células brancas do sangue são linfócitos. A maioria delas são linfócitos pequenos, que constituem 55 a 75% de células T (células dependente do timus, responsáveis pela imunidade celular) e aproximadamente 15 a 30% são constituídas de linfócitos B (células dependentes da bursa, responsáveis pela imunidade humoral ou produção de anticorpos). Os linfócitos T e B não são distinguidos pela citogenética, mas apresentam diferenças em resposta ao agente mitogênico, como por exemplo a população de células T é afetada, principalmente, pelas substâncias fito-hemaglutinina e concanavalina A, e a população de linfócitos B é afetada, principalmente, pela ação de vírus, como Epstein-Barr.

O mitógeno mais comumente usado nos estudos citogenéticos é a fito-hemaglutinina. Os efeitos dessa substância são pré-mitóticos nas primeiras 24 horas, como um aumento considerável na síntese de RNA, os linfócitos produzem interleucina-2 (IL-2) ou fatores de crescimento que estimulam a mitose. Durante as primeiras 30 horas de cultura, a síntese de DNA é baixa, mas aumenta entre 30 a 60 horas de cultura. O pico da atividade mitótica é alcançado após 60 a 70 horas de cultura e é o ponto ótimo para o estudo dos cromossomos.

A técnica de bandamento dos cromossomos tem sido usada por 20 anos e muitos mecanismos são ainda desconhecidos. De acordo com a Conferência de Paris, em 1971, a banda de um cromossomo é parte do cromossomo que pode ser distinguida de segmentos adjacentes pela coloração mais escura ou mais clara por uma ou mais técnicas. O suplemento da Conferência de Paris descreveu em 1975 os tipos de bandamento, a técnica e o corante utilizado. Os padrões de bandamento e as nomenclaturas são descritos pelo Sistema Internacional de Nomenclatura Citogenética (*International System of Cytogenetic Nomenclature*) e são referenciados nos laboratórios de citogenética.

Técnicas de Bandamento Cromossômico

O bandamento cromossômico é obtido através do tratamento de uma lâmina contendo células metafásicas com soluções especiais de modo a corar diferencialmente regiões específicas dos cromossomos, permitindo a identificação de anomalias estruturais. Dentre as diversas técnicas de bandamento, as mais comumente utilizadas para o diagnóstico são: bandamento G evidenciando as sub-bandas cromossômicas e bandamento C, que evidencia as regiões de heterocromatina constitutiva.

Bandamento G ou Método de Coloração GTG

O princípio da técnica consiste na obtenção do grau de digestão enzimática desejado para marcação das sub-bandas ao longo de cada cromossomo. O protocolo para banda G é feito após 48 horas da confecção da lâmina (tempo de vida útil das lâminas) para a obtenção de melhores resultados. Essa técnica é importante para determinar o pareamento correto dos cromossomos, assim como alterações estruturais terminais e intercalares. É como se fosse a impressão digital de cada cromossomo no cariótipo.

A técnica de bandamento com Giemsa foi introduzida por Seabright (1971), e deduziram que as bandas positivas possuem DNA rico em bases adenina (A) e timina (T) e ricas em pontes dissulfídricas apresentando bandas escuras, enquanto as bandas G negativas, com coloração clara, eram relativamente ricas em sulfidrila. Mais tarde, nenhuma relação entre os padrões de bandas e proteínas dissulfídricas e grupos de proteínas sulfidrílicas foi encontrada ao longo dos cromossomos. Pelo método de bandamento G é possível diferenciar a morfologia do cromossomo Y nos bovinos machos, apresentando-se na subespécie *Bos taurus taurus* como cromossomo submetacêntrico e no *Bos taurus indicus* como cromossomo acrocêntrico.

Bandamento C ou Método de Coloração CBG

Esta técnica de coloração evidencia as regiões ricas em heterocromatina constitutiva, que estão localizadas em grande parte ao redor dos centrômeros, podendo ser encontradas também em outras regiões dos cromossomos, como nos braços curtos ou regiões satélites. Estas áreas contêm DNA altamente repetitivo, que são replicados tardiamente e podem exibir polimorfismo inter e intraespecífico. O processo é baseado no tratamento com solução alcalina, como o hidróxido de bário [$Ba(OH)_2$], com uma solução salina de citrato de sódio (2XSSC), tampão fosfato [$K_2(PO_4)_2$], pH 6,8 e solução de corante de giemsa a 3%.

CONCLUSÃO

A página *on-line* do ICTV (http://www.ictvonline.org/index.asp) mantém periodicamente as atualizações em todas as divisões de virologia. Atualizações sobre o tema podem ser encontradas no *site* do Centers for Disease Control and Prevention (http://www.cdc.gov/hpv/).

BIBLIOGRAFIA

Antonsson A, McMillan NAJ. Papillomavirus in healthy skin of Australian animals. *Journal of General Virology* 2006;87:3195-200.

Argyri E, Papaspyridakos S, Tsimplaki E *et al.* A cross sections study of HPV type prevalence according to age and cytology. *BioMed Central Infectious Diseases* 2013;13:53.

Balara JM, Mc Carthy RJ, Kiupel M *et al.* Clinical, histologic and immunohistochemical characterization of wart-like lesions on the paw pads of dogs: 24 cases (2000-2007). *Journal of the American Veterinary Medical Association* 2009;234(12):1555-8.

Barch MJ, Lawce HJ, Arscham MS. Peripheral blood culture. In: Barch MJ (Ed.). *The ACT Cytogenetics Laboratory Manual*, 2.ed. New York: Raven Press; 1991, p. 17-30.

Blood DC, Radostits OM. Clínica veterinária. In: *Doenças virais caracterizadas por lesões cutâneas*, 7.ed. Rio de Janeiro: Guanabara Koogan; p. 790-805.

Bossart GD. Marine mammals as sentinel species for oceans and human health - Case study. *Oceanography* 2006;19(2):134-7.
Bossart GD, Ewing R, Lowe M *et al.* Viral papillomatosis in Florida manatees (*Trichechus manatus latirostris*). *Experimental and Molecular Pathology* 2002;72:37-48.
Brandes K, Fritsche J, Mueller N *et al.* Detection of canine oral papillomavirus DNA in conjunctival epithelial hyperplastic lesions of three dogs. *Veterinary Pathology* 2009;46(1):34-8.
Campo MS. Animal models of papillomavirus pathogenesis. *Virus Research* 2002;89(2):249-61.
Campo MS. Review bovine papillomavirus and cancer. *The Veterinary Journal* 1997;154(3):175-88.
Campo MS, Jarret WFH, O'Neil W, Barron RJ. Latent papillomavirus infection in cattle. *Research in Veterinary Science* 1994;56(2):151-7.
Campos KLM, Machado AP, Almeida FG *et al.* Good agreements between self and clinican-collercted specimens for the detection of human papillomavirus in Brazilian patients. *Memories Institute Oswaldo Cruz* 2014;109(3):352-5.
Carvalho C, Freitas AC, Brunner O *et al.* Bovine papillomavirus type 2 in reproductive tract and gametes of slaughtered bovine females. In: XIV Encontro Nacional de Virologia. Florianópolis. *Virus Reviews & Research* 2003b;8(1):82-4.
Carvalho C, Freitas AC, Brunner O *et al.* Detection of bovine papillomavirus DNA sequences in bovine gametes and reproductive trait. In: XIV Encontro Nacional de Virologia. Florianópolis. *Journal of the Brazilian Society for Virology* 2003;8(1):166.
Chan SY, Delius H, Halpern AL. Analysis of genomic sequences of 95 papillomavirus types: Uniting typing, phylogeny, and taxonomy. *Journal of Virology* 1995;69(7):3074-83.
Chan SY, Bernard HU, Ratterree M *et al.* Genomic diversity and evolution of papillomaviruses in Rhesus Monkeys. *Journal of Virology* 1997;71(7):4938-43.
Clarke MA, Rodriguez AC, Gage JC *et al.* A large, population-based study of age-related associations between vaginal pH and human papillomavirus infection. *BioMed Central Infectious Diseases* 2012;12:33.
Condjella R, Xuefeng L, Suprynowicz F *et al.* The canine papillomavirus E5 protein signals from the endoplasmic reticulum. *Journal of Virology* article in press, 2009.
Corrêa WM, Corrêa CCM. *Enfermidades infecciosas dos mamíferos domésticos*, 2.ed. Rio de Janeiro: Medsi; 1992. 843 p.
Coursen JD, Bennet WP, Gollahon L *et al.* Genomic instability and telomerase activity in human bronchial epithelial cells during immortalization by human papillomavirus -16 E6 and E7 genes. *Experimental Cell Research* 1997;235(1):245-313.
Dermathe A, Bernabé DG, Garcia JF *et al.* Comparisons between two methods for human papillomavirus DNA detection in lip squamous cell carcinoma. *Journal Brazilian Pathology Medicine Laboratory* 2010;46(2):85-90.
Desrochers A, St-Jean G, Kennedy GA. Congenital cutaneous papillomatosis in a one-year-old Holstein. *Canadian Veterinary Journal* 1994;35:646-7.
Duelli D, Lazebnik Y. Cell-to-cell fusion as a link between viruses and cancer. *Nature Reviews - Cancer* 2007;7:968-76.
Eisa MI, Kandeel A, El-Sawalhy AA, Abouel-Fetouh MS. Some studies on bovine papillomavirus infection in cattle with trials of its treatment. *Veterinary Medicine Journal Giza* 2000;48(1):47-55.
Erdâlyc K, Gâil J, Sugarir L *et al.* Papillomavirus-associated fibropapillomavirus of red deer (*Cervus elaphus*). *Acta Veterinaria Hungarica* 2009;57(2):337-44.
Erdélyi K, Bálint A, Dencso L *et al.* Characterization of the first complete genome sequence of the Roe deer (*Capreolus Capreolus*) papillomavirus. *Virus Research* 2008;135(2):307-11.
Eriksson A, Ahola H, Pettersson U, Moreno-Lopéz J. Genome of the European elk papillomavirus (EEPV). *Virus Genes* 1988;1(2):123-33.
Eriksson A, Stewart AC, Moreno-Lopéz J, Pettersson U. The genomes of the animal papillomaviruses European elk papillomavirus, deer papillomavirus, and reindeer papillomavirus contain a novel transforming gene (E9) near the early polyadenylation site. *Journal of Virology* 1994;68(12):8365-73.
Evans AG. Moléstias da pele - Dermatopatias. In: Smith BP. (Ed.) *Tratado de Medicina Interna de Grandes Animais*. São Paulo: Manole; 1994. v. 2. p. 1249-86.
Fernandes ATG. Identificação de células citotóxicas presentes no processo inflamatório uterino durante a co-infecção pelo vírus da Imunodeficiência humana (HIV) e pelo vírus do papiloma humano (HPV). *Dissertação de Mestrado*. Biologia Parasitária, Fundação Oswaldo Cruz - FIOCRUZ, Rio de Janeiro, 82 p. 2003.
Freitas AC, Carvalho C, Brunner O *et al.* Viral DNA sequences in peripheral blood and vertical transmission of the virus: a discussion about BPV-1. *Brazilian Journal Microbiology* 2003;34(1):76-8.
García-Vallvé S, Iglesias-Rozas JR, Alonso A, Bravo IG. Different papillomaviruses have different repertoires of transcription factor binding sites: convergence and divergence in the upstream regulatory region. *BMC - Evolutionary Biology* 2006;6(20):1-14.
Gartrell BD, Morgan KJ, Howe L *et al.* Cloacal papillomatosis in the absence of herpesvirus and papillomavirus in a sulphur-crested cockatoo (Cacatua galerita). *New Zealand Veterinary Journal* 2009;57(4):241-3.
Ghim SJ, Newsome J, Bell J *et al.* Spontaneous regressing oral papillomas induce systemic antibodies that neutralize canine oral papillomavirus. *Experimental and Molecular Pathology* 2000;68:147-51.
Gründer ND. Pêlos, pele, tecido subcutâneo, mucosas aparentes e cornos. In: Dirken G, Gründer HD, Stöber M. (Eds.). *Rosenberger - Exame Clínico dos Bovinos*, 3.ed. Rio de Janeiro: Guanabara Koogan; 1993. p. 81-92.
Gustashaw KM. Chromosome Stains. In: Barch MJ (Ed.). *The ACT Cytogenetics Laboratory Manual*, 2.ed. New York: Raven Press; 1991. p. 205-96.
Hanna PE, Dunn D. Cutaneous fibropapilloma in a cat (feline sarcoid). *Canadian Veterinary Journal* 3003;44:601-2.
Hayward MLR, Baird PJ, Meischke HRC. Filiform viral squamous papillomas on sheep. *Veterinary Record* 1993;132(4):86-8.
Hemmatzadeh F, Fatemi A, Amini F. Therapeutic effects of fig tree latex on bovine papillomatosis. *Journal Veterinary Medicine* 2003;50:473-6.
Howley PM, Lowy DR. Papillomaviruses and their replication. In: Knipe DM, Howley PM. (Eds.) *Fields Virology*, 4.ed. New York: Lippincott Williams & Wilkins Publishers; 2001. p. 2197-229.
Hu J, Cladel NM, Budgeon LR *et al.* Protective cell-mediated immunity by DNA vaccination against papillomavirus L1 capsid protein in the cottontail rabbit papillomavirus model. *Viral Immunology* 2006;19:492-507.
Hu J, Cladel NM, Christensen ND. Increased immunity to cottontail rabbit papillomavirus infection in EIII/JC inbred rabbits vaccination with a mutant E6 that correlates with spontaneous regression. *Viral Immunology* 2007;20:320-31.
International Commitee on Taxonomy of Viruses - ICTV ICTV approved Virus Orders, Families and General. (Acesso em 2008 out 27). Disponível em: <http:// www.ncbi.nlm.nih.gov/ICTVdb/Ictv/index.htm>.
Jacobson ER, Sundberg JP, Gaskin JM *et al.* Cutaneous papillomas associated with a herpesvirus-like infection in a herd of captive African elephants. *Journal of the American Veterinary Medical Association* 1986;189(1):1075-8.

Joh J, Hopper K, van Doorslaer K *et al. Macaca fascicularis* papillomavirus type 1: a non human primate Betapapillomavirus causing rapidly progressive hand and foot papillomatosis. *The Journal of General Virology* 2009;90(4):987-94.

Jones TC, Hunt RD, King NW. *Patologia veterinária*, 6.ed. São Paulo: Manole; 2000. 1415 p.

Jubb KVF, Kennedy DC, Palmer N. *Pathology of domestic animals*, 4th.ed. Toronto: Academic Press; 1991. v. 1. 780 p.

Karstad L, Kaminjolo JS. Skin papillomas in an impala (Aepyceros melampus) and a giraffe (Giraffa camelopardalis). *Journal of Wildlife Disease* 1978;14:309-13.

Kavanagh K, Sinka K, Cuschieri K *et al.* Estimation of HPV prevalence in Young women in Scotland; monitoring of furure vaccine impact. *BioMed Central Infectious Diseases* 2013;13:519.

Kawai K, Araujo GTB, Fonseca M *et al.* Estimated health and economic impacto of quadrivalente HPV (types 6/11/16/18) vaccination in Brazil using a transmission dynamic model. *BioMed Central Infectious Diseases*, 2012;12:250.

Knottenbelt DC, Pascoe RR. Sistema tegumentar. In: *Afecções e distúrbios do cavalo*. São Paulo: Manole; 1998. 432 p.

Kondo K. Development of an HPV vaccine-remaining issues and perspective. *Nippon Rinsho Japanese Journal of Clinical Medicine* 2009;67(1):62-8.

Kurg R, Uusen P, Sepp T *et al.* Bovine papillomavirus type 1 E2 protein heterodimero is functional in papillomavirus DNA replication in vivo. *Virology* 2009;386(2):353-9.

Lange CE, Tobler K, Markau T *et al.* Sequence and classification of FdPV 2, a papillomavirus isolated from feline Bowenoid *in situ* carcinoma. *Veterinary Microbiology* 2009;137(1):60-5.

Leal AM, Ferraz OP, Carvalho C *et al.* Quercetin induces structural chromosome aberrations and uncommon rearrangements in bovine cells transformed by the E7 protein of bovine papilomavirus type 4. *Veterinary and Comparative Oncology* 2003;1(1):15-21.

Legler M, Kothe R, Rautenschlein S, Kummerfeld N. Detection of psittacid herpesvirus 1 in Amazon parrots with cloacal papilloma (internal papillomatosis of parrots, IPP) in an aviary of different psittacine species. *Deutsche Tierartliche Wochenschrift* 2014;115(12):461-70.

Lioi MB, Barbieri R, Borzacchiello G *et al.* Chromosome aberrations in cattle with chronic enzootic haematuria. *Journal Comparative Pathologic* 2004;131:233-6.

Machado AP, Almeida FG, Bonin CM *et al.* Presence of high oncogenic human papillomavirus in the oral mucosa of asymptomatic men. *The Brazilian Journal of Infectious Diseases* 2014;18(3):266-70.

Manni V, Roperto FDI, Guardo G *et al.* Presence of papillomavirus-like DNA sequences in cutaneous fibropapillomas of the goat udder. *Veterinary Microbiology* 1998;61:1-6.

Mansur CP, Androphy EJ. Cellular transformation by papillomavirus oncoproteins. *Biochimic Biophysic Acta* 1993;1155:323-45.

Marins RSQS. Detecção do papilomavírus em animais através de técnicas moleculares e citogenéticas. Tese de Doutorado, Ciência Animal, *Universidade Estadual do Norte Fluminense Darcy Ribeiro - UENF*, Campos dos Goytacazes - RJ, 223 p. 2008.

Marins RSQS. Epidemiologia da papilomatose cutânea bovina e avaliação da eficácia de diferentes tratamentos em microrregiões dos Estados do Rio de Janeiro e Espírito Santo. Dissertação de Mestrado, Produção Animal, *Universidade Estadual do Norte Fluminense Darcy Ribeiro - UENF*, Campos dos Goytacazes - RJ, 106 p, 2004.

Marins RSQS. Filogenia do papilomavírus e sua correlação com papilomavírus humano (*Human papillomavirus* - HPV) e animal - revisão de literatura. *PUBVET* (Londrina) 2008;1(7)Art# 73, Nov 3: 1-19.

Marins RSQS. Inactivated autogenous vaccine associated with hemotherapy and application of *Thuya occidentalis* in the homeopathic treatment of canine oral papillomatosis - a case report. *African Journal of Pharmacy and Pharmacology Research* 2011;1(1):7-11.

Marins RSQS, Cassiano KM, Pereira SRFG *et al.* Canine latente papillomavirus infection and chromosomal instability studies in pheripheral blood lymphocytes and tumors cells cultures from lesions biopsy. *International Research Journal of Biochemistry and Bioinformatics* 2012;2(3):62-8.

Marins RSQS, Nogueira DM, Pereira SRFG *et al.* Cytogenetic studies: premature chromosome condensation (PCC) in pheripheral blood lymphocytes cultures and skin warts lesions cultures induced by papillomavirus spontaneous infection in bovines. *Revista de Ciências Médicas e Biológicas* 2010;9(1):3-9.

Marins RSQS, Travassos CEPF. Clinicopathologic and epitelial regression study in cutaneous warts of bovines infected by papillomavirus. *African Journal of Pharmacy and Pharmacology Research* 2011;1(1):12-6.

Marins RSQS, Travassos CEPF, Pereira SRFG *et al.* Appraisal of efficiency of homeopathy and herbal therapy in the treatment of bovine *cutaneous papillomatosis. Revista Brasileira de Ciência Veterinária* 2006;13(1):10-2.

Marins RSQS, Travassos CEPF, Pereira SRFG, Sales LG. Effectiveness of species-specific vaccine in the treatment of bovine cutaneous papillomatosis. *Revista Brasileira de Medicina Veterinária* 2005;27(3):130-2.

Matushima ER, Longatto Filho A, Di Loretto C *et al.* Cutaneous papillomas of green turtles: a morphological, ultrastructural and immunohistochemical study in Brazilian specimens. *Brazilian Journal of Veterinary Research and Animal Science* 2001;38:51-4.

Mc Phillips MG, Oliveira JG, Spindler JE *et al.* Brd4 is required for E2-mediated transcriptional activation but not genome partitioning of all papillomaviruses. *Journal of Virology* 2006;80(19):9530-43.

Mesher D, Soldan K, Howell-Jones R *et al.* Reduction in HPV 16/18 prevalence in sexually active young women following the introduction of HPV immunization in England. *Vaccine* 2014;32:26-32.

Miller MJR, Dawson RD, Schwantje H. Papillomavirus. In: Manual of common diseases and parasites of wildlife in Northern British Columbia. (Acesso em 2008 out 28.). Disponível em: <http://www.unbc.ca/nlul/ wildlife_diseases_bc/papillomavirus.htm>

Moreno-Lopez J, Ahola H, Stenlund A *et al.* Genome of an Avian Papillomavirus. *Journal of Virology* 1984;51(3):872-5.

Moulton JE. *Tumors in domestic animals*, 3.ed. London: University of California Press; 1990. 672 p.

Munday JS, Dunowska M, De Grey S. Detection of two different papillomaviruses within a feline cutaneous squamous cell carcinoma: case report and review of the literature. *New Zealand Veterinary Journal* 2009;57(4):248-51.

Munday JS, Howe L, French A *et al.* Detection of papillomaviral DNA sequences in a feline oral squamous cell carcinoma. *Research in Veterinary Science* 2009;86(2):359-61.

Murphy FA, Gibss PJ, Horzinek MC, Studdert MJ. *Veterinary virology*, 3.ed. Londres: Academic Press; 1999. 629 p.

Net JL, Orth G, Sundberg JP *et al.* Multiple pigmented cutaneous papules associated with a novel canine papillomavirus in a immunosuppressed dog. *Veterinary Pathology* 1997;34:8-14.

Nicholls PK, Klaunberg BA, Moore RA *et al.* Naturally occurring, non regressing Canine Oral Papillomavirus infection: host immunity, virus characterization, and experimental infection. *Virology* 1999;265:365-74.

Nicholls PK, Moore PF, Anderson DM *et al.* Regression of canine oral papillomas is associated with infiltration of CD4+ and CD8+ lymphocytes. *Virology* 2001;283:31-9.

Nicol AF. Avaliação da resposta immune celular do cérvix uterino em mulheres infectadas pelo vírus do papiloma humano (HPV) e co-infectadas pelo vírus da imunodeficiência humana (HIV). Tese de Doutorado, Biologia Celular e Molecular, Instituto Oswaldo Cruz - IOC, *Fundação Oswaldo Cruz - Fiocruz*, 2004. 174 p.

Ogawa T, Tomita Y, Okada M *et al.* Broad-spectrum detection of papillomaviruses in bovine teat papillomas and healthy teat skin. *Journal of General Virology* 2004;85:2191-7.

Olson C, Olson RO, Hubbard-Van S. Variations of response of cattle to experimental induced papillomatosis. *Journal American Veterinary Medicine Association* 1992;201(1):56-62.

Ostrow RS, Mc Glennen RC, Shaver MK *et al.* A Rhesus monkey model for sexual transmission of a papillomavirus isolated from a squamous cell carcinoma. *Proceedings of National Academy Sciences* 1990;87:8170-4.

Panatto D, Amicizia D, Tanzi E *et al.* Prevalence of human papillomavirus in young Italian women with normal cytology: how should we adapt the national vaccination policy? *BioMed Central Infectious Diseases* 2013;13:575.

Pereira CR, Rosa ML, Vasconcelos GA et al. Human papillomavirus prevalence and predictors for cervical cancer among high-risk women from Rio de Janeiro, Brazil. International Journal Gynecology Cancer 2007;17(3):651-60.

Plattner BL, Hostetter JM. Cutaneous viral papilloma with local extension and subungual cyst formation in a dog. *Journal of Veterinary Diagnostic Investigation* 2009;21(4):551-4.

Qu W, Jiang G, Cruz Y *et al.* PCR detection of human papillomavirus: comparison between MY09/MY11 and GP5+/GP6+ primers systems. *Journal of Clinical Microbiology* 1997;35(6):1304-10.

Recouso RC, Santos RCS, Freitas R *et al.* Clastogenic effect of bracken fern (*Pteridium aquilinum v. arachnoideum*) diet in peripheral lymphocytes of human consumers: preliminary data. *Veterinary and Comparative Oncology* 2003;1:1-9.

Rector A, Bossart GD, Ghim S-J *et al.* Characterization of a novel close-to-root papillomavirus from a Florida Manatee by Using Multiply primed rolling-circle amplification: *Trichechus manatus latirostris papillomavirus* type1. *Journal of Virology* 2004;78(22):12698-702.

Rector A, Doorslaer KV, Bertelsen M *et al.* Isolation and cloning of the raccoon (*Procyon lotor*) papillomavirus type 1 by using degenerate papillomavirus-specific primers. *Journal of General Virology* 2005a;86:2029-33.

Rector A, Lemey P, Tachezy R *et al.* Ancient papillomavirushost co-speciation in Felidae. *Genome Biology* 2007;8:57.

Rector A, Mostmans S, Doorslaer KV *et al.* Genetic characterization of the first chiropteran papillomavirus, isolated from a basosquamous carcinoma in an Egyptian fruit bat: the *Rousettus aegyptiacus papillomavirus* type1. *Veterinary Microbiology* 2006;117:267-75.

Rector A, Tachezy R, Doorslaer KV *et al.* Isolation and cloning of a papillomavirus from a North American porcupine by using multiply primed rolling-circle amplification: the Erethizon dorsatum papillomavirus type 1. *Virology* 2005b;331:449-56, 2005b.

Rehtanz M, Ghim SJ, Rector A *et al.* Isolation and characterization of the first American bottlenose dolphin papillomavirus: Tursiops truncates papillomavirus type 2. *Journal of General Virology* 2006;87:3559-65.

Roperto S, Colabufo NA, Inglese C *et al.* Sigma-2 receptor expression in bovine papillomavirus-associated urinary bladder tumours. *Journal of Comparative Pathology*, article in press, 2009.

Santin API, Brito LAB. Caracterização anatomopatológica da papilomatose cutânea em bovinos leiteiros. In: *XI Encontro Nacional de Patologia Veterinária UNESP;* 2003.

Santos NSO. *Diagnóstico laboratorial das viroses*. In: Santos NSO, Romanos MTV, Wigg MD. (Eds.) *Introdução à virologia humana*. Rio de Janeiro: Guanabara Koogan; 2002. p. 31-46.

Satsuka A, Sakai H. Life cycle of HPV governed by the differentiation program of epithelial cell. *Uirusu Journal of Virology* 208;58(2):165-72.

Schule C, Bensch M, Winterhoff N *et al.* Gingival fibromatosis (hereditary hyperplastic gingivitis) in a wild European red fox (Vulpes vulpes). *Deutsche Tierartliche Wochenschrift* 2008;115(12):471-74.

Schulman FY, Krafft AE, Janczewski T. Feline cutaneous fibropapillomas: clinicopathologic findings and association with papillomavirus infection. *Veterinary Pathology* 2001;38:291-6.

Schulman FY, Krafft AE, Janczewski T *et al.* Camelid mucoutaneous fibropapillomas: Clinicopathologic findings and association with papillomavirus. *Veterinary Pathology* 2003;40:103-7.

Senger T, Schâdlich L, Gissmann L, Mâller M. Enhanced papillomavirus-like particle production in insect cells. *Virology* 2009;388(2):344-53.

Shafti-Keramat S, Schellenbacher C, Handisurya A *et al.* R. Bovine papillomavirus type 1 (BPV1) and BPV2 are closely related serotypes. *Virology* 2009;393(1):1-6.

Silva KC, Rosa MLG, Moyses N *et al. Memorias Institute Oswaldo Cruz* 2009;104(6):885-91.

Silva LAF, Jayme VS, Oliveira MAB *et al.* Implante pedunculado de papilomas cutâneos e auto-hemoterapia no tratamento da papilomatose bovina. *Veterinária Notícias*. Uberlândia 1998;4(1):83-8.

Simões R, Barth OM. Papillomavirus: viral vectors in the gene therapy and new therapeutic targets. *International Journal of Biomedical Research* 2015;6(10):763-8.

Simões RSQ *et al.* Genotyping of high-risk human papillomavirus types associated with predictor factors to cervical cancer in women without cytological abnormalities: a cross sectional epidemiological study. *Sexually Transmitted Infections* 2017;93(2):185.

Simões RSQ *et al.* Prevalence and risk factors of human papillomavirus infection in unimmunized women in Brazil. *Sexually Transmitted Infections* 2017;93(2):185-6.

Simões RSQ, Barth OM. Analysis of the nucleotide sequences of ORF L1 of papillomavirus of animal species compared with the sequences of HPV deposited in gen Bank. DST. *Jornal Brasileiro de Doenças Sexualmente Transmissíveis* 2015;27:139.

Simões RSQ, Barth OM. Chromosome aberrations as a biomarker for genomic instability in cell cultures originated from bovines, canines and equines infected with papillomavirus. *International Journal of Applied Sciences and Biotechnology* 2016;4:104-12.

Simões RSQ, Barth OM. Historical and epidemiological aspects of some human diseases just to Zika Virus, a short review. *International Journal of Research Studies in Biosciences* 2016;4:46-54.

Simões RSQ, Barth OM. Papillomavirus: Viral vectors in the gene therapy and new therapeutic targets. *International Journal of Biomedical Research* 2015;6:763-8.

Simões RSQ, Barth OM. Immunological and structural analysis of HPV-positive cervical carcinoma cell lines and Bovine papillomavirus virus-like particles (BPV-VLP). *International Journal of Advanced Research* 2017;5(4):1003-9.

Simões RSQ, Barth OM. Papillomavirus (PV) - associated skin diseases in domestic and wild animals: animal nucleotide sequence identity of PV types to their closest related PV and HPV sequences deposited in the gen bank. International *Journal of Current Microbiology and Applied Sciences* 2017;6(7):938-51.

Simões RSQ, Silva EP, Barth OM. Prevalence of high-risk human papillomavirus genotypes and predictors factors for cervical cancer in unimmunized brazilian women without cytological abnormalities. *Advances in Biotechnology & Microbiology* 2018;8(5):1-7.

Simões RSQ, Barth OM. Tumors associated with oncogenic viruses and recombinant vaccines. *J Appl Biotechnol Bioeng.* 2018;5(3):151–154.

Sobestiansky J, Barcellos DESN, Mores N *et al.* Papilomatose. In: *Clínica e Patologia Suína*, 2.ed. Goiânia: Art 3 Impressos Especiais; 1999. 464 p.

Stedman NL, Latimer KS, Rakich PM. Cloacal papillomas in Psittacine Birds: A retrospective histopathologic review. *Proceedings of International Virtual Conferences in Veterinary Medicine: Disease of Psittacine Birds*, Department of Pathology, The University of Georgia, College of Veterinary Medicine, 1998.

Stevens H, Rector A, Bertelsen MF *et al.* Novel papillomavirus isolated from the oral mucosa of a polar bear does not cluster with other papillomaviruses of carnivores. *Veterinary microbiology* 2008;129:108-16.

Stocco dos Santos RC, Lindsey CJ, Ferraz OP *et al.* Bovine papillomavirus transmission and chromosomal aberrations: an experimental model. *Journal of General Virology* 1995;79:2127-35.

Sumner AT. A simple technique for demonstrating centromeric heterochromatin. *Experimental Cellular Research* 1972;75:304-6.

Sundberg JP, Montali RJ, Bush M *et al.* Papillomavirusassociated focal oral hyperplasia in wild and captive asian lions (*Panthera leo persica*). *Journal of Zoo and Wildlife Medicine* 1996;27:61-70.

Sundberg JP, van Ranst M, Montali R *et al.* Feline papillomas and papillomaviruses. *Veterinary Pathology* 2000;37:1-10.

Suzich JA, Ghim S, Palemr-Hill FJ *et al.* Systematic immunization with papillomavirus L1 protein completely prevents the development of viral mucosal papillomas. *Immunology* 1995;92:11553-7.

Tachezy R, Rector A, Havelkova M *et al.* Avian papillomaviruses: the parrot Psittacus erithacus papillomavirus (PePV) genome has a unique organization of the *early* protein region and is phylogenetically related to the Chaffinch papillomavirus. *BMC Microbiology* 2002;2:1-9.

Tanabe C, Kano R, Nagata M *et al.* Molecular characteristics of cutaneous papillomavirus from the canine pigmented epidermal nevus. *Journal Veterinary Medicine Science* 2000;62(11):1189-92.

Terai M, Desalle R, Burk RD. Lack of canonical E6 and E7 *open reading frames* in bird papillomaviruses: Fringilla coelebs Papillomavirus and Psittacus erithacus timneh papillomavirus. *Journal of Virology* 2002;76(19):10020-3.

Tomita Y, Ogawa Y, Jin Z, Shirasawa H. Genus specific features of bovine papillomavirus E6, E7, E5 e E8 proteins. *Virus Research* 2007;124:231-6.

Tristão W, Ribeiro RMP, Oliveira CA *et al.* Epidemiological study of HPV in oral mucosa through PCR. *Brazilian Journal Otorhinolaryngology* 2012;78(4):66-70.

Tsirimonaki E, O'Neil BW, Williams R, Campo MS. Extensive papillomatosis of the bovine upper gastrointestinal tract. *Journal Comparative Pathology* 2003;129:93-9.

Uuskula A, Muursepp A, Kawai K *et al.* The epidemiological and economic impact of a quadrivalent human papillomavirus (HPV) vaccine in Estonia. *BioMed Central Infectious Diseases* 2013;13:304.

Van Doorslaer K, Rector A, Vos P, Ranst MV. Genetic characterization of the *Capra hircus papillomavirus*: A novel close-to-root artiodactyl papillomavirus. *Virus Research* 2006;118:164-9.

Van Dyk E, Oosthuizen MC, Bosman AM *et al.* Detection of bovine papillomavirus DNA in sarcoid-affected and healthy free-roaming zebra (Equus zebra) populations in South Africa. *Journal of Virological Methods* 2009;141-51.

Westra TA, Stirbu-Wagner I, Dorsman S *et al.* Inclusion of the benefits of enhanced cross-protection against cervical cancer and prevention of genital warts in the cost-effectiveness analysis of human papillomavirus vaccination in the Netherlands. *BioMed Central Infectious Diseases* 2013;13:75.

White KS, Fuji RN, Valentine BA, Bildfell RJ. Equine congenital papillomas: pathological findings and results of papillomavirus immunohistochemistry in five cases. *Veterinary Dermatology* (Corvallis) 2004;15:240-4.

Wittmann W. Infecções por papilomavírus. In: Beer J. (Ed.) *Doenças Infecciosas em Animais Domésticos.* São Paulo: Roca; 1999. p. 316-361.

Woodruff RA, Bonde RK, Bonilla JA, Romero CH. Molecular identification of a papilloma virus from cutaneous lesions of captive and free-ranging Florida Manatees. *Journal of Wildlife Disease* 2005;41:437-41.

Yager JA, Scott DW. The skin and appendages. In: Jubb KVF, Kennedy PC, Palmer N. (Eds.) *Pathology of Domestic Animals*, 4.ed. Londres: Academic Press; 1991. p. 531-738.

Yuang Z, Philbey AW, Gault EA *et al.* Detection of bovine papillomavirus type 1 genomes and viral gene expression in equine inflammatory skin conditions. *Virus Research* 2007;124:245-9.

Zheng G, Schweiger MR, Martinez-Noel G *et al.* Brd4 regulation of papillomavirus protein E2 stability. *Journal of Virology* 2009;83(17):8683-92.

9

POLIOMAVÍRUS

Rafael Brandão Varella
Camila Freze Baez
Ana Carolina Jonard Zalona

INTRODUÇÃO

Atualmente estão descritas 13 espécies de poliomavírus (PyV) em humanos e 63 em animais (55 em mamíferos, 7 em aves e 1 em peixes). Os poliomavírus de aves se caracterizam por sua alta patogenicidade em animais jovens, enquanto os poliomavírus de mamíferos não estão, em geral, associados a doenças agudas. Nestes, a infecção primária resulta em infecção assintomática persistente, caracterizada pela manutenção do vírus em diversos órgãos e tecidos. Entretanto, em hospedeiros imunocomprometidos, a reativação viral está associada a infecções potencialmente severas, como encefalopatias e nefropatias. Além disso, o potencial oncogênico dos poliomavírus ("polioma" – tumores múltiplos) tem sido demonstrado em cultura de células e após a inoculação em roedores não permissivos. A associação dos poliomavírus com neoplasias em humanos era desconhecida até a descoberta do poliomavírus de célula Merkel, um raro, mas agressivo câncer de pele, em que o vírus tem sido detectado em cerca de 80% dos casos, sugerindo uma atividade oncogênica importante.

A relação dos poliomavírus com doenças graves em indivíduos imunocomprometidos, e a relação potencial com neoplasias em humanos despertou novo interesse sobre esta família de vírus. As atuais ferramentas de biologia molecular têm sido cruciais tanto para a identificação de novos poliomavírus de interesse humano e veterinário, como no estudo dos mecanismos patogênicos destes vírus.

HISTÓRICO

Os poliomavírus foram originalmente descobertos em 1953, enquanto Ludwig Gross estudava a leucemia induzida após injeção do vírus da leucemia murina em camundongos recém-nascidos. Ele observou que alguns animais inoculados com este retrovírus também desenvolviam adenocarcinomas da glândula parótida. Extratos do tumor continham um vírus que induzia a formação de uma variedade de tumores sólidos em ratos recém-nascidos, originando o nome *polioma*vírus ("*poli*"= muitos, "*oma*"= tumores). O SV40, um agente infeccioso natural de macaco rhesus (*Macaca mulatta*), foi o segundo membro desta família a ser isolado, tendo sido descoberto como um agente contaminante nas vacinas de poliovírus Salk, inadvertidamente infectando milhões de pessoas ao final da década de 1950 e início da década seguinte, porém sem relevância clínica comprovada. Estudos envolvendo o SV40 forneceram enorme contribuição ao conhecimento de biologia celular, genética e oncogênese. Além disso, o SV40 foi o primeiro vírus eucariótico clonado e sequenciado integralmente.

Em 1971, foram identificados dois novos poliomavírus exclusivamente humanos. Gardner *et al.* isolaram o vírus BK (BKV ou BKPyV) na urina de um paciente receptor de transplante renal, que tinha as iniciais B.K. no nome, enquanto Padgett *et al.* isolaram o vírus JC (JCV ou JCPyV), do cérebro de um paciente com linfoma de Hodgkin que sofria de leucoencefalopatia multifocal progressiva (LMP), e que tinha as iniciais J.C. no nome. Uma nova era no estudo dos poliomavírus ocorreu nos anos 1990, após o diagnóstico de nefropatia provocado pelo BKPyV em um paciente transplantado renal. Desde então, o vírus BK tem sido relatado como um dos principais agentes infecciosos emergentes neste grupo de indivíduos.

Desde sua detecção, em 1981, por Bernier *et al.*, os poliomavírus de aves têm sido reconhecidos por causarem doença severa em diversas espécies de aves. O poliomavírus aviário (APyV) causa doença grave em psitacídeos, especialmente periquitos, sendo considerada uma das principais doenças neste grupo de aves. Em 2000 foi identificado o poliomavírus hemorrágico do ganso (GHPyV), responsável por nefrite hemorrágica e enterite em animais jovens.

Recentemente, técnicas de *screening* molecular em larga escala permitiram a identificação de novos poliomavírus. Em 2007, 36 anos após a descoberta dos primeiros poliomavírus humanos, dois novos membros foram detectados em aspirados de nasofaringe: o vírus KI (de Karolinska Institute), identificado por Allender *et al.*, e o WU (de Washington University), identificado por Gaynor *et al.* Também foram descritas novas espécies de poliomavírus animais: o poliomavírus de chimpanzé (ChPyV) foi identificado em 2005 em fezes de animais jovens com diarreia, e em 2007 foram identificados dois novos poliomavírus de aves, denominados de poliomavírus de tentilhão (FPyV) e poliomavírus de corvo (CPyV), ambos relacionados com possíveis surtos letais em aves.

O poliomavírus de célula Merkel (MCPyV) foi descrito por Feng *et al.* em 2008, sendo o primeiro representante desta família diretamente associado a neoplasias em humanos. O vírus tem sido isolado de carcinomas de células Merkel (MCC), um raro, mas agressivo tipo de câncer de pele que acomete principalmente idosos e pacientes imunocomprometidos. Neste mesmo ano, Delbue *et al.* identificaram o genoma do poliomavírus linfotrópico (LPyV) no sangue periférico de pacientes HIV-positivos apresentando leucoencefalopatia, manifestação comumente relacionada ao poliomavírus humano JC. O LPyV foi inicialmente isolado de células B linfoblastoides de macaco verde africano em 1979, por Zur Hausen *et al.*

Em 2010, os poliomavírus humanos 6 e 7 foram identificados por Schowalter *et al.* em *swabs* cutâneos de indivíduos saudáveis. No mesmo ano, van der Meijden *et al.* clonaram e sequenciaram o genoma viral de espículas cutâneas obtidas de um paciente transplantado com tricodisplasia espinulosa (TS), uma doença rara de pele. Análises filogenéticas confirmaram que este vírus é um novo membro da *Polyomaviridae*. Os autores denominaram-no provisoriamente de poliomavírus associado à TS (TSPyV).

Em 2011, um novo poliomavírus humano foi isolado do soro de um paciente transplantado renal em tratamento imunossupressor, através do uso de *primers* degenerados para as regiões conservadas nos genes VP1 de poliomavírus conhecidos. O sequenciamento do genoma total revelou que este novo vírus, denominado poliomavírus humano 9 (HPyV9), apresenta semelhança genética mais próxima ao LPyV.

Em 2012, outro poliomavírus humano, denominado MWPyV (também chamado de MXPyV e HPyV 10), foi identificado pela primeira vez a partir de amostras de fezes de uma criança saudável do Malawi. Outros grupos também identificaram o MWPyV a partir das fezes, e de verrugas de um paciente com síndrome WHIM (verrugas, hipogamaglobulinemia, infecções e mielocatexia). Já o poliomavírus STLPyV, foi isolado a partir de amostras de fezes provenientes de Saint Louis, EUA e de Gâmbia. Os genomas de ambos os vírus se diferem em 5,2%, e ainda não existe associação destes agentes a casos de diarreia.

Em 2013, o HPyV 12 foi descrito em tecidos do trato gastrointestinal de indivíduos saudáveis enquanto o mais novo poliomavírus descrito até o momento, o poliomavírus de New Jersey (NJPyV), foi identificado em 2014 de uma paciente receptora de transplante renal. A Figura 9-1 apresenta a cronologia da descoberta dos poliomavírus.

Embora diversos poliomavírus humanos tenham sido descritos a partir dos anos 2000, apenas os vírus BK e JC, o poliomavírus de células Merkel e o poliomavírus relacionado com tricodisplasia espinulosa estão conclusivamente relacionados com patologias humanas. Muito embora os poliomavírus humanos 6 e 7 tenham sido associados à dermatose pruriginosa disqueratótica, tal associação ainda carece de comprovação, o que também acontece com os demais poliomavírus recém-descritos. Evento semelhante ocorre com poliomavírus animais, quando novas espécies virais de patogenia obscura têm

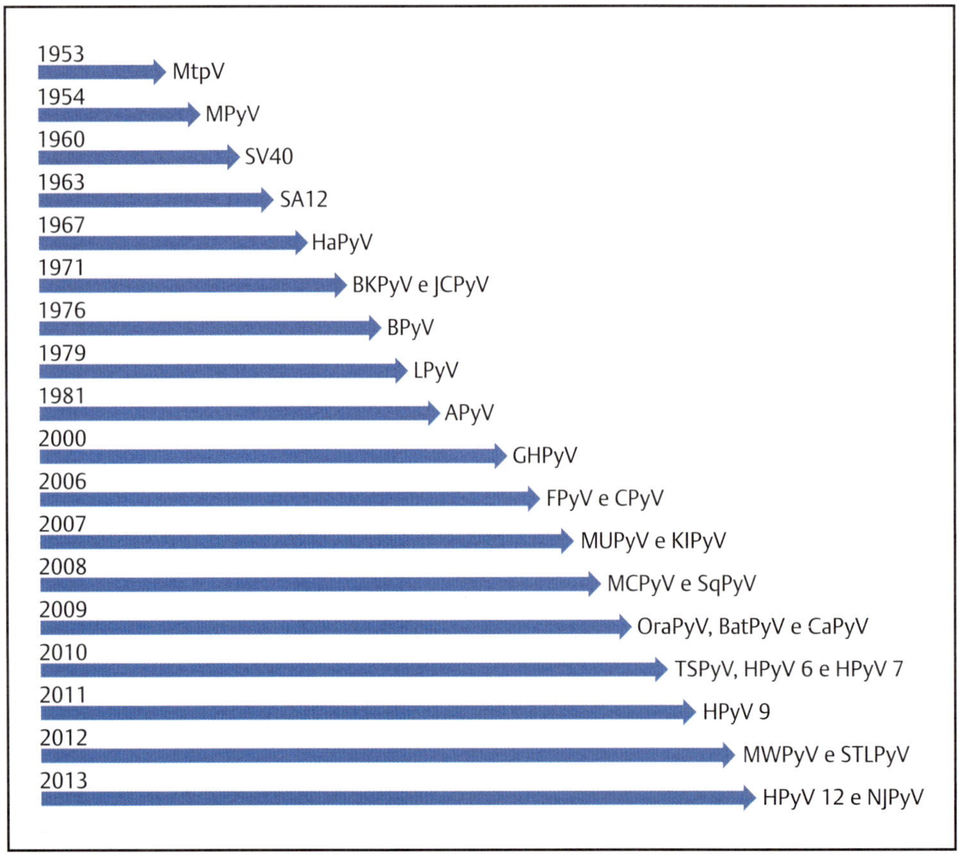

Fig. 9-1. Cronologia da descoberta dos poliomavírus.

sido descritas. Seguindo uma tendência, é bem provável que o uso de ferramentas moleculares venha a identificar novos poliomavírus, além das espécies já descritas. Esclarecer o papel destas viroses em doenças humanas e animais será, certamente, um desafio à parte.

CLASSIFICAÇÃO E MORFOLOGIA

Os poliomavírus constituíam um gênero da extinta família *Papovaviridade* (oriunda de **pa**pilomavírus, **po**liomavírus e agente **va**cuolizante símio 40). Em 2000, com a publicação do 7º Relatório do Comitê Internacional de Taxonomia de Vírus (ICTV), os papovavírus foram divididos em duas famílias: *Polyomaviridae* e *Papillomaviridae*. A família *Polyomaviridae* apresentava um único gênero denominado *Poliomavirus*. Em 2011, houve uma revisão dos gêneros da família *Poliomaviridae*, criando três gêneros para abranger os recém-descobertos PyV: *Orthopolyomavirus, Wukipolyomavirus e Avipolyomavirus*.

Contudo, com o ritmo de descoberta de novos poliomavírus (PyV), incluindo a identificação de mais de 100 espécies virais, levou o Grupo de estudo em Poliomavírus do Comitê Internacional de Taxonomia Viral (*International Committee on Viral Taxonomy* – ICTV) a propor, em 2015, nova classificação da família *Polyomaviridae*. Foram estabelecidos cinco novos critérios de classificação da família *Polyomaviridae*, resumidos em: 1) Informação de sequência de ácidos nucleicos publicamente disponível e verificada em banco de dados, e inequivocamente pertencente à família *Polyomaviridae*, publicada em artigo científico *peer reviewed* e conter o nome binomial da espécie da qual foi isolado; 2) Genoma consistente com poliomavírus, contendo as regiões inicial e tardia em fitas opostas – este tópico exclui potenciais vírus que recombinaram com PyV; 3) Identificação consistente e informação suficiente da espécie hospedeira natural, tanto morfológica quanto molecular, quando a primeira não estiver disponível; 4) distância genética >15% entre espécies próximas, observadas a partir da região codificante do antígeno T maior (LT-ag); 5) Quando dois vírus apresentam divergência genética do LTag inferior a 15%, características biológicas como hospedeiro natural, diferentes doenças causadas e tropismo tecidual são suficientes para definir uma nova espécie. Ao todo, são reconhecidas 13 espécies de poliomavírus humanos, listados no Quadro 9-1.

Tais critérios mantém os principais PyV (SV40, BKPyV, JCPyV, MCPyV, HPyV6, HPyV7, MWPyV, KIPyV e WUPyV) como espécies diferentes, cria 68 novas espécies de PyV, renomeia oito espécies e remove cinco, que não se encaixam no critério de definição de espécie, e cria quatro novos gêneros, baseando-se na análise filogenética das sequencias de aminoácidos do antígeno T maior: *Alphapolyomavirus, Betapolyomavirus, Gammapolyomavirus, Deltapolyomavirus*, sendo que três poliomavírus animais ficaram sem gênero definido. Nesta nova definição, BKPyV, JCPyV, WUPyV e KIPyV são classificados no gênero *Betapolyomavirus*, e o MCPyV é classificado no gênero *Alphapolyomavirus*, juntamente com os HPyV-8 (Tricodisplasia-espinulosa poliomavírus – TSPyV), 9, 12, 13 (*New-Jersey* poliomavírus – NJPyV) e outros vírus predominantemente de origem símia, e os demais (HPyV6, HPyV-7, HPyV10 e HPyV11) são classificados no gênero exclusivo *Deltapolyomavirus*. Finalmente, pela grande variação nos nomes dos poliomavírus, o ICTV estabeleceu a padronização da nomenclatura em inglês: o nome binomial da espécie hospedeira, seguido do termo *polyomavirus* e pelo número de ordem de publicação. A exceção à essa regra de nomenclatura

Quadro 9-1. Lista da Nova Classificação em Gêneros e Espécies de Poliomavírus Humanos (HPyV)

Gênero	Espécie	Número de acesso da sequência referência no GenBank
Alphapolyomavirus	Poliomavírus de células Merkel (MCPyV) ou poliomavírus humano 5 (HPyV5)	HM011556
	Tricodisplasia-espinulosa Poliomavírus (TSPyV) ou poliomavírus humano 8 (HPyV8)	GU989205
	Poliomavírus humano 9 (HPyV-9)	NC_015150
	Poliomavírus humano 12 (HPyV-12)	NC_020890
	New Jersey Poliomavírus (NJPyV) ou poliomavírus humano 13 (HPyV13)	NC_024118
Betapolyomavirus	BK Poliomavírus (BK virus; BKV; BKPyV) ou poliomavírus humano 1 (HPyV1)	NC_001538
	JC Poliomavirus (JC vírus; JCV; JCPyV) ou poliomavírus humano 2 (HPyV2)	NC_001699
	KI Poliomavírus (KIPyV) ou poliomavírus humano 3	NC_009238
	WU Poliomavírus (WU virus; WUPyV) ou poliomavírus humano 4 (HPyV4)	NC_009539
Deltapolyomavirus	Poliomavírus humano 6 (HPyV-6)	NC_014406
	Poliomavírus humano 7 (HPyV-7)	NC_014407
	MW Poliomavírus (MWPyV) ou poliomavírus humano 10 (HPyV10)	NC_018102
	STL Poliomavírus (STLPyV) ou poliomavírus humano 11 (HPyV11)	NC_020106

Fonte: Calvignac-Spencer *et al.* (2016).

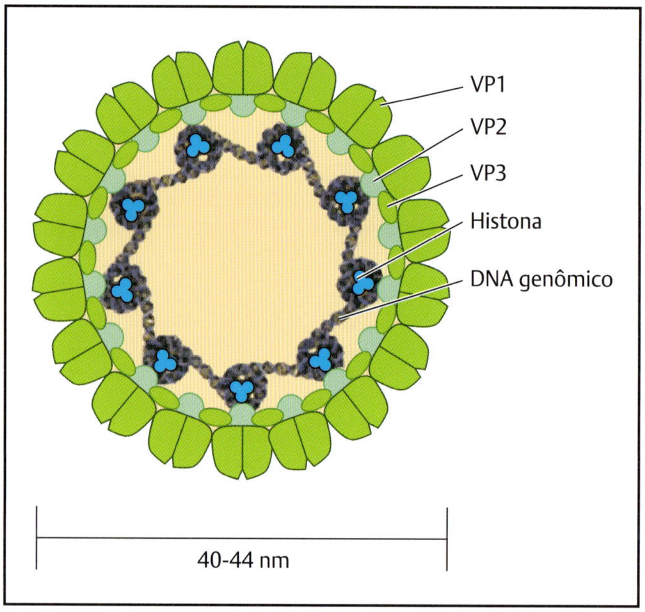

Fig. 9-2. Esquema da estrutura dos poliomavírus. (Fonte: Swiss Institute of Bioinformatics (2010).)

são os poliomavírus humanos que não necessitam do nome binomial do hospedeiro, sendo utilizado apenas o termo "humano". Assim, o poliomavírus BK passa a ser chamado de poliomavírus humano 1 (HPyV1), enquanto que o poliomavírus bovino 1 passa a ser *bos taurus* poliomavírus 1.

Os poliomavírus possuem capsídeo não envelopado com simetria icosaédrica e um diâmetro de 40-44 nm. O genoma é composto por DNA de fita dupla circular com aproximadamente 5.200 pares de bases e compactado por histonas nucleares H2A, H2B, H3 e H4 (Fig. 9-2). O capsídeo está organizado em 72 pentâmeros de VP1, cada um contendo uma VP2 ou VP3 central.

ORGANIZAÇÃO GENÔMICA E EXPRESSÃO GÊNICA

O genoma viral é transcrito de maneira bidirecional, sendo funcionalmente dividido em três regiões, sendo duas geneticamente conservadas, denominadas **inicial** e **tardia**, separadas por uma região hipervariável denominada **regulatória de controle não codificante** (NCCR). A região inicial dá origem a duas proteínas não estruturais: antígeno T maior (LT-ag) e antígeno t menor (st-ag), bem como algumas variantes do LT-ag observados apenas em alguns poliomavírus, enquanto a região tardia dá origem a três proteínas estruturais: VP1, VP2, VP3 (e a VP4 em algumas espécies) e a agnoproteína não estrutural (Fig. 9-3, Quadro 9-2).

O NCCR está localizado entre as regiões inicial e tardia, sendo nesse local a origem (Ori) da replicação do DNA. As regiões de sequência do NCCR são designadas pelas letras O, P, Q, R e S. Essas regiões servem como reguladoras e contêm sítios que modulam a transcrição viral.

A região inicial cobre cerca de 2,4Kb do genoma viral e gera o antígeno T maior (LT-ag) e o antígeno t menor (st-ag) a partir do *splicing* de um RNAm precursor comum. O LT-ag é uma proteína multifuncional com cerca de 708 aminoácidos sendo fundamental para a replicação do DNA viral e regulação da transcrição dos genes precoces e tardios. Esta proteína é também a principal responsável pela transformação celular (ver detalhes no tópico Neoplasias Causadas por Poliomavírus).

O st-ag tem aproximadamente 174 aminoácidos e está presente no núcleo e no citoplasma da célula. O st-ag afeta o acúmulo de DNA viral, principalmente pela sua capacidade de inativar a proteína fosfatase 2A. O st-ag também pode aumentar a oncogênese das células e inibir a apoptose. A região inicial também pode conter proteínas fruto de *splicing* alternativos, porém estas variações são menos frequentes e geralmente espécies-específicas (Quadro 9-2).

A região tardia é responsável pelas proteínas que compõe o capsídeo, produzidas a partir do *splicing* de um RNAm comum e mais a agnoproteína, presente em algumas espécies de poliomavírus. Dentre as proteínas estruturais, a VP1 possui aproximadamente 394 aminoácidos, o que representa aproximadamente 70% da massa proteica do vírion, e apresenta domínios importantes que interagem com receptores das células do hospedeiro. Além da VP1, as proteínas VP2 com 320 aminoácidos e a VP3 com 235 aminoácidos, aproximadamente, constituem o capsídeo viral.

A agnoproteína possui cerca de 62 aminoácidos e está presente no citoplasma e no núcleo. A função exata dessa proteína permanece incompreendida, embora ela pareça estar envolvida na maturação e liberação da partícula viral. A agnoproteína não está presente nos poliomavírus WU e KI, e seu papel deve ser possivelmente desempenhado por outras proteínas.

Vários membros da família *Polyomaviridae*, incluindo alguns patógenos humanos, codificam micro-RNAs (miRNAs) que se encontram antissenso em relação aos antígenos T maior e menor. Vírus miRNA mutantes expressam níveis aumentados de proteínas iniciais durante a infecção lítica. No entanto, a importância da regulação negativa de antígenos T mediada por miRNAs permanece incerta.

BIOSSÍNTESE VIRAL

Os poliomavírus utilizam glicoproteínas contendo resíduos de ácido siálico ou proteínas do complexo MHC I para infectar as células do hospedeiro. A proteína VP1 é responsável pela ligação do vírus à célula do hospedeiro, enquanto as proteínas VP2 e VP3 são responsáveis pela fixação à membrana celular para facilitar a penetração do vírus.

Após a fixação do vírus na célula hospedeira, a endocitose viral é mediada pela formação de clatrinas ou cavéolas, de acordo com o vírus, junto à membrana celular. Auxiliado pelo citoesqueleto, o vírus migra no interior do endossoma através do citoplasma para o núcleo da célula hospedeira. Uma vez que o genoma viral é liberado no núcleo celular, dá-se início à transcrição mediada por uma RNA polimerase II celular. As primeiras proteínas virais a serem traduzidas são dos antígenos T, responsáveis pela replicação viral. Para que a replicação do genoma viral ocorra, o LT-ag se liga a um sítio específico e recruta a DNA polimerase α-primase celular através de interação direta. Uma vez ativado, o LT-ag atua como uma helicase, abrindo a molécula de DNA para o início da replicação dos genes iniciais.

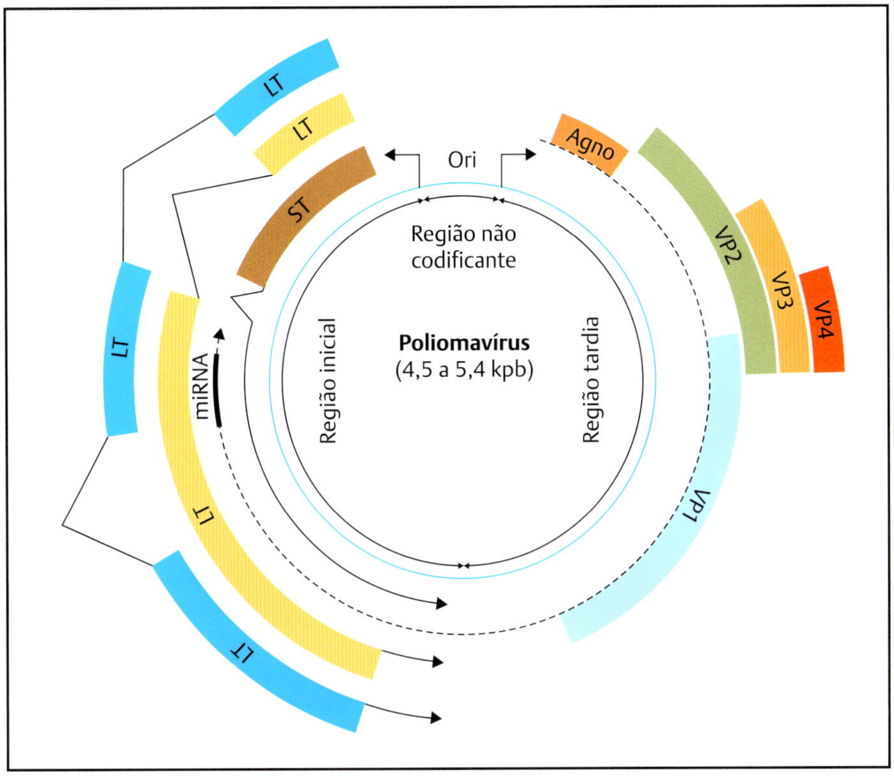

Fig. 9-3. Organização genômica dos poliomavírus. (Fonte: deCaprio e Garcea [2013].)

Quadro 9-2. Proteínas dos Poliomavírus e suas Respectivas Funções

Proteína/região	Função
	Região inicial
LT-ag	▪ Facilitar a ligação ao promotor viral favorecendo a transcrição do DNA viral ▪ Ligação com promotores celulares para a transativação ▪ Ligação à região ORI que permite a replicação do DNA viral ▪ Interação com as proteínas-chave do ciclo celular (p. ex., p53, pRb). Atua na parada do ciclo celular
17Kt do SV40	▪ Possui um papel potencial na transformação pela complementação de mutações no domínio DnaJ no LT-ag
ag T médio[a]	▪ Facilita a transformação da célula hospedeira pela ligação e ativação da tirosina quinase pp60c-src e outros membros da família c-src ▪ Serve como substrato da pp60c-src ▪ Fosforila o Ag-T médio ativando a fosfatidilinositol 3-quinases envolvida na sinalização intracelular e mitogênese
st-ag	▪ Promove a progressão do ciclo celular e entrada na fase S ▪ Facilita a transformação da célula hospedeira ▪ Faz a ligação e inibição de proteína fosfatase PP2A ▪ Ativação da MAP quinase ▪ Transativação dos promotores de ciclina
	Região tardia
VPx – agnoproteína[b]	▪ Modulação e transcrição da replicação viral ▪ Facilita a biogênese do vírion ▪ Facilita a disseminação viral
VP1	▪ Principal proteína do capsídeo ▪ Faz a ligação com glicoproteínas do ácido siálico (receptores celulares primários) e permite entrada de célula
VP2	▪ Proteína menor do capsídeo
VP3	▪ Proteína menor do capsídeo ▪ Subconjunto de VP2
VP4 do SV40[c]	▪ Parte C terminal da VP3 ▪ Envolvidos na lise da célula hospedeira
VP4 ou proteína homóloga de pássaros[d]	▪ Empacotamento do genoma viral ▪ Indução de apoptose

[a]MPyV e HaPyV, revisado por Dilworth (2002) *et al.*
[b]SV40, SquiPyV, BKV e JCV.
[c]Identificado nas células infectadas por SV40 e não incorporada em vírions (Daniels *et al.*, 2007).
[d]Em polimovírus de aves, não possui homologia com a VP4 do SV40 (Johne e Muller, 2007).
Fonte: Krumbholz *et al.* (2009).

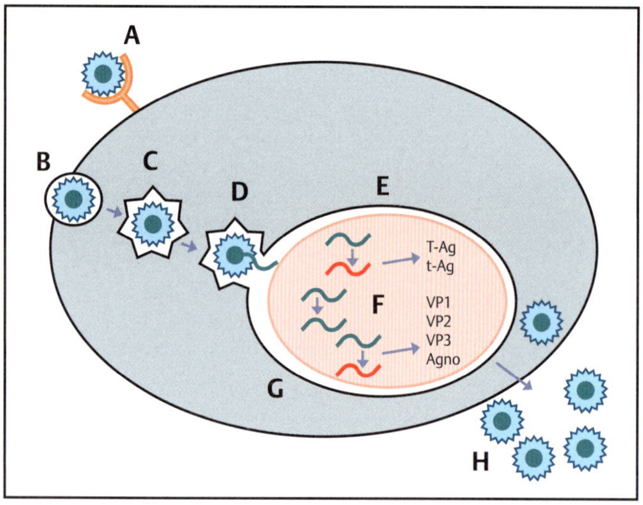

Fig. 9-4. Replicação viral. (A) Ligação do vírus com o receptor celular. (B) Endocitose do vírus. (C) Transporte do vírus para o núcleo. (D) Desnudamento da partícula e liberação do DNA. (E) Expressão dos genes iniciais. (F) Síntese do DNA. (G) Expressão dos genes tardios. (H) Montagem e liberação das partículas. (Fonte: Easch *et al.* [2006].)

Após a replicação do DNA inicia-se a transcrição dos genes tardios, mediada pela repressão dos genes iniciais e estímulo dos genes tardios pelo LT-ag. O RNAm que codifica as três proteínas do capsídeo VP1, VP2 e VP3 são transcritos, sofrem processamento e a tradução ocorre no citoplasma celular.

A montagem da partícula viral se inicia com a translocação das proteínas VP1, VP2 e VP3 para o núcleo para montagem dos capsômeros e incorporação do DNA viral, condensado por histonas celulares. Os vírions são transportados ao citoplasma e se anexam à membrana plasmática da célula hospedeira, através da ligação de proteínas do capsídeo e são liberados através da lise celular e, talvez, por liberação em vesículas de transporte, sem lise celular (Fig. 9-4).

PROPRIEDADES BIOLÓGICAS DOS POLIOMAVÍRUS

Os poliomavírus são amplamente distribuídos na natureza e tem sido isolado de diversas espécies de mamíferos e aves. São altamente adaptados às espécies as quais infectam naturalmente e, a exemplo de outros vírus DNA como os papilomavírus, provavelmente co-evoluíram com seus hospedeiros. Cada poliomavírus infecta apenas uma espécie ou um grupo bastante restrito de espécies semelhantes. Por sua ubiquidade, muitas vezes é difícil atribuir conclusivamente alguma manifestação clínica a um determinado poliomavírus, exceto por aqueles sabidamente associados a doenças, a exemplo dos poliomavírus aviário (APyV) e os humanos BKPyV e JCPyV. Além disto, os PyV são frequentemente identificados em diversos tecidos e fluidos biológicos na presença de outros patógenos, dificultando o estabelecimento de uma relação causal com alguma patologia definida. É provável que em hospedeiros saudáveis estes vírus sejam excretados de forma intermitente, sem qualquer prejuízo ao organismo, tornando-se potencialmente patogênicos em função da capacidade de resposta imune do hospedeiro.

Transmissão dos Poliomavírus na Natureza e Tropismo Viral

Embora o ciclo replicativo de diversos poliomavírus tenha sido extensivamente estudado em cultura de células, pouco se sabe sobre as características da infecção *in vivo*. A infecção primária geralmente ocorre na infância, sendo frequentemente assintomática. O modo de propagação de poliomavírus não foi estabelecido completamente, embora a transmissão respiratória, fecal-oral, por fluidos corporais e transplacentária tenham sido propostas. Diversos poliomavírus exibem tropismo pelo tecido cutâneo, característica semelhante ao dos papilomavírus, sendo excretados de forma assintomática pela pele. Entretanto, como muitos poliomavírus são encontrados em uma ampla gama de tecidos, é possível que a excreção ocorra por diferentes vias.

O receptor utilizado pelos poliomavírus para infectar uma célula hospedeira, via VP1 viral, pode ser um fator determinante para o tropismo por um hospedeiro ou tipo celular específico. O SV40 utiliza um receptor que pertence a proteínas do complexo MHC de classe I, enquanto BKPyV utiliza glicoproteínas N-ligadas contendo um ácido siálico terminal ligado por α2,3 como um receptor. Ambos receptores são amplamente expressos, o que poderia explicar a grande diversidade de células nas quais o DNA do SV40 e BKPyV foram identificados. O receptor serotoninérgico 5HT2a associado ao ácido siálico ligado por α2,6, atua como receptor para o JCPyV. O poliomavírus murino também utiliza o ácido siálico para infectar a célula hospedeira, reforçando a importância deste tipo de receptor para a família *Polyomaviridae*. Os receptores para o KIPyV, WUPyV e os demais poliomavírus ainda não foram caracterizados, mas é plausível que sejam semelhantes aos já descritos.

Patogênese Viral

Segundo o modelo de Ahsan e Shah (2006), com modificações, a patogênese da infecção pelos poliomavírus envolve os seguintes eventos: 1) entrada do vírus no hospedeiro; 2) multiplicação no sítio de entrada; 3) viremia com transporte do vírus para os órgãos-alvo; 4) multiplicação nos órgãos-alvo; 5) latência ou replicação viral contínua e 6) reativação sintomática ou assintomática.

Os poliomavírus são, em geral, não oncogênicos aos seus hospedeiros naturais. A replicação viral ocorre em células durante a fase S, fornecendo as enzimas necessárias para a replicação viral. Entretanto, como as células muitas vezes interrompem o ciclo celular, o LT-ag viral reativa o ciclo através da ativação do fator de transcrição E2F, permitindo a síntese do DNA genômico de forma desregulada. Este mecanismo, que naturalmente provocaria a apoptose da célula, é bloqueado pela ligação do mesmo LT-ag à proteína supressora de tumor p53. Embora este mecanismo seja potencialmente oncogênico, os poliomavírus fazem infecções que normalmente resultam em lise celular.

Pouco se sabe sobre os mecanismos de dano tecidual provocado por poliomavírus. Durante a infecção pelo vírus BK, a exemplo de um poliomavírus bem caracterizado, diversas citocinas pró-inflamatórias, seus receptores e moléculas de adesão, são detectados em níveis aumentados. É bastante plausível que o efeito citopático direto do vírus atuando de forma concomitante à resposta do hospedeiro à infecção, sejam corresponsáveis pelo dano tecidual.

Infecção Primária, Latência e Reativação

Em geral, as infecções primárias por poliomavírus em mamíferos não resultam em doença. Em aves, no entanto, a infecção aguda é potencialmente patogênica e o vírus exibe tropismo para diversos tecidos e órgãos. Em humanos, a soroconversão do BK estaria associada à infecção respiratória, embora outros vírus respiratórios também sejam concomitantemente isolados neste local, tornando difícil atribuir esta manifestação clínica ao poliomavírus. Em crianças imunocomprometidas, por sua vez, a infecção primária por BKPyV pode resultar em cistite e nefrite, enquanto o JCPyV pode causar a leucoencefalopatia multifocal progressiva (LMP).

Durante a infecção primária, nem todas as células sofrem lise causada pela infecção viral, havendo a manutenção do vírus em diversos sítios. Dentre os principais locais de persistência, destacam-se o trato geniturinário, sistema nervoso central e sistema hematopoiético. O sítio de infecção principal para o BKPyV parece ser o rim, enquanto para o JCPyV, além do rim, o sistema nervoso central e, possivelmente, outros tecidos. O SV40 persiste no rim e células mononucleares do sangue periférico de hospedeiros saudáveis, sugerindo propriedades nefrotrópicas e linfotrópicas do vírus. O DNA de WUPyV e KIPyV pode ser facilmente detectado em amostras do trato respiratório, mas são infrequentes em urina e sangue, tornando improvável que os rins e células do sangue atuem como sítios naturais de infecção. Embora o MCPyV seja identificado em tecidos variados, tais como saliva, tecido cutâneo saudável e tumoral, trato digestório e etc., os sítios de latência deste poliomavírus ainda não foram claramente identificados. O local de persistência e latência dos poliomavírus humanos 6, 7, 9, TS, LPyV são desconhecidos, embora possam estar relacionados com o local de isolamento destes vírus, ou seja, tecido cutâneo (HPyV 6, 7 e TSPyV) e hematopoiético (HPyV 9 e LPV). É possível que a variabilidade de sítios anatômicos de onde tem sido possível detectar estes vírus no hospedeiro influencie no tipo e número de sítios de latência e vice-versa, embora tais sítios ainda não estejam caracterizados para a ampla maioria dos poliomavírus.

Pouco se sabe sobre os mecanismos promotores da persistência viral, bem como os fatores celulares e circunstâncias responsáveis pelos episódios de reativação durante a persistência assintomática do vírus. Além disto, ainda não está claro se o vírus entra num estado de latência real ou mantém um nível basal de expressão de genes ou mesmo replicação nestes sítios, tal como evidenciado pela excreção inaparente de diversos poliomavírus na urina. No caso do JCPyV, em particular, parece haver uma latência no tecido cerebral de fato, o que ainda não foi comprovado para outros poliomavírus. Desta forma, o termo *reativação* dos poliomavírus diz respeito a emergência do vírus de um estado latente ou de infecção persistente, para uma replicação ativa resultando em uma condição patológica. Esta reativação viral pode ocorrer naturalmente, mas está primariamente associada a fatores como: imunossupressão após transplantes de órgãos; doenças infecciosas de base, tais como infecção pelo HIV e SIV; neoplasias; gravidez; idade avançada e doenças crônicas (p. ex., diabetes).

Neoplasias Causadas por Poliomavírus

Os poliomavírus de mamíferos exibem potencial oncogênico em cultura de células e animais de laboratório. Dois mecanismos podem explicar o potencial de transformação dos poliomavírus: a integração do DNA viral ao genoma da célula hospedeira e/ou a ação de proteínas e fatores virais. A integração garante que o genoma viral não seja perdido durante o ciclo infeccioso, permite sua replicação junto aos cromossomos celulares, e a expressão de proteínas virais que podem levar à expressão anormal de genes celulares importantes para a regulação do ciclo celular ou sobrevivência da célula. Estudos *in vitro* e com modelos animais tem demonstrado que as proteínas reguladoras LT-ag, st-ag, e agnoproteína possuem potencial oncogênico (Quadro 9-3).

O LT-ag desempenha papel central entre as proteínas com potencial oncogênico (Fig. 9-5). O LT-ag é uma proteína multifuncional fundamental para os poliomavírus, sendo indispensável para a replicação viral e expressão gênica. Esta proteína pode induzir transformação celular e causar tumores em modelos animais através de mecanismos diversos.

Na forma hexamerizada, o LT-ag desenovela o genoma viral na origem de replicação (ORI), permitindo a replicação do DNA pela maquinaria celular. O LT-ag também auto regula a sua própria transcrição e é em grande parte responsável pela transformação celular. Ele apresenta diversos domínios funcionais que estão envolvidos no controle da replicação viral e do ciclo celular: o domínio terminal J, o domínio de ligação

Quadro 9-3. Mecanismos de Transformação Celular Induzidos por Proteínas de Poliomavírus

Mecanismo	Proteínas viral
Sequestro de proteínas regulatórias do ciclo celular	
p53	LT-ag, agnoproteína
pRb	LT-ag
Inibidor de CDK	LT-ag, st-ag, agnoproteína
CDK	LT-ag, st-ag
Ciclinas	LT-ag, st-ag
Vias de sinalização celular	LT-ag, st-ag
Desregulação da expressão gênica celular	
Modulação da atividade do FT	LT-ag, st-ag, agnoproteína
Metilação de DNA	LT-ag, st-ag
MicroRNAs celulares	Não testado
Interferência na sobrevivência celular	
Efeito antiapoptótico	LT-ag, st-ag
Imortalização/atividade de Telomerase	LT-ag, st-ag
Modulação do turnover proteico	
	LT-ag, st-ag
Instabilidade cromossômica	
	LT-ag, st-ag, agnoproteína
Estímulo de angiogênese	
	LT-ag

CDK: proteína cinase ciclina-dependente; FT: fator de transcrição; LT-ag: antígeno T maior; st-ag: antígeno t menor.
Fonte: Moens e Johannessen (2008)

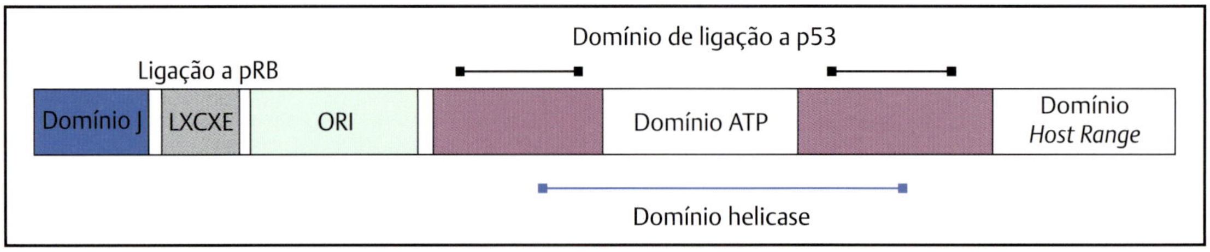

Fig. 9-5. Representação esquemática do antígeno T maior (LT-ag) e seus respectivos domínios. (Fonte: Topalis e Snoek [2013].)

de pRB, o domínio de origem de ligação (OBD), o domínio helicase e o domínio *host range*. O domínio J é responsável pela ligação a Hsc70, enquanto que o domínio de ligação à pRb usa o motivo LXCXE para se ligar à proteína pRb, uma importante proteína supressora de tumor. O OBD é um domínio de ligação ao DNA que é essencial para a os eventos iniciais de replicação viral. No domínio da helicase, existem vários subdomínios ou regiões, tais como o domínio de ligação ao Zn; a interface de ligação da p53 e o motivo de ATPase. O domínio da helicase é responsável pela formação de hexâmeros de antígenos T, que é a forma ativa da helicase e que fornece a energia necessária à atividade de helicase. O domínio C terminal liga-se à ubiquitina-ligase Fbw7.

Fatores característicos de células tumorais incluem proliferação descontrolada, imortalização, aberrações cromossômicas, expressão alterada de genes, e metástase. As proteínas reguladoras de PyV interferem com a ação normal de proteínas reguladoras do ciclo celular como a p53, pRb, ciclinas, ciclinas quinase-dependentes (CDK) e inibidores de CDK. Induzem a atividade da telomerase, a instabilidade do DNA, e inibem a apoptose (Quadro 9-3). Todas essas mudanças podem transformar uma célula normal em uma célula neoplásica. Um número crescente de evidências sugere que os microRNAs também podem estar relacionados com oncogênese, regulando genes que controlam processos celulares, como ciclo celular, apoptose e diferenciação.

Até recentemente, o potencial oncogênico dos poliomavírus estava restrito a modelos animais. Entretanto, a descoberta de poliomavírus integrados ao DNA humano em uma parcela dos carcinomas de célula Merkel pode ser considerado a primeira malignidade humana associada à presença de um poliomavírus específico. EM MCC, o MCPyV apresenta deleção no segundo éxon do LT-ag que anula a replicação viral, mas não impede a ligação à pRb. Tais mutações genéticas geram produtos truncados, e ocorreriam após ou durante o processo de integração viral ao genoma celular.

Em razão de todas as evidências clínicas e moleculares do potencial oncogênico dos poliomavírus, o grupo de trabalho da Agência Internacional para Pesquisa em Câncer da OMS recentemente reclassificou estes vírus da categoria "evidência inadequada" para "possivelmente carcinogênico para humanos".

POLIOMAVÍRUS HUMANOS

Poliomavírus BK

Epidemiologia

A infecção primária pelo BKPyV ocorre tipicamente durante a infância, depois da diminuição dos anticorpos maternos. Evidências sorológicas de infecções pelo BKPyV estão presentes em 37% dos indivíduos de até cinco anos de idade e aumentam para 83% em adolescentes, caindo para 53% em indivíduos com mais de 50 anos. Diferentes estudos têm estimado que aproximadamente 80% da população mundial adulta seja soropositiva para este vírus.

O BKPyV é dividido em 4 subtipos: I, II, III, e IV, baseado na sequência de aminoácidos da VP1. Os padrões de distribuição geográfica dos subtipos I e subtipos IV sugerem uma estreita relação entre BKPyV e a migração das populações humanas. Assim, pode-se supor que o vírus poderia servir como um meio de rastrear as migrações humanas pelo globo.

O subtipo I é o mais prevalente e mundialmente disseminado, seguido pelo subtipo IV, comum na Ásia e Europa. O subtipo II e o subtipo III foram encontrados em menor proporção em regiões variadas. O subtipo I é dividido em quatro subgrupos (Ia, Ib1, Ib2 e Ic), cada um apresentando um padrão de distribuição geográfica único; o subgrupo Ia é mais prevalente na África, o subgrupo Ib1 no Sudeste da Ásia e China, o subgrupo Ib2 na Europa e o subgrupo Ic no nordeste da Ásia. O subtipo IV é subdividido em seis subgrupos (IVa1, IVa2, IVb1, IVb2, IVc1 e IVc2). A maioria dos subgrupos do subtipo IV, excluindo subgrupo IVc2, predominante, principalmente, na Mongólia e na Europa, são encontrados em áreas distintas da Ásia Oriental.

No Brasil, um estudo feito no Rio de Janeiro com amostras provenientes de receptores de transplante renal mostrou que os subgrupos Ib1 e Ia do subtipo I, foram os mais prevalentes, respectivamente. O raro subtipo II foi encontrado em menor proporção. Não foram encontrados os subtipos III e IV.

Patogênese

O padrão de prevalência para infecção por BKPyV sugere que os seres humanos são infectados após o nascimento, por transmissão horizontal. A infecção congênita por BKPyV é improvável, uma vez que nem o anticorpo anti-BKPyV IgM, nem o DNA do vírus foram detectados na placenta, utilizando métodos de detecção com alta especificidade.

Possivelmente várias rotas de transmissão do vírus estão envolvidas. A transmissão oral, por água ou alimentos contaminados, tem sido sugerida como uma via potencial de infecção. Outras rotas potenciais incluem sêmen, produtos derivados de sangue e órgãos transplantados (transplante renal, especialmente). Após a infecção, o vírus se mantém em células uroepiteliais e nos túbulos renais, reativando periodicamente em 5 a 10% dos indivíduos saudáveis, sem qualquer relevância clínica.

Manifestações Clínicas

A infecção primária pelo BKPyV em crianças saudáveis é usualmente assintomática, mas pode se apresentar como uma infecção respiratória no trato superior, sendo confundida com um simples resfriado. Após a infecção primária, o vírus entra uma fase de latência e tende a persistir indefinidamente em diferentes órgãos, incluindo os rins, ureter, cérebro e células linfoides, reativando em função de alterações do estado imunológico. Condições comumente associadas à reativação do BKPyV incluem gravidez, diabetes melito, infecção pelo vírus da imunodeficiência humana e câncer.

Nefropatia Associada ao Poliomavírus BK

A associação do BKPyV à nefropatia por poliomavírus (NPV) foi descrita pela primeira vez em 1995 por Purighalla *et al.* O aumento da imunossupressão parece desempenhar um papel importante na reativação do vírus e, consequentemente, no desenvolvimento da NPV. O grupo de risco comumente afetado pela infecção por BKPyV são os pacientes transplantados renais e de medula óssea. Um estudo prospectivo com pacientes transplantados renais mostrou que aproximadamente 45% deles apresentaram evidências sorológicas para reativação viral. A reativação do BKPyV pode levar ao desenvolvimento de NPV em 1 a 10% dos casos, com progressão irreversível e falência do enxerto em 10 a mais de 80% dos pacientes afetados. Nestes pacientes o BKPyV tem sido relacionado com sintomas como: febre moderada, mal-estar, vômito, doenças respiratórias, pericardite, disfunção hepática, cistite hemorrágica, estenose uretral e nefrite intersticial.

A nefropatia se desenvolve após a reativação viral, através de infecção ascendente célula-célula (Fig. 9-6). Sem controle imune apropriado, uma infecção lítica progressiva ocorre, resultando em grandes inclusões nucleares e perinucleares virais em células tubulares. A lise das células infectadas resulta em infiltração viral para o lúmen dos túbulos e urina, mas também para o interstício com propagação em células vizinhas. A necrose das células tubulares permite o desnudamento da membrana basal. A destruição dos capilares tubulares resulta em disseminação vascular do vírus. Danos colaterais com necrose e apoptose das células tubulares não infectadas podem ocorrer. O efeito resultante da inflamação contínua do enxerto, lesão tubular e ativação de mediadores pró-fibróticos, é a disfunção e perda do enxerto.

O curso clínico dos pacientes com a infecção ativa varia individualmente. Os níveis séricos de creatinina variam de normais (fase inicial NPV) a aumentados, nos estágios com lesão acentuada (NPV estágios B e C, segundo critérios histopatológicos). A redução da carga viral nem sempre se traduz em melhoria da função do enxerto, provavelmente em decorrência de lesões crônicas irreversíveis. Até o presente momento não foi demonstrada qualquer correlação entre os diferentes subtipos virais e o curso clínico da infecção nos receptores de transplante renal.

Cistite Hemorrágica e Estenose Uretral

A cistite hemorrágica (CH) induzida pelo BKPyV é a manifestação da infecção geniturinária mais comum em receptores de transplante de células-tronco hematopoiéticas (TCTH). A CH-polioma induzida ocorre geralmente durante os primeiros

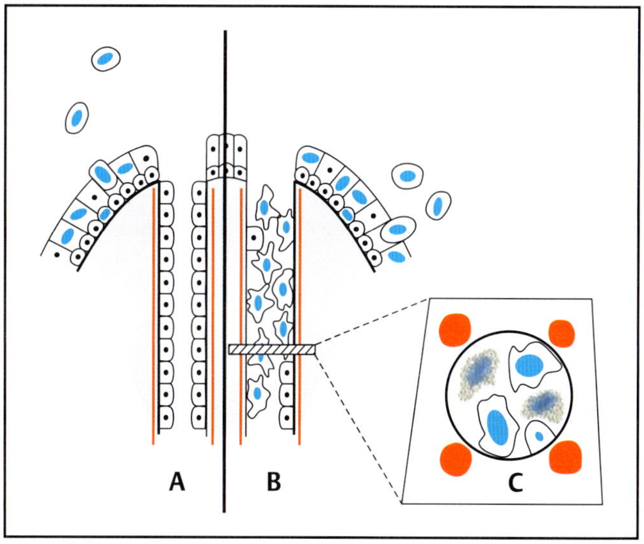

Fig. 9-6. Esquema da extremidade da papila renal e medula. Inclusões intranucleares aparecem como núcleos aumentados. (A) Ativação reversível do vírus BK sem NPV. Túbulos e dutos coletores normais. Apenas células da camada de transição apresentam células com inclusões que serão excretadas na urina (células decoy). (B e C) NPV, células com inclusões estão presentes nos dutos e túbulos renais. A replicação provoca o desprendimento e necrose das células tubulares. (C) secção do duto/túbulo renal. Lise das células tubulares com membrana basal descoberta. Partículas virais ganham acesso fácil ao sangue através do fluxo para o interstício e capilares peritubulares. (Fonte: Nickeleit *et al.* [2000].)

dois meses após o transplante, em 6 a 29% dos receptores de TCTH, e é referida como cistite hemorrágica tardia. Os pacientes apresentam hematúria, micção dolorosa, cãibras na bexiga, e/ou dor no flanco.

Já a estenose uretral ocorre em cerca de 3% (variando de 2-6%) dos pacientes transplantados renais e, em geral, se desenvolve vários meses após o transplante. O vírus pode exercer um efeito citopático direto sobre o epitélio ureteral, resultando na ulceração e inflamação, o que leva à uropatia obstrutiva.

Outras Manifestações Associadas ao Poliomavírus BK

Publicações recentes têm relacionado a presença do BKPyV a possíveis casos de pneumonia, encefalite e alguns tipos de câncer. Apesar das evidências de detecção de DNA e de expressão de produtos de genes virais em lesões pré-cancerosas/cancerosas da próstata (PCa), discrepâncias entre a infecção por poliomavírus BK e o início do PCa ainda estão em discussão. Mais pesquisas são necessárias para descobrir o mecanismo molecular subjacente à possível atividade oncogênica do BKPyV, e de como estes vírus poderiam interferir com o microambiente do tumor. A hipótese de *hit and run*, ou seja, participação precoce no processo oncogênico, é a proposta mais válida para justificar o papel cofatorial do BK no PCa. Por outro lado, atribuir a presença de um vírus ubíquo e persistente à uma dada manifestação clínica pode ser difícil e depender de um número significativo de evidências.

Tratamento

Embora múltiplos fatores provavelmente desempenhem um papel no desenvolvimento da NPV, o fator de risco mais significativo é a imunossupressão. Durante a era da ciclosporina, entre as décadas de 1980 e 1990, a NPV não tinha qualquer significado clínico. A introdução da terceira geração de imunossupressores com micofenolato mofetil (MMF) e tacrolimus, parece ter conduzido à atual taxa de prevalência de NPV.

A redução da imunossupressão tem sido fundamental no controle da infecção por esse vírus, embora esta estratégia possa induzir ao risco de rejeição aguda do enxerto. Uma redução momentânea da imunossupressão pode resultar em um controle insuficiente da imunidade, levando à rejeição aguda. Randhawa *et al.* (2005) relataram melhores resultados em relação à perda do enxerto e maiores taxas de declínio viral após criteriosa diminuição da terapia imunossupressora. No entanto, em pacientes com disfunção progressiva do enxerto, essa redução não mostra uma resposta satisfatória, e o tratamento antiviral deve ser considerado.

As drogas antivirais como o aciclovir, ganciclovir, foscarnet e ribavirina tem apresentado algum efeito sobre a redução da NPV. Outros agentes antivirais, como o cidofovir, leflunomida e quinolonas, têm sido utilizados com algum sucesso. Os protocolos e as taxas de sucesso são heterogêneos, com perda do enxerto que vão desde menos de 10% a mais de 80%. Dois relatórios recentes demonstram resultados encorajadores, o primeiro com doses muito baixas de cidofovir como terapia antiviral e o segundo com leflunomida. O cidofovir é utilizado para o tratamento da retinite por citomegalovirus em pacientes infectados pelo HIV. Seu uso é limitado pela sua nefrotoxicidade e, portanto, é contraindicado em doentes com insuficiência renal. Os estudos de farmacocinética demonstraram que o cidofovir é altamente concentrado na urina e no tecido renal, o sítio primário de infecção por BKPyV. Cerca de 80% da dose de cidofovir é excretada na urina dentro de 24 horas após a administração. Kuypers *et al.* (2005) mostraram que a terapia adjuvante de cidofovir em baixas dosagens tem um efeito benéfico em pacientes transplantados renais com NPV comprovada por biópsia. As baixas doses terapêuticas com cidofovir não apresentaram graves efeitos adversos.

As fluoroquinolonas parecem inibir a replicação do BKPyV *in vitro*. Cinco fluoroquinolonas clinicamente relevantes (gatifloxacina, ofloxacina, ciprofloxacina, trovafloxacina e levofloxacina) foram testados e demonstraram sua capacidade de inibir a replicação do SV40. Um estudo recente mostrou o efeito positivo da gatifloxacina em receptores de transplante renal que apresentavam virúria. Além disso, exposição à ciprofloxacina parece diminuir a carga viral de BKPyV em receptores de transplante de medula óssea.

Prevenção e Controle

As infecções por BKPyV são extremamente comuns e podem ser assintomáticas, exceto quando o hospedeiro é imunologicamente suprimido. Protocolos e estratégias para a prevenção e controle de complicações oriundas da NPV têm sido sugeridos por grupos multidisciplinares (Fig. 9-7), porém ainda sem sucesso garantido. O monitoramento da carga viral do plasma tem sido apontado como o melhor diagnóstico precoce de nefropatia por BKPyV. Neste momento, pela escassez contínua de órgãos, descarta-se a possibilidade de que órgãos de doadores soropositivos para o BKPyV não sejam utilizados.

Poliomavírus JC

Epidemiologia

Os anticorpos para o JCPyV são detectados em mais de 80% dos seres humanos em todo o mundo. O vírus possui 8 genótipos que diferem em cerca de 1-3% de sua sequência de nucleotídeos e são definidos de três maneiras: pela porção final do gene VP1 com 610pb, pelo LT-ag em uma região de 215pb perto da extremidade 5 do gene e pela sequência do genoma inteiro.

O genótipo 1, que apresenta três subtipos (1A, 1B e 1C) e o genótipo 4, são encontrados na Europa e nos Estados Unidos. O genótipo 2, que é dividido em outros três subtipos (2A, 2B e 2C), é encontrado no nordeste da Ásia enquanto o genótipo 7, no sul da China e no sudeste da Ásia. O genótipo 3, que se divide em dois subtipos (3A e 3B) e o genótipo 6, são encontrados na África Subsaariana, central e ocidental, respectivamente. O genótipo 5 é muito semelhante ao genótipo 6 e ao subtipo 2A. O genótipo 8 foi encontrado em Papua Nova Guiné. No Brasil, um estudo feito por Fink *et al.* (2010) em pacientes portadores do HIV, mostrou que o genótipo 2 foi o mais prevalente, seguido pelos genótipos 1 e 3. Os genótipos 6 e 4 apareceram em menor proporção.

Patogênese

O vírus JC tornou-se evidente em função da leucoencefalopatia multifocal progressiva (LMP), principal doença causada por este vírus. Ainda não está compreendido como o JCPyV alcança o sistema nervoso central (SNC). Análises microscópicas dos estágios iniciais da infecção no SNC apontam áreas perivasculares de deterioração da substância branca, evento sugestivo de disseminação viral pela via sanguínea. Os linfócitos B e os sítios ricos deste tipo de célula tais como baço, tonsilas e linfonodos, parecem ser o alvo preferencial do vírus no sangue. Desta forma é possível que o local de persistência do vírus, além do rim, ocorra em células do tecido linfoide, facilitando a disseminação do vírus ao SNC.

Dois possíveis mecanismos de infecção do SNC pelo JCPyV foram propostos: no primeiro, o vírus infecta o sistema nervoso central por uma alteração da resposta imunológica a alguma infecção, como no caso da infecção por HIV, enquanto no segundo a modulação do sistema imunológico pode levar a reativação do vírus latente, ou mesmo ambos.

Quando o JCPyV infecta o SNC, persiste neste local por tempo indefinido, sendo possivelmente controlado por linfócitos T. Havendo alguma alteração do sistema imunológico, o controle sobre o vírus é reduzido podendo haver reativação. É possível que ocorram infecções por diferentes genótipos virais durante toda a vida, sendo que alguns deles podem ser mais neuropáticos que outros.

O desenvolvimento de cultura de células oriundas de astrócito fetal humano e células precursoras de oligodendrócitos tem possibilitado estudo mais aprofundado da biologia deste vírus.

Manifestações Clínicas

A LMP é uma doença do sistema nervoso central (SNC) que se caracteriza por infecção e destruição dos oligodendrócitos,

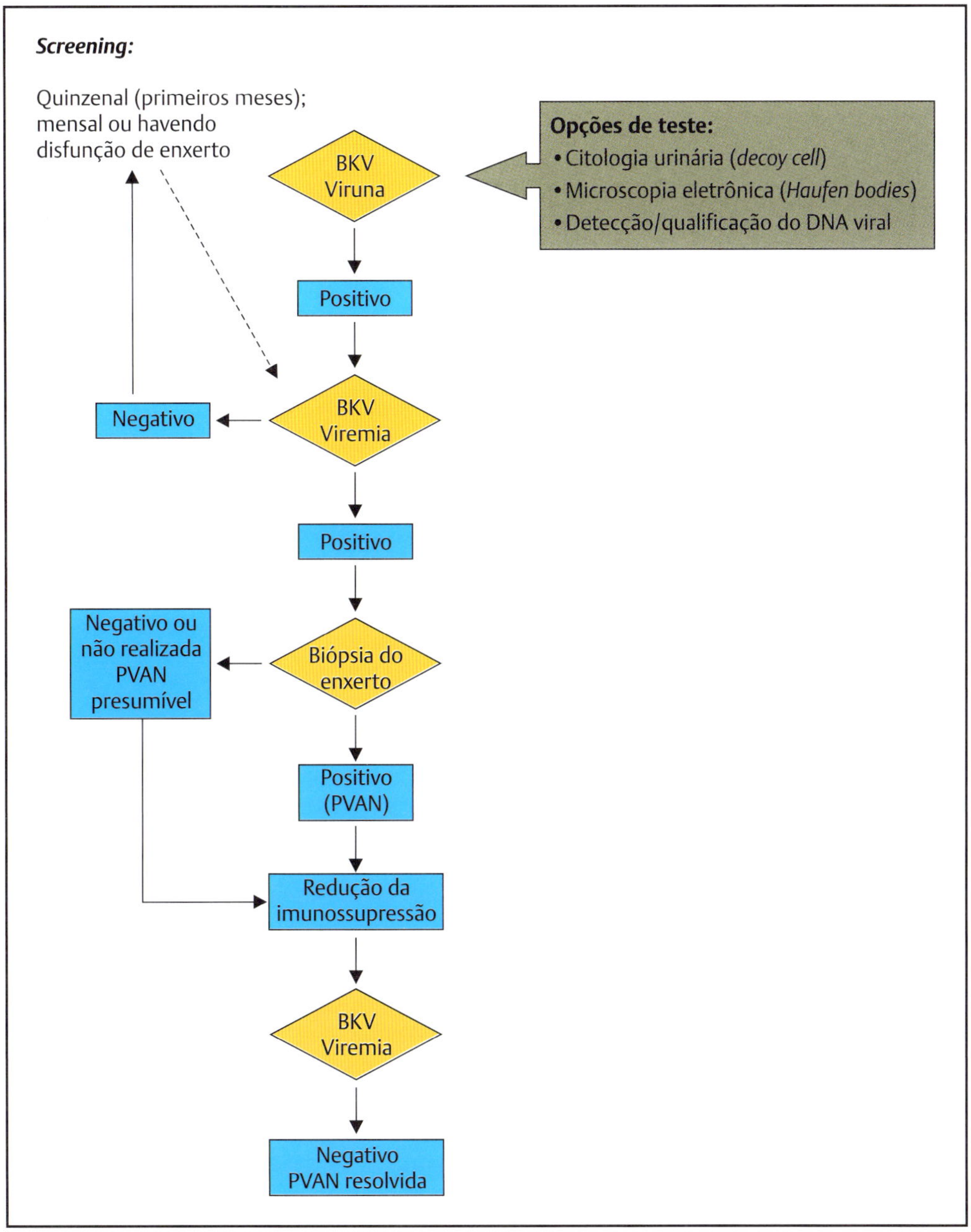

Fig. 9-7. Detecção e monitoramento de NPV por BKPyV em indivíduos transplantados. (Fonte: Hirsch *et al.* [2013].)

responsáveis pela formação e manutenção das bainhas de mielina dos axônios. É considerada uma doença oportunista e foi primeiramente descrita em pacientes com neoplasias malignas em 1958. A LMP reemergiu como uma das principais complicações da infecção pelo HIV, afetando 5-10% dos pacientes, e sendo considerada uma das doenças definidoras da AIDS. A doença também tem sido identificada em menor frequência em pacientes receptores de transplantes de órgãos e de células-tronco, em razão do tratamento imunossupressor.

A maior frequência da doença entre HIV-positivos em comparação a outros indivíduos imunocomprometidos provavelmente deve-se ao grau e tempo de imunossupressão, resposta comprometida do linfócito T CD4 JCPyV-específico, ruptura da barreira hematoencefálica, permitindo a migração de linfócitos B e vírus para o cérebro, mecanismos moleculares que permitem a expressão gênica do JCPyV, entre outros.

O início da patologia da LMP é insidioso e pode ocorrer a qualquer momento. Lesões assimétricas no cérebro apontam para os primeiros sinais e sintomas, caracterizados pelo comprometimento da fala e visão. Conforme a doença progride, ocorre a paralisia, cegueira e alterações sensoriais. A morte ocorre dentro de 3 a 6 meses, em média, após o início dos sintomas. As lesões são geralmente localizadas nos dois hemisférios cerebrais, cerebelo e tronco cerebral.

A LMP e a esclerose múltipla (MS) são doenças que resultam em desmielinização do cérebro, distinguindo-se pelos astrócitos morfologicamente bizarros, corpúsculos de inclusão nucleares em oligodendrócitos e a ausência de infiltrados inflamatórios, todos característicos de LMP. Ainda assim, as semelhanças entre essas condições levaram a uma investigação da associação de MS à reativação do JCPyV. Há relatos conflitantes em relação à presença do DNA do JCPyV e viremia em pacientes com MS: vários estudos relatam a falta de evidência de infecção do vírus em pacientes com MS, enquanto outros encontraram sequências de DNA JCPyV no líquido cefalorraquidiano (LCR) de alguns pacientes com esclerose múltipla, mas não em controles saudáveis.

Diversos casos de pacientes com MS e tratados com natalizumab, um inibidor de integrina α4, que previne o tráfico de linfócitos T para o cérebro, têm sido descritos na literatura. Estes resultados sugerem que o papel restritivo da droga na migração dos linfócitos T permite a reativação do JCPyV e o desenvolvimento da LMP.

Tratamento

A LMP é uma doença progressiva fatal em 90% dos pacientes em até um ano do início dos sintomas. Não existe tratamento efetivo para a LMP. Entretanto, a utilização da terapia antirretroviral combinada (TARV) para o tratamento da Aids, reduziu bruscamente a taxa de mortalidade de LMP de 90% para cerca de 50% após os primeiros meses de tratamento.

Um número de opções de tratamento tem sido utilizado para a LMP, em grande parte, sem sucesso. Foi demonstrado que a interação entre JCPyV e o receptor 2A de serotonina (5-HT2AR) é necessária para a entrada viral. Trabalhos envolvendo antagonistas de 5HT2AR observaram uma inibição da infecção JCPyV, e anticorpos monoclonais para 5HT2AR bloquearam a infecção de células gliais pelo JCPyV. Alguns estudos têm sido realizados com citarabina, cidofovir, aciclovir, clorpromazina, mirtazapina, interleucina-2, interferon beta, entre outros. A clorpromazina inibe a endocitose clatrina-dependente, necessária para a infecção pelo JCPyV. Entretanto, o único relato clínico que descreve um caso LMP não HIV, tratado com clorpromazina e cidofovir, não mostrou qualquer efeito benéfico significativo.

Prevenção e Controle

Em decorrência de sua ubiquidade e transmissão precoce, não existem mecanismos de prevenção da infecção pelo JCPyV. Em pacientes HIV-positivos, a adoção da TARV, com consequente melhora da resposta imunológica, tem sido responsável por redução significativa de casos de LMP. Em pacientes transplantados, a estratégia envolve a redução da dose ou, se possível, a interrupção do tratamento imunossupressor.

Existe a necessidade de pesquisas que definam biomarcadores preditivos do hospedeiro e do JCPyV, tais como definição de genótipos virais correlacionados a um alto risco de LMP, as vias de infecção para SNC e avaliação de métodos de prevenção, como desenvolvimento de vacinas.

Poliomavírus de Célula Merkel

Epidemiologia

A incidência de carcinoma de célula Merkel (MCC) é baixa na população em geral, atingindo, preferencialmente, indivíduos acima dos 50 anos de idade. Outros fatores de risco incluem exposição aos raios UV e imunossupressão. Vários estudos têm confirmado que o DNA do MCPyV está clonalmente integrado em cerca de 80% dos tumores de célula Merkel, apontando o vírus como agente etiológico do MCC. Contudo, o vírus também tem sido isolado em diversos tecidos de indivíduos assintomáticos, indicando sua ubiquidade. A primoinfecção assintomática pelo MCPyV parece ser bastante comum e ocorre ainda na infância, através de secreções respiratórias ou rota fecal-oral. Estudos sorológicos indicam que cerca de 84% da população adulta possui anticorpos para o MCPyV.

Estudos recentes têm confirmado a presença do DNA do MCPyV em tecidos malignos não MCC e não malignos da pele, trato gastrointestinal, além de secreções respiratórias, indicando que a presença do vírus é fundamental, mas não suficiente para a geração da neoplasia. Todavia, um prognóstico desfavorável tem sido observado nos casos de MCC, em que o vírus está presente em altas concentrações.

Patogênese

A infecção pelo MCPyV não parece estar restrita às células Merkel, uma vez que estas células constituem menos de 1% da epiderme e a excreção viral na pele ocorre em títulos elevados. Desta forma, é possível que células mais abundantes tais como queratinócitos e melanócitos estejam envolvidos na produção de partículas virais. O receptor utilizado pelo MCPyV também não foi totalmente esclarecido, embora o gangliosídeo GT1b, encontrado em diversos tipos celulares, tenha sido sugerido.

Embora o vírus seja isolado de células não MCC, a integração do vírus ao genoma celular com a perda parcial da função de replicação do LT-ag encontrada quase exclusivamente em MCC, indica a relevância dos fenômenos de integração e trucagem para a oncogênese viral. Diferentemente, em indivíduos assintomáticos o vírus encontra-se não integrado, apresentando-se na forma epissomal, e LT-ag íntegro, podendo assim haver replicação viral produtiva ou não.

As mutações de trucagem que ocorrem em determinados sítios do LT-ag parecem acontecer após o fenômeno de integração ao genoma celular e têm sido descritas como fatores-chave para a oncogênese e como assinatura tumor-específica (Fig. 9-8). Nesta situação, os sítios responsáveis pela ligação a genes supressores de tumor (pRb) permanecem ativos, enquanto a região de ligação à origem de replicação viral e a atividade helicase ficam prejudicadas, não havendo, portanto, produção de partículas virais. Entretanto, alguns autores têm descrito a presença de vírus sem trucagem no LT-ag oriundos de MCCs, enquanto relatos de vírus com mutações relevantes no gene têm sido descritos em amostras não MCC positivas para MCPyV, como por exemplo em amostras de leucemia linfocítica crônica. Estes achados indicam que outros fatores virais e do hospedeiro estão potencialmente relacionadas com o desenvolvimento do MCC.

Outras Manifestações Associadas ao MCPyV

Além da associação ao MCC, o MCPyV parece estar associado a outras neoplasias, como câncer da próstata, câncer colorretal, malignidades hematolinfoides e do sistema nervoso central, embora isto ainda não esteja comprovado. O vírus também foi detectado em 27% dos pacientes apresentando leucemia linfocítica crônica, sendo que seis albergavam vírus apresentando a deleção genética característica do LT-ag, fator normalmente relacionado com oncogênese. Curiosamente, estudos em diferentes populações ao redor do mundo indicam a presença do MCPyV em cerca de 35% dos cânceres de pele não melanoma

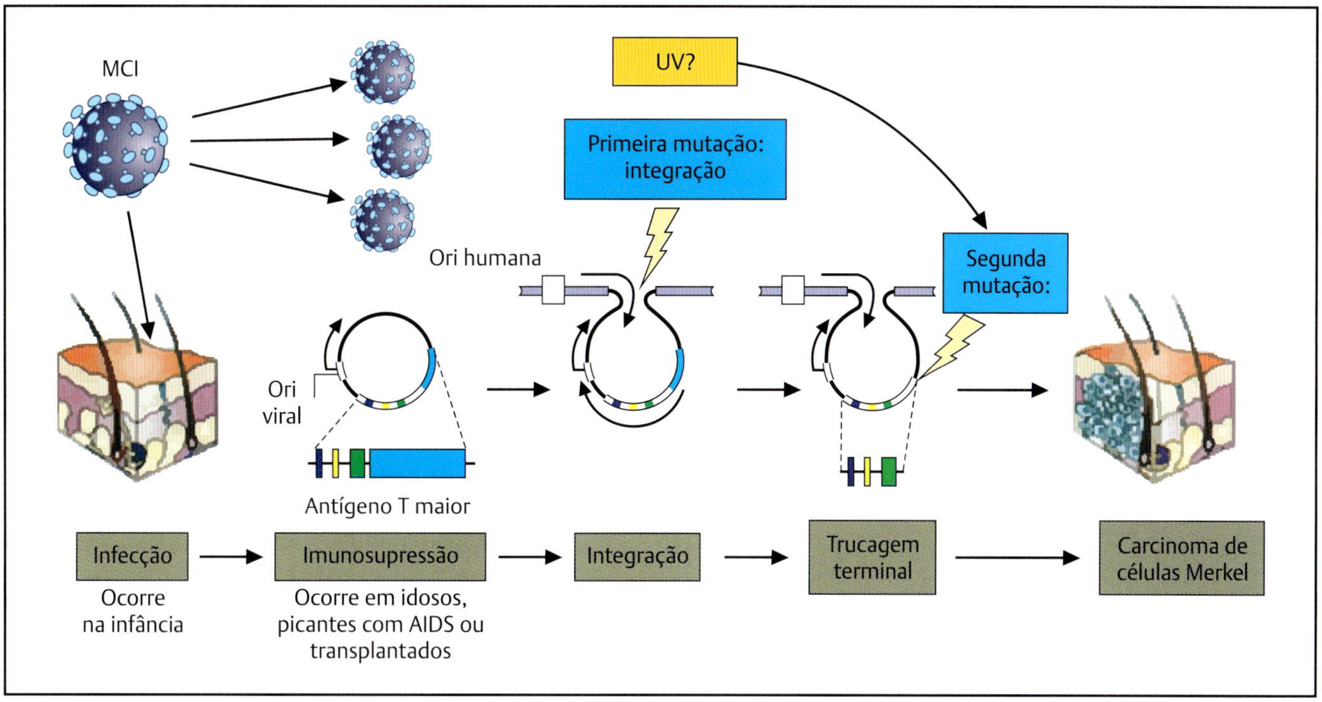

Fig. 9-8. Possível mecanismo para o surgimento do MCC. A integração do MCPyV juntamente com mutações de trucagem do LT-ag, associado a fatores ambientais e do hospedeiro, estariam relacionados com o processo oncogênico do MCC. (Fonte: Adaptada de Moore & Chang [2010].)

e não MCC, fato que pode indicar sua participação em outros tipos de cânceres de pele.

O MCV também tem sido isolado de lesões papilomatosas benignas (verrugas) bem como lesões pré-malignas e carcinoma *in situ* de pacientes imunocompetentes e transplantados. Se o MCPyV representa uma infecção oportunista causada por imunossupressão, pré-disposição genética ou mesmo um fator essencial na patogênese dos papilomas e carcinomas *in situ*, não é sabido.

Prevenção, Tratamento e Controle

Dada a ampla distribuição do vírus, até o momento não existem medidas de prevenção e controle da infecção pelo MCPyV. Tratamentos envolvendo radioterapia e quimioterapia têm sido propostos para manifestações do MCC.

Poliomavírus WU e KI

Após sua identificação, em 2007, diversos estudos confirmaram ampla disseminação dos poliomavírus WU e KI em amostras do trato respiratório ao redor do mundo. Estudos de soroprevalência indicam que KI é detectado em 55% e o WU em 69% indivíduos saudáveis, e que a aquisição de ambos ocorre na infância. Tem sido sugerindo que estes poliomavírus estejam associados a doenças do trato respiratório superior e inferior em crianças. Entretanto, de 70 a 80% dos pacientes que apresentam estes poliomavírus são coinfectados com outro vírus respiratórios, sendo difícil interpretar um resultado positivo. Alguns estudos têm detectado o WUPyV e KIPyV em crianças sintomáticas sem a presença de outros agentes virais, bacterianos e fúngicos, reforçando o papel etiológico destes agentes em doença respiratória de crianças, embora ainda sem comprovação científica.

Os poliomavírus KI e WU também têm sido identificados no plasma de indivíduos imunocomprometidos e imunocompetentes. Relatos independentes também confirmam a presença de um ou ambos em biópsias de cérebro de indivíduos com LMP sem a presença do JCPyV; em casos de gastroenterite; e em amostras de câncer de pulmão. Entretanto, em nenhum destes casos, ficou claro o papel etiopatogênico destes agentes. O significado destes vírus em infecções de pacientes transplantados é praticamente desconhecido. Em um estudo conduzido com 200 pacientes transplantados, o KI foi encontrado em maior frequência em receptores de transplante de medula óssea. Outro estudo envolvendo 136 transplantados identificou a presença do KI e WU em apenas duas amostras clínicas, embora ambos pacientes estivessem assintomáticos.

Uma vez que o papel destes agentes em doenças humanas não está claro, ainda não existe terapêutica antiviral disponível para ambos, bem como quaisquer medidas de prevenção e controle.

Poliomavírus Humanos 6, 7 e 9, MW e STL

Os poliomavírus 6 e 7 (HPyV 6 e 7) foram identificados em amostras de *swabs* de pele de indivíduos saudáveis em 2010, através da técnica de amplificação por círculo rolante (*Rolling circle amplification*" ou RCA). Análises sorológicas demonstraram soroprevalência de 69% para o HPyV6 e 35% para o HPyV7, sendo comum a identificação destes agentes virais em associação ao MCPyV em um mesmo indivíduo. Embora sejam excretados na pele, ainda não foi encontrada associação entre o HPyV 6 e 7 e cânceres cutâneos, embora a relação destes vírus com patologias cutâneas, incluindo tumores, não seja de todo descartada. Uma vez que os poliomavírus são agentes notoriamente oportunistas, é possível que indivíduos imunocomprometidos tais como transplantados e HIV-positivos, estejam mais susceptíveis a possíveis complicações provocadas pelo HPyV 6 e 7, embora este fato careça de evidências científicas. No entanto, um pequeno estudo com apenas três pacientes encontrou associação entre HPyV6 e 7 com dermatose pruriginosa disqueratótica em pacientes imunocomprometidos – um HIV positivo e um transplantado de órgão sólido – e um paciente imunocompetente. Além disso, o HPyV6 já foi encontrado em nódulos linfáticos de pacientes com doença de Kimura (ou hiperplasia angiolinfoide eosinofílica) e em liquor de paciente HIV-positivo apresentando leucoencefalopatia negativa para JCPyV e outros vírus neurotrópicos.

O poliomavírus humano 9 (HPyV 9) foi inicialmente isolado em 2011 do soro de um paciente transplantado renal em tratamento imunossupressor. O sequenciamento do genoma total revelou que este vírus apresenta semelhança mais próxima ao LPyV. Das 597 amostras clínicas em que HPyV 9 foi originalmente detectado com os oligonucleotídeos degenerados, apenas quatro amostras (soro de um paciente com LMP; soro de um paciente transplantado renal; sangue total de um paciente com leucemia mieloide aguda; e na urina de um paciente transplantado renal) foram positivas para o vírus, utilizando-se de oligonucleotídeos específicos. Assim, a prevalência deste vírus na população humana parece ser baixa. Mais estudos são necessários para identificar os locais de replicação e persistência do HPyV 9 e para determinar o potencial patogênico do vírus.

Os poliomavírus MW e STL foram recentemente descritos em amostras fecais de indivíduos saudáveis (ambos os agentes) e um caso de lesão verruciforme (apenas o MWPyV). Entretanto, dada a precocidade da descoberta, ainda não existe relação destes agentes com doenças humanas.

Poliomavírus Associado à Tricodisplasia Espinulosa

A tricodisplasia espinulosa (TS) é uma doença rara de pele encontrada exclusivamente em pacientes imunocomprometidos, sendo caracterizada pelo desenvolvimento de pápulas foliculares e espinhas de queratina conhecida como espículas. Estudos de microscopia eletrônica revelaram a presença de partículas semelhantes à poliomavírus em biópsias de pele de pacientes com TS, sugerindo um papel etiológico do vírus para esta manifestação. Em 2010, van der Meijden *et al.* clonaram o genoma do poliomavírus a partir de lesões cutâneas provocadas pela TS, denominando o agente de poliomavírus associado à tricodisplasia espinulosa, ou TSPyV. Os autores também investigaram as sobrancelhas depiladas de 69 receptores de transplante renal e foram capazes de obter produtos de PCR de TSPyV em 3 (4%) dos pacientes, muito embora o número de cópias estimadas de DNA viral tenha sido muito inferior ao do paciente com TS (< 1 cópia do genoma/célula *versus* 104 cópias do genoma/célula). Embora um número limitado de pacientes tivesse sido testado, o TSPyV pode representar uma infecção ocasional em pacientes imunocomprometidos, sem sinais de TS. Por outro lado, a confirmação do DNA de TSPyV por PCR em uma amostra não implica que partículas virais infecciosas estão presentes.

O TSPyV apresenta uma soroprevalência de cerca de 70% na população. Embora se desconheça a patogênese do TSPyV, o uso tópico de cidofovir a 1%, por três meses, em paciente imunocomprometido apresentando TS, foi capaz de reduzir as lesões características da doença. Estudos adicionais envolvendo maior número de pacientes com TS, bem como controles saudáveis e outros grupos de pacientes, são necessários para estabelecer uma possível relação com a ocorrência de TSPyV e seu papel causal no TS e outras etiologias.

Poliomavírus Linfotrópico e o SV40

O poliomavírus linfotrópico (LPyV) foi originalmente identificado como um vírus de primatas não humanos, embora publicações recentes indiquem que o vírus infecte humanos. De fato, cerca de 15 a 20% da população adulta apresentam anticorpos para o LPyV, números inferiores ao dos poliomavírus JC e BK, mas ainda significativos para um vírus considerado hospedeiro restrito. Estudos utilizando ferramentas moleculares de diagnóstico indicam que o DNA do LPyV pode ser encontrado em 0% a 7% de indivíduos saudáveis e HIV-positivos. O LPyV não foi detectado no liquor de indivíduos estudados até o momento, confirmando seu linfotropismo e indicando não haver envolvimento do vírus com doenças neurológicas em indivíduos imunocomprometidos.

São escassos estudos mais abrangentes sobre a presença deste vírus em outros tecidos humanos e suas implicações, muito embora cargas virais mais elevadas tenham sido observadas em indivíduos imunodeficientes em comparação com indivíduos saudáveis, perfil semelhante ao observado em outros poliomavírus humanos.

O SV40 foi identificado pela primeira vez como contaminante de culturas de células renais de macacos utilizadas na confecção de vacinas contra a poliomielite, principalmente. De 1955 a 1963 e, provavelmente, mais tarde, entre 20 a 30 milhões de pessoas foram potencialmente expostas ao SV40 através das vacinas Sabin (vivo atenuado) e Salk (inativada por formalina) contra a poliomielite, e uma vacina adenoviral fornecida a militares dos EUA. Entretanto, anticorpos para o SV40 tem sido identificado no soro de 1,3% a 16,4% de indivíduos expostos e não expostos à vacina contaminada pelo vírus, indicando uma possível transmissão horizontal entre humanos. Estudos de soroprevalência devem, no entanto, ser analisados com cautela pela reação cruzada entre anticorpos para o SV40 e outros poliomavírus como o JCPyV e BKPyV. O SV40 é oncogênico em roedores e pode transformar muitos tipos de células. Além disso, as habilidades do SV40 para infectar cultura de células humanas e replicar em humanos tem despertado o interesse por seu potencial de associação a doenças humanas, especialmente neoplasias, embora não haja evidências epidemiológicas ou experimentais comprovadas deste fato.

O local de latência do SV40 é desconhecido, mas é possível que o rim desempenhe este papel, tal como no hospedeiro natural. O SV40 também já foi identificado em sangue periférico, leucócitos e sêmen de indivíduos saudáveis, bem como em células do trato urinário e tecido renal de pacientes apresentando doença renal, muito embora se desconheça a atuação do vírus nestes e em outros sítios.

Poliomavírus de Interesse Veterinário

Além de humanos, poliomavírus têm sido isolados de primatas não humanos, roedores, lagomorfos, leões-marinhos, morcegos, bovinos e aves. Em mamíferos, as infecções naturais em hospedeiros imunocompetentes em geral, não estão associadas à doença aguda. Entretanto, os poliomavírus mamíferos são conhecidos por sua capacidade oncogênica em hospedeiros não permissivos, o que não ocorre entre poliomavírus aviários.

Poliomavírus de Mamíferos

Os poliomavírus mamíferos de interesse veterinário mais bem caracterizados são os de primatas, em razão das similaridades genéticas e imunopatogênicas aos poliomavírus humanos, especialmente o JCPyV e BKPyV. Até o momento sete poliomavírus de primatas não humanos foram descritos, dependendo do critério taxonômico adotado. Alguns autores inclusive referem-se a todos os poliomavírus de macacos e babuínos como SV-40 ou SV-40 *like*.

Embora pouco se saiba sobre os mecanismos de transmissão e patogênese do SV-40, a transmissão natural ocorre na infância, com estabelecimento de infecção silenciosa por toda a vida, e manutenção do vírus no rim, tecido linfoide e outros órgãos. Manifestações clínicas causadas pelo SV-40 estão associadas a animais imunossuprimidos por infecção pelo vírus da imunodeficiência símia (SIV) ou induzida por medicação imunossupressora. Nestes animais, lesões no sistema nervoso central, semelhantes à LMP em humanos, meningoencefalite, pneumonia intersticial e nefrite podem ser observados. O papel etiopatogênico dos demais poliomavírus de primatas não humanos não foi estabelecido.

Nos demais mamíferos, poucas informações estão disponíveis e as manifestações clínicas, quando presentes, parecem ocorrer sob circunstâncias especiais. O poliomavírus pneumotrópico murino (MPtyV) pode causar pneumonia intersticial severa em camundongos recém-nascidos, mas infecção assintomática em adultos. O vírus vacuolizante de rim de coelho (RKPyV) foi primeiramente isolado em culturas primárias de células de rim de coelho durante pesquisa pelo papilomavírus de Shope. O poliomavírus de *hamster* (HaPyV) está associado a epiteliomas. Demonstrou-se que a injeção de extratos de epiteliomas inoculados em animais recém-nascidos provoca o desenvolvimento de leucemias e linfomas. O poliomavírus bovino (BPyV) é frequentemente encontrado no soro de bovinos, mas sem relação aparente com manifestações clínicas. O poliomavírus de rato (Rat-PyV) foi observado por meio de imuno-histoquímica em ratos atímicos apresentando sialodenite.

Poliomavírus de Aves

Diferentemente do que ocorre em mamíferos, as infecções por poliomavírus aviários estão associadas a doenças agudas graves em condições naturais. Atualmente sete poliomavírus de aves foram descritos. O poliomavírus de ave (APyV) é o agente etiológico da doença do periquito jovem, uma doença severa, amplamente disseminada e associada a quadros de hepatite, ascite e hidropericárdio, com mortalidade de até 100%. O vírus pode provocar doença em outros psitacídeos, embora em periquitos a doença seja mais severa. O poliomavírus hemorrágico do ganso (GHPyV) é o agente causador da nefrite hemorrágica e enterite do ganso (HNEG), caracterizada por morte súbita em animais de 2 a 10 semanas de idade, resultando em uma taxa de mortalidade entre 4 a 64%. Os poliomavírus de tentilhão (FPyV), canário (CaPyV) e corvo (CPyV) foram recentemente descobertos através de técnicas de screening molecular. O FPyV foi primariamente detectado em tentilhões que sofreram morte súbita, embora o vírus também infecte outras espécies de aves. Já o DNA do CPyV foi detectado durante uma epidemia que resultou em morte súbita de aves na Espanha, embora a relação do vírus com a epidemia não tenha sido comprovada.

Acredita-se que a patogênese da infecção por poliomavírus aviários seja fruto da capacidade do vírus em infectar e destruir uma ampla gama de células do hospedeiro, especialmente células endoteliais, provocando edemas e hemorragias na pele e demais órgãos, tal como evidenciado por estudos histopatológicos.

Prevenção, Tratamento e Controle

Não existem medidas descritas de prevenção, tratamento e controle para os poliomavírus mamíferos de interesse veterinário. Entre aves, métodos de prevenção e controle incluem cuidados com limpeza e higiene de criadouros, avaliação da qualidade da água e alimentos, isolamento de aves suspeitas, quarentena e triagem do APyV em aves recém-adquiridas. Este processo envolve a coleta de *swab* cloacal para PCR e sangue para o teste de soroneutralização, visando identificar aves com a exposição viral anterior. A vacina está disponível, e a primeira dose pode ser dada na 4ª semana de idade.

DIAGNÓSTICO LABORATORIAL DOS POLIOMAVÍRUS

Uma vez que a infecção/reativação dos poliomavírus pode ocorrer de forma assintomática, a simples detecção destes vírus em amostras biológicas deve ser avaliada com cautela, sendo necessário considerar demais achados clinicolaboratoriais, tipo de amostra biológica e carga viral. Um exemplo marcante é a virúria pelo vírus BK em pacientes receptores de transplante renal, que apresenta pouco significado clínico em relação à viremia, relacionada com nefropatia em potencial.

Diagnóstico Sorológico

Por sua ampla distribuição, o uso de técnicas sorológicas tem pouco ou nenhum valor clínico para detecção de poliomavírus. Entretanto, estudos soroepidemiológicos têm sido aplicados para determinar a prevalência e distribuição de poliomavírus entre humanos e animais, e avaliar a ocorrência de transmissão viral interespécies, especialmente as de potencial zoonótico, como o LPyV e SV40.

Isolamento Viral

Com a utilização crescente de ferramentas moleculares, o isolamento de poliomavírus em cultura de células não tem sido mais empregado para fins diagnóstico, tendo seu uso restrito à pesquisa. O poliomavírus humano BK pode ser isolado em uma diversidade de tipos celulares. A célula Vero (rim de macaco verde) e, em especial, a célula HEK (rim de embrião humano) estão entre os tipos celulares mais empregados para estudos de replicação viral, teste com drogas antivirais e patogênese, embora o feito citopático (CPE) só ocorra após 14 a 28 dias p.i. O vírus JC é mais restritivo, replicando-se em células cerebrais humanas de origem embrionária. Não foram estabelecidos cultivos celulares apropriados para os demais poliomavírus humanos. Os poliomavírus animais foram isolados em cultivos celulares de hospedeiros homólogos como vírus adventícios, durante a manipulação de células (p. ex., SA12, BPyV), preparações de células para vacina (p. ex., SV40), durante a pesquisa de outros vírus (p. ex., RKV, MPyV, MPtyV) ou mesmo busca ativa por poliomavírus (p. ex., Rat-PyV, PPyV, LPyV). Devido à atividade hemaglutinante da VP1, testes de hemaglutinação podem ser utilizados para quantificação de poliomavírus. Os testes de inibição da hemaglutinação, neutralização e imunoensaio podem ser utilizados para titulação de anticorpos de vírus BK e JC.

Diagnóstico Molecular

Técnicas moleculares, especialmente aquelas envolvendo diferentes metodologias de PCR, têm sido utilizadas como padrão para a detecção de poliomavírus em diferentes amostras clínicas (Quadro 9-4). No entanto, em se tratando de vírus: 1) altamente prevalentes em humanos e animais, 2) comumente disseminados por diversos tecidos/secreções e 3) apresentando etiopatogenia obscura em diversos casos, a quantificação do DNA tem sido útil para correlacionar a carga viral com patologias específicas.

Metodologias de *screening* de DNA, como a subtração digital de transcriptoma (DTS), amplificação por círculo rolante (RCA) e sequenciamentos por *shotgun*, têm possibilitado a identificação de genomas de novos poliomavírus em amostras humanas e animais. Desta forma, foi possível identificar, por exemplo, os poliomavírus humanos WUPyV; KIPyV; MCPyV; HPyV 6, 7 e 9; TSPyV; MWPyV; STLPyV e os aviários FPyV e CPyV em amostras clínicas.

Quadro 9-4. Amostras Biológicas Comumente Utilizadas para Detecção de Poliomavírus

Vírus	Material biológico de interesse diagnóstico
BKPyV	Urina, sangue
JCPyV	Líquor, biópsia de cérebro
MCPyV, NJPyV, HPyV 12	Biópsia de MCC[1], saliva, *swab* de pele, outros[2]
HPyV 6 e 7	*Swab* de pele
WUPyV e KIPyV	Secreção respiratória
HPyV 9 e LPV	Sangue
TSPyV	*Swab* de pele
MWPyV e STLPyV	Fezes
SV40	Sangue, biópsia renal, biópsia de cérebro
Poliomavírus de interesse veterinário	Aves: vísceras, sangue, *swab* de cloaca Mamíferos: vísceras, sangue, biópsia de pele[3], fezes[4], secreção respiratória[5]

[1]MCC: carcinoma de célula Merkel; [2]amostra de trato gastrointestinal, respiratório e geniturinário; [3]poliomavírus de *hamster*; [4]poliomavírus de chimpanzé; [5]poliomavírus murino.

Diagnóstico do Poliomavírus BK

Diferentes protocolos indicam que pacientes com diagnóstico precoce para nefropatia associada ao BKPyV, obtiveram um prognóstico melhor quanto à função do enxerto e menos lesões intersticiais e tubulares em relação aqueles com diagnóstico tardio. O diagnóstico e a gravidade da infecção pelo BKPyV correspondem ao entendimento da patogênese da nefropatia. A replicação viral começa logo após o transplante e progride através de estágios detectáveis: virúria→viremia→nefropatia (Fig. 9-9). A virúria geralmente se inicia após a 5ª semana do pós-transplante e pode ser seguida pela viremia de 4 a 5 semanas após a virúria. A nefropatia, por sua vez, pode ocorre cerca de 8 a 12 semanas após a viremia.

A infecção pode ser detectada por múltiplas técnicas de diagnóstico, incluindo a citologia de urina, histologia de tecido renal e reação em cadeia da polimerase (PCR). Atualmente, não existe uma técnica única para diagnóstico da nefropatia, mas um conjunto de técnicas e procedimentos para o acompanhamento laboratorial do indivíduo transplantado, visando a identificação precoce do BKPyV na urina/plasma, de forma a prevenir a perda do enxerto (Fig. 9-7). Entretanto, não existe ainda um protocolo universalmente aceito para acompanhamento da infecção por BKPyV.

Sorologia

Pela alta prevalência de anticorpos IgG na população geral, a sorologia é de pouca utilidade em predizer pacientes que estão em risco para o desenvolvimento de nefropatia por BKPyV. Por outro lado, ela pode ter alguma utilidade na seleção de doadores de transplante renal. Se um receptor de transplante é sorologicamente negativo para BKPyV e um potencial doador é sorologicamente positivo, pode ser mais benéfico para o receptor o rim de um doador com sorologia negativa.

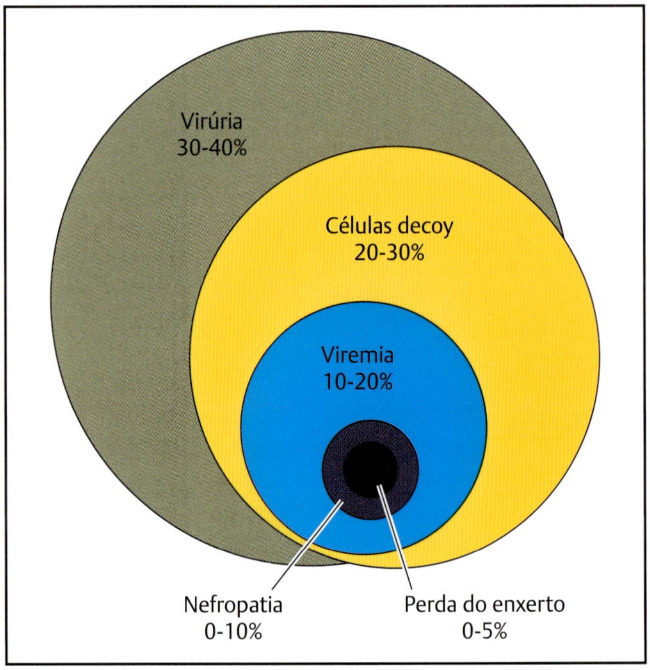

Fig. 9-9. Frequência de eventos após a infecção pelo BKPyV. (Fonte: Bohl e Brennan [2007].)

Isolamento Viral

Tal como descrito anteriormente, a cultura viral para o BKPyV é um método dispendioso de detecção. Em razão do longo período de tempo necessário para propagar o vírus em cultura, esta técnica é reservada exclusivamente para a pesquisa.

Citologia Urinária

O uso de citologia de urina para diagnóstico de infecção por BKPyV tem sido documentado desde o ano de 1970, através da identificação de células infectadas, conhecidas como células decoy. Nestas células, pode-se observar um núcleo aumentado com inclusão basofílica, substituindo a cromatina nuclear ou deslocando-a para a periferia. Essa distinção entre a célula normal e a célula decoy é geralmente fácil porque células infectadas pelo BKPyV tem um aumento da proporção nuclear em relação ao citoplasma (Fig. 9-10).

A detecção de células *decoy* na urina tem alto valor preditivo negativo, mas um valor preditivo positivo baixo de 25 a 30%. Assim, a presença de células *decoy* na urina de um paciente transplantado não determina a nefropatia causada por BKPyV, mas simplesmente indica a reativação do vírus. Desta forma, o exame citológico é mais bem utilizado como teste de triagem e não como diagnóstico definitivo para uma possível nefropatia.

Reação em Cadeia da Polimerase (PCR)

A pesquisa de DNA viral na urina é uma ferramenta utilizada para determinar quais pacientes devem ter uma avaliação de DNA viral no plasma e que serão submetidos à biópsia (Fig. 9-7). Entretanto, diversos protocolos já utilizam a carga viral plasmática, sem o uso da urina, como metodologia investigativa de futura NPV.

Sequências de oligonucleotídeos complementares as da região inicial (LT-ag e st-ag), da região tardia (VP1, VP2, VP3 e agnoproteína) ou da região de controle de transcrição (NCRR), podem ser usadas para amplificar parte do genoma do BKPyV. A escolha da melhor técnica deve contemplar, além de sensibilidade e especificidade diagnóstica, a rapidez na obtenção do resultado e a viabilidade econômica.

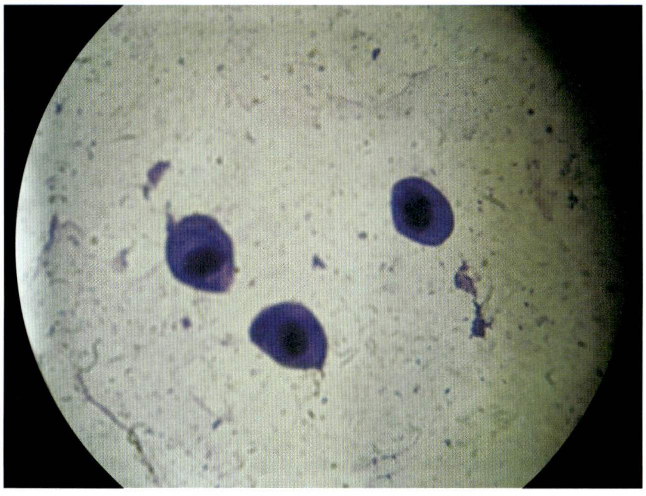

Fig. 9-10. Presença de células decoy em amostra de urina (Papanicolaou, X400). (Fonte: Laboratório de Infectologia-UFRJ.)

Entre os diversos estudos publicados, as técnicas de reação em cadeia da polimerase (PCR) têm-se mostrado especialmente adequadas para o diagnóstico e acompanhamento de infecções por BKPyV.

O PCR para a análise do DNA de BKPyV no plasma é um método confiável de predição da NPV. O valor preditivo de um teste positivo de PCR quantitativo no plasma é de cerca de 90% e o valor preditivo negativo é de 100%, quando os níveis de carga viral plasmática alcançam 1×10^4 cópias/mL. Portanto, a ausência de detecção do DNA no plasma e na urina praticamente exclui o diagnóstico de NPV. A virúria e a viremia são mais frequentes durante o primeiro ano após o transplante renal, sendo que aproximadamente 50% dos episódios de viremia são transitórias. Em alguns pacientes, a viremia persiste e pode ser visto como uma fase prodrômica de NPV.

A detecção do RNA mensageiro do BKPyV para a proteína estrutural VP1 na urina por RT-PCR em tempo real, também foi proposta como um método não invasivo estratégico para diagnosticar a NPV. A especificidade e a sensibilidade deste método foram muito elevadas, alcançando 93,8 e 93,9%, respectivamente.

Histologia Patológica

A análise histopatológica do tecido renal é considerada o padrão-ouro para a detecção de NPV, que se apresenta em diferentes padrões histológicos, dependendo do estágio em que se encontra a doença. A inclusão viral intranuclear nas células epiteliais e a lesão celular no epitélio tubular definem a NPV em transplantados renais. Túbulos infectados por BKPyV mostram alterações citopáticas, incluindo anisonucleose com hipercromasia e aglomeração ou marginação da cromatina. Células infectadas têm núcleos que são cerca de 2 a 5 vezes mais largos. O sinal mais característico na NPV é a presença de inclusões basofílicas intranucleares sem halo circundante proeminente. Três fases distintas definem o grau de lesão acarretada pela infecção viral:

1. A fase A apresenta sinais de ativação viral em cortes histológicos na região cortical e medular, identificada apenas por imuno-histoquímica positiva. A inflamação intersticial está ausente ou mínima, a atrofia tubular e a fibrose intersticial não envolvem mais de 10% da amostra de biópsia. Quando diagnosticada nesta fase, a nefropatia responde à redução da imunossupressão, resultando na boa função do enxerto a longo prazo.
2. A fase B apresenta sinais de ativação viral encontrados na região cortical e medular, lise das células epiteliais, edema na membrana tubular e edema intersticial. Também é visto um infiltrado de células mononucleares inflamatórias e fibrose intersticial. A atrofia tubular é de mínima a moderada, mantendo-se inferior a 50%. A regressão da fase B para a fase A pode ser observada durante a redução da imunossupressão, o que mostra melhora no quadro da nefropatia.
3. A fase C tem sinais de replicação viral associados à lesão epitelial tubular e a inflamação intersticial que pode variar de mínima a muito intensa. Fibrose e atrofia tubular envolvem mais de 50% da amostra do tecido. Essa fibrose e a atrofia tubular são irreversíveis e associadas à grave disfunção ou perda do enxerto.

Diagnóstico do Poliomavírus JC

A sorologia não é útil para o diagnóstico de infecção pelo JCPyV em razão de sua ampla distribuição mundial. Os níveis de anticorpos tendem a não aumentar durante o curso da doença, além de não serem detectados no líquido cefalorraquidiano (liquor). O diagnóstico da infecção por esse vírus pode ser feito através de biópsia cerebral, considerado o padrão ouro, na qual se pode observar corpúsculos de inclusão nucleares em oligodendrócitos infectados. Atualmente, o diagnóstico da infecção envolve a detecção do DNA viral por PCR em biópsia de cérebro ou liquor ou identificação de proteínas virais por hibridização *in situ* ou imuno-histoquímica em biópsia de cérebro. O diagnóstico da LMP também pode ser feito através de diagnóstico por imagem: tomografia computadorizada ou ressonância magnética do cérebro.

Diagnóstico do Poliomavírus de Célula Merkel

O MCPyV pode ser detectado em tecidos e secreções pelo PCR qualitativo, muito embora a realização da carga viral seja uma medida interessante para se avaliar a replicação do vírus em tecido. No entanto, por se tratar de um vírus amplamente disseminado no hospedeiro, o emprego conjunto da imuno-histoquímica utilizando anticorpos específicos para o LT-ag tem sido empregada para avaliar a expressão de proteínas virais em tecido.

BIBLIOGRAFIA

Abend JR, Low JA, Imperiale MJ. Inhibitory effect of gamma interferon on BK virus gene expression and replication. *J Virol* 2007;81(1):272-9.

Ahsan N, Shah KV. Polyomaviruses and human diseases. *Adv Exp Med Biol* 2006;577:1-18.

Baksh FK, Finkelstein SD, Swalsky PA, *et al.* Molecular genotyping of BK and JC viruses in human polyomavirus-associated interstitial nephritis after renal transplantation. Am J Kidney Dis 2001;38(2):354-65.

Bellott TR, Baez CF, Almeida SG, Venceslau MT, *et al.* Molecular prevalence of Merkel cell polyomavirus in nonmelanoma skin cancer in a Brazilian population. *Clin Exp Dermatol* 2017 Feb 27.

Bohl DL, Brennan DC. BK virus nephropathy and kidney transplantation. *Clin J Am Soc Nephrol* 2007;2 Suppl 1: S36-46.

Boldorini R, Allegrini S, Miglio U, *et al.* Detection, distribution, and pathologic significance of BK virus strains isolated from patients with kidney transplants, with and without polyomavirus-associated nephropathy. *Arch Pathol Lab Med* 2009;133(5):766-74.

Bonvoisin C, Weekers L, Xhignesse P, *et al.* Polyomavirus in renal transplantation: a hot problem.Transplantation 2008;85(7 Suppl):S42-8.

Bressollette-Bodin C, Coste-Burel M, Hourmant M, et *al.* A prospective longitudinal study of BK virus infection in 104 renal transplant recipients. *Am J Transplant* 2005;5(8):1926-33.

Buehrig CK, Lager DJ, Stegall MD, *et al.* Influence of surveillance renal allograft biopsy on diagnosis and prognosis of polyomavirus-associated nephropathy. *Kidney Int* 2003;64(2):665-73.

Chen PM, Yen CC, Yang MH, *et al.* High prevalence of SV40 infection in patients with nodal non-Hodgkin's lymphoma but not acute leukemia independent of contaminated polio vaccines in Taiwan. *Cancer Invest* 2006;24(3):223-8.

Cimbaluk D, Pitelka L, Kluskens L, Gattuso P. Update on human polyomavirus BK nephropathy. *Diagn Cytopathol* 2009;37(10):773-9.

DeCaprio, JA, Garcea RL. A cornucopia of human polyomaviruses. *Nat Rev Microbiol* 2013;11:264-76.

Delbue S, Elia F, Signorini L, *et al.* Human polyomavirus 6 DNA in the cerebrospinal fluid of an HIV-positive patient with leukoencephalopathy. *J Clin Virol* 2015;68:24-7.

Delbue S, Tremolada S, Elia F, *et al.* Lymphotropic polyomavirus is detected in peripheral blood from immunocompromised and healthy subjects. *J Clin Virol* 2010;47(2):156-60.

Drachenberg CB, Papadimitriou JC, Hirsch HH, *et al.* Histological patterns of polyomavirus nephropathy: correlation with graft outcome and viral load. *Am J Transplant* 2004;4(12):2082-92.

Eash S, Manley K, Gasparovic M, *et al.* The human polyomaviruses. *Cell Mol Life Sci* 2006;63(7-8):865-6.

Feng H, Shuda M, Chang Y, Moore PS. Clonal integration of a polyomavirus in human Merkel cell carcinoma. Science 2008;319(5866):1096-100.

Fink MC, de Oliveira AC, Romano CM, *et al.* Molecular characterization of human polyomavirus JC in Brazilian AIDS patients with and without progressive multifocal leukoencephalopathy. *J Clin Virol* 2010;48(1):6-10.

Fioriti D, Videtta M, Mischitelli M, *et al.* The human polyomavirus BK: Potential role in cancer. *J Cell Physiol* 2005;204(2):402-6.

Foulongne V, Dereure O, Kluger N, *et al.* Merkel cell polyomavirus DNA detection in lesional and nonlesional skin from patients with Merkel cell carcinoma or other skin diseases. *Br J Dermatol* 162(1):59-63.

Foulongne V, Kluger N, Dereure O, *et al.* Merkel cell polyomavirus in cutaneous swabs. *Emerg Infect Dis* 2010;16(4):685-7.

Hirsch HH, Randhawa P, AST Infectious Diseases Community of Practice. BK polyomavirus in solid organ transplantation. *Am J Transplant* 2013;13:179-88.

Hirsch HH, Brennan DC, Drachenberg CB, *et al.* Polyomavirus-associated nephropathy in renal transplantation: interdisciplinary analyses and recommendations. *Transplantation* 2005;79(10):1277-86.

Hirsch, HH. BK virus: opportunity makes a pathogen. *Clin Infect Dis* 2005;41(3):354-60.

Johne R, Buck CB, Allander T, *et al.* Polyomaviruses of birds: etiologic agents of inflammatory diseases in a tumor virus family. *J Virol* 2007;81(21):11554-9.

Johne R, Buck CB, Allander T, *et al.* Taxonomical developments in the family Polyomaviridae. *Arch Virol* 2011;156:1627-34.

Knowles WA, Sasnauskas K. Comparison of cell culture-grown JC virus (primary human fetal glial cells and the JCI cell line) and recombinant JCV VP1 as antigen for the detection of anti-JCV antibody by haemagglutination inhibition. *J Virol Methods* 2003;109(1):47-54.

Knowles WA, Gibson PE, Gardner SD. Serological typing scheme for BK-like isolates of human polyomavirus. J Med Virol.1989; 28(2):118-23.

Knowles WA, Pipkin P, Andrews N, *et al.* Population-based study of antibody to the human polyomaviruses BKV and JCV and the simian polyomavirus SV40. *J Med Virol* 2003;71(1):115-23.

Krumbholz A, Bininda-Emonds OR, Wutzler P, Zell R. Phylogenetics, evolution, and medical importance of polyomaviruses. *Infect Genet Evol* 2009;9(5):784-99.

Kumar, D. Emerging viruses in transplantation. *Curr Opin Infect Dis* 2010;23(4):374-8.

Kuwamoto, S. Recent advances in the biology of Merkel cell carcinoma. *Hum Pathol* 2011;42(8):1063-77.

Kuypers DR, Vandooren AK, Lerut E, *et al.* Adjuvant low-dose cidofovir therapy for BK polyomavirus interstitial nephritis in renal transplant recipients. *Am J Transplant.* 2005;5(8):1997-2004.

Leung AY, Chan M, Cheng VC, *et al.* Polyoma BK viruria in patients undergoing autologous hematopoietic stem cell transplantation. *Bone Marrow Transplant* 2005;35(10):1029-30.

Low JA, Magnuson B, Tsai B, *et al.* Identification of gangliosides GD1b and GT1b as receptors for BK virus. *J Virol* 80(3):1361-6.
Mertz KD, Pfaltz M, Junt T, *et al.* Merkel cell polyomavirus is present in common warts and carcinoma in situ of the skin. *Hum Pathol* 2010;41(10):1369-79.
Mischitelli M, Bellizzi A, Anzivino E, *et al.* Complications post renal transplantation: literature focus on BK virus nephropathy and diagnostic tools actually available. *Virol J* 2008 Mar 3;5:38.
Moens U, Johannessen M. Human polyomaviruses and cancer: expanding repertoire. *J Dtsch Dermatol Ges* 2008;6(9):704-8.
Moens U, Ludvigsen M, Van Ghelue M. Human polyomaviruses in skin diseases. *Patholog Res Int* 2011;2011:123491.
Moore PS, Chang Y. Why do viruses cause cancer? Highlights of the first century of human tumour virology. *Nature Reviews* 2010;10:878–89.
Nguyen KD, Lee EE, Yue Y, *et al.* Human polyomavirus 6 and 7 are associated with pruritic and dyskeratotic dermatoses. *J Am Acad Dermatol* 2017;76(5):932-40.
Nishimoto Y, Zheng HY, Zhong S, *et al.* An Asian origin for subtype IV BK virus based on phylogenetic analysis. *J Mol Evol* 2007;65(1):103-11.
Pantulu ND, Pallasch CP, Kurz AK, *et al.* Detection of a novel truncating Merkel cell polyomavirus large T antigen deletion in chronic lymphocytic leukemia cells. *Blood* 2010;116(24):5280-4.
Purighalla R, Shapiro R, McCauley J, Randhawa P. BK virus infection in a kidney allograft diagnosed by needle biopsy. *Am J Kidney Dis* 1995;26(4):671-3.
Randhawa P, Vats A, Shapiro R. The pathobiology of polyomavirus infection in man. *Adv Exp Med Biol* 2006;577:148-59.
Rascovan N, Monteil Bouchard S, Grob JJ, *et al.* Human Polyomavirus-6 Infecting Lymph Nodes of a Patient With an Angiolymphoid Hyperplasia With Eosinophilia or Kimura Disease. *Clin Infect Dis* 2016;62(11):1419-21.
Santos RL, Manfrinatto JA, Cia EM, *et al.* Urine cytology as a screening method for polyoma virus active infection. *Transplant Proc* 2004;36(4):899-901.
Sastre-Garau X, Peter M, Avril MF, *et al.* Merkel cell carcinoma of the skin: pathological and molecular evidence for a causative role of MCV in oncogenesis. *J Pathol* 2009;218(1):48-56.
Schowalter RM, Pastrana DV, Pumphrey KA, *et al.* Merkel cell polyomavirus and two previously unknown polyomaviruses are chronically shed from human skin. *Cell Host Microbe* 2010;7(6):509-15.
Scuda N, Hofmann J, Calvignac-Spencer S, *et al.* A novel human polyomavirus closely related to the african green monkey-derived lymphotropic polyomavirus. *J Virol* 2011;85(9):4586-90.
Sharma PM, Gupta G, Vats A, Shapiro R, Randhawa P. Phylogenetic analysis of polyomavirus BK sequences. J Virol 80(18):8869-79.
Shuda M, Feng H, Kwun HJ, *et al.* T antigen mutations are a human tumor-specific signature for Merkel cell polyomavirus. *PNAS* 2008;105(42):16272–7.
Simon MA. Polyomaviruses of nonhuman primates: implications for research. *Comp Med* 2008;58(1):51-6.
Spencer S, Feltkamp MC, Daugherty MD, *et al.* A taxonomy update for the family Polyomaviridae. Polyomaviridae Study Group of the International Committee on Taxonomy of Viruses. *Arch Virol* 2016;161(6):1739-50.
Tremolada S, Delbue S, Larocca S, *et al.* Polymorphisms of the BK virus subtypes and their influence on viral in vitro growth efficiency. *Virus Res* 2010;149(2):190-6.
van der Meijden E, Janssens RW, Lauber C, *et al.* Discovery of a new human polyomavirus associated with trichodysplasia spinulosa in an immunocompromized patient. *PLoS Pathog* 2010;6(7):e1001024.
Vera-Sempere FJ, Rubio L, Felipe-Ponce V, *et al.* PCR assays for the early detection of BKV infection in 125 Spanish kidney transplant patients. *Clin Transplant* 2006;20(6):706-11.
Vilchez RA, Jauregui MP, Hsi ED, *et al.* Simian virus 40 in posttransplant lymphoproliferative disorders. *Hum Pathol* 2006;37(9):1130-6.
Weissert R. Progressive multifocal leukoencephalopathy. *J Neuroimmunol* 2011;231(1-2):73-7.
Yogo Y, Sugimoto C, Zhong S, Homma Y. Evolution of the BK polyomavirus: epidemiological, anthropological and clinical implications. *Rev Med Virol* 2009;19(4):185-99.
Zalona AC, Lopes GS, Schrago CG, *et al.* Molecular characterization of BK polyomavirus subtypes in renal transplant recipients in Brazil. *J Med Virol* 2011;83(8):1401-5.
Zheng H, Abdel Aziz HO, Nakanishi Y, *et al.* Oncogenic role of JC virus in lung cancer. *J Pathol* 2007;212(3):306-15.
Zheng H, Murai Y, Hong M, *et al.* JC [corrected] virus detection in human tissue specimens. *J Clin Pathol* 2007;60(7):787-93.
Zhong S, Randhawa PS, Ikegaya H, *et al.* Distribution patterns of BK polyomavirus (BKV) subtypes and subgroups in American, European and Asian populations suggest co-migration of BKV and the human race. *J Gen Virol* 2009;90(Pt 1):144-52.
zur Hausen H. Novel human polyomaviruses--re-emergence of a well known virus family as possible human carcinogens. *Int J Cancer* 2008;123(2):247-50.

10 VÍRUS ENTÉRICOS: ROTAVÍRUS, CALICIVÍRUS HUMANOS, ASTROVÍRUS E ADENOVÍRUS

Eduardo de Mello Volotão
Mariela Martínez Gómez
Caroline Cordeiro Soares

INTRODUÇÃO

A gastroenterite, tanto em humanos quanto em animais, frequentemente é multifatorial, onde a interação com o agente infeccioso, fatores imunológicos, ambientais e nutricionais interferem diretamente na gravidade da doença. O principal quadro observado é a diarreia aguda que é, primariamente, o resultado do transporte anormal de fluidos e eletrólitos pela mucosa intestinal, seja pela perda da capacidade absortiva ou por mecanismos de secreção do organismo em resposta à infecção. As gastroenterites virais são, essencialmente, um problema nas primeiras semanas ou meses de vida dependendo da espécie animal envolvida, e a susceptibilidade diminui com o aumento da idade. Para prevenir a infecção em recém-nascidos, é importante que anticorpos contra os agentes infecciosos estejam presentes de forma contínua no lúmen do intestino. E este fato, geralmente, não ocorre por períodos maiores do que 7 dias, a menos que a mãe esteja hiperimunizada contra os vírus entéricos mais comuns. Para prevenção de casos na população humana preconiza-se a vacinação da população infantil, e no caso dos animais a vacinação materna tem sido cada vez mais utilizada, visto que a vacinação em recém-nascidos não é considerada uma medida prática no manejo destes animais.

A diarreia aguda infecciosa é a segunda principal causa de mortalidade entre crianças no mundo depois da pneumonia. Segundo dados da Organização Mundial da Saúde, ocorrem anualmente 4 bilhões de casos, levando a 1.500.000 óbitos entre crianças menores de 5 anos de idade. Esse número representa 17% de todas as mortes que ocorrem por ano entre crianças nessa faixa etária (Fig. 10-1). Em países desenvolvidos, a gastroenterite aguda é uma causa comum de atendimentos de emergência e hospitalizações. A desidratação, que pode estar associada a distúrbios eletrolíticos e acidose metabólica, é a complicação mais perigosa da doença. O tratamento oral ou intravenoso para reposição de fluidos minimiza o risco da desidratação e seus efeitos adversos, porém prevenção é a palavra chave no controle das gastroenterites. A gastroenterite aguda, definida por diarreia e/ou vômito por até 14 dias, pode ser acompanhada por febre, dores abdominais e anorexia. Diarreia consiste em três ou mais evacuações líquidas ou pastosas por dia. O quadro é definido quando há alteração na forma e no número de evacuações diárias normais para cada indivíduo. Aproximadamente 70% dos casos de gastroenterite são de origem viral, 10-20% dos casos são de origem bacteriana e menos que 10% são causados por infecções parasitárias. As manifestações clínicas da gastroenterite viral não se distinguem da doença diarreica causada por bactérias ou parasitas. A idade da criança, aparência das fezes, pico sazonal e história de exposição podem dar dicas para distinguir os vírus de outros agentes etiológicos da doença. Em geral, as infecções bacterianas estão associadas a casos em crianças maiores e com a presença de muco e sangue nas fezes, características de doença não viral. Entre os agentes virais mais comuns na etiologia das gastroenterites agudas estão os rotavírus, calicivírus humanos, astrovírus e adenovírus entéricos.

A diarreia em animais neonatos é uma síndrome de etiologia multifatorial, resultante da interação entre agentes infecciosos (bactérias, toxinas bacterianas, vírus e protozoários), fatores não infecciosos relacionados com a alimentação e ao meio ambiente associado às condições de higiene dos criatórios, densidade, manejo, condições sanitárias das mães. É uma das principais causas de perdas econômicas em bovinos jovens de leite e de corte, suínos e aves (frangos e perus) de corte. Animais nas primeiras semanas de vida acometidos por diarreia desenvolvem severa desidratação, desbalanço eletrolítico, acidose e, em casos severos, morte do animal. Outros agentes como bactérias ou causas parasitárias também podem estar envolvidos, entretanto estes últimos agentes tendem a causar diarreia mais tardiamente. Entre os vírus mais importantes, podemos destacar os mesmos grupos de vírus já mencionados em humanos e incluir outros grupos (coronavírus, parvovírus e etc.), dependendo da espécie animal envolvida. Neste capítulo serão abordados os principais vírus envolvidos nas infecções e que acometem os dois grupos, humanas e animais.

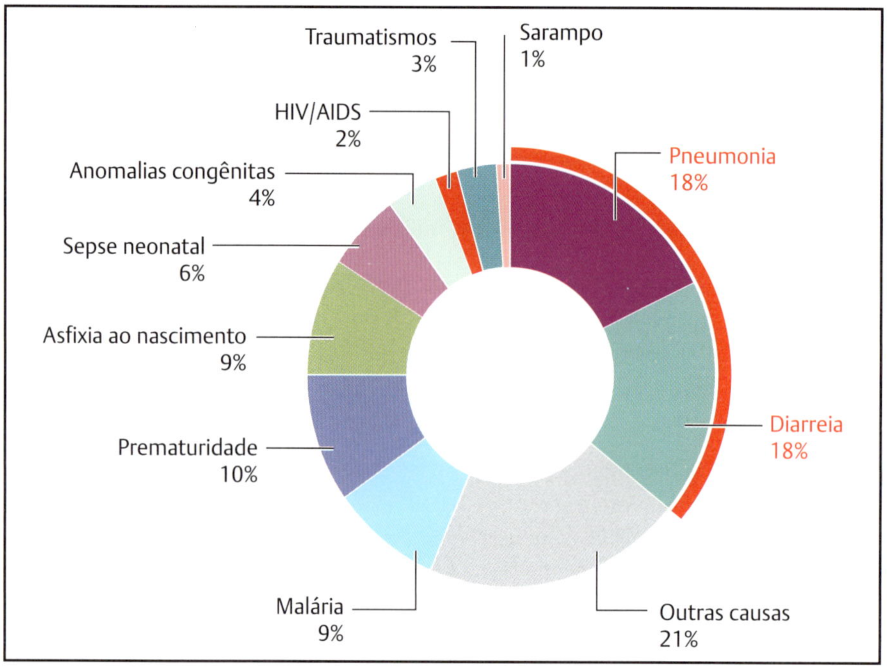

Fig. 10-1. Principais causas de morte em crianças de até 5 anos de idade em nível global. (Fonte: Adaptada de UNICEF/WHO, 2011. Disponível em: http://www.who.int/gho/publications/world_health_statistics/2011/en. Acesso em 2 de junho de 2018.)

ROTAVÍRUS

Dentre os vírus entéricos de importância médico-veterinária, o rotavírus é reconhecidamente o principal agente da gastroenterite aguda infecciosa em um grande espectro de espécies animais, sendo responsável por um número expressivo de atendimentos médicos, internações e apresentando taxas de morbidade e mortalidade significativas na população humana, além da perda econômica associada à produção de animais domésticos destinados à alimentação quando acometidos por esse vírus. Tem distribuição global demonstrada pela circulação em diferentes regiões geográficas habitadas do planeta e apresenta grande diversidade genética, além da possibilidade de infecções interespécies, sendo essa característica ponto de apoio nos estudos do potencial zoonótico dos rotavírus.

A infecção por rotavírus é caracterizada pela gastroenterite aguda que se manifesta, tanto em humanos quanto em animais, frequentemente de forma multifatorial, onde a interação com o agente infeccioso, fatores imunológicos, ambientais e nutricionais interferem diretamente na gravidade da doença. O principal quadro observado é a diarreia aguda que é, primariamente, o resultado do transporte anormal de fluidos e eletrólitos pela mucosa intestinal, seja pela perda da capacidade absortiva ou por mecanismos de secreção do organismo. As gastroenterites virais são, essencialmente, um problema nas primeiras semanas de vida ou meses de vida, dependendo da espécie animal envolvida, e a susceptibilidade diminui com o aumento da idade. Para prevenir a infecção em recém-nascidos é importante que anticorpos contra os agentes infecciosos estejam presentes de forma contínua no lúmen do intestino. Sendo que este fato, geralmente, não ocorre por períodos maiores do que 7 dias, a menos que a mãe seja hiperimunizada contra os vírus entéricos mais comuns. Para prevenção de casos na população humana é preconizado, pela Organização Mundial da Saúde, a vacinação da população infantil, enquanto que, no caso dos animais, a vacinação materna tem sido cada vez mais utilizada, visto que a vacinação em recém-nascidos não é considerada uma medida prática no manejo destes animais.

Histórico

Em 1973 Bishop *et al.*, na Austrália, descreveram a ocorrência de partículas virais semelhantes aos orbivírus pela análise por microscopia eletrônica (ME), de células do epitélio de mucosa duodenal de crianças com quadro de DA não bacteriana. Inicialmente denominados *Orbivirus-like*. Ainda em 1973, Flewet *et al.*, na Inglaterra, analisando amostras fecais de crianças hospitalizadas, também por microscopia, puderam demostrar a presença de partículas virais semelhantes as descritas por Bishop *et al.* Esses vírus foram, ainda, denominados *Reovirus-like* e *Duovirus*. No Brasil, a primeira detecção dos RV ocorreu em 1976, em Belém no Estado do Pará, por Linhares *et al.* (1977). Finalmente, em 1978 foram denominados *Rotavirus* em razão do aspecto semelhante ao de uma roda utilizadas nas carroças da época quando observados por ME. Desde então, diversos estudos epidemiológicos têm demonstrado ampla disseminação deste vírus em nossa população humana.

Em animais, a primeira descrição data de 1975 nos Estados Unidos da América, quando Bridger & Woode demostraram a presença dos rotavírus (agente reovírus-*like*) em amostras fecais de origem bovina por técnicas de imunofluorescência e imunoeletromicroscopia. Outros estudos se difundiram e diversos grupos espalhados pelo mundo, onde puderam comparar e discutir seus achados, ratificando a participação dos rotavírus com importantes agentes infeciosos em diferentes regiões geográficas. No Brasil, apenas a partir de 1986 foram descritos os primeiros relatos da identificação dos rotavírus em outros animais como o gambá comum, suínos e o porquinho-da-índia (*Cavia porcellus*). Outra abordagem importante foi a utilização de animais para o isolamento de vírus identificados em umas o que permitiu uma maior compreensão de processos fisiopatológicos e imunológicos, além da produção de testes para uso diagnóstico.

A partícula viral completa é não envelopada, apresenta simetria icosaédrica e diâmetro de aproximadamente 100 nm. O capsídeo é formado por três camadas proteicas (Fig. 10-2): capsídeo externo, capsídeo intermediário e o capsídeo interno (também pode ser chamado de "core" ou "cerne"), onde se encontram os 11 segmentos de RNA fita dupla (RNAfd) que constituem o genoma. No capsídeo interno, encontram-se associadas ao RNAfd três proteínas estruturais: VP1, VP2 e VP3, codificadas pelos segmentos 1, 2 e 3, respectivamente. Juntas, essas proteínas representam aproximadamente 18% das proteínas virais. A proteína VP6, codificada pelo segmento 6, é a mais abundante (51%) e constitui o capsídeo intermediário. Formando o capsídeo externo encontram-se as proteínas VP4, codificada pelo gene 4; e VP7, codificada pelos genes 7, 8 ou 9 dependendo da amostra. Outras cinco proteínas não estruturais são codificadas pelos segmentos genômicos restantes: NSP1, NSP2, NSP3, NSP4 e NSP5/NSP6 (Fig. 10-3).

Organização Genômica

O genoma dos RV é formado por onze segmentos de RNA fita dupla (RNAfd) e cada um faz referência a um gene que codifica para uma única proteína estrutural (VPs) ou não estrutural (NSPs) específica. O segmento 11 é a exceção, visto que, dependendo da amostra viral, pode codificar até duas proteínas: NSP5 e NSP6 (Fig. 10-3). Os segmentos variam em número de nucleotídeos (nt), com tamanhos entre 663 e 3.302 pares de base (pb), totalizando aproximadamente 18.550 pb. Cada segmento de RNA de polaridade positiva (RNA (+) inicia-se com uma guanidina (G) na extremidade 5', seguida de uma região conservada não codificante, uma fase aberta de leitura (ORF, do inglês: *Open Reading Frame*) e outra região conservada não codificante, que termina com duas cistidinas (C) na extremidade 3'. A maioria termina com uma

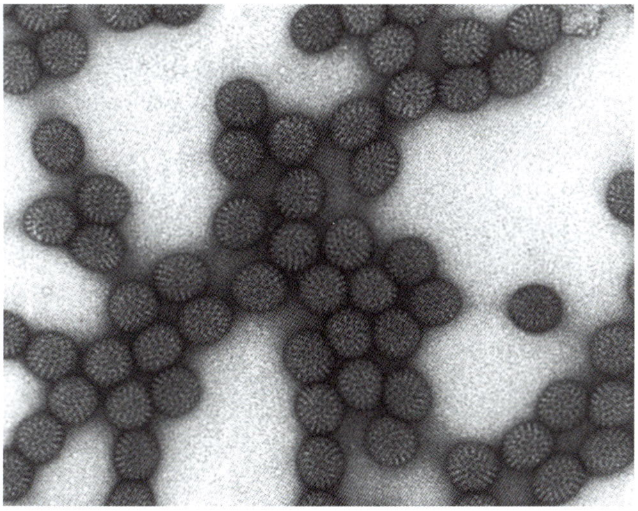

Fig. 10-2. Micrografia eletrônica de transmissão de partículas de rotavírus. (Fonte: Public Health Image Library CDC, 2018. Disponível em: https://phil.cdc.gov/details.aspx?pid=197.)

sequência consenso 5'-UGUGACC-3', e estas sequências contêm sinais importantes para a expressão gênica e replicação. Os tamanhos das regiões não codificantes nas extremidades 5' e 3' variam para os diferentes genes, não há poliadenilação na extremidade 3' e todos os genes sequenciados possuem pelo menos uma longa ORF após o primeiro códon de iniciação. A grande conservação das sequências terminais nos segmentos genômicos sugere que elas possuem importantes sinais para a transcrição, transporte de RNA, replicação, montagem ou empacotamento dos segmentos genômicos.

Mecanismos de Geração de Diversidade Genética

Devido à natureza do genoma dos RV, RNAfd segmentado, estes vírus podem evoluir por diferentes mecanismos genéticos. A evolução pode ocorrer devido ao acúmulo de mutações pontuais (*genetic drift*), ou mediante mudanças ocasionadas de forma repentina no genoma do vírus (*genetic shift*). Estas mudanças repentinas podem ser determinadas por rearranjos genéticos, reagrupamento de segmentos genômicos (*reassortment*) ou recombinação genética. A mutação pontual é a modificação genética mais frequente em RV-A. A ausência de mecanismo de correção de erros (remoção de bases mal pareadas) pela RNA polimerase – RNA dependente facilita a ocorrência de mutações, que ao se acumularem no genoma podem definir novas linhagens e sublinhagens dentro de um mesmo genótipo. As mutações podem ser sinônimas ou silenciosas, não provocando qualquer mudança na sequência de aminoácidos e, consequentemente, na proteína, ou podem ser não sinônimas, podendo, desta forma, provocar uma mudança genética que forneça uma vantagem evolutiva para o vírus ou provocando uma perda de função ou estrutura de proteínas do mesmo. Os rearranjos genéticos são caracterizados por alterações na sequência do segmento genômico, algumas vezes na forma de deleção ou mais frequentemente como duplicação de partes da sequência. A confirmação deste tipo de mecanismo pode ser evidenciada pela visualização em EGPA e caracteriza-se pela ausência de alguns segmentos da sua posição usual e/ou o aparecimento de bandas adicionais com mobilidades diferentes. Como exemplo, podemos destacar estudos com RV isolados de crianças imunodeficientes, onde já foi possível demostrar a variação na mobilidade dos segmentos do RNAfd pela EGPA. Com esse enfoque, mais estudos foram conduzidos e apresentaram as primeiras descrições de que tais variações ocorriam não somente em crianças imunodeficientes e atualmente existem informações de esses eventos também ocorrem em animais e crianças sadias. Os rearranjos resultam de erros de transcrição de um único segmento e possuem nada mais do que a sequência de um gene. Na maioria das vezes os genomas com rearranjos surgem como produtos de uma duplicação parcial da ORF do genoma dos RV-A, com variadas consequências relativas à sua expressão. Provavelmente no momento da transcrição, por uma falha da RNA polimerase – RNA dependente, ela retorne a sua fita molde (*template*) reiniciando a transcrição a partir de diferentes estágios. As regiões codificantes são mantidas em todos os rearranjos observados, apesar de alguns produzirem proteínas de tamanho anormal. Os vírus com segmentos de genoma rearranjados são geneticamente estáveis e reestruturam seus segmentos em infecções mistas.

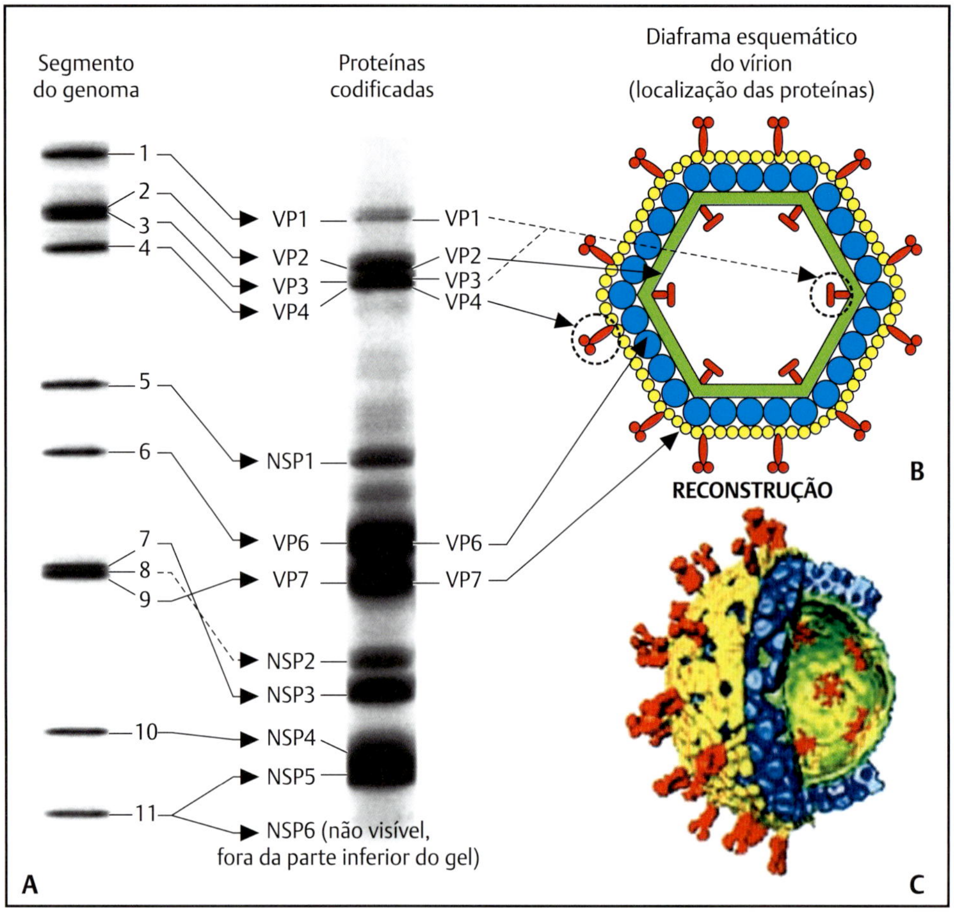

Fig. 10-3. Representação esquemática da organização genética e sua relação entre proteínas e estrutura dos rotavírus. (**A**) Eletroforese em gel de poliacrilamida demonstrando 11 segmentos de RNA do genoma do rotavírus A símio (SA11). (**B**) Gel de poliacrilamida com a separação das proteínas estruturais (VP1 – VP4, VP6 – VP7) e não estruturais (NSP1 – NSP6) sintetizadas a partir da infecção pelo SA-11. (**C**) Reconstrução em 3D da partícula viral com a localização das proteínas estruturais. (VP: proteína viral; NSP: proteína não estrutural.) (Fonte: Mossel E, Estes M, Ramig F. Coding assignments and virion locations of rotavirus proteins and 3D structure of the rotavirus particle [Internet]. [Cited 2015 Nov 23]. Disponível em: http://www.reoviridae.org/dsrna_virus_proteins/rotavirus%20figure.htm.)

Em relação ao reagrupamento de segmentos genômicos (*reassortments*), ocorre uma troca de material genético entre dois vírus similares durante infecções mistas. No caso dos RV-A em humanos, esta troca ocorre entre dois ou mais segmentos genômicos de duas amostras pertencentes ao mesmo genótipo ou de genótipos diferentes, podendo ser de origens distintas e gerando uma nova amostra com segmentos de RV-A obtidos durante a replicação dos dois vírus no mesmo hospedeiro. Um exemplo bem comum é observado no reagrupamento de vírus de origem animal e humana, que podem ser mais facilmente evidenciados por análise genômica. Os reagrupamentos foram observados por Matsuno *et al.* (1980) quando obtiveram o primeiro clone reestruturado por meio de coinfecção em cultura celular de RV-A bovino (Lincoln) e RV símio (SA-11). A estreita associação entre eletroferotipos, subgrupo, G e P tipos implica que, pelo menos na natureza, os segmentos ou as proteínas por eles codificadas sejam interdependentes, que resultam na seleção de determinados grupos de segmentos durante a formação de um genoma reagrupado. Os reagrupamentos contendo combinações genotípicas não usuais têm sido descritas na natureza, assim como isolados com especificidade animal podem ser encontrados em diferentes espécies incluindo o homem. Esses isolados pareciam ser mais frequentes nos países em desenvolvimento, provavelmente facilitados pelas precárias condições de saneamento básico e higiene, defesas imunológicas limitadas, coinfecções com parasitas e desnutrição, além do estreito relacionamento entre o homem, animais domésticos e outros animais. Nessas condições, há o favorecimento de infecções mistas e, consequentemente, maior possibilidade de ocorrer os reagrupamentos genéticos. Entretanto com a facilidade de migração populacional cada vez maior fica clara a possibilidade da influência destes eventos no cenário epidemiológico de diversos países independente do grau de desenvolvimento socioeconômico.

Embora sejam poucos os relatos de eventos de recombinação genética descritos nos estudos dos RV-A, tem sido descrita sua importância na geração de variabilidade genética e evolução dos vírus como um todo e somados aos demais mecanismos e a diversidade de hospedeiros, apenas os rotavírus e os vírus da Influenza apresentam todas as possibilidades. É importante destacar que diversos estudos descrevem a ocorrência de infecções mistas com amostras de diferentes genótipos de RV-A ou diferentes linhagens de um mesmo genótipo ocorrendo em um mesmo indivíduo, aumentando desta forma as probabilidades de ocorrência de eventos de *reagrupamento* e/ou recombinação do genoma.

Proteínas Virais: Funções e Características Biológicas

Como já foi apresentado anteriormente, as proteínas codificadas pelo genoma dos rotavírus estão divididas em estruturais (VPs) e não estruturais (NSPs). Cada proteína tem sua função para garantir a resistência da partícula em diferentes ambientes e condições físico-químicas, além de determinar todo o processo de biossíntese das partículas durante o processo de replicação no interior das células susceptíveis. Desta forma, as características e funções das proteínas são:

A) **VP1:** RNA polimerase viral: RNA polimerase – RNA dependente. Em associação com as proteínas VP2 e VP3 participa do complexo de replicação e de transcrição do vírion. Entre as proteínas do capsídeo interno ou *core* é a única que possui uma sequência específica de reconhecimento ao RNA viral pelas regiões conservadas de quatro bases, UGUG, localizada na extremidade nucleotídica 3'.

B) **VP2:** proteína em maior quantidade no core viral. Faz parte do complexo de replicação e liga-se tanto à VP1 quanto à VP3, por meio de um domínio na sua porção N-terminal. A interação proteica VP2/VP1/VP3 é crítica na replicação e transcrição do genoma viral. A superfície externa da proteína VP2 interage com a proteína VP6 nos estágios iniciais da morfogênese viral e essa interação VP2/VP6 é a base para a formação de partículas intermediarias com camada dupla de proteínas (DLPs: *double layer particles*), além de participar da atividade transcricional que dará origem a partícula completa.

C) **VP3**: Também está presente no capsídeo interno fazendo parte do complexo de replicação. Embora não se tenha certeza do papel da VP3 na morfogênese dos RV vários estudos têm demonstrado suas atividades guanilil e metiltransferase. E dados com relação à análise de sequências do gene que codifica para VP3 tem demonstrado um elevado grau de conservação deste gene em humanos e uma baixa conservação quando comparado a amostras animais. Entretanto é importante destacar que quanto maior o número de sequências analisadas, novas relações genéticas poderão ser discutidas e novas considerações surgirão a respeito da conservação dos genes.

D) **VP4:** forma espículas a partir do capsídeo externo de partículas virais maduras. Exerce funções essenciais no ciclo viral, como adesão à célula e internalização, além de executar funções de hemaglutinação e neutralização. É susceptível à proteólise, geralmente pela clivagem em função da presença de tripsina, que está associada a aumento da infecciosidade dos RV e à entrada do vírus na célula. Durante a proteólise, a VP4 é clivada em VP5* e VP8*, que permanecem associadas ao vírion. O peptídeo VP5* está associado à atividade de neutralização cruzada entre os diferentes tipos de VP4 e, provavelmente, possui os epítopos responsáveis pela adsorção do vírus à célula. Por outro lado, o peptídeo VP8* contém a maioria dos epítopos associados às reações tipo-específicas. Cinco epítopos de neutralização foram recentemente mapeados dentro da subunidade VP8* da proteína VP4, localizados nas posições aminoacídicas M1-L10, I35-R44, I55-D66, V115-G123 e L223-P234. Como a proteína VP4 está envolvida no processo de reconhecimento celular, o domínio de união a carboidrato de VP8* é considerado um alvo para o desenvolvimento de drogas. Ainda são poucos estudos que têm reportado informação estrutural sobre o domínio da VP8*, mas é considerado um dos principais alvos nos estudos de desenvolvimento de vacinas.

E) **VP6:** proteína viral de maior quantidade na estrutura dos RV e possui na superfície determinantes antigênicos que permitem a classificação dos RV em diferentes grupos (A-G) e subgrupos de RV-A (I, II, I+II, não I e não II). Encontra-se no capsídeo intermediário e é composta por dois domínios, um que interage com as proteínas VP7 e VP4, e outro com a VP2. Desta forma, participa de duas importantes funções do vírus: a adsorção e penetração na célula, e a transcrição do RNAfd. O domínio de trimerização da VP6 com VP7/VP4 e VP2 está localizado entre os aminoácidos (aa) 246 e 315. Os resíduos 296 a 299 e 305 são importantes no reconhecimento pelos anticorpos monoclonais Mabs255/60 determinantes de subgrupo.

F) **VP7:** uma glicoproteína e, juntamente com VP4, forma o capsídeo externo. Altamente imunogênica, induz a síntese de anticorpos neutralizantes. Esta proteína pode modular a atividade da VP4 no processo de adsorção e entrada dos RV na célula, interagindo com moléculas da superfície celular, uma vez que a proteína VP4 tenha iniciado o processo de adsorção. A VP7 apresenta ORF composta por uma sequência nucleotídica que codifica para 326 aa. Cada uma dessas regiões é precedida por domínios hidrofóbicos designados de H1 (aa 6 a 23) e H2 (aa 33 a 44), que podem funcionar com sequência sinalizadora para dirigir a VP7 para o retículo endoplasmático (RE). Um terceiro códon de iniciação também está presente antes do segundo domínio hidrofóbico. Algumas amostras de RV contêm até três sítios potenciais de glicosilação. Contudo, aparentemente apenas dois sítios são glicosilados. Análises da sequência do gene que codifica para esta proteína, descrevem nove regiões variáveis (VR1 – VR9), sendo 4 destas regiões variáveis consideradas principais sítios antigênicos: região A (aa 87 – 101), região B (aa 143 – 152), região C (aa 208 – 223) e região F (aa 235 – 242). Os demais sítios antigênicos identificados são: região D (aa 291) e região E (aa 190).

G) **NSP1:** Apresenta associações com o citoesqueleto celular favorecendo interação vírus-célula. É considerada a proteína viral menos conservada, apresentando maior variabilidade de sequências do que VP4 e VP7. Possui domínios relativamente conservados, regiões ricas em cisteína, que determinam a formação de domínios de união ao RNA (*zinc finger domain*).

H) **NSP2:** Proteína extremamente conservada e expressa em altos níveis em células infectadas. É encontrada no viroplasma, região eletrodensa do citoplasma e adjacente ao RE onde ocorrem os processos de transcrição, tradução, replicação e empacotamento do RNAfd genômico. Associa-se à NSP5, estando ambas as proteínas envolvidas na replicação, formação de viroplasmas e encapsidação viral. A NSP2 possui ainda atividade desestabilizadora de hélices de ácidos nucleicos e atividade NTPase.

I) **NSP3:** Envolvida na regulação da tradução. Tem conformação de um homodímero que reconhece a sequência consenso 3' do RNA mensageiro (RNAm), o que favorece a tradução dos transcritos de RNAm aos ribossomos e ainda impede a degradação dos mesmos por nucleases celulares.

J) **NSP4:** Única proteína não estrutural que não se liga ao RNA. É um dos principais alvos de estudo devido a sua importância na morfogênese viral e por sua função de enterotoxina. Apresenta três domínios hidrofóbicos localizados na porção N-terminal, H1-H3, dois sítios de glicosilação situados em uma pequena alça no lúmen do Retículo Endoplasmático, um domínio transmembrana, um domínio de oligomerização, um sítio de ligação com a VP4 (VP5*) e um (RE) a região com cerca de 20 aa para a ligação com o capsídeo imaturo. Na biossíntese do vírus, além da função de receptor para a VP4, atua como receptor intracelular na membrana do RE para as DLPs durante o processo de maturação. Também participa do processo de transporte dessas partículas por meio de RE e na remoção do envoltório transitório durante a montagem de partículas maduras. A NSP4 é capaz de ativar os canais dependentes de Ca^{2+} no intestino e é descrita como a primeira enterotoxina viral (Ball *et al.*, 1996). O peptídeo correspondente aos resíduos aa 48-91 de NSP4 é capaz de promover uma desestabilização da membrana do RE com consequente lise do mesmo, levando a aumento do Ca^{2+} intracelular. Por consequência, há o aumento de secreção de íons cloreto (Cl^-) e ocorrência de diarreia de natureza secretória. Um resíduo de aa nas posições 114 até 135 da NSP4 foi descrito como sendo capaz de induzir a diarreia em camundongos recém-natos e que alterações dos aa neste resíduo podem levar a mudanças na atividade toxigênica e virulência dos RV. Quatro sítios antigênicos foram descritos para esta proteína: ASI (151 - 169), ASII (136 - 150), ASIII (112 - 133) e ASIV. Em estudos com camundongos vacinados com esta proteína foi observada a indução de proteção homotípica e heterotípica contra diarreia por RV. Em humanos, a NSP4 foi descrita como sendo capaz de induzir reposta imune celular e humoral.

K) **NSP5:** Possui atividade autoquinase e apresenta formas hipo e hiperfosforiladas em células infectadas. Durante o processo de replicação NSP2, NSP5 e NSP6 estão associadas na formação de viroplasmas. Na ausência de outras proteínas virais, a interação com NSP2 leva à formação *in vitro* de partículas defectivas semelhantes a viroplasmas (VLPs, do inglês: *virus-like particles*). Ambos os domínios N- e C-Terminais encontram-se implicados na formação das VLPs;

L) **NSP6:** Codificada por uma ORF localizada no segmento 11, distinta da que codifica para NSP5, é encontrada principalmente nos viroplasmas. Interage com NSP5, evidenciando sua participação nos processos de replicação e encapsidação do vírus. Tem sido proposto que algumas variantes de RV-A e RV-C não codifiquem esta proteína.

Classificação

Pelo Comitê Internacional de Taxonomia de Vírus (ICTV), os RVs pertencem a família *Reoviridae*, subfamília *Sedoreovirinae*, gênero *Rotavirus* e até o momento estão classificados em sete sorogrupos distintos (A-G) pela presença de diferentes epítopos presentes na proteína estrutural VP6. Os grupos A, B e C têm sido encontrados em humanos e em animais, enquanto o restante dos grupos (D-G) somente em animais (Fig. 10-4). Os RV do grupo A (RV-A) são epidemiologicamente os mais importantes, porque são os principais responsáveis pelos episódios de diarreia aguda em crianças em todo o mundo. Os RV-A são divididos em subgrupos (SG) e sorotipos/genótipos segundo características sorológicas e moleculares, respectivamente. A proteína VP6 é a responsável pela especificidade de diferentes SG, através da presença ou ausência de epítopos imunorreativos frente a determinados anticorpos monoclonais, denominados como SGI, SGII, SGI+II e SG não I e não II. O SGII é o mais frequentemente encontrado em humanos, enquanto o SGI é mais detectado entre as amostras de origem animal.

A diferença do tamanho dos segmentos do genoma de RV (número de nt) permite que sejam visualizados separadamente pela utilização da técnica de eletroforese em gel de poliacrilamida (EGPA), apresentando um padrão típico e único para os RV. Esta característica permitiu a determinação de um padrão eletroforético (eletroferotipos) dos RV (A-G) e em particular para os RV-A, que apresentam quatro segmentos de RNAfd de alta massa molecular (1-4), dois segmentos de média massa molecular (5 e 6), seguidos de um grupo contendo três (7-9) e dois segmentos de baixa massa molecular (10 e 11). Os demais grupos de RV revelam migrações distintas (Fig. 10-4).

A classificação dos RV-A em genótipos/sorotipos consiste em um sistema binário baseado na especificidade das proteínas VP7 e VP4. Assim sendo, foram estabelecidos sorotipos/genótipos G (glicoproteína) e P (sensível à protease) para VP7 e VP4, respectivamente. Até o momento, foram descritos 27 genótipos G e 34 genótipos P distribuídos em diversas espécies animais. Até o momento, 12 genótipos G e 12 genótipos P foram demostrados em amostras humanas. Apesar de ser um sistema binário, nem todas as combinações foram demonstradas e algumas combinações se apresentam de forma mais frequente em determinadas espécies animais.

Devido à grande diversidade de genótipos existentes, tornou-se necessária uma nomenclatura consenso entre os autores para definir tanto sorotipos como genótipos de RV-A. Cabe ressaltar que para a classificação de G, os sorotipos e genótipos têm números correlacionados, e enquanto que para os genótipos P não existe correlação. Descreve-se o P-tipo com o P acompanhado do número do sorotipo e o número do genótipo correspondente entre colchetes. O G-tipo é descrito com o G acompanhado do número (amostra de RV-A humano Wa: **P**1A[8]**G**1).

Classificação com Base em Todos os Genes de Rotavírus A

Recentemente, Matthijnssens *et al.* (2008) e o Grupo de classificação de rotavírus (RCWG) composto por especialistas de todo o mundo propuseram um novo sistema de classificação para os RV-A, tendo como base o percentual de identidades nucleotídicas referente a análise comparativa dos 11

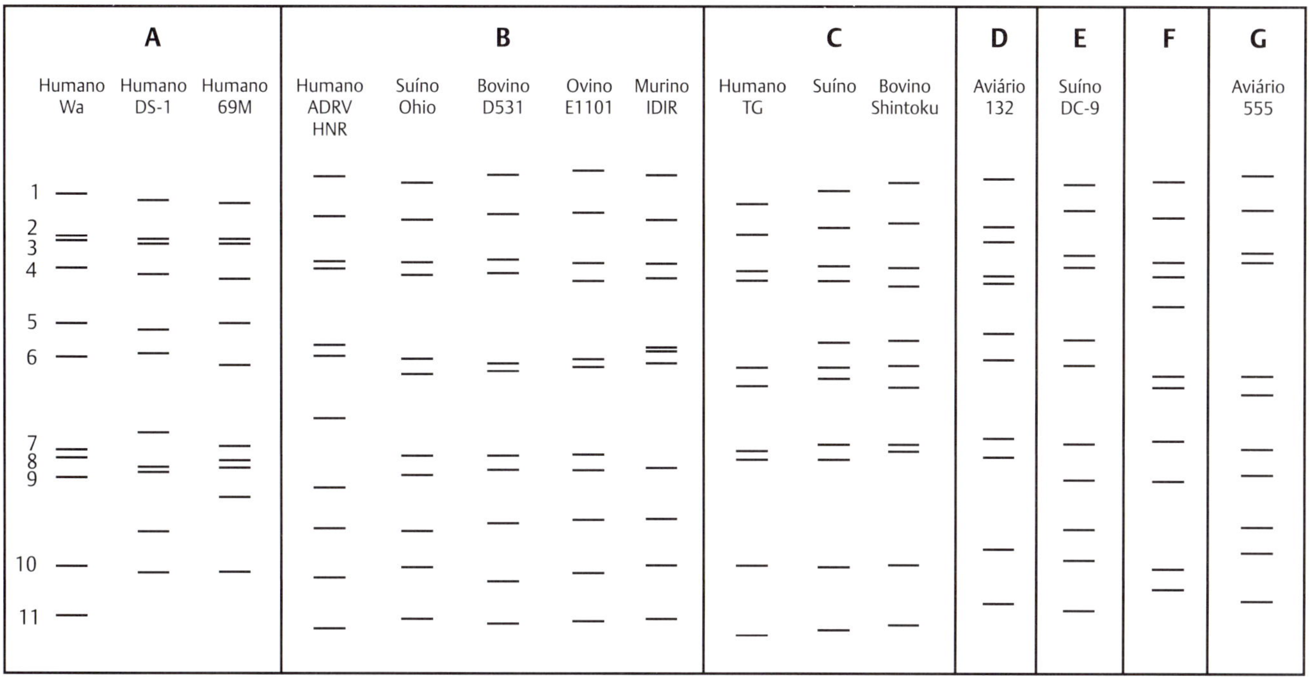

Fig. 10-4. Esquema representativo dos perfis eletroforéticos apresentados pelos diferentes grupos de rotavírus quando analisados em gel de poliacrilamida. (Fonte: Adaptada de Kapikian et al., 2001. Rotaviruses. In: Knipe DM, Howley PM, Griffin DE *et al.* (Eds.) *Fields virology*. Philadelphia: Lippincott Williams & Wilkins; 2001. p. 1787-1833.)

segmentos genômicos. Este novo sistema de classificação, inicialmente, foi baseado na caracterização molecular e análise filogenética do genoma completo de 53 protótipos. Os diferentes genótipos descritos para cada um dos segmentos são divididos segundo valores de *cut-off* específicos de identidade nucleotídica para cada um destes genes (Quadro 10-1). A partir da análise filogenética dos genes que codificam para as proteínas estruturais internas (VP1-VP3) e não estruturais (NSP1-NSP5), foi evidenciado um consistente padrão evolutivo entre certos vírus de origem humana e animal. Segundo os autores, esta nova classificação permitirá definir a função de cada gene na transmissão interespécie, evidenciando os eventos de reestruturações genéticas (*reassortment*) entre amostras humanas e entre amostras humanas e animais, que podem levar ao surgimento de novos genótipos de RV-A. Estas análises permitirão, ainda, melhor entendimento da origem e padrão evolutivo dos RV-A.

Estratégia de Replicação

As etapas de replicação podem ser numeradas na seguinte ordem: 1. Adsorção do vírus à superfície celular; 2. Penetração e liberação da partícula viral produzindo DLPs (Partículas de duplo capsídeo); 3. Transcrição primária do RNAfd genômico, 4. Síntese das proteínas virais, 5. Síntese primária de fitas negativas de RNA, 6. Montagem da partícula viral, 7. Síntese secundária de fitas negativas de RNA, 8. Montagem das DLPs, 9. Aquisição das proteínas VP7 e VP4 no RE, 10. Perda do envoltório transitório e geração de víriones maduros com triplo capsídeo (Fig. 10-5).

Quadro 10-1. Valores de *Cut-off* de Porcentagem de Identidade Nucleotídica que Definem os Diferentes Genótipos de Rotavírus A Considerando-se os 11 Segmentos Genômicos

Gene	Valores *cut-off* de identidade nucleotídica (%)	Genótipos	Designação dos nomes dos genótipos
VP7	80	36G	**G**licoproteína
VP4	80	[51]P	Sensível à **P**rotease
VP6	85	26I	Capsídeo **I**nterno
VP1	83	22R	**R**NA-polimerase – RNA-dependente
VP2	84	20C	Proteína do **C**ore
VP3	81	20M	**M**etiltransferase
NSP1	79	31A	**A**ntagonista do Interferon
NSP2	85	22N	**N**TPase
NSP3	85	22T	Intensificador da **T**radução
NSP4	85	27E	**E**nterotoxina
NSP5/ NSP6	91	22H	Fosfoproteína (*p**H**osphoprotein*)

Adaptado de Matthijnssens *et al.*, 2011 e Rotavirus Classification Working Group: RCWG, 2018

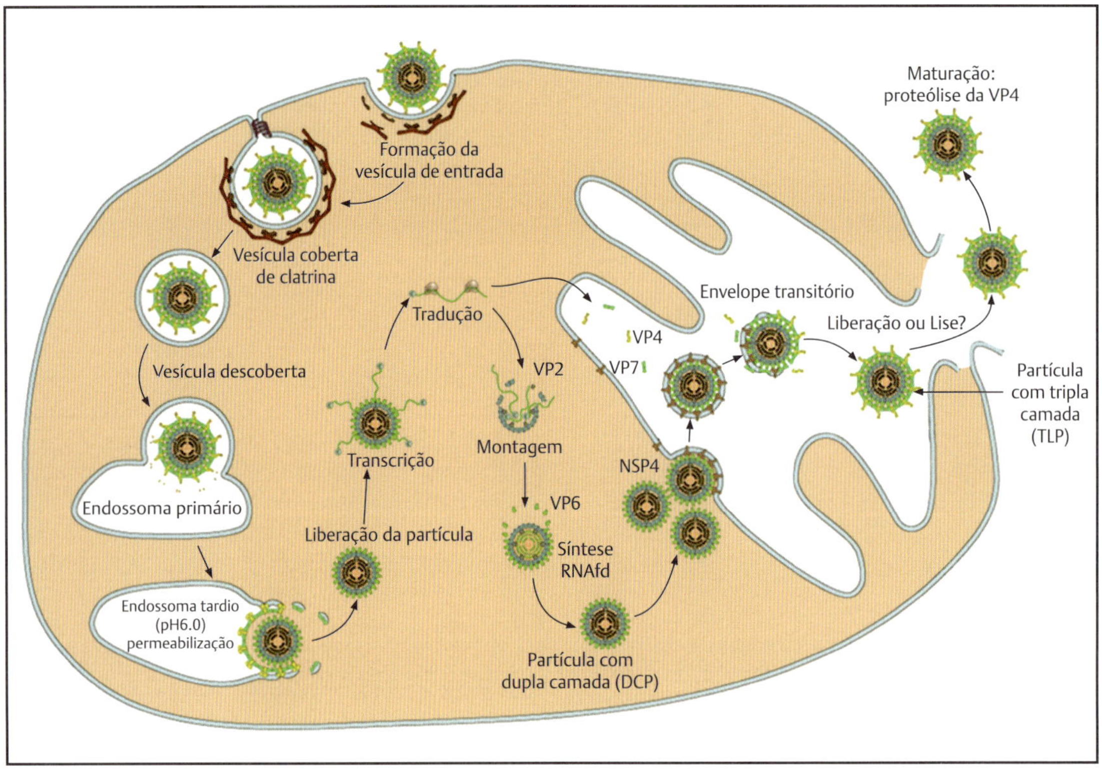

Fig. 10-5. Modelo de replicação dos rotavírus. (Fonte: Viral Zone, Instituto Suíço de Bioinformática, 2018. Disponível em: https://viralzone.expasy.org/107?outline=complete_by_species. Acesso em 2 de junho de 2018.)

A replicação ocorre no citoplasma das células absortivas diferenciadas, localizadas no terço apical das vilosidades do intestino delgado. As partículas infecciosas são liberadas, no lúmen intestinal e o processo replicativo tem continuidade na área distal do intestino delgado. A infecciosidade dos RV *in vitro* é aumentada pela tripsina. A ação proteolítica desta enzima resulta na clivagem da proteína VP4, gerando dois polipeptídios: VP5* e VP8*. Esta clivagem não interfere no processo de adsorção, mas está associada à internalização das partículas de RV nas células. Uma vez que os RV estão expostos às secreções pancreáticas, presume-se que esta clivagem ocorra no lúmen intestinal do hospedeiro durante a infecção viral. O início do processo de adsorção se dá por interação dos domínios VP8* e VP5* com ácido siálico e integrinas, respectivamente, presentes em receptores celulares. Estudos demonstraram que concentrações apropriadas de cálcio são necessárias para a estabilidade da partícula, aparentemente pela estabilidade de VP7. A remoção dos íons livres de Ca^{2+} dissocia os trímeros de VP7 em monômeros, liberando a VP7 do vírion, e resulta no início da penetração induzida por mudanças conformacionais que ocorrem em VP4. O mecanismo de penetração viral ainda não foi totalmente esclarecido. Ambos os mecanismos de penetração viral, endocitose mediada por receptor ou penetração direta através da membrana celular, têm sido sugeridos para RV. E possivelmente, mais de um mecanismo de penetração viral pode ocorrer, como já foi descrito para os poliovírus e os reovírus. No citoplasma ocorre a perda do capsídeo externo (desnudamento) liberando as DLPs no citoplasma celular. Os RNAs são transcritos pela RNA-polimerase RNA-dependente (VP1). Ocorre a síntese de RNA (+) a partir da fita negativa do RNA viral. As fitas de RNA (+) servirão de RNAm para a tradução das proteínas virais (estruturais e não estruturais) e de molde para a produção de novas fitas de RNA (-). As proteínas recém-sintetizadas (VP1, VP2, VP3 e VP6; NSP2, NSP5 e NSP6, esta última quando presente) e o RNA fita simples (RNAfs) viral são reunidos no citoplasma da célula infectada, constituindo uma região eletrodensa denominada viroplasma.

O capsídeo intermediário (VP6) envolve o cerne (RNAfd, VP1-VP3) formando a partícula viral incompleta, com aproximadamente 50 nm de diâmetro (DLPs). Esta deixa o viroplasma e vai para o interior do RE Rugoso (RER), onde adquire o capsídeo externo juntamente com um envoltório transitório. As proteínas do capsídeo externo são sintetizadas nos polirribossomas do RER. As proteínas glicosiladas VP7 e NSP4 são sintetizadas em associação com o RE. A VP7 forma o capsídeo externo e a NSP4 possui domínio citoplasmático que funciona como receptor das DLPs, interagindo diretamente com VP6 e VP4 e viabilizando o brotamento das DLPs para o interior do RE. Durante o brotamento, as partículas adquirem um envoltório lipídico transitório que se perde durante a passagem no RE. Em seguida, ocorre a montagem das partículas com capsídeo externo, o que resulta na formação de partículas virais maduras com diâmetro aproximado de 100 nm, quando consideramos as espículas projetadas no capsídeo esterno. Finalmente, o ciclo infeccioso termina com a liberação da progênie viral e a novas partículas, que após a clivagem da VP4 por proteases celulares lúmen do intestino, estão prontas para recomeçar o ciclo replicativo nas células susceptíveis adjacentes, além de serem liberadas pelo organismo dando sequência ao processo de transmissão.

Patogênese e Imunidade

Nossa compreensão do quadro de diarreia causado pela infecção dos rotavírus é considerada incompleta quando comparada com diversos outros patógenos (p. ex., cólera). A derreia por rotavírus tem sido atribuída a diversos mecanismos diferentes, incluindo má absorção decorrente da destruição dos enterócitos, a atividade de uma enterotoxina viral produzida durante o processo de replicação que estimula o plexo do sistema nervoso entérico (SNE), e a isquemia de vilosidades do intestino, apontando para componentes de má absorção e secretórios durante a infecção o que pode justificar um quadro diarreico tão agudo e grave no decorrer da infecção. Estes efeitos contribuem para a diarreia aquosa e vômitos, que são características da doença de RV, que em suas manifestações mais extremas pode levar à morte devido à desidratação e ao choque hipovolêmico. Ao longo dos últimos anos, os estudos na área de fisiopatogenia têm abordado mecanismos de indução da diarreia nos níveis celular e tecidual, e um novo entendimento desses mecanismos começa a emergir. Alguns desses estudos recentes já demonstram que em casos esporádicos, a infecção pelos rotavírus não está limitada ao intestino como se preconiza. Embora sequelas sistêmicas decorrentes da infecção por rotavírus sejam raras, alguns trabalhos recentes com modelos animais têm demonstrado a disseminação para sítios extraintestinais. O resultado da infecção intestinal por rotavírus é mais complexo do que inicialmente pode parecer, e é afetada por uma interação de fatores virais e do hospedeiro. Os rotavírus infecta enterócitos intestinais, e os eventos no início da infecção são mediadas pelas interações vírus-célula epitelial.

Clinicamente, a infecção por rotavírus se manifesta na forma de diarreia aguda. As manifestações mais frequentes são vômito, febre, dor abdominal e desidratação. A rotavirose é uma infecção autolimitada, sendo que, após um período de 1 semana a 10 dias, o quadro se resolve. O problema é mais grave quando ocorre desidratação grave e falta de tratamento adequado, podendo levar à morte.

Entre as células ao longo do intestino delgado temos os enterócitos e as células da cripta, as primeiras sendo células maduras não proliferativas, que recobrem as vilosidades e apresentam a função de absorção. Esses enterócitos sintetizam diversas enzimas que são expressas na parte apical e são responsáveis pela capacidade de digestão dessas células. A absorção ocorre pelos mecanismos de difusão passiva de solutos, como, por exemplo, gradientes osmóticos e eletroquímicos, assim como pelo transporte ativo. As células da cripta são as células precursoras dos enterócitos e não apresentam a capacidade absortiva dos enterócitos, secretando íons Cl^- no lúmen do intestino. Em conjunto, as células da cripta e os enterócitos têm a função de estabelecer um fluxo de eletrólitos bidirecional, através do epitélio, onde os enterócitos e as células da cripta irão favorecer a absorção e a secreção, respectivamente.

Um estudo realizado por Ball *et al.* (1996) demonstrou que a proteína NSP4 da amostra de rotavírus símio SA-11, expressa em baculovírus, poderia funcionar como enterotoxina, induzindo diarreia em camundongos. Na sequência de NSP4, os autores demonstraram, ainda, evidências da existência de um peptídeo de 22 aminoácidos que funciona como enterotoxina. Foi sugerida, então, uma possível explicação para o mecanismo da diarreia nos camundongos estudados, pelo qual a proteína NSP4 poderia induzir diarreia por estimulação da secreção de íons cloro (Cl^-), por uma via de sinalização cálcio-dependente, após se ligar a um receptor localizado no epitélio intestinal. Ou seja, a NSP4 induziria a liberação de cálcio ($Ca2^+$) do retículo endoplasmático para o citoplasma, devido à abertura de canal de $Ca2^+$, levando ao aumento de secreção de Cl^- no lúmen intestinal e diminuindo a absorção de sódio (Na^+) e água, o que levaria ao quadro de diarreia secretória. A indução de diarreia em camundongos, pela inoculação de NSP4, também, foi observada por outros autores. Por outro lado, Angel *et al.* (1998), induziram diarreia em camundongos que apresentavam deficiência no canal modulador de cálcio e cloro, e concluíram que a NSP4 não teria um papel importante na indução de diarreia. Esses achados dependem diretamente da amostra em questão e do sistema utilizado para demonstrá-los, mas, seguramente, a NSP4 contribui de forma fundamental para a manifestação da diarreia. É importante destacar a característica multifuncional dessa proteína, que funciona como receptor intracelular, como toxina na superfície celular e apresenta propriedades imunogênicas. Todos os estudos baseados nos mecanismos que envolvem a NSP4 dos rotavírus podem, ainda, contribuir para a elaboração de estratégias capazes de amenizar a gravidade da doença.

Para melhor entendimento da doença faz-se necessário saber que tantos fatores relacionados com o hospedeiro, como idade, grau de desnutrição e tratamento administrado, quanto características do vírus em questão, como genótipo/sorotipo envolvido, irão influenciar na fisiopatologia e gravidade da doença. A doença diarreica, causada pela infecção por rotavírus, é claramente multifatorial, envolvendo (1) a má absorção, que é decorrente da morte celular e do dano causado no epitélio intestinal em função da infecção viral e (2) da ação da enterotoxina NSP4. Desta forma, o primeiro evento relacionado com a patogênese desse vírus seria o descontrole no transporte de íons Cl^-, no epitélio. Um componente, dentro do processo secretório, é o estímulo do sistema nervoso associado ao trato entérico, o qual se especula ser desencadeado pela secreção de NSP4, quimiocinas ou outros fatores liberados durante o processo de infecção das células epiteliais. O componente secretório mais aceito é aquele que destaca o descontrole na regulação de Ca^{2+}, por parte das células da cripta.

Um estado imunológico natural eficiente contra a infecção dos rotavírus não existe. Embora a infecção primária pelo vírus induza a produção de células B de memória contra o rotavírus, e uma resposta específica de células T, estas normalmente não são suficientes para evitar a reinfecção pelo vírus. No entanto, eles servem para reduzir a gravidade de infecções secundárias. Já foi demonstrado que os títulos de anticorpos séricos IgA podem ser correlacionados com a proteção contra a reinfecção. Tem sido demonstrado em camundongos que, na ausência de IgA, a IgG também é suficiente para proteger. No entanto, em humanos, altos títulos de IgG não parecem ser tão protetores como os títulos de IgA contra a doença moderada a grave. Desta forma a IgA é visto como o principal indicador de imunidade protetora para rotavírus. Uma razão destas respostas pelos anticorpos não conferirem proteção efetiva e completa é que eles são sorotipo/genótipos específicos. Em função da diversidade dos sorotipos/genótipos diferentes de rotavírus, isso impede que estes anticorpos atuem na proteção contra a infecção por um sorotipo diferente. Em infecções repetidas, a tendência é que sejam menos graves, como cada infecção adicional expande a população de células B produzem anticorpos de reação cruzada que podem reconhecer múltiplos sorotipos. É importante destacar que o *status* imunológico do hospedeiro está diretamente relacionado com a idade e que na maioria dos casos graves a resposta imune se apresenta de forma incompleta, necessitando de acompanhamento intensivo.

Epidemiologia

Os RV-A são os principais agentes etiológicos da diarreia aguda de origem viral, em crianças menores de cinco anos em todo o mundo, sendo responsáveis por 40% das hospitalizações. O impacto global causado por infecções pelos RV-A representa mais de 527.000 óbitos entre crianças com até 5 anos de idade, sendo 85% destes casos ocorrendo em países em desenvolvimento. Nos países desenvolvidos, apesar de se observar uma elevada morbidade, o número de óbitos é limitado pela assistência médica disponível.

O padrão de sazonalidade das infecções por RV-A nos diversos países varia de acordo com a região. Nas regiões de clima temperado observa-se um padrão tipicamente sazonal, caracterizado pela ocorrência de surtos e epidemias durante os meses mais frios e secos do ano, sendo que nas regiões de clima tropical as infecções por RV-A ocorrem ao longo de todo o ano.

Estudos de epidemiologia molecular têm demonstrado que diferentes genótipos P e G podem circular simultaneamente em uma mesma região geográfica e que o genótipo prevalente em uma determinada região pode mudar anualmente. Outra observação é que os genótipos prevalentes em diferentes regiões de um país podem ser diferentes dentro do mesmo período epidêmico. O genótipo prevalente pode variar em intervalos entre um e três anos, provavelmente como resultado do acúmulo progressivo dos indivíduos imunes e da evolução natural dos genótipos naquela população. Alguns genótipos podem permanecer de forma endêmica em ciclos maiores (8-10 anos) em determinadas regiões demonstrando a capacidade de evolução e adaptação desses vírus.

Uma ampla revisão de trabalhos científicos descrevendo genótipos de RV-A circulantes no mundo demonstrou que mais de 90% das infecções por RV-A na América do Norte, Europa e Austrália eram associadas a combinações dos genótipos P[8]G1, P[4]G2, P[8]G3 e P[8]G4. Na América do Sul e Ásia, elas representaram 68% e na África 50%. A combinação P[8]G1 ocorreu em mais de 70% das infecções na América do Norte, Europa e Austrália, e em 34% e 23% das infecções na América do Sul e na África, respectivamente (Fig. 10-6).

No Brasil, em março de 2006, foi introduzida dentro do Calendário Nacional de Imunizações a vacina monovalente contra RV-A (Rotarix® - GlaxoSmithKline, Bélgica). Trata-se de uma vacina atenuada, preparada a partir de uma cepa humana genótipo G1P[8]. Leite *et al.* (2008) descreveram a genotipagem de RV-A no Brasil em dois períodos pré-vacinais, 1982-1995 e 1996-2005. Esse estudo demonstrou que as combinações mais frequentemente encontradas foram: G1P[8]/G1P[?] (43%), G9P[8]/G9P[?] (20%), G2P[4]/G2P[?] (9%), G3P[8]/G3P[?] (6%), G4P[8]/G4P[?] (4%) e G5P[8]/G5P[?] (4%) (Figs. 10-7 e 10-8). Também foi possível observar que no período 1982-1995 a distribuição do genótipo G3 era maior nas regiões centro-oeste e nordeste, com detecção também nas regiões norte e sudeste. No entanto, nos anos seguintes a circulação desse genótipo foi restrita à região sudeste.

Logo após a introdução da vacina Rotarix® em 2006, ficou evidente a redução da detecção de RV-A associados ao genótipo P[8] e o genótipo G2P[4] tem aumentado significativamente no Brasil, sendo o genótipo mais prevalente seguido de G1, G3 e G9. No período 2005-2007, o G2 P[4] foi detectado com destaque nos estados de: Rio de Janeiro, Sergipe, Pernambuco Piauí e Minas Gerias. No Nordeste do Brasil diferentes estudos mostram uma prevalência de até 100% para o genótipo G2P[4] no ano 2007. Estudos recentes no Norte do Brasil apresentam que a reemergência de G2 alcançou taxas de até 90%. A reemergência do genótipo G2P[4] de RV-A nestes últimos anos parece estar refletindo um fenômeno continental. Tem sido reportado um aumento na prevalência deste genótipo em diferentes países: Honduras, El Salvador e Guatemala na América Central, além de Argentina e Paraguai na América do Sul. Porém, deve ser ressaltado que estes países ainda não haviam introduzido uma vacina contra o RV-A no programa de vacinação.

Em países que não estão no continente americano, as taxas de detecção de G2P[4] tem aumentado e recentemente, em Bangladesh, foi reportada uma taxa de 43% no período 2005-2006. Na Europa, um estudo realizado em Salento, Itália, G2 apresento uma prevalência de 44.9% no período 2006 -2007 e em uma região de Portugal um estudo apresentou uma prevalência de 68,6% no ano 2007 para o genótipo G2P[4]. Desta forma fica evidente a reemergência mundial do genótipo G2P[4].

Em 1991 relatado por Bishop *et al.*, em estudo realizado na Austrália, propuseram a existência de um ciclo de 10 anos para a reemergência do genótipo G2. Desta forma, faz-se necessário uma extensa e continua vigilância epidemiológica para se confirmar se tal ciclo também ocorrer no Brasil e em outras regiões do planeta. Curiosamente, esses dados têm sido parcialmente corroborados por Leite *et al.*, 2008, que apresentaram um intervalo de 10 anos entre a diminuição do genótipo G2 no ano 1996, coincidindo com o aumento 10 anos depois em 2006. Entretanto, ainda são necessários mais estudos deste tipo para poder determinar a variação temporal deste genótipo.

Além dos genótipos comuns que circulam de forma contínua pelo mundo, outras combinações de genótipos G ou P emergiram, sendo designadas de *não usuais* ou *incomuns*. Algumas destas passaram a assumir importância epidemiológica em determinadas regiões, como G5, G6, G8, G10 e, recentemente G12 e P[9]. Esses genótipos foram inicialmente

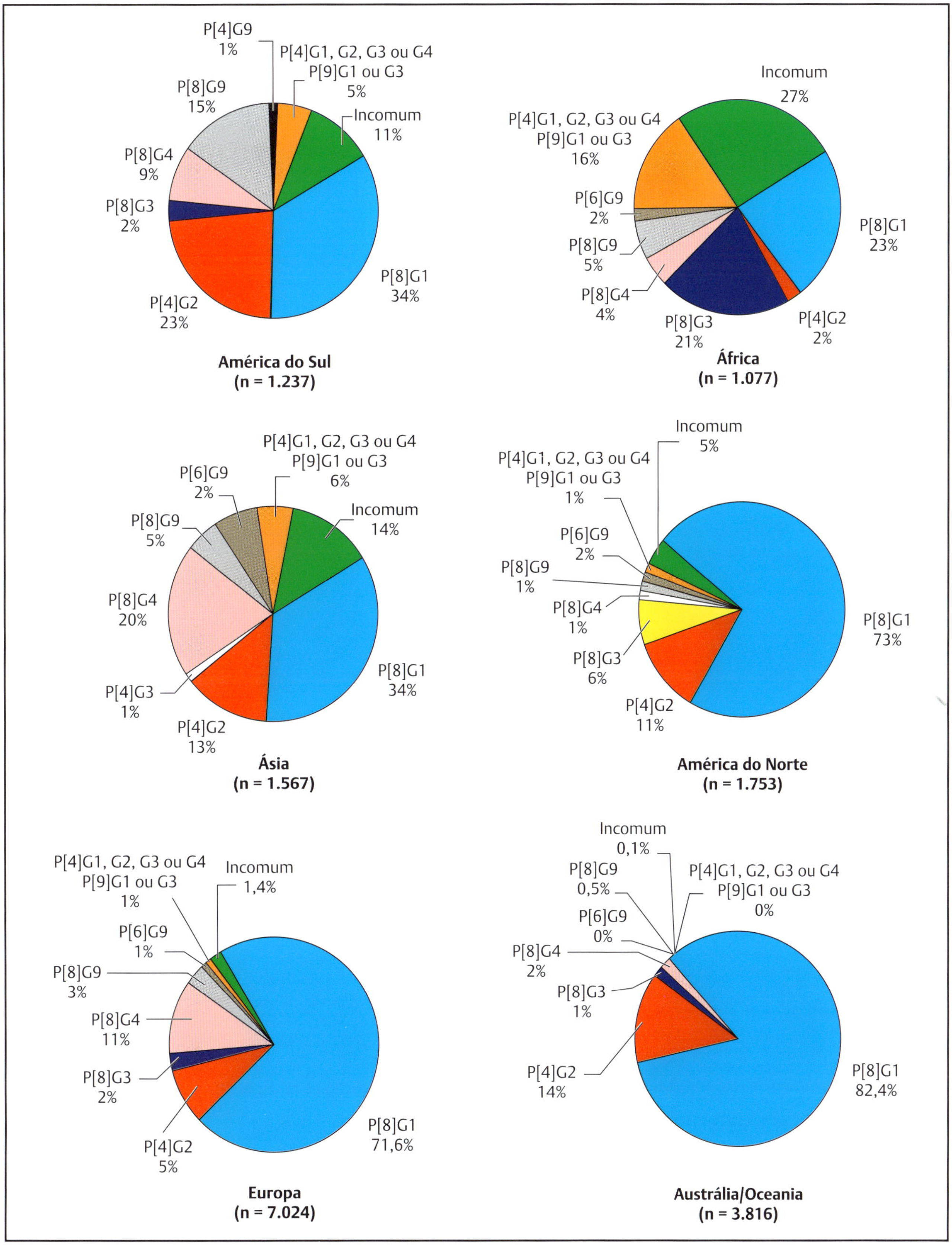

Fig. 10-6. Distribuição continental/subcontinental de rotavírus A humano com as combinações binárias G e P. (Fonte: Adaptada de Santos & Hoshino, 2005.)

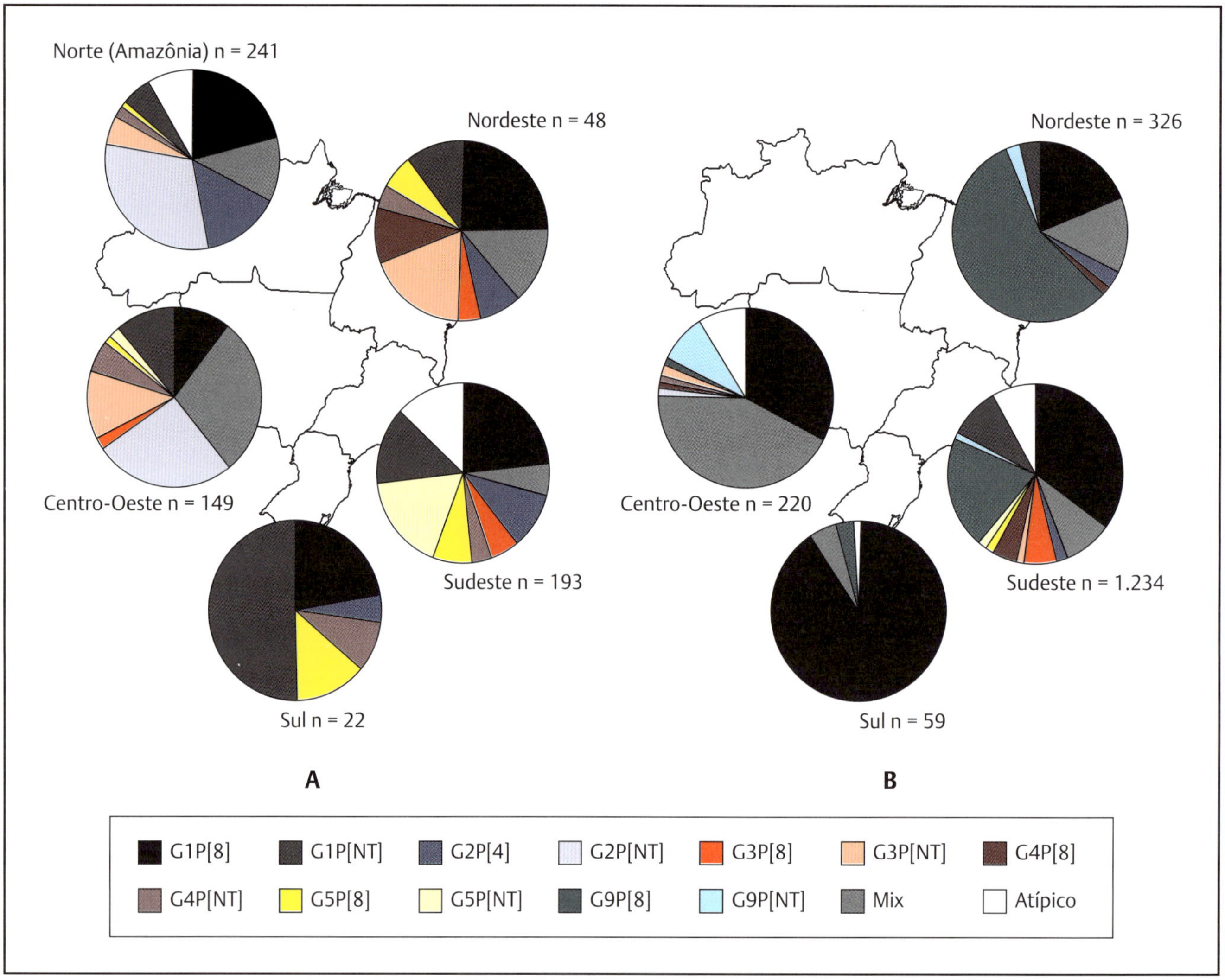

Fig. 10-7. Distribuição dos genótipos de rotavírus A no Brasil, por região. (**A**) de 1982 a 1995, e (**B**) de 1996 a 2005. (Fonte: Adaptada de Leite *et al.*, 2008.)

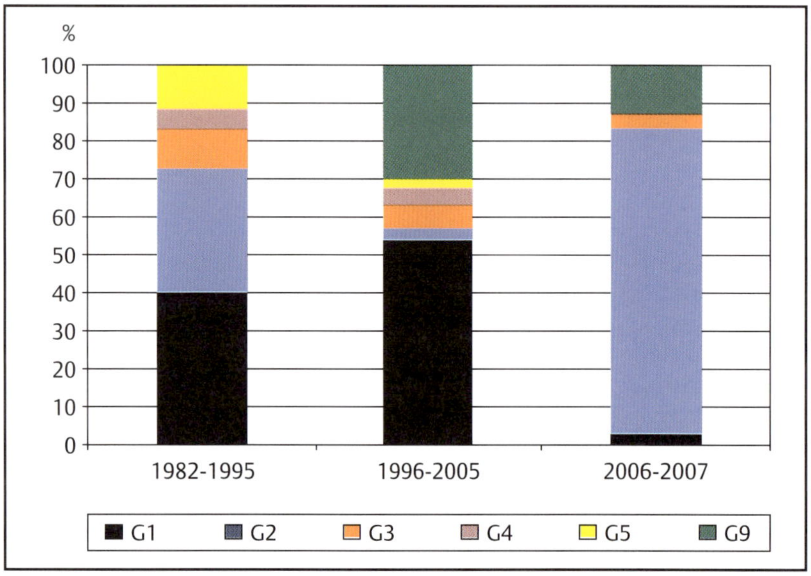

Fig. 10-8. Taxa de detecção dos diferentes genótipos G de rotavírus A no Brasil em diferentes períodos. (Fonte: Adaptada de Leite *et al.*, 2008.)

detectados nos países em desenvolvimento e, posteriormente, nos países desenvolvidos.

Genótipos não usuais têm sido descritos em todo o mundo e representam 4,9% do total, com os mais elevados percentuais registrados na África (27%), na Ásia (14%) e América do Sul (11%). Na América do Norte, Europa e Austrália, a frequência com que essas combinações ocorreram foi de 5, 1,4 e 0,1%, respectivamente. Diversos estudos demonstraram que os genótipos G incomuns circulam no mundo, tais como G5, G8 e G10 no Brasil, G8 na Malásia e recentemente o genótipo G12 em diversos países no mundo incluindo as Américas, Europa e Ásia.

Diagnóstico

O diagnóstico laboratorial sempre dependerá da suspeita clínica em relação aos sinais e sintomas apresentados pelo hospedeiro no momento da anamnese. Serão avaliados parâmetros como idade, gravidade da doença, duração da diarreia, local onde foi adquirida e o estado geral e imunológico do hospedeiro. O exame físico deve avaliar o grau de desidratação e as manifestações extra intestinais. O quadro mais comum associado à infecção por rotavírus é a presença de diarreia aguda em hospedeiros com semanas, meses ou poucos anos de vida dependendo da espécie animal envolvida. A suspeita deve considerar a natureza infecciosa e sendo assim mais de 70% dos casos estão associados aos vírus. A diarreia geralmente tem características não inflamatória e apresenta algumas características clínicas e se apresenta como uma diarreia aquosa de grande volume, sem muco, pus ou sangue; podendo estar associada a náuseas, vômitos ou cólicas leves. E quando houver desidratação intensa e notificação de surto é indicativo de investigação do agente causal. No caso dos rotavírus (RV-A) o exame diagnóstico pode ser facilmente realizado por métodos rápidos como aglutinação em látex, cassetes de imunocromatografia e ELISA para detecção qualitativa de antígenos (RV-A) nas fezes. É importante destacar que a amostra deve ser coletada na fase aguda da doença o que permite melhor detecção e aproveitamento do método escolhido. Os outros grupos de rotavírus (B-G) só poderão ser determinados pela EGPA e por métodos moleculares baseados na transcrição reversa associada à reação em cadeia da polimerase (RT-PCR), que está restrita a utilização em laboratórios de pesquisa com a finalidade de determinação dos grupos e genótipos circulantes em humanos e animais.

Prevenção e Controle

As medidas de prevenção sempre serão a melhor opção no combate das gastroenterites agudas de origem infecciosa, não importando o agente responsável. É importante destacar o papel da educação e da informação da população para eventuais riscos e a ações que podem ser tomadas. Sendo assim, as condições sanitárias e a higiene pessoal devem ser consideradas as principais medidas de prevenção e controle. Para prevenir a infecção dos rotavírus é fundamental identificar as fontes de contaminação e interromper a transmissão da doença. Desta forma, deve-se evitar a água e alimentos contaminados, a assepsia do local e evitar contato com pessoas e animais doentes, são medidas que efetivamente reduzem a chance de contaminação.

Em recém-nascidos é importante que anticorpos contra os agentes infecciosos estejam presentes de forma contínua no lúmen do intestino. Sendo que este fato, geralmente, não ocorre por períodos maiores do que sete dias, a menos que a mãe seja hiperimunizada contra os vírus entéricos mais comuns. Na criação de animais em confinamento ou semiconfinamento (sistemas comumente utilizados em exploração leiteira), a higiene, os abrigos limpos e secos e a desinfecção rigorosa e periódica das instalações podem contribuir para evitar o aparecimento de surtos ou para eliminar os focos. Sabe-se que os animais adquirem esta doença por via oral, e se caso algumas medidas forem tomadas para evitar a contaminação de pisos, cama, água e ração, a incidência desta doença será menor. Para prevenção de casos na população humana é preconizada a vacinação da população infantil e no caso dos animais a vacinação materna tem sido cada vez mais utilizada, visto que a vacinação em recém-nascidos não é considerada uma medida prática no manejo destes animais.

O fato dos RV-A acometerem crianças de todas as classes sociais sugere que, ao contrário de outros enteropatógenos de transmissão fecal-oral, não seria possível controlar a infecção de RV-A somente por meio de melhorias na infraestrutura sanitária das populações e com as práticas de higiene. Reiterando a possibilidade de que uma vacina possa ser a única forma de prevenção possível. Sendo assim, a vacinação teria papel na atenuação da gravidade da doença, reduzindo, nos países em desenvolvimento, os índices de mortalidade e, nos países desenvolvidos, os altos gastos com tratamento e hospitalização.

Estudos demonstraram que as infecções por RV-A naturalmente adquiridas conferem proteção contra reinfecções de formas graves e a exposição assintomática de recém-nascidos ao RV-A é associada a chances reduzidas de desenvolvimento de formas graves da gastroenterite na infância e que o grau de proteção aumenta com as sucessivas reinfecções, tendo sido relatado, que após duas infecções por RV-A, as crianças não desenvolvem diarreia aguda grave pelo agente. Estes fatos têm servido de base para as tentativas de desenvolvimento de vacinas contra os RV-A. Diferentes grupos de pesquisa têm trabalhado neste projeto, levando-se em conta o cenário epidemiológico apresentado pelas diarreias agudas causadas pelo RV-A tanto em humanos quanto em animais. Neste contexto, diferentes abordagens têm sido utilizadas no desenvolvimento de vacinas contra o RV-A. Duas estratégias vêm sendo utilizadas para o desenvolvimento de vacinas anti-RV-A onde a primeira estratégia teve como base o fato de amostras animais de RV-A serem naturalmente atenuadas para seres humanos e que, administradas por via oral, poderiam mimetizar a infecção natural pelo patógeno e desencadear uma resposta imune protetora. Somando-se a essa abordagem, atualmente temos as vacinas derivadas de animais e modificadas (recombinantes) para expressar estruturas de vírus humanos. E a segunda estratégia, é baseada em isolados de RV-A derivados de humanos com passagens sucessivas em cultura de células para que se estabeleça a perda da infecciosidade sem a perda da imunogenicidade, com segurança e eficiência.

Seguindo o princípio da imunidade sorotipo-específica o Instituto Nacional de Saúde dos EUA (NIH) desenvolveu a vacina oral RRV-TV, obtida pela incorporação de material genético codificante de VP7 de RV-A humano em RV-A símio. Esta vacina albergava as especificidades genotípicas G1, G2 e G4, adicionadas ao já representado G3 da amostra original de macaco. Desta forma, a RRV-TV representa uma mistura de três vírus reagrupados símio-humanos (G1, G2 e G4) com a amostra de macaco *Rhesus* G3 original. Esta vacina (Rotashield®) foi licenciada pelo órgão norte-americano *Food and Drug Administration* (FDA) em 1998, sendo recomendada para uso em três doses, aos dois, quatro e seis meses de idade, tendo a distribuição se iniciado em outubro daquele ano nos EUA.

Entretanto, em julho de 1999, após a administração de quase 1,5 milhão de doses, foi suspensa a aplicação da Rotashield® por associação a 15 casos de intussuscepção (obstrução intestinal) envolvendo crianças que haviam recebido a vacina. Após este fato, motivou-se o desenvolvimento de estudos epidemiológicos onde foram observados os riscos quanto ao desenvolvimento de intussuscepção, principalmente nas duas semanas após a primeira e segunda doses. Os riscos estimados chegaram a ordem de um evento obstrutivo intestinal para cada 4.500 crianças vacinadas e o risco assumia proporções maiores com a administração da vacina em idade superior a 90 dias, quando comparadas a crianças imunizadas abaixo dos 60 dias. Além da intussuscepção, evidências indicam que a vacina foi indutora de outros eventos adversos importantes, como a diarreia sanguinolenta. A maioria dos casos de obstrução intestinal que ocorre de forma aguda tem o indicativo de cirurgia para a retirada da obstrução e a recuperação do paciente é extremamente complicada em função da região operada e da idade do paciente.

Atualmente duas apenas vacinas são recomendadas pela OMS e já estão licenciadas no Brasil. São elas a Rotarix® e a RotaTeq®. A RotaTeq® tem como base a amostra vacinal bovina WC3 que também foi alvo de reagrupamento seguindo-se os princípios utilizados para a criação da RRV-TV, dando origem a uma vacina pentavalente reestruturada bovino-humana. Foi primeiramente licenciada pela Merck (Merck Research Laboratories, West Point, PA) em fevereiro de 2006 nos Estados Unidos. Esta vacina é constituída por RV bovino expressando na superfície VP7 correspondente aos sorotipos G1, G2, G3 e G4, além de VP4 correspondente ao sorotipo P[8]. A vacina deve ser administrada em três doses, aos dois, quatro e seis meses de idade. E os estudos clínicos apresentaram segurança e custo-efetividade na utilização em programas de vacinação e no Brasil encontra-se disponível na rede particular. A vacina Rotarix® foi introduzida no calendário brasileiro de imunizações em março de 2006, porém já estava disponível desde 2005 em clínicas e consultórios particulares. Esta vacina, desenvolvida pela *GlaxoSmithKline Biologicals*, contém $10^{6,5}$ unidades formadoras de foco da amostra de RV-A humano RIX 4414, de especificidade genotípica G1P[8]. A eficácia e segurança da vacina foi avaliada em diversos países incluindo o Brasil. A vacina foi especialmente eficaz na prevenção de gastroenterite por RV-A de genótipo G1, porém, estudos descrevem a ocorrência de proteção cruzada para gastroenterite e gastroenterite grave causada por outros genótipos (G3, G4 e G9), normalmente associados ao genótipo P[8]. Esta eficácia variou entre 65 e 100%. Em relação ao genótipo G2 foi observada uma eficácia de 41% (a menor proteção cruzada verificada), visto que o mesmo geralmente está associado ao genótipo P[4].

Diversos estudos têm conduzidos por diferentes países, para avaliar a possibilidade de inclusão de uma vacina contra rotavírus, nos programas de vacinação em massa e a importância dos anticorpos neutralizantes sorotipo-específicos, na proteção contra a rotavirose ainda não está claramente definida. Contudo, se a proteção heterotípica contra a rotavirose é importante, a eficácia da vacina dependerá do(s) genótipo(s) circulantes na população, num determinado momento.

CALICIVÍRUS

Os calicivírus são importantes patógenos humanos e animais que causam uma variedade de doenças em seus respectivos hospedeiros. A família *Caliciviridae* é composta por 5 gêneros bem estabelecidos. Os gêneros *Norovirus* (antigo gênero *Norwalk-like virus*) e *Sapovirus* (antigo gênero *Sapporo-like virus*) estão principalmente associados a casos de gastroenterite humana. O gênero *Lagovirus* acolhe os vírus da doença hemorrágica de coelhos e vírus da síndrome da lebre marrom europeia. O gênero *Vesivirus*, que compreende os calicivírus felinos e os vírus do exantema vesicular do suíno e, finalmente, o gênero *Nebovirus*, criado recentemente para agrupar calicivírus isolados de bovinos, cuja identidade de aminoácidos com os outros gêneros da família *Caliciviridae* os colocava em um ramo separado, por meio de análises filogenéticas. Ainda mais dois novos gêneros foram propostos, o *Recovirus*, representado pelo vírus Tulane, isolado de amostras fecais de macaco *Rhesus* e o *Valovirus*, representado pelos vírus *St. Valerien-like*, descritos em fezes de suínos saudáveis no Canadá. No entanto, esses possíveis novos gêneros ainda estão em análise pelo Comitê Internacional para Taxonomia de Vírus (ICTV, do inglês *International Comitee on Taxonomy of Viruses*). A família *Caliciviridae* foi criada pelo ICTV em 1979 e agrupa vírus pequenos, não envelopados, com 27 a 40 nm de diâmetro e capsídeo de simetria icosaédrica com número de triangulação igual a 3 (T = 3), apresentando 32 depressões na superfície do capsídeo. O genoma é composto por uma molécula de RNA fita simples, linear, de polaridade positiva, com tamanho variando entre 7,2 e 8,5 quilobases. A extremidade 3' do RNA é poliadenilada, enquanto que na extremidade 5' encontra-se uma proteína covalentemente ligada ao genoma (VPg), de $10\text{-}12 \times 10^3$ KDa, essencial para a infecciosidade do RNA. O RNA dos calicivírus é organizado em duas ou três fases abertas de leitura, dependendo do gênero. Os gêneros norovírus, vesivírus e o proposto recovírus codificam a proteína estrutural VP1 em uma ORF separada, enquanto que os sapovírus, lagovírus, nebovírus e o proposto valovírus codificam a VP1 de forma contígua à poliproteína não estrutural. Todos os calicivírus codificam uma pequena ORF próxima ao extremo 3' que codifica uma proteína estrutural menor, a VP2, que varia em tamanho entre os diferentes calicivírus (12 a 29kDa).

Norovírus

Histórico

No outono de 1968 ocorreu um surto de gastroenterite aguda em uma escola primária na cidade de Norwalk, Ohio, EUA. A doença foi caracterizada principalmente por náusea, vômito e dor abdominal e os sintomas duraram de 12 a 24 horas, sem que ninguém precisasse ser hospitalizado. Ainda, casos secundários foram relatados, tendo ocorrido nos familiares dos primeiros pacientes com uma média de 48 horas de período de incubação. Outros casos com características epidemiológicas semelhantes ao caso de Norwalk foram descritos em diferentes estados dos EUA no mesmo ano e nos anos seguintes. Para identificar o agente responsável pelos surtos que estavam ocorrendo, amostras fecais coletadas durante alguns surtos foram filtradas e administradas a voluntários. Apenas os voluntários que receberam os filtrados do surto de Norwalk apresentaram sintomas da doença. Os voluntários doentes apresentaram um quadro brando de diarreia, febre baixa, anorexia, dor abdominal, dor de cabeça e náusea, sem vômito e o quadro se resolveu espontaneamente em 96 horas. A partir das fezes de um voluntário doente, um novo filtrado foi feito para a segunda passagem do inóculo e, novamente, alguns voluntários adoeceram. Esses experimentos confirmaram as observações prévias de que a gastroenterite aguda infecciosa não bacteriana poderia ser induzida experimentalmente por administração oral de filtrados fecais de pessoas doentes. Em 1972, pela técnica de imunomicroscopia eletrônica (IME), os filtrados fecais foram testados com o soro da fase convalescente de um dos voluntários e assim, foi possível a observação de partículas virais com 27 nm de diâmetro semelhantes aos picornavírus e aos parvovírus e a descrição do agente etiológico do surto de Norwalk (Fig. 10-9). Essa foi a primeira descrição de vírus associados a casos de gastroenterite. A descoberta do vírus Norwalk em material fecal e, logo depois, a descrição dos rotavírus na mucosa duodenal, estimulou a pesquisa de outros vírus entéricos associados à gastroenterite. Assim, a presença de partículas virais morfologicamente semelhantes aos previamente caracterizados calicivírus animais, começou a ser descrita em amostras fecais de crianças com diarreia.

Em 1977, foi descrita a presença de calicivírus típicos, associados à gastroenterite em uma creche de Sapporo, Japão. Esses vírus eram antigenicamente distintos dos vírus Norwalk por IME. Durante as décadas de 1970 e 1980, inúmeras descrições de vírus arredondados, pequenos (SRSVs – do inglês *small round structured viruses*) e não cultiváveis foram feitas, criando a necessidade de se desenvolver um sistema provisório de classificação de acordo com características morfológicas e físico-químicas desses novos achados.

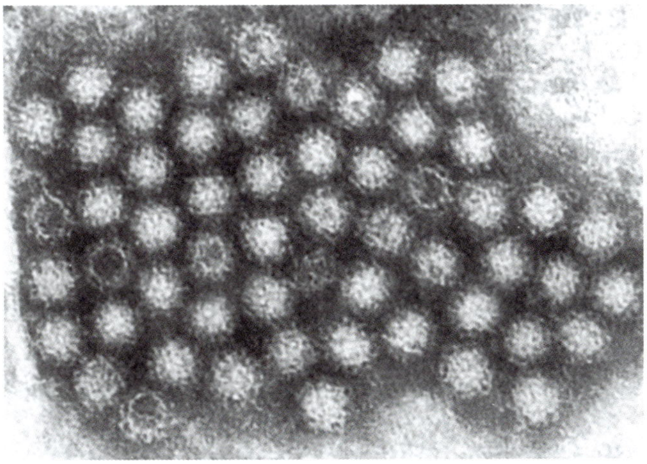

Fig. 10-9. Micrografia eletrônica de transmissão de partículas de norovírus. (Public Health Image Library CDC, 2018.)

As amostras fecais positivas funcionaram como fonte de antígenos para o desenvolvimento de testes para diagnóstico como imunoensaios para detecção de vírus Norwalk, vírus Sapporo e outros que foram sendo descritos e nomeados de acordo com o local onde foram encontrados (p. ex., *Hawaii*, *Snow Moutain* etc.). Esses ensaios possibilitaram os primeiros estudos epidemiológicos que mostraram a importância dos vírus Norwalk e outros SRSVs na gastroenterite epidêmica. Entretanto, a falta de um sistema de cultura de células susceptíveis para cultivo desses vírus em laboratório, prejudicou as pesquisas sobre esses agentes, principalmente no que diz respeito à classificação.

A clonagem molecular do genoma do vírus Norwalk, em 1990, levou a grande avanço no entendimento da virologia molecular e epidemiologia dos norovírus, ao desenvolvimento de testes para diagnóstico molecular e à definição do comportamento global da doença causada pelos norovírus. Técnicas como a RT-PCR e sequenciamento genético mostraram a enorme divergência genética e antigênica dos norovírus.

Organização Genômica

O genoma dos norovírus é constituído por um RNA linear, fita simples de polaridade positiva, com aproximadamente 7,5 Kb, organizado em três sequências abertas de leitura (ORFs). As proteínas não estruturais são codificadas por genes próximos ao extremo 5' do genoma, na ORF1 e as proteínas estruturais (VP1 e VP2) são codificadas por genes localizados mais próximos ao extremo 3' do genoma viral, na região correspondente ao RNA subgenômico. A ORF1, que tem mais de 5 Kb e cobre os primeiros 2/3 do genoma, codifica uma poliproteína de aproximadamente 200 kDa, que é autoprocessada por proteases virais para dar origem a proteínas não estruturais, essenciais para a replicação do genoma. O terço final do genoma é composto pelas ORFs 2 e 3, que codificam duas proteínas estruturais. A ORF2 tem 1,8 Kb e codifica a principal proteína do capsídeo, a VP1, com 57 kDa. A ORF3 tem 0,6 Kb e codifica a proteína VP2, de 22 kDa, uma proteína estrutural que se postula ser essencial para o empacotamento do genoma nos virions (Fig. 10-10).

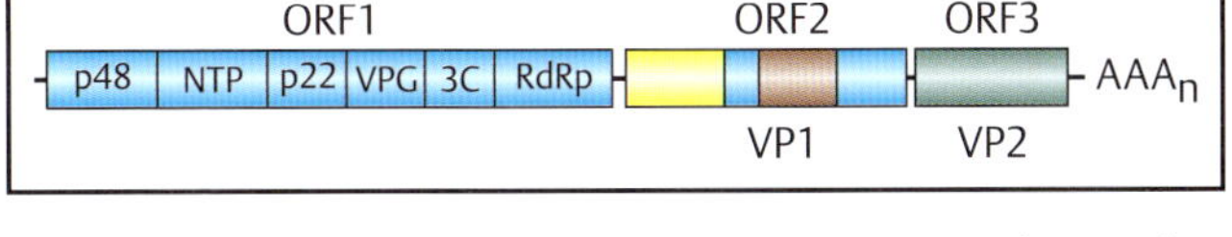

Fig. 10-10. Organização genômica dos norovírus. Organizado em três ORFs. ORF1 com aproximadamente 5 kb está localizada nos primeiros 2/3 do genoma e codifica uma poliproteína de aproximadamente 200 kDa que é autoprocessada por uma protease (3C-like) codificada pelo genoma viral, que dará origem a proteínas do complexo replicase, essencial para a replicação viral. As proteínas resultantes são: p48, uma proteína aminoterminal de função desconhecida; NTP, nucleosídeo trifosfatase, uma proteína 2C-like; p22, uma proteína 3A-like, de 22 kDa; VPG, proteína ligação ao genoma viral, covalentemente ligada ao extremo 5' do RNA e RdRp, uma proteína D-like, a RNA polimerase RNA dependente. A ORF2 tem 1,8 Kb de tamanho e codifica a principal proteína do capsídeo viral, de 57 kDa, a VP1. A ORF3 tem 0,6 Kb e codifica uma proteína estrutural menor, de 22 kDa, a VP2.

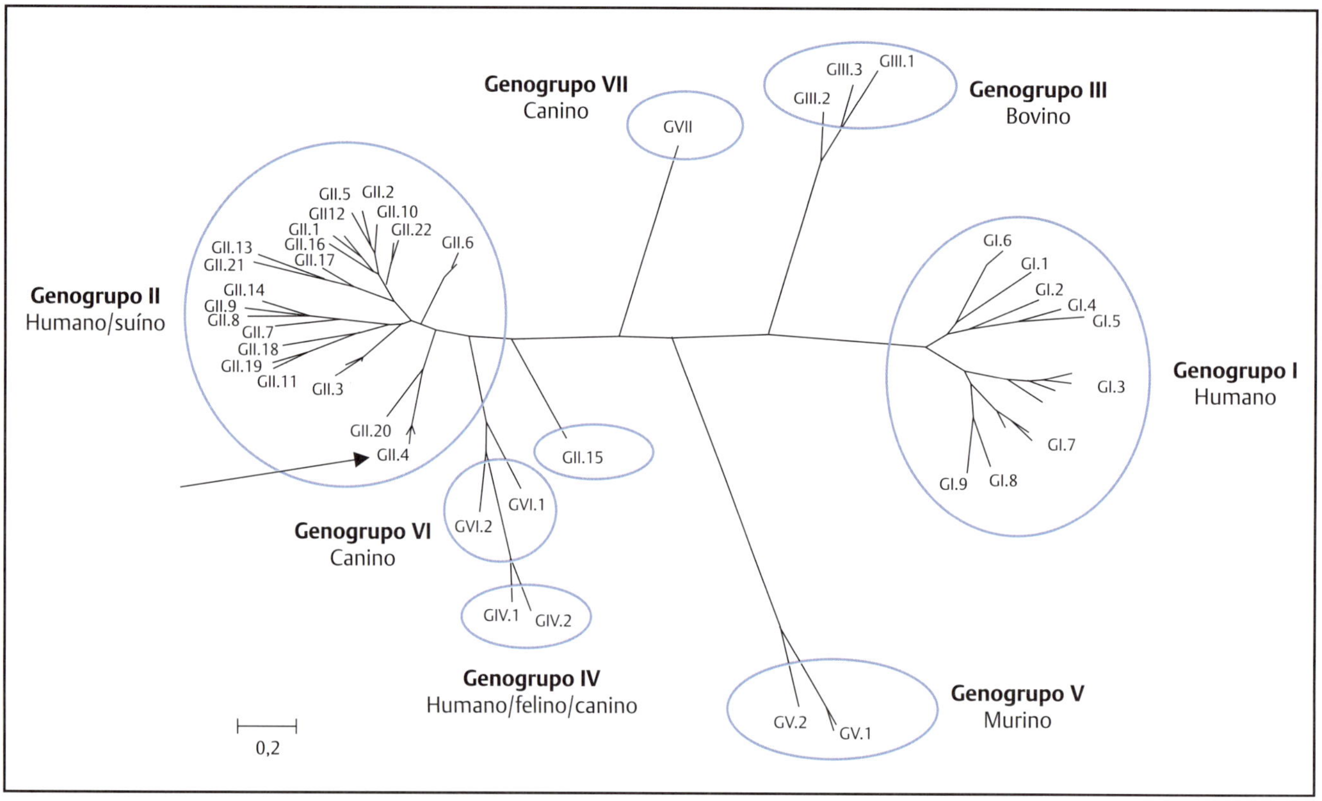

Fig. 10-11. Classificação dos norovírus em 7 genogrupos e 39 genótipos com base na diversidade das sequências completas de aminoácidos da proteína de capsídeo VP1. Norovírus que infectam humanos encontram-se nos genogrupos I, II e IV. A escala 0,2 representa o número de substituições de aminoácido por sítio. (Fonte: Vinjé, 2015. Advances in laboratory methods for detection and typing of norovirus. *J Clin Microbiol* 53:373-81.)

Classificação

Os norovírus (NoVs) podem ser classificados até o momento em pelo menos sete genogrupos, denominados GI – GVII, com base na identidade de aminoácidos da principal proteína do capsídeo, a VP1 (Fig. 10-11). Os norovírus que infectam humanos estão divididos entre os genogrupos GI, GII e GIV, enquanto os norovírus que infectam animais pertencem ao GIII e GV-GVII. Embora a transmissão interespécie nunca tenha sido documentada, vírus que infectam suínos são classificados como GII e, recentemente, um norovírus que causa diarreia em cachorros foi descoberto e classificado no GIV, sugerindo um potencial para transmissão zoonótica.

Com base em uma similaridade > 85% entre as sequências completas do gene codificante da proteína VP1, os norovírus são classificados em genótipos, com pelo menos oito genótipos pertencentes ao GI e 21 genótipos pertencentes ao GII. Desde 2001, GII.4 tem sido implicado como o genótipo mais frequente em surtos de gastroenterite no mundo todo. Estudos recentes demonstraram que os norovírus evoluem em decorrência de mudanças seriais na sequência da VP1, que permite a evasão do sistema imune na população humana.

Estratégia de Replicação

Embora os norovírus tenham sido descritos em 1972, sua estratégia de replicação permanece não caracterizada por causa da falta de um sistema de cultura de células ou modelo animal que permita a infecção experimental. O mecanismo exato de replicação dos norovírus ainda não foi elucidado, entretanto, acredita-se que o RNA genômico serve como molde para a síntese da fita negativa, que servirá como molde para a síntese de novas moléculas de RNA genômico, que serão empacotadas, e moléculas de RNA subgenômico, que serão traduzidas para a síntese de proteínas estruturais. Acredita-se que existam características comuns entre a replicação dos norovírus e a de outros vírus de RNA polaridade positiva. O vírion interage com a célula hospedeira (provavelmente via receptor específico), a partícula é internalizada e então, o genoma é liberado no citoplasma celular (desnudamento). As interações com a célula hospedeira são ainda pouco conhecidas para os calicivírus, porém, o reconhecimento por um receptor é etapa essencial para o processo de infecção. Carboidratos têm sido relatados como componentes dos receptores para calicivírus. Experimentos com calicivírus felino (FCV) mostraram que a replicação foi inibida na presença de cloroquina, indicando que a etapa de entrada do vírus na célula é dependente de pH baixo. O início da tradução do genoma de polaridade positiva é mediado por interações da proteína VPg com a maquinaria celular de síntese de proteínas. A ORF1 é traduzida para sintetizar a poliproteína não estrutural, a qual é processada em precursores e produtos pela proteinase viral. O início da síntese da fita antissenso (negativa) a partir da fita molde de RNA genômico, começa a partir do extremo 3' da fita positiva e pode envolver interações com proteínas celulares. A fita negativa serve como molde para a transcrição de duas espécies de RNA polaridade positiva, correspondentes aos RNAs genômico e subgenômico. O RNA subgenômico serve como molde para a síntese das proteínas estruturais VP1 e VP2. O empacotamento do RNA viral, maturação e liberação das novas partículas ainda não estão bem esclarecidos.

Patogênese e Imunidade

Os calicivírus humanos penetram no organismo principalmente pela via oral. Os virions são estáveis em pH ácido, o que proporciona sua capacidade de resistência a passagem pelo estômago. As vias de transmissão da infecção já foram muito bem documentadas, incluindo transmissão pessoa-pessoa, ingestão de água e alimentos contaminados. A transmissão pessoa-pessoa pode ocorrer por duas vias: fecal-oral e por aerossóis gerados durante episódios de jatos de vômito, que geralmente ocorrem durante a doença. As partículas virais são estáveis em água clorada, em ambiente de pH ácido e permanecem viáveis após congelamento e aquecimento até 60°C, permitindo o espalhamento da infecção por água potável e recreacional.

Muito do que se sabe hoje sobre a patogênese, susceptibilidade e imunidade às infecções por norovírus vêm de aspectos observados em estudos com voluntários. Por meio desses experimentos e análise de diversos surtos que ocorreram de forma espontânea, foi possível demonstrar que o período de incubação da doença é curto, variando de 10 a 51 horas, com média de 24 horas. As principais manifestações clínicas são diarreia e vômito, acompanhadas ou não por náuseas e dores abdominais. A gastroenterite causada pelos norovírus geralmente é autolimitada e acomete indivíduos de todas as idades.

O sítio de replicação primária dos calicivírus humanos ainda não está esclarecido, mas acredita-se que a replicação ocorra no trato gastrointestinal superior. Biópsias intestinais de voluntários foram realizadas antes da inoculação, na fase aguda e na fase de convalescença, duas semanas após a inoculação. Achatamento e alargamento das vilosidades do intestino delgado, infiltração com células mononucleares e vacuolização citoplasmática foram observadas na fase aguda da doença. Biópsias obtidas durante a fase convalescente mostraram o tecido com aspecto normal. Observou-se uma má absorção transiente de gordura, xilose e lactose durante a doença induzida experimentalmente. O nível da atividade enzimática caiu significantemente quando comparada com os valores basais e da fase de convalescença, enquanto a atividade da adenilatociclase no jejuno não foi alterada durante o quadro clínico.

Os calicivírus humanos são liberados do trato gastrointestinal pelas fezes do hospedeiro, porém, também já foram detectados em amostras de vômito por imunomicroscopia eletrônica e RT-PCR. Durante a infecção experimental de voluntários, a excreção de norovírus, detectada por IME, coincidiu com o início dos sintomas e não durou mais que 72 horas, porém, métodos de detecção mais sensíveis (RT-PCR, por exemplo) mostram que a excreção ocorre antes do início da doença, podendo durar por semanas, mesmo após a resolução dos sintomas (7 a 13 dias). O indivíduo infectado pode continuar a excretar partículas virais mesmo após o período sintomático. Essa descoberta tem implicações diretas no monitoramento de surtos onde a fonte de infecção é a ingestão de alimentos contaminados. Rígidas práticas de higiene pessoal e afastamento de manipuladores de alimentos do trabalho por mais alguns dias, mesmo após a resolução dos sintomas, são uma maneira eficiente para controle da infecção.

A imunidade aos norovírus em humanos ainda não está bem esclarecida e não parece obedecer aos mesmos padrões observados em infecções por diversos vírus. Os indivíduos adultos demonstram um alto grau de susceptibilidade à infecção natural ou induzida experimentalmente. Em alguns surtos, mais de 80% dos adultos adoecem. Estudos em voluntários mostraram que a infecção por norovírus induz uma imunidade de curta duração, aparentemente tipo-específica. Esses experimentos mostraram que os anticorpos produzidos apenas eram protetores caso a mesma cepa de vírus fosse utilizada em um segundo desafio se realizado com intervalo reduzido. Alguns desses estudos demonstraram que a proteção homóloga pode durar de 8 semanas a 6 meses. Entretanto, a dose infecciosa dada aos voluntários foi muitas vezes maior do que a dose necessária para causar doença em humanos. Dessa forma, a imunidade em resposta a uma infecção que ocorre naturalmente pode ser maior e mais protetora. Como a preexistência de anticorpos não necessariamente gera imunidade e, além disso, algumas pessoas não adoecem mesmo após exposição a altas doses infecciosas, acredita-se que tanto a imunidade adquirida como fatores do hospedeiro podem contribuir para a susceptibilidade à infecção. Grupos de antígenos histossanguíneos (HBGAs, do inglês *histo-blood group antigens*), incluindo do tipo H, antígenos ABO e antígenos de Lewis têm sido propostos como receptores para norovírus. A expressão dos HBGAs está associada à susceptibilidade tipo-específica à infecção por norovírus. Resistência à infecção tem sido associada a mutações no gene da 1,2 fucosiltransferase (*Fut2*) que leva a falta de expressão dos HBGAs na superfície de células intestinais. Pessoas como o gene funcional, expressam os HBGAs normalmante e são denominadas "secretoras", enquanto pessoas com o gene alterado não expressam HBGAs e são denominadas "não secretoras". Esses indivíduos "não secretores" parecem menos susceptíveis a infecção, entretanto, tal observação não explica completamente as diferenças entre os indivíduos infectados e não infectados. Outros mecanismos estão, possivelmente, envolvidos na imunidade aos norovírus.

Epidemiologia

Os norovírus são a principal causa de surtos de gastroenterite no mundo todo, infectando pessoas de todas as idades. Dados dos Estados Unidos e Europa demonstram que esses vírus são responsáveis por cerca de 50% de todos os surtos descritos. Embora sejam relatados surtos ao longo do ano, os picos de incidência ocorrem nos meses mais frios do ano, em países de clima temperado.

A principal via de transmissão dos NoVs é a fecal-oral. A contaminação de alimentos, água ou fômites e transmissão direta pessoa-pessoa têm implicação direta em surtos de gastroenterite por NoVs. Alguns genótipos parecem estar mais associados a uma via de transmissão específica. Por exemplo, GII.4 é mais comumente associado à transmissão pessoa-pessoa, enquanto amostras pertencentes ao GI são identificadas mais frequentemente a surtos associados ao consumo de mariscos.

O período de incubação varia de 10-51 horas e a dose infecciosa é baixa, permitindo que a transmissão pessoa-pessoa ocorra mesmo antes do surgimento dos sintomas ou após a recuperação do indivíduo infectado.

Os NoVs são responsáveis por 47-96% dos surtos de gastroenterite aguda e por 5-36% dos casos esporádicos da doença relatados em todo o mundo. Estima-se que os NoVs sejam responsáveis por 12% das hospitalizações de crianças menores de 5 anos, estando apenas atrás dos rotavírus.

Como descrito anteriormente, a contaminação de alimentos tem um papel importante na transmissão do vírus. A transmissão secundária é comum, permitindo o espalhamento de um surto, principalmente em ambientes fechados, como em instituições de saúde ou em navios de cruzeiros. Por causa da relativa resistência à inativação pelos desinfetantes mais comuns, surtos nesses locais geralmente requerem o fechamento da unidade ou do navio para um processo mais intenso de limpeza e desinfecção.

Embora sejam relatados surtos ao longo do ano, os picos de incidência ocorrem nos meses mais frios, em países de clima temperado. Estudos de caracterização molecular mostram a cocirculação de amostras dos genogrupos I e II, sendo o GII mais frequente, caracterizado em 75-100% dos casos. Entre os genótipos de GII, o GII.4 é o de maior prevalência em surtos registrados no mundo todo.

Diagnóstico

Apenas depois da clonagem do vírus Norwalk, em 1990, foi possível o desenvolvimento de ensaios como a RT-PCR para detecção de NoVs em amostras clinicas e ambientais, como água e alimentos. Essa técnica é amplamente utilizada em laboratórios comerciais e de pesquisa permitindo a detecção do vírus mesmo após o desaparecimento dos sintomas da infecção, quando a carga viral é baixa. A RT-PCR seguida por sequenciamento nucleotídico direto é uma ferramenta utilizada particularmente em estudos de epidemiologia molecular. No entanto, por causa da grande diversidade genética entre os diferentes isolados de NoVs, algumas amostras podem escapar dos testes de detecção. A RT-PCR quantitativa em tempo real, que é mais rápida e sensível do que a RT-PCR convencional foi desenvolvida para permitir uma detecção rápida de NoVs em um grande número de amostras fecais durante epidemias de gastroenterite.

Alguns imunoensaios comerciais já foram desenvolvidos, entretanto, sua utilização ótima depende do objetivo do diagnóstico: investigação de surtos ou diagnóstico clínico. Os imunoensaios em geral são altamente específicos para alguns, porém, não são sensíveis o suficiente para detectar todos os NoVs por causa da grande variabilidade genética e antigênica desses vírus.

A falta de um teste rápido e sensível amplamente disponível para o diagnóstico da doença causada pelo NoVs fez com que Kaplan *et al.* descrevessem quatro características epidemiológicas que podem ajudar na confirmação de surtos causados por esta infecção: (1) casos de vômito em mais da metade de indivíduos doentes; (2) período de incubação com média de 24 a 48 horas; (3) duração dos sintomas com média de 12 a 60 horas de duração dos sintomas e (4) ausência de bactérias patogênicas em coprocultura. Esses critérios foram validados como altamente específicos e sensíveis para a diferenciação dos surtos de gastroenterite causados por NoVs ou outros agentes etiológicos, podendo continuar sendo utilizados até que ferramentas de diagnóstico se tornem mais disponíveis.

Prevenção e Controle

Na maioria dos indivíduos, a doença induzida pelos NoVs é autolimitada e branda e não requer tratamento específico. Nos casos mais graves, a reposição intravenosa de fluidos e eletrólitos é feita nas emergências hospitalares. Nenhum tratamento antiviral específico está disponível para essa infecção.

A prevenção de surtos de gastroenterite aguda causados pela infecção por NoV depende da identificação do modo de transmissão do vírus. De maneira geral, medidas de controle da contaminação de água e alimentos e higiene pessoal são métodos eficazes no controle dos casos. No caso de infecção de origem alimentar, recomenda-se que os manipuladores de alimentos sejam afastados do trabalho por mais alguns dias após o desaparecimento dos sintomas, devido à excreção viral na fase assintomática.

A higiene pessoal, principalmente a utilização de métodos para higiene das mãos, é importante para prevenir a transmissão pessoa-pessoa e o espalhamento secundário da doença. O uso de álcool em gel nas mãos e a desinfecção de superfícies reduziram os números de ausência escolar por doença gastrointestinal numa escola primária de Ohio, Estados Unidos.

Ainda não existe uma vacina para prevenção da infecção por NoVs. Partículas *virus-like* (VLPs) expressas em baculovírus ou em plantas transgênicas mostram-se seguras e eficientes quando administradas a voluntários pela via oral. Essa vacina poderia ser utilizada principalmente em grupos onde a morbidade é alta (p. ex., tropas militares) ou naqueles grupos sob alto risco de um quadro mais grave (p. ex., idosos em asilos). Entretanto, ainda existem muitos desafios no desenvolvimento de uma vacina anti-NoV, incluindo a falta de correlação entre a presença de anticorpos e proteção, a curta duração da imunidade após a doença (menor que 2-3 anos) e a diversidade genética e antigênica dos NoVs. O papel desempenhado pela imunidade de mucosa, humoral e celular ainda precisa ser explorado e desvendado para que seja possível o desenvolvimento de uma vacina anti-NoV.

Sapovírus

A infecção por sapovírus em humanos (HuSaVs) ocorre com frequência menor do que a infecção pelos HuNoVs e, na maioria dos casos, o indivíduo infectado não apresenta sinais clínicos da doença. Casos esporádicos e surtos de gastroenterite associados à infecção pelos sapovírus são descritos, principalmente, em crianças menores de 5 anos e idosos. As manifestações clínicas são praticamente as mesmas induzidas pela infecção por NoVs. Na maioria dos casos, a excreção dos vírus dura 2 semanas.

Os SaVs são classificados em 5 genogrupos (GI–GV), com base na sequência completa da proteína do capsídeo. Devido à alta diversidade genética, a classificação dos SaVs ainda não é muito consistente, no entanto, de maneira geral, a classificação proposta em 2001 por Schuffenecker *et al.* é a utilizada. Os genogrupos I, II, IV e V são constituídos por vírus que infectam humanos, enquanto que o GIII inclui amostras isoladas de suínos. Recentemente foram propostos mais 10 genogrupos (GVI ao GXV) (Fig. 10-12) para classificar amostras de sapovírus animais com divergências nas sequências que impediam sua classificação nos genogrupos já existentes. Assim como para os NoVs, cada genogrupo é dividido em diversos genótipos, sendo caracterizados pelo menos 17 genótipos de sapovírus até o momento, sem considerar os que deverão estar incluídos nos novos genogrupos.

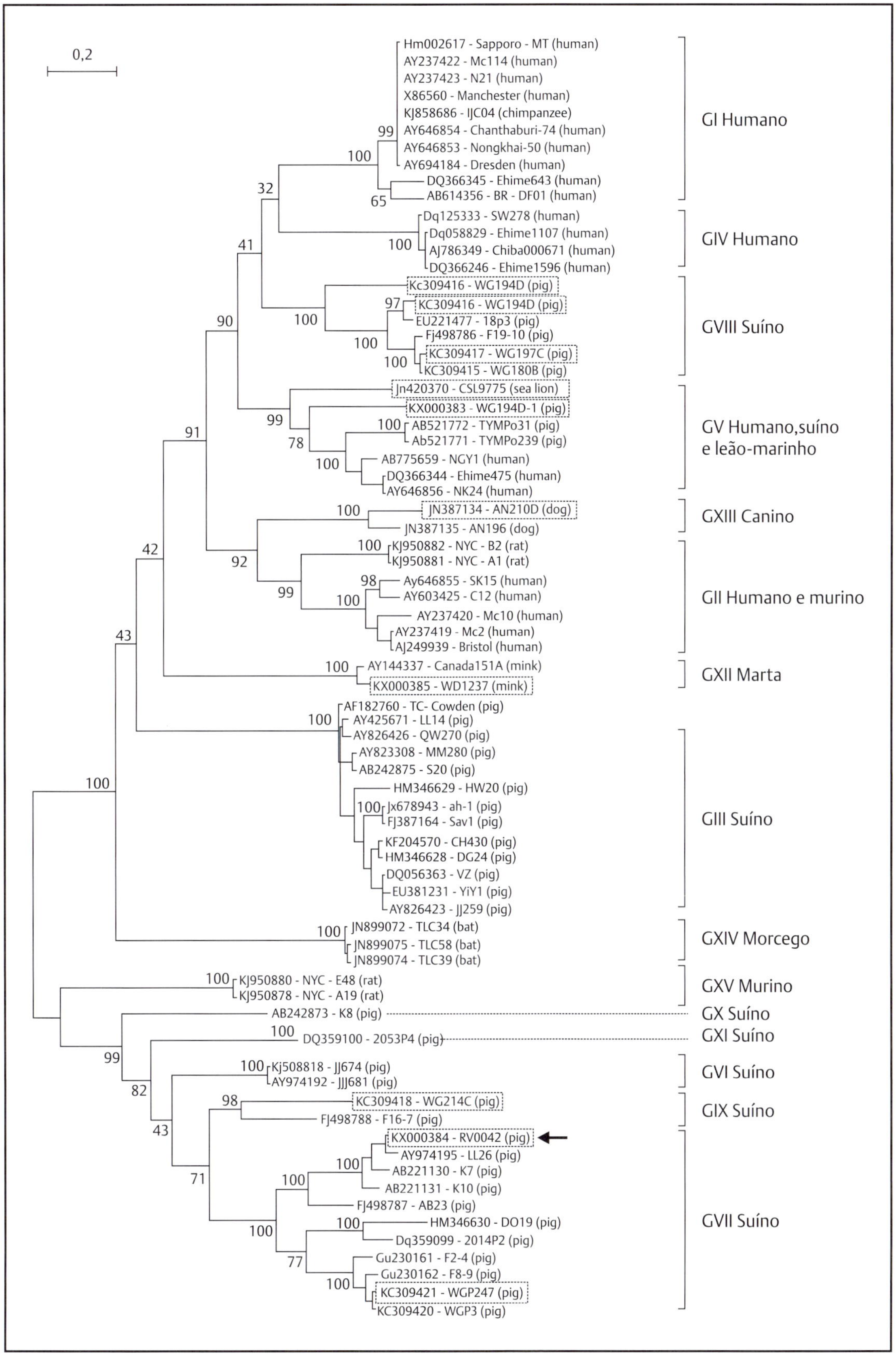

Fig. 10-12. Classificação de sapovírus humanos e animais. Árvore filogenética baseada nas sequências completas de aminoácidos de VP1 de 74 cepas de sapovírus. Essas cepas representam todos os 14 genogrupos relatados (GI-GXIV) e o recém-relatado SaV de rato. (Oka et al., 2016.)

Calicivírus em Animais

A associação entre infecção por calicivírus e doença em animais começou em 1932. Desde então, inúmeros calicivírus têm sido descritos em uma variedade de espécies.

A primeira evidência de infecção por calicivírus em animais ocorreu em 1932, na Califórnia, durante um surto de uma doença vesicular em rebanhos suínos. A fonte do surto foi a alimentação do rebanho com resíduos crus de alimentos de origem marinha coletados de restaurantes. Tal surto, inicialmente descrito como febre aftosa, foi contido por quarentena e abate dos rebanhos afetados. Nos dois anos seguintes (1933 e 1934) ocorreram outros surtos dessa doença vesicular, no entanto, a possibilidade de febre aftosa foi descartada, já que o patógeno era imunologicamente distinto dos três sorotipos desse vírus conhecidos até aquele momento. Então, a nova doença foi denominada exantema vesicular de suínos (VES, do inglês *vesicular exanthema of swine*) e foi erradicada em poucos anos. Entretanto, o vírus, que em mamíferos marinhos é chamando de *San Miguel Sea Lion* vírus (SMSV), ainda circula. Os sintomas clínicos são similares em ambas as espécies, com o aparecimento de vesículas nos focinhos e patas de porcos e nadadeiras de mamíferos marinhos. O SMSV, pertencente ao gênero *Vesivirus*, é um dos vírus de animais marinhos mais comumente descritos. A infecção causa lesões vesiculares na boca e nadadeiras de pinípedes e tem sido associado a casos de gastroenterite de leões-marinhos na Califórnia (*Zalophus californianus*). Esse vírus é geneticamente indistinguível do VESV e possui uma gama de hospedeiros maior do que outros vírus de vertebrados conhecidos. O SMSV pode infectar diferentes espécies de peixes, anfíbios, répteis e primatas. Os vesivírus têm demonstrado grande capacidade de se tornarem rapidamente mais virulentos. Os calicivírus felinos (FCV), que divergiram recentemente do SMSV/VESV, permanecem estáveis em ambientes marinhos e são capazes de infectar leões-marinhos californianos.

O calicivírus felino (FCV) representa um dos patógenos virais mais comuns em gatos. A infecção e doença podem ocorrer nas formas aguda ou crônica. As manifestações clínicas da doença aguda dependem da via de transmissão (oral ou por aerossóis) e da amostra viral. A infecção por aerossóis, comumente utilizada em infecções experimentais, produz um quadro clínico mais grave do que o causado pela infecção oral, com lesões que se estendem além do trato respiratório. Algumas amostras induzem casos mais graves que outras. Essas amostras mais virulentas podem causar febre, depressão, dispneia, pneumonia e vesículas/úlceras na língua, palato duro e narinas. Amostras menos virulentas parecem afetar menos os pulmões, embora os outros sinais clínicos sejam similares. Conjuntivite branda e rinite também estão associadas à infecção aguda, assim como a claudicação, descrita em 1983, como um quadro associado à viremia aguda e ao depósito de complexos imunes nas articulações. Após recuperação da doença aguda, ¼ dos gatos infectados continuam excretando os vírus por período prolongado. Embora a maioria dos portadores de FCV seja assintomática, uma pequena proporção desenvolverá uma síndrome conhecida como estomatite linfocítico-plasmocitária crônica ou estomatite úlcero-proliferativa. Essa doença oral crônica é progressiva e de difícil tratamento, sendo considerada como a principal manifestação clínica da infecção pelo FCV atualmente.

Os vírus do gênero *Lagovirus* são agentes etiológicos de doenças hemorrágicas e hepatite em coelhos europeus. O vírus da doença hemorrágica de coelhos (RHDV) causa uma doença extremamente contagiosa e geralmente fatal em coelhos selvagens e domesticados da espécie *Oryctolagus cuniculus*. O primeiro surto conhecido da doença ocorreu na China, em 1984. Em poucos anos a doença se espalhou por toda a Europa, tornando-se endêmica neste continente, Austrália e Nova Zelândia, representando um problema de relevante impacto econômico e ecológico.

O vírus da síndrome da lebre marrom europeia (EBHSV) afeta lebres das espécies *Lepus europaeus* e *Lepus timidus*. A síndrome, hepatite necrosante grave, afeta até 100% de uma população de lebres e os animais geralmente morrem em 48 a 72 horas. A doença foi descrita na década de 1980 simultaneamente em diferentes países europeus. A etiologia viral foi demonstrada em 1988 e o sequenciamento do genoma viral demonstrou que o EBHSV e o RHDV apresentam similaridades na organização genômica, epidemiologia, sinais clínicos e patologia. No entanto, formam dois grupos filogenéticos diferentes dentro do gênero *Lagovirus*.

Sequências e partículas *norovirus-like* têm sido encontradas em diversas espécies animais, incluindo bovinos, sendo uma importante causa de diarreia em bezerros. Todos os norovírus que infectam bovinos (BoNoV) são classificados como GIII, em dois genótipos distintos. BoNoV geneticamente relacionados com o isolado de referência Jena vírus (JV) ou Newbury 2 (NB2) são classificados como genótipos 1 e 2, respectivamente. BoNoV já foram descritos em diversos países e a grande maioria dos isolados são relacionados com o NB2, esse genótipo (GIII.2) parece ser o mais prevalente no mundo. O gênero *Nebovirus*, recentemente criado, agrupa outros calicivírus bovinos, relacionados com os isolados *Newbury* 1 (NB1) e Nebraska. Estudos conduzidos no Reino Unido, entre 1974 e 1984, demonstraram a existência de pelo menos dois calicivírus patogênicos causando diarreia em bezerros, por microscopia e experimentos de proteção cruzada em animais. Apenas depois do ano 2000, com a utilização de técnicas de biologia molecular, foi possível classificar o agente *Newbury* 2 como membro do genogrupo GIII do gênero *Norovirus*. Até recentemente, o agente *Newbury* 1 permaneceu sem classificação, apesar de inúmeras tentativas de amplificação de seu genoma. Atualmente, um novo gênero (Nebovírus) foi aceito pelo ICTV como membro da família *Caliciviridae*, e inclui *Newbury* 1 e o vírus Nebraska.

Em suínos, os NoV foram primeiramente descritos no Japão, em 1998, em amostras de intestinais de animais sadios. Análises das sequências obtidas mostraram que elas se agrupavam com os NoV humanos do GII, porém em um ramo distinto na árvore filogenética. Desde então, norovírus que infectam porcinos (PoNoV) têm sido descritos mundialmente com frequência variável. Dentre os norovírus animais, os porcinos são os mais próximos aos humanos, estando classificados os genótipos 11,18 e 19 do GII, que é o genogrupo mais frequente nas infecções humanas. Já foi relatada uma patogenicidade branda de uma amostra de HuNoV em suínos gnotobióticos infectados experimentalmente. Essa evidência levanta a hipótese de que suínos podem ser um reservatório para amostras que infectam humanos, entretanto, muitos estudos ainda precisam ser conduzidos até que essa questão seja resolvida.

Os sapovírus (SaVs) também estão relacionados com casos de diarreia em suínos. Os sapovírus que infectam suínos (PoSaVs) estão classificados no genogrupo GIII deste gênero, no entanto outros novos genótipos foram propostos para incluir amostras isoladas de suínos com sequências divergentes daquelas já conhecidas (Fig. 10-12). Muitas amostras de PoSaVs mostram-se estritamente associadas a algumas amostras HuSaVs, sugerindo possível circulação zoonótica dos SaVs entre humanos, suínos e mais recentemente em amostras de ratos.

ASTROVÍRUS

Histórico

Os astrovírus, uma das principais causas de gastroenterite no mundo, foram detectados pela primeira vez em um surto de diarreia branda e vômito numa maternidade da Inglaterra em 1975. Amostras fecais de 8 das 14 das crianças acometidas pela doença foram analisadas por microscopia eletrônica e foram observadas partículas virais pequenas, com cerca de 27nm de diâmetro, sem nenhuma semelhança morfológica com os previamente identificados vírus Norwalk e rotavírus. A denominação de astrovírus foi dada meses depois em decorrência da forma de estrela de 5 ou 6 pontas apresentada por essas partículas. Subsequentemente, várias partículas de tamanho e morfologia similares foram identificadas em associação à gastroenterite em diversas espécies animais, incluindo mamíferos e aves. A infecção por astrovírus parece acontecer de maneira espécie-específica. Em 1981 foi relatado o isolamento e propagação dos astrovírus humanos (HAstV) em cultura de células primárias. Essa característica levou ao descobrimento de 5 sorotipos de HAstV em 1984, permitiu o desenvolvimento de imunoensaios enzimáticos para detecção de antígenos virais, a confirmação da importância médica desses patógenos e a clonagem e sequenciamento do genoma dos astrovírus. Até o momento, a lista de espécies animais susceptíveis à infecção por astrovírus se expandiu para 22 espécies animais ou famílias, sendo 3 em aves e 19 em mamíferos) incluindo espécies domésticas, sinantrópicas e animais silvestres, aves e mamíferos nos ambientes terrestres e aquáticos. As infecções por astrovírus são consideradas entre as causas mais comuns de gastroenterite em crianças, perdendo apenas para as infecções por rotavírus e norovírus, mas em animais sua associação com doenças entéricas não é bem documentada, necessitando de mais estudos nessa área. A caracterização molecular dos isolados de astrovírus permitiu o desenho de sondas e oligonucleotídeos para uso como ferramentas de diagnóstico. Finalmente, a propagação eficiente dos astrovírus em cultura de células permitiu avanços na caracterização molecular e patogênese desses vírus.

A variabilidade genética foi descrita em quase todas as espécies de astrovírus suficientemente examinadas infectando mamíferos e aves; entretanto, a variabilidade antigênica foi demonstrada para os astrovírus humanos, mas é muito menos investigada em vírus animais. Ainda assim, estes estudos não são de acompanhamento e apenas apresentam dados pontuais sobre a dinâmica evolutiva destes vírus. Entretanto, existem evidências de eventos de recombinação ocorrendo em astrovírus, o que contribui para aumentar a variabilidade genética desse grupo de vírus. Uma grande variedade de espécies infectadas, a evidente diversidade genética do vírus e a ocorrência de eventos de recombinação sugerem ou implicam a transmissão entre espécies e a subsequente adaptação do vírus a novos hospedeiros ou a coinfecção do mesmo hospedeiro com diferentes astrovírus. Isso também pode favorecer o surgimento de novos astrovírus infectando animais ou com um potencial zoonótico. Hoje, mais de 40 anos desde a sua primeira descrição em humanos, existem muitas possibilidades de pesquisa a serem exploradas e questões intrigantes que ainda precisam ser respondidas sobre a família *Astroviridae*.

Classificação e Morfologia

Os astrovírus estão classificados na família *Astroviridae*, que é subdividida em dois gêneros: *Mamastrovirus* e *Avastrovirus*. O gênero *Mamastrovirus* compreende todos os astrovírus de mamíferos: astrovírus que infectam humanos, felinos, suínos, ovinos, bovinos e mustelídeos. O gênero *Avastrovirus* engloba todos os astrovírus que infectam aves: patos, perus e os vírus da nefrite aviária de galinhas (Fig. 10-13).

As partículas virais são pequenas, com cerca de 28-30 nm de diâmetro. São partículas não envelopadas, com capsídeo de simetria icosaédrica. A morfologia de estrela de cinco ou seis pontas, quando presente, é uma importante característica para distinguir os astrovírus de outros vírus morfologicamente semelhantes, como os calicivírus ou picornavírus. Embora essa característica tenha sido importante na identificação dos astrovírus, estudos mostram que em apenas 10% das partículas de uma preparação para microscopia eletrônica essa morfologia é encontrada (Fig. 10-14).

Os astrovírus humanos (HAstV) estão classificados em oito tipos antigênicos com base em técnicas de imunomicroscopia eletrônica e imunofluorescência com anticorpos policlonais e monoclonais contra vírus isolados em cultura. Análises genéticas do gene que codifica a proteína do capsídeo demonstraram que as cepas de astrovírus podem ser classificadas também em oito genótipos, correlacionados com os oito sorotipos conhecidos (HAstV-1 a HAstV-8). Recentemente, foram descritos dois membros da família *Astroviridae* altamente divergentes, identificados como MLB1 e VA1. Esses novos astrovírus foram encontrados em amostras fecais de pacientes de casos esporádicos e de surtos de gastroenterite, respectivamente. Novos astrovírus também têm sido detectados em cachorros, leões-marinhos, golfinhos e morcegos. Mais de 100 astrovírus geneticamente distintos já foram detectados em diferentes espécies de morcegos.

Organização Genômica

O genoma viral é composto por uma molécula de RNA fita simples de polaridade positiva, com tamanho variando entre 6,4Kb (astrovírus de ovinos – OAstV-1) a 7,3Kb (astrovírus de peru – TAstV), excluindo-se a cauda poliadenilada localizada no extremo 3' do RNA. Durante a infecção de células susceptíveis, duas espécies de RNA são observadas: o RNA de tamanho integral do genoma completo (RNA genômico) e um RNA subgenômico, de aproximadamente 2,4 Kb. O genoma viral está organizado em três sequências abertas de leitura: ORF1a, ORF1b e ORF2. As ORFs codificantes de proteínas não estruturais estão localizadas próximas ao extremo 5' e a ORF que codifica as proteínas estruturais está próxima ao terminal 3' do genoma (Fig. 10-15). Essa organização lembra

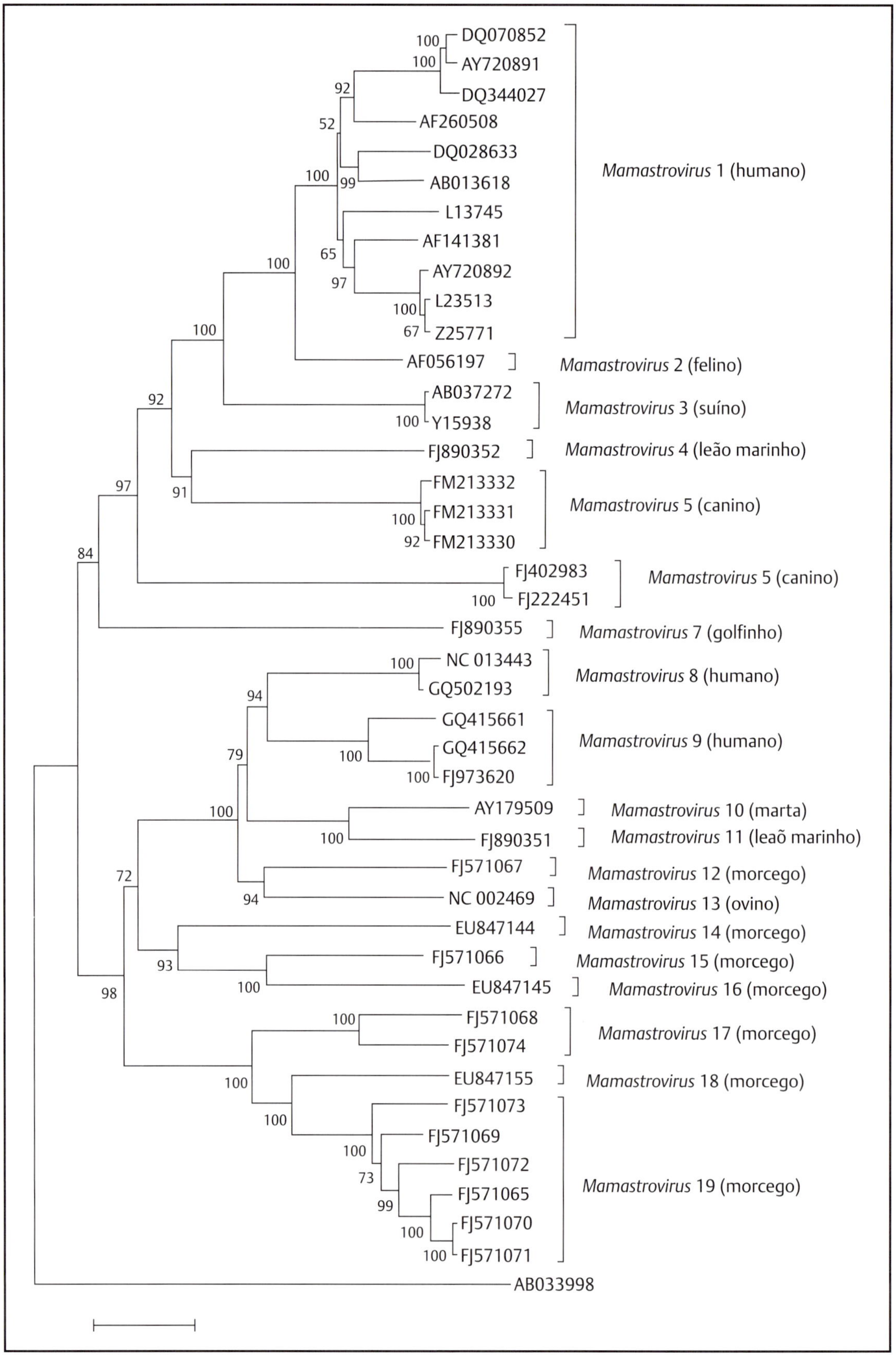

Fig. 10-13. Dedograma demonstrando o gênero *Mamastrovirus* proposto dentro da família *Astroviridae*. (ICTV, 2018.)

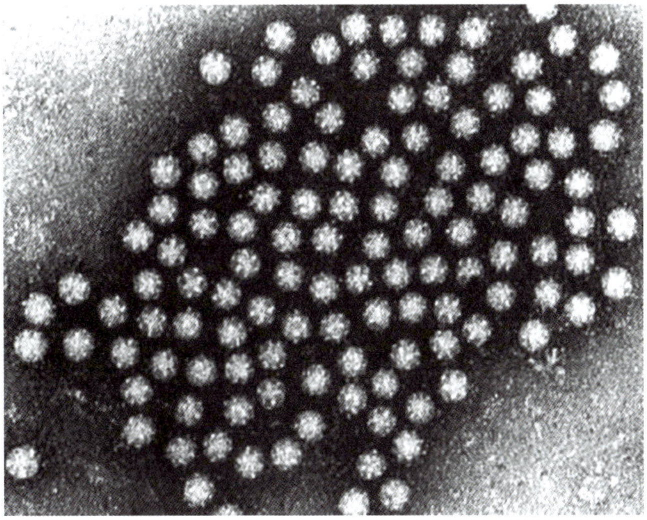

Fig. 10-14. Micrografia eletrônica de partículas de astrovírus. Fonte: https://commons.wikimedia.org/wiki/File:Astrovirus.jpg. Acesso em 2 de junho de 2018.

a encontrada nos calicivírus, entretanto, diversas características distinguem os astrovírus dos calicivírus e outros grupos de vírus. Essas diferenças incluem o tamanho, número e processamento de poliproteínas, a falta de um domínio helicase no RNA dos AstV, o uso de um mecanismo de *frameshifting* ribossomal para traduzir a RNA polimerase-RNA dependente e suas características morfológicas peculiares.

A ORF1a codifica uma poliproteína não estrutural (Nsp1a) que apresenta um domínio serina protease 3C-*like*. A Nsp1a é clivada após a etapa de tradução, originando pequenos peptídeos funcionais. A ORF1b codifica a RNA polimerase RNA-dependente viral. Os produtos das ORFs 1a e 1b são sintetizados a partir do RNA genômico como duas poliproteínas por meio de um evento de *frameshifting* ribossomal na etapa de tradução. Acredita-se que os produtos dessas ORFs, processados em polipeptídeos menores pela protease viral estejam envolvidos na replicação do RNA viral. A ORF2 codifica as proteínas estruturais do vírion, que são sintetizadas como uma poliproteína precursora. Essa poliproteína é processada em, pelo menos, três polipeptídeos que formam o capsídeo viral.

Estratégia de Replicação

Após a infecção, as proteínas não estruturais (nsPs) são traduzidas a partir do RNA genômico como duas poliproteínas, a nsP1a e nsP1a/1b, por meio de um mecanismo de *frameshifting* ribossomal. Nenhuma alteração drástica na síntese de proteínas celulares foi observada durante a infecção dos AstV, sugerindo que não ocorra o desligamento da síntese proteica da célula hospedeira. Essas poliproteínas sofrem um processo de clivagem para dar origem a proteínas virais essenciais à transcrição da fita negativa do RNA viral (antigenômico). Acredita-se que essa molécula serve como molde para a transcrição da nova fita de RNA genômico, de 6,8 Kb, e do RNA subgenômico, de 2,4 Kb, que codifica a ORF2. A tradução do RNA subgenômico dará origem a uma poliproteína precursora de 87-90 kDa, que é subsequentemente processada em proteínas estruturais do vírion maduro.

O processamento das poliproteínas não estruturais dos astrovírus ainda não foi completamente caracterizado. Supõe-se que existam pelo menos 4 sítios de clivagem na nsp1a e que tanto proteases virais como celulares estejam envolvidas nesse processo. Assim, a poliproteína nsp1a dá origem a pelo menos 4 produtos (nsP1a/1 – nsP1a/4). Com exceção da nsP1b e da nsP1a/3, que codificam a RNA polimerase RNA dependente e a serina-protease 3C-*like*, respectivamente, as funções das outras proteínas maduras não estruturais permanecem desconhecidas.

Patogênese e Imunidade

As infecções por astrovírus são transmitidas pela via fecal-oral, geralmente pelo contato pessoa-pessoa e acometem variada gama de populações, incluindo idosos, indivíduos

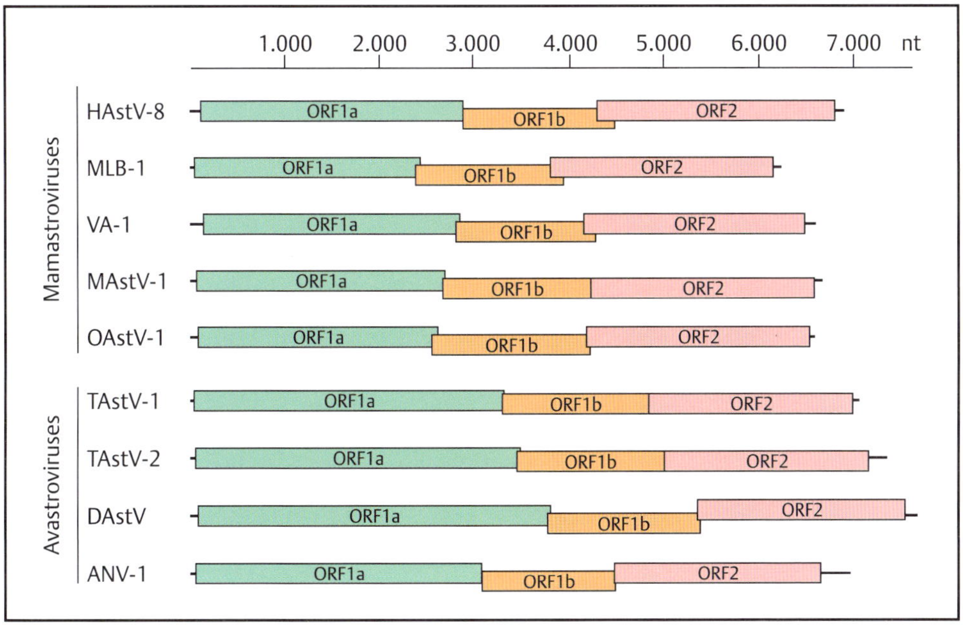

Fig. 10-15. Representação esquemática da organização do genoma dos astrovírus. (ICTV, 2018. Disponível em: https://talk.ictvonline.org/ictv-reports/ictv_9th_report/positive-sense-rna-viruses-2011/w/posrna_viruses/248/astroviridae-figures. Acesso em 2 de junho de 2018.)

imunocomprometidos e adultos saudáveis. Entretanto, o grupo populacional mais afetado por essas infecções são crianças com menos de 2 anos de idade. Embora a diarreia por astrovírus não seja muito comum em adultos, aqueles que mantêm contato com crianças infectadas, como pais, professores ou médicos, também podem adquirir a doença.

Os sintomas se manifestam 2 a 3 dias após a infecção e podem durar até 4 dias. A doença causada por astrovírus em humanos é caracterizada primariamente pela diarreia embora vômito, dores abdominais e desidratação branda também sejam ocasionalmente observadas. Geralmente, o quadro clínico é menos grave do que o causado pela infecção por rotavírus, não requer hospitalização e se resolve espontaneamente. Recentemente, novos astrovírus geneticamente distintos dos astrovírus humanos clássicos (HAstV-1 a 8) foram detectados em amostras de pacientes com sintomas de gastroenterite. A capacidade desses novos vírus de induzir diarreia ou outra doença em humanos ainda não foi esclarecida, entretanto, pelo fato de que a maioria dos membros da família *Astroviridae*, independente do hospedeiro, causa quadro de diarreia, assume-se que esses vírus possam ser responsáveis por uma fração dos casos de diarreia de etiologia desconhecida.

A infecção por astrovírus pode ser assintomática. Cerca de 2% das pessoas infectadas excretam vírus nas fezes sem apresentar os sintomas de gastroenterite. Em animais, a astrovirose nem sempre se manifesta na forma de gastroenterite. Gatos (FAstV), perus (TAstV), cordeiros (OAstV) e porcos (PAstV) infectados apresentam o quadro de diarreia associada ou não a outros sintomas como vômito, anorexia e desidratação. Em patos, os DAstV são uma importante causa de mortalidade porque causam hepatite grave. Em bovinos e cães, a infecção é assintomática. Em geral, a infecção de animais e cultura de células pelos AstV é considerada espécie-específica, embora alguns HAstV sejam capazes de infectar diversas linhagens celulares de macaco e um AstV isolado de cerdos tenha infectado uma linhagem de células de bovino, embora a propagação de infecção não tenha sido alcançada. Até o momento não foi demonstrada a transmissão interespécie dos astrovírus, no entanto esse dado pode ser subestimado, tendo em vista evidências como a presença de anticorpos antiastrovírus de galinha (CAstV, do inglês *chicken astrovirus*) em perus, sugerindo que a infecção cruzada ocorra, apesar de não ter sido demonstrado nenhuma doença nesses animais.

Estudos histopatológicos demonstraram que a infecção pelos AstV se limita ao intestino delgado. A infecção envolve as células epiteliais maduras próximas ao topo das vilosidades e se estende mais até ao jejuno do que até o duodeno. Anormalidades morfológicas no intestino sugerem que, apesar da diarreia, a resposta inflamatória não está primariamente envolvida na patogênese dos AstV. Em indivíduos com infecção sintomática, partículas virais foram detectadas nas vilosidades do epitélio e em macrófagos da lâmina própria. Em células animais infectados observou-se a formação de vacúolos seguida de degeneração e morte celular, levando a uma atrofia das vilosidades.

A imunidade aos astrovírus ainda não está totalmente esclarecida. A infecção sintomática é encontrada primariamente em dois grupos etários: crianças e idosos institucionalizados. Evidências indiretas sugerem que anticorpos específicos contra astrovírus podem desempenhar um papel de limitar a infecção no hospedeiro. A distribuição bifásica da infecção sintomática sugere que os anticorpos adquiridos no início da vida conferem algum tipo de proteção durante muitos anos, até a vida adulta e que a imunidade aos HAstV diminui na terceira idade.

Observações clínicas e epidemiológicas indicam que a susceptibilidade e resistência à infecção pelos AstV estão relacionadas com a presença ou ausência de anticorpos específicos. Além da resposta humoral, evidências mostram que células T específicas estão envolvidas no desenvolvimento de resistência aos AstV. Os mecanismos envolvidos no desenvolvimento de resposta protetora ainda são desconhecidos. Para entender a resposta imunológica à infecção por AstV, alguns aspectos da interação vírus-hospedeiro ainda precisam ser esclarecidos.

Em animais, o papel da resposta humoral também não é completamente conhecido. A replicação viral em perus desafiados com TAstV foi limitada, apesar de a infecção não ter induzido uma resposta imune adaptativa significante, avaliada por meio da especificidade e aumento no número de células T $CD4^+$ e T $CD8^+$. Como não houve proteção contra o TAstV após segundo desafio, a limitação da replicação viral foi atribuída a uma resposta inata. A imunidade de mucosa normal poderia ser importante na proteção de indivíduos a infecções repetidas por HAstV. As células T que reconhecem os antígenos de AstV de maneira HLA restrita foram encontradas na lâmina própria intestinal de adultos saudáveis. Essas T $CD4^+$ AstV-específicas, quando ativadas, produzem citocinas Th1, interferon gama e fator de necrose tumoral.

Diagnóstico

Nas últimas décadas, os métodos de detecção de vírus têm mudado de uma maneira geral, deixando para trás técnicas clássicas, porém laboriosas, como cultura de células e microscopia eletrônica e menos sensíveis, como os imunoensaios. As técnicas atuais para diagnóstico de gastroenterite aguda estão baseadas na detecção do RNA ou DNA viral por (RT) PCR convencional ou em tempo real. Para otimizar o uso de quantidade de amostras muitas vezes limitadas, iniciadores randômicos podem ser utilizados na etapa de transcrição reversa (RT) requerida para a detecção de RNA por PCR. O cDNA formado em tal reação pode ser utilizado em ensaios de PCR com iniciadores específicos para diferentes vírus.

Classicamente, os astrovírus, assim como muitos outros vírus, eram detectados em amostras fecais por microscopia eletrônica (ME) direta. Ao contrário dos norovírus, os astrovírus são excretados em grande quantidade nas fezes dos indivíduos infectados (aproximadamente 10^8 partículas virais por grama de fezes), porém a identificação desses vírus por ME requer um pesquisador bem treinado, já que a visualização da morfologia de estrela, característica dos astrovírus, é pH dependente e pode variar de acordo com o protocolo de isolamento viral utilizado. Diversas linhagens celulares são susceptíveis à infecção, permitindo o isolamento viral e podendo ser empregadas na propagação dos diversos sorotipos de astrovírus. No entanto, essa técnica perdeu seu valor de diagnóstico por causa do longo tempo até um resultado e, para estudos epidemiológicos, foi substituída pelas técnicas de biologia molecular. A utilização de imunoensaios para detecção antígenos comuns a todos os sorotipos de astrovírus pode ser realizada principalmente para análise de muitas amostras em curto período de tempo, durante um surto, por exemplo. O diagnóstico pode ainda ser feito pela detecção do ácido nucleico viral diretamente das fezes ou de células inoculadas, através de RT-PCR. A RT-PCR convencional para detecção de astrovírus humanos em amostras fecais é mais sensível do que os testes imunoenzimáticos comerciais, por isso é a ferramenta utilizada em estudos epidemiológicos, embora não haja uma região genômica específica de consenso para a utilização desta técnica. Alguns pesquisadores utilizam regiões conservadas da ORF1a como região-alvo, outros grupos utilizam oligonucleotídeos para uma região relativamente conservada dentro da região variável do gene do capsídeo que pode ser sequenciada para determinação do genótipo de astrovírus. A técnica de RT-PCR em tempo real foi desenvolvida para a detecção de todos os genótipos de astrovírus em amostras clínicas. Essa técnica tem algumas vantagens em relação à RT-PCR convencional. É mais rápida, sensível e não requer nenhuma manipulação após a reação, como uma eletroforese, por exemplo.

Tratamento

Geralmente, a gastroenterite causada pelos astrovírus é autolimitada, branda com ou sem vômito e náusea. Nenhuma terapia específica é necessária, a não ser em pacientes que ficam desidratados, em que a reposição de fluidos e eletrólitos perdidos durante a doença se faz necessária.

Epidemiologia

As infecções por astrovírus são encontradas mundialmente, principalmente, mas não exclusivamente, em crianças com diarreia. Surtos esporádicos de gastroenterite por astrovírus já foram descritos em idosos e militares. Diversos estudos associam essa infecção à doença em indivíduos imunocomprometidos, incluindo adultos. Alguns estudos em crianças sugerem que os HAstV são a segunda causa mais importante de gastroenterite, após os rotavírus, com incidências variando entre 2-8%, no entanto, as taxas de incidência da infecção podem variar muito de acordo com a população estudada. Em um estudo epidemiológico das gastroenterites em crianças hospitalizadas na França, os HAstV foram detectados em apenas 1,5% dos casos, atrás dos rotavírus, norovírus e adenovírus. Um estudo entre crianças com gastroenterite, porém não hospitalizadas no Japão, detectou a presença de HAstV em 1,7% dos casos. Por outro lado, foi descrito um surto entre neonatos em um hospital da China, onde HAstV foram encontrados em 70% das amostras analisadas. Outros agentes responsáveis por gastroenterites virais não foram detectados. Esse estudo mostrou que apesar de a doença induzida pelos AstV ser descrita como branda, a frequência de diarreia foi alta, com média de 7 episódios por dia e média de duração de 10 dias. Assim, esses achados mostraram que os HAtsV podem causar diarreia grave entre neonatos. Esse surto pareceu estar fortemente associado à falta de condições de higiene do hospital.

A distribuição etária das infecções por HAstV depende de diversos fatores; entretanto, em um estudo conduzido na Espanha, aproximadamente 80% das infecções ocorreram entre crianças menores de 3 anos de idade. A maioria dos casos é detectada nos meses de inverno, nas regiões temperadas e nos meses chuvosos nas regiões tropicais. Tantos casos de surtos comunitários como nosocomiais, principalmente entre indivíduos imunocomprometidos, já foram descritos.

O HAstV-1 é o genótipo mais comumente identificado no mundo todo, embora alguns estudos relatem a predominância ou a cocirculação de outros genótipos como HAstV-2, 3 e 4. Na Cidade do México, durante um estudo de acompanhamento de crianças desde o nascimento até 18 meses de vida, diversos genótipos foram identificados, no entanto o HAstV-2 foi o de maior prevalência, seguido pelos HAstV-4, 3, 1 e 5. Na Arábia Saudita, entre crianças menores de 6 anos de idade, HAstV foram encontrados em 1,9% das amostras e surpreendentemente, todas as amostras pertenciam ao HAstV-8. Outras análises sugerem que a predominância de certo genótipo pode variar de acordo com a população estudada. HAstV-8 já foram encontrados com frequência no México, HAstV-3 em Londres e HAstV-2 no Brasil.

Astrovírus em Animais

Os astrovírus já foram identificados em diversas espécies animais, associados a quadros de diarreia em mamíferos e a diferentes manifestações em aves, podendo causar hepatite em patos, nefrite em galinhas e enterite em perus. Na maioria das espécies infectadas, os astrovírus causam quadros de gastroenterite brandos e autolimitados, no entanto, quadros mais graves são descritos em aves.

Doenças entéricas causam substanciais perdas econômicas quando afetam criações de aves de corte. Por causa da importância das aves na economia mundial, se faz necessário o estabelecimento de diagnóstico rápido e preciso das doenças que acometem esses animais. Inúmeros vírus estão associados a enterites aviárias, podendo ocorrer isoladamente ou em coinfecções, causando quadros entéricos importantes como síndrome de mortalidade e enterite das aves (*poult enteritis mortality syndrome* – PEMS), síndrome da má-absorção e nanismo (*runting-stunting syndrome* – RSS) e complexo de enterites aviárias (*poult enteritis complex* – PEC). Os sinais clínicos mais comuns são enterite moderada ou grave, redução no crescimento, má-absorção de nutrientes e aumento de mortalidade. A caracterização desses patógenos é crucial para o entendimento da dinâmica dessas infecções e para o desenho de estratégias de controle eficientes.

Os astrovírus foram descobertos em humanos em 1975, porém, casos de hepatites em patos posteriormente atribuídos a esses vírus foram descritos antes da descoberta de Appleton e Higgins e, atualmente, cinco tipos de astrovírus aviários são conhecidos: vírus da nefrite aviária (*Avian Nephritis Virus* – ANV), astrovírus que infectam perus tipos 1 e 2 (*Turkey Astrovirus* – TAstV-1 e TAstV-2), astrovírus que infectam galinhas (*Chicken Astrovirus* – CAstV) e patos (*Duck Astrovirus* – DAstV).

Astrovírus que Infectam Perus (TAstV)

A primeira descrição de astrovírus associados à diarreia e aumento nas taxas de mortalidade em perus, foi realizada em 1980. McNulty *et al.* investigaram casos de gastroenterite em perus de 6-11 dias de idade e descreveram os vírus hoje conhecidos como TAstV tipo 1 (TAstV-1). Cinco anos depois esses vírus foram detectados também nos Estados Unidos, sugerindo uma ampla distribuição dos vírus em diferentes países. Em 1996, um segundo TAstV, antigenicamente distinto do TAstV-1 foi identificado em aves com PEMS e foram designados TAstV-2. Os TAstV-2 já foram descritos em casos de enterites, atrofia bursal e do timo e aumento da mortalidade em perus infectados experimentalmente. Além de em aves com sintomas clínicos, os TAstV-2 também já foram encontrados em aves de granjas comerciais aparentemente saudáveis.

Astrovírus que Infectam Patos (DAstV)

Diferente de outras espécies, os astrovírus em patos estão associados a um quadro fatal de hepatite, historicamente conhecido como vírus da hepatite em patos tipo II. Uma hepatite causada por um agente sorologicamente diferente do que causava a hepatite viral de patos foi descrito em 1965. Essa doença ocorreu em campos de criação, em patos de 2-6 semanas de idade e causou mortes variando entre 30-70% das aves. Para facilitar a identificação, foi sugerido que o vírus que causava a clássica hepatite fosse denominado vírus da hepatite de patos tipo I (*duck hepatitis virus* I – DHV I) e o novo sorotipo fosse denominado vírus da hepatite de patos tipo II (DHV II). Alguns anos mais tarde, em 1984, outro surto de hepatite fatal em patos foi descrito no Reino Unido e análises do fígado dos animais doentes revelou a presença de partículas astrovírus-*like*. Animais vacinados com DHV II, descrito em 1965, estavam protegidos contra esse novo isolado, então o DHV II foi caracterizado como astrovírus e sua nomenclatura foi alterada para astrovírus de pato (*duck astrovírus* – DAstV), enquanto o DHV I e o DHV III, descrito mais tarde, estão classificados na família *Picornaviridae*.

Vírus da nefrite aviária (ANV)

O ANV foi isolado pela primeira vez em 1976, em cultura de células de rim de galinhas, a partir de conteúdo retal de frangos de corte saudáveis, com uma semana de vida. Infecções experimentais demonstraram que a infecção por esse vírus resulta, primariamente, em uma doença subclínica, podendo estar associados a um quadro grave de nefrite intersticial em aves de até 14 dias de vida. A nefrite aviária é caracterizada por diarreia, retardo no crescimento (que tem impacto negativo na economia), tubulonefrose em casos mais graves, gota e, finalmente, morte. O ANV infecta apenas galinhas, porém, anticorpos contra esse vírus já foram detectados em perus. As aves recém-nascidas, com 1 dia de vida são mais susceptíveis a doença, mas algumas lesões características da infecção podem ser encontradas em animais mais velhos, com até 4 semanas. As aves mais novas sofrem graves casos de gota e nefrite intersticial e geralmente morrem.

Em cortes histológicos é possível observar degeneração, necrose e descamação das células epiteliais do túbulo contorcido proximal. As células epiteliais afetadas apresentam corpos de inclusão. Geralmente, ocorre uma infiltração por linfócitos moderada e fibrose pode ser desenvolvida em estágios mais tardios.

O ANV foi inicialmente classificado como um picornavírus pela técnica de microscopia eletrônica, entretanto essa classificação foi alterada após o sequenciamento completo do genoma viral, no ano 2000, que mostrou que a organização genômica e propriedades moleculares do vírus eram compatíveis com as da família *Astroviridae*.

ADENOVÍRUS

Histórico

Os adenovírus foram descritos em 1953 durante tentativas de se estabelecer uma linhagem celular a partir de amídalas e tecido adenoide, extraídos cirurgicamente de uma criança. Durante observações desta cultura recém-estabelecida, um grupo de pesquisadores notou uma degeneração das células resultante da replicação de um vírus não identificado presente neste tecido. Agentes similares foram isolados de militares durante uma epidemia de doença respiratória. Esses vírus logo foram relacionados e tiveram diferentes denominações até que o termo adenovírus fosse definitivamente adotado.

A relação entre os adenovírus e a doença diarreia tem uma história longa e complicada porque muitos sorotipos são replicados com eficiência no trato intestinal e são excretados pelas fezes, sem que a doença seja observada. O papel dos adenovírus como causa gastroenterite infantil começou a ser estudado quando adenovírus não cultiváveis foram observados por microscopia eletrônica a partir de amostras fecais de crianças doentes. Durante alguns anos, vários adenovírus não cultiváveis, antigenicamente relacionados entre si e distintos dos 39 sorotipos conhecidos até aquele momento foram isolados. Estudos sorológicos, com antissoro preparado a partir de vírus purificados das fezes apontavam para a existência de dois novos sorotipos. Análises proteicas e do DNA viral provenientes de cultura de células infectadas, indicavam que estes vírus constituíam uma espécie diferente daquelas conhecidas até aquele momento. Esses adenovírus foram classificados como sorotipos 40 e 41 e forma a espécie F, sendo conhecidos como adenovírus entéricos (EAdv).

Classificação e Morfologia

Os adenovírus (Adv), que pertencem à família *Adenoviridae*, até o momento só foram descritos em vertebrados, porém, em ampla gama de hospedeiros, de peixe a humanos. Por análises das sequências dos diferentes isolados de Adv, a família foi subdividida em 5 gêneros: *Atadenovirus*, que compreende vírus com alto percentual de A+T isolados de répteis, pássaros, marsupiais e mamíferos; *Aviadenovirus*, isolados de pássaros; *Ichtadenovirus*, isolado de esturjão branco; *Mastadenovirus*, que compreende todos os Adv de mamíferos, incluindo todos os que infectam humanos e *Siadenovirus*, isolados de répteis e pássaros.

Os adenovírus humanos (HAsdv) estão associados a um número significante de infecções respiratórias, oculares e gastrointestinais. Atualmente já foram descritos 52 sorotipos de HAdv, divididos em sete espécies (A-G) de acordo com suas propriedades físico-químicas, imunológicas, bioquímicas e genéticas.

As partículas de adenovírus não possuem envelope lipídico, medem cerca de 90nm de diâmetro e apresentam o capsídeo de simetria icosaédrica com fibras projetadas nos vértices (Fig. 10-16). Análises mostraram que os virions são compostos por dois elementos estruturais principais: o capsídeo e o core. Ao redor do core, há um capsídeo de simetria icosaédrica construído por interações não covalentes entre sete proteínas

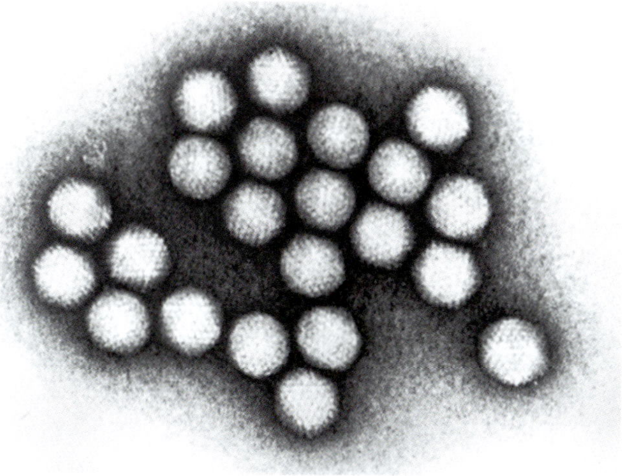

Fig. 10-16. Micrografia eletrônica de adenovírus humano. As setas indicam as fibras projetadas a partir dos vértices da partícula. Fonte: https://phil.cdc.gov/Details.aspx?pid=237. Acesso em 2 de junho de 2018.

(II, III, IIIa, IV, VI, VIII e IX). O número de triangulação é 25 (T = 25) e as faces do icosaedro são formadas por 240 trímeros de hexon (II). Ancorados aos 12 vértices do capsídeo estão os complexos de pentons compostos por uma base pentamérica de pentons (III) e trímeros da proteína da fibra (IV). Diversas proteínas adicionais estão direta ou indiretamente associadas aos hexons e pentons, incluindo as proteínas IIIa, VI, VIII e IX, que ajudam a estabilizar o capsídeo viral.

Organização Genômica

O genoma viral é composto por uma molécula de DNA fita dupla, linear, com aproximadamente 36 Kb que codifica mais de 40 proteínas diferentes, entretanto, apenas 12 parecem estar envolvidas na estrutura da partícula.

O DNA dos diferentes Adv possui sequências terminais repetidas invertidas que podem variar de 36 a mais de 200 pb. Essas repetições invertidas funcionam como origem de replicação em cada extremidade do genoma viral e possibilitam o deslocamento de fitas simples de DNA durante a síntese de novas fitas que irão se circularizar pelo pareamento de bases dessas sequências terminais. Como resultado desse pareamento, a molécula fita simples se organiza em uma estrutura de *panhandle* e funciona como origem para a síntese da fita complementar de DNA.

O genoma dos HAdv contém cinco unidades de transcrição inicial imediata (E1A, E1B, E2, E3 e E4), três unidades iniciais (IX, IVa2 e E2 tardia) e uma unidade de transcrição tardia, todas transcritas pela RNA polimerase II e processadas para dar origem a cinco famílias de RNAm tardios (L1 a L5), cada um codificando uma proteína.

Estratégia de Replicação

O processo de infecção pelos Adv envolve interações com múltiplos receptores na célula hospedeira que promovem as etapas de entrada do vírus, incluindo adsorção e internalização. Entre os receptores celulares estão o receptor coxsackievírus-adenovírus (CAR), que media a adsorção da maioria, mas não de todos os HAdv; CD46, distribuído pela superfície de diferentes tipos celulares, ao contrário do CAR ou, ainda, resíduos de ácido siálico. Após as etapas de internalização e liberação do DNA viral no núcleo, começam as etapas de transcrição do genoma.

Os produtos gerados pela unidade E1A, a primeira a ser expressa, dão início ao processo de transcrição do genoma viral. Essas proteínas imediatamente traduzidas estão envolvidas no processo de modulação do metabolismo celular para tornar a célula mais susceptível à replicação viral, assim como na ativação da transcrição das outras unidades imediatamente iniciais. As proteínas codificadas por essas regiões exercem importante papel na regulação da transcrição inicial, em processos de transformação celular (oncoproteínas), são necessárias ao processo de replicação do DNA viral e para a transcrição dos genes tardios.

Os genes tardios são transcritos no início da replicação. As regiões codificantes tardias estão localizadas dentro da unidade principal tardia. Os RNAs mensageiros originados dessa região (L1–L5) carreiam informações necessárias à síntese das proteínas estruturais do vírus, necessárias em grande quantidade para a montagem da nova progênie viral.

Patogênese

A infecção pelos HAdv está associada às mais diferentes manifestações clínicas. As razões para os diversos padrões de tropismo e a indução dos mais diversos quadros pelos diferentes sorotipos ainda não está totalmente esclarecida. Alguns estudos têm mostrado que diferentes especificidades da fibra induzem diferentes padrões de ligação a receptores.

Os EAdv estão associados a um quadro de diarreia bem mais brando do que o induzido por outros agentes etiológicos de gastroenterite, menos associada à febre alta e desidratação. O período de incubação pode variar entre 3-10 dias e a duração do quadro é um pouco mais longo, podendo chegar a 10 dias.

Observações de um caso clínico sugerem que a replicação ocorra nos enterócitos e mostram que a estrutura das microvilosidades é alterada pela replicação viral, no entanto, a maneira como a replicação viral afeta das funções intestinais ainda não está esclarecida.

Diagnóstico

O diagnóstico das infecções por adenovírus é primariamente realizado por meio de técnicas para detecção direta na amostra clínica. Isso inclui isolamento viral em cultura de células, detecção de antígenos nas fezes e detecção do genoma viral. A microscopia eletrônica não é utilizada rotineiramente em laboratórios clínicos. Testes para detecção indireta usando sorologia, por exemplo, são limitadas por causa da falta de sensibilidade, possíveis reações cruzadas, ou produção inadequada de anticorpos, principalmente em pacientes imunocomprometidos. A sorologia deveria ser restrita a investigações epidemiológicas ou usada para confirmar associações entre detecção viral e manifestações clinicas incomuns.

Métodos convencionais e moleculares são utilizados para detecção direta dos HAdv. Por causa de algumas limitações como o longo tempo requerido para isolamento em cultura ou baixa sensibilidade de alguns métodos, as técnicas convencionais foram substituídas pela amplificação de DNA por PCR, que geral resultados com maior rapidez e eficiência.

Epidemiologia

Estudos epidemiológicos mostram a importância dos EAdv (40 e 41) como agentes de gastroenterite mundialmente. A incidência de doença diarreica relacionada com os EAdv varia consideravelmente dependendo do grupo populacional e localidades estudados. Em alguns casos, os EAdv chegam a ser mais frequentes do que os astrovírus. Geralmente, não são tão prevalentes como os rotavírus e ocorrem em crianças menores de 4 anos de idade. Em Bangladesh, os EAdv foram responsáveis por 2,8% dos casos de diarreia e, alguns meses depois, a incidência chegou aos 12,3%, pela técnica de ELISA com anticorpos monoclonais específicos para EAdv 40 e 41. Em um estudo epidemiológico das gastroenterites em crianças hospitalizadas na França, os EAdv foram detectados em 3,5% dos casos, atrás apenas dos rotavírus e norovírus. Na Índia, os EAdv foram responsáveis por 5,3% dos casos de gastroenterite aguda em crianças. Em um estudo realizado em creches em Houston, amostras fecais de crianças entre 6 e 24 meses foram coletadas semanalmente, foi possível demonstrar a presença de EAdv em 38% das amostras em 10 surtos diferentes. No entanto, 46% dessas amostras eram provenientes de pacientes assintomáticos. Assim, sugere-se que mesmo durante epidemias de EAdv, muitas crianças não desenvolvem a doença.

Embora outros sorotipos como AdV 1, 2,5, 12, 18 e 31 já tenham sido relacionados com casos de gastroenterite, os EAdv (40 e 41) continuam sendo os mais importantes e mais associados a essa manifestação clínica.

BIBLIOGRAFIA

Adler, JL., Zickl R. Winter vomiting disease. *J Infect Dis Vol* 1969;119(6):668-73.

Oliver SL, Asobayire E, Dastjerdi AM, Bridger JC. Genomic characterization of the unclassified bovine enteric virus Newbury agent-1 (Newbury1) endorses a new genus in the family Caliciviridae. *Virology* 2006;350(1):240–50.

Applenton H, Higgins PG. Viruses and gastroenteritis in infants. *Lancet* 1975;1(7919):1297.

Atmar RL. Noroviruses - State of the Art. *Food Environ Virol* 2010;2(3):117-126.

Berk A. Adenoviridae: The Viruses and Their Replication. *In*: D. M. Knipe, P. M. Howley, D. E. Griffin, R. A. Lamb, M. A. Martin, B. Roizman & S. E. Straus (eds)., Virology, 5th ed., Lippincott Williams & Wilkins, Philadelphia, 2007, p.2353-94.

Billinis C, Psychas V, Tontis DK, *et al.* European Brown Hare Syndrome in Wild European Brown Hares from Greece. *Journal of Wildlife Diseases* 2005;41(4):783-6.

Center For Food Security And Public Health. Rabbit Hemorrhagic Disease. Viral Hemorrhagic Disease of Rabbits, Rabbit Calicivirus Disease, 2007;p.1-5.

Chan-it W, Thongprachum A, Okitsu S, *et al.* Epidemiology and molecular characterization of sapovirus and astrovirus in Japan, 2008-2009. *Jpn J Infect Dis* 2010;63(4):302-3.

Di Martino B, Martella V, Di Profio F, *et al.* Detection of St-Valerien-like viruses in swine, Italy. *Vet Microbiol*, 2011;149:221-4.

Dolin R., Blacklow N, Dupont H, *et al.* Transmission of acute infectious nonbacterial gastroenteritis to volunteers by oral administration of stool filtrates. *J Infect Dis* 1971;123:307-12.

Donaldson EF, Lindesmith LC, Lobue AD, Baric RS. Viral shape-shifting: norovirus evasion of the human immune system. *Nat Rev Microbiol* 2010;8(3):232.

Echavarría M. Adenoviruses in immunocompromised hosts. *Clin Microbiol Rev* 2008:21(4):704-15.

Farkas T, Cross RW, HARGITT E 3rd, *et al.* Genetic diversity and histo-blood group antigen interactions of rhesus enteric caliciviruses. J Virol 2010;84(17):8617-25.

Finkbeiner SR., Holtz LR, Jiang Y, *et al.* Human stool contains a previously unrecognized diversity of novel astroviruses. *J Virol* 2009;6:161.

Fuentes C, Guix S, Bosch A, Pintó R.M. The C-terminal nsP1a protein of human astrovirus is a phosphoprotein that interacts with the viral polymerase. *J Virol* 2011;85(9):4470-9.

Green KY. Caliciviridae. *In*: Knipe DM, Howley PM, Griffin DE, *et al.* Martin, B. Roizman & S. E. Straus (eds). Virology, 5th ed. Philadelphia: Lippincott Williams & Wilkins; 2007. p. 949-79.

Green KY, Chanock RM, Kapikian AZ. Human Caliciviruses, *In*: Knipe DM, Howley PM, Griffin DE, *et al* Roizman & S. E. Straus (eds). Virology 4rded. Philadelphia: Lippincott Williams & Wilkins; 2001. p. 841-74.

Guix S, Caballero S, Bosch A, Pintó R. Human astrovius C-terminal nsP1a protein is involved in RNA replication. *Virology* 2005;333:124-31.

Hulo C, de Castro E, Masson P, *et al.* ViralZone: a knowledge resource to understand virus diversity. *Nucleic Acids Res.* 2011 Jan;39(Database issue):D576-82.

Kapikian AZ.; Wyatt RG, Dolin R., *et al.* Visualization by immune electron microscopy of a 27-nm particle associated with acute infectious nonbacterial gastroenteritis. *J Virol* 1972;10:1075-81.

Koci MD, Schultz-cherry S. Avian astroviruses. *Avian Pathol* 2002;31:213-27.

Koci MD. Immunity and resistance to astrovirus infection. viral immunol 2005;18:11-16.

Koo HL., Ajami N, Atmar RL., Dupont HL. Noroviruses: The leading cause of gastroenteritis worldwide. *Discov Med* 2010;10(50):61-70.

Licy Liu N, Guo WD, Yu Q, *et al.* Outbreak of neonatal gastroenteritis associated with astrovirus serotype 1 at a hospital in Inner Mongolia, China. J Clin Microbiol 2010;48(11):4306-9.

Lorrot M, *et al.* Epidemiology and clinical features of gastroenteritis in hospitalised children: prospective survey during a 2-year period in a Parisian hospital, France. Eur J Clin Microbiol Infect Dis 2011;30(3):361-8.

Madeley CR, Cosgrove BP. 28nm particles in faeces in infantile gastroenteritis. Lancet 1975;2:451-452.

Mándoki M. *et al.* Phylogenetic diversity of avian nephritis virus in Hungarian chicken flocks. *Avian Pathol* 2006;35(3):224-9.

Mauroy Axel, *et al.* Alternative attachment factors and internalization pathways for GIII.2 bovine noroviruses. *Journal of General Virology* 2011;92:1398-409.

Méndez, E., Arias C. Astroviruses. *In*: Knipe DM, Howley PM, Griffin DE., *et al.* Virology, 5th ed. Philadelphia; Lippincott Williams & Wilkins, 2007:981-1000.

MMWR. Updated Norovirus Outbreak Management and Disease Prevention Guidelines. 2011;60(3).

Moser LA, Schultz-cherry S. Pathogenesis of astrovirus infection. *Viral Immunol* 2005;18:4-10

Nakamura, K, *at al.* Frequent Detection of Noroviruses and Sapoviruses in Swine and High Genetic Diversity of Porcine Sapovirus in Japan during Fiscal Year 2008. Journal of Clinical Microbiology 2010;48(4):1215–22.

Oliver SL, *et al.* Genomic characterization of the unclassified bovine enteric virus Newbury

Patel MM, *et al.* Noroviruses: A comprehensive review. *Journal of Clinical Virology* 2009;44:1-8.

Pedersen NC, *et al.* An isolated epizootic of hemorrhagic-like fever in cats caused by a novel and highly virulent strain of feline calicivirus. *Vet Microbiol* 2000;73(4):281-300.

Reuter G, *et al.* Incidence, Diversity, and Molecular epidemiology of Sapoviruses in Swine across Europe. *Journal of Clinical Microbiology* 2010;48(2):363-8.

Schuffenecker I, *et al.* Genetic classification of "Sapporo-like viruses". *Arch Virol* 2001;146(11):2115-32.
Smith J, *et al.* Adenovirus. *Curr Top Microbiol Immunol* 2010;343:195-224.
Svraka S, *et al.* Novel approach for detection of enteric viruses to enable syndrome surveillance of acute viral gastroenteritis. *J Clin Microbiol* 2009;47(6):1674-9.
Tayeb HT, *et al.* Molecular epidemiology of human astrovirus infections in Saudi Arabia pediatric patients. *J Med Virol* 2010;82(12):2038-42.
Tham E.B, *et al.* Bowel habits of healthy Australian children aged 0-2 years. J Paediatr Child Health 1996;32:504-7.
Unicef/WHO, Diarrhoea: Why children are still dying and what can be done, 2009
Walter JE, Mitchell DK. Astrovirus infection in children. *Curr Opin Infect Dis* 2003;16:247-53.
Wellehan JF, *et al.* Characterization of San Miguel sea lion virus populations using pyrosequencing-based methods. Infect Genet Evol 2010;10(2):254-60.
Wiegering V, *et al.* Gastroenteritis in childhood: a retrospective study of 650 hospitalized pediatric patients. Int J Infect Dis 2011;15(6):e401-e7.
Wold WS, Horwitz MS. Adenovirusesn. *In*: Knipe DM, Howley PM, Griffin DE, R, *et al* (eds)., Virology, 5th ed. Philadelphia; Lippincott Williams & Wilkins, 2007: p. 2395-436.

11 HANTAVÍRUS

Marcos Lázaro Moreli
Cleber Douglas Lucinio Ramos (*in memoriam*)
Lidiane Gaban

INTRODUÇÃO

Os hantavírus constituem um grupo de vírus emergentes pertencentes ao gênero *Hantavirus* da família *Bunyaviridae*, que, em sua maioria, agrupa em seus diferentes gêneros vírus que infectam animais por intermédio de artrópodes (mosquitos, carrapatos, flebotomíneos). Os vírus pertencentes ao gênero *Hantavirus* são exceção a esta regra, uma vez que sua transmissão ocorre pelo contato direto com roedores infectados, sem a participação de vetores intermediários (Fig. 11-1). Recentemente de acordo com o CITV o gênero hantavírus passou a constituir uma família de vírus denominada *Hantaviridae* que engloba os vírus pertencentes ao gênero Hantavírus (CITV, 2018). O contato ocorre, principalmente, a partir de aerossóis oriundos de excretas de animais infectados (urina, fezes e saliva), tanto na transmissão para humanos quanto para roedores não infectados (Fig. 11-1). Os hantavírus podem ser divididos em duas categorias: os hantavírus do Velho Mundo, carregados pelos roedores (Ordem *Rodentia*), das subfamílias *Arvicolinae* e *Murinae* ou mamíferos da Ordem *Insectivora*, presentes geralmente na Europa e Ásia e hantavírus do Novo Mundo, transportados por roedores da subfamília *Sigmodontinae* e *Arvicolinae* presentes na América do Norte, Central e Sul. Os hantavírus do Velho Mundo incluem vírus como: o vírus Hantaan (HTNV), ou vírus Puumala (PUUV), o vírus Dobrava (DOBV) e vírus Seoul (SEOV), que infectam seres humanos, causando complicações no principalmente sistema urinário, associados a uma doença conhecida como febre hemorrágica com síndrome renal (FHSR) que pode variar de intensidade a depender da cepa viral (letalidade de 0,1 a 10%). O rato norueguês (*Rattus novergicus*), reservatório natural do vírus Seoul (SEOV), está distribuído mundialmente em decorrência do comércio marítimo internacional. Os hantavírus do Novo Mundo, são transportados por roedores da subfamília *Sigmodontinae* e *Arvicolinae* nas Américas do Norte, Central e Sul. Os hantavírus transmitidos por roedores *Sigmondontinae*, como o vírus *Sin Nombre* (SNV), o vírus Andes (ANDV), o vírus Juquitiba (JUQV) e o vírus Araraquara estão associados à forma mais grave da doença (letalidade de 35 a 50%), que acomete o sistema respiratório e é denominada de síndrome cardiopulmonar por hantavírus (SCPH). Os principais hantavírus, as doenças associadas e sua distribuição geográfica são mostrados no Quadro 11-1.

HISTÓRICO

Os primeiros relatos de uma doença febril infecciosa com apresentação de fenômenos hemorrágicos e disfunção renal, possivelmente associada a hantavírus, encontram-se na literatura chinesa desde o início do século 10, apesar da existência de registros anteriores. No início do século 20, diversas doenças foram documentadas e atribuídas posteriormente a infecções causadas por hantavírus. Doenças semelhantes a Febre Hemorrágica com Síndrome Renal foram registradas na Rússia no ano de 1913. Durante a primeira Guerra Mundial "Nefrite da Guerra" foi um grande problema entre as tropas britânicas. Na década de 1930 dois médicos suecos descreveram, de forma independente, uma doença que mais tarde ficou conhecida como Nefropatia Epidêmica (NE), uma doença que apresentava características semelhantes a FHSR, mas de forma mais branda. Durante a Segunda Guerra Mundial, tropas japonesas, soviéticas e alemãs sofreram de doença graves que posteriormente foram consideradas infecções por hantavírus. O nome "febre hemorrágica com síndrome renal (FHSR) foi recomendado pela Organização Mundial da Saúde para designar um grupo de doenças infecciosas agudas hemorrágicas com disfunção renal identificadas desde 1913 em países da Europa e Ásia, e desde 1986 na África, recebendo diferentes denominações como "nefrose-nefrite hemorrágica" na Antiga União das Repúblicas Socialistas Soviéticas (URSS), "Febre Songo" ou "Febre Hemorrágica Epidêmica na China", "Febre Hemorrágica Coreana na Coreia", "nefropatia epidêmica" na Escandinávia, "nefrite epidêmica" ou "febre hemorrágica epidêmica" na Europa Oriental e "Febre hemorrágica epidêmica no Japão". No entanto, foi somente durante a Guerra da Coreia (1950-1953) que as doenças causadas por hantavírus chamaram a atenção da Medicina Ocidental. Durante esta guerra, milhares de soldados das Nações Unidas alocados na Coreia foram acometidos de uma doença febril com manifestações hemorrágicas com ocorrência de mais de 3.000 casos onde alguns adoeceram

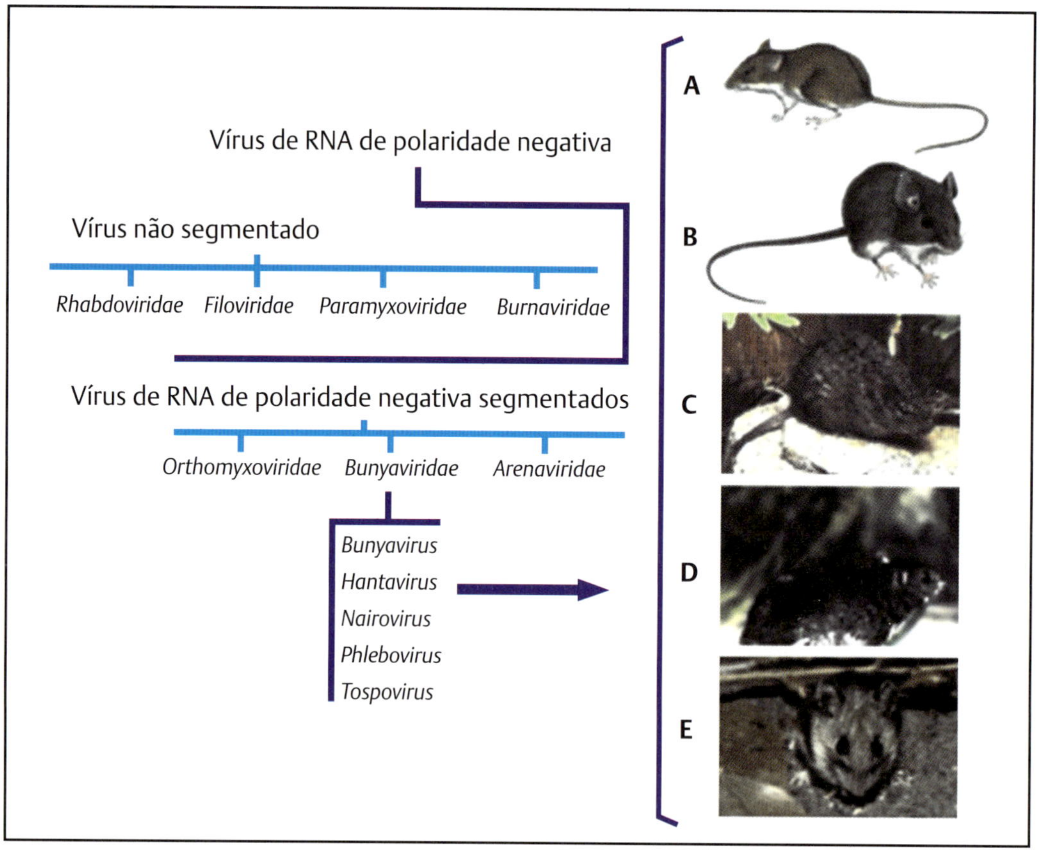

Fig. 11-1. Classificação dos vírus RNA de polaridade negativa e exemplo de roedores reservatórios para o gênero hantavírus. No painel à esquerda é mostrada a classificação dos vírus RNA de polaridade negativa em dois grupos. Os não segmentados de polaridade negativa e os segmentados de polaridade negativa. Os vírus RNA segmentados são classificados em *Orthomyxoviridae*, *Bunyaviridae* e *Arenaviridae*. Os vírus pertencentes à família *Bunyaviridae* têm sido classificados em 5 gêneros: *Bunyavirus* (recentemente *Orthobunyavirus*), *Hantavirus*, *Nairovirus*, *Phlebovirus* e *Tospovirus*. No painel à direita é mostrado os roedores reservatórios para os hantavírus. (**A**) *Apodemus agrarius* (roedor reservatório para o vírus Hantaan e que causa FHSN); (**B**) rato viadeiro, ou roedor *Peromyscus maniculatus*, associado ao vírus *Sin Nombre* (SNV); (**C**) rato do algodão (Sigmodon hispidus); (**D**) rato do arroz (Olyzomys palustris); (**E**) o fato das patas brancas (Peromyscus leucopus). Os roedores mostrados em **B**, **C**, **D** e **E** estão associados a SCPH. Recentemente de acordo com o CITV o gênero hantavírus passou a constituir uma família de vírus denominada *Hantaviridae* que engloba os vírus pertencentes ao gênero Hantavírus (CITV, 2018). (Fonte: Centro de Controle de Doenças (CDC). Disponível em: http://www.cdc.gov/NCIDOD/DISEASES/HANTA/HPS/noframes/rodents.htm, acesso em 26/07/2018, bem como de Mihamed, 2010.)

e morreram, estimando-se uma taxa de letalidade entre 5 a 10%. Este surto tornou-se o ponto de partida para a intensa busa do agente etiológico. Apesar disso, somente vinte anos depois, em 1976, que o Dr. Ho Wang Lee *et al.*, conseguiram detectar antígenos virais no pulmão do rato listrado do campo, *Apodemus agrarius* por imunocoloração utilizando anticorpos dos pacientes que haviam sido acometidos pela doença. Dois anos depois desta primeira constatação é que o agente causador das infecções em humanos foi isolado a partir do roedor *Apodemus agrarius*, capturado próximo as margens do rio Han, no vilarejo de Songnaeri, região rural da Coreia, onde a infecção era endêmica (Fig. 11-2). Este estudo permitiu um grande avanço nas pesquisas com hantavírus. Em 1979, logo após o primeiro isolamento do vírus *Hantaan* foi confirmada a ligação do agente etiológico da NE com a FHSR. Em 1980, o agente da NE foi identificado nos pulmões de ratos silvestres do banco (*Myodes glareolus*), capturados próximos a aldeia finlandesa de Puumala. Assim, o vírus associado a essa manifestação clínica foi denominado Puumala (PUUV). Em 1981 finalmente o vírus Hantaan cepa 76-118, isolado de *Apodemus agrarius* foi cultivado em células A, linhagem 549 (A-549) e imagens de microscopia eletrônica revelaram que o vírus era muito semelhante aos vírus pertencentes a família *Bunyaviridae*. Esses vírus foram incluídos na família *Bunyaviridae*, por recomendação de Mccormick *et al.* (1982), White *et al.* (1982), Hung *et al.*, (1983a) e Hung *et al.* (1983b) já que, pela morfologia das partículas virais, esses autores observaram inequívoca evidência de similaridade com outros membros dessa família. Em 1982, Lee *et al.* identificaram outros hantavírus, inclusive de ratos urbanos, como é o caso do vírus Seoul (SEOV), que ficou conhecido com esse nome pela homenagem do pesquisador a capital da Coreia do Sul. Em 1992, o vírus Dobrava (DOBV) foi isolado da Iugoslávia. Apesar da notável frequência de infecções produzidas por hantavírus a partir de roedores outros hantavírus não associados a doenças em seres humanos encontrados em roedores também foram encontrados. Em 1984, foi isolado um hantavírus partir de roedores silvestres (*Microtus pennsylvanicus*), capturados em Prospect Hill, Frederick, Maryland, Estados Unidos. Este

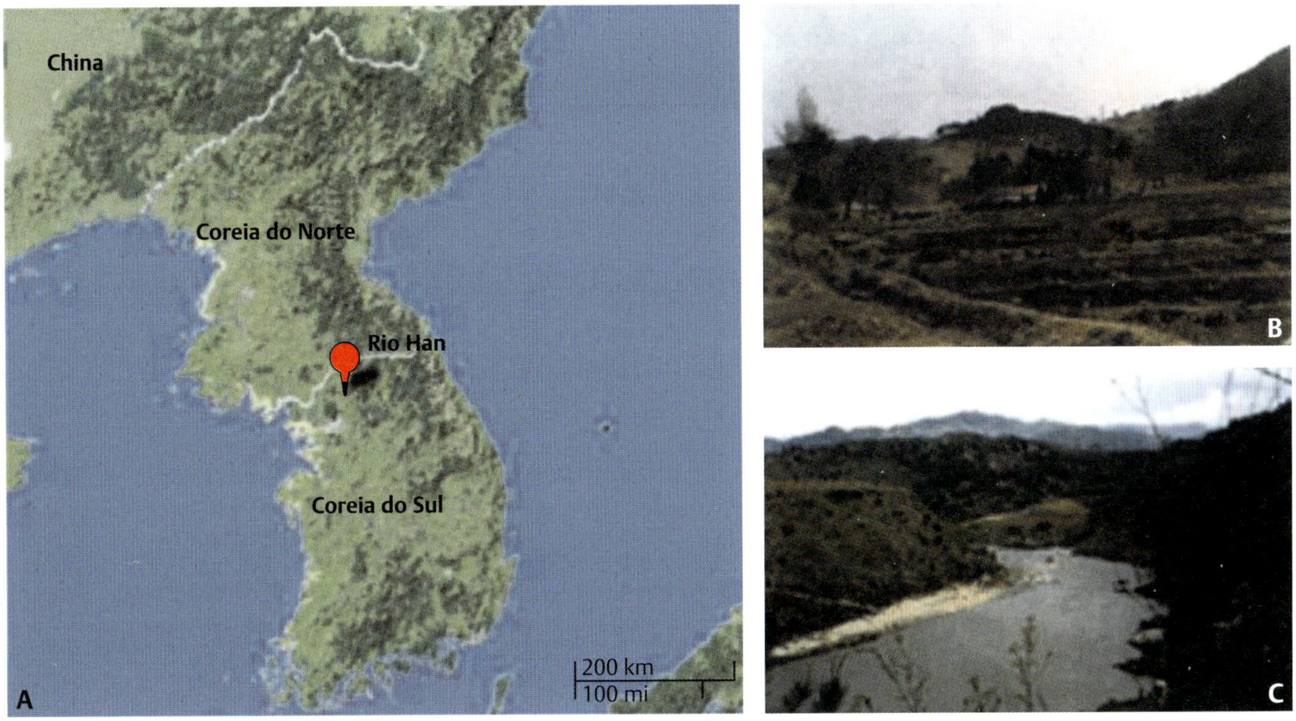

Fig. 11-2. (**A**) Mapa da Coreia do Norte e Coreia do Sul mostrando a localização do Rio Han, próximo à divisa entre os dois países. (**B**) Vilarejo de Songnaeri, área rural da Coreia do Sul, situada às margens do rio Han. Local de captura do roedor *Apodemus agrarius*, do qual foi isolado o vírus Hantaan, em 1976; (**C**) Rio Han. Fonte: (**A**) Adaptada do Google Earth (http://earth.google.com/intl/pt); (**B** e **C**) Lee, 1989. (Fonte: Modificado de Salbé-Travassos da Rosa, 2008.)

vírus foi denominado Prospect Hill e não está associado à doença em seres humanos. Posteriormente, verificou-se notável frequência de infecção por hantavírus em diversas espécies de roedores silvestres nativos do Velho Mundo e Novo Mundo, com exceção do vírus *Seoul*, que é encontrado infectando *Rattus norvegicus* (ratazana) e *Rattus rattus* (rato do telhado), espécies urbanas e amplamente distribuídas em todos continentes. O único hantavírus encontrado no Novo Mundo era o hantavírus não patogênico Prospect Hill (PHV). Este mito terminou quando um surto inexplicável de uma doença associadas a graves sintomas respiratórios, com grande letalidade foi reconhecida na região de Four-Corners na região sudoeste dos Estados Unidos em julho de 1993. Esta epidemia de doença respiratória grave, na região sudoeste dos Estados Unidos conhecida como *four corners* teve como responsável um novo hantavírus, que foi chamado inicialmente *Four Corners*, em seguida *Muerto Canyon* e finalmente *Sin Nombre* (SNV), e representou o primeiro registro de Síndrome Pulmonar por Hantavírus (SCPH) no mundo, doença considerada emergente de grande impacto na saúde pública com letalidade de 35 a 50%. O vírus SNV foi isolado da espécie do roedor prevalente na região, *Peromyscus maniculatus*, em curto período após a ocorrência dos surtos. Apesar da evidência da doença no ano de 1993 estudos retrospectivos realizados de casos *post mortem* inexplicados a partir tecidos pulmonares estocados sugerem a ocorrência dessa doença desde 1959. Em novembro e dezembro de 1993, três casos da SCPH foram diagnosticados na área rural de Juquitiba, Estado de São Paulo, constituindo o primeiro registro clínico no Brasil. A seguir a SCPH passou a ser reconhecida em outros países e possibilitou o isolamento de novas espécies, se encontrando hoje amplamente distribuída nas Américas. Após a descrição de importante comprometimento cardíaco, a partir da publicação dos primeiros casos da América do Sul, a SCPH tem sido descrita no Brasil como Síndrome Pulmonar e Cardiovascular por Hantavírus (SPCVH). Atualmente o gênero inclui mais de 21 espécies e mais de 30 genótipos (Quadro 11-1). Os hantavírus têm coevoluído por milhões de anos com seus roedores reservatórios e insetívoros. Os roedores reservatórios incluem aqueles da família *Cricetidae* (subfamílias *Arvicolinae*, *Neotominae* e *Sigmondontinae*) e *Muridae* (subfamília *Murinae*). Os roedores *Cricetidae* incluem ratazanas, pequenos roedores encontrados no hemisfério norte, e camundongos e ratos do Novo Mundo. Os roedores *Muridae* incluem camundongos do Velho Mundo e ratos (Fig. 11-1; Quadro 11-1)

Quadro 11-1. Principais *Hantavirus*, Gênero *Hantavirus*, Família *Bunyaviridae*

Espécies de vírus	Doença/ continente	Principal reservatório (ordem *Rodentia*, família *Muridae*; subfamília *Murinae*)	Distribuição do vírus	Distribuição dos reservatórios	Gravidade da doença	Taxa de letalidade
Hantaan (HTNV)[a]	FHSR/Ásia	*Apodemus agrarius* (rato listrado do campo)	China, Rússia e Coreia	Sul da Europa Central a Thrace, Caucasus, Montanhas Tien Shan, Rio Amur pela Coreia a leste e oeste de Xizang e leste de Yunnan	Grave	Até 10%
Amur/Soochang	FHSR/Ásia	*Apodemus peninsulae*			Grave	?
Dobrava-Belgrade (DOBV)[a,b]			Balcãs	Inglaterra e País de Gales (Wales), Noroeste da Espanha, França, Sul da Escandinávia pela Rússia Europeia até Urals, Sul da Itália, os Balcãs, Síria, Líbano e Israel		
▪ DOBV-Aa	FHSR/Europa	*Apodemus agrarius Aa*			Leve/Moderada	0,5-0,9%
▪ DOBV-Af	FHSR/Europa	*Apodemus flavicolis*			Grave	Até 10%
▪ DOBV-Ap	FHSR/Europa	*Apodemus ponticus*			Moderada	Até 10%
▪ Saaremaa (SAAV)		*Apodemus agrarius*			Não estimada	Não estimada
Seoul (SEOV)[a]	FHSR/Ásia	*Rattus norvergicus* (Norway rat) e *Rattus spp.*	Mundial	Mundial	Leve	< 1%
Thailand (THAIV)	ND	*Bandicota indica* (rato de bandicoot)	Tailândia	Sri Lanka, Índia peninsular a Nepal, Burma, Nordeste da Índia, Sul da China, Laos, Taiwan, Tailândia, Vietnam	Não estimada	Não estimada
Espécies de vírus	**Doença/ continente**	**Principal Reservatório (ordem *Rodentia*, família *Muridae*; subfamília *Arvicolinae*)**	**Distribuição do vírus**	**Distribuição dos reservatórios**	**Gravidade da doença**	**Taxa de letalidade**
Puumala (PUUV)[a]	Nefropatia epidêmica (NE)	*Myodes glareolus*	Europa, Rússia, Escandinávia	Paleártico Ocidental da França e da Escandinávia para lago Baikai, ao sul do norte da Espanha, norte da Espanha, norte da Itália, Balcãs, Turquia ocidental, norte do Cazaquistão, Montanhas Altai e Sayan, Grã-Bretanha e Irlanda do Sudoeste	Leve	0,1 a 0,4%
Prospect Hill (PHV)[a]	ND	*Microtus pennsylvanicus* (Ratazana do Prado)	Estados Unidos, Canadá	Central do Alasca até Labrador, incluindo a ilha de Terra Nova (Newfoundland) e a Ilha Prince Edward, Canadá, Montanhas Rochosas, a norte do Novo México, em Great Plain, a norte do Kansa, e em Apalaches, ao norte da Geórgia	ND	ND
Tula vírus (TULV)[a]	ND	*Microtus arvalis* (Ratazana Europeia) *Microtus agrestis* *Microtus rossiameridionalis*	Europa	Em toda a Europa, ao Mar Negro e NE a região de Kirov, da Rússia	Não estimada	Não estimada
Topografov (TOPV)[a]	ND	*Lemmus sibiricus* (Lemming siberiano)	Sibéria	Paleártica, do mar Branco, Rússia ocidental a CHukotski Península, nordeste da Sibéria, e Kamchatka, Neartctic, de leste a oeste do Alasca, Ilha de Baffin e na Baía de Hudson, montanhas do sul da Colúmbia Britânica, Canadá	Não estimada	Não estimada

(Continua.)

Quadro 11-1. ***(Cont.)*** Principais *Hantavirus*, Gênero *Hantavirus*, Família *Bunyaviridae*

Espécies de vírus	Doença/ continente	Principal reservatório (ordem *Rodentia*, família *Muridae*; subfamília *Arvicolinae*)	Distribuição do vírus	Distribuição dos reservatórios	Gravidade da doença	Taxa de letalidade
Karabovsk (KHBV)	ND	*Microtus fortis* (ratazana da cana)	Rússia	Região Amur de Transbaikalia, leste da China	Não estimada	Não estimada
Bloodland Lake (BLLV)[a]	ND	*Microtus ochrogaster* (ratazana do Prado)	Estados Unidos	Norte e centro de Great Plains, Alberta eastcentral para sul de Manitoba, Canadá; sul para norte de Oklahoma e Arkansas, Tennessee oriental para central e oeste da Virgínia Ocidental, as populações aborigene de outros lugares nos Estados Unidos e México	Não estimada	Não estimada
Isla Vista (ISLA)[a]	ND	*Microtus californicus* (ratazana da Califórnia)	Estados Unidos (oeste) e México	Costa do Pacífico, no sudoeste do Óregon, pela Califórnia, a norte de Baja Califórnia, México	Não estimada	Não estimada
Espécies de vírus	**Doença/ continente**	**Principal reservatório (ordem *Rodentia*, família *Cricetidae*; subfamília *Sigmodontinae*)**	**Distribuição do vírus**	**Distribuição dos reservatórios**	**Gravidade da doença**	**Taxa de letalidade**
Sin Nombre (SNV)[a]	SPCH/ América do Norte	*Peromyscus maniculatus*	Estados Unidos e Canada	Sudeste do Alaska, todo o norte do México, Canadá, Sul da maior parte continental dos Estados Unidos, excluindo sudeste e litoral leste, Baixa Califórnia do Sul, Norte-Central Oaxaca, México	Grave	25 a 35%
Monongahela (MGLV)[a]	SPCH/ América do Norte	*P. maniculatus nubiterrae*	Estados Unidos (leste) e Canadá	Pensilvânia, Oeste da Virgínia, nos Estados Unidos	Grave	25 a 35%
New York (NYV)[a]	SPCH/ América do Norte	*Peromyscus leucopus* (rato das patas brancas)	Estados Unidos (leste)	Região Central e Oriental dos Estados Unidos, indo para sul de Alberta e sul de Ontário, Região de Quebec e Nova Scotia, no Canadá, para Durango, norte e ao longo da costa do Caribe, para Istmo da Península de Tehuantepec e Yucatán, no México	Grave	25-35%
Black Creeck Canal (BCCV)[a]	SPCH/ América do Norte	*Sigmodons hispidus* (rato do algodão)	Estados Unidos (Flórida)	Sudeste dos Estados Unidos, do sul de Nebraska para Virgínia, Central Sul e sudeste do Arizona e Flórida peninsular, interior do México, passando pela América Central até o Panamá, na América do Sul ao norte da Colômbia e norte da Venezuela	Grave	20-25%

(Continua.)

Quadro 11-1. ***(Cont.)*** Principais *Hantavirus*, Gênero *Hantavirus*, Família *Bunyaviridae*

Espécies de vírus	Doença/ continente	Principal reservatório (ordem *Rodentia*, família *Cricetidae*; subfamília *Sigmodontinae*)	Distribuição do vírus	Distribuição dos reservatórios	Gravidade da doença	Taxa de letalidade
El Moro Canyon (ELMCV)[a]	ND/América do Norte	*Reithrodontomys megalotis* (rato do campo ocidental)	Estados Unidos, México	Columbia britânica e sudeste de Alberta, Canadá; ocidental Northcentral e Estados Unidos ocidental e região norte-central, do sul ao norte de Baja Califórnia e interior do México a Oaxaca central	ND	ND
Bayou (BAYV)[a]	SPCH/ América do Norte	*Oryzomys palustres* (rato do arroz)	Estados Unidos	Sudeste do Kansas para o Texas do leste, na direção leste para sul de New Jersey e Flórida peninsular	Grave	ND
Muleshoe (MUL)[a]	ND/América do Norte	*Sigmodons hispidus*	Estados Unidos	Veja Black Creeck Canal	Desconhecida	ND
Rio Segundo (RIOS)[a]	ND/América Central	*Reithrodontomys mexicanus* (rato da colheita Mexicana)	Costa Rica	Sul Tamaulipas e westcentral; Michoacán, no México; Sul através da América do Meio; planaltos a oeste Panamá; Andes do oeste da Colômbia e do norte Equador	ND	ND
Calabazo (CLBV)	ND/América Central	*Zygodontomys brevicauda*	Panamá	Panamá, América Central	ND	ND
Maporal (MAPV)	ND/América Central	*Olygoryzomys fulvescens*	Venezuela	Venezuela, América do Sul	ND	ND
Caño Degadito	ND/América do Sul	*Sigmodon alstoni*	Venezuela	Venezuela, América do Sul	ND	ND
Andes (ANDV)[a]	SPCH/ América do Sul	*Olygoryzomys longicaudatus* (ratinho do arroz de cauda longa)	Argentina, Chile e Uruguai	Região norte central ao sul dos Andes, aproxidamente 50° de latitude sul, no Chile e na Argentina	Grave	25-35%
Rio Mamoré (RIOMV)[a]	ND	*Olygoryzomys microtis* (rato pigmeu de orelhas pequenas)	Bolívia	Centro-Sul do Brasil, na região do Rios Solimões-Amazônia e planícies adjacentes do Peru, Bolívia, Paraguai e Argentina	ND	ND
Oran (ORNV)[a]	SPCH/ Américas	*Olygoryzomys longicaudatus* (Norte da Argentina)	Argentina (Noroeste)	América do Sul	Grave	ND
Bermejo (BMJV)	SPCH/ América do Sul	*Olygoryzomys chacoensis*	Argentina (Noroeste)	Argentina e países vizinhos, América do Sul	Grave	ND
Hu39694[a]	SPCH/ América do Sul	ND	Argentina (Central)	Argentina Central	Grave	N D
Laguna Negra (LNV)[a]	SPCH/ América do Sul	*Calomys laucha*	Paraguai, Bolívia	Paraguai, Bolivia	Grave	ND
Lechiguanas (LECV)	SPCH/ América do Sul	*Olygoryzomys flavescens*	Argentina Central	América do Sul (Argentina)	Grave	ND

(Continua.)

Quadro 11-1. *(Cont.)* Principais *Hantavirus*, Gênero *Hantavirus*, Família *Bunyaviridae*

Espécies de vírus	Doença/ continente	Principal reservatório (ordem *Rodentia*, família *Cricetidae*; subfamília *Sigmodontinae*)	Distribuição do vírus	Distribuição dos reservatórios	Gravidade da doença	Taxa de letalidade
Choclo (CHOV)[a]	SPCH/ América do Sul	*Olygoryzomys. fulvescens*	América do Sul	América do Sul	Grave	ND
Maciel (MCLV)	SPCH/ América do Sul	*Necromys benefactus*	América do Sul (Argentina Central)	América do Sul (Argentina)	Grave	ND
Juquitiba (JUQV)[a]	SPCH/ América do Sul	*Olygoryzomys nigripes* (rato do mato)	América do Sul (Brasil)	América do Sul (Brasil)	Grave	20-25%
Castelo dos Sonhos (CASV)[a]	SPCH/ América do Sul	*Olygoryzomys aff. moojeni*	América do Sul (Brasil)	América do Sul (Brasil)	Grave	ND
Araraquara (ARAV)[a]	SPCH/ América do Sul	Necromys lasiurus (rato do rabo peludo)	América do Sul (Brasil)	América do Sul (Brasil)	Grave	35-50%
Vírus Anajatuba (ANJV)	SPCVH/ América do Sul	*Olygoryzomys aff. fornesi*	América do Sul (Brasil)	América do Sul (Brasil)	Moderado	ND
Espécies de vírus	**Doença/ continente**	**Principal reservatório (ordem *Insectivora*, família *Soricidae* subfamília *Crocidurinae***	**Distribuição do vírus**	**Distribuição dos reservatórios**	**Gravidade da doença**	**Taxa de letalidade**
Thottapalayam (TTPV)	ND	*Suncus Murinus*	Índia	Índia	Desconhecida	

HCPS: síndrome cardiopulmonar por hantavírus; FHSR: febre hemorrágica com síndrome renal; ND: não descrita.
[a]Modificado de Hammerbeck & Wahl, 2008; Jonsson et al., 2010.; Kariwa et al.,2007.; Kruger & Klempa, 2011.; Muranyi et al.,2005; Maes et al. 2009.
[b]Estirpes virais listadas no último estudo do comitte internacional de taxonomial viral, veja Fauquet et al., 2005 e acesse http://www.ictvonline.org/virusTaxonomy.asp.

PROPRIEDADES BIOLÓGICAS DOS VÍRUS

Classificação Taxonômica

O gênero hantavírus englobam vírus sorológica e filogeneticamente relacionados pertencentes à família *Bunyaviridae*. A família *Bunyaviridae* foi formalmente estabelecida em 1975, contém quatro gêneros que englobam vírus que infectam animais: (*Orthobunyavirus*, *Phebovírus*, *Nairovírus* e *Hantavírus*) e um gênero de vírus que infectam plantas (*Tospovírus*). A maioria dos vírus que infectam os animais são vírus transmitidos por artrópodes, *arthropod-borne virus*, "arbovírus", que se mantêm na natureza por meio da transmissão biológica entre vertebrados suscetíveis e artrópodes hematófagos. No gênero hantavírus, os vírus não possuem vetores intermediários, e os vírus são mantidos na natureza pela infecção crônica e persistente de roedores silvestres. Desta forma, os hantavírus pertencem a classe dos vírus transmitidos por roedores, *rodent-borne viruses*, "robovírus'. A taxonomia dos hantavírus é bem complexa, e está sendo atualmente melhor compreendida. O comitê internacional de taxonomia viral (CITV) estabeleceu que para o conceito de espécie de hantavírus deveriam ser considerados os seguintes critérios: (1) estar associado a uma única espécie ou subespécie de roedor reservatório primário (nicho ecológico); (2) apresentar, no mínimo, 7% de diferença na sequência de aminoácidos das glicoproteínas de superfície (Gn e Gc) e na nucleoproteína; (3) apresentar, no teste de neutralização, uma diferença mínima de quatro vezes no título de anticorpos; (4) e não formar rearranjos naturais com outras espécies de hantavírus. Deste modo, no oitavo relato do CITV, são reconhecidas 22 espécies diferentes de hantavírus. Dentro dessa classificação de espécies de hantavírus preconizada pelo CITV, existem algumas contrapartidas. O fato da dificuldade de isolamento em cultivo celular aliada a não visualização de efeito citopático nas infecções *in vitro* por muitos hantavírus, torna frequentemente impraticável a realização dos ensaios de neutralização em placa. O outro critério relaciona-se com a complexa taxonomia dos roedores, uma vez que com o advento da análise da sequência do Ácido Desoxirribonucleico (*Deoxyribonucleic Acid*, DNA) mitocondrial tem-se revelado um número maior de espécies da subfamília *Sigmodontinae* do que era conhecido até pouco tempo atrás, gerando um movimento de reclassificação, tanto em espécie como em gênero de roedores. Dentro dessa classificação de espécies de hantavírus preconizado pelo CITV, existem algumas alternâncias. O fato da dificuldade de isolamento em cultivo celular aliada a não visualização do efeito citopático nas infecções *in vitro* por muitos hantavírus, torna impraticável a realização de ensaios de neutralização em placa. Outro critério relaciona-se com a complexa taxonomia de roedores, uma vez que como advento da análise de sequências de ácido desoxirribonucleico (*Deoxyribonucleic Acid*, DNA) mitocondrial tem-se revelado um maior número de espécies de da subfamília Sigmodontinae do que era conhecido até pouco tempo atrás, gerando um movimento de reclassificação. Tanto em espécie como em gênero de roedores.

Morfologia

Microscopia eletrônica realizadas em células infectadas com hantavírus demonstraram por meio de imagens que as partículas desses agentes compartilhavam morfologias típicas com outros membros da família *Bunyaviridae*, permitindo sua inclusão e a criação de um novo gênero nesta família. Os Hantavírus são vírus envelopados, exibindo partículas esféricas ou pleomórficas de 71 a 200 nm, com uma média de 100 nm de diâmetro. O envelope é formado por uma dupla camada lipídica, oriunda do sequestro do reticulo endoplasmático ou da membrana plasmática da célula hospedeira. No envelope viral estão inseridas as duas glicoproteínas virais de superfície (Gn e Gc), projetando espículas de 5 a 10 nm de tamanho. No interior do envelope encontra-se o nucleocapsídeo, formando um "core" proteico com o genoma constituído de ácido ribonucleico (*Ribonuleic Acid* RNA) trissegmentado associado à polimerase viral (Fig. 11-3).

Propriedades Bioquímicas e Biofísicas

A composição e a estruturas dos vírions tem sido inferida a partir de estudos bioquímicos e morfológicos. Uma composição química com base no vírus Uukuniemi (um vírus da família *Bunyaviridae)* estimou que o vírion contém aproximadamente 2% de RNA, 58% de proteínas, 33% de lipídeos, 7% de carboidratos. O coeficiente de sedimentação dos vírions variam de 400 a 500 S, e sua densidade flutuante em gradiente de sacarose é de 1,16 a 1,18 g/cm^3, e em cloreto de césio (CsCl), variam de 1,20 a 1,21 g/cm^3. O tratamento com solventes lipídicos ou detergentes aniônicos remove o envelope viral e resultam na perda da infectividade em mamíferos.

Organização Genômica e Proteínas

O genoma dos hantavírus é constituído por três segmentos de RNA de fita simples com polaridade negativa (antissenso). Os segmentos são conhecidos como grande (L – do inglês *Large*), contendo aproximadamente 6.500 nucleotídeos, médio (M – do inglês *Medium*), que contém aproximadamente 3.600 a 3.800 nucleotídeos, e um segmento pequeno (S – do inglês *Small*), que contém cerca de 1.700 a 2.100 nucleotídeos. Na extremidade de cada segmento genômico existem regiões codificadoras não terminais (NCR) 5' e 3' altamente conservadas (AUCAUCAUC), as quais são complementares entre si (Fig. 11-4). Estas regiões têm sido encontradas nos três segmentos genômicos dentro de um mesmo gênero da família *Bunyaviridade*, porém, diferem entre os vírus dos distintos gêneros. Estas sequências complementares são formadas por 40 a 50 nucleotídeos e permitem a formação de estruturas estáveis em formato de raquete *pan-handle*, por meio do pareamento de bases, que provavelmente conferem o aspecto circular do RNA observado por microscopia eletrônica, característica peculiar dos vírus da família *Bunyaviridae* (Fig. 11-5). Além disso, esta região provavelmente tem importante papel na transcrição, replicação viral e empacotamento da partícula de modo similar como ocorre para outros vírus com a mesma estrutura. A estratégia de tradução dos hantavírus é considerada a mais simples entre os cinco gêneros da família, visto que em geral todos os três segmentos codificam somente uma proteína no sentido complementar do genoma do vírus. O segmento L codifica a RNA polimerase viral RNA dependente (RpRd), a proteína L, com aproximadamente 2.151 a 2.156 aminoácidos (246-247

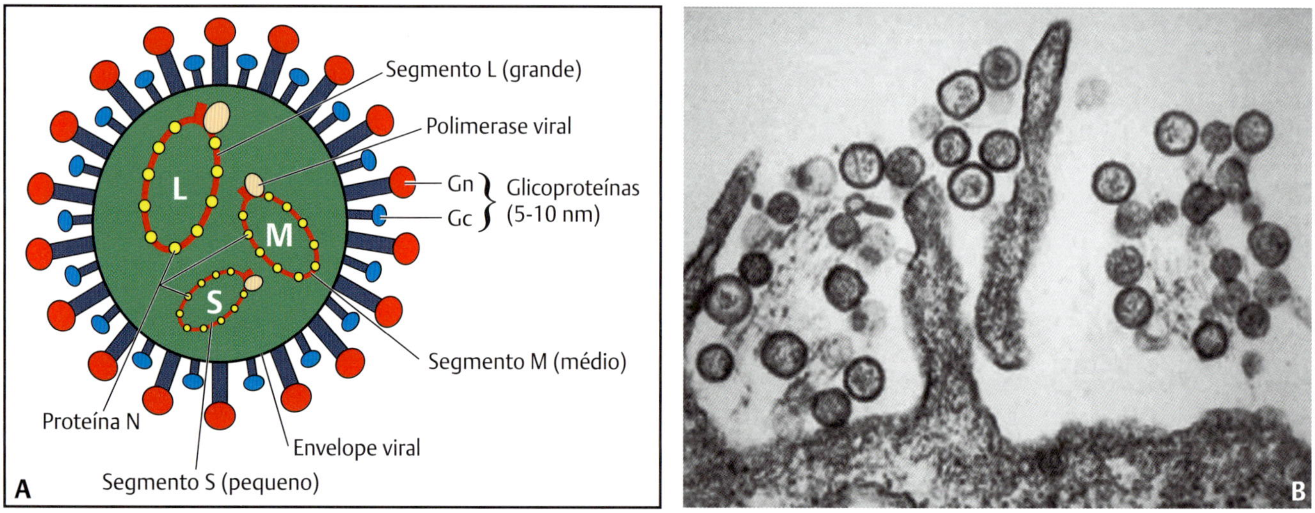

Fig. 11-3. (**A**) Representação esquemática de uma partícula de hantavírus mostrando seus componentes virais. Genoma constituído por três segmentos de ácido ribonucleico (RNA) conhecidos como L, M e S, associados à polimerase viral (Proteína L), a proteínas do nucleocapsídeo (Proteínas N), envelope viral de constituição lipoproteica, apresentando espículas que representam as glicoproteínas Gn e Gc (5-10 nm). (Fonte: Moreli, 2005. (**B**) Micrografia Eletrônica do vírus *Sin Nombre*. (Fonte: CDC/Cynthia GoldSmith. Acesso em REUTERS/Cynthia Goldsmith/CDC/Handout. Acesso em 26/07/2018.)

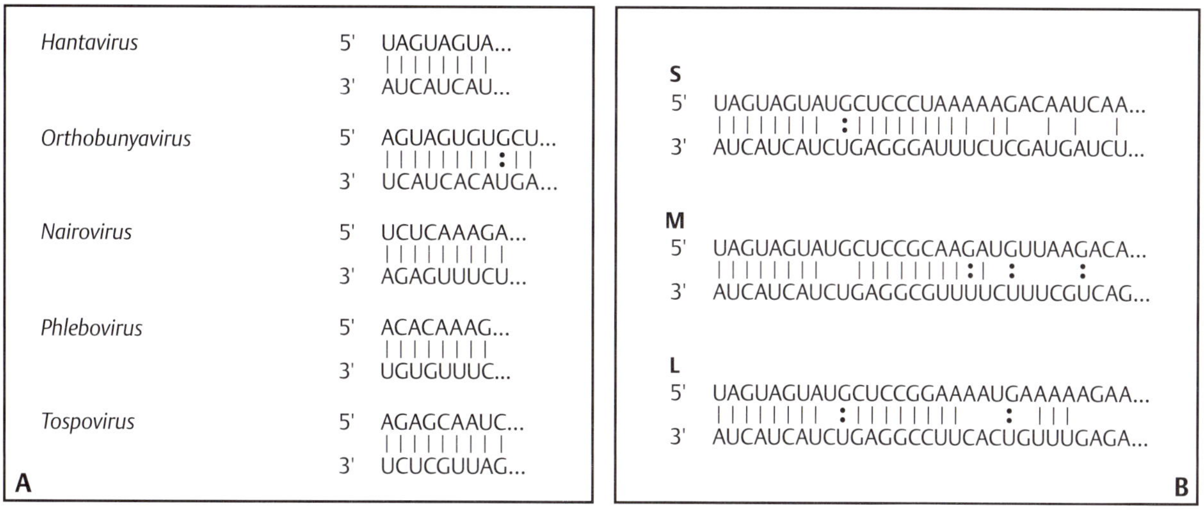

Fig. 11-4. (**A**) Extremidades 5' e 3' das sequências genômicas dos vírus pertencentes aos gêneros da família *Bunyaviridae* demonstrando a complementariedade de bases e característica de genoma gênero-específico. O pareamento de bases está indicado em linhas verticais. (**B**) Extremidade 5 'e 3'do vírus Hantaan. O pareamento de bases é mostrado em linhas verticais e o não pareamento com dois pontos. (Fonte: Chizhikov *et al.*, 1995.)

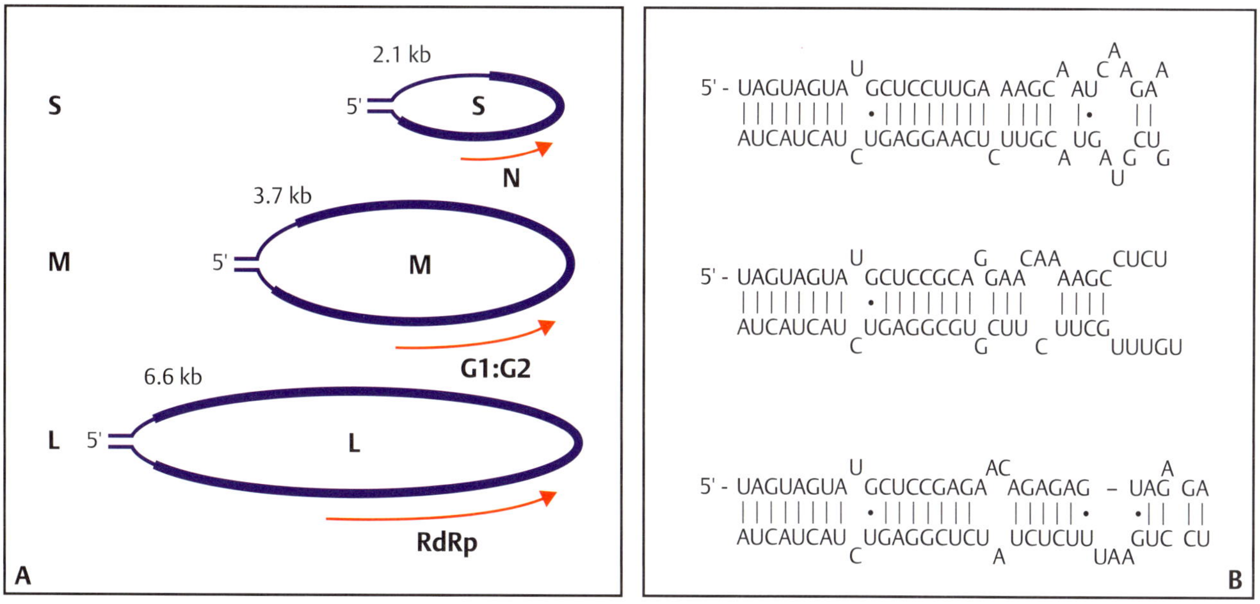

Fig. 11-5. (**A**) Segmentos genômicos L, M e S de hantavírus demonstrando os respectivos produtos codificados pelas regiões codificadoras presentes em cada segmento. Para o segmento L: a RNA polimerase RNA dependente (RdRp); para o segmento M: as duas proteínas de superfície (Gn/GC) ou (G1/G2); para o segmento S: a proteína do ribonucleocapsídeo (proteína N). (**B**) Extremidade complementar 5' e 3' dos segmentos genômicos de RNAs de hantavírus demonstrando a formação das estruturas em forma de raquete *pan-handle*, claramente demonstrado para o segmento S.

KDa). O segmento M codifica uma única proteína de 1.131 a 1148 aminoácidos (125-127 KDa), que sofre clivagem pós-traducional na região específica do genoma dando origem as duas glicoproteínas virais, Gn (situada próximo a região aminoterminal) e Gc (situada próximo a região carboxiterminal) com 648-658 (68-76 KDa) e 486-490 (52-58 KDa) aminoácidos, respectivamente. Os segmentos S codifica a proteína N do nucleocapsídeo com 428-433 aminoácidos (49-51 KDa). Não há evidência de proteína não estrutural para hantavírus que está presente nos demais gêneros da família. A proteína N é a proteína mais abundante encontrada no citoplasma das células infectadas por hantavírus. A sua transcrição é detectada 6 horas após o início da infecção. Ela é responsável pela encapsidação e empacotamento do genoma viral. Estudos recentes, contudo, têm mostrado que esta proteína é multifuncional e está envolvida em diversas funções virais, incluindo o papel na transcrição e tradução dos RNAm viral. A proteína é trimérica e também reconhece a estrutura secundária "em forma de raquete" com especificidade e provavelmente facilita a incorporação seletiva do RNA viral genômico nos vírions. A proteína N está relacionada com a interação com outras proteínas do hospedeiro, contudo a natureza desta interação ainda permanece desconhecida. A glicoproteína precursora (GPC) é sintetizada nos ribossomos associada ao retículo endoplasmático (RE) e é translocado para o lúmen do RE por meio de um peptídeo sinal endógeno. No retículo endoplasmático a GPC sofre clivagem pós-traducional na sequência conservada WAASA originando então as duas gliproteínas Gn e Gc, as quais são posteriormente glicosiladas e translocadas para o complexo de Golgi. As glicoproteínas facilitam a ligação dos vírions com os receptores de integrinas localizados na superfície das células. A proteína RpRd (polimerase viral) é uma proteína enorme com peso molecular de 250280 KDa. Devido a seu alto peso molecular, a RpRd não é facilmente expressa em bactérias e assim continua sendo a proteína menos caracterizada dos hantavírus. A RpRd realiza tanto a transcrição quanto replicação do genoma viral. Durante a transcrição, a RpRd sintetiza o RNAm a partir do RNA viral de senso negativo (RNAv). Durante a replicação a RpRd replica o genoma viral (RNAv) através da produção de um intermediário (RNAc). Assim é provável que a RpRd tem múltiplas atividades, incluindo endonuclease, replicase, transcriptase e RNA helicase. Entretanto, estudos recentes têm mostrado que a RdRp exige a participação da proteína N. Por exemplo, oligonucleotídeos curtos gerados pelos mecanismos de captação são utilizados pela RpRd para iniciar a transcrição. A proteína está envolvida na captação desse *primer*.

Replicação do Genoma Viral

Assim como muitos outros vírus, os hantavírus entram na célula hospedeira pela interação entre seus ligantes, que no caso são as glicoproteínas virais e seus receptores celulares que incluem as integrinas de superfície. De modo interessante, os hantavírus patogênicos e não patogênicos utilizam receptores integrinas diferentes para entrar na célula hospedeira. A integrina $\alpha IIa\beta 3$ expressa por plaquetas e $\alpha 5\beta 3$ expressa pelas células endoteliais humanas medeiam a entrada dos hantavírus causadores de FHSR e SCPH. Ao contrário, os hantavírus não patogênicos, tais como os vírus PHV e TULV, utilizam receptores $\alpha 5\beta 1$ para a entrada nas células. Uma vez aderidos a superfície da célula hospedeira, os hantavírus entram na célula por endocitose mediada por clatrina. Após a internalização, os três nucleocapsídeos são liberados no citoplasma, juntamente com a RNA polimerase RNA dependente (RpRd) viral. Posteriormente a RpRd inicia a transcrição e a codificação dos RNA mensageiros (RNAm) virais codificante das 3 proteínas virais. Os RNAm são cercas de 100 nucleotídeos menores do que o RNA genômico viral e não tem cauda poli A. A RpRd utiliza um mecanismo de captação das estruturas cap 5' metil-guanosina da célula para início da transcrição. Durante essa captação 10 a 14 nucleotídeos na extremidade 5' são clivados da célula hospedeira e utilizados como oligonucleotídeos para a polimerase RpRd iniciar a síntese do RNAm viral realizando um mecanismo de rearranjo e alinhamento. Os RNAm virais são traduzidos no citoplasma da célula pela maquinaria de tradução da célula hospedeira. A RpRd também replica o genoma através da síntese de RNA complementares (RNAc). Os RNAc são complementos exatos do RNA genômico viral (RNAv) e servem como moldes para a síntese dos genomas de polaridade negativa (Figs. 11-6 e 11-7). A montagem dos vírions e maturação ocorrem tanto na superfície (membrana plasmática) quanto no aparelho de Golgi. Os vírions que sofrem maturação no complexo de Golgi são transportados para a superfície da célula por vias secretórias vesiculares. Finalmente, novos vírions brotam das células a partir da membrana plasmática (Fig. 11-6).

Características Clínicas das Hantaviroses: Febre Hemorrágica com Síndrome Renal (FHSR)

A febre hemorrágica com síndrome renal é uma doença encontrada em países do Velho Mundo e, portanto, fora das Américas (Quadro 11-1). Esta doença chamou a atenção dos médicos militares dos Estados Unidos como uma doença de mortalidade significativa durante a Guerra da Coréia, quando cerca de 3000 soldados das Nações Unidas tiveram a doença e 7% deles foram a óbito. Os vírus atualmente reconhecidos como agentes da FHSR são os vírus Dobrava-Belgrado (normalmente referido como Dobrava), o vírus Hantaan (HTNV), vírus Puumala (PUUV) e Seoul (SEOV). Outros hantavírus associados a FHSR são considerados subespécies destes quatro vírus principais. Dependendo em parte do agente causador a FHSR pode se manifestar como uma doença leve, moderada ou grave. A FHSR grave é geralmente atribuída aos vírus Dobrava e Hantaan. A FHSR moderada relacionada com a infecção pelo vírus SEOV e a infecção leve pelo vírus PUUV. Em geral, a FHSR é caracterizada pelo desenvolvimento de uma doença semelhante a uma doença febril aguda que podem levar a manifestações hemorrágicas e comprometimento renal. O período de incubação varia de 7 a 42 dias e infecções subclínicas ou oligossintomáticas não se mostram incomuns. Classicamente, divide-se a evolução clínica em cinco fases: febril, hipotensiva, oligúrica, diurética e de convalescência; esses períodos podem superpor-se e, nos casos leves, nem mesmo ocorrer. O início mostra-se abrupto e manifesta-se com febre elevada, calafrios, cefaleia retro-orbitária, fotofobia, mialgias, dor abdominal, náuseas e vômitos; hiperemia cutânea difusa acometendo a face, o pescoço e a parte

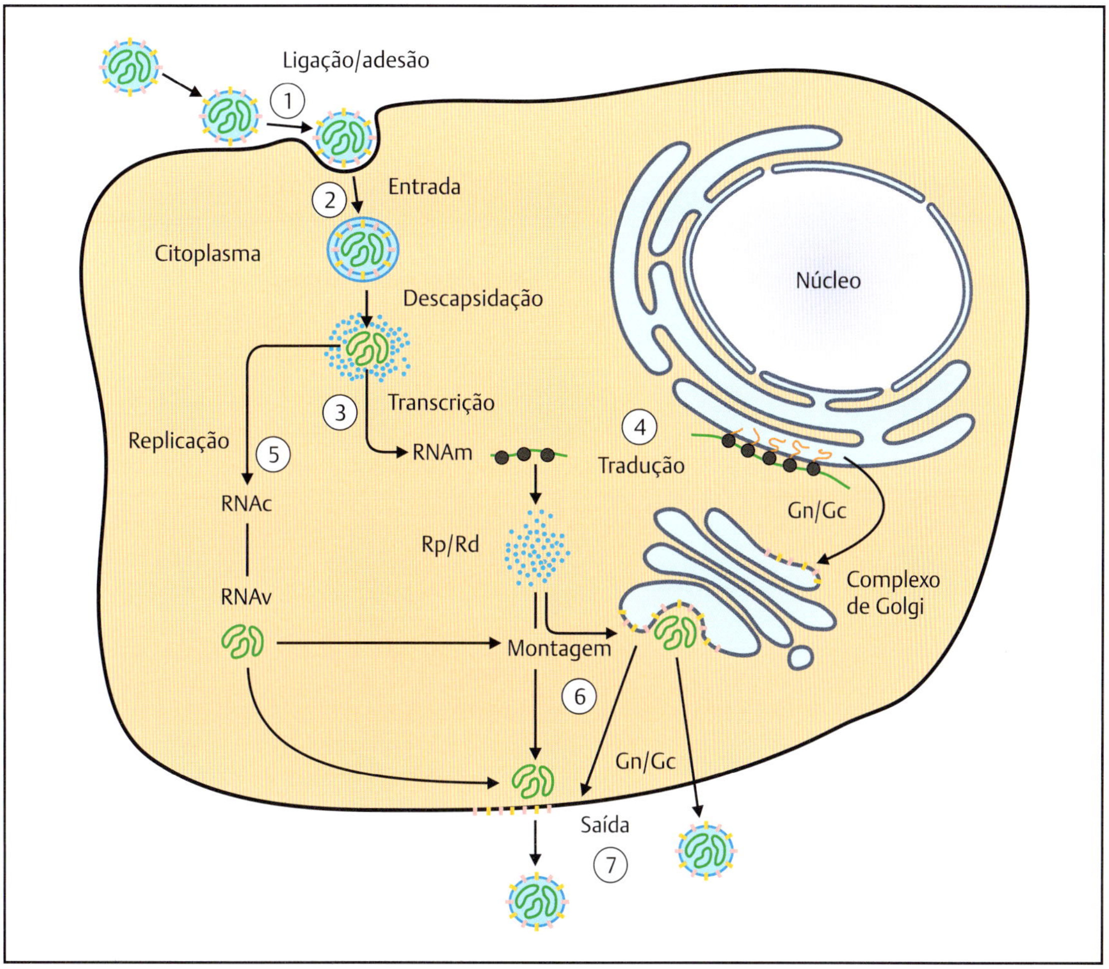

Fig. 11-6. Ciclo replicativo dos hantavírus. As etapas básicas incluem a ligação das partículas do vírion na superfície da célula por meio da interação entre receptores presentes na superfície da célula do hospedeiro e glicoproteínas virais (Gn e Gc) (1). Entrada do vírus por endocitose mediada pelo receptor seguida de descapsidação e liberação do genoma viral (2). Transcrição do RNA complementar (RNAc) a partir do RNA viral (RNAv) utilizando iniciadores derivados das células hospedeira (3). Tradução dos RNAm relativos aos segmentos L, M e S em proteínas virais utilizando a maquinaria da célula hospedeira (4). Replicação e amplificação do RNA viral (RNAv), montagem dos ribonucleocapsídeos com a proteína N, transporte do complexo de Golgi (5). Montagem de todos os componentes no aparato do Golgi, ou, possivelmente, para hantavírus no Novo Mundo (montagem alternativa) na membrana plasmática (6), e saída dos vírions por fusão das vesículas do Golgi abrigando partículas dos vírions maduros com a membrana plasmática. (Fonte: Jonsson *et al.*, 2010.)

superior do tórax e petéquias no palato mole e nas axilas são achados físicos comuns. O fígado pode ser palpado em significativo número de casos. Muitos pacientes se recuperam lentamente a partir dessa fase, mas alguns evoluem com hipotensão e choque que costuma ocorrer antes do quinto (5°) ou sexto (6°) dia. A queda pressórica pode ser leve, mas alguns doentes desenvolvem choque refratário, que exige o uso de drogas vasoativas. As hemorragias revelam-se comuns nessa fase e podem ser vistas na conjuntiva ocular, na pele e mucosas, no trato digestório e no sistema nervoso central (Fig. 11-8). A função renal deteriora, em geral, 24 horas após a hipotensão, surgindo oligúria ou mesmo anúria, que requer o uso de métodos dialíticos. A recuperação a partir daí pode ser rápida, com surgimento de diurese intensa e episódios de hipertensão arterial. A taxa de letalidade é baixa e varia de 1 a 10%, sendo as infecções causadas pelo vírus Puumala, prevalente no norte da Europa, aquelas com menor índice de óbitos (< 1%). Essa enfermidade deve ser diferenciada, clinicamente, da leptospirose e de outras febres hemorrágicas virais que ocorrem, nas mesmas áreas de ocorrência das hantaviroses.

Síndrome Cardiopulmonar por Hantavírus

A síndrome cardiopulmonar por hantavírus foi reconhecida pela primeira vez em 1993, sendo esta uma doença das Américas (Quadro 11-1). Os vírus transportados por roedores da subfamília *Sigmondontinae*, os quais encontra-se espalhados por todo continente Americano. A proximidade dos seres humanos com as fontes contaminadas na zona rural favorece o contato durante as atividades de trabalho ou lazer. Esta doença é mais grave do que a FHSR com alcance de índices de letalidade de até 50%. A SCPH apresenta-se como doença febril aguda caracterizada pelo grave comprometimento cardiovascular e respiratório que clinicamente assemelha-se a SARA. O período de incubação estimado para essa síndrome

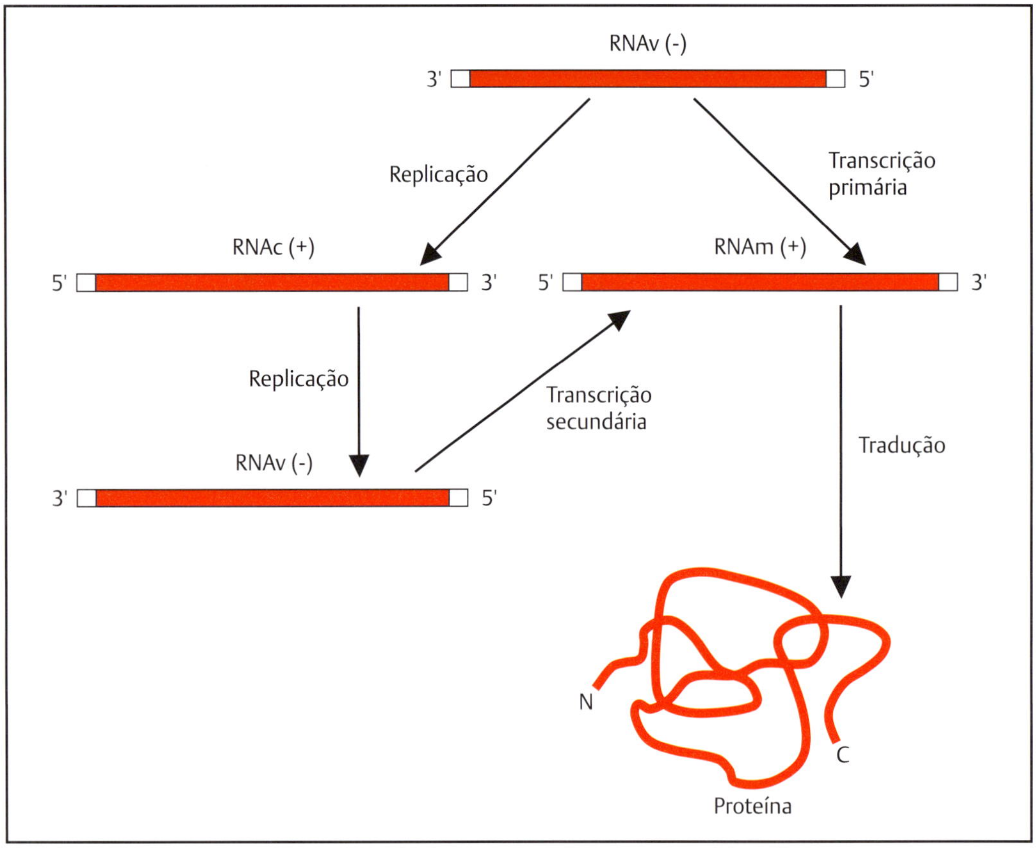

Fig. 11-7. Estratégia de transcrição e replicação dos hantavírus e produção de suas proteínas. (Fonte: Hutchinson *et al.*, 1996.)

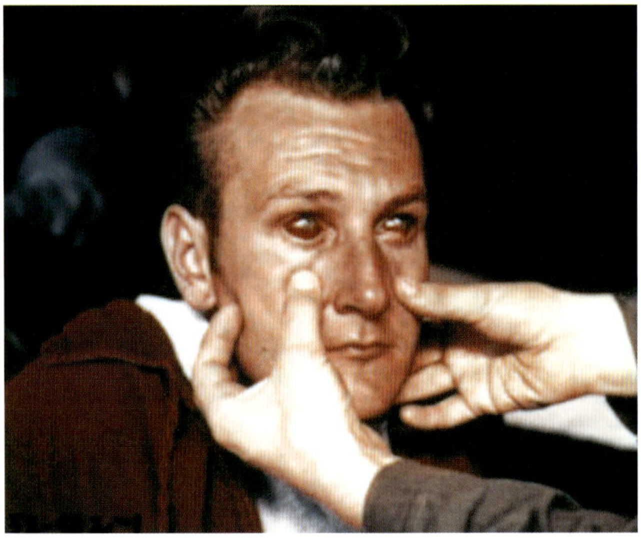

Fig. 11-8. Hemorragia na conjuntiva ocular em um caso de febre hemorrágica coreana. (Fonte: https://jump-to.link/jump/to?url=http://3.bp.blogspot.com/_bytOwTvBD0c/TM3p7GGL7EI/AAAAAAAAAH8/VKLTLZPToXc/s1600/epidemic_haemorrhagic_fever_Korean__red_shift.jpg. Acesso em 26/07/2018.)

é de 0-33 dias, com média de aproximadamente 15 dias e mediana de 14 dias; esses dados baseiam-se na análise de 11 casos americanos cujo dia e local de exposição ao vírus eram conhecidos. O reconhecimento precoce dessa entidade, baseando-se nos sinais e sintomas iniciais, não é fácil de ser realizado e pode ser confundido com outras doenças endêmicas prevalentes nas mesmas áreas, tais como o dengue e a leptospirose. Pródromos, que duram 3 a 6 dias, precedem o aparecimento do edema pulmonar; nessa fase pode-se observar a presença de febre (81%, n = 35), tosse (n = 19, 44%), mialgias (18%, n = 8), náuseas (25%, n = 11), diarreia (14%, n = 40%), cefaleia (n = 15, 34%), pode aparecer dispneia (n =15, 34%) e, menos frequentemente, dor abdominal, dor torácica, sudorese e vertigem; podem estar presentes nessa fase (Quadros 11-2 e 11-3). Com o início da fase cardiopulmonar, a doença progride rapidamente, necessitando hospitalização e assistência ventilatória nas primeiras 24 horas. A hiperemia conjuntival e a congestão facial acontece em alguns casos. A fase cardiorrespiratória da doença caracteriza-se pela progressiva infiltração de líquido e proteínas no interstício e alvéolos pulmonares, levando à taquipneia, hipoxemia e taquicardia, e muitos desses indivíduos requerem ventilação mecânica, ainda quando estão sendo avaliados em salas de emergência. A hipotensão é comum nessa fase e pode evoluir para o choque, em geral, acompanhado de grave depressão miocárdica, evidenciada pelo baixo débito cardíaco e resistência vascular sistêmica aumentada; esse quadro hemodinâmico difere do observado no choque séptico, onde o débito cardíaco revela-se aumentado e a resistência vascular sistêmica diminuída. A morte pode ocorrer poucas horas após o início da falência respiratória, mesmo em indivíduos ventilados precocemente; alguns pacientes, entretanto, passam dias, ou mesmo semanas, sob ventilação mecânica, muitos dos quais recuperam-se sem qualquer sequela. O envolvimento de outros órgãos na evolução dessa doença pode ocorrer; na infecção causada pelo vírus Bayou, isolado no Texas, além do edema pulmonar, observou-se a presença de insuficiência renal e miosite, está comprovada pela grande elevação dos níveis de creatinofosfoquinase. As hemorragias são pouco relatadas nessa virose, embora possam ocorrer; alterações na coagulação sanguínea mostram-se muito comuns, entretanto, os quadros de coagulação intravascular disseminada não acontecem no curso da enfermidade. As alterações laboratoriais decorrentes da SCPH, embora incaracterísticas, podem trazer suporte ao diagnóstico de um caso suspeito da doença. O hemograma mostra, na maioria dos casos, a presença de hemoconcentração (hematócrito > 49%), leucocitose com desvio a esquerda, presença de linfócitos atípicos e trombocitopenia. A hemoconcentração, em geral, resulta do grande afluxo de fluidos do intravascular ao parênquima pulmonar e alguns doentes podem mostrar hematócritos superiores a 60%. A leucocitose cursa com desvio à esquerda, mostrando a presença de mielócitos, promielócitos e metamielócitos, em cerca de 30% dos casos. A presença de linfócitos atípicos no sangue periférico revela-se comum e sua ocorrência parece ser marcante no início do edema pulmonar. A trombocitopenia ocorre em mais de 80% dos casos e a queda no número de plaquetas costuma marcar a transição entre o período prodrômico e a fase edematosa da doença; na maioria dos casos, o número de plaquetas encontra-se abaixo de 100.000 células/mm^3 (mediana de 89.000 plaquetas/mm^3). Após a resolução do processo, o número de plaquetas retorna rapidamente ao normal. Alterações no coagulograma, além da plaquetopenia, são frequentes e incluem queda na atividade da protrombina, prolongamento do tempo parcial de tromboplastina, diminuição nos níveis de fibrinogênio sérico e, ainda, aumento considerável nos produtos de degradação da fibrina, indicando a presença de coagulação intravascular disseminada, sem, entretanto, ocasionar hemorragias cutâneas ou viscerais. Os parâmetros gasométricos, na fase edematosa podem demonstrar hipoxemia grave em mais de 90% dos doentes, moderada acidose metabólica e hipocapnia; a introdução rápida de oxigenação por máscara melhora o quadro. Os níveis séricos de lactato encontram-se elevados nos casos graves e esse parâmetro laboratorial pode indicar mau prognóstico. Cerca de 75 a 100% dos pacientes com SCPH demonstram alterações das provas funcionais hepáticas; os níveis de albumina sérica encontram-se abaixo dos níveis normais em 85% dos casos e, a hipoalbuminemia resulta do grande afluxo proteico do sangue para os alvéolos pulmonares na fase de edema, além de consumo em decorrência do catabolismo excessivo; as aminotransferases elevam-se pouco, com predomínio da aspartato aminotransferase (AST) sobre a alanina aminotransferase (ALT) (AST/ALT > 1) (Fig. 11-9).

Os achados radiográficos torácicos na SCPH demonstram forma atípica de edema pulmonar por aumento de permeabilidade; em geral, esses achados diferem dos encontrados na SARA. As alterações mais comumente encontradas nesses indivíduos são: edema intersticial com presença das linhas B de Kerley, congestão hilar e peribrônquica e, derrame pleural; após 24 a 48 horas surge, de forma rápida, consolidação dos espaços aéreos, por vezes extensa, englobando a totalidade dos campos pulmonares; o derrame pleural, uni ou bilateral, acentua-se nessa fase e pode opacificar até um terço dos hemitóraces (Fig. 11-10). Se a evolução da doença for favorável, essas anormalidades radiológicas desaparecem em poucos dias.

Quadro 11-2. Principais Dados Clínicos e Laboratoriais de Pacientes que Tiveram SCPH

Sinais e sintomas[a]	Casos[b] (n°)	Frequência (%)
Plaquetopenia < 150.000/mm^3	40	93,0
Dispneia	38	87,0
Taquicardia	35	81,0
Febre	35	81,0
Linfocitopenia[c]	18	51,0
Hematócrito > 45%	30	70,0
Leucocitose com desvio à esquerda	29	67,0
Hipotensão	24	56,0
Creatinina elevada	22	51,0
Saturação da hemoglobina O_2 < 90	21	49,0
Acidose	20	57,0
Tosse	19	44,0
Ureia elevada	18	42,0
Cefaleia	15	34,0

[a] Em ordem decrescente de frequência;
[b] para um total de n = 43 casos;
[c] para um total de n = 35 casos.
Fonte: Mazoni *et al.*, 2009

Quadro 11-3. Clínicas e Laboratório na Síndrome Pulmonar e Cardiovascular por Hantavírus

Sinais e sintomas	Casos (n°)	Frequência (%)
Febre	35	81,0
Adinamia	20	47,0
Tosse	19	44,0
Dispneia	15	34,0
Cefaleia	15	34,0
Náuseas e Vômitos	11	25,0
Indisposição	09	21,0
Mialgia	08	18,0
Diarreia	06	14,0
Fenômenos hemorrágicos	04	09,0
Gripe forte	02	04,0
Otalgia	02	04,0
Hipotensão	01	02,0
Choque	01	02,0

Fonte: Mazoni *et al.*, 2009

Fases	Pródromos	Cardiopulmonar	Convalescência
Febre, mialgias			
Endema pulmonar			
Choque			
Diurese			
Linfócitos antípicos		++	
↓Plaquetas	±	++++++	
↓HCT	±	+++++	+±±
↑AST	±	+++++++++	
↑DHL	±	++++++++	
↑TPT	±	+++++++	
	3-6 dias	7-10 dias	

Fig. 11-9. Progressão clínica da síndrome cardiopulmonar por hantavírus. HCT: hematócrito; AST: aspartato aminotransferase; DHL: desidrogenase láctica; TPT: tempo de tromboplastina. (Fonte: Ferreira, 2003.)

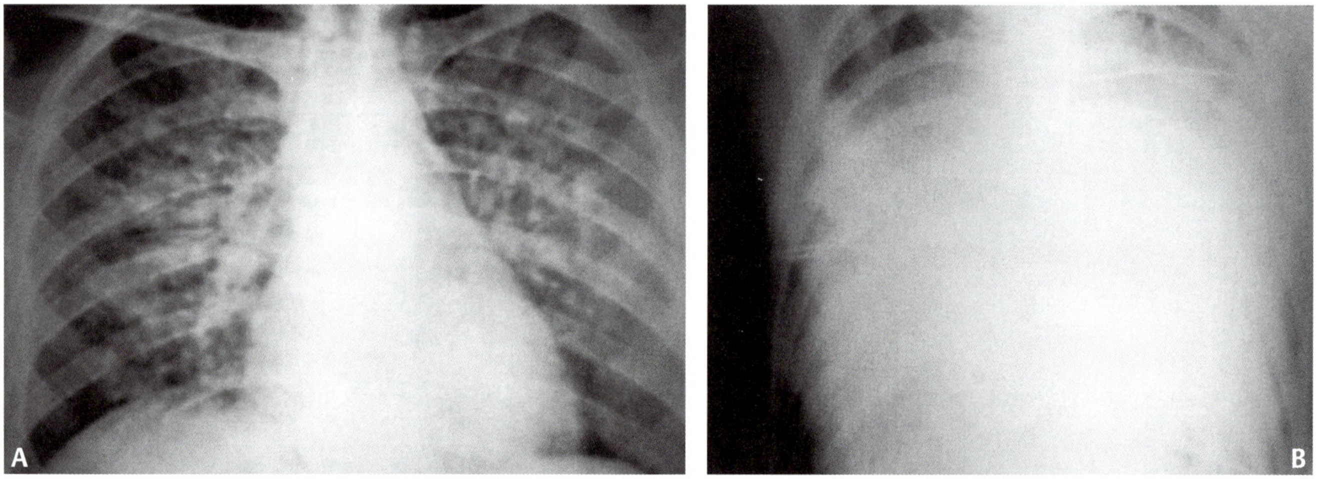

Fig. 11-10. Síndrome cardiopulmonar por hantavírus: (**A**) Radiografia de tórax mostrando o infiltrado reticulomicronodular difuso bilateral. (**B**) Radiografia de tórax mostrando paciente com velamento completo de ambos os pulmões por edema alveolar agudo. (Fonte: Ferreira, 2003.)

Patogênese da Hantavirose em Humanos

Ainda não está claro exatamente como os hantavírus podem se espalhar pelo corpo humano após a sua inalação através dos pulmões. As células dendríticas imaturas (DC), no entanto, provavelmente, desempenham um papel importante na sua disseminação. As DCs imaturas expressam as β3 integrinas, os receptores que os hantavírus utilizam para entrar nas células. Nas vias aéreas e alvéolos dos pulmões, as DCs estão localizadas na periferia das células epiteliais servindo como alvos primários de replicação para o patógeno. Os hantavírus infectam tanto células DCs imaturas quanto maduras, o que provavelmente servem como veículos de transporte para as partículas virais através dos vasos linfáticos para os linfonodos regionais, onde tem a oportunidade de infectar outras células do sistema imune, como monóticos e macrófagos. Após a replicação, os vírions, ainda livre ou em células podem infectar células endoteliais, o alvo para o vírus provocar a febre hemorrágica.

A permeabilidade vascular aumentada e a diminuição na contagem de plaquetas são as marcas principais das doenças causadas por hantavírus e os mecanismos da patogênese ainda são mal compreendidos. Ao contrário de outros vírus causadores de febre hemorrágica, como o vírus Ebola, os hantavírus não aumentam a permeabilidade da monocamada das células endoteliais *in vitro* e nem causam qualquer efeito citopático nas células endoteliais. Logo, isso sugere o papel do sistema imune do hospedeiro na patogênese da hantavirose. Os vírus invasores são detectados precocemente durante a infecção por células não imunes e DCs localizadas na interface patógeno-hospedeiro.

Os receptores de reconhecimento padrão (PRRs) nas células do hospedeiro incluindo *Toll-like receptors* e RIG-I como helicases (RIG-1, gene induzido pelo ácido retinoico, *retinoic acid-inducible gene I*, e MDA5, gene associado à diferenciação de melanoma, *melanoma differentiation-associated gene 5*). A RIG-I detecta o vírus de várias famílias, incluindo *Orthomyxoviridade*, *Paramyxoviridade*, *Rhabdoviridae* e *Flaviviridae*. No entanto, o PRR que detecta hantavírus na célula hospedeira ainda é desconhecido. O interferon tipo 1 e outras citocinas pró-inflamatórias desencadeadas pela sinalização PRR induzem resistência a infecção viral e ativação das células do sistema imune inato, como natural killer (NK) ou células NKT para defesa do hospedeiro. Estas respostas iniciais são destinadas a reduzir a disseminação do vírus durante a fase de latências antes que a resposta imune adaptativa esteja pronta para agir. Esta bem estabelecido que o tratamento com células contendo genes estimuladores de interferon tipo 1, incluindo a proteína MxA tem atividade antiviral contra vírus da família *Bunyaviridae*. Contudo, a maioria dos hantavírus patogênicos (HTNV, NYV) evoluíram em suas estratégias para sabotar os mecanismos de defesa indutores de resposta Interferon tipo 1, fazendo que ocorra um atraso na resposta dessa citocina assim como na expressão de MxA pelas células endoteliais. Este atraso programado do vírus na célula hospedeira gera uma janela de oportunidades para a rápida replicação e disseminação dos vírus através da camada das células epiteliais. As citocinas inflamatórias/quimiocinas produzidas pela resposta imune inata representa uma faca de dois gumes. Por um lado, elas desempenham um papel na eliminação dos vírus, mas por outro, se não for devidamente regulada, pode facilitar o desenvolvimento da doença associada ao vírus. Por exemplo, o fator de necrose tumoral (TNF), pode eliminar vírus das células infectadas sem a causar lise nestas células. Ao mesmo tempo, no entanto, o TNFα pode modular as funções das barreiras ao aumentar a adesão leucocitária e migração transendotelial. O TNF e outras citocinas tem um papel principal no choque séptico durante a infecção pelo vírus Ebola (EBOV). Embora a infecção por hantavírus em DCs *in vitro* produz uma quantidade substancial de TNFα, que é coerente com o aumento dos níveis plasmáticos desta citocina em pacientes infectados durante a fase aguda da FHSR, no entanto, não há nenhuma evidência de que a resposta imune inata seja prejudicial a ponto de produzir uma tempestade de citocinas similar à cepa da gripe de 1918, e que poderia contribuir para a imunopatogênese das infecções por hantavírus. Em geral, as DCs são os alvos principais para o vírus escapar do sistema imune. Por exemplo, os citomegalovírus e vírus herpes simplex (vírus de DNA) prejudicam as funções das DCs ao induzir apoptose por diferentes mecanismos. Os filovírus, tais como vírus EBOV e vírus Marburg infectam células dendríticas imaturas e inibem sua transição para células apresentadoras de antígenos bem como prejudicam sua capacidade de produzir citocinas estimuladoras de células T. Por outro lado, os hantavírus infectam células DCs imaturas e ativam sua maturação e transição para células apresentadoras de antígenos, sem causar qualquer efeito citopático. Foi observado que em células DC após infecção por hantavírus houve um aumento da capacidade estimulatória de células T, explicando o aumento da resposta duradora e células de memória em pacientes na fase aguda. Embora epitopos não estejam definidos para as três proteínas dos hantavírus, a proteína N é o alvo principal de antígenos reconhecidos pelas células T, provavelmente devido a sua maior abundância nas células infectadas. Nos últimos anos, o conceito de resposta citotóxica de linfócito dirigida contra células infectadas por hantavírus e promovendo o aumento da permeabilidade capilar aumenta tem ganhado apoio a partir de múltiplas evidências indiretas. Por exemplo, quimiocinas CCL5 e CXCL10 são secretadas pelas células endoteliais microsvasculares do pulmão após infecção por HTNV ou pelo vírus SNV *in vitro*. Os linfócitos T citotóxicos específicos para hantavírus lisam as células endoteliais levando a um aumento da permeabilidade vascular aumentada. Além disso, pacientes infectados com o vírus PUUV demonstram um pico de resposta de linfócito T citotóxicos no início da doença com o nível de perforinas, granenzimas B aumentadas. O número de linfócitos T CDO8 em pacientes acometidos pelo vírus PUUV aumenta durante a fase aguda da FHSR, e deixa uma forte reposta de memória contra a proteína N do vírus PUUV. Estas observações sugerem que a força da resposta de linfócitos e o número disponíveis dos alvos na camada de células endoteliais podem determinar a gravidade ou dano ao endotélio em pacientes infectados com hantavírus.

Transmissão dos Hantavírus

Os hantavírus são mantidos em natureza pela infecção crônica de roedores. Nestes, a infecção é assintomática e aparentemente não é letal. Apesar da presença de anticorpos neutralizantes no soro desses animais, o vírus pode ser isolado principalmente de fragmentos de pulmões e rins, sendo concentrados e eliminados durante longo período e em grande quantidade na saliva, urina e fezes. Os hantavírus são transmitidos ao homem pelo contato com excretas ou por aerossóis em locais onde roedores infectados eliminaram suas excretas contendo o vírus (Fig. 11-11). Outras formas naturais de transmissão à espécie humana foram também descritas para certos hantavírus, como a transmissão por mordedura de roedores infectados, bem como pela ingestão de alimentos contaminados por fezes e urina ou pelo contato direto do tecido mucoso com material contendo partículas virais. A primeira evidência de transmissão inter-humana por hantavírus nas Américas foi verificada no sul da Argentina durante um surto de SCPH causado pelo vírus *Andes* (ANDV), durante o qual profissionais de saúde apresentaram risco maior de se infectar do que o observado na população em geral. Posteriormente, outros casos de transmissão pessoa a pessoa foram descritos tanto na Argentina como no Chile em ambos os países o vírus *Andes* foi o implicado na transmissão. Na espécie humana a transmissão vertical já foi relatada em casos de FHSR, associados ao vírus *Hantaan*, na Coréia. Neste episódio duas mães transmitiram o vírus para seus fetos, resultando em aborto e morte fetal. No entanto, essa forma atípica de transmissão ainda não foi registrada por outros autores.

Epidemiologia e Distribuição dos Hantavírus

A distribuição geográfica dos reservatórios de hantavírus espelha a epidemiologia dos hantavírus e sua distribuição geográfica (Quadro 11-1; Figs. 11-12 e 11-13). A infecção por hantavírus em pessoas é considerada uma infecção "*spill over*" e provoca dois tipos de doenças graves, a FHSR e SPCH. A rota primária da infecção para o desenvolvimento das duas doenças é a inalação do vírus através dos pulmões. Em geral, as pessoas que adquirem a infecção têm contato direto com roedores ou seus excrementos através de aerossol. Contudo, há relatos de transmissão interpessoal pelo vírus Andes (ANDV). A FHSR é causada por hantavírus do Velho Mundo e a maior parte dos casos são encontrados no leste da Ásia (China, Coréia e parte oriental da Rússia e da Europa, incluindo a parte europeia da Rússia). Anualmente, mais de 100.000 casos da doença são relatados somente na China (10) e 900 na Coréia e leste da Rússia (11). Na Europa a maioria dos casos são registrados na Finlândia e Suécia (Fig. 11-4; Quadro 11-1). A maioria dos

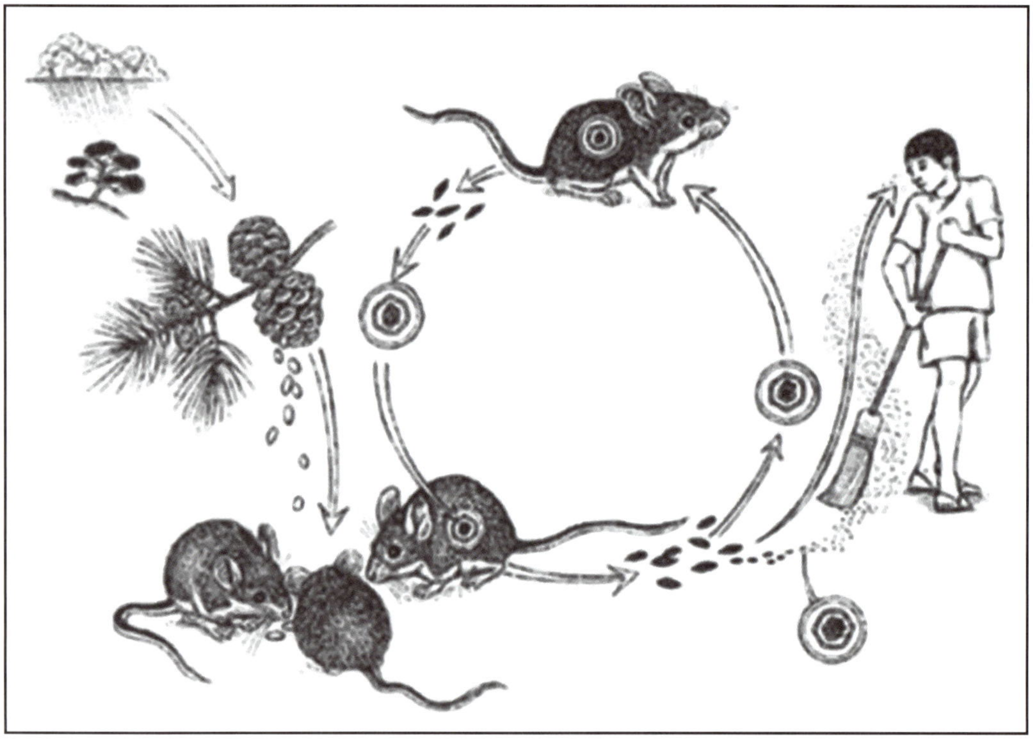

Fig. 11-11. Esquema do processo de transmissão dos hantavírus. O aumento das chuvas leva a aumento na disponibilidade de alimentos. Como consequência há aumento, também, da quantidade de roedores silvestres que podem estar infectados com hantavírus em razão de seu contato ou disputa de território com outros roedores. Estes roedores não apresentam sintomatologia alguma e quando defecam e/ou urinam eliminam partículas virais. Os aerossóis produzidos a partir dessas secreções contendo as partículas virais podem infectar os seres humanos e/ou roedores silvestres. Machado, 2007.

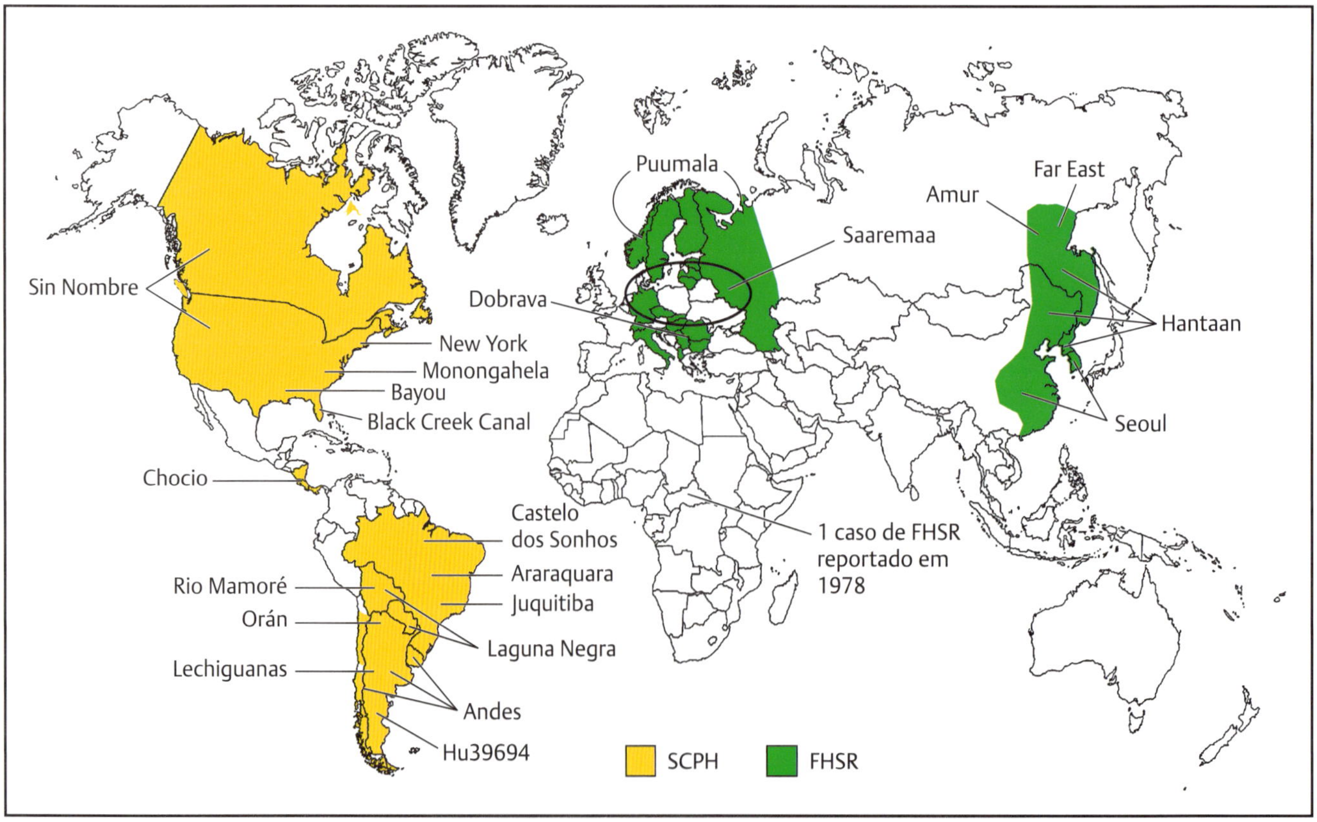

Fig. 11-12. Distribuição mundial dos casos de hantavírus associados a casos de febre hemorrágica com síndrome renal (FHSR) em países do Velho Mundo e casos de síndrome cardiopulmonar por hantavírus em países do Novo Mundo (SCPH).

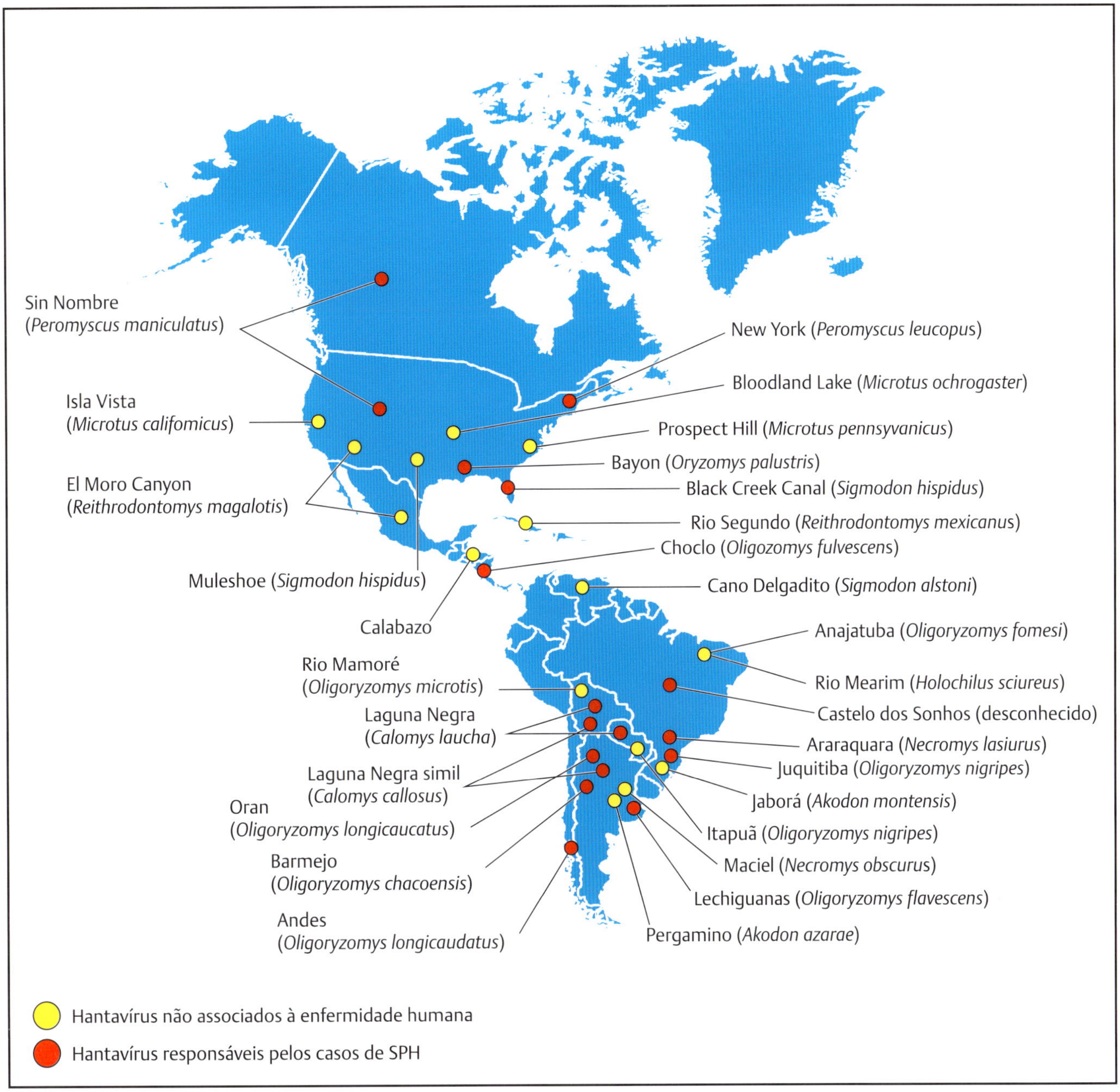

Fig. 11-13. Mapa do continente americano mostrando os hantavírus identificados e seus respectivos roedores-reservatórios. (Fonte: Rawlings *et al.*, 1996; OPS, 1999; Vicente *et al.*, 2000; Enria & Levis, 2004; Travassos da Rosa *et al.*, 2005; Chu *et al.*, 2006; Puerta *et al.*, 2006; Oliveira *et al.*, 2007.)

pacientes FHSR são do sexo masculino na faixa etária dos 20 a 50 anos. A taxa de mortalidade por FHSR varia, dependendo da cepa do vírus, e em geral varia de 0,1% a 10%. Pacientes com FHSR vivem principalmente em áreas rurais, onde populações dos roedores reservatórios estão densamente concentrados. O único hantavírus que provoca doenças em áreas urbanas é o vírus Seoul (SEOV) visto que o seu reservatório é um rato doméstico (*Rattus novergicus* e *Rattus rattus*). Já em relação a SPCH, a mortalidade varia entre 40 a 50% e é causada por hantavírus do Novo Mundo, incluindo os vírus Sin NOmbre (SNV), vírus Andes (ANDV), vírus Monongahela, vírus New York, Black Creeck Canal, Bayou, vírus Oran e inúmeras outras cepas recentemente identificadas (Quadro 11-1). Embora a SPCH seja encontrada em todas regiões dos Estados Unidos, a maioria dos casos são registrados na região oeste, estando associadas ao vírus SNV. Na verdade, a SNV é a cepa predominante causadora de SPCH nos pacientes. Surtos de SPCH na América do Norte estão associados a aumento da população da espécie de roedores *Peromyscus maniculatus*. Após a identificação do vírus *Sin Nombre* nos Estados Unidos em 1993, a SCPH foi detectada em mais 21 estados daquele país resultando no isolamento de outros hantavírus, tais como os vírus *Black Creek Canal* (BCCV), *Bayou* (BAYV) e *New York* (NYV) associados a casos de SCPH. Com a descoberta do primeiro hantavírus associado à SCPH no continente sul americano, no Município de Juquitiba, Estado de São Paulo, Brasil

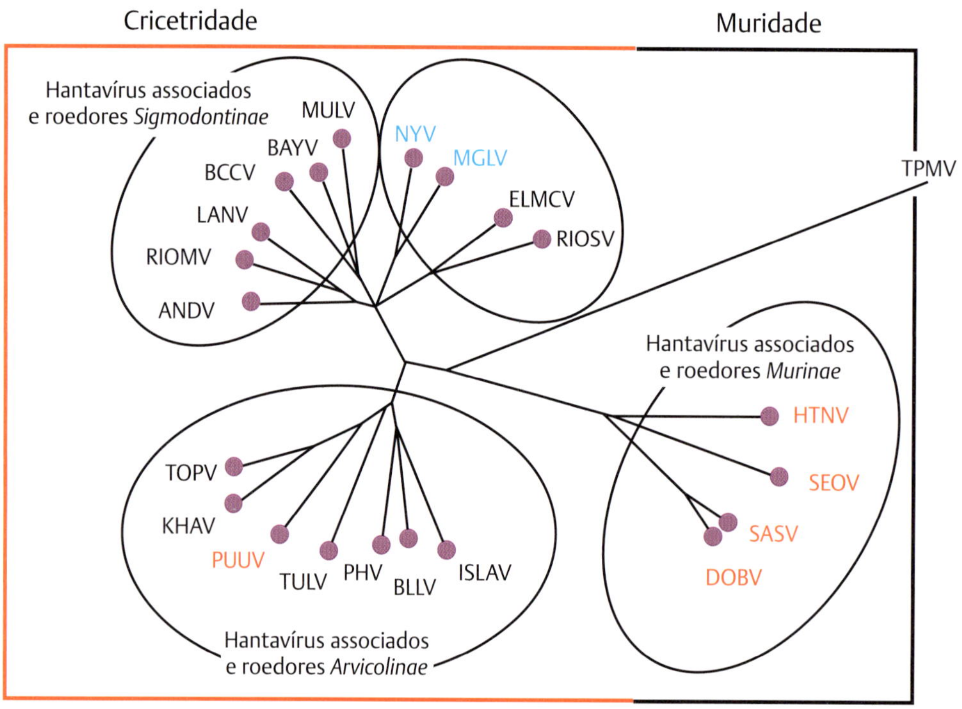

Fig. 11-14. Árvore filogenética dos hantavírus transportados por diferentes roedores (Família *Muridae*, subfamília *Murinae* e Família *Cricetidae*, subfamílias *Arvicolinae*, *Sigmodontinae* e *Neotominae*) e insectivoros. A árvore está baseada na completa região codificadora do segmento S. Na figura os vírus causadores de FHSR estão listados em vermelho e aqueles causadores de SCPH estão descritos azul. Os vírus não relacionados com doenças estão escritos em preto. ANDV: vírus Andes; BAYO: vírus Bayou; BCCV: vírus Black Creec Canal; BLLV: vírus Blood Land Lake; vírus Dobrava; ELMCV: vírus El Moro Canyon; HTNV: vírus Hantaan; ISLAV: vírus Isla Vista; KHAV: vírus Khabarovsk; LANV: vírus Laguna Negra; MGLV: vírus Monongahela; MULV: vírus Muleshoe; NYV: víurs New York; PHPV: vírus Prospect Hill; PUUV: vírus Puumala; RIOMV: vírus Rio Mamoré; RIOSV: vírus Rio Segundo; SAAV: vírus Saarema; SEOV: vírus Seoul; SNV: vírus Sin Nombre; TOPV: vírus Topografov; TPMV: vírus Thottapalayam; TULVL: vírus Tula. (Fonte: Modificada de Vaheri A, Vapalahti O, Plyusnin A. How to diagnose hantavirus infections and detect them in rodents and insectivores. Ver. Med. Virol, v. 18, p279.2008; Mir Mohamed A, Hantaviruses, Clin. Lab. Med, v. 30, p. 67-91, 2010.)

em 1993, identificado como vírus *Juquitiba* (JUQV), outros hantavírus foram identificados no continente sul-americano, tais como: o vírus *Rio Mamoré* (RIOMV) encontrado na Bolívia em 1995, que resultou na primeira caracterização genética de um hantavírus sul americano, e que até o presente momento não foi associado à enfermidade humana. Mais adiante, um surto de SPCH no sudoeste argentino permitiu a caracterização genética do vírus *Andes* associado a casos de SPCH. Posteriormente, a SPCH passou a ser reconhecida em outros países e possibilitou o reconhecimento de novas espécies de hantavírus, encontrando-se hoje amplamente distribuída na América do Sul (Quadro 11-1; Fig. 11-6). A SPCH também tem sido relatada em outros países da América Central e do Sul incluindo Panamá, Brasil, Chile, Argentina, Bolívia, Paraguai e Uruguai associados a diversas cepas transportadas pelos roedores Sigmondontineos.

Nas Américas do Sul e Central têm sido registrados casos em muitos países como Argentina, Bolívia, Brasil, Chile, Panamá, Paraguai e Uruguai e na América do Norte, nos Estados Unidos e Canadá. A letalidade oscila entre 30 e 70%. Atualmente, mais de 2.000 casos de SCPH já foram notificados no Continente. No entanto, países como México, Costa Rica, Colômbia, Venezuela e Peru, onde estudos de soroprevalência, realizados em populações humanas e de roedores têm demonstrado a circulação de hantavírus, e seus hospedeiros reservatórios caracterizados não têm sido somados ao crescente registro de casos de SPCH nas Américas. Os hantavírus *Rio Mamoré, Punchana, Rio Segundo* (RIOSV), *El Moro Canyon* (ELMCV), *Muleshoe* (MULV), *Isla Vista, Blue River, Bloodland Lake, Cãno Delgadito* (CANOV), *Maciel, Calabazo, Pergamino* (PRNV), *Prospect Hill, Itapuã, Anajatuba* (ANAJV) e *Rio Mearim* (RIMEV) foram detectados, até o momento, apenas em roedores silvestres, não estando associados a SPCH.

Diagnóstico Laboratorial

O diagnóstico sorológico para hantavírus consiste na detecção de anticorpos imunoglobulina M (IgM) e imunoglobulina G (IgG), no soro dos pacientes suspeitos, contra a nucleoproteína viral, que é a proteína mais conservada e altamente imunogênica dos hantavírus, sendo realizado pelo teste imunoenzimático (*Enzyme-Linked Immunosorbent Assay* - ELISA), bem como pelas técnicas de IFI em células de rim de macaco verde africano (VERO E-6) infectadas.

Os testes de IFI e ELISA oferecem resultados grupo-específicos, contudo o ELISA tem mostrado maior sensibilidade e especificidade, uma vez que são utilizadas proteínas recombinantes de hantavírus como antígenos constituindo-se, portanto, no método de primeira escolha para sorologia. Os anticorpos da classe IgM aparecem durante os primeiros dias de doença e podem ser detectados até cerca de 60 dias após o início dos sintomas. Quando não é possível definir o diagnóstico sorológico, em amostra única, uma segunda amostra deve ser coletada com intervalo de tempo de duas a três semanas após a coleta da primeira. A positividade do teste é dada quando há detecção de anticorpos IgM em amostra única ou quando, em duas amostras ocorre soroconversão, ou seja, na segunda amostra de soro são detectados anticorpos da classe IgG com diferença de títulos igual ou maior do que quatro vezes os títulos obtidos na primeira.

O diagnóstico laboratorial para a identificação das espécies de roedores hospedeiros de hantavírus nos estudos eco-epidemiológicos é pautado no teste de ELISA para a detecção de anticorpos da classe IgG. A reação de imuno-histoquímica, utilizando anticorpos monoclonais e policlonais, tem sido muito útil na confirmação da presença do antígeno viral em tecidos e fragmentos de órgãos em casos fatais. O isolamento viral pode ser feito pela inoculação de fragmentos de vísceras colhidas de roedores e humanos pós-morte, utilizando-se culturas de células VERO E-6, linhagem celular humana de carcinoma de pulmão (A-549) e cultura primária de pulmão de rato. A infecção não produz efeito citopático, mas pode ser detectada por IFI. Por se tratarem de agentes biológicos de considerável risco, para as tentativas de isolamento de vírus associado à doença em humanos, bem como de amostras biológicas de roedores, é necessária, segundo à OPS (1999) a existência de laboratório com nível de biossegurança 3 (NB3).

A técnica de transcrição reversa seguida de reação em cadeia mediada pela polimerase (*Reverse Transcriptase Polymerase Chain Reaction*, RT-PCR) tem-se mostrado eficiente para detecção de RNA viral, utilizando como alvo os genes da nucleoproteína e/ou das glicoproteínas, em amostras de soro e de coágulo sanguíneo, colhidos o mais precocemente possível, na fase aguda, durante os primeiros dez dias de doença. O sucesso dessa técnica depende da escolha dos iniciadores otimizados para os hantavírus do Novo Mundo, além da Nested-PCR usada para promover maior eficiência na sensibilidade da técnica. No entanto, não é recomendável como método padrão para diagnóstico clínico-laboratorial, necessitando de maiores estudos. O sequenciamento do produto amplificado por RT-PCR possibilita a caracterização genética dos hantavírus.

Roedores Reservatórios para Hantavírus

Os hantavírus coevoluíram por milhões de anos com seus reservatórios insetívoros e roedores. Os reservatórios roedores incluem roedores *Cricetidae* (subfamílias *Arviconlinae*, *Neotominae* e *Sigmodontinae*) e roedores *Muridae* (subfamília *Murinae*). Os roedores da ordem *Rodentia*, famílias *Muridae* e *Cricetidae*, são os hospedeiros e reservatórios naturais dos hantavírus. Os estudos de fósseis comprovam a presença de roedores murídeos nos últimos 20 milhões de ano na América do Norte e três milhões e meio de anos na América do Sul. Esses roedores vivem, atualmente, em diversos habitats em todo o continente americano; se abrigam em buracos ou fendas no solo, debaixo de troncos, em árvores ou troncos ocos, em ninhos construídos no solo em arbustos ou árvores. Apesar de terem hábitos noturnos, as fêmeas podem gerar várias ninhadas a cada ano, e em regiões quentes a procriação pode produzir-se de forma ininterrupta durante todo o ano. É provável que a maioria das espécies viva menos de dois anos, no entanto o enorme potencial reprodutivo de algumas espécies faz com que aumente de forma extraordinária a população, seguida de uma diminuição repentina do número de animais, por alguma causa, como por exemplo, quando se esgota o alimento em uma zona particular. Essas flutuações podem mostrar uma periodicidade de três a quatro anos em algumas espécies, dependendo dos habitats e ecossistemas onde vivem. Dentro da família *Muridae*, apenas roedores das subfamílias *Murinae* e *Arvicolinae*, e a subfamília *Sigmodontinae* da família *Cricetidae* foram identificados como reservatórios de hantavírus. Em relação à distribuição geográfica, os muríneos, são endêmicos na Eurásia, com exceção das espécies *R. norvegicus*, *R. rattus* e *Mus musculus*, que foram introduzidas no Novo Mundo pelos colonizadores europeus. Os roedores da subfamília *Arvicolinae* apresentam ampla distribuição no hemisfério norte, ocorrendo na Eurásia até a América do Norte, enquanto os Sigmodontineos só ocorrem no continente americano. Os roedores da subfamília *Sigmodontinae*, hospedeiros dos hantavírus que causam a SCPH, são associados a ambientes silvestres e rurais, embora alguns tenham predileção por um habitat particular. A distribuição viral pode acontecer em toda a área de ocorrência da espécie reservatória ou pode ser restrita a um pequeno espaço geográfico. Cada hantavírus está predominantemente associado a um roedor hospedeiro específico em uma determinada região geográfica, no entanto a infecção dos roedores hospedeiros não específicos mediante o fenômeno do *spillover* pode ocorrer. A estreita associação entre cada um dos hantavírus e uma espécie de roedor particular e a análise filogenética, sugerem que estes coevoluíram com seus hospedeiros (Fig. 11-14). A espécie de roedor-hospedeiro geralmente é a mais abundante dentro de um habitat ecológico distinto, o que é essencial para a estratégia de sobrevivência do vírus. Consequentemente, a ocorrência de um determinado hantavírus em áreas com altas densidades de roedores aumenta a probabilidade de encontros interespecíficos, onde a infecção de uma espécie secundária pode ocorrer. Por outro lado, em baixas densidades de roedores, diminuem a probabilidade de encontros interespecíficos, resultando em poucas oportunidades de uma espécie de roedor não reservatório demonstrar evidências de infecção secundária. A ocorrência de casos humanos tem sido associada a mudanças na densidade da população de roedores, a qual varia sazonalmente e anualmente na dependência de fatores extrínsecos, como competição interespecífica, mudanças climáticas e ações predatórias, assim como de fatores associados à mudança na estrutura etária da população de roedores. Sabe-se que a epidemia ocorrida em 1993 no sudoeste dos Estados Unidos, foi desencadeada por um desequilíbrio da população do roedor hospedeiro *P. maniculatus*. Após um período prolongado de chuvas, a oferta de alimentos nesta região desértica aumentou, favorecendo o aumento da população de roedores silvestres. Com o restabelecimento das condições climáticas habituais normais, a oferta de alimento diminuiu, levando a população de roedores a procurar alimentos nas residências rurais, ocasionando, desta forma, o contato de seres humanos com os roedores transmissores do vírus, e consequentemente, a ocorrência de casos da doença. De modo semelhante o súbito aparecimento do surto de 1993 no Município de Juquitiba, Estado de São Paulo, causado por um vírus similar ao *Sin Nombre*, posteriormente identificado como vírus *Juquitiba*, foi relacionado com a ocorrência de um fenômeno natural conhecido como "ratada", que é o aumento da população de roedores devido à maior oferta de sementes produzidas durante a floração e frutificação cíclica (a cada dez anos) de determinadas espécies de taquaras nativas da Mata Atlântica. Ao final do ciclo das taquaras, a diminuição da oferta de alimento natural disponível, associado ao armazenamento inadequado de rações animais no interior das habitações humanas, atraiu roedores da mata para o interior das casas, o que resultou na infecção dos três indivíduos. Assim como ocorre no Estado do Paraná a hantavirose é uma doença associada, essencialmente, à atividade rural, onde a maioria dos casos de SCPH é detectada em áreas de reflorestamento de pinus (*Pinus elliottii*), compreendendo grandes extensões de terra, na região centro-sul do Estado, e com grande número de trabalhadores rurais contratados para o corte das árvores em determinados períodos. As condições precárias que esses indivíduos, na maioria adultos jovens e do sexo masculino, acampam, estocam alimentos e outros víveres, permitem atrair um grande número de roedores silvestres (reservatórios) propiciando a contaminação no decorrer dessas atividades. Esses fatores fazem com que haja um grupo de maior risco e, também uma diferença na sazonalidade observada nas notificações, coincidindo com o período de corte de madeira. A doença tem sido observada também em áreas periurbanas, onde as habitações humanas são construídas muito próximas a áreas rurais, pastos ou depósitos para armazenamento de cereais. Os roedores podem invadir facilmente as casas nesses locais à procura de alimento, particularmente em períodos de seca ou mesmo fugindo de queimadas realizadas em plantações de cana de açúcar ou em campos de capim seco. A grande expansão das áreas urbanas, ocupando espaços em locais outrora considerados rurais, tem permitido maior contato do homem com os reservatórios naturais dos hantavírus.

Patogênese da Hantavirose em Roedores

Uma questão intrigante e que permanece a ser respondida é de como os roedores reservatórios conseguem escapar do dano vascular durante a infecção persistente por hantavírus. Estudos recentes, entretanto, têm sugerido que as células T reguladoras podem desempenhar um papel importante na limitação de imunopatologia nos hospedeiros reservatórios naturais, mas esta hipótese pode interferir com a eliminação do vírus, o que não ocorre nesses reservatórios, os quais eliminam consistentemente os vírus na natureza. A hipótese é que nas pessoas os mecanismos imunológicos regulam negativamente a resposta citotóxica especifica e facilitam a eliminação viral através mecanismos ainda não conhecidos, os quais levam a uma cascata de citocinas produzidas pelos linfócitos culminando na eliminação rápida do vírus as custas de danos elevados para o endotélio, causando o extravasamento de líquidos. Por outro lado, os roedores têm uma resposta de células T regulatórias elevadas que controlam a atividade dos linfócitos, levando a persistência viral sem imunopatologia (Fig. 11-15). A qualidade da reposta de células T contra os hantavírus é determinada pelas células DCs, que estão programadas pelas PRRs durante os estágios iniciais da infecção. Assim, investigações futuras são necessárias para identificar as PRRs que diferem quanto a detecção de hantavírus nos roedores e nas pessoas. É provável que os PRRs para hantavírus em seres humanos e roedores sejam diferentes, com indução de sinais diferentes que podem levar a doença ou a persistência em roedores. Semelhante a imunidade celular, os hantavírus induzem uma resposta humoral duradora envolvendo todas as classes de imunoglobulinas (IgA, IgM e IgG). Anticorpos contra a proteína N surgem logo após o início da doença. Altos títulos de anticorpos foram encontrados em indivíduos que sofreram de SCPH anos atrás. Pessoas infectadas com PUUV demonstram a presença de anticorpos neutralizantes no sangue décadas após a infecção, sugerindo que os indivíduos previamente

Tratamento e Prevenção

Até o presente momento, não há drogas antivirais que sejam aplicáveis para o tratamento da infecção por hantavírus na SCPH. A terapêutica baseia-se em medidas de manutenção do estado geral e no atento acompanhamento dos sinais vitais dos doentes. Qualquer alteração deve ser avaliada pelo clínico e pode resultar em intervenção. Os pacientes com quadro clínico compatível com a SPCH devem ser admitidos imediatamente em centros de terapia intensiva (CTI). O conhecimento da fisiopatologia da doença é essencial para orientar a manutenção da adequada oxigenação e monitoramento da função hemodinâmica, devendo ser evitadas a hipóxia grave e a super-hidratação. Utilizam-se vasopressores e cardiotônicos para manter perfusão sem haver administração excessiva de fluidos. Estudos realizados na década de 1990 mostraram que o uso de terapia intravenosa com ribavirina em pacientes com FHSR reduzia a taxa de letalidade quando a droga era administrada precocemente. Estudos sobre a utilização da ribavirina em casos de SCPH estão em desenvolvimento, mas ainda não existem resultados conclusivos. A imunização passiva tem sido objeto de estudos, mas ensaios clínicos futuros com maior número de pacientes são necessários para confirmar se essa metodologia representa um instrumento terapêutico essencial para o tratamento das hantaviroses humanas em fase aguda.

Controle e Prevenção

Considerando que os roedores silvestres são os portadores de hantavírus e que os excretam pelas fezes, urina ou saliva, as medidas de controle devem estar voltadas a evitar o contato com esses roedores e de suas excretas. A erradicação desses reservatórios naturais do vírus no ambiente silvestre é inviável dada à abundância das espécies hospedeiras, da sua grande dispersão e, principalmente, pelo desequilíbrio ecológico que tal medida acarretaria. Entretanto, a eliminação dos animais no peridomicílio e no domicílio mostra-se factível e deve ser realizada de forma estratégica e contínua. Ademais, outras medidas simples de orientação e proteção individual podem ser fundamentais para prevenção da SCPH, tais como: (1) construção de edificações adequadas, tanto para moradia como para acondicionamento de grãos e rações, visando evitar o acesso do roedor; (2) todos os alimentos para uso humano ou animal necessitam de acondicionamento em recipiente de plástico hermeticamente fechado, suprimindo a fonte alimentar para os roedores; (3) iscas contendo substâncias anticoagulantes devem ser distribuídas nesses locais periodicamente para evitar a instalação e a proliferação desses mamíferos; (4) construções em área rurais fechadas por semanas ou meses

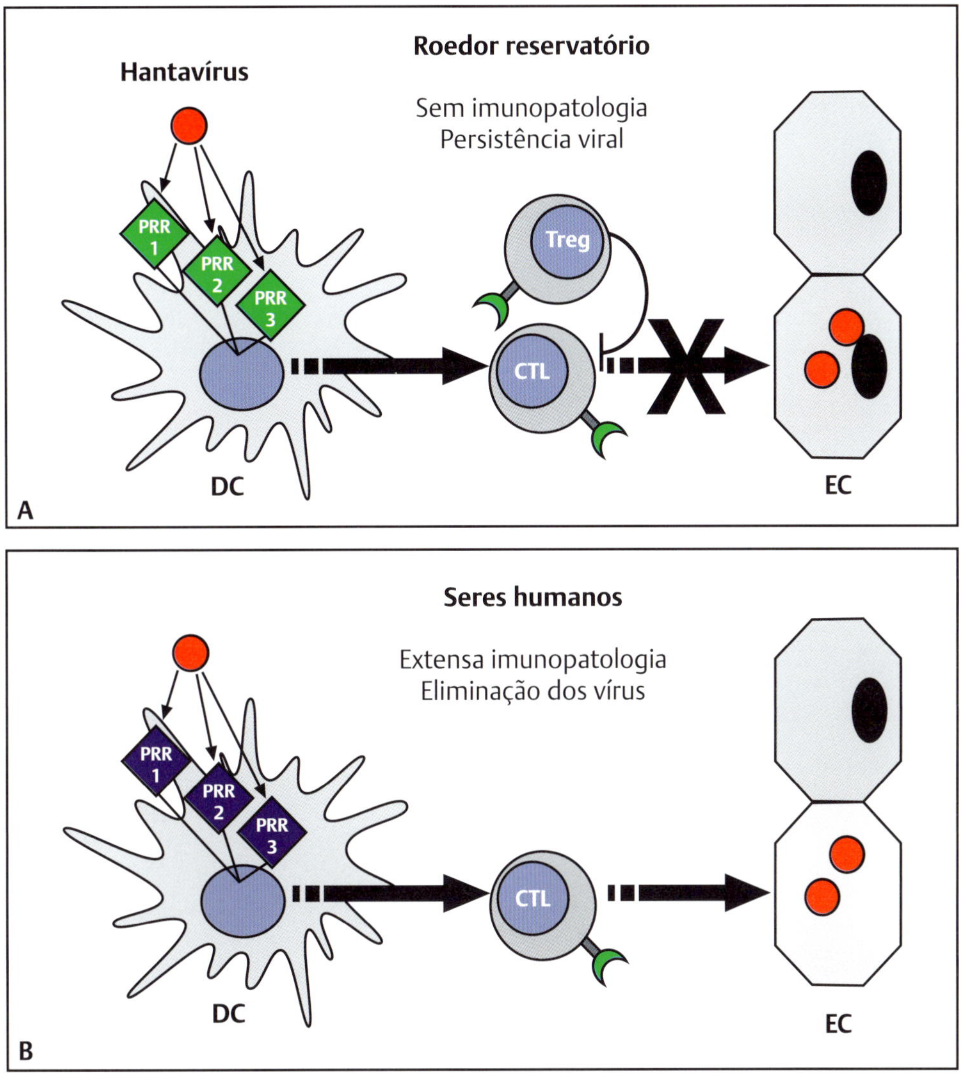

Fig. 11-15. Hipótese sobre a regulação diferencial da resposta imune em roedores reservatórios e seres humanos. Durante o encontro com os vírus, as células dendríticas (DCs) integram diferentes sinais recebidos por vários receptores de reconhecimento padrão (PRRs) (p. ex., PRR1, PRR2 e PRR3), que determinam a qualidade da resposta. (**A**) Nos roedores reservatórios, os PRRs associados aos hantavírus poderia programar as células DCs para estimular células T regulatórias e que, por sua vez, supriria a resposta dos linfócitos (CLT), levando à persistência viral, e ao mesmo tempo prevenindo a imunopatologia induzida pelo vírus. (**B**) Nos seres humanos que não estão adaptados aos hantavírus, a sinalização das DCs via PRR resulta em uma resposta antiviral CLT dominante e, como consequência, as células endoteliais infectadas com o vírus são imediatamente eliminadas, levando à imunopatologia. (Fonte: Schonrich, G.; Rang A, Lutteke, N. Hantavirus – induced immunity in rodent reservoirs and humans. Immunol Ver. v. 222;180. 2008.)

devem ser, primeiramente, abertas para ventilação. Preconiza-se 30 a 60 minutos antes da limpeza de locais com dejetos de roedores, molhar o assoalho com solução de hipoclorito ou lisoforme, a utilização de máscaras com filtro do tipo P3 e luvas de borrachas e (5) deve ser realizada a orientação da população que habita essas áreas rurais quanto à gravidade da doença, os meios de adquiri-la e as medidas de prevenções.

A identificação precoce dos casos de SCPH pode melhorar as possibilidades de sobrevivência dos pacientes, onde os profissionais de saúde desempenham um papel importante nessa identificação. Por essa razão, devem ser realizados programas educativos para a orientação desses profissionais para o melhor conhecimento dessa doença, procedimentos para o diagnóstico laboratorial, manejo e tratamento dos pacientes, e recomendações preventivas.

BIBLIOGRAFIA

Aitichou M, Saleh SS, Mcelroy AK *et al.* Identification of Dobrava, Hantaan, Seoul, and Puumala viruses by one-step realtime RT-PCR. *Journal of Virological Methods* 2005 Mar.;124(1-2:21-6.

Avsic-Zupanc T, Xiao S, Stojanovic R *et al.* Characterization of Dobrava virus: a Hantavirus from Slovenia, Yugoslavia. *Journal of Medical Virology* 1992;38(2):132-7.

Banchereau J, Steinman RM. Dendritic cells and the control of immunity. *Nature* 1998;392:245-52.

Bayard V, Kitsutani PT, Barria EO *et al.* Outbreak of hantavirus pulmonary syndrome, Los Santos, Panama, 1999-2000. *Emerging Infectious Disease* 2004 Sept.;10(9):1635-42.

Bharadwaj M, Botten J, Torrez-Martinez N, Hjelle B. Rio Mamore virus: genetic characterization of a newly recognized hantavirus of the pygmy rice rat, Oligoryzomys microtis, from Bolivia. *American Journal of Tropical Medicine and Hygiene* 1997 Sept.;57(3):368-74, Sept.

Bradley JR. TNF-mediated inflammatory disease. *Journal of Pathology* 2008;214:149-60.

Campos GM. Síndrome pulmonar e cardiovascular por hantavírus: aspectos clínicos de uma doença emergente no sudeste brasileiro. *Rev Soc Bras Med Trop* 2009;42:282-9.

Carroll DS, Mills JN, Montgomery JM *et al.* Hantavirus pulmonary syndrome in Central Bolivia: relationships between reservoir hosts, habitats, and viral genotypes. *American Journal of Tropical Medicine and Hygiene* 2005 Jan.;72(1):42-6.

Casals J, Henderson B, Hoogstraal H *et al.* A review of Soviet viral hemorrhagic fevers, 1969. *Journal of Infectious Disease* 1970;122(5):437-53.

CDC. Newly identified Hantavirus - Florida, 1994. *Morbidity and Mortality Weekly Report* 1994b Feb.;43(6):99-105.

CDC. Update: hantavirus pulmonary syndrome - United States, 1993. *Morbidity and Mortality Weekly Report* 1993 Oct.;42:816-20.

CDC. Update: hantavirus pulmonary syndrome - United States, 1993. *Morbidity and Mortality Weekly Report* 1994b Jan.;43(3):45-8.

Chae DW, Earm JH, Han JS. Successful delivery in patient with hemorrhagic fever with renal syndrome, abstract FC 4-2. In: *Proceedings of the International Congress on Hemorrhagic Fever with Renal Syndrome.* South Korea: Seoul National University, 1989. p. 61.

Childs JE, Ksiazek TG, Spiropoulou CF *et al.* Serologic and genetic identification of Peromyscus maniculatus as the primary rodent reservoir for a new hantavirus in the southwestern United States. *Journal of Infectious Diseases* 1994 June;169(6):1271-80.

Chizhikov VE, Spiropoulou CF, Morzunov SP *et al.* Complete genetic characterization and analysis of isolation of Sin Nombre virus. *Journal of Virology* 1995 Dec.;69(12):8132-6.

Chu YK, Milligan B, Owen RD *et al.* Phylogenetic and geographical relationships of hantavirus strains in eastern and western Paraguay. *American Journal of Tropical Medicine and Hygiene* 2006 Dec.;75(6):1127-34.

Elliott LH, Ksiazek TG, Rollin PE *et al.* Isolation of the causative agent of Hantavirus Pulmonary Syndrome. *American Journal of Tropical Medicine and Hygiene* 1994 July;51(1):102-8.

Elliot RM, Schmaljohn CS, Collett MS. Bunyaviridae genome structure and gene expression. In: Kolkofsky D (Ed.). *Current topics in microbiology and immunology.* New York, NY: Springer-Verlag, 1991. p. 91-141.

Enria DA, Padula P, Segura EI. Hantavirus pulmonary syndrome in Argentina. Possibility of person-to-person transmission. *Medicina* (Buenos Aires) 1996;56:709-11.

Enria DA, Pinheiro F. Rodent-borne emerging viral zoonosis. Hemorrhagic fevers and hantavirus infections in South America. *Infectious Disease Clinics North American* 2000 Mar.;14(1):167-84.

Fauquet CM, Mayo MA, Maniloff J et al. In: Fauquet CM, Mayo MA, Maniloff J et al. (Eds.) Virus taxonomy: classification and nomenclature of viruses. Eighth report of the International Committee on the Taxonomy of Viruses. San Diego, California: Elsevier Academic Press, 2005. p. 695-723.

Feldmann N, Sanches A, Morzunov S *et al.* Utilization of autopsy RNA for the synthesis of the nucleocapsid antigen of a newly recognize associated with hantavirus pulmonary syndrome. *Virus Research* 1993;30:351-67.

Ferreira MS. Hantaviroses. *Revista da Sociedade Brasileira de Medicina Tropical* 2003 Jan./Fev.;36(1):81-96.

Ferrés M, Vial P, Marco C *et al.* Andes Virus Household Contacts Study Group. Prospective evaluation of household contacts of persons with hantavirus cardiopulmonary syndrome in Chile. *Journal of Infectious Diseases* 2007 June;195(11):1563-71.

Figueiredo LTM, Campos GM, Rodrigues FB. Síndrome pulmonar e cardiovascular por hantavirus: aspectos epidemiológicos, clínicos, do diagnóstico laboratorial e do tratamento. *Revista da Sociedade Brasileira de Medicina Tropical* 2001 Jan./Feb.;34(1):13-23.

Figueiredo LTM, Forst AC, Fulhost C *etal.* Contribuição ao conhecimento sobre hantavirose no Brasil. *Informe Epidemiológico do SUS* 2000 Jul/Set;9(3).

Fisher-Hoch SP, McCormick JB. Hemorrhagic fever with renal syndrome: a review. *Abstracts on Hygiene and Communicable Diseases* 1985;60:R1.

Frese M, Kochs G, Feldmann H *et al.* Inhibition of bunyaviruses, phleboviruses and hantaviruses by human MxA protein. *Journal of Virology* 1996;70:915-23.

Gonzalez-Scarano F, Nathanson N. Bunyaviridae. In: Fields BN, Knipe DM, Honleyl PM. (Eds.) *Virology*. Philadelphia: Lippincott-Raven Publishers, 1996. p. 1473-504.

Hammerbeck CD, Wahl-Jennen V. Immune serum produced by DNA vaccination protects hamsters against lethal respiratory challenge with Andes virus. *Journal of Virology* 2008;82:1332-8.

Hayasaka D, Maeda K, Ennis FA *et al.* Increased permeability of human endothelial cell line EA.hy926 induced by hantavirus-specific cytotoxic T lymphocytes. *Virus Research* 2007;123:120-7.

Henderson WW, Monroe MC, St. Jeor SC *et al.* Naturally occurring sin nombre virus genetic reassortants. *Virology* 1995;214:602-10.

Hjelle B, Jenison S, Torrez-Martinez N *et al.* A novel hantavirus associated with an outbreak of fatal respiratory disease in the southwestern United States: evolutionary relationships to know hantaviruses. *Journal of Virology* 1994 Feb.;68(2):592-6.

Hjelle B, Torrez-Martinez N, Koster FT. Hantavirus pulmonary syndrome-related virus from Bolivia. *Lancet* 1996 Jan.;6(347(8993):57.

Hung T, Xia SM, Song G *et al.* Viruses of classical and mild forms of haemorrhagic fever with renal syndrome isolated in China have similar Bunyavirus-like morphology. *Lancet* 1983b;2:589-91.

Hung T, Xia SM, Zhao TX *et al.* Morphological evidence for identifying the viruses of hemorrhagic fever with renal syndrome as candidate members of the Bunyaviridae family. *Archives of Virology* 1983a;78:137-44.

Hutchinson K, Peters C and Nichol S. Sin Nombre virus mRNA synthesis. *Virology* 1996;224(1):139-49.

Iversson LB. Doenças humanas por hantavírus. In: Veronesi RC, Focaccia R. (Ed.) *Tratado de infectologia.*, São Paulo: Editora Atheneu, 1996. p. 219-28.

Iversson LB, Travassos da Rosa APA, Rosa MDB *et al.* Infecção humana por hantavírus nas regiões Sul e Sudeste do Brasil. *Revista da Associação Médica Brasileira* 1994;40(2):85-92.

Johnson AM, Souza LTM, Ferreira IB *et al.* Genetic investigation of novel hantaviruses causing fatal HPS in Brazil. *Journal of Medical Virology* 1999 Dec.;59:527-35.

Jonsson CB, Figueiredo LT, Vapalahti O. A global perspective on hantavirus ecology, epidemiology and disease. *Clinical Microbiol Review* 2010;23:412-41.

Karabatsos N. *International Catalogue of arboviruses including certain other viruses of vertebrates*, 3rd ed. San Antonio: American Society of Tropical Medicine and Hygiene, 1985.

Kariwa H, Yoshimatsu K, Arikawa J. Hantavirus infection in East Asia. Comparative. *Immunology & Microbiology Infectious Disease* 2007;30:341-56.

Khan A, Khan AS. Hantaviruses: a tale of two hemispheres. *Panminerva Medica* 2003;45:43-51.

Klingstrom J, Hardestam J, Stoltz M *et al.* Loss of cell membrane integrity in puumala hantavirus-infected patients correlates with levels of epithelial cell apoptosis and perforin. *Journal of Virology* 2006;80:8279-82.

Kochs G, Janzen C, Hohenberg H et al. Antivirally active MxA protein sequesters La Crosse virus nucleocapsid protein into perinuclear complexes. *Proceedings National Academic Sciences* (USA) 2002;99:3153-8.

Krüger DH, Klempa B. Dobrava-belgrade virus. In: Liu D (Ed.). *Molecular detection of human viral pathogens.* Boca Raton: CRC press, 2011. p. 631-8.

Larsson M, Beignon As, Bhardwaj N. DC-virus interplay: a double edged sword. *Seminary Immunol* 2004;16:147-61.

Lednicky JA. Hantaviruses: a short review. *Archives of Pathology Laboratory Medical* 2003 Jan.;127:30-5.

Leduc JW, Smith GA, Childs JE *et al.* Global survey of antibody to Hantaan-related viruses among peridomestic rodents. *Bulletin of the World Health Organization* 1986;64(1):139-44.

Lee HW. Epidemiology and pathogenesis of hemorrhagic fever with renal syndrome. In: Elliott RM (Ed.). *The Bunyaviridae.* New York: Plenum Press, 1996. p. 337. vol. 1. 1 vols.

Lee HW. Global update on distribution of haemorrhagic fever with renal syndrome and hantaviruses. *Virus Information Exchange News* 1988;5:82-4.

Lee HW. Hemorrhagic fever with renal syndrome in Korea. *Reviews Infectious Disease* 1989;11(Suppl 4):S864-76.

Lee HW, Baek LJ, Johnson KM. Isolation of Hantaan virus, the etiologic agent of Korean hemorrhagic fever, from wild urban rats. *The Journal of Infectious Diseases* 1982 Nov.;146(5):638-44.

Lee HW, Lee PW. Korean hemorrhagic fever. I. Demonstration of causative antigen and antibodies. *Korean Journal of Internal Medicine* 1976;(19):638-44.

Lee HW, Lee PW. Korean hemorrhagic fever. II. Isolation of etiologic agent. *Journal of the Korean Society of Virology* 1977;7:1-9.

Lee HW, Lee PW, Baek LJ *et al.* Intraspecific transmission of Hantaan virus, etiologic agent of Korean hemorrhagic fever, in the rodent Apodemus agrarius. *American Journal of Tropical Medicine and Hygiene* 1981 Sep.;30:1106-12.

Lee HW, Lee PW, Johnson KM. Isolation of the etiologic agent of Korean hemorrhagic fever. *The Journal of Infectious Diseases* 1978 Mar.;137(3):298-308.

Lee HW, Lee PW, Lahdervita J, Brummer-Korventkontio M. Aetiological relation between Korean haemorrhagic fever and nephropathia epidemica. *Lancet* 1979;27;1(8109):186-7.

Lee JS. Clinical features of hemorrhagic fever with renal syndrome in Korea. *Kidney International* 1991;40:88-93.

Lee PW, Amyx HL, Yanagihara R *et al.* Partial characterization of Prospect Hill virus isolated from meadow voles in the United States. *Journal Infectious Diseases* 1985 Oct.;152:826-9.

Lemos ERS, Silva MV. Hantavírus. In: Coura JR (Ed.). *Dinâmica das doenças infecciosas e parasitárias.* Rio de Janeiro: Ed. Guanabara Koogan S.A., 2005. p. 1845-53.

Levis S, Murzonov S, Rowe J *et al.* Genetic diversity and epidemiology of hantaviruses in Argentina. *The Journal of Infectious Diseases* 1998 Mar.;177:529-38.

Linderholm M, Sandström T, Rinnström O *et al.* Impaired pulmonary function in patients with hemorrhagic fever with renal syndrome. *Clinical Infectious Diseases* 1997;25:1084-9.

López N, Padula P, Rossi C *et al.* Genetic investigation of a new hantavirus causing severe pulmonary syndrome in Argentina. *Virology* 1996 June;220:223-6.

Machado AM. Construção de um baculovírus recombinantes contendo o gene da nucleoproteína do hantavírus Araraquara. [Dissertação]. Universidade de Mogi das Cruzes, 2007. São Paulo, Brasil.

Maes P, Klempa B, Clement J *et al.* A proposal for new criteria for the classification hantaviruses, based on S and M segment protein sequences. *Infection, Genetics and Evolution* 2009;9:813-20.

Martinez VP, Bellomo C, San Juan J *et al.* Person-to-person transmission of Andes virus. *Emerging Infectious Diseases* 2005 Dec.;11(12):1848-53.

Marty AM, Jahrling PB, Geisbert TW. Viral hemorrhagic fevers. *Clinical Laboratory Medicine* 2006;26:345-86.

McCaughey C, Hart CA. Hantaviruses. *Journal Medical Microbiology* 2000;49:587-99.

McCormick JB, Palmer EL, Sasso DR, Kiley MP. Morphological identification of the agent of Korean haemorrhagic fever (hantaan virus) as a member of the Bunyaviridae. *The Lancet* 1982 Apr.;3:765-8.

Milazzo ML, Cajimat MNB, Hanson JD *et al.* Catacamas Virus, a hantaviral species naturally associated with oryzomys couesi (coues' oryzomys) in Honduras. *American Journal Tropical Medicine and Hygiene* 2006 Nov.;75(5):1003-10.

Mills JN, Ksiazek TG, Ellis BA *et al.* Patterns of association with host and habitat: antibody reactive with Sin Nombre virus in small mammals in the major biotic communities of the southwestern United States. *American Journal of Tropical Medicine and Hygiene* 1997;56(3):273-84.

Mir MA, Duran WA, Hjelle BL *et al.* Storage of cellular 5' mRNA caps in P bodies for viral cap-snatching. *Proceedings of the National Academy of Sciences* (USA) 2008a;105:19294-9.

Mir MA, Panganiban AT. A protein that replaces the entire cellular eIF4F complex. *EMBO Journal* 2008;27:3129-39.

Mir Mohamed, A. Hantaviruses. *Clinical Laboratorly Medicine* 2010;30:67-91.

MOHAMMED MIR; Hantaviruses, Clin Lab Med. v.30(1): 67–91. 2010.

Monroe MC, Morzunov SP, Johnson AM *et al.* Genetic diversity and distribution of Peromyscus-borne hantaviruses in North America. *Emerging Infectious Diseases* 1999;5:75-86.

Moreli ML, Souza RL, Figueiredo LT. Detection of Brazilian hantavirus by reverse transcription polymerase chain reaction amplification of N gene in patients with hantavirus cardiopulmonary syndrome. *Memórias do Instituto Oswaldo Cruz* 2004 Oct.;99(6):633-8.

Muranyi W, Bahr U, Zeier M, Van Der Woude FJ. Hantavirus infection. *Journal of the American Society of Nephrology* 2005;16:3669-79.

Myhrman G. En njursjukdom med egenartad symptombild. *Nord Medical* 1934;7:793-4.

Nichol ST. Bunyaviruses. In: Knipe DM, Howley PM (Eds.). *Field's Virology*, 4th ed. Philadelphia, Pa: Lippincott-Williams &Wilkins, 2001. p. 1603-33. v. 2.

Nichol ST. Genetic analysis of hantaviruses and their host relationships. In: Saluzzo JF, Dodet B (Eds.). *Emergence and control of rodent-borne viral diseases.* Paris: Elsevier. 1999. p. 99-109.

Nichol ST, Ksiazec TG, Rollin PE, Peters CJ. Hantavirus pulmonary syndrome and newly described hantaviruses in the United States. In: Elliott RM (Ed.). *The Bunyaviridae.* New York: Plenum Press, 1996. p. 269-80.

Nichol ST, Spiropoulou CE, Morzunov S *et al.* Genetic identification of a hantavirus associated with an outbreak of acute respiratory illness. *Science* 1993;262:914-17.

Nowak RM. *Walker's mammals of the world*, 5th ed. Baltimore: Johns Hopkins Univ. Press, 1991.

Oliveira RC, Martinez VP, Belomo C *et al.* Identification of Akodon montensis as reservoir host of a novel hantavirus in South Brazil. In: *VII International Conference on HFRS, PHPS and Hantavirus.* Buenos Aires, 2007.

OPS. Hantavirus em las Americas. *Guia para el diagnóstico, el tratamento, la prevención y el control.* Organización Panamericana de la Salud., 1999. 66p. (Cuaderno Técnico N° 47).

Padula PJ, Colavecchia SB, Martínez VP *et al.* Genetic diversity, distribution, and serological features of hantavirus infection in five countries in South America. *Journal of Clinical Microbiology* 2000b Aug;38(8):3029-35.

Padula PJ, Edelstein A, Enria DA, Levis SC. Emerging viral zoonoses: hantavirus infections. *Review of Science Technology* 2004 Aug.;23(2):595-611.
Padula PJ, Edelstein A, Miguel SD *et al.* Epidemic outbreak of hantavirus pulmonary syndrome in Argentina. Molecular evidence of person to person transmission of Andes virus. *Medicina* (Buenos Aires) 1998;58(Suppl 1):27-36.
Padula PJ, Edelstein A, Miguel SD *et al.* Hantavirus pulmonary syndrome outbreak in Argentina: Molecular evidence for person-to-person transmission of Andes virus. *Virology* 1998;241:323-30.
Padula PJ, Rossi CM, Della Vale MO *et al.* Development and evaluation of a solid-phase enzyme immunoassay based on Andes hantavirus recombinant nucleoprotein. *Journal Medical Microbiology* 2000a;49:149-155.
Parmenter R, Vigil R. The hantavirus epidemic in the southwest: na assessment of autumn rodent densities and population demographics in central and northern New Mexico. *Report to the Federal Center for Disease Control and Prevention* (Atlanta) 1993.
Peters CJ. Hantavirus pulmonary syndrome in the Americas. In: Scheld WM, Craig WA, Hughes JM (Eds.). *Emerging infections.* Washington: ASM Press, 1998. p. 15-50. v. 2.
Peters CJ, Khan AS. Hantavirus pulmonary syndrome: the new American hemorrhagic fever. *Clinical Infectious Diseases* 2002 Apr.;34:1224-31.
Peters CJ, Nichol ST. Hantavirus pulmonary syndrome in Panama: Identification of novel hantaviruses and their likely reservoirs. *Virology* 2000 Aug;277:14-9.
Pinna DM, Martínez VP, Bellomo CM *et al.* New epidemiologic and molecular evidence of person to person transmission of hantavirus Andes Sout. *Medicina* (Buenos Aires) 2004.
Plyusnin A. Genetics of hantaviruses: implications to taxonomy. *Archives of Virology* 2002 Apr.;147(4):665-82.
Plyusnin A, Vapalahti O, Vaheri A. Hantavirus: genome structure, expression and evolution. *Journal of General Virology* 1996;77:2677-87.
Pollara G, Kwan A, Newton PJ *et al.* Dendritic cells in viral pathogenesis: protective or defective? *International Journal of Experimental Pathology* 2005;86(86):187-204.
Puerta HP, Cantillo C, Mills J *et al.* Hantavirus del nuevo mundo ecologia y epidemiologia de un vírus emergente em latinoamerica. *Medicina* (Buenos Aires) 2006;66(4):343-56.
Rawlings JA, Torrez-Martinez N, Neill SU *et al.* Cocirculation of multiple hantaviruses in Texas, with characterization of the small (S) genome of a previously undescribed virus of cotton rats (Sigmodon hispidus). *American Journal of Tropical Medicine and Hygiene* 1996 Dec.;55(6):672-9.
Rollin PE, Ksiazek TG, Elliott LH *et al.* Isolation of Black Creeck Canal virus, a new Hantavirus from Sigmodon hispidus in Florida. *Journal of Medical Virology* 1995;46:35-9.
Ruo SL, Li YI, Tong Z *et al.* Retrospective and prospective studies of hemorrhagic fever with renal syndrome in rural China. *Journal of Infectious Diseases* 1994;170:527-34.
Saggioro FP, Rossi MA, Duarte MI *et al.* Hantavírus infection induces a typical myocarditis that may be responsible for myocardial depression and shock in hantavirus pulmonary syndrome. *The Journal of Infectious Diseases* 2007 May;195(10):1541-9.
SALBÉ-TRAVASSOS DA ROSA E. Associação vírus-hospedeiro e epidemiologia molecular de hantavírus em distintos ecossistemas amazônicos: Maranhão e Pará – Mato Grosso. (Tese de Doutorado em Biologia Parasitária). Coordenação do Curso de Pós-Graduação em Biologia Parasitária, Instituto Oswaldo Cruz – FIOCRUZ. Rio de Janeiro, 2008.
Schmaljohn CS. Bunyaviridae: The viruses and their replication. In: Fields BN, Knipe DM, Howley PM (Eds). *Field's Virology*, 3rd ed. Philadelphia: Lippincott-Raven Publishers, 1996. v. 1, p. 1447-471.
Schmaljohn CS. Prospects for vaccines to control viruses in the family Bunyaviridae. *Review of Medical Virology* 1994;4:185-96.
Schmaljohn CS, Dalrymple JM. Hantaviruses. In: Webster G, Granoff A (Eds.). *Encyclopedia of virology*. London: Academic Press, 1994. v. 2. p. 538-45.
Schmaljohn CS, Hasty SE, Dalrymple JM *et al.* Antigenic and genetic properties of viruses linked to haemorrhagic fever with renal syndrome into a newly defined genus of Bunyaviridae. *Science* 1985;227:1041-4.
Schmaljohn CS, Hooper JW. Bunyaviridae. The viruses and their replication. In: Fields B, Knipe DM, Howley (Eds). *Fundamental Virology*. Philadelphia: Lippincott-Raven Publishers, 2001. p. 1581-602.
Schmaljohn CS, Nichol ST. In: Knipe DM, Griffin DE, Lamb RA *et al.* (Eds.). *Fields virology*, 5 th ed. Philadelphia: Lippincott-Williams & Wilkins, 2007. p. 1741-89.
Sestaro C, Fernandes SRC, Vilela RS, Henriques WN. Hantavirus pulmonary syndrome: An alert to Latin American countries. *The Brazilian Journal of Infectious Diseases* 1999 Dec.;3(6):203-14.
Settergren B, Juto P, Trollfors B *et al.* Clinical characteristics of nephropathia epidemica in Sweden: prospective study of 74 cases. *Review of Infectious Diseases* 1991;11:949-55.
Simpson SQ. Hantavirus pulmonary syndrome. *Heart & Lung* 1998;27:51-7.
Song JW, Baek LJ, Gajdusek DC *et al.* Isolation of pathogenic hantavirus from white-footed mouse (Peromyscus leucopus). *The Lancet* 1994 Dec.;344:1637.
Sundstrom JB, Mcmullan LK, Spiropoulou CF *et al.* Hantavirus infection induces the expression of RANTES and IP-10 without causing increased permeability in human lung microvascular endothelial cells. *Journal of Virology* 2001;75:6070-85.
Suzán G, Ceballos G, Mills J *et al.* Serologic evidence of hantavirus infection in sigmodontine rodents in Mexico. *Journal Wild Diseases* 2001;37:391-3.
Svedmyr A, Lee H, Berglund A *et al.* Epidemic nephropathy in Scandinavia is related to Korean haemorrhagic fever. *Lancet* 1979;1(8107):100.
Travassos da Rosa ES, Mills JM, Padula PJ *et al.* Newly Recognized Hantaviruses Associated with Hantavirus Pulmonary Syndrome in Northern Brazil: Parcial Genetic Characterization of Viruses and Serologic Implication of Likely Reservoirs. *Vector-Borne and Zoonotic Diseases* 2005;5(1):11-9.
Tsai TF. Hemorrhagic fever with renal syndrome: clinical aspects. *Laboratory Animal Science* 1987 Aug.;37(4):419-27.
Tuuminen T, Kekalainen E, Makela S *et al.* Human CD8 1 T cell memory generation in Puumala hantavirus infection occurs after the acute phase and is associated with boosting of EBV-specific CD81 memory T cells. *Journal of Immunology* 2007;179:1988-95.
Vaheri A, Vapalahti O, Plyusnin A. How to diagnose hantavirus infections and detect them in rodents and insectivores. *Rev Med Virol* 2008;18:279.
Valdo I, Pérez C, Lara J let al. Evidencia serológica de infección por Hantavirus em población humana Del estado de Yucatán, México. *Revista Biomédica* 2003;14:221-5.
Van Epps Hl, Terajima M, Mustonen J *et al.* Long-lived memory T lymphocyte responses after hantavirus infection. *Journal of Experimental Medicine* 2002;196:579-88.
Van Ypersele de Stihou V. Clinical features of hemorrhagic fever with renal syndrome in Europe. *Kidney International* 1991;35:80-3.
Vasconcelos MI, Lima VP, Iversson LB *et al.* Hantavirus pulmonary syndrome the rural area of Juquitiba, São Paulo metropolitan area, Brazil. *Revista do Instituto de Medicina Tropical de São Paulo* 1997;39:237-8.
Vincent MJ, Quiroz E, Gracia F *et al.* Hantavirus pulmonary syndrome in Panama: identification of novel hantaviruses and their likely reservoirs. *Virology* 2000 Nov.;277(1):14-9.
Wells RM, Sosa Estani S, Yadon ZE *et al.* An unusual hantavirus outbreak in southern Argentina: person-to-person transmission? Hantavirus Pulmonary Syndrome Study

Group for Patagonia. *Emerging Infectious Diseases* 1997 Apr.-June;3(2):171-4.
White JD, Shirey FG. Hantaan virus, aetiological agent of Korean haemorrhagic fever, has bunyaviridae-like morphology. *The Lancet* 1982 Apr.;3:768-71.
Xiao SY, Chu YK, Knauert FK *et al.* Comparison of hantavirus isolates using a genus-reactive primer pair polymerase chain reaction. *Journal of General Virology* 1992;73:567-73.
Xiao SY, Leduc JW, Chu YK, Schmaljohn CS. Phylogenetic analyses of virus isolates of the genus Hantavirus, family Bunyaviridae. *Virology* 1994;108:205-17.
Yanagihara R, Gajdusek DC, Gibbs CJ, Traub R. Prospect Hill virus: serological evidence for infectionin mammalogists. *New England Journal Medical* 1984c;310:1325-6.
Zetterholm S. Akuta nefriter simulerande akuta bukfall. *Läkartidningen* 1934;31:425-9.
Zöller LG, Yang S, Gott P *et al.* A novel µ capture enzyme-linked immunosorbent assay based on recombinamt proteins for sensitive and specific diagnosis of hemorrhagic fever with renal syndrome. *Journal of Clinical Microbiology* 1993 May;31(5):1194-9.

12 LENTIVÍRUS – ARTRITE-ENCEFALITE CAPRINA

Carlos Eurico Pires Ferreira Travassos

HISTÓRICO

A artrite encefalite caprina, é, hoje em dia, devido às perdas econômicas importantes que ela acarreta, um dos principais problemas frente ao qual se depara a caprinocultura. A doença foi inicialmente reconhecida como leucoencefalomielite que acometia caprinos jovens de 1 a 4 meses de idade. Em seguida, estudos epidemiológicos e virológicos, revelaram que o mesmo agente era responsável por quadros de artrites crônicas em animais adultos e, a partir daí, ficou determinado que o agente seria chamado de vírus da artrite encefalite caprina (CAEV). Entretanto, sem que seja possível, hoje, conhecer a situação epidemiológica anterior aos anos 1980, várias descrições de síndromes articulares, respiratórias e nervosas, de etiologia desconhecida na época, atualmente, poderiam ser atribuídas ao CAEV, o que indica a existência, de longa data, da doença em plantéis caprinos em diferentes países, como Suíça, Índia e Japão.

EPIDEMIOLOGIA

Desde o isolamento do vírus, a partir de membrana sinovial de caprinos acometidos de artrite, a doença se espalhou de maneira marcante e hoje tem uma importância considerável na maioria dos países onde a caprinocultura é bem desenvolvida. A prevalência e a incidência da doença apresentam-se particularmente elevada em plantéis com vocação leiteira explorada em sistema intensivo. Essa observação pode ser explicada pelo fato que, nesse sistema de criação, a introdução de novas técnicas de manejo tais como a distribuição de mistura de colostro e de leite aos cabritos e a utilização da ordenhadeira mecânica certamente favoreceram a extensão da infecção nesse tipo de exploração. Globalmente, os planteis leiteiros da América do Norte, da Europa, e da Austrália, são os mais afetados pela doença. Nos outros continentes, como a África e a América Latina, a soroprevalência é relativamente um pouco mais baixa. No Brasil, a doença foi relatada pela primeira vez no Rio Grande do Sul em animais autóctones e oriundos da Europa. Hoje sabemos que a doença está amplamente distribuída em nosso território.

CLASSIFICAÇÃO E PROPRIEDADES GERAIS DO VÍRUS

O CAEV é classificado como membro da família *Retroviridae*, subfamília *Orthoretrovirinae*, gênero *Lentivirus* e apresenta um certo número de propriedades biológicas gerais a todos os lentivírus: vírus exógenos, que causam doenças crônicas em seus respectivos hospedeiros caracterizadas por um longo período de incubação, com um curso clínico lento, progressivo e irreversível. Entre os lentivírus de pequenos ruminantes cuja sigla em inglês SRLV (*Small Ruminant Lentivirus*), CAEV e Maedi Visna Virus (MVV), vale ressaltar que são antigenicamente e geneticamente relacionados. As propriedades biológicas, como persistência, tropismo, replicabilidade, citopatogenicidade e de desenvolvimento da doença podem ser influenciadas pela grande variabilidade genética do vírus, com implicações importantes para a diversidade e evolução lentiviral. O acúmulo de mutações resulta na coexistência de subpopulações virais heterogêneas, originárias de um mesmo genoma ancestral. Além disso, a coexistência de mais de uma amostra viral em um mesmo organismo, resulta em um ambiente favorável para recombinação genética. Esta variação ocorre principalmente no gene env e ORFs que codificam proteínas regulatórias, enquanto os genes gag e pol são mais conservados. Outra propriedade importante é sua termossensibilidade. Seu poder infeccioso é drasticamente diminuído pelo calor à 56°C durante 1 hora e, como veremos adiante, esta propriedade tem uma grande importância nos procedimentos de profilaxia sanitária.

ESTRUTURA VIRAL

Em meio extracelular, o tamanho das partículas virais completas gira em torno de 100 a 120 nm de diâmetro, apresentando um núcleo em forma de barra ou cone, denso aos elétrons. A partícula viral apresenta um genoma composto por dois segmentos idênticos de RNA de filamento único de polaridade positiva, apresentando a enzima transcriptase reversa (RT) que é RNA dependente DNA polimerase Mg^{++}. O genoma viral está localizado no interior de uma cápsula formada pelas proteínas do nucleocapsídeo (NU), do capsídeo (CA) e da matriz (MA), que é envelopada por uma membrana onde estão inseridas as glicoproteínas do envelope que são a proteína transmembranal (TM) e a proteína de superfície (SU). No interior do capsídeo viral estão inseridas também as proteínas de atividade enzimática, que são a protease (PRO), a transcriptase reversa (RT) e a integrase (IN).

BIOLOGIA MOLECULAR

O genoma dos lentivírus apresenta a particularidade de existir seja sob a forma de RNA nas partículas virais livres, seja sob a forma de DNA (provírus) inserido no DNA cromossômico da célula infectada. Como todos os lentivírus competentes para sua replicação, o CAEV apresenta uma mesma organização genômica formada pelos três genes estruturais: *gag*, *pol* e *env*, que estão compreendidos entre as regiões 5' e 3' terminal. O gene *gag* codifica as proteínas internas do NC, CA e da MA, que são proteínas de baixo peso molecular, entre elas a p28, p19, p16, e a p14. O gene *pol* codifica as proteínas de atividades enzimáticas, entre elas a transcriptase reversa (RT), a protease (PRO) e a integrase (IN). O gene *env* codifica as glicoproteínas do envelope viral, onde a principal é a gp135. Além desses três genes, os lentivírus apresentam genes adicionais. Esses genes são chamados de genes reguladores não estruturais ou genes auxiliares e cujas funções estão mais ou menos esclarecidas. O número de genes auxiliares é variável entre as várias espécies de lentivírus. O CAEV, apresenta três genes auxiliares: *vif*, *tat*, e *nef*.

CICLO DE REPLICAÇÃO VIRAL

O ciclo de replicação viral dos lentivírus pode ser dividido em duas fases: a fase de infecção, que vai até a integração do DNA viral no DNA cromossômico da célula hospedeira, e a fase de expressão viral onde ocorre a produção de RNA infeccioso até a produção de novas partículas virais. O início da interação vírus célula envolve o reconhecimento pela glicoproteína do envelope viral de um receptor específico, presente na superfície da célula alvo, que facilita a adesão e a penetração do vírus na célula. As células alvo para os lentivírus de pequenos ruminantes são os monócitos e os macrófagos. Uma vez adsorvido a superfície da célula alvo o processo de penetração vírus-célula ocorre através da fusão do envelope viral com a membrana celular. Após essa fase, o RNA viral é liberado no interior da célula quando então, através da ação da enzima transcriptase reversa (RT), é transcrito em DNA de filamento duplo. Após a transcrição reversa, o DNA viral migra para o núcleo da célula onde é circularizado e integrado ao DNA celular. Esse processo é realizado pela ação da enzima integrase (IN). Uma vez integrado ao genoma celular, o DNA viral é transcrito em RNAm da mesma forma que os genes celulares. Dessa maneira, quando acontece a divisão celular, o DNA viral é replicado e transmitido às novas células como se fossem genes normais da célula (é quando ocorre a transmissão vertical do vírus). Entretanto, o ciclo de replicação viral pode se interromper nessa fase e o DNA permanece latente. Nesse caso, não ocorre a expressão de RNAm virais, portanto, não ocorrerá a expressão das proteínas virais potencialmente antigênicas e, consequentemente, não haverá resposta imune do hospedeiro até que, sob influência de diferentes fatores (celulares ou ambientais), esse estado de latência seja quebrado e tenha início a fase de expressão do ciclo de replicação viral. Nela, os genes virais são então transcritos em RNAm e genômicos. Após as reações de proteólise em cascata, os produtos dos genes estruturais são produzidos e reunidos na membrana citoplasmática onde incorporam o RNA nas novas partículas virais. As partículas virais são então liberadas na superfície da célula hospedeira por brotamento. Após a liberação, as partículas virais sofrem um processo de maturação, tornando-se assim infecciosas. Por outro lado, os lentivírus são capazes de contornar o estágio de partículas virais livres no processo de infecção através do contato célula-célula entre células infectadas e células susceptíveis. Presumivelmente, esse processo ocorre através da interação das glicoproteínas do envelope com os receptores celulares. Esse método de transmissão parece ser mais eficiente para alguns lentivírus *in vitro*, e pode ser um dos mecanismos utilizados por esses vírus para se disseminarem no hospedeiro.

TRANSMISSÃO

De maneira geral, a transmissão do vírus dentro de um plantel ocorre entre um animal infectado para um sadio, principalmente por meio do contato com qualquer secreção ou excreção rica em células do sistema monocítico-fagocitário. Por ordem de importância podemos destacar: colostro, leite e sangue.

Colostro

Em condições naturais, o colostro representa verdadeiramente a principal fonte de infecção. A transmissão ocorre por via digestiva, durante o período pós-natal, quando o cabrito se infecta pela ingestão do colostro e/ou do leite contaminado de sua mãe. Esse tipo de contaminação certamente é favorecido pelo fato de essa secreção apresentar alta concentração de células brancas, principalmente células da linhagem monócitos/macrófagos que poderiam albergar o vírus. Além disso, outro fator importante seria a alta permeabilidade da mucosa gástrica do recém-nascido.

Leite

O leite constitui outra fonte de infecção importante durante vários estágios de vida da cabra. Entre os animais jovens, a transmissão ocorre por via digestiva, pela ingestão do leite contaminado, que também apresenta uma quantidade importante de células brancas. Entre as cabras adultas, a contaminação se faz de uma maneira importante pela via mamaria na ocasião da ordenha, principalmente na ordenha mecânica que é favorecida não somente pelo contato direto de um animal sadio com os elementos celulares contaminados presentes sobre o material da ordenhadeira, mas também pela injeção nas porções inferiores das "tetas" de células infectadas que são projetadas violentamente nas canalizações da ordenhadeira mecânica, na ocasião em que é feito o vácuo, fenômeno esse denominado "fenômeno de impacto". Epidemiologicamente, a transmissão da doença através da ingestão do colostro e/ou do leite permite explicar as fortes taxas de prevalência observadas particularmente em criações leiteiras em sistema intensivo, que estão associadas à prática de distribuição de mistura de colostro e leite, que permite, a partir de um só animal, contaminar toda uma geração.

Sangue

Com suas células infectadas, o sangue representa uma fonte de contaminação importante, que pode ocorrer por meio de intervenções coletivas como: injeções, descorna, tatuagens etc., ou durante combate entre animais.

Outras Vias

A transmissão horizontal por contato entre animais adultos por fezes, saliva, secreções respiratórias e urogenitais, apesar de ter um significado menor, deve ser considerada importante nos processos de eliminação do vírus dentro de um plantel afetado.

A transmissão pelo sêmen, seja por monta natural ou artificial já foi sugerida, pela detecção de células infectadas e partículas virais livres no sêmen de caprinos experimentalmente infectados, e de caprinos naturalmente infectados.

A transmissão vertical (*sensu stricto*) também já foi sugerida por alguns pesquisadores, mesmo que o modo de placentação da cabra exclua, teoricamente, todo contato entre o sangue materno e o sangue fetal.

PATOGENIA

O CAEV apresenta, igualmente a outros lentivírus, um tropismo por células da linhagem monócitos-macrófagos. Em condições naturais, o CAEV é transmitido, principalmente, pela via digestiva durante o período pós-natal, por meio da ingestão do colostro e/ou leite contaminados. Essas secreções apresentam grande quantidade de células infectadas. A infecção do animal recém-nascido ocorre pela absorção direta, nas vilosidades intestinais, de células infectadas existentes no colostro ou leite ou, também, pela infecção das células do lúmen intestinal pelos vírus liberados das células do colostro ou leite, células essas previamente digeridas pelas enzimas proteolíticas do trato intestinal.

Geralmente, após a infecção, o vírus permanece em estado de latência (provírus) nos monócitos dos animais infectados e, dessa forma, o vírus é disseminado pelo organismo determinando, assim, uma infecção persistente. A replicação viral acontece durante o processo de diferenciação celular de monócito para macrófago. Esse processo foi demonstrado *in vitro* por diferentes autores. Dessa maneira, a replicação e a produção de vírus pelos macrófagos infectados presente nos tecidos lesionados, induzirá um processo de inflamação local que estimulará, por sua vez, a migração de macrófagos para o local da infecção explicando por si só o caráter inexorável da evolução das lesões.

SINTOMAS E LESÕES

As manifestações clínicas da artrite-encefalite caprina são, de uma maneira geral, idade-dependente e se exprimem clinicamente sob a forma nervosa, que acomete, principalmente, animais jovens de 1 a 4 meses de idade, e as formas articulares, mamárias e respiratórias que são comumente observadas entre os animais adultos. Todos esses sintomas e lesões se caracterizam por uma evolução clínica lenta, progressiva e irreversível.

Sintomas e Lesões Nervosas

A forma nervosa, caracterizada por uma leucoencefalomielite, se manifesta por uma paralisia ascendente que tem início nos membros posteriores e acomete progressivamente o resto do corpo. Durante o curso da doença, que geralmente é curto e fatal, os animais acometidos não apresentam febre e o apetite permanece inalterado até a fase terminal da doença. Essa forma da doença é relativamente rara, sendo observada algumas vezes em planteis com altas taxas de infecção.

Quando da necropsia, geralmente não são observadas lesões macroscópicas, porém, observações histológicas revelam lesões características de infiltrações de células mononucleares no tecido nervoso.

Sintomas e Lesões Articulares

Na forma clássica da doença, os sintomas articulares se caracterizam pelo desenvolvimento de artrites crônicas que evoluem principalmente na articulação do carpo, embora outras articulações possam ser afetadas. O principal sintoma consiste no desenvolvimento de uma hipertrofia progressiva da articulação afetada que pode ser uni ou bilateral, provocando uma diminuição da mobilidade.

Em certo número de casos, as lesões articulares frequentemente estão associadas às lesões de bursites, localizadas, preferencialmente, no ligamento cervical.

À necropsia, a abertura da articulação lesionada permite, algumas vezes, evidenciar espessamento da cápsula articular que apresenta focos de calcificação. A cavidade articular contém, frequentemente, um exsudato serofibrinoso ou hemorrágico e a membrana sinovial apresenta-se hiperplásica. As lesões histopatológicas, consistem em acumulação e infiltração de células mononucleares na membrana sinovial.

Sintomas e Lesões Mamárias

Considerada do ponto de vista econômico como a mais importante manifestação clínica do CAEV, os sintomas mamários se caracterizam em fêmeas adultas por uma mamite crônica evolutiva que se manifesta no início por uma lenta diminuição da produção de leite associada à atrofia progressiva da mama, que nesse caso geralmente é unilateral. Em fêmeas primíparas, as manifestações aparecem brutalmente e se traduzem por uma atrofia e endurecimento bilateral do parênquima mamário, comprometendo completamente a produção de leite.

As lesões histopatológicas se caracterizam por infiltrações de células mononucleares no tecido mamário.

Sintomas e Lesões Respiratórias

Menos frequente que as formas articulares e mamárias, a forma respiratória é caracterizada por uma pneumonia crônica evolutiva muito semelhante àquela observada na pneumonia progressiva ovina. Da mesma maneira que nas outras manifestações, as lesões histopatológicas observadas nos pulmões se caracterizam por infiltrações de células mononucleares no tecido respiratório organizadas sob a forma de folículos perivasculares e peribronquiolares.

Outros Sintomas e Lesões

Alguns autores têm incriminado o CAEV como responsável por glomerulonefrite, e também em casos de metrites.

RESPOSTA IMUNE

Os lentivírus são responsáveis, entre as espécies que eles infectam, por infecções persistentes. Apesar de induzirem uma resposta imune humoral e celular ativa, essas respostas são incapazes de eliminar o vírus nos estágios precoce da infecção. Em geral, os lentivírus não são bons indutores de anticorpos neutralizantes, entretanto, existem algumas diferenças entre as várias espécies deles. Alguns como o MVV, o EIAV e o HIV, induzem a produção de anticorpos neutralizantes. Outros, como o CAEV, se distinguem dos demais por não induzir ou induzir títulos muito baixos desses anticorpos. Em animais infectados pelo CAEV, só é observada a presença de anticorpos precipitantes dirigidos contra as proteínas internas em particular com a p28, e também contra a principal glicoproteína do envelope viral a gp135. Alguns estudos têm sugerido, que essa condição estaria ligada ao modo de glicosilação das glicoproteínas do envelope viral que poderia diminuir a afinidade dos anticorpos ou mesmo dissimular os determinantes antigênicos responsáveis pela indução dos anticorpos neutralizantes. Com relação à resposta imune humoral induzida pelo CAEV, apesar de não terem sido identificados, até o momento, subtipos do vírus, alguns autores têm observado que existem diferenças significativas entre algumas cepas quanto a sua antigenicidade. Geralmente, a resposta de anticorpos frente ao CAEV é observada alguns meses após a infecção. Entretanto, tem sido observado que algumas cepas só induzem à formação de anticorpos em períodos superiores a 12 meses após a infecção.

Com relação à resposta imune celular, vários trabalhos tendem a demonstrar que os linfócitos do sangue periférico reagem especificamente aos antígenos virais e que essa reação está relacionada, preferencialmente, com a população de linfócitos T, sem que, entretanto, tenha sido observado fenômeno de imunossupressão em infecções pelo CAEV.

DIAGNÓSTICO

O diagnóstico da artrite-encefalite caprina pode ser clínico, sorológico e virológico.

Diagnóstico Clínico

O diagnóstico clínico é baseado na observação dos sintomas articulares e mamários, que são, geralmente, observados em animais adultos de 3 a 4 anos de idade. De qualquer forma, o diagnóstico clínico deve ser sempre confirmado pelo diagnóstico laboratorial principalmente para se fazer o diagnóstico diferencial com as mastites e atrites por micoplasmas.

Diagnóstico Sorológico

Duas técnicas são atualmente utilizadas no diagnóstico sorológico de rotina da artrite-encefalite caprina. A imunodifusão em gel (técnica oficial da OIE) é a mais utilizada. Essa técnica utiliza como fonte de antígenos tanto o MVV como o CAEV. O relacionamento estreito entre esses dois vírus torna possível a utilização de antígenos MVV para a detecção de anticorpos frente ao CAEV e vice-versa. Detalhes desse procedimento pode ser consultado no capítulo sobre MVV no manual da OIE, volume 1. Nos dois casos, as técnicas de preparação dos antígenos utilizam duas frações antigênicas principais, a proteína da matriz, p28, e a glicoproteína principal do envelope viral, gp135, que são comuns aos dois vírus. A técnica ELISA-indireto, geralmente utiliza como antígenos uma suspensão de vírus total CAEV. Ultimamente, com o desenvolvimento das técnicas de biologia molecular, essa técnica vem utilizando, como antígenos, proteínas recombinantes.

Diagnóstico Virológico

O diagnóstico virológico direto pelo isolamento do vírus e posterior observação dos efeitos citopáticos induzidos sobre culturas celulares (membrana sinovial, plexo coroide, células sanguíneas), pela técnica de explante ou cocultura, é possível; entretanto, é uma tarefa delicada, longa e aleatória. A obrigação de dispor de culturas celulares e o tempo necessário à identificação do vírus (várias semanas) não permite sua utilização como diagnóstico de rotina. Ultimamente, com o desenvolvimento e automatização das técnicas de amplificação enzimáticas, a técnica da PCR vem sendo utilizada como técnica complementar às técnicas sorológicas a nível de pesquisa utilizando regiões conservadas do genoma viral notadamente os genes *gag* e *pol*.

PROFILAXIA

Atualmente, não existe nenhuma perspectiva em matéria de profilaxia médica veterinária. Os diferentes experimentos realizados com preparações de vírus inativados utilizados como vacina mostraram que os mesmos não foram capazes de induzir proteção. Diante dessa realidade, as únicas medidas disponíveis, com vistas à erradicação da doença, em planteis de caprinos infectados, estão apoiadas nas operações de profilaxia sanitária. De uma maneira geral, esses programas se baseiam, principalmente, na realização de testes sorológicos de rotina a intervalos regulares de todo o plantel eliminando ou separando os soropositivos, e também em medidas que visam a evitar a transmissão através do colostro e/ou do leite durante o período pós-natal. Entre adultos deve-se levar em consideração a transmissão direta animal-animal bem como com outras secreções como, por exemplo, através da saliva, fezes, urina, sêmen e secreções respiratórias e urogenitais. Os animais recém-nascidos devem ser separados de suas mães imediatamente após o parto e alimentados com colostro e, subsequentemente, com leite previamente aquecido a 56°C durante 1 hora. Outro procedimento possível é alimentar os animais com colostro e leite bovino. Além disso, outra medida importante é minimizar ou mesmo suprimir os riscos de contaminação no momento da ordenha, principalmente na ordenha mecânica (adotar linha de ordenha). Da mesma maneira, como existe a possibilidade de uma transmissão pela via sanguínea, é indispensável se fazer uma desinfecção do material de pequena cirurgia (material de tatuagem) e só utilizar agulhas de uso único afim de evitar todo risco de contaminação.

BIBLIOGRAFIA

Adams DS, Crawford TB, Klevjer-Anderson P. A pathogenic study of the early connective tissue lesions of viral caprine arthritis-encephalitis. *Am J Pathol* 1980;99:257-71.

Adams DS, Klevjer-Anderson P, Carlson JL *et al.* Transmission and control of caprine arthritis-encephalitis. *Am J Vet Res* 1983a;44:1670-5.

Adams DS, Mugenya BM, Allonby EW *et al.* Observations on caprine arthritis encephalitis in Kenya. *Vet Rec* 1983b;112:227-8.

Adams DS, Oliver RE, Ameghino E *et al.* Global survey of serological evidence of caprine arthritis-encephlitis virus infection. *Vet Rec* 1984;115:493-5.

Ali OA. Caprine arthritis encephalitis related changes in the uterus of a goat. *Vet Rec* 1987;121:131-2.

Ameghino E, Rivera H. Epidemiology of caprine arthritis encephalitis (CAE) and mycoplasmosis in peruvian goats. *II Colloque international de Niort* (France) 1989.

Andrade CJ. Estudo da condição sorológica de rebanhos caprinos leiteiros em municípios do estado do Rio de Janeiro frente ao vírus da artrite-encefalite caprina. (Tese de Mestrado em Produção Animal), Universidade Estadual do Norte Fluminense Darcy Ribeiro – UENF. Campos dos Goytacazes – RJ, 2002. 45p.

Andresson OS, Elser JE, Tobin GJ *et al.* Nucleotide sequence and biological properties of pathogenic proviral molecular clone of neurovirulent Visna virus. *Virology* 1993;193:89-105.

Banks KL, Adams DS, McGuire TC, Carlson J. Experimental infection of sheep by caprine arthritis-encephalitis virus and goats by progressive pneumonia virus. *Am J Vet Res* 1983;44:2307-11.

Barlough J, East N, Rowe JD et al. Double-nested polymerase chain reaction for detection of caprine arthritis-encephalitis virus proviral DNA in blood, milk and tissues of infected goats. *J Virol Methods* 1994;50:101-14.

Barré-Sinoussi F, Chermann JC, Rey F et al. Isolation of a T-lynphotropic retrovirus from a patient at risk for aquired immune deficiency syndrome (AIDS). *Science* 1983;220:868-71.

Blacklaws BA, Berriatua E, Torsteinsdottir S et al. Transmission of small ruminant lentiviruses. *Veterinary Microbiology* 2004;101:199-208.

Braun MJ, Clements JE, Gonda MA. The Visna virus genoma: evidence for a hypervariable site in the env gene and sequence homology among lentivirus envelope proteins. *J Virol* 1987;61:4046-54.

Brinkhof JMA, Houwers DJ, Moll L et al. Diagnostic performance of ELISA and PCR in identifying SRLV-infected sheep and goats using serum, plasma and milk samples and in early detection of infection in dairy flocks through bulk milk testing. *Veterinary Microbiology* 2010;142:193-8.

Brinkhof JMA, Moll L, van Maanena C, Houwers DJ. Use of serology and polymerase chain reaction for the rapid eradication of small ruminant lentivirus infections from a sheep flock: a case report. *Research in Veterinary Science* 2010;88:41-3.

Brinkhof JMA, van Maanena C, Wigger R et al. Specific detection of small ruminant lentiviral nucleic acid sequences located in the proviral long terminal repeat and leader-gag regions using real-time polymerase chain reaction. *Journal of Virological Methods* 2008;147:338-44.

Caporale VP, Balbo S, Lelli R *et al.* Investigations on letivirus infections in italian caprine population. *Zbl Vet Med* 1985;32:652-9.

Chakrabarti L, Guyader M, Alizon M *et al.* Sequence of simian immunodeficiency virus from macaque and its relationship to other human simian retroviruses. *Nature* (London) 1987;328:543-7.

Chebloune Y, Sheffer D, Karr B *et al.* Restriction type of replication of ovine/caprine lentivirus in ovine fibroblast cell cultures. *Virology* 1996;222:21-30.

Cheevers WP, McGuire TC. Equine infectious anemia virus: immunopathogenesis and persistence. *Reviews of Infectious Disease* 1985;7:83-8.

Cheevers WP, Robertson S, Klevjer-Anderson P, Crawford TB. Characterization of caprine arthritis encephalitis virus: a retrovirus of goats. *Arch Virol* 1981;67:111-7.

Chung YS, O'Sullivan BM. Isolation of caprine arthritis-encephalitis virus and detection of agar-gel immunodiffusion antibodies in goats. *Aust Vet J* 1982;58:37-8.

Clavel F, Guetard D, Brun-Vzinet F *et al.* Isolation of a new human retrovirus from West African patients with AIDS. *Science* 1986;233:343-6.

Clavijo A, Thorsen J.. Serologic diagnosis of caprine arthritis-encephalitis by ELISA with two recombinant proteins in an parallel testing format. *J Immunoassay* 1995;16:419-36.

Clements JE, Payne SL. Molecular basis of pathobiology of lentivirus. *Virus Res* 1994;32:97-109.

Clements JE, Wong-Staal F. Molecular biology of lentivirus. *Seminars in Virology* 1992;3:137-46.

Coackley W, Smith VW, Houwers DJ. Preparation and evaluation of antigen used in serological test caprine syncytial retrovirus antibody in sheep and goat sera. *Vet Microbiol* 1984;9:581-6.

Cork LC, Davis WC. Ultrastrutural features of viral leucoencephalomyelitis of goats. *Lab Invest* 1975;32:359-65.

Cork LC, Narayan O. The pathogenesis of leukoencephalomyelitis-arthritis of goats. *Lab Invest* 1980;42:596-602.

Cork LC, Hadlow WJ, Crawford TB *et al.* Infectious leukoencephalomyelitis of young goats. *J Infect Dis* 1974;129:134-41.

Crane S, Buzy EJ, Clements JE. Identification of cell membrane proteins that bind Visna virus. *J Virol* 1991;65:6137-43.

Crawford TB, Adams DS. Caprine arthritis-encephalitis: clinical features and presence of antibody in selected goat populations. *JAVMA* 1981;178:713-9.

Crawford TB, Adams DS, Cheevers WP, Cork LC. Chronic arthritis in goats caused by a retrovirus. *Science* 1980;207:997-9.

Cullen BR, Greene WC. Functions of the auxiliary gene products of the human immunodeficiency virus type 1. *Virology* 1990;178:1-5.

Cutlip RC, Jackson TA, Laird GA. Immunodiffusion test for ovine progressive pneumonia. *Am J Vet Res* 1977;38: 1081-4.

Dalgleish AG, Beverley PCL, Clapham PR *et al.* The cd4 (T4) antigen is an essential component of the receptor for the AIDS retrovirus. *Nature* (London) 1984;312:763-6.

Dalziel KG, Hopkins J, Watt NJ *et al.* Identification of a putative cellular receptor for the lentivirus Visna virus. *J Gen Virol* 1991;72:1905-11.

Daniel MD, Letvin NL, King NW *et al.* Isolation of T-cell tropic HTLV-III-like retrovirus from macaques. *Science* 1985;228:1201-6.

Davis JL, Clements JE. Characterization of cDNA clone encoding the Visna virus transactivating protein. *Proc Natl Acad Sci* (USA) 1988;86:414-8.

Dawson M. Pathogenesis of Maedi-Visna 1987;120:451-4.

Dawson M, Jeffrey M, Chasey D *et al.* Isolation of a syncitium-forming virus from a goat with polyarthritis. *Vet. Rec* 1983;112:319-21.

De la Concha-Bermejillo A, Magnus-Corral S, Brodie SJ, DeMartini JC. Venereal shedding of ovine lentivirus in infected rams. *Am J Vet Res* 1996;57:684-8.

De Martine JC, Banks KL, Greenlee A *et al.* Augmented T-lymphocyte responses and abnormal B-lymphocyte numbers in goats chronically infected with the retrovirus causing caprine arthritis-encephalitis. *Am J Vet Res* 1983;44:2064-8.

East NE, Rower JD, Dahlberg JE *et al.* Modes of transmission of caprine arthritis-encephalitis virus infection. *Small Ruminant Res* 1993;10:251-62.

East NE, Rower JD, Madewell BR, Floyd K. Serologic prevalence of caprine arthritis- encephalitis virus in California goat dairies. *J Am Vet Assoc* 1987;190:182-6.

Ellis TM, Robinson W, Wilcow G. Effect of colostrum deprivation of goat kids on the natural transmission of caprine retrovirus infection. *Aust Vet J* 1983;60:326-9.

Ellis TM, Wilcow G, Robinson W. Characteristics of cell fusion induced by a caprine retrovirus. *Arch Virol* 1985;86:263-73.

Gardner MB. Natural history of animal retroviruses: an overview. In: Alexander N, Galemick J, Spieler J (Ed.). *Heterosexual transmission of AIDS*. New York: Alan R. Liss, 1990. p. 93-105.

Garvey KJ, Oberste MS, Elser JE *et al.* Nucleotide sequence and genome organization of biologically active proviruses of the bovine immunodeficiency-like virus. *Virology* 1990;175:391-409.

Gendelman HE, Narayan O, Kennedy-Stoskopf S *et al.* Tropism of sheep lentivirus for monocytes: susceptibility to infection and virus gene expression increase during maturation of monocytes to macrophages. *J Virol* 1985;58:67-74.

Germain K, Valas S. Distribution and heterogeneity of small ruminant lentivirus envelope subtypes in naturally infected French sheep. *Virus Research* 2006;120:156-62.

Gogolewski RP, Scott-Adams D, Mc Guire TC *et al.* Antigenic cross-reactivity between caprine arthritis encephalitis, Visna and progressive peneumonia viruses involves all virion-associated proteins and glycoproteins. *J Gen Virol* 1985;66:1233-40.

Gonda MA. Bovine immunodeficiency virus. *AIDS* 1992;6:759-76.

Gonda MA, Braun MJ, Carter SG *et al.* Characterization and molecular cloning of bovine lentivirus related to human immunodeficiency virus. *Nature* (London) 1987;330:388-91.

Gonda MA, Oberste MS. AIDS-The human immunodeficiency virus: molecular and structural aspects of its biology. In: Kurstak E (Ed.). *Control of virus disease.* 1992. pp 3-31. Marcel Dekker, NW.

Gonda MA, Wong-Staal F, Gallo RC *et al.* Sequence homology and morphologic similarity of HTLV-III and Visna virus, a pathogenic lentivirus. *Science* 1985;227:173-7.

Gonzales L, Gelabert JL, Marco JC, Saez de Okariz C. Caprine arthritis-encephalitis in the Basque country, Spain. *Vet Rec* 1987;120:102-9.

Grant GH, Johnathan PM, Olivera D, Pitterson S. Seroprevalence of caprine arthritis-encephalitis virus in the Jamaican goat population. *II Colloque international de Niort* (France) 1989.

Grewall AS, Greenwood PE, Burton RW *et al.* Caprine retrovirus infection in New South Wales: virus isolations, clinical and pathological findings and prevalence of antibody. *Aust Vet J* 1986;63:245-8.

Hamed KA, Winters MA, Holodniy M *et al.* Detection of human immunodeficiency virus type 1 in semen: effects of disease stage and nucleoside therapy. *J Infect Dis* 1993;167:798-802.

Huso DL, Narayan O, Hart T. Sialic acids on the surface of CAEV define the biological properties of the virus. *J Virol* 1988. **62**:1974-1980.

Johnson GC, Barbet AF, Klevjer-Anderson P, McGuire TC. Preferential immune response to virion surface glycoproteins by caprine arthritis-encephalitis virus infected goats. *Inf And Imm* 1983;41:657-65.

Jordan HL, Howard J, Tompkins WA, Stoskopf SK. Detection of feline immunodeficiency virus in semen from seropositive domestic cats. *J Virol* 1995;69:7328-33.

Kawakami T, Sherman L, Dahlberg J *et al.* Nucleotide sequence analysis of equine infection anemia virus proviral DNA. *Virology* 1987;158:300-12.

Kennedy-Stoskopf S, Narayan O, Strandberg JD. The mammary gland as a target organ for infection with caprine arthritis-encephalitis virus. *J Comp Path* 1985;95:609-17.

Klatzmann D, Champagne E, Chamaret S *et al.* T-linfocyte T4 molecule behaves as the receptor for human retrovirus LAV. *Nature* (London) 1984;312:767-8.

Klevjer-Anderson P, Cheevers WP. Characterization of the infection of caprine synovial membrane cells by the retrovirus caprine arthritis encephalitis virus. *Virol* 1981;110:113-9.

Klevjer-Anderson P, McGuire TC. Neutralizing antibodies response of rabbits and goats to caprine arthritis-encephalitis virus. *Infect Immunol* 1982;38:455-61.

Knowles DP, Cheevers WP, Goran JR. Chronic disease in goats infected with caprine arthritis-encephalitis virus for three years. *II Colloque International de Niort-France* 1989.

Knowles DP, Cheevers WP, McGuire TC *et al.* Structure and genetic variability of envelope glycoproteins of two antigenic variants of caprine arthritis-encephalitis lentivirus. *J Virol* 1991;65:5744-50.

Krieger JN, Coombs RW, Collier AC *et al.* Recovery of human immunodeficiency virus tipe 1 from semen: minimal impact of stage of infection and current antiviral chemotherapy. *J Infect Dis* 1991;163:386-8.

Kwang J, Keen J, Cutlip RC *et al.* Serological diagnosis of caprine lentivirus infection by recombinant immunoassays. *Small Rumin Res* 1995;16:171-7.

Lerondelle C, Fleury C, Vialard J. La glande mammaire: organe cible de l'infection par le virus de l'arthrite-encephalite caprine (The mammary gland: a target organ for infection with caprine arthritis-encephalitis virus). *Ann Rech Vet* 1989;20:57-64.

Lerondelle C, Godet M, Mornex JF. *Infection of mammary epithelial cells with small ruminant lentiviruses,* 3rd European Workshop on Ovine and Caprine Retroviruses. Jaca Spain, 1997.

Mackenzie RW, Olivier RE, Rooney JP. A successful attempt to raise goat kids free of infection with caprine arthritis-encephalitis virus in an endemically infected goat herd. *NZ Vet J* 1987;35:184-6.

Maddon PJ, Dalgleish AG, McDougal JS *et al.* The T4 gene encodes the AIDS receptor and is expressed in the immune system and the brain. *Cell* 1986;47:333-48.

Maddon PJ, McDougal JS, Clapham PR. HIV infections does not require endocytosis of its receptor cd4. *Cell* 1988;54:865-74.

McGuire TC, Adams DC, Johnson GC *et al.* Retrovirus challenger of vaccinated or persistently infected goats causes acute arthritis. *Am J Vet Res* 1986;47:537-40.

Mermin JH, Holodniy M, Katzenstein DA, Merigan TC. Detection of human immunodeficiency virus DNA and RNA in semen by the polymerase chain reaction. *J Infect Dis* 1991;164:769-72.

Monicat F. *Arthrites des caprins. Compte-rendu d'enquête.* Conseil Régional Rhône-Alpes. Centre d'Ecopathologie, 1988.

Moojen V, Soares HC, Ravazollo AP *et al.* Evidência de infecção pelo lentivirus (Maedi-Visna/Artrite Encefalite Caprina) em caprinos no Rio Grande do Sul, Brasil. *Arq Fac Vet* (UFRGS) 1986;14:77-8.

Murphey-Corb M, Martin LN, Rangan SRS *et al.* Isolation of an HTLV-III-related retrovirus from macaques with simian aids and possible origin in asymptomatic mangabeys. *Nature* (London) 1986;321:435-7.

Nakagawa M, Motoi Y, Iizuka M, Azuma R. Hystopathology of enzootic chronic polyarthritis of goats in Japan. *Nat Inst Anim Hlth Quart* 1971;11:191-200.

Narayan O, Clements JE, Kennedy-Stoskopf S, Rotal R. Mechanisms of escape of Visna lentivirus from immunological control. *Contributions to Microbiology and Immunology* 1987;8:60-76.

Narayan O, Clements JE, Strandberg JD *et al.* Biological characterization of the virus causing leukoencephalomyelitis and arthritis in goats. *J Gen Virol* 1980a;41:343-52.

Narayan O, Clements JE, Strandberg JD *et al.* Biological characterization of the virus causing leukoencephalomyelitis and arthritis in goats. *J Gen Virol* 1980b;50:69-79.

Narayan O, Cork LC. Lentiviral diseases of sheep and goats: chronic pneumonia, leukoencephalomyelitis and arthritis. *Rev of Infect Dis* 1985;7:89-98.

Narayan O, Heffer D, Griffin DE *et al.* Lack of neutralizing antibodies to caprine arthritis-encephalitis lentivirus in persistently infected goats can be overcare by immunization with inactivated *Mycobacterium turbeculosis*. *J Virol* 1984;49:349-55.

Narayan O, Kennedy-Stoskopf S, Sheffer D *et al.* Activation of caprine arthritis-encephalitis virus expression during maturation of monocytes to macrophages. *Inf and Imm* 1983;41:67-73.

Narayan O, Wolinsky JS, Clements JE *et al.* Slow virus replication : the role of macrophages in the persistence and expression of Visna viruses of sheep and goats. *J Gen Virol* 1982;59:345-56.

Nash JW, Hanson LA, St. Cyr Coats. Bovine immunodeficiency virus in stud bull semen. *Am J Vet Res* 1995;56:760-3.

Nuovo GJ, Becker J, Sinsir A *et al.* HIV-1 nucleic acid localize to the spermatogonia and their progeny. *Am J Pathol* 1994;44:1142-8.

Oberste MS, Gonda MA. Conservation of amino-acid sequence motifs in lentivirus vif proteins. *Virus Gene* 1992;6:95-102.

O'Shea J. The role of machine milking in spread of mastitis organisms and practical preventive steps. In Progress in the Control of Bovine Mastitis, reprinted from Kieler Milchwirtschaftliche Forschungsberichte, Verlag Th. *Mann, Gelsenkirchen-Buer* (Germany) 1985;37:390-7.

O'Sullivan BM, Eaves FW, Baxendell SA, Rowan KJ. Leucoencephalomielitis of goats kids. *Autr Vet J* 1978;54:479-83.

Pedersen NC, Ho EW, Brown ML, Yamamoto JK. Isolation of a T-lymphotropic virus from domestic cats with an immunodeficiency-like syndrome. *Science* 1987;235:790-3.

Perrin G, Polack B. L'arthrite encéphalite caprine. Etude sérologique, anotomo-clinique. *Procédures de Assainissement Bull Acad Vét de France* 1987;60:125-36.

Perrin G, Polack B, Guerrault P. Cas clinique: encéphalomyélite du jeune caprin. *Le Point Vet* 1985;17:585-6.

Perrin G, Polack B, Guerrault P. *Intérêt et limites de la prophylaxie sanitaire visant à l'érradication de l'arthrite virale.* II° Colloque International de Niort-France, 1989.

Peterson K, Brinkhof JMA, Houwers DJ *et al.* Presence of pro-lentiviral DNA in male sexual organs and ejaculates of small ruminants. *Theriogenology* 2008;69:433-42.

Pudney J, Anderson D. Orchitis and human immunodeficiency virus type-1 infected cells in reproductive tissues from men with acquired immunodeficiency syndrome. *Am J Pathol* 1991;139:149-60.

Pyper JM, Clements JE, Molineaux SM, Narayan O. Genetic variation among lentiviruses: homology between Visna virus and caprine arthritis encephalitis virus is confined to the 5' gag-pool region and small portion of the env gene. *J Virol* 1984;51:713-21.

Querat G, Audoly G, Sonigo P, Vigne R. Nucleotide sequence analysis o SA-OMVV, a Visna-related ovine lentivirus:phylogenetic history of lentivirus. *Virology* 1990;175:434-47.

Querat G, Barban V, Sauze N *et al.* Highly lytic and persistent lentiviruses naturally present in sheep with progressive pneumonia are genetically distinc. *J Virol* 1984;52:672-9.

Rajya BS, Singh CM. The pathology of pneumonia and associated respiratory disease of sheep and goats. I. Occurrence o Jagziekte and Maedi in sheep and goats in India. *Am J Vet Res* 1964;25:61-7.

Ratner L, Fisher A, Jagodsinsky LL *et al.* Complete nucleotide sequences of functional clones of the AIDS virus. *AIDS Res Hum Retro* 1987;3:57-69.

Ratner L, Haseltine W, Patarca R *et al.* Complet nucleotide sequence of the AIDS virus, HTLV-III. *Nature* (London) 1985;313:277-84.

Reina R, Berriatua E, Lujan L *et al.* Prevention strategies against small ruminant lentiviruses: an update. *The Veterinary Journal* 2009;182:31-7.

Rimstad E, East NE, De Rock E *et al.* Detection of antibodies to caprine arthritis-encephalitis virus using recombinant *gag* protein. *Arch Virol* 1994;134:345-56.

Rimstad E, East NE, Torten M *et al.* Delayed seroconversion following naturally acquired caprine arthritis-encephalitis virus infection in goats. *Am J Vet Res* 1993;54:1858-62.

Rimstad E, Ueland K. Detection of feline immunodeficiency virus by a nested polymerase chain reaction. *J Virol Methods* 1992;36:239-48.

Roberson SM, McGuire TC, Klevjer-Anderson P *et al.* Caprine arthritis encephalitis virus is distinct from Visna and progressive pneumonia viruses as measerud by genose sequence homology. *J Virol* 1982;44:755-8.

Robert-Guroff M, Brown M, Gallo RC. HTLV-III neutralizing antibodies in patients with AIDS and AIDS-related complex. *Nature* (London) 1985;316:72-4.

Robinson WF. Chronic interstitial pneumonia in association with a granulomatous encephalitis in a goat. *Aust Vet J* 1981;57:127-31.

Robinson WF, Ellis TM. Caprine arthritis-encephalitis infection: from recognition to eradication. *Aust Vet J* 1986;63:237-41.

Rosati S, Pittau M, Tolari F *et al.* Genetic and antigenic characterization of CAEV (caprine arthritis-encephalitis virus) recombinant transmembrane protein. *Vet Microbiol* 1995;45:363-70.

Rower JD, East NE, Thurmond MC, Franti CE. Risk factors associated with caprine arthritis-encephalitis virus infection in goats on California dairies. *Am J Vet Res* 1991;52:510-14.

Russo P. Polyarthrites enzootiques virales caprines: isolement de l'agent pathogene. *Bull Lab Vet* 1982;8:59-60.

Russo P, Vitu C, Fontaine JJ. *Arthrite encéphalite caprine:essai d'une préparation vaccinale adjuvée. I. Etude clinique et virologique.* II Colloque International de Niort-France, 1989.

Saltarelli M, Quérat G, Konings DAM *et al.* Nucleotide sequence and transcriptional analysis of molecular clones of CAEV which generate infectious virus. *Virology* 1990;179:347-64.

Scott-Adams D, Gogolewsky RP, Barbet AF, Cheevers WP. Identification of caprine arthritis-encephalitis retrovirus proteins in immunediffusion precipitin lines. *J Gen Virol* 1985;66:1139-43.

Sherman DN. Viral leucoencephalomyelitis in two Minnesota goats. *VMSAC* 1978;73:1439-40.

Sigurdsson D. Observations on three slow infections of sheep, maedi paratuberculosis, rida, a slow encephalitis of sheep with general remarks on infections which develop slowly and some of their special characteristics. *British Vet J* 1954;110:225-70, 307-22, 341-54.

Sonigo P, Alizon M, Staskus K *et al.* Nucleotiide sequence of Visna lentivirus: relationship to the AIDS virus. *Cell* 1985;42:369-82.

Stein B, Gowda D, Lifson R *et al.* PH independent HIV entry into cd4 positive T cells via virus envelope fusion to the plasma membrane. *Cell* 1987;49:659-68.

Stephens RM, Derse D, Rice NR. Cloning and characterization of DNAs encoding equine infectious anemia virus tat and putative rev proteins. *J Virol* 1990;64:3716-725.

Straub OC. Vorkommen des virus bedingten Ziegen (caprinen) arthritis-encephalitis in der Bundesrenpublic Deutschland, Tierartlz. *Umschau* 1983;38:896-902.

Stunzi H, Buch HF, Le Roy, HL, Leeman W. Endemische Arthritis Chronica bei Ziegen. Schweizer Archiv für Tierärtzkunden 1964;16:778-88.

Sundquist B, Jonsson I, Jacobson SO, Hammaberg KE. Visna virus meningoencephalomyelitis in goats. *Acta Veterinary Scan* 1981;22:315-30.

Tan X, Phillips DM. Cell-mediated infection of cervix derived epithelial cells with primary isolates of human immunodeficiency virus. *Arch Virol* 1997;141:1177-89.

Tan X, Pearce-Pratt R, Phillips DM. Productive infection of a cervical epithelial cell line with human immunodeficiency virus: implications for sexual transmission. *J Virol* 1993;67:6447-52.

Van Voorhis BJ, Martinez A, Mayer K, Anderson DJ. Detection of human immunodeficiency virus type 1 in semen from seropositive men using culture and polymerase chain reaction deoxyribonucleic acid amplification technique. *Fertil Steril* 1991;55:588-94.

Vitu C, Russo P. *Arthrite encéphalite caprine:essai d'une préparation vaccinale adjuvée. II. Etude de la réponse d'anticorps.* II° Colloque International de Niort-France, 1989.

Vitu C, Russo P, Fillipi P *et al.* Une technique ELISA pour la détection des anticorps anti-virus Maedi-Visna. Etude comparative avec l'immuno-diffusion en gélose et la fixation du complément. *Comp Immun Microbiol Inf Dis* 1982;5:469-81.

Von Beroldingen CH, Blake ET, Higuchi R *et al.* Applications of PCR to the analysis of biological evidence. In: Erlich HA (Ed.). PCR technology: principles and application for DNA amplification. New York: Stockton Press, 1990. p. 209-23.

Weiss RA, Clapham PR, Cheingsong-Popov R *et al.* Neutralization of human T-lymphotropic virus type III by sera of AIDS and AIDS-risk patients. *Nature* (London) 1985;316:69-72.

Wilkie IW. Leucomyelitis in a goat: a report of three cases. *Can Vet J* 1980;21:203-5.

Zanoni RG, Nanta IM, Kuhnert P *et al.* Genomic heterogeneity of small ruminant lentiviruses detected by PCR. *Vet Microbiol* 1992;33:341-51.

Zanoni RG, Nanta IM, Pauli U, Peterhans E. Expression in *Escherichia coli* and sequencing of the coding region for the capsid of Dutch Maedi-Visna virus strain ZZV 1050: application of recombinant protein in enzyme-linked immunosorbent assay for detection of caprine and ovine lentivirus. *J Clin Microbiol* 1991;29:1290-4.

Zanoni RG, Vogt H, Pohl B *et al.* Na ELISA based on whole virus for the detection of antibodies to small-ruminant lentiviruses. *J Vet Med* 1994;41:662-9.

Zink MC, Johnson LK. Pathobiology of lentivirus of sheep and goats. *Virus Res* 1994;32:139-54.

Zink MC, Yager JA, Myers JD. Pathogenesis of caprine arthritis-encephalitis virus. Cellular localization of viral transcripts in tissues of infected goats. *A J Pathol* 1990;136:843-54.

Zwahlen R, Aeschbacher M, Balcer TH *et al.* Lentivirus infektionen bei Ziegen mit carpitis und insterstitieller mastitis. *Schweiz Arch Tierheilk* 1983;125:281-99.

13 VÍRUS DA FEBRE AMARELA E DA DENGUE

Barbara Cristina Euzebio Pereira Dias de Oliveira

Os vírus da febre amarela e da dengue estão classificados no gênero flavivírus da família *Flaviviridae*, tendo sido descritos um sorotipo para os vírus da febre amarela e quatro sorotipos para os vírus da dengue (tipos 1, 2, 3 e 4). Os flavivírus compreendem um dos quatro gêneros da família *Flaviviridae*, os outros três são: Pestivirus, Hepacivirus e Pegivirus. O gênero flavivírus contém aproximadamente 70 tipos de virais e está dividido em três grupos com base nos seus vetores de transmissão: transmitidos por mosquitos (mosquito-*borne*), carrapato (*tick-borne*) e flavivírus de vetores desconhecidos, dos quais muitos estão associados a doenças em humanos e animais. Entre os flavivírus transmitidos por mosquito podemos destacar também os vírus do Oeste do Nilo (WNV), vírus da encefalite de Saint Louis (SLEV) e vírus da encefalite japonesa (JEV).

CARACTERÍSTICAS GERAIS

Estruturalmente, os flavivírus são partículas esféricas, envelopadas, com diâmetro médio de 50 nm. Nos flavivírus, o nucleocapsídeo é esférico (aproximadamente 30 nm), constituído pelas proteínas C e por uma molécula de ácido ribonucleico (RNAv), de polaridade positiva. O nucleocapsídeo é envolvido por um envelope lipídico no qual duas proteínas do envelope estão inseridas: a proteína E (envelope) e a proteína M (membrana) ou seu precursor prM.

O RNAv apresenta aproximadamente 11 Kb com cap tipo I no terminal 5' e é desprovido de poliadenilação no terminal 3' (Fig. 13-1). Este RNA codifica as 3 proteínas estruturais (C, M e E) e 7 proteínas não estruturais (NS1, NS2A, NS2B, NS3, NS4A, NS4B e NS5).

A análise da sequência nucleotídica e da provável estrutura secundária da região não traduzível (NTR), do terminal 3' do RNAv, revelou a existência de uma sequência conservada de, aproximadamente, 90 bases, em forma de *hairpin* (Fig. 13-1). A necessidade dessa estrutura, para a replicação, foi demonstrada por Bredenbeek *et al.* (2003), com experimentos de deleção. Próximo à região do *hairpin*, do genoma de todos os flavivírus, existem duas regiões conservadas, denominadas CS1 (26nts) e CS2 (24nts), separadas entre si por 22 nucleotídios. No caso dos vírus da febre amarela foi demonstrado, ainda, que existe uma sequência, que se repete três vezes e está localizada entre o final da ORF (*open reading frame*) e a região das CS1 e CS2. Todos os flavivírus transmitidos por mosquitos apresentam uma região conservada, que está localizada poucos nucleotídeos depois do códon inicial da tradução. Essa região foi denominada, simplesmente, CS. Hahn *et al.* (1987) relataram a existência de uma complementaridade entre as sequências conservadas dos terminais 5' (CS) e a 3' (CS1), resultando na interação intramolecular no RNA dos flavivírus, com a circularização do RNAv numa estrutura semelhante a *panhandle*. Os mesmos pesquisadores sugeriram que essa estrutura estaria envolvida na modulação da tradução dos genomas virais, em células infectadas por flavivírus. Esse tipo de pareamento foi, posteriormente, demonstrado por Bredenbeek *et al.* (2003) como sendo essencial à replicação do genoma viral.

O RNA genômico dos flavivírus apresenta uma ORF flanqueada por regiões não traduzíveis de 118 e 565 bases, respectivamente, nos terminais 3'e 5'. A tradução dessa ORF resulta numa poliproteína de, aproximadamente, 350 KDa que, enquanto está sendo produzida, é clivada, seletivamente, tanto por proteases constitutivas da própria célula quanto pelas proteases, neoformadas, codificadas pelo genoma viral. Resultam, dessa clivagem, 3 proteínas estruturais (C, PrM (M) e E) e 7 não estruturais (NS1, NS2A, NS2B, NS3, NS4A, NS4B e NS5), que serão utilizadas, pelas células, na construção de novos vírions (Quadro 13-1).

BIOSSÍNTESE DAS PARTÍCULAS VIRAIS

O processo de interação flavivírus–célula tem início com a endocitose das partículas, que é mediada pela rede de clatrinas para formar a vesícula endocítica. À medida que a vesícula vai sendo transportada, seu interior é gradualmente acidificado. Ao atingir a faixa de pH 6.2-6, ocorre a mudança conformacional das proteínas "E" do envelope viral. Essa mudança conformacional desencadeia a fusão do envelope viral com a membrana da vesícula endocítica e consequente liberação do nucleocapsídeo no citoplasma da célula. Nesse ambiente, tal como um RNAm da própria célula, o genoma viral é traduzido, numa atividade polirribossomal, inicialmente livre no citoplasma, dando início à síntese da proteína C.

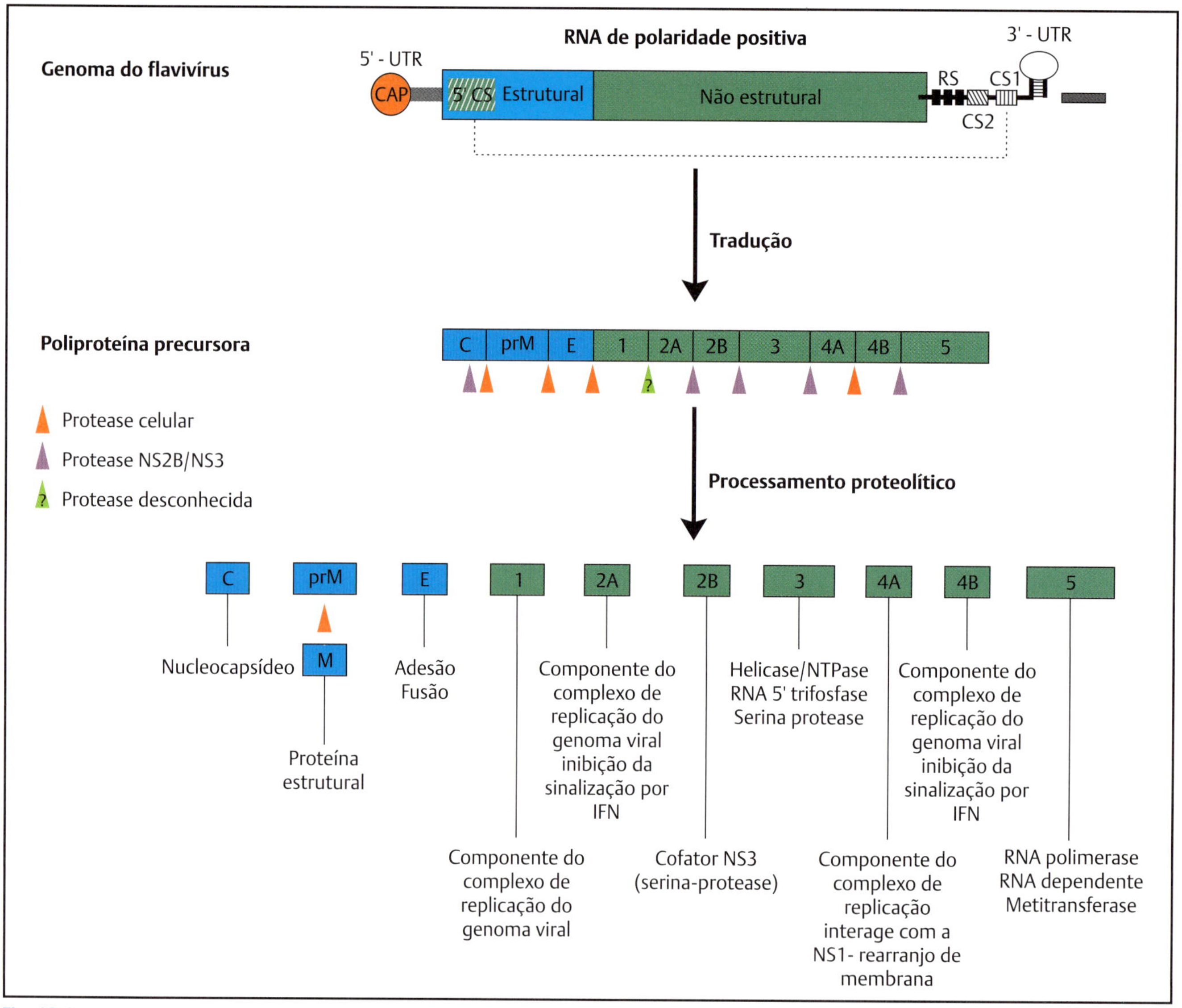

Fig. 13-1. Representação esquemática do genoma dos flavivírus e das proteínas codificadas pelo genoma viral. Modificada de Rice, 1996.

Continuando a tradução do RNAv, quando são incorporados os aminoácidos hidrofóbicos da sequência sinal da poliproteína, esta sequência é reconhecida pela proteína reconhecedora de sinal (PRS) constitutiva da célula. A PRS interage com o complexo formado pelo peptídio nascente, ribossomo e RNAm e bloqueia a tradução, enquanto desloca o conjunto até encontrar o seu receptor (receptor da proteína reconhecedora de sinal [RPRS]). Este receptor está ancorado na face citoplasmática do retículo endoplasmático (Fig. 13-2). A síntese da proteína continua e o transporte é iniciado para o lúmen do retículo.

As proteínas NS2B e NS3, neoformadas, agregam-se em heterodímeros com atividade de serina protease que, clivando a extensão subsequente da poliproteína, liberam as NS4A, NS4B e NS5. Os domínios conservados na região N-terminal da proteína NS5 são reconhecidos pela proteína NS3, para a formação de um complexo que, em seguida, interage com a proteína NS2A. Quando ligada ao complexo, a proteína NS2A é capaz de reconhecer a porção 3' NTR do RNAv.

O complexo NS2A-RNA-NS3-NS5 é transportado até a membrana do retículo endoplasmático onde está inserida a proteína NS4A que, por sua vez, está associada à proteína NS1. Como consequência da interação dessas proteínas, ocorre a alteração alostérica na proteína NS5, provavelmente, no domínio de interação com o RNA, dando origem ao chamado "complexo de replicação" (RC). Quando a montagem do RC e concomitante "ancoragem" na membrana do retículo endoplasmático (via interação entre as proteínas NS4A e NS1) são completadas, é proposto que ocorra a circularização do molde de RNA de polaridade positiva e a estrutura formada é denominada de pacotes de vesículas (*vesicle packets* [VP]). O RC promove a síntese de novas moléculas de RNA, que são intermediários replicativos (RNA de polaridade negativa) para a síntese de novas moléculas de RNA genômico, como pode ser observado na Figura 13-3. A síntese do RNA (-) é um evento relativamente raro quando comparado à síntese de RNA de polaridade positiva e de proteínas. Estudos *in vitro* mostram que uma vez montado o RC, mesmo que a síntese de proteínas seja inibida, a produção de RNA é mantida.

Quadro 13-1. Dados Complementares sobre as Proteínas Codificadas pelo Genoma dos Flavivírus

Proteína	Kda	Estrutura e função
C	13 a 14	Proteína básica não glicosilada. Estes resíduos básicos medeiam a interação com o RNAv e estão localizados no terminal N e C, separados por um pequeno domínio hidrofóbico interno que, provavelmente, favorece a associação a membranas. Esta proteína, ao interagir com o RNA genômico, forma o nucleocapsídeo que, por sua vez, interage com a proteína E. A distribuição subcelular desta proteína, que envolve acumulação ao redor de gotículas lipídicas e localização nuclear, também corrobora com sua característica multifuncional. Interage com a proteína importina-alfa, que medeia a translocação deste antígeno do citoplasma ao núcleo. Uma vez no ambiente nuclear, a proteína C pode agir como uma histona, interagindo com histonas centrais e interrompendo a formação de nucleossomas. Também já foi demonstrado que a proteína C pode interagir com outras proteínas nucleares como hnRNP-K, Daxx e nucleonina (NCL), no entanto, o papel da proteína C no núcleo ainda é desconhecido
M	22	É sintetizada sob a forma imatura, denominada PrM. Durante a biossíntese das partículas virais funciona (enquanto PrM) como chaperona da proteína E, estabilizando-a e evitando a conversão desta proteína para sua forma fusogênica no ambiente de pH reduzido da via secretória. Quando uma partícula de vírus é formada com PrM, a proteína E não exerce atividade fusogênica. A proteína M interage com a proteína E no envelope viral
E	51 a 60	É a principal proteína de superfície do envelope viral. É sintetizada como uma proteína de membrana do tipo I contendo 12 resíduos de cisteína conservados que forma pontes dissulfeto. Glicoproteína com atividade fusogênica dependente de pH
NS1	46 a 48	Proteína não estrutural altamente conservada entre os flavivírus, que existem em diversas formas. O dímero intracelular de NS1 desempenha papel na replicação do genoma, enquanto o hexâmero segregado desempenha papel na evasão do sistema imune. É uma proteína associada ao folheto interno da membrana do retículo endoplasmático (RE) na forma de homodímeros. A maior parte da NS1 sintetizada na célula infectada é retida no RE enquanto uma pequena parte pode ser encontrada na membrana citoplasmática ou ser secretada pela via secretória de proteínas. Concomitante à dimerização, a proteína NS1 adquire um caráter parcialmente hidrofóbico que permite a associação a membranas celulares. Subunidade do complexo de replicação
NS2A	20	Proteína transmembrana. Reconhece a porção 3'NTR da fita de RNA genômico. Interage com a proteína NS3 e parece estar envolvida no *switch* entre replicação do RNA e montagem das partículas virais. Subunidade do complexo de replicação. Contribui para as alterações de membrana do retículo endoplasmático necessárias à formação das vesículas (VP) onde ocorre a replicação do genoma viral. Auxilia na estabilização das estruturas semelhantes ao poro, existentes nas VPs
NS2B	14,5	Proteína associada à membrana, forma um complexo com a proteína NS3, sendo um cofator essencial para a atividade de serina-protease da NS3. Esta interação é feita por uma região central hidrofílica (40 aminoácidos) conservada entre os flavivírus, flanqueada por regiões hidrofóbicas que medeiam a associação a membranas. Chang *et al.* (1999) sugerem que esta proteína pode estar envolvida na modulação da permeabilidade de membrana nas células infectadas
NS3	70	Proteína multifuncional apresentando atividades enzimáticas envolvidas no processamento proteolítico e na replicação do RNA. Exerce atividade proteolítica quando em associação a NS2B; catalisando a clivagem da porção aminoterminal da proteína C e das junções NS2A-NS2B, NS2B-NS3, NS3-NS4A e NS4B-NS5. A região C terminal desta proteína apresenta regiões com homologia ao supergrupo 2 das RNA helicases, que utiliza a energia da hidrólise do ATP para separar os duplex de RNA. Além disso, reconhece a porção N terminal da proteína NS5 para montagem do complexo de replicação
NS4A	16	Promove a interação do complexo NS5-NS3-NS2A-RNA à proteína NS1, que se encontra no lúmen do retículo endoplasmático. Subunidade do complexo de replicação. Atua, juntamente com a NS4B, na formação das vesículas (VP) no retículo endoplasmático onde ocorrem as etapas de replicação do genoma viral
NS4B	24	Encontra-se dispersa na membrana citoplasmática e, possivelmente, no núcleo. Atua, juntamente com a NS4A, na formação das vesículas (VP) no retículo endoplasmático, onde ocorrem as etapas de replicação do genoma viral. Encontra-se parcialmente embebida no folheto luminal do retículo endoplasmático
NS5	105	Subunidade do complexo de replicação. A região C terminal da proteína NS5 apresenta, em sua sequência, o domínio característico de RNA polimerase RNA dependente. Além disso, a região N terminal da NS5 apresenta homologia com a metiltransferase S-adenosil-metionina-dependente, sugerindo que esta proteína está envolvida na formação do cap 5'. A associação desta proteína com a NS3 parece estimular a atividade NTPase da NS3

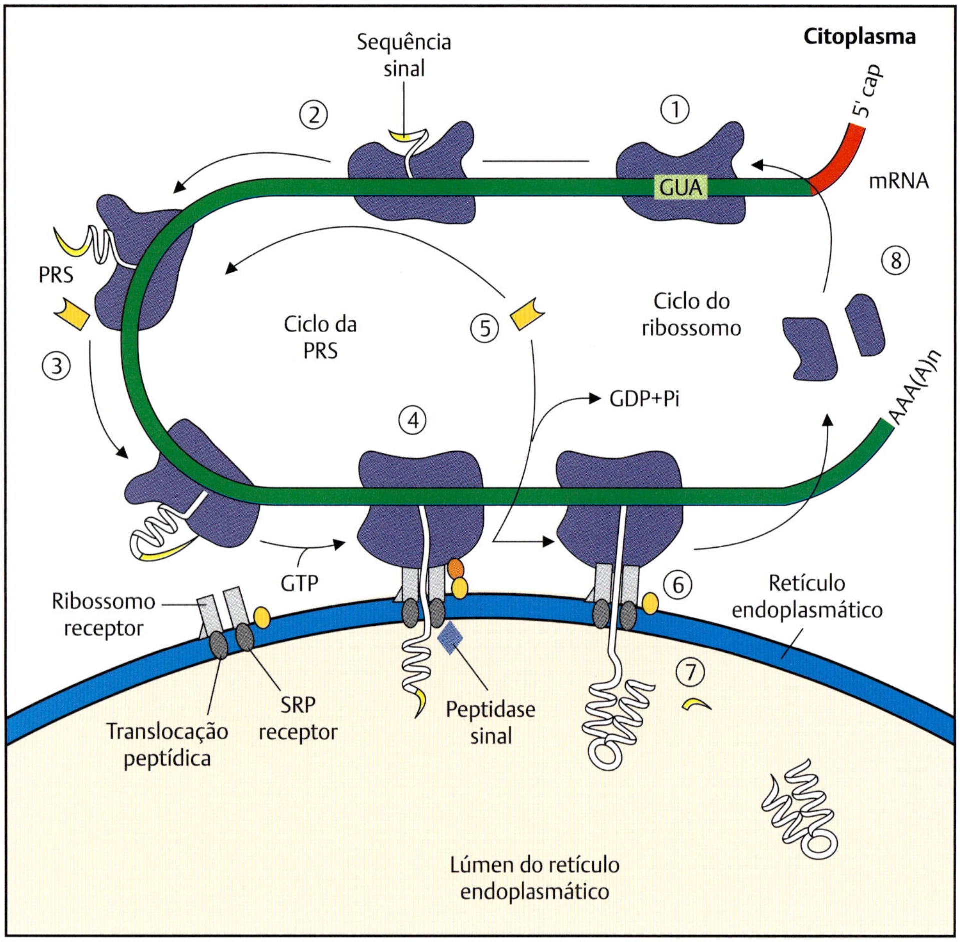

Fig. 13-2. Endereçamento da tradução da poliproteína para as membranas do RE.

A fita de RNA negativa recém-sintetizada permanece ligada por pareamento de bases na forma replicativa. Esta forma é então convertida a de uso do intermediário replicativo como molde. Dessa forma, é iniciada a síntese da fita de RNA positiva. Uma única fita é sintetizada por molde em um processo de replicação assimétrica e semiconservativa. A fita de RNA (+) permanece ligada ao RC por pareamento de base até que seja capeada no terminal 5'. Vários ciclos de síntese de RNA (+) ocorrem por reciclagem do intermediário replicativo no mesmo RC ou em um adjacente no mesmo VP. Quando a molécula de RNA (+) é liberada das VP, ela poderá funcionar como RNAm para síntese de novas proteínas virais ou pode compor novas partículas virais.

Os novos RNAv produzidos, depois de traduzidos, geram proteínas que se acumulam. Dentre essas, a proteína C devido à sua natureza altamente básica, interage com os RNAv, formando as estruturas precursoras dos nucleocapsídeos. Essas, por sua vez, são deslocadas para as membranas do complexo de Golgi. Nesse processo de construção dos flavivírus, os nucleocapsídeos neoformados interagem com as espículas PrM e E, que estão inseridas na membrana dessa organela, com imediata liberação das novas partículas para o lúmen do complexo de Golgi ou para o interior das vesículas pós-Golgi. As proteínas PrM e E já haviam sido anteriormente instaladas no retículo endoplasmático sob a forma de dímeros. A clivagem de PrM em M parece ser catalizada, nas vesículas pós-Golgi, por proteases do tipo furina ou de atividade semelhante. Essa clivagem distingue os vírions das partículas de vírus incompletas. As partículas virais, assim neoformadas, são transportadas, em vesículas, até a membrana plasmática e, por processo semelhante à exocitose, são liberadas para o ambiente extracelular.

A produção dos componentes virais pelas células infectadas induz um rearranjo de membrana endoplasmática na região perinuclear. Neste caso, o evento inicial é a proliferação da membrana do Retículo Endoplasmático, que permite a formação de estruturas semelhantes a invaginações de membrana denominadas VP (do inglês, *Vesicles Package*), onde ocorre a replicação das moléculas de RNA (Fig. 13-4). Estas estruturas aparecem como *clusters* de membranas ricas em material eletron-denso, com aproximadamente 100-200 nm de diâmetro cada. É necessária ainda a redistribuição celular tanto de colesterol como da enzima HMGCR (*cholesterol-synthesizing enzyme hydroxy-methylglutaryl-CoA reductase*) o que auxilia na estabilização dessas plataformas de membrana. Estas alterações de membrana permitem a criação de um microambiente ideal para a replicação do genoma viral.

O modelo de montagem destas vesículas consiste na indução da curvatura negativa da membrana pela proteína NS4A e as alfa-hélices que são parcialmente inseridas no folheto de membrana do lúmen do retículo endoplasmático. A estabilização das VP ocorre provavelmente pela homo-oligomerização

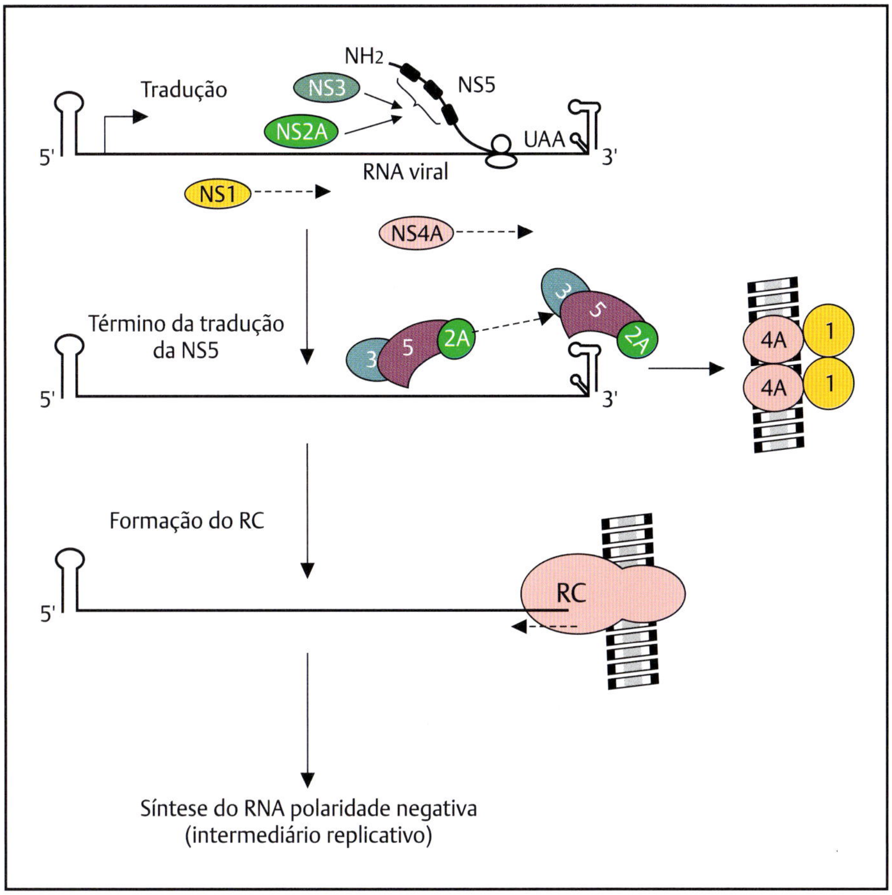

Fig. 13-3. Representação esquemática da síntese do intermediário replicativo durante a replicação do genoma dos flavivírus.

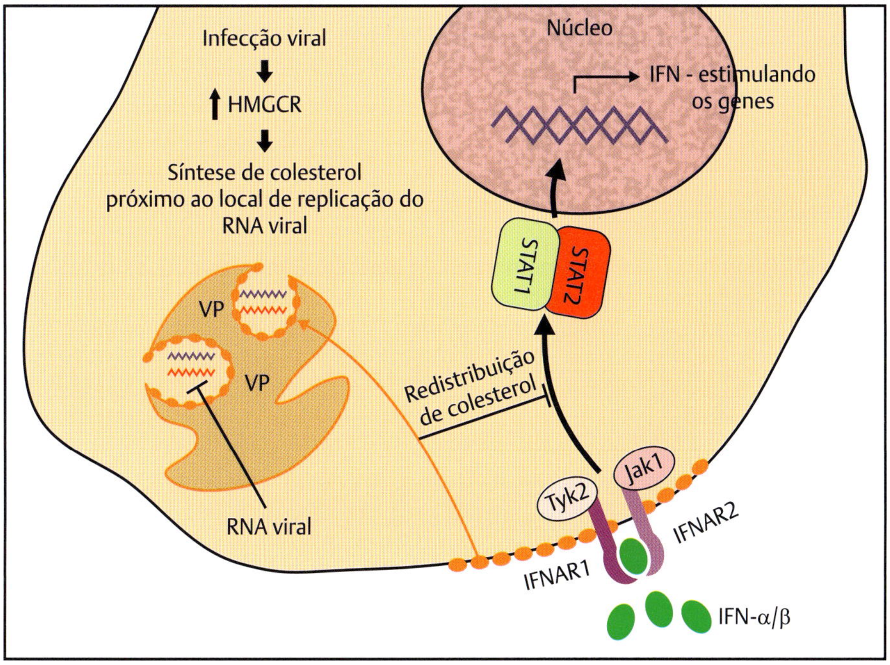

Fig. 13-4. Indução das estruturas membranares denominadas *vesicles package* (VP) e a replicação do genoma dos flavivírus e suas consequências. Modificada de Fernandez-Garcia *et al.*, 2009.

e hetero-olimerização entre NS4A e NS4B juntamente com a interação aos dímeros de NS1 associados ao lado luminal da vesícula. Nessas VPs existem estruturas semelhantes a poros que conectam o interior das vesículas com o citoplasma e permitem a troca de metabólitos e a saída dos RNAs genômicos recém-sintetizados. A proteína NS2A e outros fatores celulares contribuem para induzir as alterações de membrana e estabilização destas estruturas semelhantes a poros.

Além disso, as VPs impedem que ocorra a detecção, por proteínas celulares, das moléculas de RNA de dupla fita (intermediário da síntese do genoma viral) e juntamente com a redistribuição do colesterol, que promove a perda da função dos *lipids raft*, promovem a inibição da via de sinalização por interferon (Fig. 13-5). Nas células infectadas por flavivírus, a fosforilação e a translocação de STAT-1 para o núcleo em resposta a sinalização por IFN-α é reduzida, fato que é restabelecido caso seja adicionado colesterol exógeno. Em relação à inibição da via de sinalização por IFN, é descrito que as proteínas NS2A, NS4A e NS4B também interferem nesta via de sinalização principalmente por reduzir a fosforilação de STAT-1. Desta forma é sugerido que as proteínas não estruturais dos flavivírus tenham um papel-chave para a inibição dos eventos iniciais desta via de transdução, entretanto maiores estudos são necessários para investigar os mecanismos de interação e a relevância biológica destas observações. Best *et al.* demonstraram em 2005 que a presença de moléculas da proteína NS5 na membrana plasmática celular parece ser essencial para o efeito antagonista da sinalização por IFN, isso porque a proteína NS5 parece interagir diretamente com os receptores de IFN e inibir a fosforilação das quinases associadas ao receptor Jak 1 e Tyk2. Foi demonstrada também a inibição da ativação de STAT2, um componente mais tardio na cascata de sinalização por IFN.

Portanto, a interação entre as proteínas virais e celulares durante as flaviviroses define a história evolutiva das viroses. Krishnan *et al.* (2008), por meio de um estudo de RNAi (*genome-scale*) demonstraram que mais de 300 proteínas celulares afetam o transcurso da infecção por flavivírus. Estas proteínas estão envolvidas em processos essenciais para a síntese dos componentes virais, incluindo o tráfego intracelular de proteínas, a transdução de sinal, o transporte de íons e de moléculas e no metabolismo de ácido nucleico, proteínas e lipídeos.

FEBRE AMARELA

A febre amarela é uma doença cujos sintomas variam de brandos e inespecíficos a uma febre hemorrágica envolvendo o fígado e outros órgãos. Aproximadamente, 20-50% dos casos severos resultam em morte devido a insuficiência hepática e hemorragia. São reconhecidos na literatura dois ciclos epidemiológicos principais: 1) a febre amarela silvestre e 2) a febre amarela urbana (Fig. 13-6). No ciclo silvestre, a transmissão é mantida por intermédio de mosquitos, principalmente, dos gêneros Haemagogus e Sabethes, para macacos. A infecção nesses animais pode ser severa ou inaparente. Neste ciclo, o homem pode ser infectado acidentalmente ao penetrar em áreas de florestas e tornar-se assim uma fonte de infecção para o mosquito *Aedes aegypti* (espécie principal tanto no Hemisfério Ocidental quanto na África) ao retornar a áreas urbanas. Dessa forma, a virose pode ser disseminada no meio urbano, e a sua manutenção envolve o ciclo homem-mosquito-homem. Nas áreas em que o *Aedes aegypti* foi eliminado, a febre amarela urbana desapareceu. Historicamente, podemos confirmar isso no Brasil, onde desde 1942 não há registro de casos de febre amarela urbana. Cabe ressaltar que uma vez os mosquitos infectados iniciem a produção de partículas virais eles permanecem com infecção persistente durante toda a sua vida e que pode inclusive haver a transmissão vertical (transovariana) nesses animais.

A febre amarela é uma zoonose que ocorre em toda a América do Sul e África. Na América do Sul, vem sendo registrada principalmente na Bolívia, Equador, Peru, Colômbia e Brasil.

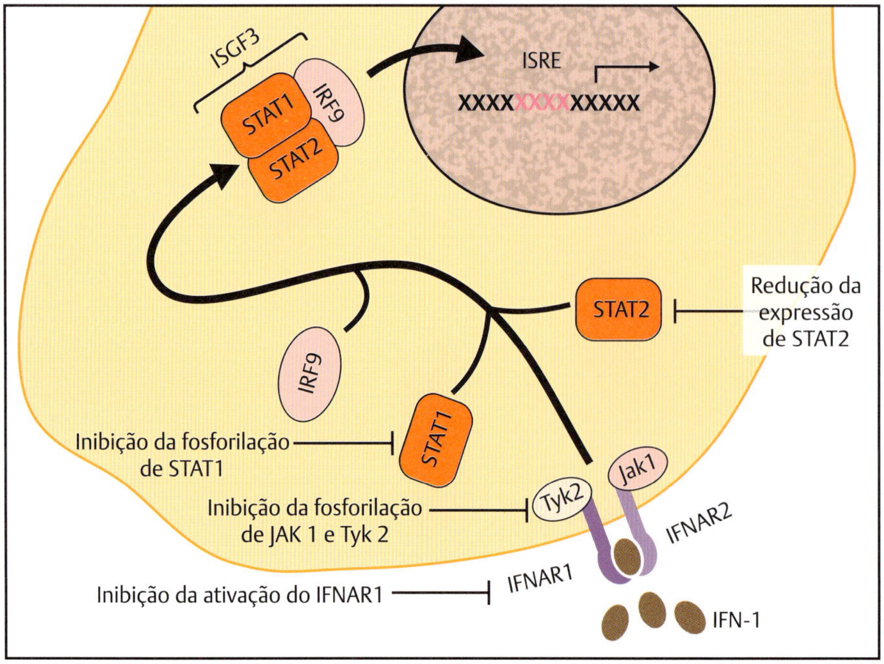

Fig. 13-5. Pontos de interação entre as proteínas virais e celulares que interferem na sinalização por IFN. Modificada de Fernandez-Garcia *et al.*, 2009.

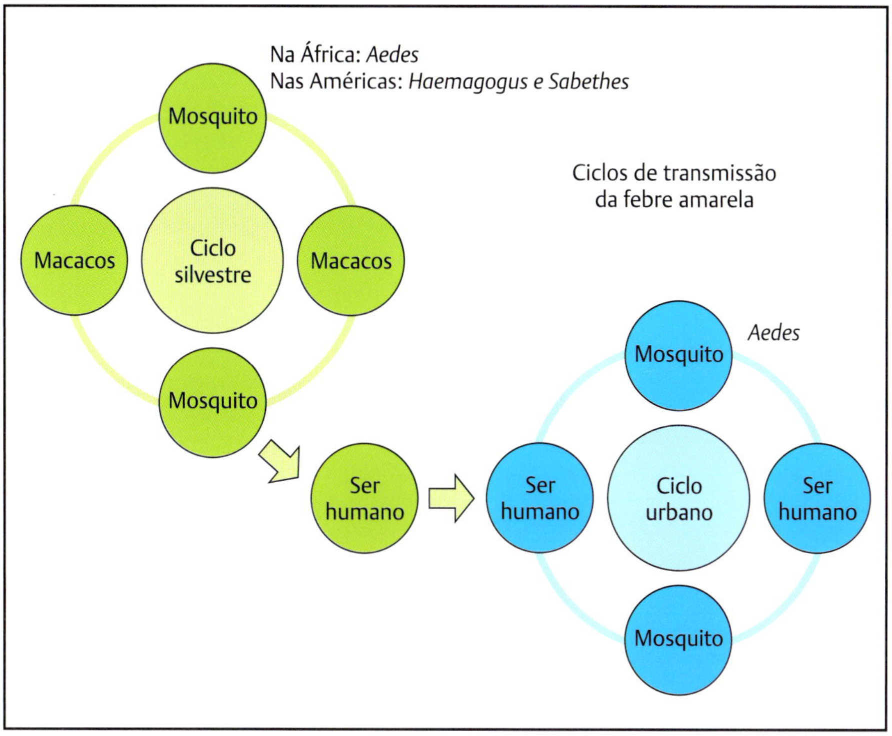

Fig. 13-6. Representação esquemática dos ciclos epidemiológicos e silvestres da febre amarela.

No continente africano, os macacos mostram-se mais resistentes à infecção pelos vírus da febre amarela e, por conseguinte, ainda que desenvolvam a infecção, raramente desenvolvem a forma severa da doença. Nas Américas, ao contrário, todas as espécies de macacos identificadas e infectadas experimentalmente se mostraram sensíveis e suscetíveis à infecção por este tipo viral como, por exemplo, representantes do gênero Alouatta. Estes animais desenvolvem o quadro fulminante da infecção mesmo quando infectados com doses mínimas da amostra viral, apresentando comportamento similar aos casos humanos fatais. Ademais, corroborando esses achados, revela-se comum a presença de anticorpos contra a febre amarela em símios capturados.

Os macacos do gênero Cebus se mostram mais resistentes à infecção pelos vírus da febre amarela. Esses animais, mesmo infectados em laboratório com doses maciças, raramente desenvolvem a forma severa da doença; entretanto apresentam infecção subclínica ou quadro febril fugaz com viremia, e subsequente produção de anticorpos protetores que neutralizam futuras reinfecções.

Evidências na literatura mostram que outros animais, como os marsupiais arboreais e preguiças, podem ter papel secundário no ciclo silvestre da febre amarela. Na Colômbia, por exemplo, na década de 1940, ocorreu epidemia de febre amarela na ausência de macacos e apenas os marsupiais foram encontrados com anticorpos antiamarílicos.

Manifestações Clínicas

O período de incubação varia de três a seis dias. A febre amarela é caracterizada por apresentar um quadro clínico bifásico, sendo que a maioria das pessoas infectadas apresentam infecção subclínica. As duas fases são separadas por um curto período de remissão. A viremia ocorre durante a primeira fase, quando o quadro clínico é inespecífico e corresponde às formas leves e moderadas da doença. Esta viremia pode ocorrer por vários dias, e um vetor artrópode adquire a infecção viral sugando o sangue nesse período. A segunda fase se caracteriza por uma disfunção hepatorrenal e hemorragia, correspondendo à forma severa da doença.

No caso de infecções sintomáticas, os sintomas aparecem, de forma súbita, e geralmente corresponde a febre alta, mal-estar, cefaleia, dor muscular, cansaço e calafrios, podendo também apresentar diarreia e vômito. A maioria dos pacientes apresenta remissão total dos sintomas em até 96 horas. No entanto, em aproximadamente 15% dos pacientes os sintomas como febre alta, dor epigástrica, diarreia e vômito (que pode ser hemorrágico, conhecido como "vômito negro") reaparecem evoluindo para a forma mais grave da doença. Esses pacientes podem apresentar outras manifestações hemorrágicas como: equimoses, epistaxe e gengivorragia e alterações bioquímicas hepáticas, além de comprometimento renal, com diminuição do volume urinário, que pode evoluir com anúria total e coma. Nesses pacientes a mortalidade é alta (20% ou mais), especialmente entre crianças e idosos (Fig. 13-7). A morte ocorre entre o 7º e o 10º dia da doença. O desenvolvimento de encefalite é um evento raro. De forma independente da gravidade da virose, não há sequelas para os pacientes que sobrevivem.

Patogenia e Patologia

O conhecimento sobre a patologia da febre amarela em humanos provém principalmente das descrições de autópsias feitas de pacientes que morreram com a doença. Consequentemente, nosso conhecimento é limitado às alterações que ocorrem nos estágios terminais ("período de intoxicação") da doença. O curso da viremia e da resposta imune durante a

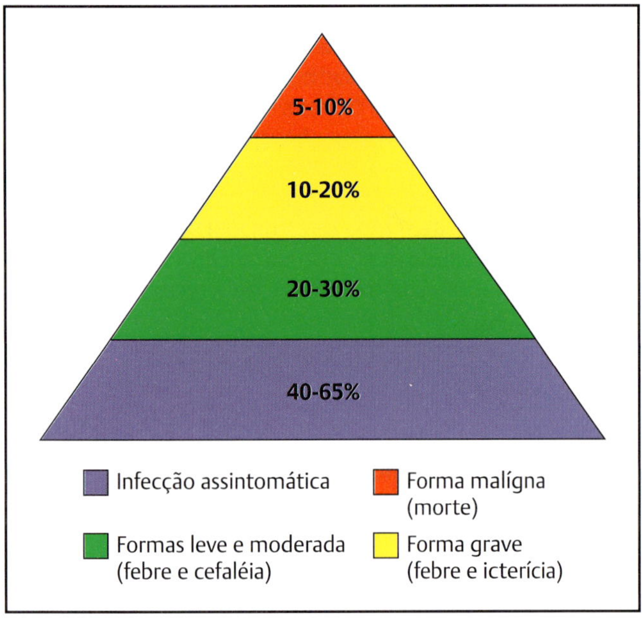

Fig. 13-7. Aspectos clínicos da febre amarela. Adaptada de Vasconcelos, 2003.

fase aguda da infecção natural com os vírus da febre amarela em humanos nunca foi documentado. Um fator limitante na pesquisa experimental da patogênese e tratamento da febre amarela (com base em mecanismos fisiopatológicos) tem sido a necessidade do uso de primatas não humanos, especialmente macacos (*Macaca mulatta*), que é o modelo animal que melhor reproduz a forma fulminante da doença. Os achados clínicos e laboratoriais encontrados em macacos infectados são similares àqueles observados em casos severos de febre amarela em humanos, exceto pelo curso da doença ser mais fulminante e fatal. Como a maioria das infecções experimentais em primatas não humanos é fatal, ainda não foi possível estudar a regeneração hepatocitária que ocorre durante a cura espontânea da virose.

Marianneau *et al.* (1998) demonstraram, *in vitro*, a apoptose hepatocitária em células HEP G2 (célula de linhagem de hepatoma humano) infectadas com os vírus da febre amarela – esta apoptose dos hepatócitos começou a ser observada 48 horas pós-infecção, e o número de células apoptóticas aumentou com a progressão da infecção na cultura. Nesse sistema *in vitro*, nenhuma outra população celular estava presente, o que sugere que os mecanismos de biosíntese envolvidos na produção dos componentes das partículas de vírus da febre amarela podem ativar diretamente a cascata da apoptose (Fig. 13-8), independentemente dos efeitos secundários das células inflamatórias.

Após a picada de um mosquito infectado e concomitante inoculação das partículas virais provavelmente no espaço subcutâneo ou no espaço intradérmico, ocorre a infecção de monócitos e a disseminação dos vírus para os linfonodos regionais (onde as principais células infectadas são as linfoides e macrófagos) e no sangue (Fig. 13-9). Com a viremia, a virose é disseminada a órgãos como fígado, coração, rim e baço. O período de viremia varia de acordo com a apresentação clínica da doença, sendo de algumas horas até dois dias nas formas frustas e leves, respectivamente, e de até cinco a sete dias nas formas mais severas. Este período de viremia coincide com o início do período prodrômico da enfermidade e em particular com a febre. Neste período de viremia, caso um mosquito não infectado faça o seu repasto sanguíneo na pessoa, ele pode adquirir a virose. Uma vez infectado, o mosquito mantém a infecção persistente pelo resto da vida.

Nos casos sintomáticos de febre amarela, o fígado mostra-se aumentado de volume, e encontram-se alterações como necrose médio-zonal (embora seja encontrada em outras viroses como na dengue e mesmo em alguns casos de hepatite fulminante, ela predomina na febre amarela) dos lóbulos hepáticos, esteatose e degeneração eosinofílica dos hepatócitos que resultam na formação dos corpúsculos de Councilman, de localização citoplasmática, e dos corpúsculos de Torres e Vilella (mais raramente encontrados), intranucleares denotando lesão hepática sob a forma de apoptose. Nas áreas médio zonais necrosadas na febre amarela, raramente há desorganização da arquitetura normal. Por vezes, entretanto, quando a necrose na febre amarela mostra-se muito extensa, o diagnóstico histopatológico fica dificultado.

A produção das partículas virais pelas células de Kupffer leva à diminuição na taxa de formação de protrombina e à icterícia. Os rins podem apresentar-se aumentados de volume, com edema intersticial e discreto infiltrado inflamatório mononuclear. O processo de coagulação intravascular disseminada parece desempenhar importante papel na fisiopatologia da doença.

Em 2001, Tesh *et al.* apresentaram novo sistema biológico para o estudo da infecção experimental com os vírus da febre amarela. Os autores inocularam intraperitonealmente amostras selvagens do vírus da febre amarela em *Mesocricetus auratus* (golden Hamster). Cinco a seis dias pós-infecção os hamsters desenvolveram altos títulos de viremia (mais que 10^9/mL) e foram observadas alterações nos resultados dos testes das funções hepáticas. A taxa de mortalidade foi variável, dependendo da amostra viral inoculada e da idade dos animais. As alterações clínicas e histopatológicas foram bem similares àquelas descritas em macacos infectados experimentalmente e nos casos humanos fatais. Com os resultados apresentados, os autores sugerem que o *Mesocricetus auratus* pode ser um excelente modelo animal alternativo, substituindo os primatas não humanos para a pesquisa da patogênese e do tratamento da febre amarela e outras doenças viscerotrópicas associadas às infecções por flavivírus. Este sistema apresenta duas vantagens em relação aos macacos: a primeira diz respeito ao custo e à manipulação dos animais e a segunda se refere à possibilidade de se estudar a regeneração hepatocitária, observada durante a recuperação dos animais que sobreviveram à febre amarela.

Profilaxia

A vacina contra febre amarela foi desenvolvida a partir da amostra Asibi (isolada em Ghana, 1927) por meio de 176 passagens seriadas em embrião de camundongo e culturas de tecido de galinha obtendo-se a amostra 17D, que se apresentou atenuada para humanos. Duas subamostras foram, independentemente derivadas a partir da 17D, denominadas 17D-204 e 17DD. A 17D-204 foi produzida na passagem 204 em tecidos de embrião de galinha, enquanto a 17DD foi obtida a partir da passagem 195

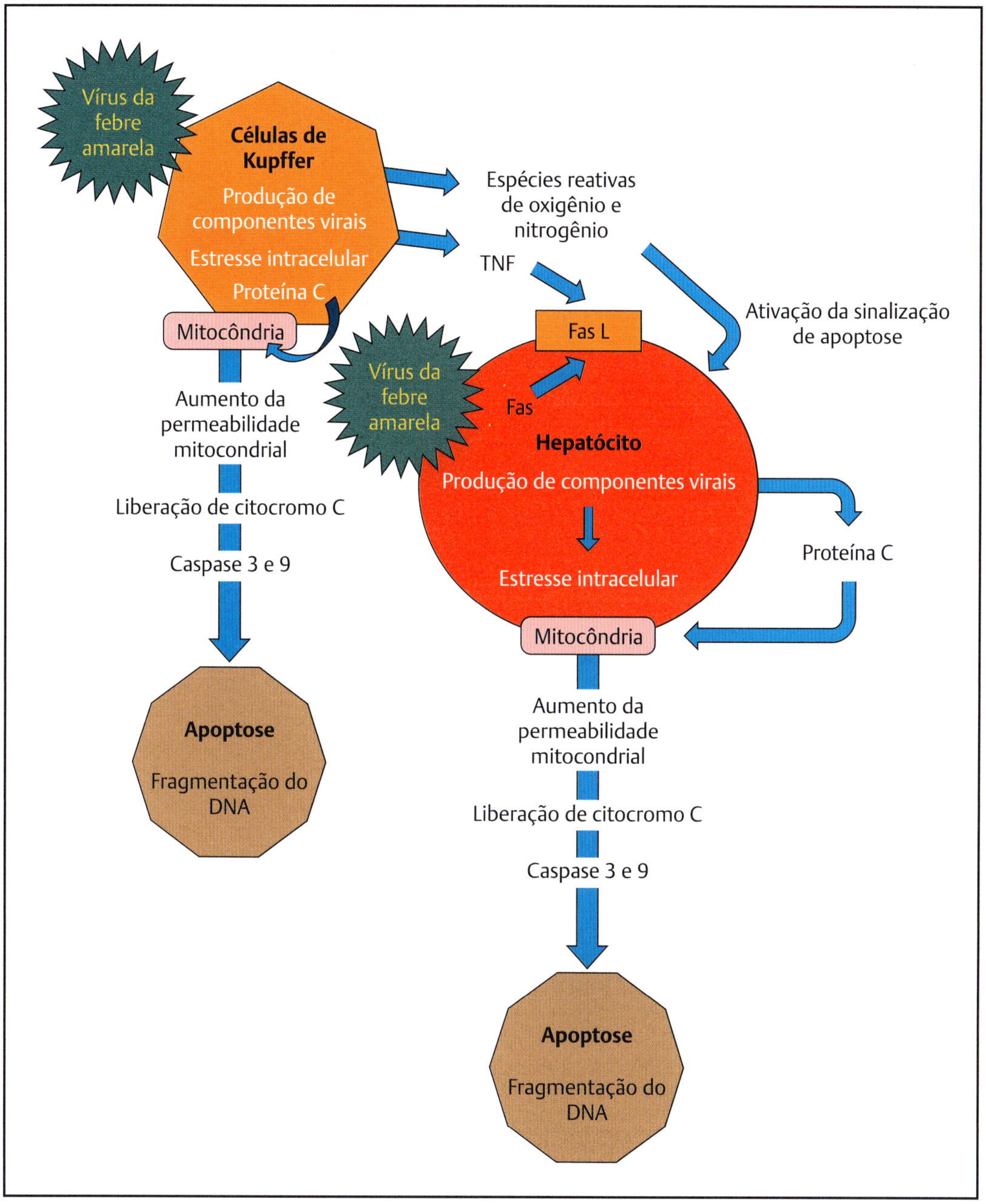

Fig. 13-8. Provável via de indução da apoptose em células infectadas por flavivírus. Modificada de Monath & Barret, 2003.

da amostra 17D em tecido embrionário de galinha que foi subsequentemente inoculada em ovos embrionados de galinha até a passagem 284. A amostra 17DD foi empregada pela primeira vez no Brasil em 1937. Desde então vem sendo produzida pela Fundação Oswaldo Cruz e, a partir de 1976, em sua unidade técnico-científica – Bio-Manguinhos, único laboratório nacional produtor desta vacina. A vacina é produzida a partir da amostra 17DD do vírus da febre amarela inoculada em ovos embrionados de galinha livres de agentes patogênicos específicos, de acordo com as normas estabelecidas pela Organização Mundial da Saúde. A vacina contra febre amarela é contraindicada para crianças menores de 9 meses de vida, durante a gravidez e em pessoas com alergia componentes de ovos de galinha ou com sistema imunológico alterado.

Freire *et al.* (2005) descreveram, pela primeira vez, a produção eficiente e econômica da amostra 17DD dos vírus da febre amarela em cultura primária de fibroblasto de embrião de galinha (CEF) com títulos infecciosos variando entre 6.3 a 6.7 log10 PFU/mL. As partículas virais produzidas em CEF são indistinguíveis das que estão presentes no lote semente (utilizado na produção da vacina contra febre amarela) nos termos de tamanho de plaque e imunogenicidade em camundongos e humanos. Entretanto, novos estudos se fazem necessários face ao aumento da neurovirulência observada nos testes de inoculação em macacos.

Apesar da disponibilidade desta vacina altamente eficiente, a febre amarela permanece como uma importante causa de morbidade e mortalidade nas regiões tropicais da África e da América do Sul.

Outra forma de profilaxia é o combate ao mosquito vetor e aos seus criadouros. Na forma urbana, onde o vetor é o *Aedes aegypti*, há risco de transmissão quando os índices de infestação são superiores a 5%. Devem ser aplicadas as medidas de

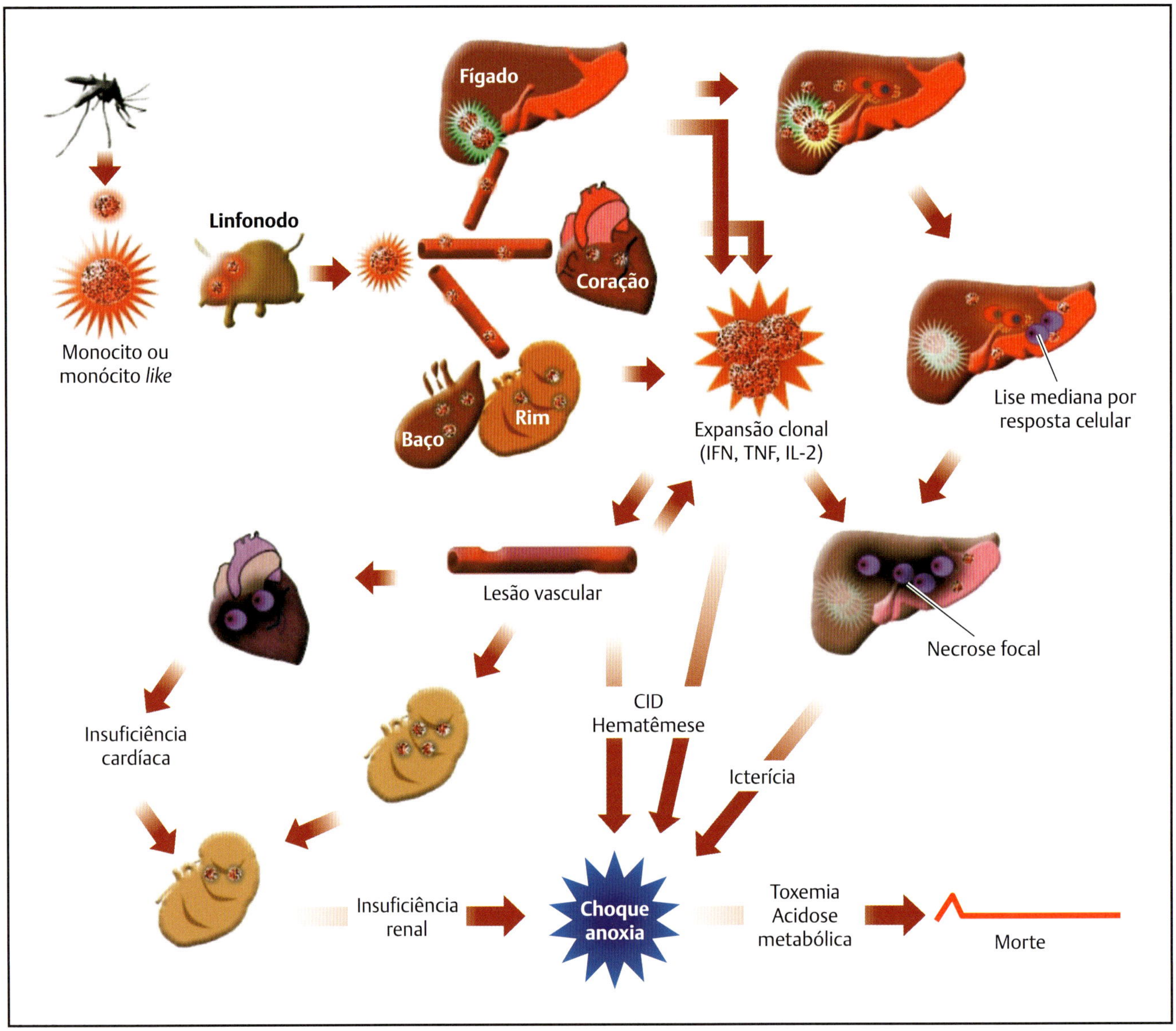

Fig. 13-9. Representação esquemática da patogênese da febre amarela em humanos.

combate a esse vetor, de acordo com as técnicas preconizadas pelo Ministério da Saúde. Entretanto, na forma silvestre, onde os vetores estão amplamente distribuídos e com hábitos selvagens, não é possível a aplicação de medidas de controle.

Essas medidas de controle tradicionais destinadas a reduzir as populações dos vetores da dengue, febre amarela e mais recentemente Zika, os mosquitos *Aedes aegypti*, embora simples e economicamente viáveis, têm tido pouco sucesso. Nesse sentido, têm-se buscado abordagens alternativas para o controle da população do mosquito usando a bactéria *Wolbachia pipientis*, simbionte naturalmente encontrado em mais de 70% das espécies de insetos, que facilita a sua própria transmissão por um processo chamado de incompatibilidade citoplasmática (consiste em um efeito de letalidade em embriões formados pelo cruzamento de machos infectados e fêmeas não infectadas uma vez que o esperma de machos se torna incompatível com os ovos de fêmeas que não carregam a bactéria e leva a formação de um embrião haploide por eliminação dos cromossomas paternos). Wolbachia é uma bactéria Gram-negativa, intracelular descrita pela primeira vez em 1924 por Hertig e Wolbach nos tecidos reprodutivos de mosquitos da espécie *Culex pipiens*. Vários trabalhos demonstraram a indução de resistência a infecção por diferentes tipos de vírus de RNA, pela redução do título viral e/ou por competição por macromoléculas celulares limitantes para a replicação viral e/ou ativação do sistema imune do inseto.

A partir desses trabalhos está sendo pesquisado o controle biológico do *A. aegypti* pela utilização de Wolbachia. Os mosquitos da espécie *A. aegypti* não são naturalmente infectados por Wolbachia, no entanto, diferentes cepas desta bactéria foram artificialmente introduzidas nesta espécie a partir de estirpes isoladas de *Drosophila melanogaster* (Wolbachia wMel e wMelPop) ou *Aedes albopictus* (Wolbachia estirpe wAlbB). Scott O'Neill *et al.*, em 2011, descreveram uma estirpe Wolbachia derivada de drosófilas que reduz significativamente o transporte do vírus da dengue em mosquitos e em seguida demonstraram em um teste de campo controlado que a liberação de mosquitos colonizados leva à invasão bem-sucedida das populações naturais do mosquito. Os mosquitos infectados com Wolbachia apresentam uma redução em torno de 50% na vida útil da fêmea adulta em comparação com os mosquitos não infectados. Espera-se que esta estratégia seja viável e eficiente para controlar a dengue, a febre amarela e a infecção por vírus do Oeste do Nilo de forma natural e autossustentável.

Esta estratégia consiste na interrupção do ciclo reprodutivo do *A. aegypti* quando mosquitos machos com Wolbachia acasalam com mosquitos fêmeas sem Wolbachia, e essas fêmeas fazem a postura de ovos que não eclodirão. Por sua vez, a transmissão da bactéria para as gerações seguintes ocorre, exclusivamente por meio das linhagens germinativas femininas, quando mosquitos machos com Wolbachia acasalam com fêmeas que já estejam transportando a bactéria (neste caso não há incompatibilidade citoplasmática desde que este cruzamento seja feito entre hospedeiros que carregam a mesma cepa bacteriana ou quando fêmeas infectadas acasalam com machos não infectados. Espera-se, com isso, que a cadeia de transmissão do vírus seja interrompida quando a população de mosquitos estiver infectada.

Diagnóstico Laboratorial

As formas frustas e leves da febre amarela geralmente não são diagnosticadas, sendo que, na maioria das vezes, a infecção é assintomática. Com frequência, os inquéritos sorológicos revelam uma ampla transmissão dos vírus em áreas onde são detectados os poucos casos clínicos. Nos últimos anos têm sido desenvolvidas diversas técnicas laboratoriais que tornam o diagnóstico de mais fácil execução, mais rápido e de maior confiabilidade. Algumas técnicas são usadas atualmente para o diagnóstico rápido, como o MAC-ELISA. Em centros especializados complementa-se o diagnóstico com a detecção de antígenos ou genoma do vírus mediante técnicas moleculares.

O material de escolha para o isolamento viral é o sangue ou soro do paciente, coletado até o quarto dia da doença. Este pode ser inoculado em: a) culturas de células de animais, tais como BHK21, Vero ou de mosquito (TRA-284, C6/36, AP-61), b) camundongos recém-nascidos ou c) mosquitos, por via intratorácica.

Para a pesquisa de anticorpos pode-se realizar a sorologia pareada empregando os testes de neutralização, inibição da hemaglutinação ou fixação do complemento, assim como a pesquisa de anticorpos da classe IgM por imunofluorescência indireta ou ELISA (sendo este último atualmente o mais empregado). Os anticorpos da classe IgM aparecem durante a primeira semana da doença. A detecção desses anticorpos por ELISA de captura com única amostra favorece o diagnóstico presuntivo, com confirmação utilizando-se uma segunda amostra do paciente na fase convalescente da infecção. Ao comparar os resultados sorológicos das amostras das fases aguda e convalescente, os títulos de anticorpos aumentados quatro vezes ou mais na amostra convalescente em comparação aos títulos da amostra da fase aguda, depõem a favor de infecção pelo vírus amarílico.

Para a detecção do ácido nucleico viral no sangue do paciente, emprega-se a reação de transcrição reversa seguida de reação em cadeia da polimerase (RT-PCR).

Tratamento

Não há tratamento específico para a doença, logo, o tratamento de apoio deve ser iniciado em caso de suspeita clínica dessa virose. Nas formas leves a moderadas, o tratamento é sintomático, à base de analgésicos que não sejam hepatotóxicos, antitérmicos e antieméticos. Nas formas mais graves onde há comprometimento hepático e/ou renal o paciente deve ser admitido em uma unidade hospitalar, e no caso de sangramentos graves, o uso de plasma fresco ou sangue total deve ser indicado.

DENGUE

A dengue, conhecida historicamente como a "febre quebra-ossos", é uma infecção também transmitida por mosquitos. Estes vírus podem ser transmitidos por duas espécies de mosquitos (*Aedes aegypti* e o *Aedes albopictus*). Esta virose se tornou ao longo dos anos um grande problema de saúde pública no mundo e atinge principalmente os países de clima tropical. O clima quente e de alguns desses países constitui condições ideais para proliferação do mosquito. Um dos fatores agravantes neste processo é o acúmulo de recipientes, em sua maioria artificial, que favorecem a procriação do *Aedes aegypti* nesses países. As áreas mais afetadas no mundo hoje são: as Américas do Sul, Central e do Norte, África, Austrália, Caribe, China, Ilhas do Pacífico, Índia, Sudeste Asiático e Taiwan.

Manifestações Clínicas e Patogenia

A maioria das infecções pelos vírus da dengue é assintomática, sendo que a razão entre infecções assintomáticas para sintomáticas é de 15:1 na primeira infecção e tende a diminuir para as infecções secundárias (Fig. 13-10). A manifestação clínica da dengue tem início de forma abrupta, com febre repentina, ou podem ocorrer sintomas prodrômicos de mal-estar, calafrios e cefaleia. A dor surge rapidamente, sobretudo no dorso, nas articulações, nos músculos e nos globos oculares. Apresenta período de incubação variando de forma mais frequente entre quatro a sete dias (podendo ser de 3 a 14 dias) e o período de viremia inicia-se junto com a febre podendo persistir por 3 a 5 dias.

São sintomas característicos da doença a mialgia e a artralgia, podendo ocorrer também febre, cefaleia, dor retro-orbital,

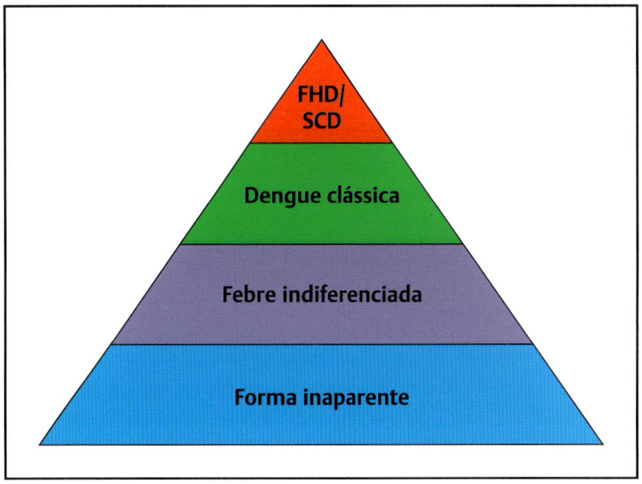

Fig. 13-10. Aspectos clínicos da dengue.

congestão conjuntival, dor lombossacral, mal-estar, prostração, anorexia, náuseas, sensação de paladar alterado, podendo ocorrer erupção maculopapular (esta normalmente inicia-se entre o terceiro e o quarto dia da sintomatologia e pode persistir por 1 a 5 dias), sendo raros os sintomas respiratórios. Eventos hemorrágicos, como gengivorragia, sangramento gastrointestinal e hematúria também podem ocorrer. As manifestações mais graves da dengue são caracterizadas por choque hipovolêmico não hemorrágico, plaquetopenia e hemorragia.

A febre clássica da dengue é autolimitada. A convalescença pode levar várias semanas, porém, complicações e morte são raras. Na maioria dos casos, os achados laboratoriais associados à febre da dengue incluem neutropenia com linfocitose relativa, com presença de linfócitos atípicos. Pode ser detectada uma elevação plasmática do nível de enzimas hepáticas. A trombocitopenia também é um achado comum.

No entanto, em alguns casos, pode ocorrer uma síndrome mais grave denominada febre hemorrágica da dengue (FHD), que ocorre com mais frequência nas infecções secundárias. Nesta síndrome, apesar dos sintomas iniciais serem muito semelhantes aos da dengue clássica, o estado do paciente agrava-se de modo abrupto podendo evoluir para a síndrome do choque da dengue (SCD), uma forma grave da doença que é caracterizada por perda extravascular do plasma, com instalação do quadro de choque. Este quadro é decorrente do aumento da permeabilidade vascular com consequente hemoconcentração e falência circulatória, podendo levar o paciente ao óbito em 12 a 24 horas, se não devidamente tratado. A fase crítica da FHD é iniciada no final da fase febril, quando a queda brusca da temperatura corporal normalmente é acompanhada por sinais de distúrbios circulatórios de graus variados. Em casos menos graves, o paciente pode apresentar alterações mínimas e transitórias como: sudorese, agitação extremidades frias, alterações no pulso e queda de pressão arterial, decorrentes do baixo grau de extravasamento do plasma. Nesses casos pode haver a cura espontânea da virose, sendo que a maioria desses pacientes necessita de acompanhamento médico com terapia de reposição de eletrólitos e fluidos, permitindo a recuperação do quadro de virose sem sequelas. A Organização Mundial de Saúde considera a trombocitopenia e a hemoconcentração achados laboratoriais típicos da FHD e, com base em dados laboratoriais e clínicos, esta Instituição classificou os sintomas associados à FHD em quatro graus:

- *Grau I:* febre acompanhada por sintomas inespecíficos, com prova do laço positiva.
- *Grau II:* presença de hemorragias espontâneas leves juntamente com os sintomas descritos para o Grau I.
- *Grau III:* o paciente apresenta colapso circulatório com pulso fraco e rápido (choque), hipotensão, inquietação e pele pegajosa e fria.
- *Grupo IV:* choque profundo com pressão sanguínea e/ou pulso indetectáveis.

Segundo esta classificação, os Graus III e IV são considerados característicos da síndrome do choque da dengue. Os países da América Central e Latina apresentam dificuldade em classificar os casos graves seguindo estes critérios da OMS devido a existência de quadros muito semelhantes à SCD, mas com ausência de trombocitopenia e hemoconcentração, desta forma foi criada uma nova categoria denominada dengue com sinais associados ao choque.

Evidências experimentais demonstram que esta síndrome envolve anticorpos preexistentes contra a dengue (provavelmente outro sorotipo que não o da infecção atual). Nesse sentido, esses anticorpos formariam complexos com as partículas virais, só que ao invés de neutralizarem a infecção promoveriam, a infecção de um número maior de células mononucleares (provavelmente via interação com receptor de FcRγ, altamente expresso na linhagem monocítica), seguida de liberação de citocinas, liberação de fatores vasoativos e pró-coagulantes, resultando na coagulação intravascular disseminada observada neste quadro de febre hemorrágica. Entretanto, apesar do grande número de infecções secundárias em áreas endêmicas, uma pequena quantidade de casos evolui para a FDH ou SCD, o que parece depender, portanto, de outros fatores, quer sejam ambientais ou intrínsecos do paciente (idade, susceptibilidade genética, infecção prévia e imunidade heteróloga).

O risco de síndrome hemorrágica na primeira infecção pelos vírus da dengue é de aproximadamente 0,2%, mas é de pelo menos 10 vezes maior durante infecção por um segundo sorotipo de vírus da dengue. A taxa de fatalidade para a febre hemorrágica da dengue é de cerca de 10%, mas pode ser reduzida a menos de 1% com o tratamento adequado (Fig. 13-10).

A falta de modelos animais que mimetizem o que acontece na infecção em humanos é uma das grandes dificuldades encontradas para se estudar a patogenia da infecção pelos vírus da dengue. No modelo murino, de acordo com o objetivo do estudo podem ser utilizados animais imunodeficientes, suscetíveis ou resistentes à infecção pelos vírus da dengue, e animais imunocompetentes que apresentarão respostas imunológicas diversas nem sempre correspondentes a que observamos em humanos.

Após a picada de um mosquito infectado e concomitante inoculação das partículas virais provavelmente no espaço subcutâneo ou no espaço intradérmico, ocorre à infecção das células reticuloendoteliais, células dendríticas intersticiais, células de Langerhans ou nos fibroblastos, e a subsequente produção de partículas virais nas células susceptíveis. Com a infecção de monócitos ocorre a disseminação da virose para os linfonodos regionais e no sangue. Nesta fase é possível detectar a presença de RNA e antígenos virais na fração das células mononucleares do sangue periférico de pacientes. Esta susceptibilidade dos monócitos a infecção viral foi confirmada *in vitro*, utilizando-se culturas de células de monócitos humanos. Com a viremia, a virose é disseminada para órgãos como fígado, baço, nódulos linfáticos, medula óssea, podendo atingir pulmão, coração e trato gastrointestinal. Além da linhagem monocítica, foram detectados antígenos virais, sendo expressos em células endoteliais, e em macrófagos e células de Kupffer em tecidos hepáticos, cérebro, baço e pulmão.

Microscopicamente, as lesões hepáticas são semelhantes às da febre amarela com necrose focal dos hepatócitos, tumefação, surgimento de corpúsculo de Councilman e necrose hialina e das células de Kupffer. Não se conhece inteiramente a patogênese dos casos de dengue hemorrágica e de choque da dengue.

Profilaxia

Embora várias pesquisas estejam sendo realizadas, ainda não foi possível o desenvolvimento de uma vacina contra a dengue. O único mecanismo de prevenção é, portanto, o combate ao mosquito vetor pela eliminação dos locais de procriação dos mosquitos, e o uso de repelentes e de redes protetoras contra insetos.

A prevenção e controle da doença é feita por: 1) uso de larvicidas e adulticidas, 2) destruição de locais que sirvam de criadouro para o Aedes, 3) educação sanitária e 4) proteção pessoal evitando o contato e a picada do mosquito de hábitos diurnos.

A fórmula para o combate eficiente a dengue seria: Ciência + Educação. A ciência necessária para a eliminação da maioria dos criadouros do mosquito vetor está no manejo do meio ambiente. Se os mosquitos *Aedes aegypti* em geral vivem e procriam em ambiente peri-domiciliar, a sociedade pode e deve controlar esses criadouros dos mosquitos. Parece simples, mas não é. Embora o ciclo de vida do mosquito, seus hábitos, raio de voo, potencial reprodutivo, enfim, toda a Biologia e Ecologia sejam relativamente bem conhecidas e divulgadas para a sociedade, tanto por meio de campanhas como pela educação formal e não formal, a sociedade parece mudar seus hábitos domésticos somente em época de epidemias, não incorporando estas medidas de controle em sua rotina diária. Depois das epidemias, as medidas de combate à proliferação do mosquito são esquecidas. Portanto a educação da comunidade sobre esses aspectos deveria promover uma mudança de atitude e consequentemente a erradicação do vetor da dengue na área urbana, como já ocorreu no início do século XX.

O mosquito *Aedes aegypti* mede menos de 1 cm e é de cor preta com listras brancas no corpo e nas pernas. Sua picada não dói e nem coça. O *Aedes aegypti* adulto vive em média 45 dias, costuma picar nas primeiras horas da manhã e nas últimas da tarde.

O *Aedes aegypti* mantém características urbanas e alimentam-se de seivas das plantas. Porém, as fêmeas desta espécie são hematófagas, ou seja, alimenta-se de sangue também. As fêmeas chegam a depositar entre 150 a 200 ovos. O ciclo de vida do mosquito *Aedes aegypti* compreende quatro fases: ovo, larva, pupa e adulto. Em condições ideais, embrião de *Aedes* chega à fase adulta em torno de 10 dias.

Os ovos do mosquito transmissor são depositados em lugares quentes e úmidos, próximos a linha d'água, e os ovos levam de 2 a 3 dias para eclodirem se as condições de umidade forem adequadas. O período larvário, em ótimas condições, não ultrapassa 5 dias. A pupa é uma fase sem alimentos e, além disso, é a fase onde ocorre a transformação para o estágio adulto.

O período de transmissão da dengue ocorre em dois ciclos: primeiro o ciclo intrínseco (no homem), e o segundo extrínseco (no vetor). No homem, este período começa um dia antes do aparecimento dos primeiros sintomas e vai até o sexto dia da doença, correspondendo ao período de viremia. No mosquito, depois de infectado, o período extrínseco é de 8 a 12 dias, só depois deste que poderá ocorrer a transmissão para o homem (Fig. 13-11).

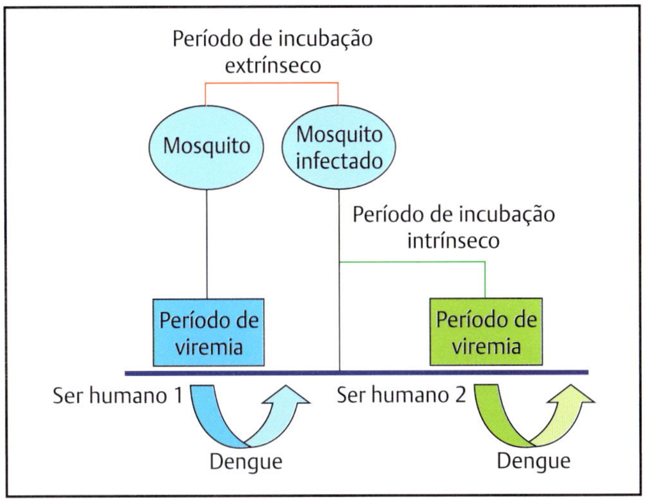

Fig. 13-11. Representação esquemática da transmissão dos vírus da dengue e a relação com os períodos de incubação intrínseco e extrínseco.

Diagnóstico Laboratorial

O diagnóstico clínico da dengue deve ser confirmado laboratorialmente pelo fato de as manifestações clínicas serem semelhantes a outras doenças, como aquelas causadas por outros arbovírus. O diagnóstico laboratorial consiste no isolamento viral, detecção do antígeno e/ou do ácido nucleico viral (aplicado no diagnóstico rápido da infecção) e a pesquisa de anticorpos.

O material de escolha para o isolamento viral é o sangue coletado nos primeiros três a cinco dias da doença. O material obtido pode ser inoculado em culturas de células de mosquito, tais como TRA-284, C6/36 e AP-61, ou por injeção intratorácica em mosquitos. Após o período de incubação, segue-se a identificação por imunofluorescência empregando anticorpos monoclonais tipo específico.

Na infecção primária, o antígeno pode ser detectado no soro dos pacientes por meio de ensaios imunoenzimáticos. Nas infecções subsequentes, devido a presença de anticorpos heterólogos este método não é mais eficiente.

A sorologia para a pesquisa de anticorpos são as mesmas empregadas para a febre amarela.

Tratamento

O tratamento para a dengue é sintomático, consistindo no emprego de antitérmicos, analgésicos e hidratação do paciente. Nos casos mais graves, deve-se intensificar a reposição de fluidos e eletrólitos, promover a administração de plasma e de concentrado de plaquetas. Deve-se evitar o uso de medicamentos à base de ácido acetilsalicílico, para minimizar o risco de hemorragias.

BIBLIOGRAFIA

Albert B, Bray D, Lewis J *et al. Molecular biology of the cell*, 3rd ed. (CIDADE?): Garland Publishing, 1994. p. 551-98.

Allison SL, Stadler K, Mandl CW *et al.* Synthesis and secretion of recombinant tick borne encephalitis virus protein E in soluble and particulate form. *J Virol* 1995;69:5816-20.

Beeck AOD, Molenkamp R, Caron M *et al.* Role of the transmembrane domains of prM and E proteins in the formation of yellow fever virus envelope. *J Virol* 2003;77(2):813-20.

Bian G, Xu Y, Lu P *et al.* The endosymbiotic bacterium Wolbachia induces resistance to dengue virus in Aedes aegypti. *PLoS Pathog* 2010;6:e1000833.

Bredenbeek PJ, Kooi EA, Lindenbach B *et al.* A stable full-length yellow fever virus cDNA clone and the role of conserved RNA elements in flavivirus replication. *J Virol* 2003;84:1261-8.

Brinton M, Fernandez AV, Dispoto JH. The 3'- nucleotides of flavivirus genome RNA form a conserved secondary structure. *Virology* 1986;153:113-21.

Bull JJ, Turelli M. Wolbachia versus dengue: evolutionary forecasts. *Evol Med Public Health* 2013;1:197-207.

Chambers TJ, Nestorowicz A, Rice CM. Mutagenesis of the YF virus NS2B/3 cleavage site: determination of cleavage site specificity and effects on polyprotein processing and viral replication. *J Virol* 1995;69(3):1600-5.

Chang YS, Liao CL, Tsao CH *et al.* Membrane permeabilization by small hydrophobic nonstructural proteins of Japanese encephalitis virus. *J Virol* 1999;73(8):6257-64.

Clum S, Ebner KE, Padmanabhan R. Cotranslational membrane insertion of the serine protease precursor NS2B-NS3 (pro) of dengue virus type2 is required for efficient in vitro processing and is mediated through the hydrophobic regions of NS2B. *J Biol Chem* 1997;272:30715-723.

Corver J, Lenches E, Smith K *et al.* Fine Mapping of a cis-acting sequence element in yellow fever virus RNA that is required for RNA replication and cyclization. *J Virol* 2003;77(3):2265-70.

Cui T, Sugrue RJ, Xu Q *et al.* Recombinant dengue virus type 1 NS3 protein exhibits specific viral RNA binding and NTPase activity regulated by the NS5 protein. *Virology* 1998;246:409-17.

Dutra HL, Santos LM, Caragata EP *et al.* From lab to field: the influence of urban landscapes on the invasive potential of Wolbachia in Brazilian Aedes aegypti mosquitoes. *PLoS Negl Trop Dis* 2015;9(4):e0003689.

Egloff MP, Benarroch D, Selisko B *et al.* An RNA cap (nucleoside-20-0)–methyl transferase in the flavivirus RNA polymerose NS5: Crystal structure and functional characterization. *Embo J* 2002;21:2757-68.

Fernandez-Garcia MD, Mazzon M, Jacobs M, Amara A. Pathogenesis of Flavivirus Infections: Using and Abusing the Host Cell . *Cell Host and Microbe* 2009;5(4):318-28.

Freire MS, Mann GF, Marchevsky RS *et al.* Production of yellow fever 17DD vaccine virus in primary culture of chicken embryo fibroblasts: yields, thermo and genetic stability, attenuation and immunogenicity. Vaccine, 2005;23:2501-12.

Gorbalenya AE, Koonin EV, Donchenko AP, Blinov VM. Two related superfamilies of putative helicases involved in replication, recombination, repair and expression of DNA and RNA genomes. *Nucleic Acids Res* 1989;17:4713-30.

Gould EA, Solomon T. Pathogenic flaviviruses. *Lancet* 2008;371:500-9.

Guirakhoo F, Bolin RA, Roehrig JT. The Murray Valley encephalitis virus prM protein confers acid resistance to virus particles and alters the expression of epitopes within the R2 domain of E glycoprotein. *Virology* 1992;191(2):921-31.

Hahn CS, Hahn YS, Rice CM *et al.* Conserved elements in the 3'untranslated region of flavivirus RNAs and potential cyclization sequences. *J Mol Biol* 1987;198:33-41.

Hedges LM, Brownlie JC, O'Neill SL, Johnson KN. Wolbachia and Virus Protection in Insects. *Science* 2008;322:702.

Ho LJ, Hung LF, Weng CY *et al.* Dengue virus type 2 antagonizes IFN-alpha but not IFN-gamma antiviral effect via down-regulating Tyk2-STAT signaling in the human dendritic cell. *J Immunol* 2005;174:8163-72.

Hoffmann AA, Montgomery BL, Popovici J *et al.*. Successful establishment of Wolbachia in Aedes populations to suppress dengue transmission. *Nature* 2011;476(7361):454-7.

Hussain M, Lu G, Torres S *et al.* Effect of Wolbachia on replication of West Nile virus in a mosquito cell line and adult mosquitoes. *J Virol* 2013;87(2):851-8.

Jones M, Davidson A, Hibbert L *et al.* Dengue virus inhibits alpha interferon signaling by reducing STAT2 expression. *J Virol* 2005;79:5414-20.

Khromykh AA, Sedlak PL, Westaway EG. Trans-complementation analysis of the flavivirus Kunjin ns5 gene reveals an essential role for translation of its N-terminal half in RNA replication. *J Virol* 1999;73(11):9247-55.

Khromykh AA, Westaway EG. RNA binding properties of core protein of the flavivirus Kunjin. *Arch Virol* 1996;141:685-99.

Koonin EV. Computer-assisted identification of a putative methyltransferase domain in NS5 protein of flaviviruses and lambda 2 protein of reovirus. *J Gen Virol* 1993;74:733-40.

Krishnan MN, Sukumaran B, Pal U *et al.* Rab 5 is required for the cellular entry of dengue and West Nile viruses. *J Virol* 2007;81:4881-5.

Kuno G, Chang GJ, Tsuchiya KR *et al.* Phylogeny of the genus Flavivirus. *J Virol* 1998;72(1):73-83.

Lehninger AL, Nelson DL, Cox MM. *Principles of biochemistry*, 2nd ed. (CIDADE?): Savier, 1997:551-98.

Lepage D, Bordenstein SR. Wolbachia: can we save lives with a great pandemic? *Trends in Parasitology* 2013;29(8):385-93.

Leung D, Schroder K, White H *et al.* Activity of recombinant dengue 2 virus NS3 protease in the presence of a truncated NS2B co-factor, small peptide substrates, and inhibitors. *J Biol Chem* 2001;276(49):45762-71.

Lindenbach BD, Rice CM. Genetic interaction of flavivirus nonstructural proteins NS1 and NS4A as a determinant of replicase function. *J Virol* 1999;73:4611-21.

Lindenbach BD, Rice CM. Trans-complementation of yellow fever virus NS1 reveals a role in early RNA replication. *J Virol* 1997;71:9608-17.

Mackenzie JM, Khromykh AA, Parton RG. Cholesterol manipulation by West Nile virus perturbs the cellular immune response. *Cell Host Microbe* 2007;2:229-39.

Mackenzie JM, Westaway EG. Assembly and maturation of the flavivirus kunjin virus appear to occur in the rough endoplasmic reticulum and along the secretory pathway, respectively. *J Virol* 2001;75(22):10787-99.

Marianneau P, Steffan A, Royer C *et al.* Differing infection patterns of Dengue and yellow fever viruses in a human hepatoma cell line. *J Infect Dis* 1998;178:1270-8.

McMeniman CJ, Lane RV, Cass BN *et al.* Stable introduction of a life-shortening Wolbachia infection into the mosquito Aedes aegypti. *Science* 2009;323(5910):141-4.

Monath TP, Barret ADT. Pathogenesis ans pathophysiology of yellow fever. *Advances in Virus Research* 2003;60:343-95.

Monath TP, Heinz FX. Flaviviruses. In: Fields BN, Knipe DM, Howley PM (Eds.). *Fields virology*, 3rd ed. Philadelphia: Lippincott-Raven Publisher, 1996. p. 961-1034. v. 1.

Moreira LA, Iturbe-Ormaetxe I, Jeffery JA *et al.* A Wolbachia symbiont in Aedes aegypti limits infection with dengue, Chikungunya, and Plasmodium. *Cell* 2009;139:1268-78.

Murphy FA. Togavirus: morphology and morphogenesis. In: Schlesinger RW (Ed.). *The Togaviruses*. New York: Academic Press Inc., 1980. p. 241-316.

Muylaert IR, Galler R, Rice CM. Genetic analysis of the yellow fever virus NS1 protein: identification of a temperature-sensitive mutation which blocks RNA accumulation. *J Virol* 1997;71(1):291-8.

Neves-Souza PCF, Azeredo EL, Zagne SMO *et al.* Inducible nitric oxide synthase (iNOS) expression in monocytes during acute

Dengue Fever in patients and during in vitro infection. *BMC Infectious Diseases* 2005;5:64-76.
Ng ML, Pedersen JS, Toh BH, Westaway EG. Immunofluorescent sites in Vero cells infected with the flavivirus Kunjin. *Arch Virol* 1983;78:177-90.
Oliveira ERA, Mohana-Borges R, Alencastro RB, Horta BAC. The flavivirus capsid protein: Structure, function and perspectives towards drug design. *Virus Research* 2017;227:115-23.
Osborne SE, Leong YS, O'Neill SL, Johnson KN. Variation in antiviral protection mediated by different Wolbachia strains in Drosophila simulans. *PloS Pathog* 2009;5:e1000656.
Pastorino B, Nougairède A, Wurtz N *et al.* Role of host cell factors in flavivirus infection: Implications for pathogenesis and development of antiviral drugs. *Antiviral Research* 2010:87(3):281-94.
Post PR. *Biologia molecular do vírus da febre amarela.* Tese de doutorado apresentada ao Instituto de Microbiologia – UFRJ, 1996.
Post PR, Carvalho R, Freire MS, Galler R. The early use of yellow fever virus strain 17D vaccine production in Brazil – A Review. *Mem Inst Oswaldo Cruz* 2001;96:849-57.
Rance's E, Ye YH, Woolfit M *et al.* The Relative Importance of Innate Immune Priming in Wolbachia-Mediated Dengue Interference. *PLoS Pathog* 2012;8(2):e1002548.
Rastogi M, Sharma N, Singh SK. Flavivirus NS1: a multifaceted enigmatic viral protein. *Virology Journal* 2016;13:131-40.
Rice CM. Flaviviridae: the viruses and their replication. In: Fields BN, Knipe DM, Howley PM. *Fields virology*, 3rd ed. Philadelphia: Lippincott-Raven Publisher, 1996. p. 931-59.
Rice CM, Lenches EM, Eddy SR *et al.* Nucleotide sequence of yellow fever virus: implications for flavivirus gene expression and evolution. *Science* 1985;229:728-33.
Robertson SE, Hull BP, Tonori O *et al.* Yellow fever virus: a decade of reemergence. *JAMA* 1996;276:1157-62.
Shapiro D, Brandt WE, Russel PK. Change involving a viral membrane glycoprotein morphogenesis of group B arboviruses. *Virology* 1972;50:906-11.
Sinkins SP. Wolbachia and arbovirus inhibition in mosquitoes. *Futur Microbiol* 2013;8(10):1249-56.
Stadler K, Allison SL, Schalich J, Heinz FX. Proteolitic activation of Tick-Borne encephalitis virus by furin. *J Virol* 1997;71(11):8475-81.
Stocks CE, Lobigs M. Posttranslational signal peptidase cleavage at the flavivirus C-prM junction in vitro. *J Virol* 1995;69(12):8123-6.
Teixeira L, Ferreira A, Ashburner M. The bacterial symbiont Wolbachia induces resistance to RNA viral infections in Drosophila melanogaster. *PloS Biol* 2008;6:2753-63.
Tesh RB, Guzman H, Travassos da Rosa APA *et al.* Experimental yellow fever virus infection in Golden Hamster (Mesocricetus auratus). I. Virologic, biochemical and immunologic studies. *J Infect Dis* 2001;183:1431-6.
van den Hurk AF, Hall-Mendelin S, Pyke AT *et al.* Impact of Wolbachia on Infection with Chikungunya and Yellow Fever Viruses in the Mosquito Vector Aedes aegypti. *PLoS Negl Trop Dis* 2012;6(11):e1892.
Vasconcelos PFC. Febre amarela. *Revista da Sociedade Brasileira de Medicina Tropical* 2003;36(2):275-93.
Walker T, Johnson PH, Moreira LA *et al.* A non-virulent Wolbachia infection blocks dengue transmission and rapidly invades Aedes aegypti populations. *Nature* 2011;476:450-3.
Walker T, Johnson PH, Moreira LA *et al.* The wMel Wolbachia strain blocks dengue and invades caged Aedes aegypti populations. *Nature* 2011;476(7361):450-3.
Wengler G, Wengler G. Cell associated West Nile flavivirus is covered with E + PreM protein heterodimers wich are destroyed and reorganized by proteolitic cleavage during virus release. *J Virol* 1989;63:2521-6.
Werren JH, Baldo L, Clark ME. Wolbachia: master manipulators of invertebrate biology. *Nature Reviews Microbiology* 2008;6(10):741-51.
Westaway EG, Mackenzie JM, Kenney MT *et al.* Ultrastructure of Kunjin virus-infected cells: colocalization of NS1 and NS3 with double-stranded RNA, and of NS2B with NS3, in virus-induced membrane structures. *J Virol* 1997;71:6650-61.
Westaway EG, Mackenzie JM, Kenney MT *et al.* Kunjin RNA replication and applications of Kunjin Replicons. *Advances in Virus Research* 2003;59:99-140.
Xiao S-Y, Zhang H, Guzman H, Tesh RB. Experimental yellow fever virus infection in Golden Hamster (Mesocricetus auratus). II. Pathology. *J Infect Dis* 2001;183:1437-44.
Yamshchikov VF, Compans RW. Formation of the flavivirus envelope: role of the viral NS2B-NS3 protease. *J Virol* 1995;69(4):1995-2003.
Zug R, Hammerstein P. Bad guys turned nice? A critical assessment of wolbachia mutualism in arthropod hosts. *Biological Reviews* 2015;90(1):89-111..

14 HEPADNAVÍRUS, HERPES-VÍRUS E ADENOVÍRUS CANINO

Monique Branco Vieira

Os hepadnavírus, herpes-vírus e adenovírus canino, apesar de pertencerem a famílias virais distintas, estão agrupados neste capítulo pelo fato de causarem a mesma enfermidade em humanos ou animais, genericamente denominada de hepatite. O termo hepatite geralmente refere-se aos danos hepáticos causados por um conjunto de fatores de origem diversa, conduzindo a uma inflamação dos hepatócitos. Os danos hepáticos causados por essa inflamação conduzem a um quadro de icterícia, que é caracterizado pela presença em excesso de bilirrubina no sangue e deposição de pigmento biliar na pele e nas mucosas.

A lista de causas que conduzem ao quadro de hepatite é muito extensa, porém, as principais são causadas por infecções virais e infecções por parasitas, podendo ainda ser o resultado da ingestão exacerbada de substâncias tóxicas e medicamentosas, nutricional e outros fatores, todavia desconhecidos.

Apesar de a hepatite ser causada por uma variedade de agentes distintos, os efeitos clínicos são praticamente os mesmos em todos os casos. A elucidação dos diversos aspectos causadores da hepatite crônica em humanos tem progredido exponencialmente desde a descoberta do agente etiológico do vírus da hepatite B, em 1970. A maioria dos casos de hepatite crônica e aguda em humanos tem um agente etiológico definido, um prognóstico e um tratamento bem estabelecido, apesar de muitas vezes não tão eficaz. Em vários casos a doença pode progredir para cirrose, fibrose, e algumas vezes para o desenvolvimento de um carcinoma hepatocelular. Atualmente há muita pesquisa em busca de novas estratégias de tratamento para reduzir a incidência desses casos. Em contrapartida, apesar da existência de literatura altamente diversa com respeito às hepatites humanas, o entendimento das causas que conduzem a hepatite crônica em animais ainda é muito pouco conhecido e as informações bastante difusas. A maioria dos casos é de origem idiopática, com tratamentos não específicos, empíricos, sintomatologia e prognóstico não muito bem esclarecidos. Atualmente, as pesquisas nessa temática vêm sendo desenvolvidas, principalmente, em animais domésticos, mais precisamente em cachorros e gatos.

Neste capítulo abordaremos os principais aspectos do vírus causador da hepatite B em humanos e animais, que se apresenta como grande problema de saúde pública mundial, afetando aproximadamente 350 milhões de pessoas atualmente. No final do capítulo faremos uma breve descrição do vírus causador da hepatite E, que é de grande importância epidemiológica em muitos países, principalmente aqueles em vias de desenvolvimento; assim como da hepatite infecciosa canina, causada por um tipo de adenovírus.

HEPATITE B

Classificação da Família *Hepadnaviridae*

O vírus que causa a hepatite B está classificado na família *Hepadnaviridae* e possui como protótipo o vírus da hepatite B humano (HBV). Apesar de o HBV ser de grande importância em medicina humana, estes vírus também desempenham um papel na medicina veterinária. A família *Hepadnaviridae* é composta por vírus que contêm ácido desoxirribonucleico (DNA) como material genético, todos possuem tropismo pelas células hepáticas e compartilham semelhanças em relação ao tamanho e ultraestrutura do vírion, organização genômica e o mecanismo de replicação do DNA viral, que envolve uma etapa de transcrição reversa.

A família *Hepadnaviridae* é composta por dois gêneros: *Orthohepadnavirus* e *Avihepadinavirus*. O principal representante do primeiro gênero é encontrado em humanos e primatas não humanos, como chimpanzés, orangotangos e gibões, sendo denominado vírus da hepatite B (HBV). O primeiro hepadnavírus não humano identificado foi encontrado em marmotas (*Marmota monax*). Após análise de uma colônia capturada de marmotas, os veterinários a cargo notaram a presença de grande incidência de hepatite crônica. A fim de tentar descobrir o possível agente causador dessa enfermidade nas marmotas, buscaram partículas semelhantes às do HBV no soro desses animais, culminando na identificação do vírus da hepatite da marmota (*Woodchuck Hepatitis Virus* [WHV]), sendo morfologicamente indistinguível do HBV e compartindo cerca de 60% de homologia. Depois disso, uma série de vírus relacionados com o HBV foi descoberta em animais, incluindo esquilos (*Spermophilus beecheyi*), sendo denominado vírus da hepatite do esquilo castanho (*Ground Squirrel Hepatitis Virus*

[GSHV]). Em 1998 foi isolado de um primata do Novo Mundo (*Lagothrix lagotricha*), um novo representante deste gênero, denominado de WMHBV (*Woolly Monkey Hepatitis B Virus*).

Dentre os representantes do gênero *Avihepadnavirus* encontramos os que infectam patos (*Anas domesticus*), denominado vírus da hepatite do pato de Pequim (*Duck Hepatitis B Virus* [DHBV]); garças (*Ardea cinerae*), chamado vírus da hepatite das garças (*Heron Hepatitis B Virus* [HHBV]); cegonhas (*Ciconia*), sendo conhecido como vírus da hepatite das cegonhas (*Storck Hepatitis B Virus* [STHBV]); e gansos da neve (*Anser caerulescens*), denominado vírus do ganso da neve (*Snow Goose Hepatitis B Virus* [SGHBV]).

Embora as similitudes encontradas entre os principais hepadnavírus estudados sejam maiores que as diferenças, faz-se evidente que eles apresentem algumas características contrastantes. O gênero *Avihepadnavirus* é o mais divergente, apresentando importantes distinções dos outros membros da família *Hepadnaviridae*. Seu genoma é menor que dos *Orthohepadnavirus*, a maioria dos *Avihepadnavirus* codifica apenas duas proteínas de envelope, no lugar de três, como nos *Orthohepadnavirus*; e não apresentam a clássica região codificante para a proteína X. Outra característica que os diverge dos *Orthohepadnavirus* é seu hepatotropismo menos marcante, em que os antígenos virais e os intermediários replicativos podem ser detectados em muitos tecidos extra-hepáticos, como pâncreas, rim e pulmões. Embora também possam ser detectados vírus em tecidos extra-hepáticos em infecções pelo HBV e WHV, seus títulos são bem menores que os observados em infecções pelo DHBV. O Quadro 14-1 resume algumas características que diferenciam os principais hepadnavírus estudados.

Ultraestrutura Viral

A origem viral da hepatite B em humanos foi inicialmente reconhecida de forma indireta por um estudo realizado com a finalidade de caracterizar traços polimórficos hereditários na população humana. Neste trabalho identificaram um antígeno presente no soro de um aborígene australiano que reagia com um anticorpo presente no soro de dois indivíduos hemofílicos politransfundidos americanos, sendo denominado de "antígeno Austrália (Au)". Este "antígeno Austrália", então relativamente raro na América do Norte e Europa ocidental e prevalente em populações africanas e asiáticas, não foi prontamente associado à hepatite sérica até que, em 1968, confirmaram que esse antígeno era encontrado exclusivamente no soro de indivíduos infectados com hepatite B. Em 1970 puderam purificar essa partícula e visualizá-la por microscopia eletrônica, esclarecendo alguns aspectos relevantes da sua estrutura (Fig. 14-1).

Os vírus pertencentes à família *Hepadnaviridae* possuem um mecanismo particular de produção de partículas virais, mostrando-se incomum comparado com as demais famílias de viroses animais. Através da análise por microscopia eletrônica de preparados parcialmente purificados do soro de indivíduos infectados identificamos a presença de três tipos de partículas (Fig. 14-1). A partícula infecciosa completa possui um diâmetro de 42 a 47 nm e é chamada de partícula de Dane, em homenagem ao seu descobridor, David Dane. Esta partícula possui um nucleocapsídeo de simetria icosaédrica formado pelas proteínas do *core* viral, chamado de HBcAg. Este nucleocapsídeo contém o genoma do vírus em seu interior, um marcador de replicação viral ativa, denominado HBeAg e uma polimerase viral essencial para sua replicação. Envolvendo este nucleocapsídeo

Quadro 14-1. Comparação dos Diferentes Membros da Família *Hepadnaviridae*

Características físicas	Membros da família *Hepadnaviridae*			
	HBV	WHV	GSHV	DHBV
		Vírion		
Diâmetro (nm)	42	45	47	40-45
Densidade em CsCl[a] (g/mL)	1,22	1,225	1,24	1,16
		Nucleocapsídeo		
Diâmetro (nm)	27	27	30	27
Densidade em CsCl (g/mL)	1,34	1,34	1,34	1,34
		Partículas do antígeno de superfície		
Esféricas (nm)	22	20-25	15-25	40-60
Densidade em CsCl	1,19-1,20	1,18	1,18	1,14
Filamentosas (22 nm de diâmetro)	Presente	Presente	Presente	Ausente
		Genoma		
Tamanho (Kb)	3,2	3,3	3,3	3,0
Homologia com o HBV	100	70	55	40
Número de fases de leitura	4	4	4	4
Doença	Assintomático Hepatite Cirrose HCC	Assintomático Hepatite HCC	Assintomático Hepatite HCC	Hepatite

[a]CsCl: cloreto de césio; nm: nanômetros; Kb: quilobases; HCC: carcinoma hepatocelular.
Fonte: Jilbert & Locarnini, 2005; Ganem & Schneider, 2001.

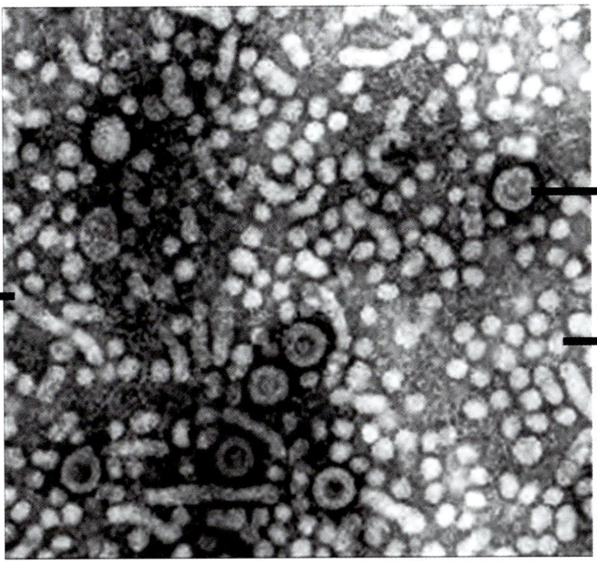

Fig. 14-1. Microscopia eletrônica de soro humano contendo o vírus de hepatite B. As três formas morfológicas do HBV são mostradas na figura: partículas esféricas e filamentosas de 22 nm de diâmetro e a partículas de Dane de 42 nm de diâmetro. (Fonte: Wei *et al.*, 2010.)

encontram-se as partículas de superfície do vírus, denominadas HBsAg, que provavelmente tiveram origem na membrana do retículo endoplasmático da célula hospedeira (Fig. 14-2). Essas partículas possuem uma densidade de 1,22 g/mL em gradiente de equilíbrio de cloreto de césio.

As outras duas partículas são formadas apenas pelas proteínas que compõe o HBsAg, não sendo, portanto, infecciosas. Essas partículas subvirais possuem formas esféricas ou filamentosas, apresentando um diâmetro de aproximadamente 22 nm e uma densidade de 1,18 g/mL em gradiente de equilíbrio de cloreto de césio (Fig. 14-1). As partículas subvirais apresentam-se em grandes quantidades no soro dos indivíduos infectados, podendo alcançar a concentração de 10^{13}/mL, enquanto as partículas completas apresentam uma concentração de 10^{9}/mL. Especula-se o fato de as partículas subvirais funcionarem como um mecanismo de escape imunológico do hospedeiro, uma vez que possuem em sua superfície regiões de adesão aos anticorpos anti-HBs, produzidos durante o curso da infecção. São altamente imunogênicas e, atualmente, são produzidas por engenharia genética em leveduras, para a formulação de vacinas contra o HBV em humanos.

Uma grande dificuldade no estudo dos *Hepadnavirus* é sua especificidade replicativa, remarcada pela inexistência de cultivos celulares contínuos permissíveis a esses vírus, constituindo uma barreira para a elucidação de determinadas características biológicas. Atualmente apenas algumas linhagens de células derivadas de carcinoma hepatocelular produzem vírus infeccioso, após a transfecção do genoma viral completo. Além disso, os estudos *in vivo*, utilizando modelos animais com ocorrência natural de hepadnavirose, têm permitido determinar os mecanismos de replicação do vírus, patogênese do carcinoma hepatocelular e pesquisas sobre novas estratégias terapêuticas.

Organização Genômica

O genoma dos hepadnavírus representa um dos menores entre os vírus animais conhecidos e é composto por uma molécula de DNA circular parcialmente fita dupla, pois é constituído por duas cadeias complementares de tamanhos diferentes o que resulta em uma região de fita simples. A fita de maior tamanho possui aproximadamente 3.200 pares de bases (pb) e é complementar aos RNAs virais, sendo convencionalmente denominada de fita negativa, possuindo uma proteína covalentemente ligada à sua extremidade 5'. A função dessa proteína pode estar envolvida na replicação da fita completa do DNA viral e/ou na geração endonucleotídica de pedaços de DNA linear a partir de intermediários replicativos, embora sua função e origem ainda permaneçam desconhecidas. A fita positiva apresenta um tamanho variável, correspondendo entre 50 a 100% da cadeia negativa, isso é causado pela posição variante da extremidade 3', contrastando com a natureza fixa da posição da extremidade 5'. A molécula adota uma conformação circular em razão da sobreposição das duas cadeias complementares na região coesiva. Próximo a essa região, na extremidade 5' de ambas as fitas, encontra-se uma sequência repetitiva de 11 nucleotídeos, denominada de *direct repeats* (DR1 e DR2), desempenhando um papel essencial na replicação viral, assim como, na integração do DNA do vírus no genoma da célula hospedeira (Fig. 14-3).

O genoma dos hepadnavírus é altamente compacto e totalmente codificante, apresentando quatro fases de leitura aberta, sobrepostas e na mesma direção. Essa sobreposição das fases de leitura resulta em uma produção proteica cerca de 50% mais eficiente do que seria esperado para o tamanho do seu genoma. A fase de leitura pré-S/S codifica para três proteínas de superfície denominadas, *Large, Middle* e *Small*, as quais compõe o HBsAg, ou antígeno de superfície. A fase de leitura pré-C/C codifica o antígeno do *core* viral (HBcAg) e o antígeno *e* secretável (HBeAg). A fase de leitura P codifica uma proteína multifuncional, incluindo a proteína terminal (TP) que funciona como um iniciador na síntese do DNA viral e uma polimerase viral, que possui 3 funções específicas: função de polimerase na síntese do DNA, função de transcriptase reversa e atividades de RNAse H, necessária para degradação do RNA pré-genômico utilizado como molde no processo de síntese da fita negativa, como será explicado mais detalhadamente na próxima seção. A região X codifica uma pequena proteína de 154 resíduos de aminoácidos, a qual é essencial para a replicação, porém suas

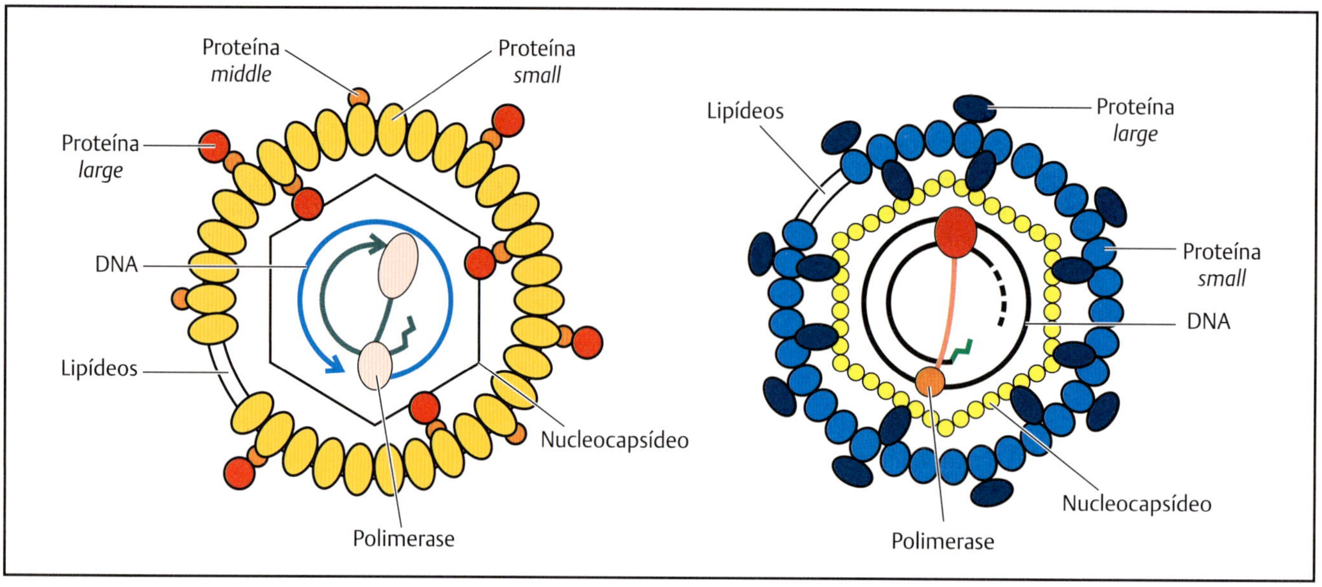

Fig. 14-2. Representação esquemática da partícula viral completa infecciosa (partícula de Dane). Na figura podemos observar o nucleocapsídeo formado pelas proteínas do *core* (HBcAg) contendo, em seu interior, o DNA do vírus e uma polimerase viral. Envolvendo o nucleocapsídeo encontramos as proteínas que formam o envelope viral (HBsAg), composto pelas proteínas *large*, *middle* e *small* nos membros do gênero *Orthohepadnavirus* e somente pelas proteínas *large* e *small* nos *Avihepadanavirus*. (Fonte: Modificada de Nassal, 2008 & Funk *et al*, 2007.)

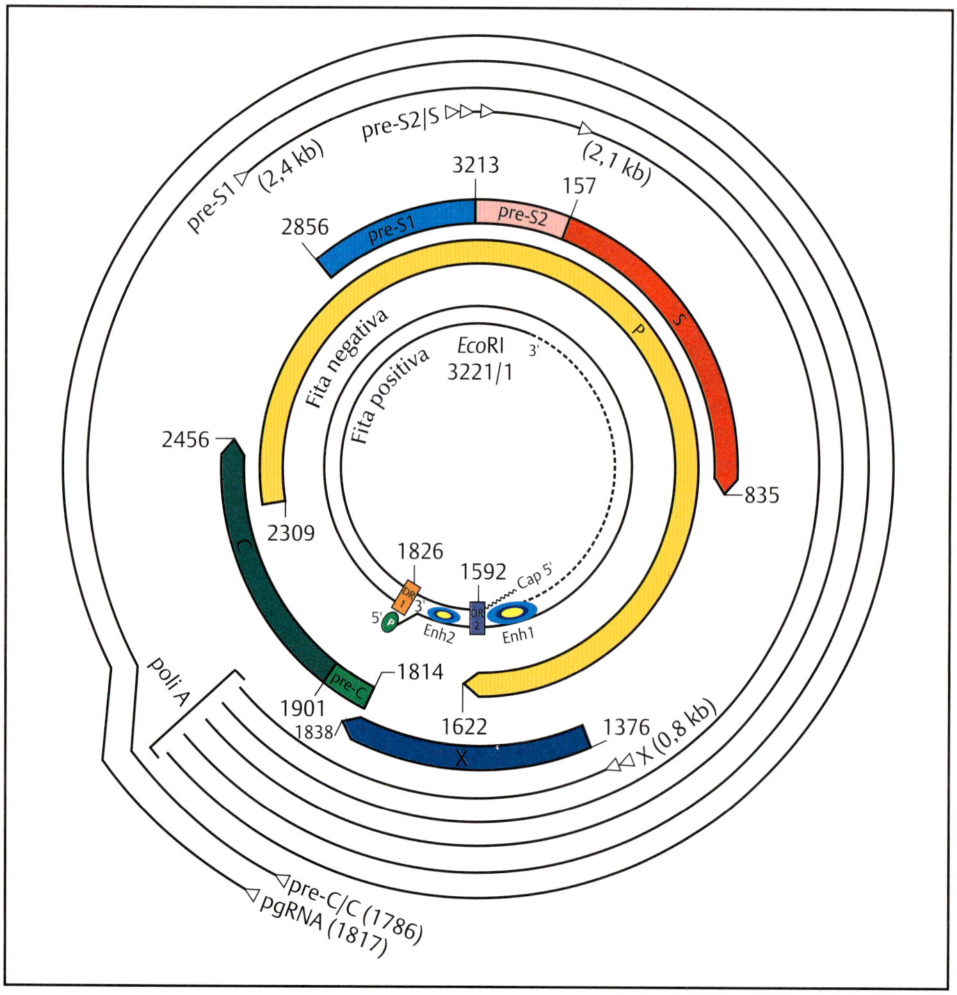

Fig. 14-3. Modelo esquemático do genoma do HBV. O círculo interno representa o DNA viral, indicando as posições DR1 e DR2. A linha pontilhada indica a região de fita simples. A numeração do genoma a partir do sítio *Eco*RI está baseada em uma cepa de HBV de 3221 pb. As linhas mais externas (em cores) indicam as quatro fases de leitura aberta: pre-S, pre-C, P e X. As linhas externas indicam os RNAs virais com a localização das extremidades 5' (triângulos) e com a extremidade 3' (sítio de poliadenilação) comum a todos os RNAs. (Fonte: Modificada de Gomes, 2003.)

funções, todavia permanecem parcialmente desconhecidas (Fig. 14-3). Uma proteína denominada *spliced hepatitis B virus protein* (HBSP) foi identificada como sendo codificada por um transcrito viral processado do RNA pré-genômico. A hipótese atual é que essa proteína pode desempenhar um papel na história natural da infecção e pode estar envolvida na patogênese e/ou na persistência da infecção viral.

Pelo fato de o genoma dos hepadnavírus ser totalmente codificante, todos os sinais regulatórios, incluindo elementos *enhancers*, sítios de início de transcrição e sinais de poliadenilação, estão inseridos em regiões codificantes. Dois elementos *enhancers*, designados como En1 e En2, conferem a expressão dos produtos gênicos virais especificamente nas células hepáticas. Uma sequência de elemento sensívevl aos glicocorticoides (GRE – do inglês, *Glucocorticoid-Responsive Element Sequence*) no interior da região S, um sinal de poliadenilação no interior do gene *core* e um sinal regulatório pós-transcricional, sobrepondo a En1 e parte da fase de leitura HBxAg, também têm sido descritos.

A numeração mais comum dos pares de bases do genoma do HBV é realizada a partir de um sítio único para a endonuclease de restrição *Eco*RI, localizado dentro da região pré-S2, ou em sítios homólogos, caso a cepa não possua o sítio para esta enzima. Outros métodos de numeração também são utilizados, sendo baseados no sítio de iniciação da proteína do *core* ou a partir da primeira base do RNA pré-genômico (pgRNA).

Fase de Leitura pré-S/S

A fase de leitura pré-S/S codifica as proteínas que compõem o envelope viral (HBsAg) denominadas *Large* (L), *Middle* (M) e *Small* (S), e inclui as regiões pré-S1, pré-S2 e S, com a tradução dirigida por três códons distintos de iniciação localizados na mesma fase de leitura e um códon de terminação, localizado no final da região S, comum para todas as três proteínas. Dessa forma, essas proteínas somente diferem no tamanho do seu domínio aminoterminal. Elas são originadas a partir da membrana intracelular da célula infectada, presumivelmente a do retículo endoplasmático (RE), as quais são inseridas de forma cotraduicional no momento da replicação viral. São distribuídas de forma desigual no envoltório lipídico entre as diferentes formas de partículas virais dos hepadnavírus. Enquanto a proteína S é o componente majoritário do envelope viral dos três tipos de partículas, a proteína L está presente em altas quantidades no envelope da partícula completa infecciosa (vírion) e em pequenas proporções nas partículas subvirais. Sabe-se que na proteína L está presente o sítio de ligação aos receptores específicos para a adsorção aos hepatócitos, e esse fato pode estar relacionado com a quase ausência de proteínas L nas partículas subvirais, que poderiam competir com os vírions pelos receptores presentes na superfície celular. A distribuição da proteína M parece ser bastante variável nos três tipos de partículas virais. A proteína M também atua como elemento de ligação para a adsorção do HBV. Esta proteína possui uma região de ligação com a albumina sérica humana e esta ligação permite que o HBV penetre via receptores celulares de albumina no citoplasma do hepatócito. Estas proteínas são encontradas nas formas glicosiladas e não glicosiladas, sendo que a proteína M pode se apresentar diglicosilada.

A proteína de maior tamanho que compõe o HBsAg é a L, possuindo em torno de 400 aminoácidos, é codificada pelo primeiro códon de iniciação localizado na região pré-S1, possuindo a proteína M na sua extremidade N-terminal. Embora não haja evidências experimentais, o domínio N-terminal da região pré-S1 provavelmente é ancorado na membrana do RE por quatro ácidos graxos saturados adicionados por um por um processo de miristilação da glicina 2 (Gly-2). A topologia da proteína L é variável, possuindo uma forma externa denominada e-pré-S e uma forma direcionada para o interior do RE, denominada i-pré-S. Esta mudança na orientação da proteína L permite que ela desempenhe duas diferentes funções: podendo interagir com o receptor celular da superfície do hepatócito ou com o nucleocapsídeo no citosol do RE (Fig. 14-4).

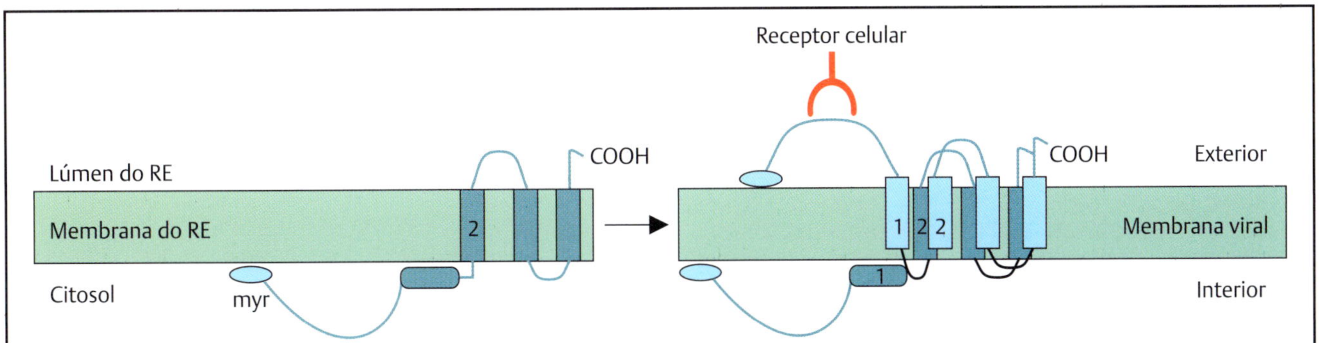

Fig. 14-4. Topologia dupla da proteína *Large*. A proteína *Large* e seu domínio transmembrana 2 são inseridos na membrana do RE durante a síntese. Metade das proteínas, entretanto, mudam sua topologia e inserem o domínio transmembrana 1 no interior da membrana do RE. Após essa mudança na conformação, a proteína *Large* pode desempenhar suas duas funções; interação com o nucleocapsídeo no domínio pre-S/S citosólico e interação com o receptor da célula hospedeira na superfície da partícula viral. (Fonte: Modificado de Funk *et al*, 2007.)

A proteína M é de tamanho intermediário, possui aproximadamente 281 aminoácidos, é codificada pelas regiões pré-S2 e S. Essa proteína pode apresentar-se na forma diglicosilada e seu papel exato no ciclo viral ainda permanece obscuro. De fato, a ausência *in vivo* dessa proteína não interrompe a morfogênese das partículas. Da mesma maneira que a proteína parece não ser essencial para a propagação do vírus, sua completa ausência no genoma dos membros do gênero *Avihepadnavirus* reforça essa hipótese.

A proteína S é a principal que forma o HBsAg, possui em torno de 226 aminoácidos e é sintetizada a partir do terceiro códon de iniciação localizado no início da região S. Essa glicoproteína está ancorada na membrana do RE através de quatro segmentos transmembrana (TM1 a TM4). O primeiro segmento (TM1), localizado na extremidade amino-terminal da proteína, é seguido por um loop citosólico compreendendo epítopos para células T, um segmento TM2 e um *loop* antigênico localizado na porção luminal do RE, o qual inclui o maior epítopo para células B (o determinante *a*). O domínio carboxiterminal provavelmente contém dois segmentos transmembrana (TM3 e TM4), sendo separados por um segundo *loop*. Essa proteína é capaz de induzir resposta imunológica protetora (anti-HBs) contra o HBV, e é o antígeno atualmente utilizado na formulação de vacinas contra o HBV.

Fase de Leitura Aberta da Polimerase (P)

A fase de leitura da polimerase viral cobre aproximadamente ¾ do genoma dos hepadnavírus. A enzima consiste em uma proteína multifuncional de aproximadamente 90 kDa em tamanho, com 832 aminoácidos. Essa enzima possui quatro domínios: 1) uma proteína terminal, 2) uma transcriptase reversa, 3) uma região espaçadora e, 4) uma RNAse H.

O domínio amino-terminal da polimerase viral contém um resíduo de tirosina que funciona como uma primase ou proteína terminal, necessária para o início da síntese da fita de DNA de polaridade negativa. A atividade da transcriptase reversa transcreve o RNA pré-genômico (pgRNA) em DNA de fita negativa no interior do nucleocapsídeo, com o auxílio da atividade primase da proteína terminal, enquanto a atividade do domínio RNAse H é necessária à digestão seletiva do RNA proveniente do híbrido RNA/DNA formado durante a transcrição do pgRNA em DNA. A região espaçadora parece não desempenhar qualquer função específica, a não ser para proporcionar uma conexão entre a proteína terminal e a transcriptase reversa.

Existe homologia entre a polimerase viral e outras transcriptases reversas, em particular estas enzimas compartilham o motivo Tyr-Met-Asp-Asp (YMDD), que é essencial à atividade de transcrição reversa.

Fase de Leitura Aberta Pré-C/C

As proteínas do *core* desempenham diferentes e opostos papéis durante os diversos estágios do ciclo de vida viral. As principais funções realizadas por essas proteínas é a montagem de partículas infecciosas, por meio da ligação ao genoma viral no núcleo da célula hospedeira, contrastando com a posterior desmontagem dessas partículas no momento da infecção. Essas diversas funções são parcialmente reguladas pela: 1) localização subcelular, 2) estrutura quaternária e, 3) modificações pós-traducionais, através de fosforilações e desfosforilações de seu domínio carboxiterminal.

A região do *core* possui dois códons de iniciação na mesma fase de leitura aberta. O antígeno HBeAg é sintetizado a partir do único códon de iniciação localizado na região pré-C. A partir dos aminoácidos codificados pelo gene C e pela região pré-C, é sintetizado um polipeptídeo precursor de 214 aminoácidos, que é translocado para o RE rugoso, onde sofre clivagens nas duas extremidades, resultando na formação do HBeAg, compreendendo 159 aminoácidos. Esse antígeno funciona como um indicador de replicação viral, sendo secretado no soro, usualmente ligado a proteínas séricas.

Por outro lado, o HBcAg corresponde a um polipeptídeo de 185 aminoácidos, que é responsável pela montagem do nucleocapsídeo viral, sendo formado por 180 monômeros desta proteína. Esses monômeros se ligam espontaneamente para formar uma partícula icosaédrica, a qual é capaz de encerrar o genoma viral no seu interior. O HBcAg também induz a produção de anticorpos (anti-HBc), tanto na infecção natural pelo HBV quanto em animais imunizados com antígenos que contenham essa fração.

Fase de Leitura Aberta X

A região X é a menor das quatro fases de leitura sobrepostas que compõe o genoma dos hepadnavírus e é responsável pela codificação da proteína HBxAg, compreendendo 154 aminoácidos e com uma massa molecular de 17 kDa. Essa proteína é necessária à eficiente infecção e replicação *in vivo* dos membros do gênero *Orthohepadnavirus*, estimulando a replicação e a expressão de genes virais, o que pode ser importante para o estabelecimento e manutenção do estado de portador crônico. Contudo, a função exata dessa proteína regulatória não foi totalmente elucidada, pois a proteína interage com muitos fatores celulares e sua atividade varia em função da linhagem celular utilizada no estudo.

Uma das maiores diferenças entre o vírus da hepatite B que infecta mamíferos e aves é a presença da fase de leitura X somente nos vírus do gênero *Orthohepadnavirus*. O DHBV aparentemente perdeu a função da proteína X, porém, uma proteína crítica similar à sintetizada pela região X tem sido descrita. Entretanto, os experimentos *in vivo* sugerem que não há um papel funcional para este produto gênico na infecção pelo DHBV.

Parece que a sequência do gene X é a mais comumente integrada no genoma do hepatócito do organismo hospedeiro. Apesar de estudos mostrarem que a integração do genoma dos hepadnavírus no genoma do hospedeiro ser aparentemente aleatória, essa alta frequência de integração do gene X é explicada pelo fato desta região ser sobreposta às sequências DR1 e DR2, compostas por 11 nucleotídeos, necessárias à replicação do vírus, funcionando como origem de replicação para cada fita de DNA. Isso é demonstrado pela alta prevalência de produtos de RNA do gene X na maioria dos tumores primários de fígado humano, que apresentam poucos RNAs de outras regiões genômicas do HBV.

Originalmente, a proteína HBxAg funciona como um fraco transativador de promotores tanto *in vitro* como *in vivo*, e muitos desses fragmentos integrados são transcritos e atuam com essa funcionalidade. Em razão do papel direto do HBxAg na regulação transcricional, há evidências de que essa proteína tenha uma localização nuclear, embora em menor extensão que a encontrada no citoplasma do hepatócito. A proteína X também pode interferir na atividade da p53, uma proteína supressora de tumor e ativadora da apoptose celular, assim como na atividade de outras proteínas supressoras de tumor e fatores relacionados com a senescência. Todas essas propriedades parecem contribuir para o desenvolvimento de cirrose e carcinoma hepatocelular em portadores crônicos do HBV.

Mecanismo de Infecção Celular

Os hepadnavírus são vírus não citopáticos que infectam preferencialmente os hepatócitos. Pela ausência de células permissíveis à infecção por esses vírus, o mecanismo pelo qual ocorre o processo de infecção ainda não está totalmente elucidado, pois não se conhece exatamente a identidade dos receptores e correceptores envolvidos nesse processo, e as informações atualmente disponíveis são incompletas. Os estudos têm sido restringidos às culturas primárias de hepatócitos, que geralmente permanecem permissíveis à infecção por somente alguns dias após o isolamento das células do fígado.

A região que compreende o envelope viral desempenha um papel importante na interação com os hepatócitos. Estudos têm demonstrado que anticorpos contra a região pré-S1, assim como, peptídeos homólogos da proteína *large*, são capazes de neutralizar a infectividade. O pH parece não desempenhar um papel importante na internalização do vírus nas infecções por HBV e DHBV e este processo demonstrou-se ser bem lento, estendendo-se em torno de 16 horas. A reação de ligação pode ser processada a 4°C, porém nesta temperatura não ocorre uma infecção efetiva, sendo esta observada quando os vírus foram expostos à temperatura de 37°C. Após o processo de ligação o evento de internalização ocorre obrigatoriamente, pelo qual o vírus se fusiona a membrana do hospedeiro.

Alguns possíveis receptores envolvidos no processo de adsorção e internalização dos hepadnavírus têm sido identificados a partir de meados dos anos 1980. Estudos com DHBV têm sugerido um possível receptor da família das carboxipeptidases. Essa proteína denominada como carboxipeptidase D (CPD) foi identificada como uma glicoproteína celular que se liga especificamente com partículas do DHBV e proteínas *large* recombinantes.

Após o processo de ligação e internalização, o nucleocapsídeo é liberado do compartimento endossomal no interior do citoplasma. O nucleocapsídeo citoplasmático é, então, transportado para o núcleo da célula dependente da ação de microtúbulos. Esse mecanismo, também não é muito bem elucidado pelo fato da falta de linhagens celulares permissíveis à infecção pelos hepadnavírus, porém provavelmente envolve modificações na proteína do nucleocapsídeo. No núcleo celular o DNA viral é convertido em uma forma circular dupla fita covalentemente ligada (cccDNA), essa forma do DNA funciona como um molde para a transcrição de muitas espécies de RNAs virais e é um componente estável do ciclo de replicação, o qual é relativamente resistente à ação de antivirais e *clearance** imunológica (Fig. 14-5).

* O termo *clearance* refere-se à eliminação do vírus do organismo hospedeiro através da ação do sistema imunológico.

Replicação dos Hepadnavírus

Após a interiorização do nucleocapsídeo seguida do encaminhamento a membrana nuclear, a proteína do *core* é, presumivelmente, fosforilada e exposta ao sinal de localização. Isso resulta no ligamento de fatores nucleares ao capsídeo, que leva à interiorização de todo o complexo para o núcleo.

No núcleo, o DNA viral parcialmente fita dupla é convertido em sua forma cccDNA. Essa circularização do DNA somente é possível após a remoção das estruturas 5' terminais, incluindo RNA e proteínas, polimerização da fita positiva e ligação covalente das fitas. Ainda não se sabe ao certo se todo esse processo é realizado através da maquinaria enzimática celular ou pela polimerase viral. Em razão do fato de que a conversão do DNA viral parcialmente fita dupla em sua forma cccDNA seja um mecanismo de reparo do DNA, pode-se inferir que a maquinaria celular de reparo do DNA proporcione todas as funções enzimáticas necessária para esse processo. Entretanto, a atividade da polimerase viral nas reações de ruptura e união da fita negativa do DNA ou na elongação da fita positiva permanece como uma alternativa possível. Tem sido demonstrado que o cccDNA é estável ligado a proteínas histonas e não histonas e existe na célula como minicromossomas, sendo organizado como nucleossomas em forma de um epissoma.

O cccDNA funciona como um molde para a transcrição de todos os RNAs virais. Em fígados cronicamente infectados, padrões similares têm sido encontrados para RNAs de hepadnavírus humano, de marmota e de esquilos. Ao longo de todo o genoma existe quatro promotores (pre-S1, pre-S2, pre-C/C e X) e dois elementos *enhancer* (EnhI e EnhII) e a transcrição do genoma viral é mediado pela RNA polimerase II. Quatro diferentes transcritos do cccDNA são observados *in vivo*, os quais não sofrem *splicing*, são poliadenilatos e possuem uma estrutura cap 5'. Todos os transcritos possuem a mesma terminação 3' pois existe somente um sítio de poliadenilação em todo o genoma viral, porém, apresentam extremidades 5' distintas por diferentes sítios de iniciação da transcrição. O transcrito genômico de 3,5 kb consiste em duas espécies com diferentes extremidades 5', com duas funções distintas. Eles codificam para a proteína viral do *core*, a polimerase e o HBeAg. O transcrito denominado de RNA pré-genômico (pgRNA) dirige a síntese de todo o genoma viral, através da ação de uma transcriptase reversa codificada por esse mesmo RNA durante o ciclo de replicação viral. O pgRNA também serve de molde para a síntese da proteína do *core* e da polimerase viral. Os RNAs de 3,5 kb com extremidade 5' localizada acima do códon de iniciação da região pre-C, moldam a síntese do HBeAg.

As proteínas de superfície são transcritas por dois promotores localizados na região pre-S/S (pre-S1 e pre-S2). A proteína de superfície *large* é codificada por um RNA subgenômico de 2,4 kb, com códon de iniciação na região pre-S1, e que totaliza toda a região pre-S/S. As proteínas *middle* e *small* são codificadas por uma família de RNA subgenômico de 2,1 kb, iniciando na região pre-S2, que possui micro-heterogeneidade da extremidade 5', de modo que um destes transcritos se inicia imediatamente antes do AUG da região pre-S2 e os demais após este códon de iniciação. Desta forma, um dos transcritos de 2,1 kb origina a proteína *middle*, enquanto os demais RNAs mensageiros de 2,1 kb originam a proteína *small*. A proteína HBxAg é traduzida por um pequeno transcrito subgenômico de 0,8 kb (Fig. 14-3).

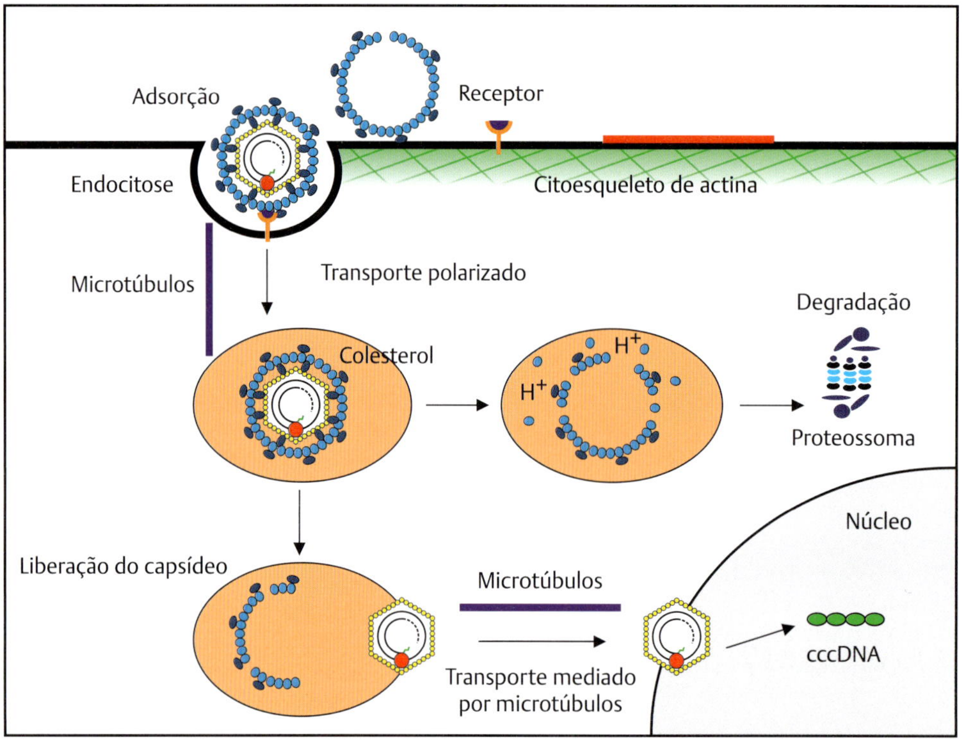

Fig. 14-5. Modelo demonstrativo para o mecanismo de entrada e tráfego intracelular do DHBV. O ciclo de vida dos hepadnavírus inicia com a adsorção dos vírions aos sítios de ligação específicos na superfície dos hepatócitos, mediada pela região correspondente à proteína *large* do envelope viral. Posteriormente, o vírus é internalizado através do processo de endocitose e passa a residir na vesícula endocítica, que é transportada por meio da ação de microtúbulos e, provavelmente, de forma polarizada. A liberação endossomal da partícula requer a atividade da ATPase vacuolar e, presumivelmente, do colesterol do envelope viral. Após a liberação, a partícula é transportada pela ação de microtúbulos, mediada por dineína/actina, para o núcleo da célula, onde a infecção é iniciada após a liberação do genoma viral na membrana nuclear ou no interior do núcleo. Entretanto, a maior parte das partículas virais é degradada pela ação de proteossomas e outras proteases celulares. (Fonte: Modificada de Funk *et al*, 2007.)

Após serem exportados ao citosol, os RNAs são traduzidos e as proteínas de superfície do vírus são diretamente inseridas na membrana do RE. Uma vez inseridas, elas podem formar partículas subvirais de forma autônoma ou vírions completos, a partir da interação com capsídeos.

A replicação dos hepadnavírus se inicia com a encapsidação do genoma. Os dímeros de proteína do *core* interagem uns com os outros, ocorrendo a montagem do *core* juntamente com a polimerase viral e o pgRNA, no interior do complexo ribonucleico. O empacotamento do pgRNA é dado mediante a interação de proteínas chaperonas da porção terminal da polimerase com o sinal de encapsidação, denominado épsilon (ε), e em conjunto com as proteínas do *core* formam o nucleocapsídeo. A estrutura *épsilon* também funciona como origem de replicação da transcriptase reversa. No interior do nucleocapsídeo ocorre a transcrição reversa do pgRNA em DNA. Inicialmente, a fita negativa é sintetizada através da atividade de transcriptase reversa da polimerase viral, enquanto sua atividade de RNAse H degrada o molde de RNA. Esse processo é iniciado através da função primase da proteína terminal, resultando na ligação covalente da fita de DNA nascente com a proteína terminal da polimerase. Após a ligação de aproximadamente 4 nucleotídeos, o produto de DNA é transferido para a sequência DR1 do pgRNA. Isso é possível desde que o sinal *épsilon* e a sequência DR1 compartilhem 4 nucleotídeos de identidade. A partir dessa posição, a fita negativa é elongada pelo mecanismo convencional. Com o término da polimerização da fita negativa, inicia-se a síntese da fita de polaridade positiva, a qual não é formada completamente. Em *Avihepadnavirus*, normalmente 80% da fita positiva completa sua elongação. A síntese da fita positiva é iniciada na sequência DR2 e um pequeno oligonucleotídeo remanescente do pgRNA funciona como molde. O nucleocapsídeo interage com as proteínas de superfície presentes na membrana do RE a fim de formar vírions completos. Os vírions envelopados são transportados através de vias constitutivas de secreção para a superfície da célula e são liberados (Fig. 14-6).

Na ausência de capsídeos maduros ocorre a liberação autônoma de partículas subvirais contendo apenas as proteínas de superfície. Em *Orthohepadnavirus*, proteínas S, M e L e em *Avihepadnavirus* proteínas S e L acumulam-se na membrana do RE, com um alto enriquecimento de proteínas S, atingindo densidades muito altas. Quando essa alta densidade atinge um nível crítico, as partículas subvirais brotam do lúmen do RE e são liberadas na membrana celular.

Diagnóstico e Sorologia

Neste tópico abordaremos os aspectos mais importantes no diagnóstico da infecção causada pelo vírus da hepatite B em humanos. Embora haja variadas diferenças no transcurso da infecção entre os diferentes membros da família *Hepadnaviridae*, muitos estudos sobre hepatites animais causadas pelos vírus classificados nesta família consideram os aspectos descritos para o HBV como ferramenta de orientação.

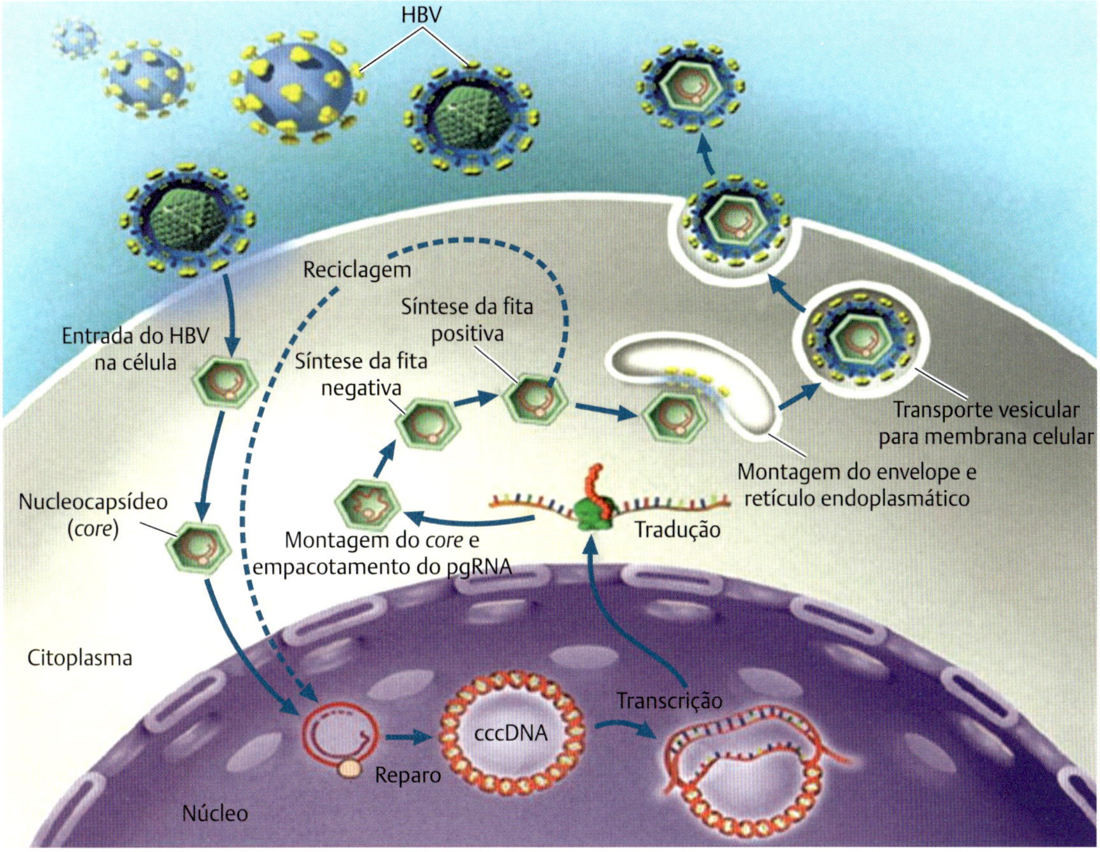

Fig. 14-6. Modelo do ciclo replicativo dos hepadanavírus. Os vírions se ligam aos receptores de superfície do hepatócito e são internalizados. As partículas migram para o núcleo do hepatócito, onde ocorre o reparo do genoma para formar um DNA circular covalentemente fechado (cccDNA), que funciona como um molde para a formação do RNA mensageiro (RNAm) viral. O RNAm viral resultante é traduzido no citoplasma para produzir as proteínas de superfície do vírus, as proteínas do *core*, a polimerase viral e a proteína X. Nesse ambiente, as progênies dos capsídeos virais são montados, incorporando o RNA genômico. Este RNA é reversamente transcrito em DNA viral. As partículas do *core* resultantes podem ser encaminhadas para o RE, para serem envelopadas e exportadas, ou encaminhadas para reciclagem de genoma no interior do núcleo para a conversão em cccDNA. A esfera pequena, cor de pêssego no interior do núcleo, é a DNA polimerase viral. (Fonte: Modificada de Ganem & Prince, 2004.)

O diagnóstico etiológico da infecção pelo HBV consiste em determinar o agente causador da infecção, através de testes sorológicos, moleculares e imuno-histoquímicos; bem como, constatar os parâmetros clínicos, bioquímicos e histológicos da doença. Através da detecção dos diferentes antígenos virais e seus respectivos anticorpos, no soro de indivíduos infectados pelo HBV, é possível determinar as diferentes formas clínicas da infecção (Quadro 14-2).

No curso da infecção aguda pelo HBV, o primeiro marcador detectado no soro de indivíduos infectados é o ácido nucleico viral (HBV DNA), seguido pelo HBsAg e o HBeAg (Fig. 14-7A). O HBV inicia a replicação no hepatócito na semana que antecede as manifestações clínicas. Nesta fase, o HBsAg pode ser determinado sem que o indivíduo apresente sintomas ou evidências de necrose hepatocelular, podendo ser detectado entre a 1ª ou 2ª semana após a infecção, ou mais tardiamente, entre a 11ª e a 12ª semana. O HBeAg está correlacionado a altos níveis de replicação viral e infectividade, e é detectado em altos níveis no início da doença, juntamente com o HBV DNA, sendo caracterizados como marcadores replicativos. Ao iniciar o aumento das concentrações de alanina e aspartato aminotransferases (ALT, AST) no soro, pouco tempo depois do aparecimento dos marcadores iniciais, o indivíduo pode desenvolver o quadro de icterícia característico das hepatites agudas. Nesta fase, os anticorpos contra as proteínas do HBV começam a aparecer em diferentes padrões durante a infecção. O anticorpo anti-HBc, direcionado contra a proteína HBcAg, aparece no início das manifestações sintomatológicas com predominância da imunoglobulina de classe IgM, a qual declina à medida que aumenta os níveis de anticorpos anti-HBc de classe IgG. A detecção dos anticorpos anti-HBc IgM, juntamente com o marcador HBsAg, é a chave para a identificação da fase aguda da doença, já que a fração IgG do anti-HBc funciona como indicador de memória imunológica. À medida que a infecção se instala, a resposta imunológica do hospedeiro modula a infecção, diminuindo progressivamente a replicação viral. Um indicativo de recuperação da infecção ocorre quando há uma diminuição dos níveis séricos de HBeAg e aumento progressivo de anticorpos anti-HBe, fato que ocorre geralmente até o 3° mês da doença nos indivíduos que apresentam uma satisfatória resposta imunológica e o qual está associado a uma baixa replicação viral. Por outro lado, o processo de cronificação pode ser levado a cabo caso não ocorra a conversão do HBeAg em anti-HBe durante a infecção aguda.

Quadro 14-2. Marcadores Virológicos e Sorológicos do Vírus da Hepatite B

Marcadores	Características
HBsAg	Infecção pelo HBV, tanto aguda quanto crônica
HBeAg	Altos níveis de replicação viral e infectividade; marcador de resposta ao tratamento
Anti-HBc (IgM)	Infecção aguda pelo HBV, podendo ser vista em surto de hepatite B crônica
Anti-HBc (IgG)	Indivíduos recuperados da infecção ou apresentando infecção crônica pelo HBV
HBV DNA	Indica nível de replicação do HBV; primeiro marcador molecular detectável
Anti-HBs	Encontrado em indivíduos recuperados da infecção pelo HBV; marcador encontrado em indivíduos vacinados contra o HBV; confere imunidade à infecção pelo HBV
Anti-HBe	Baixos níveis de replicação e infectividade; marcador para resposta ao tratamento
Anti-HBc (IgG) e anti-HBs	Marcador de infecção passada; podendo perder os títulos de anti-HBs
Anti-HBc (IgG) e HBsAg	Infecção crônica pelo HBV
Anti-HBc (IgG) e/ou anti-HBs e HBV DNA	Infecção latente ou oculta pelo HBV

Fonte: Liang 2009

O HBsAg e o HBV DNA permanecem no soro dos indivíduos durante a sintomatologia da doença. Os anticorpos anti-HBs surgem após a diminuição progressiva dos níveis séricos de HBsAg, logo depois de cessar a replicação viral. Os anticorpos anti-HBs persistem após a recuperação, sendo o anticorpo associado à imunidade contra o HBV e indicador de cura da infecção.

O curso da infecção crônica é inicialmente similar ao perfil desenvolvido durante a infecção aguda (Fig. 14-7B). Porém, a cronicidade é identificada pela presença de altos níveis de HBsAg, HBeAg, HBV DNA e o anticorpo anti-HBc no soro dos indivíduos infectados por mais de 6 meses após o início da infecção. Muitas pessoas permanecem positivas para o HBsAg durante muitos anos e correm o risco de desenvolver complicações mais graves, como cirrose, fibrose, assim como o carcinoma hepatocelular (HCC).

Transmissão

A rota de transmissão dos vírus pertencentes à família *Hepadnaviridae* varia consideravelmente entre os que infectam mamíferos e aves. Os *Orthohepadnavirus* são transmitidos via parenteral, através do contato com fluidos corporais, tais como sangue e hemoderivados, através da relação sexual, pelo transplante de órgãos ou tecidos, através de seringas contaminadas, por lesões de pele ou através de outras exposições de origens desconhecidas. Em humanos, a transmissão também ocorre pela exposição perinatal, em crianças nascidas de mães portadoras ou de forma horizontal durante a infância, através do contato direto com familiares infectados. Em contraste, os *Avihepadnavirus* são primariamente transmitidos verticalmente *in ovo*, em que a infecção persistente é desenvolvida em 100% dos casos, mas resultando em uma infecção congênita com tolerância imunológica e ausência de doença hepática.

Patogênese da Infecção

Os hepadnavírus geralmente não exercem um efeito citopático nas células infectadas. Por esse motivo, estudos têm proporcionado detectar se as diferenças na patologia da doença após a infecção, é causada por fatores ambientais, se é o resultado da resposta hospedeiro-específica, ou se é provocada pela quantidade de replicação viral. Correlações clínicas sugerem que a principal causa do dano hepático observado é em razão das respostas imunológicas celular do hospedeiro frente à infecção. Essa resposta é direcionada a antígenos virais específicos com a finalidade de estabelecer a *clearance* da infecção, porém, em decorrência do ataque massivo das células imunitárias contra os hepatócitos infectados essa defesa pode funcionar como o foco inicial das injúrias observadas no quadro das hepatites.

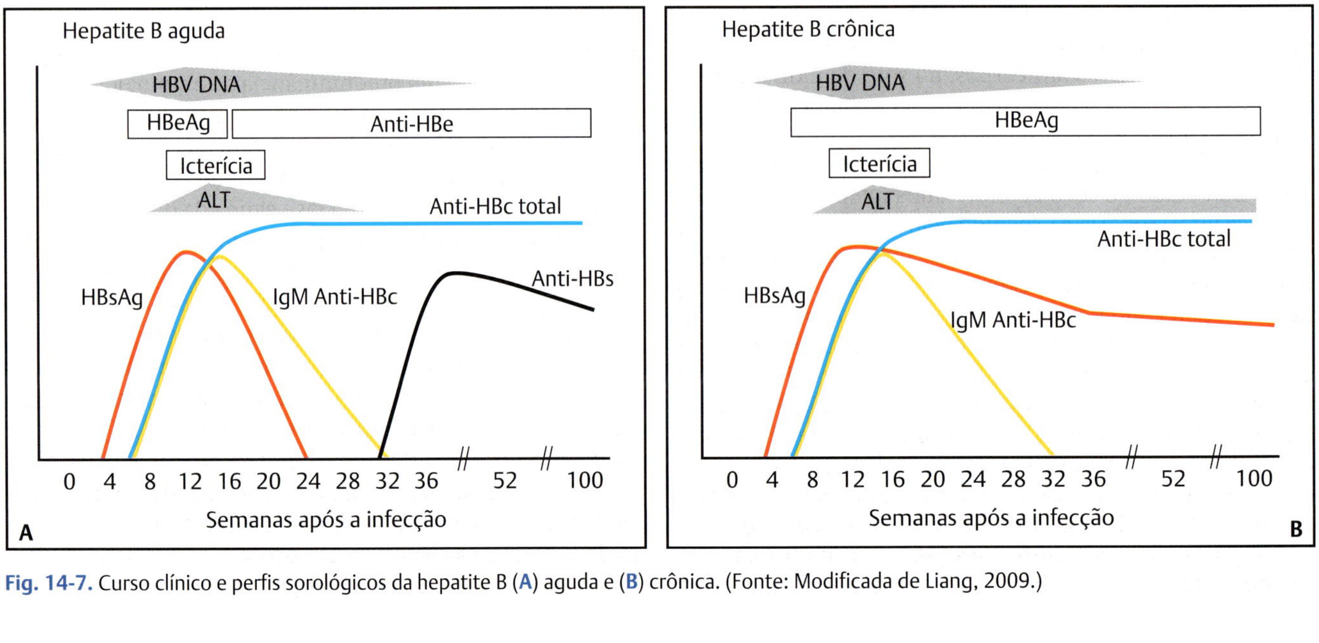

Fig. 14-7. Curso clínico e perfis sorológicos da hepatite B (A) aguda e (B) crônica. (Fonte: Modificada de Liang, 2009.)

Nas infecções causadas pelos hepadnavírus a participação dos componentes celular e humoral da resposta imunitária é fundamental para a eliminação do vírus. A ação coordenada de vários elementos do sistema imune é requerida, como a resposta Th1 citotóxica de células $CD8^+$, que reconhecem hepatócitos infectados expressando antígenos virais; uma resposta Th1 não citolítica, por meio da produção de citocinas pelas células $CD8^+$, como interferon-gama (INF-γ), fator de necrose tumoral alfa (TNF-α) e interleucina 12 (IL-12), que exibe um efeito antiviral direto, suprimindo a reprodução viral no interior das células virais (Fig. 14-7). Possivelmente, há uma resposta imune inata, mediada por células *natural killer* (NK), embora estudos em chimpanzés sugeriram que a infecção, por si só, pode não induzir a resposta mediada por células da resposta imune inata. Por último, a produção de anticorpos neutralizantes pelas células B é necessária para prevenir a infecção de novos hepatócitos por vírions residuais.

A infecção aguda pelo HBV pode ser assintomática ou pode resultar em uma enfermidade severa e fatal. A resposta envolvida na eliminação viral durante a infecção aguda ainda é tema de debate. Não há um consenso sobre a ocorrência, importância e papel preciso dos diferentes fatores participantes. Nesta fase da infecção, os hepatócitos expressam na sua superfície um complexo formado por peptídeos do *core* viral e proteínas de classe I do complexo principal de histocompatibilidade (HLA). O linfócito T citotóxico reconhece esse complexo acoplado à membrana celular e o mecanismo de destruição causada pelo ataque desta célula ao hepatócito causa a lise hepatolítica, representando o maior determinante na lise destas células. Quando este mecanismo é totalmente eficiente, leva à recuperação da infecção. Essa resposta imunológica é, portanto, a base histopatológica da enfermidade aguda produzida pelos hepadnavírus (Fig. 14-8). Embora o papel dos anticorpos neutralizantes direcionados contra o envelope de superfície do vírus (anti-HBs) na resolução da infecção ainda permaneça obscura, não podemos excluir sua participação na *clearance* viral, assim como, da eliminação dos hepatócitos, pois sabe-se que baixas concentrações de anticorpos podem ser suficientes para se ligar a todos os vírus circulantes e facilitar a remoção do soro.

Ao contrário, a hepatite crônica causada pelo HBV ou pelo WHV está associada a vários níveis de doenças hepáticas, podendo variar desde uma inflamação leve no fígado, uma hepatite severa, até o desenvolvimento de cirrose e HCC. A infecção crônica pelos hepadnavírus está associada ao desenvolvimento de carcinoma hepatocelular em infecções causadas pelo DHBV, GSHV, HBV e WHV, em ordem crescente de risco.

O indivíduo poderá desenvolver hepatite B crônica porque não ocorre expressão da classe I do HLA, ou porque o linfócito T citotóxico não é apropriadamente estimulado ou, ainda por algum outro mecanismo desconhecido. A resposta celular T citotóxica em indivíduos cronicamente infectados é descrita como fraca e pouco específica, em comparação com a resposta desenvolvida durante a resolução da hepatite aguda. Os perfis de resposta celular T $CD8^+$ vírus-específica durante a infecção crônica é bem heterogênea e influenciada em maior ordem pelos níveis de replicação do vírus do que pela atividade da doença hepática.

A integração do DNA do HBV no genoma do hospedeiro pode acarretar no desenvolvimento de hepatocarcinoma celular. Esta alteração cromossômica, frequentemente envolvendo o cromossomo 17, leva a transformações celulares, que produzem, após alguns anos, o carcinoma de células primárias do fígado.

Carcinoma Hepatocelular

O carcinoma hepatocelular (HCC) é atualmente uma das maiores causas de doença maligna no mundo. Está entre o terceiro tipo de tumor mais comum entre as regiões mais populosas, sendo a terceira causa mais importante de mortalidade por câncer anualmente. A infecção crônica pelo vírus da hepatite B é o agente dominante para o desenvolvimento do HCC globalmente, sendo responsável por 55% dos casos mundiais; e aproximadamente 80% desses são provenientes da zona oeste do Pacífico e África Subsaariana.

Obviamente, a patogênese do tumor é de origem multifatorial nos pacientes com hepatite crônica. Tantos fatores virais como do hospedeiro estão envolvidos, incluindo alterações genéticas induzidas pela integração do genoma do vírus no DNA

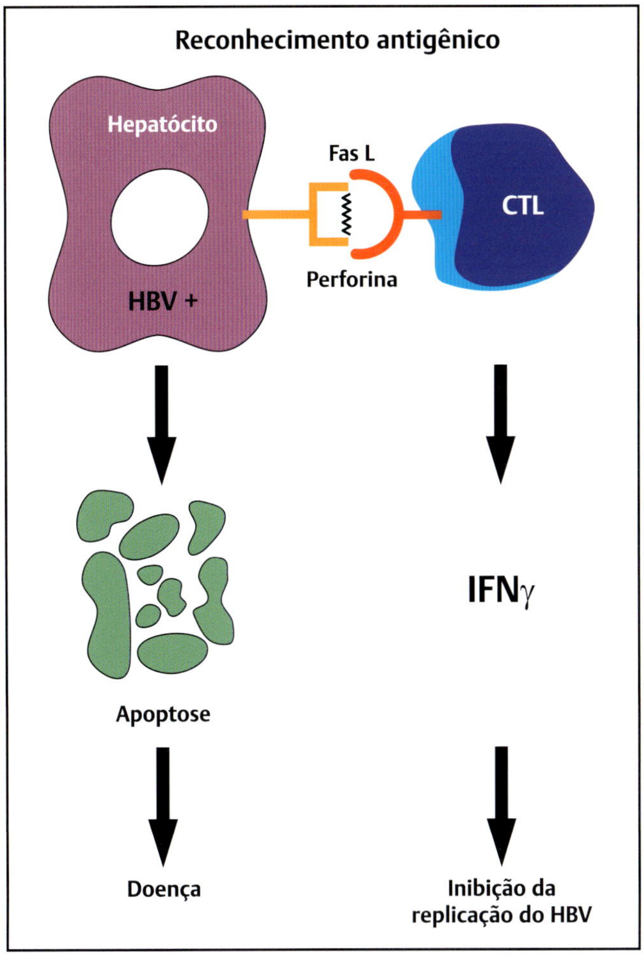

Fig. 14-8. *Clearance* não citopático do HBV no hepatócito, mediado por citocinas derivadas dos linfócitos T. No reconhecimento do antígeno, o linfóctio T $CD8^+$ (CTL) libera um sinal apoptótico para células-alvo, matando-as. Eles também secretam IFNγ e TNF-α, citocinas que debelam a replicação viral e a expressão gênica do HBV *in vivo*, promovendo a cura da infecção. (Fonte: Modificada de Chisari *et al*, 2007.)

cromossomal, ativação de oncogênese e silenciamento de genes supressores de tumor (Fig. 14-9). Entretanto, o mecanismo pelo qual o HBV e viroses relacionadas desencadeiam o desenvolvimento de transformações malignas ainda permanece obscuro. Porém, estudos têm demonstrado que a integração do DNA dos hepadnavírus ao genoma do hospedeiro parece ser o evento inicial que induz alterações celulares, gerando processos de mutagênese e carcinogênese na grande maioria dos pacientes com HCC induzido pelo vírus. Como foi descrito anteriormente, o gene X é a parte do genoma dos membros da família *Hepadnaviridae* que mais se integra ao genoma do hepatócito e, nesse cenário, o gene X desempenha um importante papel no desenvolvimento do HCC. A proteína HBx funciona como um oncogene em carcinoma hepatocelular experimental, sendo capaz de transformar hepatócitos murinos *in vitro*, e as sequências codificantes do HBx persistem em expansões clonais normais e malignas desses hepatócitos. Além disso, as sequências da proteína HBx com deleções e mutações pontuais têm sido detectadas em pacientes crônicos para hepatite e HCC. Essas mutações parecem surgir antes do desenvolvimento do HCC, o que sugere que a expressão desregulada do gene X, a partir de fragmentos de DNA integrados, podem desempenhar um papel na hepatocarcinogênese.

Alguns estudos têm indicado que as proteínas de superfície do vírus também desempenham um papel importante no estabelecimento do HCC. A versão truncada na extremidade C-terminal da proteína M do HBV tem sido demonstrada estar sendo expressa a partir do DNA subviral integrado no HCC e exercendo atividade de ativador transcricional. Assim como, a proteína L do HBV tem sido descrita como um transativador transcricional. Por isso, esses produtos virais, expressos a partir do DNA integrado no genoma do hospedeiro ou oriundo da replicação do viral podem contribuir para a hepatocarcinogênese através da sua capacidade de ativar uma variedade de promotores celulares.

Breve Descrição de Alguns Vírus Importantes na Hepatite Animal

Nesta sessão abordaremos de forma bem generalizada dois vírus importantes, do ponto de vista veterinário, no estabelecimento de casos de hepatite. Como foi dito no início do capítulo, os avanços observados na medicina humana para compreender e elucidar os aspectos mais relevantes observados na hepatite crônica, assim como, a identificação e descrição dos agentes etiológicos dessa enfermidade nos humanos não são observados na medicina veterinária, refletido pela pouca informação encontrada na literatura com respeito a essa temática, tornando-se uma tarefa bem difícil estabelecer, especificamente, os agentes causadores do quadro de hepatite crônica observado nos animais.

O vírus causador da hepatite E não desencadeia um quadro sintomático nos animais, eles são apenas reservatórios naturais para esse vírus. Entretanto, ele será tratado neste capítulo por ser uma zoonose de grande importância em medicina humana, principalmente pelo fato de haver transmissão horizontal entre essas duas espécies. Já a hepatite infecciosa canina (HIC) é causada pelo adenovírus canino tipo 1 (CAV-1) e há muito tempo é reconhecido como causa de necrose hepática aguda em cães.

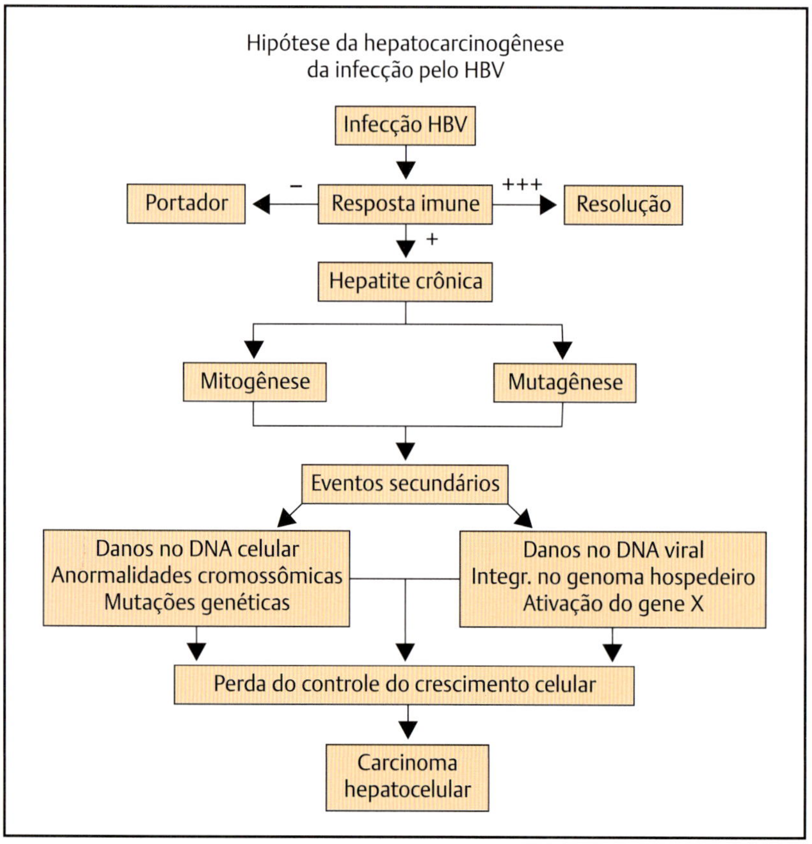

Fig. 14-9. Hipótese para o desenvolvimento de carcinoma hepatocelular causado pela infecção pelo HBV. De acordo com a hipótese, uma vigorosa (+++) resposta imune para o HBV direciona à *clearance* viral, enquanto a ausência (-) de resposta imune conduz a um estado de carreador aparentemente saudável, e uma resposta imune intermediária (+) produz a hepatite crônica. Esta indolente doença necroinflamatória é caraterizada por crônica necrose celular no fígado, que estimula uma resposta regenerativa sustentada. O componente inflamatório inclui macrófagos ativados que são uma rica fonte de radicais livres. A colaboração desses estimulantes mitogênicos e mutagênicos tem o potencial para causar danos celulares e no DNA viral, anormalidades cromossômicas, mutações genéticas etc., que desregulam o controle do crescimento celular em um processo com múltiplos passos que, eventualmente, leva ao desenvolvimento do carcinoma hepatocelular. (Fonte: Modificada de Chisari *et al*, 2007.)

HEPATITE E

O vírus da hepatite E (HEV) é o agente causador da hepatite E em humanos, sendo um importante problema de saúde pública mundial, principalmente nos países em vias de desenvolvimento da Ásia e da África. Estima-se que um terço da população mundial já tenha entrado em contato com o vírus e a propagação global da infecção segue o status socioeconômico da população (Fig. 14-10). A infecção pelo HEV nos países em desenvolvimento é majoritariamente uma doença veiculada com a água, associada a grandes epidemias, por conta da contaminação aquática e das precárias condições sanitárias. Em contraste, nos países industrializados, incluindo muitos países europeus, Estados Unidos e Japão, a infecção aguda pelo HEV ocorre esporadicamente e as vias de contaminação ainda não estão totalmente esclarecidas. Nessas áreas de menor endemicidade, a propagação da doença se dá, principalmente, entre os fazendeiros, médicos veterinários, pessoas que trabalham diretamente com carne de animais contaminados e consumidores de carne malcozida de porco e de veado, compondo um grupo que apresenta uma soroprevalência significantemente maior que o da população em geral. Isto é causado pelo fato de o HEV ser uma zoonose, envolvendo animais comestíveis, como javalis, veados e porcos domésticos e a principal via de contaminação para o homem é a ingestão de carne malcozida de animais contaminados e a ingestão de água contaminada com fezes de indivíduos ou animais infectados. Além do mais, outras vias de transmissão importantes incluem: 1) a transmissão parenteral, através de produtos sanguíneos e transplante de órgãos; 2) e a transmissão vertical, de mãe para filho, tanto através da via intrauterina ou perinatal. Estas observações sugerem que os animais funcionam como um reservatório natural para o vírus e a evolução, adaptação e difusão da zoonose para uma infecção humana foi facilitada por essas diferentes vias de transmissão. De fato, o parentesco da cepa viral humana e suína é confirmada pela proximidade filogenética da sequência completa de ambos vírus, principalmente os genótipos 3 e 4.

O vírus suíno foi inicialmente isolado e caracterizado geneticamente, em 1997, nos Estados Unidos. Apesar de já ter sido detectado, anteriormente, RNA e anticorpos anti-HEV em porcos provenientes do Vale Kathmandu no Nepal, porém, nesse estudo, não se determinou a identidade do vírus. Em 2001, nos Estados Unidos, foi descrito e caracterizado um vírus HEV aviário isolado de frangos que apresentavam a síndrome de hepatite-esplenomegalia. Além dos vírus suínos e aviários, foram isolados e caracterizados geneticamente cepas de HEV a partir de veados, mangustos, coelhos e ratos.

Classificação, Estrutura Viral e Organização Genômica

O HEV foi inicialmente classificado como pertencente à família Caliciviridae, em decorrência das semelhanças morfológicas compartilhadas com os outros membros dessa família. Posteriormente, observou-se que o HEV não apresentava uma significante homologia na sequência nucleotídica com os calicivírus e por isso é atualmente classificado na família Hepeviridae, que possui somente um gênero, *Hepevirus*. As espécies pertencentes ao gênero *Hepevirus* incluem 4 principais genótipos em mamíferos: genótipo 1 (cepas asiáticas), genótipo 2 (cepa mexicana e algumas africanas), genótipo 3 (cepas de casos esporádicos humanos em países industrializados, e cepas animais provenientes de porcos, veados e mangustos),

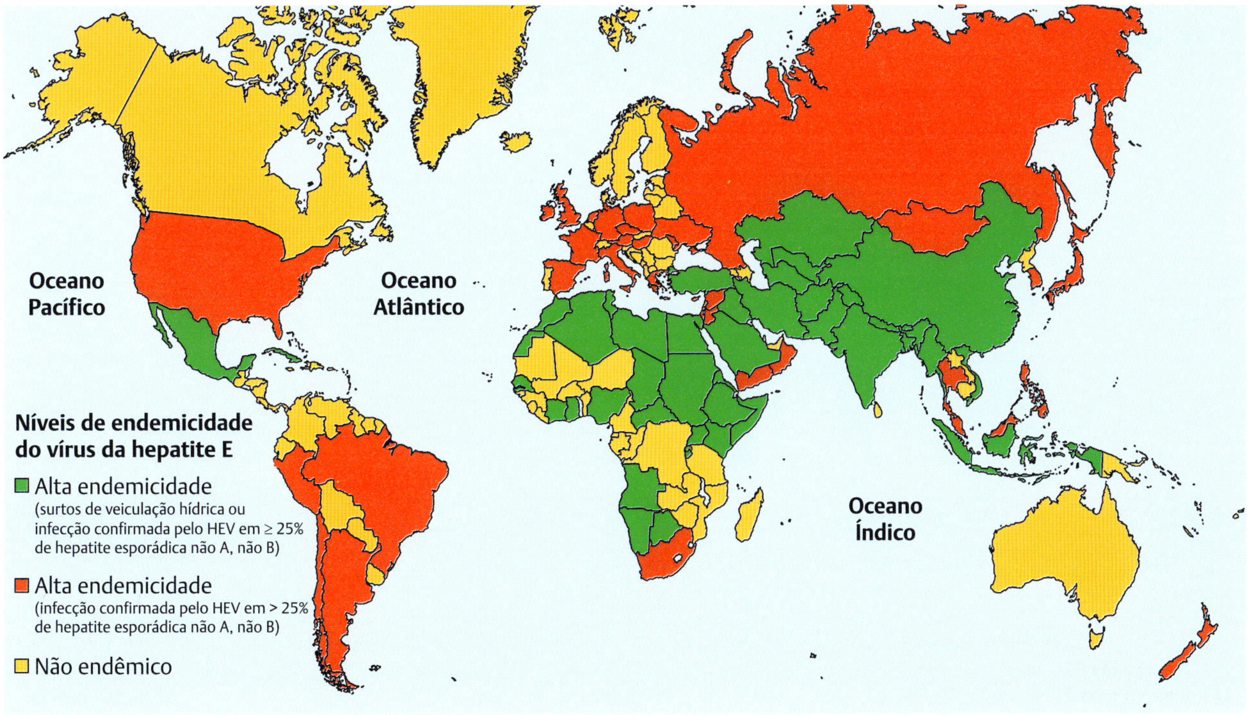

Fig. 14-10. Distribuição Mundial do HEV em 2008. Criação para a utilização pelo *Centers for Disease Control and Prevention*. [42]. (Fonte: Modificada de Eyasu H, 2010.)

genótipo 4 (cepas de casos esporádicos da Ásia e cepas suínas). Recentemente, uma nova cepa de HEV foi isolada de coelhos na China, que parece ser geneticamente distinta dos 4 genótipos de mamíferos conhecidos e, portanto, poderia representar o quinto genótipo adicional dentro do gênero *Hepevirus*. Atualmente três genótipos do HEV aviário têm sido descritos em galinhas europeias, porém como compartem somente aproximadamente 50% de identidade de sua sequência nucleotídica com o vírus de mamífero é provável que haja uma nova classificação do HEV aviário, incluindo como novo gênero dentro da família Hepeviridae.

O HEV é um vírus não envelopado, esférico, com uma simetria icosaédrica. As partículas virais possuem aproximadamente 32 a 34 nm de diâmetro, uma densidade entre 1,39 e 1,40 g/mL em gradiente de cloreto de césio e um coeficiente de sedimentação de 183S.

O genoma do HEV é formado por uma molécula de RNA, fita simples de polaridade positiva, com aproximadamente 7,2 kb em tamanho, excluindo a região poli-A. Codifica três fases de leitura aberta, possui um capacete em sua extremidade 5', conhecido também como cap 5' e é poliadenilato na extremidade 3'. As extremidades 5' e 3' do genoma viral não são codificantes e provavelmente estão envolvidas na tradução e replicação do vírus (Fig. 14-11).

A fase de leitura 1 (ORF1 – do inglês, *Open Reading Frame 1*) compreende aproximadamente dois terços do genoma viral e codifica as proteínas não estruturais, as quais estão envolvidas na replicação do vírus. O processo traducional e pós-traducional da poliproteína codificada pela ORF1 ainda não está totalmente esclarecido, em razão da falta de culturas celulares permissíveis ao HEV. Sabe-se que existem alguns motivos conservados, incluindo metiltransferases, cisteinoprotease que apresentam semelhança com a papaína e RNA polimerase dependente de RNA. Ainda não se sabe se as funções proteicas codificadas pela ORF 1 correspondem a uma única poliproteína multifuncional ou proteínas menores individualmente clivadas.

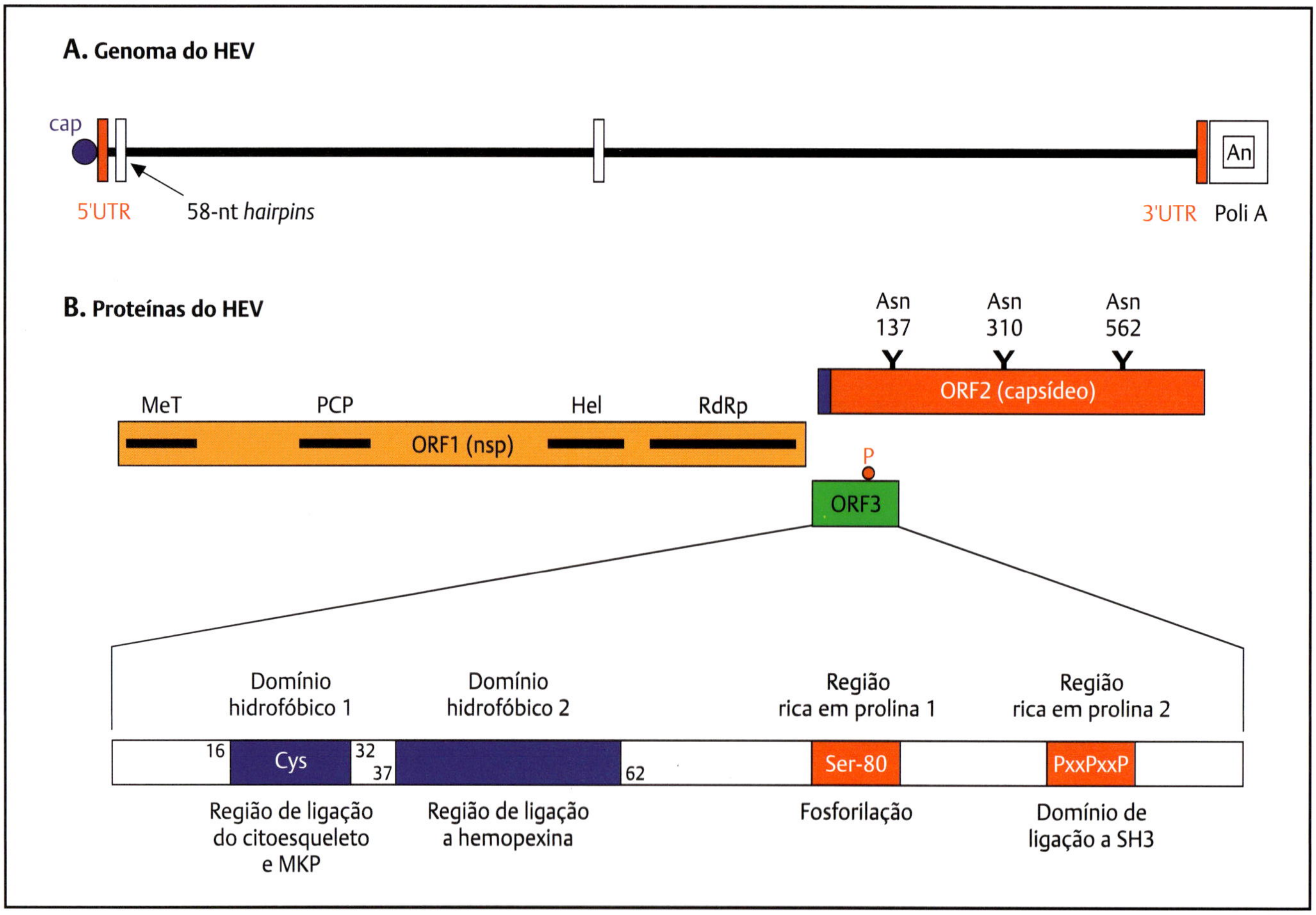

Fig. 14-11. Organização genômica do HEV. (**A**) O genoma do HEV é composto por uma molécula de RNA, fita simples de polaridade positiva, com aproximadamente 7,2 kb em tamanho e é capeado na extremidade 5' e poliadenilato na extremidade 3'. Contém trechos curtos de regiões não traduzidas (UTR) em ambas as extremidades (em vermelho). Outras características estruturais supostamente importantes para a replicação também são mostradas. (**B**) As três fases de leitura aberta (ORFs) são mostradas. A ORF1 codifica uma poliproteína não estrutural (nsp) que contém várias unidades funcionais – metiltransferase (MeT), proteína semelhante à papaína (PCP), RNA helicase (Hel) e RNA polimerase dependente de RNA (RdRp). A ORF2 codifica a proteína do capsídeo viral; a sequência sinal N-terminal (em azul) e os sítios de glicosilação são indicados. Detalhes das proteínas da ORF3 são mostrados, incluindo os dois domínios hidrofóbicos N terminal (quadrados azuis) e duas regiões ricas em prolina na extremidade C terminal. As funções descobertas desses domínios estão indicadas abaixo das ilustrações. (Fonte: Modificada de Chandra *et al*, 2008.)

A segunda fase de leitura (ORF2 – do inglês, *Open Reading Frame 2*) é localizada na extremidade 3' do genoma e codifica as proteínas do capsídeo, que contém a sequência de um peptídeo sinal para o RE e três sítios de glicosilação. Tem sido demonstrado que mutações no interior dos sítios de glicosilação são capazes de prevenir a formação de partículas virais infecciosas. As proteínas do capsídeo interagem com a extremidade 5' do RNA viral, o qual, provavelmente, desempenha um papel importante na encapsidação do RNA. Epítopos antigênicos comuns ao HEV que infectam mamíferos e os que infectam aves têm sido identificados contra as proteínas do capsídeo.

A terceira fase de leitura (ORF3 – do inglês, *Open Reading Frame 3*) codifica uma pequena fosfoproteína de 123 aminoácidos associada ao citoesqueleto e, provavelmente, desempenha uma função na replicação viral e na morfogênese do vírus. A extremidade N-terminal da ORF3 se liga ao RNA e forma um complexo com a proteína do capsídeo. Enquanto a extremidade C-terminal é multifuncional e está envolvida na morfogênese e patogênese viral. Anticorpos monoclonais, dirigidos contra a ORF 3, interagem com as partículas virais do HEV presentes no sobrenadante de culturas celulares e no soro de indivíduos infectados, sugerindo que esta proteína se encontra na superfície do vírus. Essa proteína também parece ser responsável pela liberação da partícula viral da célula infectada, podendo-se associar a complexos lipídicos.

Replicação

Pouco se sabe sobre as estratégias replicativas do HEV pela ausência de um modelo *in vitro* que permita uma vigorosa replicação viral. Atualmente, nenhuma interação específica com receptores celulares do HEV tem sido descrita e os mecanismos de entrada do vírus na célula hospedeira também permanecem não elucidados.

O modelo para a replicação do HEV e a expressão dos genes é atualmente baseado nas semelhanças e homologia na sequência com outros vírus constituídos de RNA de polaridade positiva que já foram caracterizados. O ciclo replicativo do HEV é mostrado na Figura 14-12. Após a entrada do vírus na célula (passo 1), o RNA viral é desencapsidado (passo 2) e traduzido no citosol das células infectadas produzindo uma poliproteína não estrutural codificada pela ORF1 (ORF1 nsP) (passo 3). A clivagem da ORF1 nsP é realizada através de proteases celulares, possivelmente com o auxílio da protease viral. A replicase viral produz replicativos intermediários negativos a partir das fitas positivas (passo 4A), que então servirão de molde para síntese de cópias adicionais de fitas positivas, assim como, de fitas subgenômicas positivas (passo 4B). O RNA subgenômico pode então ser traduzido em proteínas estruturais (passo 5). As proteínas do capsídeo empacotam o genoma viral para montagem da progênie de vírions liberados da célula por uma via ainda não conhecida (passo 6). Uma vez que transcritos *in vitro* de clones de DNA complementar (cDNA)

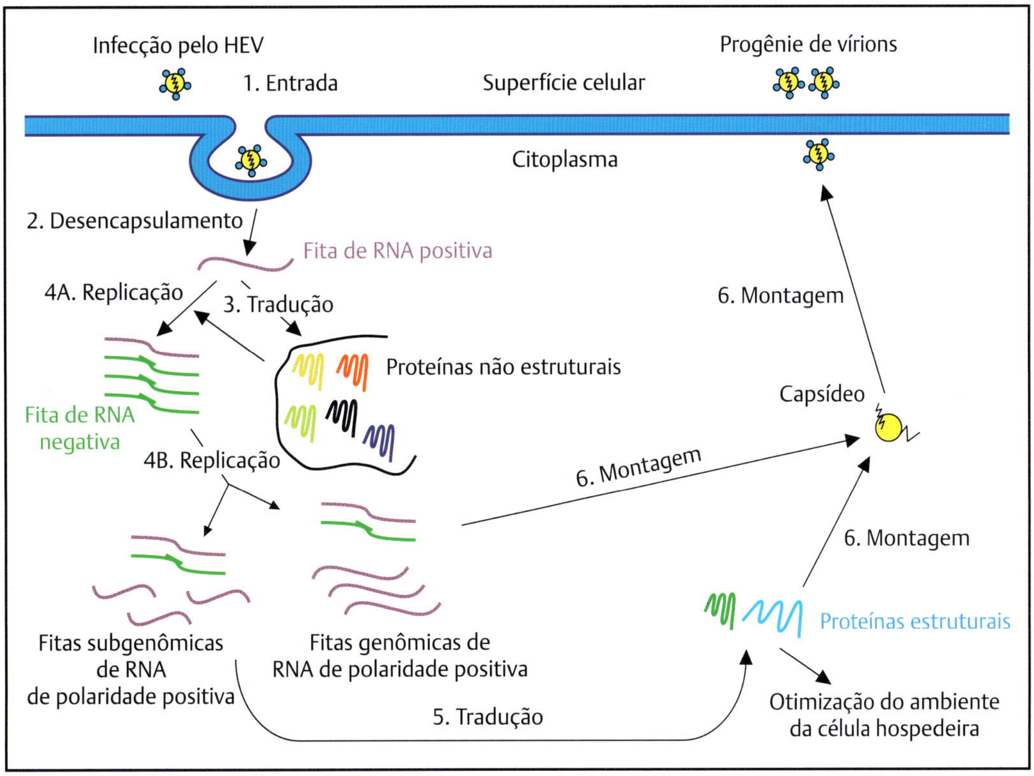

Fig. 14-12. Ciclo de replicação proposto para o HEV. O vírus entra na célula-alvo (1) e é desencapsulado (2) para liberar o genoma de RNA do HEV por processo não caracterizado. O genoma de RNA é traduzido no citoplasma em proteínas não estruturais (3). A replicase sintetizada, então, replica a fita positiva do genoma de RNA em uma fita negativa de RNA intermediária (4A) e em fitas subgenômicas de RNA de polaridade positiva (4B). Esta é a fase de amplificação do genoma. Adicionalmente, as fitas subgenômicas de RNA de polaridade positiva também são sintetizadas e traduzidas em proteínas estruturais (5). As proteínas do capsídeo envolvem o RNA genômico para montar novos vírions (6) que são, então, liberados da célula por meio de um mecanismo ainda não caracterizado.

completos demonstraram ser infecciosos para primatas não humanos e suínos, acredita-se que RNAs subgenômicos não sejam necessários ao início de uma infecção, devendo ser sintetizados como parte do processo replicativo.

Patogênese em Humanos

O alvo da população acometida pelo HEV é geralmente pessoas jovens ou de meia-idade, variando entre 15 a 40 anos. Em contraste com o vírus da hepatite A e outras viroses entéricas, a transmissão entre humanos é rara. A patogênese da hepatite E ainda é pouco compreendida. A entrada do vírus no hospedeiro é dada principalmente pela via oral, geralmente através do consumo de água e comida contaminada. O sítio inicial de replicação do vírus é, presumivelmente, nas células do trato intestinal e a chegada do vírus no fígado é dado provavelmente através da veia porta. O HEV replica-se no citoplasma dos hepatócitos e é liberado na bile e no sangue.

Anticorpos específicos de classe IgM e IgG contra o HEV podem ser detectados a partir do início dos sintomas. Os anticorpos anti-HEV de classe IgM atingem níveis séricos máximos de detecção durante as quatro primeiras semanas após a infecção, decaindo normalmente três meses após o início dos sintomas. Os anticorpos anti-HEV de classe IgG persistem após a infecção, atingindo seus maiores títulos 2 a 4 semanas após o início da sintomatologia, decaindo os níveis após a resolução da infecção (Fig. 14-13). Os anticorpos anti-HEV podem ser detectados no soro dos indivíduos infectados até 14 anos após a infecção, porém, não se sabe se os títulos desses anticorpos permanecem em baixas concentrações, mas em quantidades suficientes para serem detectados ou se, eventualmente, desaparecem durante o curso da infecção. Anticorpos anti-HEV de classe IgA também podem ser detectados no soro de indivíduos infectados naturalmente, entretanto, o significado da presença desses anticorpos permanece desconhecido.

Vírus encontrados nas fezes de humanos e animais infectados parece ser a principal fonte de infecção viral no ambiente. Em virtude das altas taxas de HEV encontrados na bile de primatas experimentalmente infectados, presume-se que a maior parte dos vírus do trato intestinal são oriundos do fígado.

Casos crônicos de hepatite E ainda não foram relatados, sendo caracterizada como uma doença autolimitada. As formas clínicas podem variar desde assintomáticas à fulminantes. A hepatite fulminante é observada em 1 a 4% dos casos, os quais são maiores que os observados para a hepatite A. Alguns indivíduos não apresentam icterícia, desenvolvendo somente sintomas inespecíficos, típicos de outras infecções virais, sendo caracterizada por um curso clínico mais brando. Por outro lado, a hepatite clássica é acompanhada de sinais e sintomas como icterícia, anorexia, hepatomegalia, dor abdominal, náusea, vômitos, febre, acolia fecal e colúria, com desenvolvimento autolimitado de 1 a 4 semanas. O tempo de incubação varia de 2 semanas a dois meses com uma média de 40 dias, a viremia é transiente e ocorre, principalmente, durante a fase prodrômica e desaparece no início dos sintomas clínicos.

A taxa de mortalidade da hepatite E tem variado em diferentes estudos, porém mostra-se semelhante à observada na hepatite A, variando de 0,5 a 3%. Entretanto, o aspecto mais importante é a severidade da doença em mulheres grávidas. A taxa de mortalidade da hepatite E em mulheres no terceiro trimestre de gravidez pode atingir de 15 a 20%, ao contrário dos outros quatro agentes virais que, reconhecidamente, causam hepatite. A causa da alta mortalidade observada em mulheres grávidas ainda permanece desconhecida, no entanto, especula-se que esteja relacionada com o balanço da resposta imunológica Th1/Th2, que parece estar direcionada a uma resposta Th2 em mulheres grávidas, quando comparada com mulheres não grávidas, mas como isso influencia na severidade da infecção pelo HEV ainda permanece obscuro.

Reservatórios Animais para o HEV

Muitas espécies de animais domésticos e selvagens apresentam soroprevalência de anticorpos anti-HEV em diferentes regiões do mundo, com uma prevalência que pode variar de 9 a 80%. Porcos domésticos e javalis selvagens são os principais reservatórios animais para os genótipos 3 e 4 do HEV. Entretanto, anticorpos anti-HEV têm sido detectados em muitas outras espécies, incluindo veados, ratos, cães, gatos, mangustos,

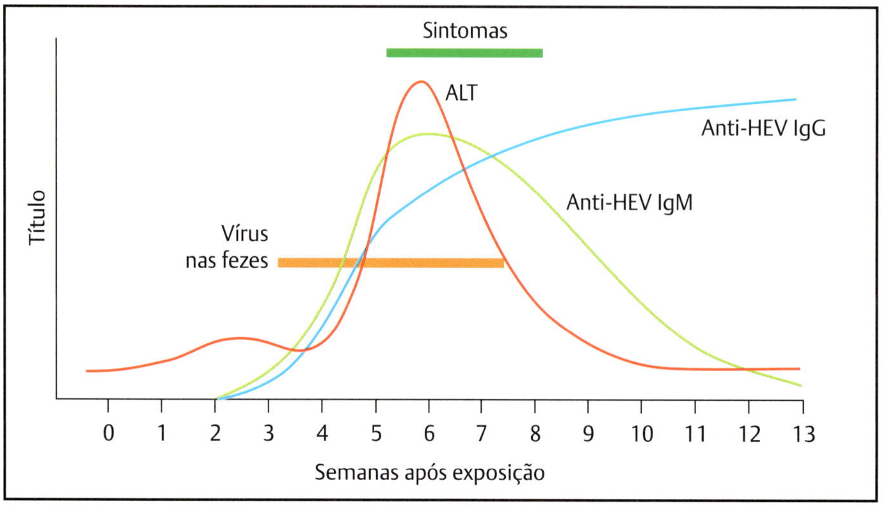

Fig. 14-13. Modelo do curso da infecção pelo vírus da hepatite E (HEV). A linha vermelha representa a dinâmica dos níveis de ALT; a linha amarela, a concentração de anticorpos anti-HEV de classe IgM e a linha azul, os títulos de anticorpos anti-HEV de classe IgG durante o curso da infecção pelo HEV em humanos. Os vírus nas fezes são detectados a partir da 3ª semana até aproximadamente a 7ª semana após a infecção. Os sintomas são manifestados da 5ª a 8ª semana após a infecção. ALT: alanina aminotransferase; IgM: imunoglobulina da classe M; IgG: imunoglobulina da classe G. (Fonte: Centers for Disease Control and Prevention, 1999.)

vacas, ovelhas, cabras, galinhas domésticas, coelhos, cavalos e macacos do Velho e Novo Mundos.

O HEV causador da hepatite E em aves, identificado em galinhas domésticas, é geneticamente relacionado com o HEV de mamíferos, mas distinto deste, uma vez que não é capaz de causar infecção experimental em primatas.

Os suínos têm sido descritos como os maiores reservatórios do HEV, e as altas soroprevalências de anti-HEV, frequentemente observadas, demonstraram que o HEV é enzoótico nesses animais e os manipuladores de suínos representam o grupo de maior risco para adquirir a infecção.

Em 1990, Balayan *et al.* descreveram, pela primeira vez, a infecção experimental pelo HEV em suínos domésticos, infectados por uma estirpe proveniente da Ásia Central. Posteriormente, foi descrito a detecção de anticorpos anti-HEV IgG e do HEV-RNA em amostras de soro e fezes de suínos no Nepal. No entanto, somente em 1997 o vírus suíno foi caracterizado por Meng *et al.* a partir de um estudo prospectivo realizado em uma granja comercial nos Estados Unidos. A partir de então, outros HEV foram identificados em suínos de diferentes países como Quirguistão, Reino Unido, Indonésia, Coreia, Japão, Taiwan, Índia, Canadá, China, Holanda e Nova Zelândia. Os genótipos identificados e caracterizados de HEV em suínos são classificados como pertencentes aos genótipos 3 e 4 (suínos de Taiwan e Índia), ambos relacionados com os HEV detectados em casos agudos esporádicos em humanos.

Os suínos infectados naturalmente são assintomáticos. Assim como em humanos, também é transmitido pela via fecal oral, contendo partículas potencialmente infecciosas nas fezes, constituindo a principal via de disseminação do vírus. Comumente, os suínos são infectados entre as idades de 2 a 3 meses, apresentando uma viremia transiente que dura entre 1 a 2 semanas. As partículas virais são eliminadas nas fezes por um período que dura entre 3 a 7 semanas. Em suínos a epidemiologia da hepatite E independe do padrão endêmico observado para os humanos, ocorrendo infecções tanto em países industrializados como em vias de desenvolvimento.

Poucos estudos reportam a presença do HEV em javalis e veados na Europa e no Japão. A soroprevalência observada em javalis varia de 9 a 71% e em veados de 2 a 35%. Uma das limitações encontradas para caracterizar a infecção pelo HEV nesses animais está no pequeno tamanho das amostras analisadas e na origem diversa do material biológico a ser testado, tais como fígado, bile, soro e fezes. As cepas de HEV amplificadas a partir desses animais têm sido caracterizadas como pertencentes aos genótipos 3 e 4, as quais são geneticamente relacionadas com as estirpes humanas e suínas descritas na mesma região geográfica, sugerindo uma possível transmissão interespecífica.

Os roedores também desempenham um importante papel na transmissão do HEV, pois estão presentes tanto em regiões urbanas quanto rurais. Nos Estados Unidos, foram observadas prevalências variando de 70 a 80% em roedores silvestres. No Japão a prevalência do HEV variou de 13 a 32% nos roedores. A soroprevalência do HEV nas diferentes populações de roedores varia de acordo a região geográfica. Aparentemente, o HEV que infecta roedores é geneticamente distinto das cepas de mamíferos e não se sabe se a estirpe de HEV que infecta roedores são capazes de infectar humanos.

Anticorpos anti-HEV também foram detectados em cachorros no Vietnã e na Índia, em vacas da Índia, Somália, Tadjiquistão, Turcomenistão e Ucrânia, e de ovinos e caprinos do Turquemenistão. Porém, a fonte de soropositividade nessas espécies não pôde ser identificada até o momento. Dessa maneira, é fácil concluir que os suínos não são os únicos reservatórios naturais para o HEV, e muitas outras espécies desempenham um papel importante na disseminação desse vírus para a população humana.

HEPATITE INFECCIOSA CANINA

As causas da hepatite crônica nos membros da família *Canidae* são, na sua maior parte, ainda desconhecidas. As principais causas incluem agentes tóxicos, metabólicos e infecciosos. A hepatite infecciosa canina é causada pelo adenovírus canino tipo 1, denominado CAV-1, que pode causar uma infecção hepática letal em indivíduos jovens da família *Canidae* e *Ursidae*.

O vírus da hepatite canina foi descrito em 1947 por Rubarth, na Suécia, sendo por isso também denominada de doença de Rubarth. Este estudo permitiu relacionar a encefalite enzoótica observada em raposas com a hepatite infecciosa dos cães, e demonstrou tratar-se do mesmo agente etiológico.

O CAV-1 é transmitido através da exposição oronasal. Após a infecção, o vírus se dissemina para todos os tecidos do corpo do animal, especialmente para os tecidos endoteliais e hepatócitos, causando viremia e sendo eliminado em todas as secreções durante o curso de uma infecção aguda. Após a recuperação, o vírus pode ser eliminado na urina por um período de 6 a 9 meses. Como os vírus são relativamente resistentes à inativação, podem ser disseminados através de fômites e ectoparasitas.

A incidência da doença clínica causada pelo CAV-1 é relativamente baixa nos caninos, em decorrência dos métodos profiláticos existentes e da eficiência da vacinação, o que tem reduzido efetivamente a circulação do CAV-1 na população canina.

Esta doença é caracterizada clinicamente por uma rápida e fatal progressão, podendo levar à morte de forma aguda ou superaguda. Na forma aguda, a evolução pode ser de apenas algumas poucas horas, não sendo percebidos os sinais clínicos. A taxa de letalidade varia entre 12 e 25%. Cães infectados apresentam febre, anorexia, latidos frequentes, dor abdominal, tonsilite, membranas mucosas pálidas e sinais clínicos de distúrbios neurológicos. Adicionalmente a uma necrose hepatocelular, é observada uma aguda hemorragia na superfície serosa, no interior dos linfonodos e no fígado. Uma opacidade da córnea, conhecida como olhos azuis, e uma nefrite intersticial pode ocorrer entre 1 a 3 semanas após a recuperação dos sintomas clínicos como consequência da deposição de complexos imunes circulantes. Entretanto, o diagnóstico clínico é dificultado pelo curso clínico agudo e superagudo da doença e a pouca especificidade dos sintomas clínicos.

Classificação, Estrutura e Organização Genômica

Adenovírus de vários sorotipos têm sido isolados de muitas espécies, incluindo humana, bovina, ovina, suína, equina, murina e canina. O adenovírus é classificado na família

Adenoviridae. São vírus não envelopados de simetria icosaédrica, com um diâmetro entre 70 e 100 nm. São formados por 252 capsômeros, dos quais 240 são hexâmeros e 12 pentâmeros nos vértices (Fig. 14-14). Possuem uma densidade em gradiente de cloreto de césio de 1,33 a 1,34 g/cm³. Como não possuem envelope lipoproteico podem ser armazenados em diferentes temperaturas por tempo prolongado e são estáveis em pH entre 6,0 e 9,0. Os adenovírus são insensíveis à inativação por compostos orgânicos, como etanol e éter.

O vírus é composto por 11 proteínas estruturais (II, III, IIIa, IV, V, VI, VII, VIII, IX, X e TP), das quais 7 compõem o capsídeo viral (II, III, IIIa, IV, VI, VIII e IX). Este contém 252 capsômeros, dos quais 240 compõem as faces do icosaedro e são formados pela proteína *hexon* (pII). Os vértices são formados por 12 capsômeros restantes, que são compostos pelas proteínas *penton*-base (pIII) e *fibra* (pIV).

O genoma dos CAV-1 é similar, em estrutura e arranjo genético, ao genoma dos adenovírus humanos (Fig. 14-15). Os membros da família *Adenoviridae* possuem um genoma de DNA linear de cadeia dupla com um tamanho que varia entre 30 a 40 kb. As extremidades do genoma são caracterizadas pela presença de sequências repetitivas idênticas denominadas de *Inverted Terminal Repeats* (ITR), que possuem um papel importante na iniciação do processo de replicação genômico e no empacotamento do genoma viral no interior do capsídeo.

Existem duas fases de expressão genética nos adenovírus. Os genes considerados precoces são aqueles em que a expressão se dá antes do processo de replicação do DNA viral (*early*

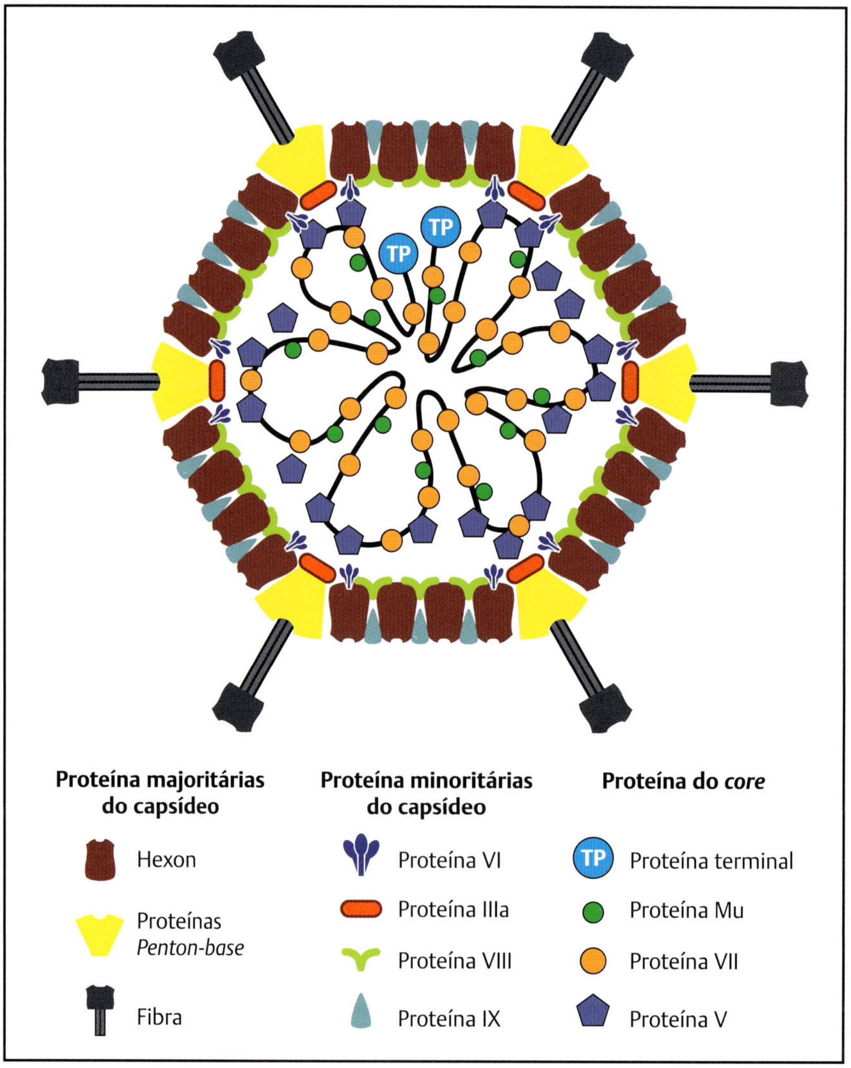

Fig. 14-14. Diagrama esquemático do adenovírus humano mostrando as sete proteínas estruturais no vírion. As proteínas do capsídeo, hexon, proteínas *penton*-base e fibra, formam a protuberância do capsídeo icosaédrico. O capsídeo é estabilizado no seu exterior pela proteína minoritária pIX. As proteínas minoritárias do capsídeo viral remanescentes, pIIIa, pVI e pVIII, têm sido localizadas, em recentes estudos estruturais utilizando microscopia crio-eletrônica, no interior da superfície do capsídeo, onde estão acessíveis às proteínas cisteínas do vírus. As proteínas do *core*, proteína terminal, Mu, V e VII, estão associadas ao genoma de fita dupla de DNA no interior do vírion. As proteínas do *core* e o DNA não são empacotados com a simetria icosaédrica e, então, seus arranjos estruturais não são bem caracterizados. (Fonte: Modificada de Nemerow, *et al* 2009.)

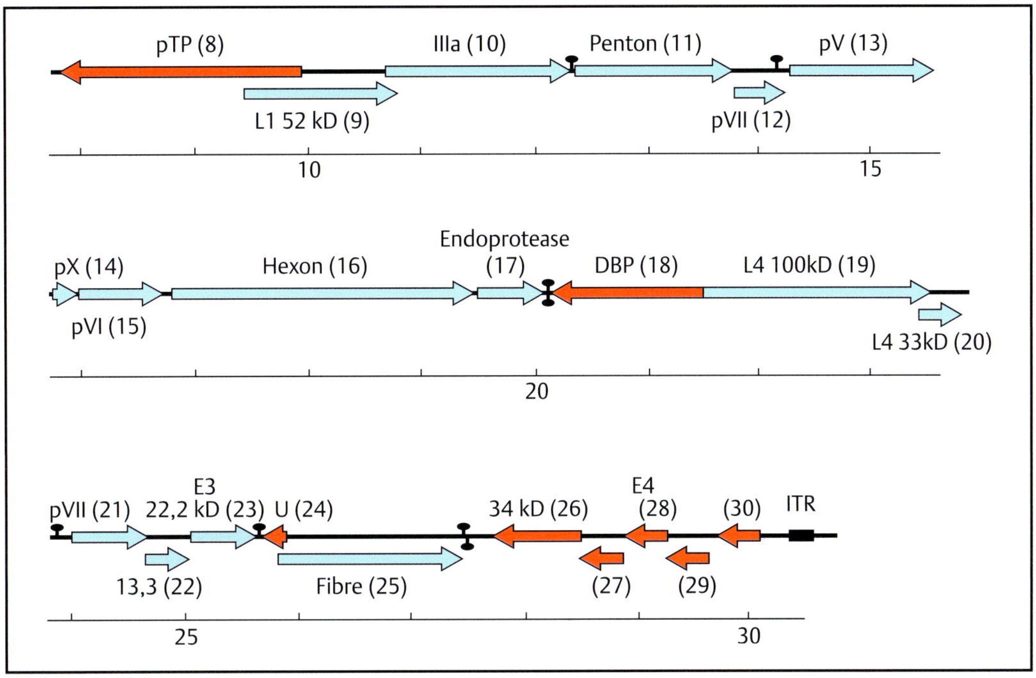

Fig. 14-15. Diagrama esquemático do genoma da cepa RI261 do CAV-1. As ORFs são indicadas pelas setas e numeradas (em parênteses), sítio poli-A são mostrados com o símbolo (⚲) para a fita superior e (⚳) para a fita inferior. A localização do promotor principal tardio (MLP) é indicada. A escala (dada em distâncias de 1 kb) é dada abaixo. (Fonte: Morrison *et al*, 1997.)

genes, comumente designados E) e os considerados tardios são aqueles que se expressão após esse processo (*late genes*, designados como L). Entre os genes precoces, a primeira região transcrita é a denominada E1A, seguida da região E1B. Essas duas proteínas sofrem o processo denominado *splicing* alternativo, para gerar duas proteínas distintas. As proteínas da região E1A estão envolvidas na replicação viral e na regulação da transcrição, enquanto as originadas pela região E1B são necessárias para impedir o transporte do núcleo para o citoplasma do mRNA da célula hospedeira, promovendo, desse modo, a passagem do mRNA viral para ser traduzido. A região E2 é formada pelas regiões E2a, a qual codifica a proteína de ligação ao DNA (DBP); e a região E2b que codifica a polimerase viral e a proteína terminal (pTp). Aparentemente, a região E3 codifica proteínas envolvidas na modulação da resposta imune das células hospedeiras infectadas, enquanto a região E4 codifica proteínas envolvidas no transporte do mRNA para o citoplasma, na replicação do genoma viral e na regulação da transcrição.

Os genes tardios são expressos imediatamente ao término da replicação do DNA viral e codificam grande parte das proteínas estruturais do vírion, formados pelas regiões L2, L3 e L4, as quais codificam a base pentagonal proteica, a proteína hexagonal e a fibra proteica, respectivamente, sendo a transcrição dirigida pelo promotor principal de genes tardios (MLP) (Fig. 14-15).

O genoma dos CAV-1 é relativamente menor que dos adenovírus humanos relacionados e isso contribui para que as fases de leitura codificadoras dos genes nos CAV-1 sejam menores. Uma alta homologia é observada entre os genes que codificam proteínas que interagem principalmente com outras proteínas dos adenovírus e elementos do DNA, como a região E2 e L. Enquanto os genes que codificam fatores envolvidos na interação com o hospedeiro, denominados E1, E3, E4 e fibra, mostram menor homologia.

Replicação Viral

O ciclo replicativo dos adenovírus começa com a adsorção do vírus na célula hospedeira, através de uma ligação de alta afinidade entre o domínio C-terminal da fibra proteica da cápside e o receptor celular primário denominado CAR (*Coxsackie and Adenovirus receptor*). Após esse contato, a internalização do vírus é realizada através do processo de endocitose mediada por clatrinas, através da interação da proteína *penton*-base com integrinas localizadas na superfície da célula hospedeira. O pH relativamente baixo da vesícula endossomal proporciona a desmontagem do vírus, inicialmente dada através de mudanças conformacionais ocorridas na proteína *penton*-base, que passam a expor domínios hidrofóbicos capazes de interagir com a membrana do endossomo e permitindo a ruptura e liberação da cápside viral para o citoplasma da célula hospedeira.

Já no citoplasma da célula, o capsídeo é transportada para o núcleo através da ação de microtúbulos, por intermédio de proteínas motoras como a dineína. A interação da proteína *hexon* com as proteínas do complexo do poro nuclear permitem que a partícula viral seja ancorada no poro do núcleo para iniciar o processo de desnudamento, ocorrendo a liberação do genoma viral no interior do núcleo, onde ocorrerá o processo de replicação e transcrição a partir de uma localização epissômica (Fig. 14-16).

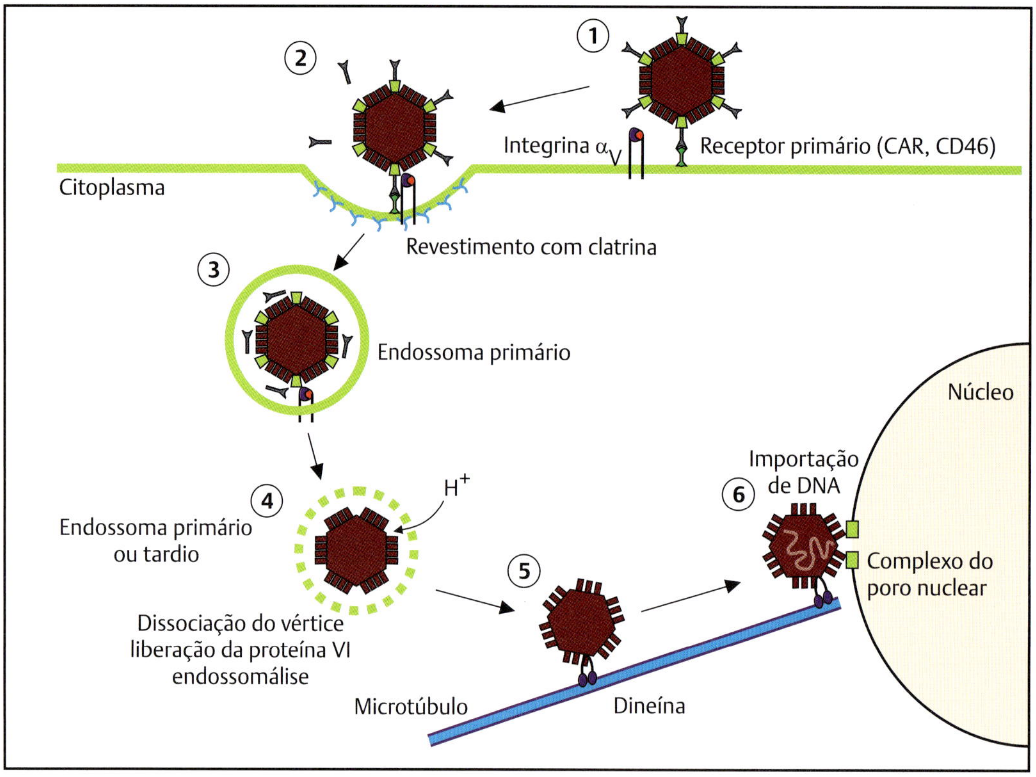

Fig. 14-16. Mecanismo de entrada do adenovírus na célula. Inicialmente, fixação da fibra ao receptor primário, que na maioria dos tipos de células, e para a maior parte dos tipos de adenovírus humano, são o CAR ou CD46 (1). Esta é seguida pela endocitose mediada por clatrina (2), que é facilitada pela interação da proteína *penton*-base com a integrina α_v. O vírus inicia sua dissociação em um ambiente de baixo pH do endossoma inicial (3), e libera as proteínas do vértice incluindo pVI no endossoma inicial ou tardio (4). A proteína pVI está implicada na ruptura da membrana endossomal, permitindo o escape do vírus do endossoma. O vírus parcialmente desmontado é transportado pelos microtúbulos (dineína) para o complexo do poro nuclear (5). No poro do núcleo o DNA viral é importado para o interior do núcleo (6). (Fonte: Modificado de Nemerow, *et al* 2009.)

BIBLIOGRAFIA

Alter HJ, Purcell RH, Gerin, JL *et al.* Transmission of hepatitis B to chimpanzees by hepatitis B surface antigen-positive saliva and semen. *Infect Immun* 1977 June;16(3):928-33.

Arankalle VA, Chobe LP, Walimbe AM *et al.* Swine HEV infection in south India and phylogenetic analysis (1985-1999). *J Med Virol* 2003 Mar;69(3):391-6.

______. Antibodies against hepatitis E virus in Old World monkeys. *J Viral Hepat* 1994;1(2):125-9.

______. Prevalence of anti-hepatitis E virus antibodies in different Indian animal species. *J Viral Hepat* (England) 2001. p. 223-7.

______. Age-specific prevalence of antibodies to hepatitis A and E viruses in Pune, India, 1982 and 1992. *J Infect Dis* 1995 Feb.;171(2):447-50.

Back A *et al.* Ocorrência de hepatite por corpúsculo de inclusão em frangos de corte. *Rev Ave World.* 2008. v. 28. (Acesso em 2011 Jan. 15). Disponível em: http://www.aveworld.com.br/aveworld/artigos/post/ocorrencia-de-hepatite-por-corpusculo-de-inclusao-em-frangos-de-corte_2597.

Balayan MS. Epidemiology of hepatitis E virus infection. *J Viral Hepat* 1997 May;4(3):155-65.

Balsano C, Billet O, Bennoun M *et al.* Hepatitis B virus X gene product acts as a transactivator in vivo. *J Hepatol* 1994 July;21(1):103-9.

Banks M, Bendall R, Grierson S *et al.* Human and porcine hepatitis E virus strains, United Kingdom. *Emerg Infect Dis* 2004 May;10(5):953-5.

Beck J, Nassal M. Hepatitis B virus replication. *World J Gastroenterol* 2007 Jan. 7;13(1):48-64.

Benko M, Harrach B. Molecular evolution of adenoviruses. *Curr Top Microbiol Immunol* 2003;272:3-35.

Berk AJ. *Adenoviridae*: the viruses and their replication. In: Knipe DM, Howley PM (Eds.). *Fields virology*. Philadelphia: Lippincott-Willians &Wilkins, 2007. p. 2355-94. v. 2.

Bergelson JM, Cunningham JA, Droguett G *et al.* Isolation of a common receptor for Coxsackie B viruses and adenoviruses 2 and 5. *Science* 1997 Feb. 28;275(5304):1320-3.

Bihl F, Negro F. Hepatitis E virus: a zoonosis adapting to humans. *J Antimicrob Chemother* (England) 2010:817-21.

Bilic I, Jaskulska B, Basic A *et al.* Sequence analysis and comparison of avian hepatitis E viruses from Australia and Europe indicate the existence of different genotypes. *J Gen Virol* (England) 2009 Apr;90(pt 4):863-73.

Blumberg BS, Alter HJ, Visnich S. A "New" Antigen in Leukemia Sera. *JAMA* 1965 Feb 15;191:541-6.

______. A serum antigen (Australia antigen) in Down's syndrome, leukemia, and hepatitis. *Ann Intern Med* 1967 May;66(5):924-31.

Boomkens SY, Slump E, Egberink HF *et al.* PCR screening for candidate etiological agents of canine hepatitis. *Vet Microbiol* (Netherlands) 2005 June 15;108(1-2):49-55.

Borgen K, Herremans T, Duizer E *et al.* Non-travel related Hepatitis E virus genotype 3 infections in the Netherlands; a case series 2004-2006. *BMC Infect Dis* (England) 2008;8:61.

Bouchard MJ, Wang LH, Schneider RJ *et al.* Calcium signaling by HBx protein in hepatitis B virus DNA replication. *Science* (United States) 2001;294:2376-8.

Brasil, Ministério da Saúde. Hepatites virais. In: *Guia de Vigilância Epidemiológica*. Fundação Nacional de Saúde/CENEPI, 1995. p. 179-96.

Brechot C. Pathogenesis of hepatitis B virus-related hepatocellular carcinoma: old and new paradigms. *Gastroenterology* (United States) 2004:S56-61.

Bruss V, Lu X, Thomssen R, Gerlich WH. Post-translational alterations in transmembrane topology of the hepatitis B virus large envelope protein. *EMBO J* 1994 May 15;13(10):2273-9.

Buriticá EG. Carcinoma hepatocelular canino: reporte de un caso. *MVZ Córdoba* 2009;14(2):1756-61.

Caselmann WH *et al.* A trans-activator function is generated by integration of hepatitis B virus preS/S sequences in human hepatocellular carcinoma DNA. *Proc Natl Acad Sci* 1990 Apr.;87(8):2970-4.

CDC. Hepatitis information for the public: Viral hepatitis. 2009. (Acesso em 2010 Mar 14). Disponível em: http://www.cdc.gov/hepatitis.

Chandler JD *et al.* Serological evidence for swine hepatitis E virus infection in Australian pig herds. *Vet Microbiol* (Netherlands) 1999:95-105.

Chandra V *et al.* Molecular biology and pathogenesis of hepatitis E virus. *J Biosci* 2008 Nov.;33(4):451-64.

Chang MH. Hepatitis B virus infection. *Semin Fetal Neonatal Med* (Netherlands) 2007;160-7.

Chang SF *et al.* A new avian hepadnavirus infecting snow geese (Anser caerulescens) produces a significant fraction of virions containing single-stranded DNA. In: *Virology*. United States: Academic Press., 1999. p. 39-54.

Chauhan A *et al.* Hepatitis E virus transmission to a volunteer. *Lancet* (England) 1993;149-50.

Chisari FV. Rous-Whipple Award Lecture. Viruses, immunity, and cancer: lessons from hepatitis B. *Am J Pathol* (United States) 2000:1117-32.

Chisari FV, Ferrari C. Viral hepatitis. In: Nathanson N, Ahmed R (Eds.). *Viral pathogenesis*. Philadelphia: Lippincott-Raven, 1997. p. 745-70.

Chisari FV et al. Pathogenesis of hepatitis B virus infection. *Pathol Biol* (Paris) 2009 Elsevier Masson SAS, 2010. p. 258-66.

Choi IS *et al.* Identification of swine hepatitis E virus (HEV) and prevalence of anti-HEV antibodies in swine and human populations in Korea. *J Clin Microbiol* 2003 Aug.;41(8):3602-8.

Chroboczek J *et al.* The sequence of the genome of adenovirus type 5 and its comparison with the genome of adenovirus type 2. *Virology* 1992 Jan.;186(1):280-5.

Clayson ET *et al.* Detection of hepatitis E virus infections among domestic swine in the Kathmandu Valley of Nepal. *Am J Trop Med Hyg* 1995 Sep.;53;3:228-32.

Clemente-Casares P *et al.* Hepatitis E virus epidemiology in industrialized countries. *Emerg Infect Dis* 2003 Apr.;9(4):448-54.

Dalton HR *et al.* Autochthonous hepatitis E in Southwest England: a comparison with hepatitis A. *Eur J Clin Microbiol Infect Dis* 2008 July;27(7):579-85.

Dane DS *et al.* Virus-like particles in serum of patients with Australia-antigen-associated hepatitis. *Lancet* 1970 Apr. 4;1(7649):695-8.

Das K *et al.* Role of hepatitis E and other hepatotropic virus in aetiology of sporadic acute viral hepatitis: a hospital based study from urban Delhi. *Eur J Epidemiol* 2000;16(10):937-40.

Davison F *et al.* Detection of hepatitis B virus DNA in spermatozoa, urine, saliva and leucocytes, of chronic HBsAg carriers. A lack of relationship with serum markers of replication. *J Hepatol* (Netherlands) 1987:37-44.

De Deus N *et al.* Epidemiological study of hepatitis E virus infection in European wild boars (Sus scrofa) in Spain. *Vet Microbiol* (Netherlands) 2008:163-70.

De Mitri MS *et al.* Hepatitis B virus-related hepatocarcinogenesis: molecular oncogenic potential of clear or occult infections. *Eur J Cancer* (England) 2010:2178-86.

Decaro N *et al.* Infectious canine hepatitis: an "old" disease reemerging in Italy. *Res Vet Sci* (England) 2007:269-73.

Dejean A *et al.* Specific hepatitis B virus integration in hepatocellular carcinoma DNA through a viral 11-base-pair direct repeat. *Proc Natl Acad Sci* (USA) 1984 Sep.;81(17):5350-4.

Doria M *et al.* The hepatitis B virus HBx protein is a dual specificity cytoplasmic activator of Ras and nuclear activator of transcription factors. *EMBO J* 1995 Oct.;14(19):4747-57.

Drobeniuc J *et al.* Hepatitis E virus antibody prevalence among persons who work with swine. *J Infect Dis* (United States) 2001:1594-7.

Emerson SU, Purcell RH. Hepatitis E Virus. In: Knipe DM, Howley PM (Eds.). *Fields virology*. Philadelphia: Lippincott-Willians & Wilkins, 2007. v. 2. p. 3047-58.

Favorov MO *et al.* Prevalence of antibody to hepatitis E virus among rodents in the United States. *J Infect Dis* (United States) 2000:449-55.

Feagins AR *et al.* Detection and characterization of infectious Hepatitis E virus from commercial pig livers sold in local grocery stores in the USA. *J Gen Virol* (England) 2007:912-7.

Feitelson MA *et al.* Hepatitis B x Antigen and p53 are associated in vitro and in liver tissues from patients with primary hepatocellular carcinoma. *Oncogene* 1993 May;8(5):1109-17.

Fernholz D *et al.* Replicating and virion secreting hepatitis B mutant virus unable to produce preS2 protein. *J Hepatol* 1991;13(Suppl 4):S102-4.

Fonseca JC. History of viral hepatitis. *Rev Soc Bras Med Trop* (Brazil) 2010:322-30.

François G *et al.* Mutant hepatitis B viruses: a matter of academic interest only or a problem with far-reaching implications? *Vaccine* (England) 2001:3799-815.

Funk A *et al.* pH-independent entry and sequential endosomal sorting are major determinants of hepadnaviral infection in primary hepatocytes. *Hepatology* 2006 Sep.;44(3):685-93.

______. Itinerary of hepatitis B viruses: delineation of restriction points critical for infectious entry. *J Virol* (United States) 2004:8289-300.

______. Avian hepatitis B viruses: molecular and cellular biology, phylogenesis, and host tropism. *World J Gastroenterol* 2007 Jan. 7;13(1):91-103.

Ganem D, Schneider RJ. Hepadanaviridae: The viruses and their replication. In: Knipe DM, Howley PM (Eds.). *Fields virology*. Philadelphia: Lippincott-Willians &Wilkins, 2001. v. 2. p. 2923-69.

Ganem D, Prince AM. Hepatitis B virus infection – natural history and clinical consequences. *N Engl J Med* (United States) 2004:1118-29.

Ganem D, Varmus HE. The molecular biology of the hepatitis B viruses. *Annu Rev Biochem* 1987;56:651-93.

Garkavenko O *et al.* Detection and characterization of swine hepatitis E virus in New Zealand. *J Med Virol* (United States) 2001:525-9.

Gavilanes F *et al.* Structure of hepatitis B surface antigen. Characterization of the lipid components and their association with the viral proteins. *J Biol Chem* 1982 July 10;257(13):7770-7.

Gerlich WH, Robinson WS. Hepatitis B virus contains protein attached to the 5' terminus of its complete DNA strand. *Cell* (United States) 1980:801-9.

Gilbert C, Feschotte C. Genomic fossils calibrate the long-term evolution of hepadnaviruses. *PLoS Biol* 2010;8(9).

Gomatos PJ *et al.* Sporadic acute hepatitis caused by hepatitis E virus in Egyptian adults. *Clin Infect Dis* 1996 July;23(1):195-6.

Gomes SA. Genoma viral. In: Focaccia R (Ed.). *Tratado das hepatites virais*. São Paulo: Atheneu, 2003. p. 119-25.

Gonçalves FL. Hepatite por vírus B. In: Focaccia, R. *Hepatites virais*. São Paulo: Atheneu, 1997. p. 27-49.

Graff J *et al.* Mutations within potential glycosylation sites in the capsid protein of hepatitis E virus prevent the formation of infectious virus particles. *J Virol* (United States) 2008:1185-94.

Greber UF *et al.* The role of the adenovirus protease on virus entry into cells. *EMBO J* 1996 Apr 15;15(8):1766-77.

Guidotti LG, Chisari FV. Cytokine-induced viral purging – role in viral pathogenesis. *Curr Opin Microbiol* (England) 1999:388-91.

______. Immunobiology and pathogenesis of viral hepatitis. *Annu Rev Pathol* 2006;1:23-61.

Guy JS, Barnes HJ. Characterization of an avian adenovirus associated with inclusion body hepatitis in day-old turkeys. *Avian Dis* 1997 July-Sep.;41(3):726-31.

Haqshenas G *et al.* Genetic identification and characterization of a novel virus related to human hepatitis E virus from chickens with hepatitis-splenomegaly syndrome in the United States. *J Gen Virol* 2001 Oct.;82(10):2449-62.

Haqshenas G, Meng XJ. Determination of the nucleotide sequences at the extreme 5' and 3' ends of swine hepatitis E virus genome. *Arch Virol* 2001 Dec.;146(12):2461-7.

Hildt E *et al.* The hepatitis B virus large surface protein (LHBs) is a transcriptional activator. *Virology* (United States) 1996:235-9.

Hirsch R *et al.* Replication of duck hepatitis B virus in two differentiated human hepatoma cell lines after transfection with cloned viral DNA. *Virology* 1988 Nov.;167(1):136-42.

Hoofnagle JH, Di Bisceglie AM. Serologic diagnosis of acute and chronic viral hepatitis. *Semin Liver Dis* 1991 May;11(2):73-83.

Hsieh SY *et al.* Identity of a novel swine hepatitis E virus in Taiwan forming a monophyletic group with Taiwan isolates of human hepatitis E virus. *J Clin Microbiol* 1999 Dec.;37(12):3828-34.

Hu X *et al.* Identification of hepatitis B virus indigenous to chimpanzees. *Proc Natl Acad Sci* (United States) 2000:1661-4.

Huang CC *et al.* Molecular cloning and sequencing of the Mexico isolate of hepatitis E virus (HEV). *Virology* 1992 Dec.;191(2):550-8.

Huang FF *et al.* Determination and analysis of the complete genomic sequence of avian hepatitis E virus (avian HEV) and attempts to infect rhesus monkeys with avian HEV. *J Gen Virol* 2004 June;85(6):1609-18.

Huang J, Liang TJ. A novel hepatitis B virus (HBV) genetic element with Rev response element-like properties that is essential for expression of HBV gene products. *Mol Cell Biol* 1993 Dec.;13(12):7476-86.

Huang SN *et al.* Virus-like particles in Australia antigen-associated hepatitis. An immunoelectron microscopic study of human liver. *Am J Pathol* 1972 June;67(3):453-70.

Iavarone M *et al.* Characterization of hepatitis B virus X protein mutants in tumor and non-tumor liver cells using laser capture microdissection. *J Hepatol* (England) 2003:253-61.

Iavarone M, Colombo M. HBV-related HCC, clinical issues and therapy. *Dig Liver Dis* (Netherlands) 2011 Jan.;43 Suppl 1:S32-9.

Ibarra VH *et al.* Presence of anti-hepatitis E virus antibodies in swine: is it an animal reservoir for hepatitis E?. *Rev Med Chil* (Chile) 2007:997-1001.

Jilbert AR, Locarnini SA. In: Thomas CH *et al.* (Eds.). *Viral hepatitis*, 3th ed. Sparks: Oxford, 2005. p. 193-205.

Johne R *et al.* Detection of a novel hepatitis E-like virus in faeces of wild rats using a nested broad-spectrum RT-PCR. *J Gen Virol* (England) 2010:750-8.

Kaba M *et al.* Detection of hepatitis E virus in wild boar (Sus scrofa) livers. *Vet J* (England) 2009:259-61.

Kabrane-Lazizi Y *et al.* Evidence for widespread infection of wild rats with hepatitis E virus in the United States. *Am J Trop Med Hyg* 1999 Aug.;61(2):331-5.

______. Evidence that the genomic RNA of hepatitis E virus is capped. *J Virol* 1999 Oct.;73(10):8848-50.

Kajino K *et al.* Woodchuck hepatitis virus infections: very rapid recovery after a prolonged viremia and infection of virtually every hepatocyte. *J Virol* 1994 Sep.;68(9):5792-803.

KAPLAN, P. M. *et al.* DNA polymerase associated with human hepatitis B antigen. *J Virol* [S.I.], v. 12, n. 5, p. 995-1005, Nov 1973.

Kasorndorkbua C *et al.* Routes of transmission of swine hepatitis E virus in pigs. *J Clin Microbiol* (United States) 2004:5047-52.

______. Infectious swine hepatitis E virus is present in pig manure storage facilities on United States farms, but evidence of water contamination is lacking. *Appl Environ Microbiol* (United States) 2005:7831-7.

Kekule AS *et al.* The preS2/S region of integrated hepatitis B virus DNA encodes a transcriptional transactivator. *Nature*1990 Feb. 1;343(6257):457-61.

______. Hepatitis B virus transactivator HBx uses a tumour promoter signalling pathway. *Nature* 1993 Feb. 25;361(6414):742-5.

Kew MC. Hepatitis B virus x protein in the pathogenesis of hepatitis B virus-induced hepatocellular carcinoma. *J Gastroenterol Hepatol* 2011 Jan.;26 Suppl 1:144-52.

Khuroo MS *et al.* Hepatitis E virus infection may be transmitted through blood transfusions in an endemic area. *J Gastroenterol Hepatol* (Australia) 2004:778-84.

Kidd-Ljunggren K *et al.* Genetic variability in hepatitis B viruses. *J Gen Virol* 2002 June;83(Pt 6):1267-80.

Klingmuller U, Schaller H. Hepadnavirus infection requires interaction between the viral pre-S domain and a specific hepatocellular receptor. *J Virol* 1993 Dec.;67(12):7414-22.

Koike K *et al.* High-level expression of hepatitis B virus HBx gene and hepatocarcinogenesis in transgenic mice. *Hepatology* (United States) 1994:810-9.

Koonin EV *et al.* Computer-assisted assignment of functional domains in the nonstructural polyprotein of hepatitis E virus: delineation of an additional group of positive-strand RNA plant and animal viruses. *Proc Natl Acad Sci* 1992 Sep.;89(17):8259-63.

Kremsdorf D *et al.* Hepatitis B virus-related hepatocellular carcinoma: paradigms for viral-related human carcinogenesis. *Oncogene* (England) 2006:3823-33.

Krugman S *et al.* Viral hepatitis, type B. Studies on natural history and prevention re-examined. *N Engl J Med* 1979 Jan 18;300(3):101-6.

Kuang SY *et al.* Specific mutations of hepatitis B virus in plasma predict liver cancer development. *Proc Natl Acad Sci* (United States):3575-80.

Kuroki K *et al.* A cell surface protein that binds avian hepatitis B virus particles. *J Virol* 1994 Apr.;68(4):2091-6.

Lanford RE *et al.* An infectious clone of woolly monkey hepatitis B virus. *J Virol* 2003 July;77(14):7814-9.

______. Isolation of a hepadnavirus from the woolly monkey, a New World primate. *Proc Natl Acad Sci* 1998 May 12;95(10):5757-61.

Laub O *et al.* Synthesis of hepatitis B surface antigen in mammalian cells: expression of the entire gene and the coding region. *J Virol* 1983;48(1):271-80.

Leon B *et al.* HBx M130K and V131I (T-A) mutations in HBV genotype F during a follow-up study in chronic carriers. *Virol J* (England) 2005:60.

Li W *et al.* Prevalence of a virus similar to human hepatitis B virus in swine. *Virol J* (England) 2010:60.

Liang TJ. Hepatitis B: the virus and disease. *Hepatology* 2009 May;49(5 Suppl):S13-21.

Lien JM *et al.* Initiation and termination of duck hepatitis B virus DNA synthesis during virus maturation. *J Virol* 1987 Dec.;61(12):3832-40.

Louis N *et al.* Cell-binding domain of adenovirus serotype 2 fiber. *J Virol* 1994 June;68(6):4104-6.

Lu L *et al.* Complete sequence of a Kyrgyzstan swine hepatitis E virus (HEV) isolated from a piglet thought to be experimentally infected with human HEV. *J Med Virol* 2004 Dec.;74(4):556-62.

______. Phylogenetic analysis of global hepatitis E virus sequences: genetic diversity, subtypes and zoonosis. *Rev Med Virol* 2006 Jan.-Feb.;16(1):5-36.

MacDonald DM *et al.* Detection of hepatitis B virus infection in wild-born chimpanzees (Pan troglodytes versus): phylogenetic relationships with human and other primate genotypes. *J Virol* 2000 May;74(9):4253-7.

Macrae DR *et al.* Myristylation of a duck hepatitis B virus envelope protein is essential for infectivity but not for virus assembly. *Virology* 1991 Mar;181(1):359-63.

Maguire HF *et al.* HBV X protein alters the DNA binding specificity of CREB and ATF-2 by protein-protein interactions. *Science* 1991 May 10;252(5007):842-4.

Marion PL *et al.* A virus in Beechey ground squirrels that is related to hepatitis B virus of humans. *Proc Natl Acad Sci* 1980 May;77(5):2941-5.

Martin M *et al.* Association of hepatitis E virus (HEV) and postweaning multisystemic wasting syndrome (PMWS) with lesions of hepatitis in pigs. *Vet Microbiol* (Netherlands) 2007:16-24.

Mason WS *et al.* Experimental transmission of duck hepatitis B virus. *Virology* 1983 Dec.;131(2):375-84.

______. Virus of Pekin ducks with structural and biological relatedness to human hepatitis B virus. *J Virol* [S.I.], v. 36, n. 3, p. 829-36, Dec 1980.

Mathias P *et al.* Multiple adenovirus serotypes use alpha v integrins for infection. *J Virol* 1994 Oct.;68(10):6811-4.

Matsuura Y *et al.* Prevalence of antibody to hepatitis E virus among wild sika deer, Cervus nippon, in Japan. *Arch Virol* 2007;152(7):1375-81.

Meier P *et al.* A duck hepatitis B virus strain with a knockout mutation in the putative X ORF shows similar infectivity and in vivo growth characteristics to wild-type virus. *Virology* (United States) 2003:291-8.

Meng XJ. Novel strains of hepatitis E virus identified from humans and other animal species: is hepatitis E a zoonosis? *J Hepatol* (Denmark) 2000:842-5.

______. Swine hepatitis E virus: cross-species infection and risk in xenotransplantation. *Curr Top Microbiol Immunol* 2003;278:185-216.

______. Hepatitis E virus: animal reservoirs and zoonotic risk. *Vet Microbiol* (Netherlands) 2009:256-65.

______. Recent advances in Hepatitis E virus. *J Viral Hepat* (England) 2010:153-61.

Meng XJ *et al.* Prevalence of antibodies to the hepatitis E virus in pigs from countries where hepatitis E is common or is rare in the human population. *J Med Virol* (United States) 1999:297-302.

______. A novel virus in swine is closely related to the human hepatitis E virus. *Proc Natl Acad Sci* 1997 Sep. 2;94(18):9860-5.

Michitaka K *et al.* Prevalence of hepatitis E virus among wild boar in the Ehime area of western Japan. *Hepatol Res* (Netherlands) 2007:214-20.

Miyakawa Y, Mizokami M. Classifying hepatitis B virus genotypes. *Intervirology* (Switzerland) 2003:329-38.

Mizuo H *et al.* Possible risk factors for the transmission of hepatitis E virus and for the severe form of hepatitis E acquired locally in Hokkaido, Japan. *J Med Virol* 2005 July;76(3):341-9.

Morrison MD *et al.* Complete DNA sequence of canine adenovirus type 1. *J Gen Virol* 1997 Apr.;78:873-8.

Murakami S. Hepatitis B virus X protein: a multifunctional viral regulator. *J Gastroenterol* 2001 Oct.;36(10):651-60.

Nakamura M *et al.* Hepatitis E virus infection in wild mongooses of Okinawa, Japan: Demonstration of anti-HEV antibodies and a full-genome nucleotide sequence. *Hepatol Res* (Netherlands) 2006:137-40.

Nassal M, Rieger A. An intramolecular disulfide bridge between Cys-7 and Cys61 determines the structure of the secretory core gene product (e antigen) of hepatitis B virus. *J Virol* 1993 July;67(7):4307-15.

Natoli G *et al.* Characterization of the hepatitis B virus preS/S region encoded transcriptional transactivator. *Virology* 1992 Apr.;187(2);663-70.

______. Induction of the DNA-binding activity of c-jun/c-fos heterodimers by the hepatitis B virus transactivator pX. *Mol Cell Biol* 1994 Feb.;14(2):989-98.

Nemerow GR *et al.* Insights into adenovirus host cell interactions from structural studies. *Virology* (United States) 2009:380-8.

Neurath AR *et al.* Identification and chemical synthesis of a host cell receptor binding site on hepatitis B virus. *Cell* (United States) 1986:429-36.

Nishizawa T *et al.* Characterization of Japanese swine and human hepatitis E virus isolates of genotype IV with 99 % identity over the entire genome. *J Gen Virol* 2003 May;84(Pt 5):1245-51.

O'Connell AP *et al.* Naturally occurring infection of Pekin duck embryos by duck hepatitis B virus. *Proc Natl Acad Sci* 1983 Mar.;80(6):1703-6.

Okochi K, Murakami S. Observations on Australia antigen in Japanese. *Vox Sang* 1968;15(5):374-85.

Papatheodoridis GV *et al.* Nucleoside analogues for chronic hepatitis B: antiviral efficacy and viral resistance. *Am J Gastroenterol* 2002 July;97(7):1618-28.

Parana R, Schinoni MI. Hepatitis E. *Rev Soc Bras Med Trop* (Brazil) 2002:247-53.

Park NY *et al.* Canine adenovirus type 1 infection of a Eurasian river otter (Lutra lutra). *Vet Pathol* (United States) 2007:536-9.

Pasquetto V *et al.* Cytokine-sensitive replication of hepatitis B virus in immortalized mouse hepatocyte cultures. *J Virol* 2002 June;76(11):5646-53.

Patient R *et al.* Morphogenesis of hepatitis B virus and its subviral envelope particles. *Cell Microbiol* (England) 2009:1561-70.

Pavio N *et al.* Zoonotic hepatitis E: animal reservoirs and emerging risks. *Vet Res* 2010:46.

Peralta B *et al.* Evidence of widespread infection of avian hepatitis E virus (avian HEV) in chickens from Spain. *Vet Microbiol* (Netherlands) 2009:31-6.

Peron JM *et al.* Fulminant liver failure from acute autochthonous hepatitis E in France: description of seven patients with acute hepatitis E and encephalopathy. *J Viral Hepat* (England) 2007:298-303.

Persson B, Argos P. Prediction of transmembrane segments in proteins utilizing multiple sequence alignments. *J Mol Biol* (England) 1994:182-92.

Ponzetto A *et al.* Core antigen and antibody in woodchucks after infection with woodchuck hepatitis virus. *J Virol* 1984;52(1):70-6.

Pugh JC, Summers JW. Infection and uptake of duck hepatitis B virus by duck hepatocytes maintained in the presence of dimethyl sulfoxide. *Virology* (United States) 1989:564-72.

Pult I *et al.* Identification and analysis of a new hepadnavirus in white storks. *Virology* (United States) 2001:114-28.

Purcell RH, Emerson SU. Hepatitis E: an emerging awareness of an old disease. *J Hepatol* (England) 2008:494-503.

Radziwill G *et al.* Mutational analysis of the hepatitis B virus P gene product: domain structure and RNase H activity. *J Virol* 1990 Feb.;64(2):613-20.

Rehermann B *et al.* Cytotoxic T lymphocyte responsiveness after resolution of chronic hepatitis B virus infection. *J Clin Invest* 1996 Apr 1;97(7):1655-65.

Renou C *et al.* A national survey of acute hepatitis E in France. *Aliment Pharmacol Ther* (England) 2008:1086-93.
Reuter G *et al.* Characterization and zoonotic potential of endemic hepatitis E virus (HEV) strains in humans and animals in Hungary. *J Clin Virol* (Netherlands) 2009:277-81.
Robertson BH, Margolis HS. Primate hepatitis B viruses - Genetic diversity, geography and evolution. *Rev Med Virol* 2002 May-June;12(3):133-41.
Roggendorf M *et al.* The woodchuck: a model for therapeutic vaccination against hepadnaviral infection. *Pathol Biol (Paris)* 2010:308-14.
Russell WC. Adenoviruses: update on structure and function. *J Gen Virol* (England) 2009:1-20.
Rutjes SA *et al.* Sources of hepatitis E virus genotype 3 in The Netherlands. *Emerg Infect Dis* 2009 Mar;15(3):381-7.
Santos DRL. *Epidemiologia, diagnóstico e caracterização molecular do vírus da hepatite E no Brasil.* (Tese de Doutorado em Biologia Parasitária). Instituto Oswaldo Cruz, Fundação Oswaldo Cruz, Rio de Janeiro, 2010. 86f.
Satoh O *et al.* Membrane structure of the hepatitis B virus surface antigen particle. *J Biochem* 2000 Apr.;127(4):543-50.
Schielke A *et al.* Detection of hepatitis E virus in wild boars of rural and urban regions in Germany and whole genome characterization of an endemic strain. *Virol J* (England) 2009:58.
Schultz U, Chisari FV. Recombinant duck interferon gamma inhibits duck hepatitis B virus replication in primary hepatocytes. *J Virol* 1999 Apr.;73(4):3162-8.
Schultz U *et al.* Duck hepatitis B virus: an invaluable model system for HBV infection. *Adv Virus Res* (United States) 2004:1-70.
______. Elimination of duck hepatitis B virus RNA-containing capsids in duck interferon-alpha-treated hepatocytes. *J Virol* 1999 July;73(7):5459-65.
Seeger C *et al.* Hepadnaviruses. In: Knipe DM, Howley PM (Eds.). *Fields virology*. Philadelphia: Lippincott-Willians &Wilkins, 2007. v. 2. p. 2977-3029.
______. Biochemical and genetic evidence for the hepatitis B virus replication strategy. *Science* 1986 Apr. 25;232(4749):477-84.
Seth P. Adenovirus-dependent release of choline from plasma membrane vesicles at an acidic pH is mediated by the penton base protein. *J Virol* 1994 Feb.;68(2):1204-6.
Simmonds P. Reconstructing the origins of human hepatitis viruses. *Philos Trans R Soc Lond B Biol Sci* 2001 July 29;356(1411):1013-26.
Sjogren MH. Serologic diagnosis of viral hepatitis. *Gastroenterol Clin North Am* 1994 Sep.;23(3):457-77.
Sohn JA *et al.* Mechanism for CCC DNA synthesis in hepadnaviruses. *PLoS One* 2009;4(11):e8093.
Sonoda H *et al.* Prevalence of hepatitis E virus (HEV) Infection in wild boars and deer and genetic identification of a genotype 3 HEV from a boar in Japan. *J Clin Microbiol* (United States) 2004:5371-4.
Soussan P *et al.* The expression of hepatitis B spliced protein (HBSP) encoded by a spliced hepatitis B virus RNA is associated with viral replication and liver fibrosis. *J Hepatol* (England) 2003;343-8.
Sprengel R *et al.* Isolation and characterization of a hepatitis B virus endemic in herons. *J Virol* 1988 Oct.;62(10):3832-9.
Stone D *et al.* Viral vectors for gene delivery and gene therapy within the endocrine system. *J Endocrinol* (England) 2000:103-18.
Summers J *et al.* A virus similar to human hepatitis B virus associated with hepatitis and hepatoma in woodchucks. *Proc Natl Acad Sci U S A* 1978 Sep.;75(9):4533-7.
Summers J *et al.* Hepatocyte turnover during resolution of a transient hepadnaviral infection. *Proc Natl Acad Sci U S A* 2003:11652-9.
Summers J, Mason WS. Replication of the genome of a hepatitis B – like virus by reverse transcription of an RNA intermediate. *Cell* (United States) 1982:403-15.
Surjit M *et al.* The ORF2 protein of hepatitis E virus binds the 5' region of viral RNA. *J Virol* 2004 Jan.;78(1):320-8.
Tabor E *et al.* Antibody to hepatitis B core antigen in blood donors with a history of hepatitis. *Transfusion* 1981 May-June;21(3):366-71.
Takahashi M *et al.* Monoclonal antibodies raised against the ORF3 protein of hepatitis E virus (HEV) can capture HEV particles in culture supernatant and serum but not those in feces. *Arch Virol* 2008;153(9):1703-13.
Teo CG. Hepatitis E. In: Centers for Disease Control and Prevention. Health information for international travel 2010. Atlanta: US Department of Health and Human Services, Public Health Service, 2009: 335–8.
Teshale EH *et al.* The two faces of hepatitis E virus. *Clin Infect Dis* 2010 Aug. 1;51(3):328-34.
Testut P *et al.* A new hepadnavirus endemic in arctic ground squirrels in Alaska. *J Virol* 1996 July;70(7):4210-9.
Tiollais P *et al.* The hepatitis B virus. *Nature* 1985 Oct. 10-16;317(6037):489-95.
Toh H *et al.* Sequence homology between retroviral reverse transcriptase and putative polymerases of hepatitis B virus and cauliflower mosaic virus. *Nature* 1983 Oct. 27-Nov. 2;305(5937):827-9.
Tohidi-Esfahani R *et al.* The early host innate immune response to duck hepatitis B virus infection. *J Gen Virol* (England) 2010:509-20.
Trotman LC *et al.* Import of adenovirus DNA involves the nuclear pore complex receptor CAN/Nup214 and histone H1. *Nat Cell Biol* (England) 2001:1092-100.
Tsiquaye KN *et al.* Experimental in ovo transmission of duck hepatitis B virus. *J Virol Methods* (Netherlands) 1985;49-57.
Tur-Kaspa R *et al.* Hepatitis B virus DNA contains a glucocorticoid-responsive element. *Proc Natl Acad Sci U S A* 1986 Mar.;83(6):1627-31.
Tuttleman JS *et al.* Formation of the pool of covalently closed circular viral DNA in hepadnavirus-infected cells. *Cell* (United States) 1986:451-60.
Tyagi S *et al.* The phosphorylated form of the ORF3 protein of hepatitis E virus interacts with its non-glycosylated form of the major capsid protein, ORF2. *J Biol Chem* (United States) 2002:22759-67.
______. The 41-amino-acid C-terminal region of the hepatitis E virus ORF3 protein interacts with bikunin, a kunitz-type serine protease inhibitor *J Virol* (United States) 2005;12081-7.
______. The ORF3 protein of hepatitis E virus interacts with liver-specific alpha1-microglobulin and its precursor alpha1-microglobulin/bikunin precursor (AMBP) and expedites their export from the hepatocyte. *J Biol Chem* (United States) 2004;29308-19.
Urban S *et al.* Receptor recognition by a hepatitis B virus reveals a novel mode of high affinity virus-receptor interaction. *EMBO J* 2000 Mar. 15;19(6):1217-27.
Van Der Poel WH *et al.* Hepatitis E virus sequences in swine related to sequences in humans, The Netherlands. *Emerg Infect Dis* 2001;7(6):970-6.
Vaudin M *et al.* The complete nucleotide sequence of the genome of a hepatitis B virus isolated from a. naturally infected chimpanzee. *J Gen Virol* 1988 June;69(Pt 6):1383-9.
Venkateswaran PS *et al.* Effects of an extract from Phyllanthus niruri on hepatitis B and woodchuck hepatitis viruses: in vitro and in vivo studies. *Proc Natl Acad Sci* 1987 Jan.;84(1):274-8.
Watson PJ. Chronic hepatitis in dogs: a review of current understanding of the aetiology, progression, and treatment. *Vet J* (England) 2004:228-41.

Webster GJ *et al.* Longitudinal analysis of CD8+ T cells specific for structural and nonstructural hepatitis B virus proteins in patients with chronic hepatitis B: implications for immunotherapy. *J Virol* (United States) 2004:5707-19.
Wei Y *et al.* Molecular biology of the hepatitis B virus and role of the X gene. *Pathol Biol (Paris)* 2010:267-72.
Whetstone CA *et al.* Characterization of canine adenovirus type 1 isolated from American black bears. *Am J Vet Res* 1988 June;49(6):778-80.
Wibawa ID *et al.* Prevalence of antibodies to hepatitis E virus among apparently healthy humans and pigs in Bali, Indonesia: Identification of a pig infected with a genotype 4 hepatitis E virus. *J Med Virol* 2004 May;73(1):38-44.
Wieland S *et al.* Genomic analysis of the host response to hepatitis B virus infection. *Proc Natl Acad Sci U S A* 2004:6669-74.
WHO. Hepatitis B vaccines. *Weekly Epidemiological Records* 2004;79:255-63.
Will H *et al.* Replication strategy of human hepatitis B virus. *J Virol* 1987 Mar.;61(3):904-11.
Withers MR *et al.* Antibody levels to hepatitis E virus in North Carolina swine workers, non-swine workers, swine, and murids. *Am J Trop Med Hyg* 2002 Apr.;66(4):384-8.
Wollersheim M *et al.* A transactivating function encoded in the hepatitis B virus X gene is conserved in the integrated state. *Oncogene* 1 Nov.;9883(5):545-52.
Yamada K *et al.* ORF3 protein of hepatitis E virus is essential for virion release from infected cells. *J Gen Virol* (England) 2009:1880-91.
Yazaki Y *et al.* Sporadic acute or fulminant hepatitis E in Hokkaido, Japan, may be food-borne, as suggested by the presence of hepatitis E virus in pig liver as food. *J Gen Virol* 2003 Sep.;84(Pt 9):2351-7.
Yee JK. A liver-specific enhancer in the core promoter region of human hepatitis B virus. *Science* 1989 Nov. 3;246(4930):658-61.
Zafrullah M *et al.* The ORF3 protein of hepatitis E virus is a phosphoprotein that associates with the cytoskeleton. *J Virol* 1997 Dec.;71(12):9045-53.
Zhao C *et al.* A novel genotype of hepatitis E virus prevalent among farmed rabbits in China. *J Med Virol* 2009 Aug.;81(8):1371-9.
Zhao Q *et al.* Analysis of avian hepatitis E virus from chickens, China. *Emerg Infect Dis* 2010 Sep.;16(9):1469-72.
Zhou EM *et al.* Identification of two neutralization epitopes on the capsid protein of avian hepatitis E virus. *J Gen Virol* (England) 2008:500-8.
Zuckerman AJ Hepatitis viruses. In: Baron S. (Ed.). *Medical microbiology*. Galveston TX: The University of Texas Medical Branch at Galveston, 1996.
Zuckerman AJ *et al.* Hepatitis B outbreak among chimpanzees at the London Zoo. *Lancet* (England) 1978:652-4.

15

RAIVA

Leda Maria Silva Kimura
Joeler Vargas Dantas Junior

HISTÓRICO

Entre as numerosas zoonoses conhecidas, a raiva é considerada uma das mais importantes em razão de seu desenlace invariavelmente fatal. A doença tem longo histórico e é conhecida desde a Antiguidade. Há 23 séculos antes de Cristo, o Código de Hammurabi, da antiga Babilônia, já contemplava a doença: "Se um cão está louco e as autoridades levarem isso ao conhecimento do dono e este dono não o prender e o cão morder um cidadão e causar sua morte, o dono deve pagar dois terços de uma mina de prata (40 *shekels*). Caso morda um escravo e cause sua morte, pagará 15 *shekels* de prata." Sendo assim, a doença tem um longo histórico, supondo-se ser de Hipócrates a primeira descrição sobre a sintomatologia da raiva humana, afirmando que: "pessoas loucas bebem muito pouco, são perturbadas e assustadas". Homero, em sua obra "A Ilíada", relacionava a ocorrência de eventos maléficos à saúde dos homens e dos cães com o aparecimento no firmamento da estrela Sirius, a estrela do Cão da constelação de Órion. Ainda hoje persiste a crença popular, amplamente difundida, que refere o mês de agosto como o "mês do cachorro louco". Aristóteles descrevia-a como uma enfermidade contagiosa, causada pela mordedura de cães com raiva. Na Grécia, a deusa Artemisa era a responsável pela cura da doença, e o deus Artiste, filho de Apolo, combatia os efeitos da doença que era chamada de *lyssa* ou *litta*, que significa loucura.

Ainda na Antiguidade, preconizava-se como forma de prevenção que pessoas expostas ao contágio tivessem seus freios linguais extraídos, passados três vezes ao fogo e que estes fossem ingeridos pelas vítimas. Supunham que o "veneno" estava no freio lingual (vírus = veneno em latim). Recomendava-se também colocar larvas retiradas da carcaça do animal agressor sobre o ferimento. Peregrinações à capela de São Humberto, na França eram realizadas em busca de cura para a doença, seguidas de outras formas de "tratamento" como comer cérebro de galo, fígado de cão, afogar filhotes de cães do mesmo sexo do cão agressor, e outras crendices. O médico romano Celsus se preocupava mais com a doença no homem e com sua profilaxia. Ele descreveu a transmissibilidade da raiva ao homem, relacionando com hidrofobia humana à raiva canina e afirmando que toda mordida poderia ter um "veneno", seja ela provocada por cão, homem ou outro animal selvagem. Uma de suas indicações para evitar a raiva era cauterizar a ferida provocada pelo animal agressor, com ferro em brasa ou substâncias cáusticas. Por muito tempo, essa foi a única esperança de possível cura da doença após a mordida de um animal infectado.

No ano de 900 d.C., a raiva silvestre foi descrita na Europa, quando um urso raivoso saiu do bosque, que ficava perto do porto de Lyon, na França, e atacou vinte lenhadores que tentaram matá-lo a pauladas. Em consequência das mordeduras, seis lenhadores desenvolveram raiva e foram mortos por sufocamento, que era um dos procedimentos com que "piedosamente" se resolviam os casos de raiva humana naquela época.

Essas ações e ideias persistiram até o século XIX quando Pasteur *et al.* comprovaram que os centros nervosos constituíam o principal sítio de replicação do vírus. Em 1804, Zinke conseguiu transmitir raiva para animais sadios a partir da saliva de animais raivosos, sendo esta a primeira abordagem científica para o estudo da doença. Em 1881, Galtier através de estudos sobre a indução de proteção em animais de laboratório, influenciou Louis Pasteur nas pesquisas que o mesmo vinha realizando com o agente da raiva desde 1880. Pasteur *et al.*, em 1881, conseguiram isolar e adaptar o vírus da raiva em animais de laboratório de forma a torná-lo estável, dando origem ao chamado vírus fixo, de virulência constante, com características bem definidas e reprodutível em laboratório. Em 1884, Pasteur e sua equipe avançaram nas pesquisas a partir da imunização de animais com o vírus fixo (PV), conseguindo fazer com que animais de laboratório se tornassem imunes à raiva, após inoculação intracerebral. Eles tinham todos os resultados muitos bem estabelecidos e favoráveis para se começar a testar vacinações humanas. Pasteur, em carta escrita ao Imperador brasileiro, D. Pedro II, datada de 22 de setembro de 1884, relata: "Nada ousei até aqui no homem, apesar de minha confiança nos resultados e das numerosas oportunidades que se depararam depois de meu último comunicado à academia de ciências. Mas, apesar de ter obtido inúmeros casos de sucesso na profilaxia de raiva em cães, parece que minha mão tremeria quando fosse passá-la à espécie humana". Mais adiante, na mesma carta, Pasteur, faz uma insinuação de que, se fosse imperador de um grande país (no caso o Brasil), obrigaria condenados à morte a serem alvo de experimentação das vacinas. Em troca, se a vacina funcionasse, o condenado ganharia liberdade. D. Pedro, em carta resposta a Pasteur recusou a proposta, dizendo que, no Brasil, a pena de morte nunca chegava a se concretizar e que nenhum condenado arriscaria entrar em um experimento que o pudesse levar à morte.

A vacina contra a raiva foi testada em humanos, em 1885, no garoto Joseph Meister, de 9 anos, que havia sido mordido 14 vezes por um cão raivoso. O menino foi examinado por médicos, que consideravam inevitável o aparecimento da doença. Pasteur dizia: "A morte dessa criança parece ser inevitável e eu decidi tentar nela o método que obteve sucesso em cães". Assim, após 60 horas dos ferimentos, foi inoculada na criança metade do volume da seringa de medula de um coelho raivoso, preservado por 15 dias. Após a primeira, seguiram-se mais 13 inoculações, feitas sucessivamente, e a doença não se manifestou. O sucesso foi absoluto e, a partir de então, teve início uma nova etapa na história, tornando viável o tratamento de indivíduos expostos à doença.

O tratamento preventivo humano da raiva constitui um dos primeiros processos de imunização registrada na história da medicina, pois a experiência de Pasteur teve êxito e a criança sobreviveu, tendo a vacina induzido a produção dos anticorpos necessários para neutralizar o vírus selvagem antes que este chegasse ao sistema nervoso. No final de 1886, mais de 2.000 pessoas estavam sendo tratadas diminuindo, consequentemente, o índice de mortalidade da doença, faltando apenas um centro para a vacinação contra a doença. A Academia de Ciências de Paris propôs uma comissão para executar a proposta de Pasteur e assim, na França, foi criado o primeiro Instituto Pasteur. Dez anos depois, vários Institutos se distribuíam por todo o mundo responsabilizando-se pela pesquisa, estudo e tratamento da raiva. Em 18 de fevereiro de 1904, a instituição foi inaugurada no Brasil oficialmente no prédio localizado na Avenida Paulista, onde se encontra até os dias de hoje.

A partir desta vacina primitiva e histórica, vários autores desenvolveram tipos diferentes de vacinas antirrábicas de uso humano e animal, empregando vírus inativados e vírus ativos modificados replicados em diversos tipos de sistemas celulares, tais como: sistema nervoso central de mamíferos adultos, embriões de galinha e de pata, sistema nervoso de mamíferos recém-nascidos (camundongos, coelhos e ratos) e cultivo de células de embriões de galinha e ainda de órgãos (rins) de porco e cão. Posteriormente foram estabelecidas vacinas a partir de células diploides humanas (WI-38) e de rim de macaco verde (células Vero).

Luís Pasteur morreu 28 de setembro de 1895 e a viúva opôs-se a que fosse para o Pantheón, onde repousam os notáveis da França. No ano seguinte passou a repousar numa cripta especialmente concebida para ele no Instituto Pasteur. As cerimônias fúnebres ocorreram em 5 de outubro no Palácio de Versalhes e tiveram as honras de um funeral de Estado. O cortejo fúnebre saiu da basílica de Notre-Dame e o presidente da República estava presente. Em 1940, na 2ª Guerra Mundial, quando as tropas de Hitler invadiram a França, um grupo de militares quis forçar a entrada do Instituto Pasteur (onde repousam numa cripta os restos mortais de Pasteur). Joseph Meister (o primeiro humano testado com a vacina de Pasteur, na época, com 64 anos), era o responsável pela segurança e, ao verificar que não conseguiria impedir os nazistas de entrarem, suicidou-se (os cientistas nazistas tinham o costume de estudar os cérebros de pessoas consideradas gênios). Mas o cérebro de Pasteur não foi roubado. Atualmente o dia 28 de setembro é comemorado como o "Dia mundial da Luta contra a Raiva".

No século XVI, colonizadores europeus atribuíam as mortes de seres humanos e de mamíferos domésticos no Novo Mundo, às "mordidas venenosas" dos morcegos hematófagos. No início do século XX o papel desses morcegos na epidemiologia da raiva foi plenamente evidenciado. Desde então a incidência da raiva transmitida por morcegos foi demonstrada em várias regiões dos neotrópicos, desde a Argentina até o México. Antes da colonização europeia as espécies de morcegos hematófagos estavam presentes em populações relativamente pequenas que exploravam mamíferos e aves silvestres. Desde a chegada dos europeus à América, as regiões habitadas pelos morcegos hematófagos passaram por muitas transformações favoráveis ao aumento de sua densidade populacional. Existe atualmente um grande número de presas para estes animais, onde antes não existia. Deve-se notar, também, o aumento da disponibilidade de locais utilizados como refúgios, tais como minas, túneis, poços de água e galpões. Por estas razões os morcegos são mais abundantes, e sua distribuição é mais ampla, favorecendo a dispersão da enfermidade.

As primeiras pesquisas sobre a raiva bovina relacionavam-se com os surtos ocorridos no Brasil nos anos 1906 e 1907, no Estado de Santa Catarina. Os trabalhadores rurais das áreas afetadas foram os primeiros a sugerir que os morcegos estavam envolvidos ao observarem estranhos comportamentos nestes animais incluindo voos diurnos e mordidas no gado mesmo na presença dos trabalhadores. Em 1911, Carini observou corpúsculos de Negri na matéria encefálica de um bovino procedente da zona epizoótica de Santa Catarina e realizou transposições do vírus reproduzindo a raiva em coelhos.

PARTÍCULA VIRAL

O vírus da raiva pertence ao gênero *Lyssavirus*, família *Rhabdoviridae*, que são vírus em forma de bala, envelopados contendo lipídeos e RNA de uma só cadeia. Possuem 70-85 nm de diâmetro e 130-180 nm de comprimento. O envelope possui grandes peplômeros que chegam a medir de 8 a 10 nm de comprimento e 3 nm de diâmetro sendo constituídos de trímeros de glicoproteínas virais. Dentro do envelope encontra-se um nucleocapsídeo cilíndrico, helicoidal. O genoma consiste em molécula linear simples de RNA de fita simples de sentido negativo, tendo tamanho de 13 a 16 kb.

A família *Rhabdoviridae* é composta de 3 gêneros/grupos, denominados *Lyssavirus*, *Vesiculovirus* e *Rhabdovirus* de plantas. Com base em estudos de anticorpos monoclonais e soro-neutralização, os *Lyssavirus* foram subdivididos em 6 genótipos: linhagens de vírus rábico clássico (genótipo 1), vírus Lagos bat (genótipo 2), vírus Mokola (genótipo 3) e vírus Duvenhage (genótipo 4); *Lyssavirus* de morcegos europeus (EBL) que foram classificados recentemente como genótipos 5 e 6. O vírus rábico (genotipo 1) tem uma prevalência praticamente mundial, com exceção de algumas ilhas protegidas, os vírus relacionados com a raiva (genótipos 2, 3, 4 e EBL) têm ampla distribuição geográfica na África e na Europa. Com exceção do vírus Lagos bat, que não tem sido isolado de seres humanos, todos os vírus rábicos e relacionados com a raiva são patogênicos para mamíferos, incluindo o homem, e podem levar à encefalite produzida pelo vírus da raiva.

O RNA genômico da partícula infecciosa contém cinco genes, e, cada qual codifica uma proteína estrutural do vírion. Assim, cinco proteínas distintas compõem a partícula viral: N, NS, L, M e G. A proteína N (nucleoproteína) e a proteína NS ("não estrutural") associadas à transcriptase L e ao RNA formam um complexo ribonucleocapsídeo; a proteína M (matriz) e a proteína G (glicoproteína) juntamente com as duas membranas lipídicas formam o envelope viral.

A proteína N (nucleoproteína) liga-se ao RNA e possui a importante função de enrolar firmemente o RNA dentro do vírion. O complexo formado pelo RNA genômico e a nucleoproteína interage com a proteína NS ("não estrutural") associadas à transcriptase L formando o complexo ribonucleocapsídeo que será responsável pela síntese de nova fita de RNA.

A proteína L é uma polimerase RNA dependente de RNA. Esta proteína é multifuncional e está envolvida em quase todas as etapas da replicação. A proteína NS (fosfoproteína) interage com a proteína L e regula a atividade desta proteína. Três moléculas de NS ligam-se ao RNA, proteína N e proteína L para formar a polimerase, um complexo capaz de sintetizar novo RNA genômico.

A menor e mais abundante proteína encontrada no vírion é a proteína M (matriz), como a proteína L ela também é multifuncional, tem a função de empacotar o nucleocapsídeo dentro da nova partícula viral, aderindo à parede interna do envelope, interagindo com o nucleocapsídeo, e tem a função de envolver a nova partícula viral formada com a membrana da célula hospedeira para formar o envelope viral.

A proteína G (glicoproteína) é a única proteína viral que fica exposta fora do vírion. Parte da glicoproteína atravessa o envelope para interagir com a matriz proteica, porém a maior parte se estende além do envelope viral. A função principal da glicoproteína é se ligar a receptores que existem na superfície da célula hospedeira.

Quando um vírion da família *Rhabdoviridae* encontra uma célula hospedeira suscetível, uma série de eventos é desencadeada, podendo-se classificá-la como: adsorção, penetração, desnudamento, transcrição, tradução, replicação, montagem e brotamento. Tais eventos resultam na liberação da progênie viral.

O RNA genômico é linear, monocatenar, não segmentado, não poliadenilato e de polaridade negativa. Durante o ciclo viral, é transcrito primeiro e depois replicado. A transcrição se produz sequencialmente da extremidade 3' à 5', o RNA padrão e 5 RNAm monocistrônicos, envelopado e poliadenilatos que codificam as proteínas N, M1, M2, G e L. Esta transcrição diminui de 3' a 5' de tal maneira que o RNAm que codifica a proteína N é o mais abundante no sistema nervoso central e nos cultivos celulares infectados. Esse RNA é, portanto, o alvo principal dos estudos da infecção por hibridização molecular. Os RNAm são, então, traduzidos em proteínas virais pela maquinaria celular.

A replicação conduz à síntese de RNA antigenômico positivo complementar que serve por sua vez de molde para a síntese de genomas virais que serão encapsidados posteriormente. As partículas infecciosas brotam depois na superfície celular cobrindo-se com a membrana celular em que está ligada a glicoproteína viral. O rendimento da replicação viral é muito baixo. Na verdade, poucos vírions brotam em relação à abundante produção de nucleocapsídeos virais. Portanto estas ficam acumuladas no citoplasma das células infectadas em forma de inclusões que podem ser detectadas por histopatologia, imunofluorescência, imunoenzimologia e microscopia eletrônica.

O vírus é sensível aos solventes de lipídios (sabão, éter, clorofórmio e acetona), ao etanol a 45-70%, aos preparados iodados e aos compostos de amônio quaternário. Outras relevantes propriedades são a resistência à dessecação, assim como a congelamentos e descongelamentos sucessivos, relativa estabilidade a um pH entre 5-10 e a sensibilidade às temperaturas de pasteurização e à luz ultravioleta. A infecciosidade é bem estável em extratos de tecidos congelados ou liofilizados.

Todos os vírus da raiva isolados do homem e de outros animais, no mundo todo, parecem pertencer a um único tipo imunológico. Os vírus selecionados modificados (fixos) e os tipo selvagem (de rua), preparados pelos muitos métodos diferentes e propagados em diversos tecidos, também são imunologicamente semelhantes. Os vírus de dois casos de doença humana (uma fatal) na Nigéria são imunológica e biologicamente semelhantes ao vírus do morcego de Lagos e ao vírus do mussaranho de Mokola, e antigenicamente relacionados ao vírus da raiva.

Quando recém-isoladas no laboratório, a fresco, as cepas são denominadas "vírus de rua". Essas cepas apresentam períodos de incubação longos e variáveis (em geral 21 a 60 dias em cães) e produzem, com regularidade, corpúsculos de inclusão intracitoplasmáticos. Os animais inoculados podem apresentar longos períodos de excitação e perturbação. O vírus pode invadir as glândulas salivares, bem como o sistema nervoso central. Após várias passagens em um determinado sistema celular, o período de incubação dessas cepas de "rua" torna-se mais curto e de duração "fixa". Em nível cerebral, o "vírus de rua" difere do "vírus fixo", sendo que a principal diferença consiste na formação do corpúsculo de Negri em neurônios de animais infectados com o "vírus de rua". O "vírus fixo" não induz à formação de corpúsculo de Negri, embora estudos de microscopia eletrônica mostrem que a morfologia dos dois tipos de vírus rábico é fundamentalmente similar. Todos os mamíferos são sensíveis ao "vírus de rua", ainda que esta sensibilidade varie de acordo com a espécie. Contudo, não há diferença de sensibilidade entre sexos e a idade tem só relativa importância quanto à infecção, à qual os jovens são mais suscetíveis.

PATOGENIA

Um ferimento ou uma abrasão na pele, geralmente produzidos por um animal raivoso, são as principais portas de entrada do vírus, presente na saliva do animal, no organismo humano. O vírus também pode atravessar as membranas mucosas íntegras ou do trato digestório, porém nunca ultrapassa a pele íntegra. Uma densa população de morcegos infectados pode também criar um aerossol de secreções infectadas pelo vírus, e, sob esta forma, penetrar no trato respiratório do homem ou de animais. Em humanos é reportada a infecção por transplante de córnea.

O vírus rábico ao ser inoculado por via subcutânea ou intramuscular, como ocorre naturalmente por uma mordedura, propaga-se do local de inoculação ao SNC pelo axoplasma dos nervos periféricos. O genoma viral move-se de forma centrípeta no citoplasma dos axônios do sistema nervoso periférico até alcançar o SNC, geralmente pela medula. Inicialmente o vírus se replica nas células musculares ou nas células do tecido subepitelial até que atinja concentrações suficientes para alcançar terminais nervosos motores ou sensitivos no músculo ou pele, onde ele se liga especificamente ao receptor da acetilcolina ou outros receptores entrando nas terminações nervosas. Isso inicia a segunda fase da infecção na qual a infecção neuronal e o movimento passivo centrípeto dentro do axônio levam ao envolvimento do SNC. Há fortes evidências de que o receptor nicotínico para acetilcolina, presente na junção neuromuscular participe da fixação do vírus às células musculares.

O vírus pode ingressar diretamente nas terminações nervosas ou replicar-se no tecido muscular, onde permanece por tempo suficiente para permitir a ação dos anticorpos gerados pela vacinação.

Quando esses anticorpos não neutralizam a infecção, o vírus penetra no sistema nervoso periférico pelos fusos neuromusculares, para chegar em forma centrípeta ao SNC, onde é replicado e se dirige centrifugamente para todo o organismo incluindo especialmente as glândulas salivares. Por meio da saliva, o vírus é transmitido a outros indivíduos e desta forma se perpetua. Há demonstrações, por métodos de imunofluorescência e por microscopia eletrônica, de que o vírus pode progredir e ser replicado no citoplasma dos cilindros-eixos de nervo (dendritos se forem aferentes, e axônios se forem eferentes), sendo isto observado, mais comumente, nas regiões dos estrangulamentos de Ranvier.

O vírus permanece localizado durante períodos que podem variar de dias a meses, após o que, progride, aparentemente pelos nervos, ao SNC, onde será replicado e produzir uma encefalite grave. O período de incubação, tempo entre a mordedura infectiva e o desenvolvimento de sinais envolvendo o SNC, é geralmente de 14 e 90 dias, podendo variar de 6 dias a 1 ano e em casos excepcionais ser tão longo quanto 4 anos, possivelmente porque o vírus permanece sequestrado nas células do músculo estriado antes de entrar nas terminações nervosas e ascender ao cérebro. O período de incubação depende, principalmente, do tamanho do inóculo viral e do comprimento do trajeto que vai do ferimento ao cérebro. Sua extensão está assim relacionada com a gravidade e o tamanho da ferida causada pelo animal raivoso e é menor após mordidas na face e na cabeça; nessas circunstâncias os ferimentos também frequentemente são graves.

COLETA E REMESSA DE MATERIAL

Os animais suspeitos de raiva devem ser mantidos em observação por um período de 10 dias, e se enfermos, poderão ser sacrificados na fase adiantada da doença, pois a morte prematura pode reduzir a possibilidade de detecção do vírus. Para coleta de amostra *post mortem* de grandes espécies (herbívoros domésticos ou selvagens), dever-se-á proceder à necropsia e enviar o encéfalo ao laboratório. Para retirada do SNC, a cabeça deve ser dissecada de maneira a retirar-se a pele e os músculos. Após, é retirada a parte da caixa craniana com abertura em forma de quadrado utilizando-se uma serra. Após a remoção da parte óssea, expor o cérebro e removê-lo da caixa craniana.

As amostras devem ser enviadas ao laboratório por uma via rápida, em recipientes herméticos, perfeitamente identificados e refrigerados. Para o diagnóstico histopatológico, fixar amostras com formol a 10% em frasco de tampa de rosca. O acondicionamento deve garantir por uma parte a conservação do material, requisito essencial para um bom diagnóstico de laboratório, e por outra, velar pela proteção do pessoal de serviços de transporte que não estão protegidos contra a raiva. É importante o envio de fichas que devem acompanhar cada amostra.

Caso as amostras sejam recebidas em solução salina glicerinada a 50% (conservador), é imprescindível lavar o tecido várias vezes com solução salina. A glicerina pode mascarar a prova de IFD, pois se combina com a acetona, ocultando a fluorescência. A congelação, embora permita o exame pela prova de imunofluorescência, pode prejudicar os exames histopatológicos.

No exame laboratorial o corno de Ammon e a medula representam um tecido de escolha. Em caso de animais em decomposição, o bulbo, a medula espinal e certos nervos cranianos (principalmente os nervos ópticos) frequentemente estão em melhor estado de conservação.

Em equinos e em animais sacrificados é imprescindível o envio de parte da medula.

PATOLOGIA

Bovinos

A forma mais comum da ocorrência da raiva nos bovinos é a paralítica, comumente chamada de mal de cadeiras dos bovinos, raiva paresiante, peste das cadeiras, raiva paralítica etc. Raramente ocorre a forma furiosa.

Os sinais mais frequentes são: fraqueza nos músculos extensores dos quartos posteriores (raramente nos anteriores), e consequentemente dificuldade na locomoção; no segundo dia os sintomas acentuam-se, sobrevindo a dificuldade de deglutição, e a saliva escorrega da boca (paralisia da faringe); em razão da paralisia do esfíncter vesical, há incontinência urinária, e a urina escorre gota a gota; no terceiro dia, ocorre a constipação acentuada, sendo praticamente impossível a defecação, podendo, ainda, o animal investir contra outros animais e o homem; há casos de aparente aumento do apetite sexual, e o membro exposto pende flácido; com o decorrer da doença o animal apresenta-se mais calmo, sobrevindo a paralisia dos membros, impossibilitando-os de levantar-se, e perda de toda a sensibilidade, permanecendo assim até a morte (em geral se dá pela paralisia respiratória), que ocorre de 4 a 10 dias após o aparecimento dos primeiros sintomas.

Na raiva furiosa, os sinais apresentados pelo animal são mais clássicos, como os descritos para os carnívoros. Ocorre inquietação, cessando bruscamente a produção de leite. O animal apresenta prurido no local da inoculação do vírus, e excitado, ataca objetos, pessoas e animais, destacando-se do rebanho, por manter a cabeça elevada. Ocorre dispneia, mugidos roucos, a expressão facial passa a ser alerta e tensa: cabeça erguida, olhos abertos e vivos, orelhas firmes e voltadas para frente.

A morte, que é regra na doença dos mamíferos domésticos, sobrevém em decorrência de lesões nervosas e a consequente perda das funções vitais como aquelas que controlam a respiração e o coração e, comumente, se estabelece em 5 a 10 dias.

Humanos

A evolução clínica da raiva no homem processa-se em períodos nem sempre bem delimitados nos quais são observadas com maior frequência as seguintes alterações:

1. **Período de incubação:** variando de 9 dias a mais de 1 ano, estando sua maior frequência entre 20 e 60 dias. A variabilidade do período de incubação depende da quantidade de vírus inoculada, da inervação da região atingida, da multiplicidade e profundidade das lesões e da maior ou menor proximidade do SNC, sendo os períodos mais curtos verificados nas lesões da cabeça e do pescoço. O período de incubação é em geral assintomático, acusando, porém, alguns pacientes, disestesia no local da mordedura.
2. **Período prodrômico:** alterações disestésicas, tais como formigamento, dor, prurido no local da lesão e insônia são os sintomas mais precoces da raiva, notando-se a seguir febre, anorexia, cefaleia, agitação, sintomatologia que rapidamente se intensifica (2 a 5 dias), passando-se ao 3° período.
3. **Fase neurológica:** aparecem neste período os sinais e sintomas mais intensos, decorrentes do comprometimento do SNC, notadamente de suas estruturas mais baixas como bulbo, cerebelo e medula e que se manifestam por hiperventilação, hipóxia, afasia, incoordenação, paresias e paralisias. A aerofobia e hidrofobia que aparecem nessa fase, são os sinais mais característicos e que permitem diferenciação com outras encefalites. Com a evolução da doença, há espasmos nos músculos da deglutição e os líquidos são vigorosamente recusados, embora os pacientes sintam sede e até manifestem o desejo de beber. Esta disfunção da deglutição é comum na maioria dos enfermos. Muitos deles experimentam contrações espasmódicas, laringofaríngeas, à simples vista de um líquido (hidrofobia) impedindo a deglutição da própria saliva. As alterações gastrintestinais manifestam-se por diarreia, tenesmo e vômitos, frequentemente sanguinolentos. Ocorrem nessa fase fenômenos alucinatórios (visuais, auditivos, olfativos), delírios de referência, fobias e agudização de neuroses anteriores, com ansiedade e agitação psicomotora, que aparecem em forma de paroxismos, após os quais o paciente entra em fase depressiva, com volta à consciência. Raramente o adulto se torna agressivo durante os períodos alucinatórios, o que sucede com alguma frequência entre as crianças. Essa fase dura de 2 a 10 dias, após o que sobrevém a 4ª fase.
4. **Coma:** fase em que aparecem arritmia cardíaca, apneia, parada cardíaca e morte. Sua duração pode ser de poucas horas a alguns dias, dependendo de se manter ou não o paciente em ventilação assistida, com aparelho de pressão positiva intermitente.

Quirópteros

A sintomatologia da raiva em morcegos hematófagos, especificamente em *Desmodus rotundus* é relativamente bem conhecida. O comportamento e os sintomas mais frequentes são: atividade alimentar diurna, hiperexcitabilidade, agressividade, tremores, falta de coordenação dos movimentos, contrações musculares e paralisia.

No começo da enfermidade, os indivíduos doentes afastam-se da colônia e deixam de realizar asseio corporal (seus pelos tornam-se desalinhados e sujos). Tremor generalizado pode ser observado em vários deles. A presença de feridas é frequente e elas são provocadas por agressões de seus companheiros sadios a cada tentativa de reintegração ao agrupamento, de onde são expulsos violentamente. O morcego enfermo perde a capacidade de voar e pode cair ao chão. A incapacidade de voo é o primeiro sintoma motriz observado nos morcegos raivosos (isso não os impede de caminhar pelo chão ou pelas paredes).

De um modo geral a hiperexcitabilidade à luz e aos sons agudos é comum nesta fase da doença. Podem morder com força qualquer objeto ao seu redor. As brigas entre os indivíduos são frequentes e envolvem agressões múltiplas com mordeduras. Esse comportamento agressivo é diferente daquele observado nos *Desmodus* sadios, onde predominam atitudes intimidatórias e combates ritualizados.

Num estágio mais avançado da doença, os morcegos enfermos começam a ter mais dificuldades de caminhar e de sustentar seu corpo sobre os pés e polegares das asas. Sinais de desidratação são percebidos. Há um aumento gradativo dos sintomas de paralisia, com maior intensidade nas asas do que nas extremidades posteriores. A paralisia mandibular não tem sido observada, possibilitando aos morcegos a manutenção da sua capacidade de morder.

As observações do comportamento do morcego hematófago nos seus refúgios mostram a oportunidade que tem o vírus rábico para dispersar-se entre eles. Além de preferir refúgios escuros, úmidos e mal ventilados, condições que facilitam a manutenção do vírus viável e sua transmissão por via aerossol, os hematófagos participam comunitariamente do asseio, o que resulta na transmissão direta através do contato da saliva de um indivíduo infectado com as feridas de outros, ou pelo contato boca-a-boca, posto que o vírus rábico pode passar através da mucosa das gengivas.

A morte dos indivíduos raivosos pode ocorrer cerca de 48 horas após o aparecimento dos primeiros sintomas. Em morcegos infectados experimentalmente, o período médio de incubação observado tem sido de 17,5 dias. Naqueles infectados naturalmente, este período é mais longo: em média, 30 dias.

Embora houvesse inicialmente a crença de que os morcegos, especialmente os hematófagos, fossem imunes e, portanto, os portadores mais perigosos da raiva, evidências atuais sugerem que morcegos morrem da doença, assim como ocorre a outros animais de sangue quente, não atuando como reservatórios imunes do vírus. Há observações revelando a existência de morcegos hematófagos aparentemente normais que eliminam vírus rábico com a saliva, permanecendo assim como portadores, reservatórios e transmissores da doença por períodos de 5 a 7 meses.

O vírus da raiva já foi isolado a partir de cérebro, glândulas salivares e interescapulares, coração, pulmões e testículos de morcego *Desmodus rotundus*.

O vírus rábico parece ter, nos morcegos hematófagos, o melhor e mais eficiente veículo de propagação uma vez que agridem diariamente outros animais (utilizam sua presa para se alimentar, e/ou seus próprios companheiros, nas interações sociais agressivas). Essas agressões envolvem, principalmente, aplicação de mordeduras e outros tipos de comportamento interativo. Assim, um morcego hematófago infectado tem chances diárias e frequentes de transmissão, sendo por isso, responsável pela infecção direta de animais domésticos e, eventualmente, de seres humanos.

Os morcegos hematófagos dividem o mesmo habitat com espécies não hematófagas, tornando possível sua contaminação. Morcegos não hematófagos ao desenvolverem a doença ficam debilitados e caem ao solo. Caso manuseados, podem desferir mordidas e transmitir o vírus da raiva. No Brasil, diversos autores registraram notificações da ocorrência de vírus da raiva em morcegos insetívoros.

Caninos

Em cães, o período de incubação em geral, é de 15 dias a 2 meses. Na fase prodrômica, os animais apresentam mudança de comportamento, escondem-se em locais escuros ou mostram uma agitação inusitada. A excitabilidade reflexa fica exaltada e o animal se sobressalta ao menor estímulo. Observa-se anorexia, hiperestesia no local de penetração do vírus e ligeira elevação da temperatura, podendo apresentar anorexia ou mudança particular do apetite e do gosto e ainda perversão do apetite, passando a ingerir objetos não comestíveis. Após 1 a 3 dias ficam acentuados os sintomas de excitação. O cão torna-se agressivo, com tendência a morder objetos, outros animais, o homem (inclusive o proprietário) e pode se automutilar. Apresentam sialorreia em virtude da paralisação dos músculos da deglutição e alterações do latido para rouco ou bitonal devido à paralisia parcial das cordas vocais. Os cães infectados pelo vírus da raiva têm a propensão de abandonar sua casa e percorrer grandes distâncias, durante as quais podem atacar outros animais, disseminando a raiva. Na fase final da doença observam-se convulsões generalizadas, que são seguidas de incoordenação motora e paralisia do tronco e dos membros.

A forma muda se caracteriza por predomínio de sintomas do tipo paralíticos, sendo a fase de excitação extremamente curta ou imperceptível. A paralisia começa pela musculatura da cabeça e do pescoço, o animal apresenta dificuldade de deglutição e suspeita-se de engasgo, expondo o proprietário à doença no intuito de ajudá-lo. A seguir observa-se a paralisia e a morte.

Felinos

Na maioria das vezes, a doença apresenta a forma furiosa, com sintomatologia semelhante à raiva canina.

Outros Animais Domésticos

A sintomatologia da raiva em equídeos, ovinos e caprinos é bastante semelhante à dos bovinos. Depois de um período de excitação com duração e intensidades variáveis, apresentam sintomas paralíticos que dificultam a deglutição e provocam incoordenação das extremidades. Muitos animais apresentam alterações do comportamento e realizam a ingestão de objetos estranhos. Em suínos a sintomatologia é bastante semelhante à do bovino, mas a excitação é marcada. Em equinos há superexcitação sexual – o macho apresenta priaprismo e ejaculações involuntárias e as fêmeas um cio simulado.

Observação: especial atenção deve ser dada a outras sintomatologias que podem ocorres quando a raiva em humanos, cães e gatos for transmitida por morcegos, fato que vem ocorrendo em algumas regiões do Brasil.

DIAGNÓSTICO CLÍNICO

A raiva no homem e nos animais domésticos se caracteriza por um quadro clínico de encefalite cujos sintomas variam segundo o indivíduo e as espécies consideradas. Dados clínicos não são suficientes para um laudo definitivo da doença. O diagnóstico diferencial com outras encefalites é frequentemente difícil sem o laudo laboratorial. Somente este permite estabelecer um diagnóstico seguro desta zoonose. No entanto, o histórico conhecido de exposição a vetores, a sintomatologia e dados epidemiológicos são elementos importantes e complementares ao diagnóstico. A superioridade das provas de laboratório sobre o exame clínico está garantida quando certos requisitos são observados: a qualidade das amostras, a rapidez dos exames do laboratório e a difusão imediata dos resultados.

DIAGNÓSTICO LABORATORIAL

Imunofluorescência Direta (IFD) (Fig. 15-1)

Goldwasser e Kissling adaptaram o método de diagnóstico por anticorpos fluorescentes para raiva em 1958, e desde então vem sendo usado cada vez mais frequentemente para a evidenciação dessa enfermidade.

A detecção direta de antígenos rábicos por imunofluorescência direta é um método de referência rápido, relativamente barato e de especificidade e sensibilidade muito elevadas.

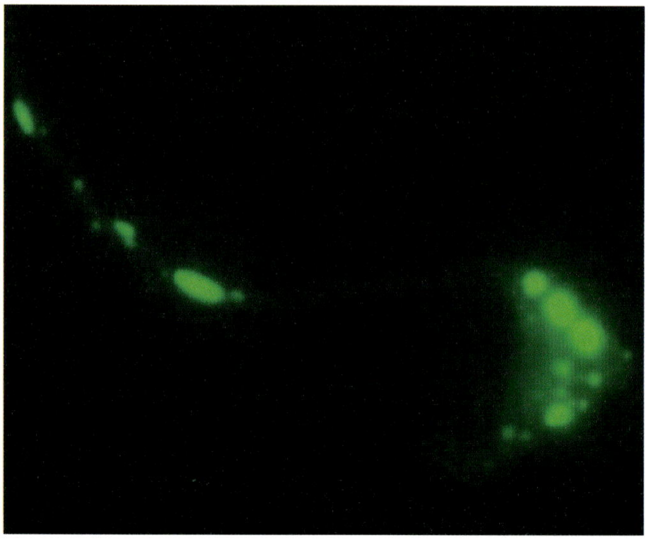

Fig. 15-1. Imunofluorescência direta – visualização ao microscópio. (Foto cedida por M.V. Marlon Silva.)

É uma prova, na qual, para detectar a reação antígeno-anticorpo, se usa como sistema revelador, uma substância fluorescente, o fluorocromo, unida ao anticorpo. Essa reação é visualizada ao microscópio, ao ser excitada por uma luz ultravioleta, emitindo fluorescência verde-amarelo brilhante e geralmente são visualizadas sob a forma ovalada ou arredondada, com as bordas lisas e mais intensamente brilhantes que a área central. Não depende de que haja inclusões, pois pode revelar infecção difusa representada só por delicadíssimos pontos fluorescentes denominados "poeira antigênica"; o vírus pode estar inativo ou infeccioso, mas o conjugado (isotiocianato de fluoresceína) o demonstra especificamente. O emprego de vacinas de vírus atenuado não afeta o diagnóstico de raiva mediante a prova de anticorpos fluorescentes. A qualidade da fluorescência depende principalmente de um microscópio adequado e da qualidade do conjugado. A efetividade desta prova é de 99,8%.

A técnica exerce um papel decisivo na conduta médica de pessoas mordidas por animais suspeitos de estarem acometidos de raiva, pois possibilita uma determinação confiável da infecção em poucas horas, definindo o diagnóstico antes da administração da profilaxia da doença.

Como a prova de IFD permite descobrir o antígeno, seja inativado ou ativo, é possível que em alguns casos se obtenham resultados positivos nesta prova e negativo na inoculação de camundongos. A IFD é, nesse aspecto, mais sensível que a prova biológica. Um resultado positivo nesta prova indica a existência de uma infecção rábica, enquanto o resultado negativo não a exclui.

Prova Biológica (PB) (Fig. 15-2)

Em 1935, Webster e Dawson introduziram a inoculação intracerebral em camundongo albino suíço para o isolamento do vírus da raiva, sendo esta prova biológica usada rotineiramente até hoje.

Principalmente em casos negativos para raiva, na prova de imunofluorescência direta, é imprescindível investigar a presença do vírus infeccioso mediante inoculação em animal. A inoculação de material suspeito em animais de laboratório (prova biológica) para o isolamento viral representa um recurso importante para o diagnóstico da raiva.

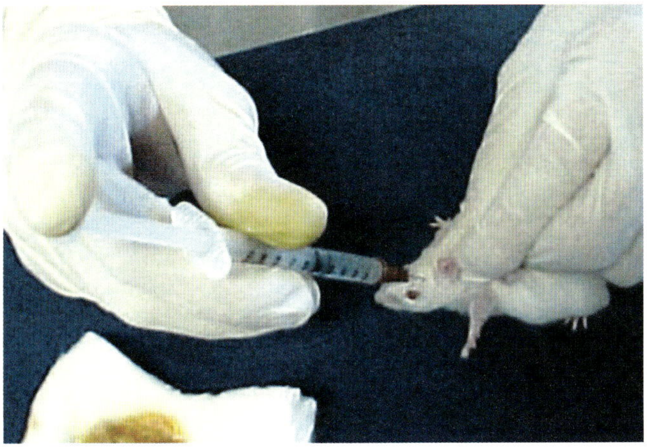

Fig. 15-2. Prova biológica – inoculação de camundongos. (Foto de Leda Kimura.)

Devem-se coletar amostras do córtex cerebral, cerebelo e corno de Ammon de ambos os lados do encéfalo, assim como o bulbo, preparando um *pool* em um homogeneizador para que a prova de inoculação em camundongo seja adequada. No diagnóstico rotineiro da raiva, os camundongos desmamados de aproximadamente 21 a 30 dias (9 a 15 gramas) são preferidos, embora os camundongos lactentes abaixo de 4 dias de idade sejam mais suscetíveis. O camundongo albino é a estirpe selecionada.

Camundongos de ambos os sexos apresentam a mesma suscetibilidade ao vírus rábico. É indispensável que os animais a serem inoculados se encontrem em bom estado de saúde. A inoculação é feita pela via intracraniana com 0,03 mL em camundongo com 21 dias. Através desta via, os animais produzem uma típica infecção rábica.

Nos animais inoculados podemos notar os seguintes sintomas: pelos arrepiados, falta de coordenação dos membros posteriores, paralisia e prostração (próximo à morte). No entanto, estes sinais clínicos em camundongos inoculados não são suficientes para determinar o diagnóstico de raiva, tendo em vista outras viroses que podem apresentar os mesmos sinais. Assim, deve-se examinar o cérebro desses animais pelo teste de imunofluorescência direta ou pela detecção do corpúsculo de Negri. Mortes ocorridas 24 a 48 horas após inoculação intracerebral não são atribuídas ao vírus da raiva e sim a outras causas como trauma, contaminação bacteriana ou outras viroses. A morte do animal antes do quinto dia pós inoculação é considerada inespecífica. A doença clínica dura de 1 a 3 dias e o período de incubação varia comumente de 7 a 20 dias, mas durante a prova biológica os animais devem ser observados, preferencialmente, até 28 dias.

Diagnóstico Histopatológico

A presença de inclusões intracitoplasmáticas no cérebro de animais raivosos, chamadas de corpúsculos de Negri, é considerada patognomônica para raiva, e foi usada com principal critério de diagnóstico por mais de 50 anos. Estas inclusões redondas ou ovais são fortemente refringentes e acidófilas coradas por rosa com hematoxilina e eosina variando de 0,24 a 27 mM em tamanho, com média de 2 a 6 mM, nunca intranucleares. Aparecem principalmente nas células de Purkinje do cerebelo e nas células piramidais, do corno de Ammon, sobretudo nos bovinos. Surgem também em neurônios do córtex, da medula, podendo ser encontrados, em grande número, em muitos outros locais do cérebro e no corno posterior da medula espinhal. Estudos com microscopia eletrônica e imunofluorescência mostraram que o corpúsculo de Negri consiste em matriz reticulogranular contendo estruturas tubulares contíguas com partículas virais em maturação.

Na raiva, o prejuízo nas funções neurológicas é maior do que as alterações histopatológicas no desenvolvimento de sinais clínicos. As lesões histopatológicas consistem, basicamente, em encefalomielite não supurativa, caracterizada por degeneração hialina neuronal da medula espinhal e do cérebro. As inflamações do encéfalo e da medula são verificadas com frequência e encontradas, predominantemente, na substância cinzenta.

As lesões medulares são particularmente acentuadas na raiva produzida pelo morcego e explicam os fenômenos de paralisia dos esfíncteres. As alterações patológicas do SNC não são marcantes e se traduzem por infiltrações vasculares nas superfícies internas e externas do cérebro, nódulos gliais disseminados e difusos ou reações perivasculares dos elementos microgliais do cérebro. Considera-se que as únicas alterações visíveis são congestão dos vasos da meninge, raras hemorragias da aracnoide, embaçamento das meninges, com infiltrações leucocitárias e edema cerebral. Registra-se comumente o acúmulo de linfócitos ao redor dos vasos sanguíneos (manguito perivascular) no SNC do animal raivoso.

OUTRAS TÉCNICAS

Reação em Cadeia de Polimerase (PCR)

A PCR provavelmente se constitui no maior avanço em biologia molecular desde o advento da tecnologia de DNA recombinante. Permite que uma única cópia de qualquer sequência de gene seja amplificada 1 milhão de vezes em poucas horas. Assim, DNA extraído de alguns poucos microrganismos ou de material infectado pode ser amplificado até onde ele pode ser facilmente identificado pelas técnicas tradicionais. O método pode ser modificado para a detecção de RNA viral, incorporando-se uma etapa preliminar na qual uma transcriptase reversa converte o RNA em DNA. Não é necessário amplificar o genoma inteiro, bastando conhecer uma parte da sequência de nucleotídeos, de forma a permitir sintetizar dois oligonucleotídeos representando as extremidades da região a ser amplificada.

Esta técnica aplicada aos *Lyssavirus* fornece resposta progressiva a partir do diagnóstico e terminando em uma caracterização genética precisa pelo sequenciamento de áreas limitadas do genoma viral, substituindo com vantagens estudos de soro-neutralização com anticorpos monoclonais e clonificação clássica em plasmídeos.

É uma técnica tão superior às outras em sensibilidade e versatilidade de hibridação de ácido nucleico que pesquisas do genoma em breve substituirão as pesquisas pelo antígeno, como método de escolha nos laboratórios de diagnóstico. O processo é de elevado valor quando se pesquisa organismos que não podem ser cultivados facilmente, espécimes que contêm predominantemente vírus inativados, infecções latentes, materiais em decomposição ou quando o animal foi sacrificado, havendo poucos vírus presentes no órgão-alvo.

Rapid Rabies Enzime Immuno-Diagnosis (RREID)

Nesta prova os antígenos de nucleocapsídeos presentes no SNC são detectados através de anticorpos conjugados com enzimas (peroxidase), que por sua vez são revelados através de um substrato cromogênico. A intensidade da cor da reação é diretamente relacionada à quantidade de antígeno presente e pode ser estimado visualmente ou por meio de espectrofotômetro. Foram introduzidas modificações no RREID: RREIDbiot e RREIDlyssa. No primeiro foi ampliada a sensibilidade da técnica por meio do acoplamento de biotina ao anticorpo antinucleocapsídeo, seguido da adição de estreptavidina conjugada à peroxidase, e no segundo foi aumentado o espectro de detecção do gênero *Lyssavirus* pela utilização de anticorpo policlonal contra vários sorotipos do vírus.

Enzyme-Linked Immunosorbent Assay (ELISA)

Nos últimos anos, ensaios imunoenzimáticos têm sido desenvolvidos para medir anticorpos direcionados tanto contra patogenias virais quanto bacterianas em soro. ELISA tem sido utilizado também para detecção de anticorpos rábicos. Este teste é fácil e rápido de realizar, com resultados disponíveis em poucas horas. No entanto, a especificidade deste teste é limitada; para se conseguir um grau mais alto de especificidade, uma forma mais purificada do antígeno deve ser empregada requerendo procedimentos elaborados de purificação que muitos laboratórios não estão aptos a realizar por falta de equipamentos necessários. Além disso, há o fator do preço alto, o que também o torna impraticável para muitos laboratórios. A consequência de não se utilizar a forma mais purificada do antígeno é que outros anticorpos irrelevantes podem ser medidos, o que fornece resultados imprecisos.

EPIDEMIOLOGIA

Sob o ponto de vista epidemiológico, podemos distinguir dois tipos de raiva: a silvestre e a urbana. A primeira, de ocorrência natural entre os mamíferos da fauna regional, é uma enzootia que, como tantas outras, apresenta ciclos epizoóticos cíclicos afetando os animais carnívoros, especialmente a raposa na Europa, o chacal na África do Norte, o lobo no Oriente Médio, o coiote no continente norte-americano e o morcego na América do Sul.

A raiva urbana acomete os animais domésticos, e, por isso mesmo, atinge o homem com maior facilidade, sendo em nosso meio o cão seu principal agente transmissor, como também o responsável pela introdução do vírus silvestre nas áreas urbanas.

O vírus da raiva pode infectar todos os mamíferos até agora testados. Entre os animais domésticos são especialmente suscetíveis cães, gatos e bovinos. Jaritatacas, raposas, morcegos, esquilos, guaxinins, coiotes, mangustos e texugos são os principais hospedeiros selvagens.

A raiva tem distribuição mundial exceto em áreas muito delimitadas como Antártida, Nova Zelândia e Havaí. O Uruguai é o único país da América continental que desde a segunda metade da década de 60 se considera livre da enfermidade. Também se consideram livres todas as ilhas do Caribe exceto Cuba, Granada, Haiti, República Dominicana e Trinidade-Tobago. A Inglaterra e o Japão também conseguiram erradicar a enfermidade. Outros países como Estados Unidos e Alemanha, somente têm problemas com o ciclo silvestre, mantendo a enfermidade sob controle em humanos e animais domésticos.

Os bovinos podem infectar-se mediante contato com cães enfermos, mas a maioria dos casos se deve à transmissão por animais silvestres. No meio rural, o cão só permanece como transmissor perigoso para um pequeno grupo de animais e pessoas que com ele convivem e, neste ambiente, o principal transmissor e portador do vírus rábico passa a ser o morcego hematófago. Bovinos e equinos são os últimos na cadeia do ciclo da raiva. A doença é mantida na população de morcegos hematófagos.

Existem 950 espécies de quirópteros no mundo e 144 delas vivem no Brasil, a maioria são insetívoros e frugívoros. O vírus da raiva foi isolado em 27 dessas 144 espécies.

CONTROLE

Vacinas

A vacinação é um ato de imunização ativa, conseguida pela administração de antígenos preparados com uma suspensão de agentes infecciosos ou parte deles, convenientemente processados, com a finalidade de induzir o receptor ao desenvolvimento de um estado imunitário específico protetor e relativamente duradouro.

A vacinação antirrábica desencadeia uma série de mecanismos de defesa no organismo, tais como: produção de interferons e de anticorpos neutralizantes e sensibilização de linfócitos T. As células T, além de auxiliarem na indução da resposta das células B, agem como células efetoras para a imunidade celular.

No momento da vacinação o animal deve estar hígido para que outros processos metabólicos e patológicos não interfiram na resposta imunológica. Os cuidados de vacinação devem ser adequados quanto à via de aplicação, dose, tipo de vacina e, principalmente, conservação do produto, tanto no momento da vacinação como desde a origem.

Atualmente no Brasil, preconiza-se o uso da vacina inativada que pode ser elaborada com cérebros de animais ou em cultivos de tecidos sendo inativadas com formol, fenol, luz ultravioleta, beta propiolactona ou radiações gama. A vacina Fuenzalida e as elaboradas em cultivo de tecido têm demonstrado maior eficácia. Essas vacinas, embora não possuam a vantagem das atenuadas, quanto à rapidez da resposta imune, apresentam as vantagens de serem inócuas e termoestáveis. As vacinas comerciais inativadas produzidas atualmente no Brasil são todas preparadas em culturas celulares e com adjuvante. Isto faz com que a resposta imunológica seja quantitativamente e qualitativamente equiparada à das vacinas atenuadas, conservadas em condições ideais. Por não conter partículas virais infecciosas, o inóculo pode ser aplicado por via subcutânea ou intramuscular, em qualquer região do corpo do animal, o que a torna mais fácil de ser administrada.

A recomendação generalizada no que se refere à vacinação de bezerros é a aplicação da vacina a partir de 6 meses de idade, e que logo se incorporem ao calendário de vacinação anual. Em algumas zonas onde a raiva é enzoótica, recomenda-se a vacinação a partir de 3 meses de idade, revacinação aos 6 meses e finalmente incorporação destes animais ao calendário anual. No entanto, a vacinação de animais jovens requer cuidado especial pois anticorpos maternos podem ser encontrados nos soros destes animais inibindo a resposta imunológica frente a uma vacinação.

Controle de Quirópteros

Considerando a circulação do vírus da raiva entre as populações de quirópteros (ciclo aéreo da raiva), e a importância do morcego hematófago na epidemiologia desta doença nos herbívoros, medidas criteriosas e efetivas de controle devem ser seguidas.

Atualmente no Brasil o combate aos morcegos hematófagos é feito principalmente através do método químico. Este método utiliza uma substância anticoagulante, a varfarina, que quando ingerida pelos morcegos provoca morte por hemorragia. O método pode ser dividido em dois grupos: um que exige contato direto com os morcegos, portanto mais perigoso, e outro que não necessita deste contato, sendo por isso de menor risco. O primeiro grupo, o mais utilizado no Brasil, inclui capturas noturnas de morcegos com redes armadas ao redor de currais ou áreas de repouso do gado. Os morcegos capturados vivos são tratados com uma pasta vampiricida de uso tópico. A pasta é aplicada nos pelos do dorso do animal, o qual é solto e retorna ao seu abrigo. *Desmodus rotundus* tem um comportamento gregário e mantém contato corporal durante o período de repouso nos abrigos. Além disso, como higiene corporal, possuem o hábito de lamberem seus pelos e de seus companheiros. Um morcego no qual foi aplicada a pasta tóxica é capaz de disseminá-la para uma média de 20 outros indivíduos. O efeito desse método aparece em menos de 1 semana com alto índice de morte dos morcegos nos abrigos e diminuição do coeficiente de mordedura nos rebanhos.

Para participar de equipes de captura de morcegos o pessoal deve ser previamente vacinado, possuir nível efetivo de resposta imunológica contra o vírus da raiva e ser cuidadosamente treinado no manejo e identificação de quirópteros hematófagos. A taxa de anticorpos deverá ser verificada anualmente e caso haja diminuição do título deverá ser aplicado dose de reforço.

O segundo grupo de método de controle químico não exige um contato direto com os hematófagos, incluindo a aplicação da pasta vampiricida sobre mordeduras frescas nos animais domésticos. Esse método depende do comportamento exibido por *Desmodus rotundus* ao atacar mamíferos: o de utilizar mordeduras feitas em noites anteriores e o de mais de um indivíduo usar uma mesma mordedura numa mesma noite. A vantagem deste método é a possibilidade de aplicação da pasta vampiricida pelo próprio criador, visto que não há contato direto com o *Desmodus rotundus*.

Para maximizar a eficácia do controle populacional, os dois métodos devem ser associados, pois tanto a vacinação do gado bovino quanto a aplicação de técnicas para o controle de morcegos hematófagos são medidas complementares, nunca uma só delas resolverá o problema em sua totalidade. Por haver vacinado não se deve deixar de controlar os hematófagos, nem por haver aplicado medidas de controle de hematófagos, devemos deixar de vacinar.

BIBLIOGRAFIA

Acha P, Szyfres B. *Zoonosis y enfermedades transmisibles comunes al hombre y a los animales*, 2. ed. Organización Pan-americana de la Salud, 1986. p. 502-26.

Amengual B, Whitby JE, King A *et al.* Evolution of European bat Lyssaviruses. *J Gen Virol* 1997;78(9):2319-28.

Azevedo MP. Raiva. *Rev Bras Clin Terap* 1981 Abr.;10(4):233-41.

Badrane H, Bahloul C, Perrin P *et al.* Evidence of two Lyssavirus phylogroups with distinct pathogenicity and immunogenicity. *J Virol* 2001;75:3268-76.

Baer GM. *The natural history of rabies*, 2nd ed. Boca Raton, USA: CRC Press, 1991. p. 145-61.

Belloto AJ. A raiva no Brasil em 1984. Aspectos operacionais e epidemiológicos. *Rev. Fund. SESP* 1985;30(2):167-82.

Blancou J, Meslin FX. Brief review of the history of zoonoses. *Rev Sci Tech*, v.19, p.15-22. 2000.

Bordignon J, Brasil dos Anjos G, Bueno CR *et al.* Detection and characterization of rabies virus in Southern Brazil by amplification and sequencing of the nucleoprotein gene. *Arch Virol* (New York) 2004;150:695-708.

Bourhy H, Kissi B, Audry L *et al.* Ecology and evolution of rabies virus in Europe. *J Gen Virol* 1999;80:2545-57.

Bourhy H, Kissi B, Tordo N. Molecular diversity of the Lyssavirus genus. *Virology* 1993a;194:70-81.

Bourhy H, Kissi B, Tordo N. Taxonomy and evolutionary studies on Lyssaviruses with special reference to Africa. *Onderstepoort Journal of Vet Alerinary Research* 1993b;60:277-82.

Bourhy H, Sureau P. *Métodos de laboratório para raiva.* Paris: Instituto Pasteur, 1991.197 p.

Bourhy H, Tordo N, Lafon M *et al.* Complete cloning and molecular organization of a rabies-related virus: Mokola virus. *J Clin Microbiol* 1992;70:2419-26.

BRASIL. Ministério da Agricultura, Pecuária e Abastecimento. *Controle da raiva dos herbívoros*. Brasília: MAPA/SDA/DSA, 2005a. 104 p.

BRASIL. Ministério da Agricultura, Pecuária e Abastecimento. *Revisão sobre raiva dos herbívoros.* (Acesso em 02 de jan.2011). Brasília, 2005b. Disponível em: http://www.agricultura.gov.br. Adaptação do texto do Dr. Fumio Honma Ito.

BRASIL. Ministério da Saúde. Fundação Nacional de Saúde. *Morcegos em áreas urbanas e rurais: manual de manejo e controle.* Brasília, 1998. 117p.

BRASIL. Ministério da Saúde. Secretaria de Vigilância em Saúde. Departamento de Vigilância Epidemiológica. *Manual de diagnóstico laboratorial da Raiva.* Brasília: Ed. do Ministério da Saúde, 2008. 108p.

Bunschoten H, Klapmuts RJ, Claassen IJ *et al.* Rabies virus-specific human T-cell clones provide help for an "in vitro" antibody response against neutralizing antibody-inducing determinants of viral glycoprotein. *J Gen Virol* 1989;70:1513-21.

Carnieli PJ, brandão PE, Castilho JG *et al.* Phylogeny of rabies Virus Identified in a cat closely related to vampire bat based on the nucleoprotein gene. *Virus Rewiews and Research* 2005;10:50-4.

Ciuchini F, Irsara A, Pestalozza S *et al.* Risposta immunitaria in bovini vaccinati contro la rabia con virus attenuato ceppo ERA. *Riv Zoot Vet* 1981;9(3):176-84.

Cordeiro CC, Silva EV, Miguel O, Germano PML. Avaliação da vacina anti-rábica ERA, frente a variantes antigênicas do vírus da Raiva, diferentes períodos pós imunização. *Rev Saúde Pública* (S. Paulo) 1990;24:512-7.

Corrêa O. Doenças infecciosas dos animais domésticos – Viroses dos animais, 2.ed. Rio de Janeiro: Freitas Bastos, 1975. v. 3.

Colégio Brasileiro de Experimentação Animal. Legislação & Ética. (Acesso em 07 fev. de 2004.). São Paulo, 2004. Disponível em: http:www.cobea.org.br.

Crepin P, Audry L, Rotivel Y. Intravitam diagnosis of human rabies by PCR using saliva and cerebrospinal fluid. *J Clin Microb* 1998;117:1117-21.

Dantas Junior JV, Kimura LMS, Ferreira MSR *et al.* Protocolo de reação em cadeia da polimerase precedida de transcrição reversa para a detecção do vírus da raiva. *Arq Bras Vet Zoot* (Belo Horizonte) 2004;56(3):398-400.

David D, Yakobson B, Rotenberg D *et al.* Rabies virus detection by RT-PCR in decomposed naturally infected brains. *Vet Microbiol* (Amsterdam) 2002;87:111-8.

De Mattos CA, De Mattos CC, Smith JS *et al.* Genetic characterization of rabies field isolates from Venezuela. *J Clin Microbiol* 1996;34:1553-8.

Dean DJ, Ableset Alh MK, Atanasui P. The fluorescent antibody test. In: Meslin FX, Kaplan MM, Koprowski H. (Eds.) *Laboratory techniques in rabies*, 4th ed. Geneva: WHO, 1996. p. 88-95.

Delagneau JF, Perrin P, Atanasiu P. structure of rabies virus: spatial relation-ships of the proteins G, M1, M2 and N. *Ann L'Institut Pasteur: Virol* 1981;132E:473-93.

Dulbecco R, Ginsberg HS. Microbiologia de Davis, 2.ed. São Paulo: Ed. Harbra, 1980. v. 4. p.1623-33.

Erbolato EB, Vieira DA, Silva E *et al.* Eficácia da vacina anti-rábica ERA em camundongos, frente a quatro diferentes variantes do vírus da Raiva. *ver Saúde Pública* (São Paulo) 1989;23:447-54.

Favi M, Mattos AC, Yung V *et al.* First case of Human Rabies in Chile Caused by an Insectivorous Bat Virus Variant. *Emerg Infect Dis* 2002;8(1):79-81.

Favoretto SR, De Mattos CC, Morais NB *et al.* Rabies in marmoset als (Callithrix jacchus), Ceara, Brazil. *Emerg Infect Dis* 2001;7:1062-5.

Fenner FJ, Gibbs EPJ, Murphy FA *et al.* Laboratory diagnosis of viral diseases. In: ____. Vet alerinary Virology, 2nd ed. San Diego: Academic Press, 1993. c. 12. p. 213-39.

Field HE. Evidence of Australian batlyssavirus infection in diverse Australian bat taxa. Short Communication. *Zoonoses Public Health* 2018;00:1-7.

Francki RIB, Fauquet CM, Knudsen DL *et al.* Classification and nomenclature of viruses. Fifth of the international committee on taxonomy of viruses. *Arch Virol* 1991;suppl. 2.

Gaudin Y, Ruigrok RWH, Tuffereau C *et al.* Rabies virus glycoprotein is a trimer. *Virol* 1992;184:441-4.

Germano PML. Avanços na pesquisa da Raiva. *Rev Saúde Públ* (São Paulo) 1994;28(1):86-91.

Germano PML, Ishizuka MM, Nilsson MR *et al.* Avaliação da resposta imunitária da vacina anti-rábica preparada em cérebros de camundongos lactentes aplicadas em cães primo vacinados em condições naturais. *Rev Fac Med Vet Zootec Univ* (São Paulo) 1982;19(1):67-74.

Goldenberg S. Ferramentas de análise molecular e os agentes das grandes endemias. *Ciênc Saúde Coletiva* 2002;7(1):43-7.

Gould AR, Hyatt AD, Lunt R *et al.* Characterization of a novel Lyssavirus isolated from Pteropid bats in Australia. *Virus Res* 1998;54:165-87.

Hall TA. BioEdit: a user-friendly biological sequence alignment editor and analysis program for Windows 95/98/NT. *Nucleic Acids Symposium Series* 1999;41:95-8.

Hayashi Y, Mora E, Chandelier EL *et al.* Estudos de proteção cruzada de 24 cepas de vírus da Raiva isoladas de diferentes espécimes animais do Brasil. *Arq Biol Tecnol* 1984;27:27-37.

Heaton PR. Heminested PCR assay for detection of six genotypes of rabies and rabies-related viruses. *J Clin Microbiol* 1997 Nov.;35(11):2762-6.

Hidaka Y, Lim C, Ito MT *et al.* Segmentation of the rabies virus genoma. *Virus Research* 2018;258:68-75.

Holmes CE, Woelk HC, Kassis R, Bourhy H. Genetic constraints and the
adaptive evolution of rabies virus in nature. *Virol* 2002;292:247-57.

Hueffer K, Murphy M. Rabies in Alaska, from the past to an uncertain future. *International Journal of Circumpolar Health* 2018;77:1.

Instituto Pasteur. Secretaria de Estado da Saúde de São Paulo. Case report of post-exhumation human rabies in the city of São Paulo. *Rev Saúde Pública* 2004;38(5):741-2.

Ito M, Arai YT, Itou T *et al.* Genetic characterization and geographic distribution of rabies virus isolates in Brazil: identification of two reservoirs, dogs and vampire bats. *Virology* 2001;284:214-22.

Ito M, Itou T, Sakae T *et al.* Detection of rabies virus RNA isolated from several species of animals in Brazil by RT-PCR. *J Vet Med Sci* 2001;63(12):1309-13.

Ito M, Itou T, Shoji Y *et al.* Discrimination between dog-related and vampire bat-related rabies87 viruses in Brazil by strain-specific reverse transcriptase-polymerase chain reaction and restriction fragment length polymorphism analysis. *J Cli Virol* 2003;26:317-30.

Kamolvarin N, Tirawatnpong T, Rattanasiwamoke R *et al.* Diagnosis of rabies by polymerase chain reaction with nested primers. *J Infect Dis* (Chicago) 1993;167(1):207-10.

Kaplan C, Turner GS, Warrel DA. Rabies, the facts. 2nd ed. Oxford: Oxford University Press, 1986.

Kawai A, Morimoto K. Functional aspects of *Lyssavirus* proteins. *Curr Top Microbiol Imunol* 1994;187:27-42.

Kimura LMS. *Estudo comparativo da localização do vírus da Raiva no sistema nervoso central de bovinos naturalmente infectados.* Dissertação (Mestrado em Microbiologia Veterinária). Seropédica, Rio de Janeiro: Instituto de Veterinária, Universidade Federal Rural do Rio de Janeiro, 2000. 117 f.

Kimura LMS, Bruno LMP, Costa CHC *et al.* Importance of the use of fragments of the bulb and medulla for laboratorial diagnosis of rabies in the case of euthanized bovines. *Revista Brasileira de Medicina Veterinária* 2008;30:174-8.

Kimura LMS, Dantas Júnior JV; Moura WLC *et al.* Polimerase chain reaction as resource to rabies diagnosis. *Revista Brasileira de Medicina Veterinária* (Rio de Janeiro) 2006;28(3):104-9.

Kissi B, Badrane H, Audry L *et al.* Dynamics of rabies virus quasi species during serial passages in heterologous hosts. *J Gen Virol* 1999;80(8):2041-50.

Kissi B, Tordo N, Bourhy H. Genetic polymorphism in the rabies virus nucleoprotein gene. *Virology* (San Diego) 1995;209:526-37.

Kobayashi Y, Sato G, Shoji Y *et al.* Molecular epidemiological analysis of bat rabies viruses in Brazil. *J Vet Med Sci* (Tokyo) 2005;67(7):647-52.

Koprowski H. The mouse inoculation test. In: Meslin FX, Kaplan MM, Koprowski H. Laboratory techniques in rabies. 4th ed. Geneva: World Health Organization, 1996. p. 80-7.

Kotait I, Gonçalves CA, Peres NF *et al.* Controle da Raiva dos herbívoros. (Manual Técnico do Instituto Pasteur, n. 1). São Paulo: Instituto Pasteur, 1998. 15p.

Kumar S, Tamura K, Nei M. Mega3: Integrated software for Molecular Evolutionary Genetics Analysis and sequence alignment. *Briefings in Bioinformatics* 2004;5(2):150-63.

Larghi O. Prueba de anticuerpos fluorescentes para rabia. Ramos Mejia. Centro Panamericano de Zoonoses.1975.24p. (Nota técnica,8.rev.2)

Lemos HN, Souza MM. Reações adversas na vacinação anti-rábica humana. *A Folha Médica* 1990 Nov./Dez.;101(5/6):1990.

Lord RD. *Manual de campanha para o controle de morcegos vampiros e da Raiva.* Austin: Bat Conservation International, 1998. 39p.

Meslin FX, Kaplan MM, Koprowski H. *Laboratory techniques in rabies*, 4th.ed. Geneva: World Health Organization, 1996. 476p.

Morimoto K, Hooper DC, Carbaugh H *et al.* Rabies virus quasispecies: implications for pathogenesis. *Proc Natl Acad Sci* (USA)1998;95:3152-6.

Murphy FA. Virus taxonomy. In: Fields BN, Knipe DM, Howley PM *et al. Fundamental virology*, 3rd ed. Lippincott: Raven Publishers, 1996. c. 2. p. 15-54.

Nadin-Davis SA, Huang W, Armstrong J *et al.* Antigenic and genetic divergence of rabies viruses from bat species indigenous to Canada. *Virus Res* 2001;74:139-56.

Oliveira AN, Andrade MCR, Silva MV *et al.* Immune response in cattle vaccinated against rabies. *Rev Memórias do Instituto Oswaldo Cruz* 2000;95, n.1, p.83-88, 2000.

Orlowska A, Zmudzinski JF. Molecular epidemiology of rabies virus in Poland. *Archives of Virology* 2014;159(8):2043-50.

Pieri KMS. Caracterização de amostras de vírus da Raiva isoladas no Estado de Santa Catarina através da técnica de PCR de baixa estringência (LSSP-PCR). Dissertação (Mestrado em Biotecnologia). Florianópolis: Universidade Federal de Santa Catarina, 2003. 82f.

Poch O, Blumberg BM, Bougueleret AL *et al.* Sequence comparison of five polymerases (L proteins) of unsegmented negative-strand RNA viruses: theoretical assignment of functional domains. *J Gen Virol* 1990;71(5):1153-62.

Ravkov EV, Smith JS, Nichol ST. Rabies virus glycoprotein gene contains a long 3'noncoding region which lacks pseudogene properties. *Virology* 1995;206:718-23.

Romijn CP, Kimura LMS; Batista de Moraes N *et al.* Risk scenario for human rabies transmitted by wild animals in Brazil. *Virus Reviews and Research* 2014;19:10.7525.

Rupprecht CE, Briggs D, Brown CM *et al.* Use of a rediced (4-dose) vaccine schedule for postexposure prophylaxis to prevent human rabies. *Morbidity and Mortality Weekly Report* 2010 Mar 19;50(2).

Rupprecht CE, Halon CA, Hemachudha T. Rabies re-examined. *Lancet Infect Dis* (New York) 2020;2:327-43.

Sacramento D, Badrane H, Bourhy H *et al.* Molecular epidemiology of rabies virus in France: comparison with vaccine strains. *J. Gen. Virol* 1992;73(5):1149-58.

Sacramento D, Bourhy H, Tordo N. PCR as an alternative method for diagnosis and molecular epidemiology of rabies virus. *Molecular and Cellular Probes* 1991;6:229-40.

Schaefer R, Caldas E, Schmidt E *et al.* First case of cat rabies in southern Brazil for 11 years. *Veter Rec* 2002;16:216-7.

Schaefer R, Batista HBR, Franco AC *et al.* Studies on antigenic and genomic properties of brasilian rabies virus isolates. *Vet Microbiol* (Amsterdam) 2005;107:161-70.

Schneider MC, Santos-Burgoa C. Tratamiento contra la rabia humana: un poco de su historia. *Rev. Saúde Pública* 1994;28(6):454-63.

Silva MV da, Oliveira AN de, Moura WC *et al.* Evolution of rabies in vampire bats through the analysis of epizooty of bovines from the State of Rio de Janeiro from 1984 to 1997. In: International Conference on Bat Research, 11., 1998, Pirenópolis. Abstracts. New York: College of the State University of New York, 1998. Publicado em Bat Research News, v.39, n.3, p.73, 1998.

Silva RA, Silva NM, Guimarães RS. A utilização do método de imunofluorescência comparativamente com os métodos histoquímico e biológico no diagnóstico da Raiva. *Pesq Agropec Bras* (Brasília) 1973;8:1-4.

Smith JS. Rabies virus epitopic variation: use in ecologic studies. *Advanced Virus Research* 1989;36:215-53.

Smith JS, Orciari LA, Yager PA *et al.* Epidemiologic and historical relationships among 87 rabies virus isolates as determined by limited sequence analysis. *J Infect Dis* 1992;166:296-307.

Smith JS, Yager PA, Orciari LA. Rabies in wild and domestic carnivores of Africa: epidemiological and historical associations determined by limited sequence analysis. *Onderstepoort J Vet Res* 1993;60:307-14.

Soares RM, Bernardi F, Sakamoto SM *et al.* A Heminested polymerase chain reaction for the detection of brazilian rabies isolates from vampire bats and herbivores. *Mem Inst Oswaldo Cruz* (Rio de Janeiro) 2002;97(1):109-11.

Sokol F, Stancek D, Koprowski H. Structural proteins of rabies virus. *J Virol* 1971;7:241-9.

Steele JH, Fernandez PJ. History of rabies and global aspects. In: Baer GM. *The natural history of rabies*, 2nd ed. Boca Raton: CRC Press, 1991. p. 1-24.

Steele JH. History of rabies. In: Baer GM. *The natural history of rabies*. New York: Academic Press, 1975. v.1. p. 1-29.

Tordo N. Characteristics and molecular biology of the rabies virus. In: Meslin FX, Kaplan MM, Koprowski H. (Eds.) *Laboratory techniques in rabies*, 4th ed. Geneva: WHO, 1996. p. 28-51.

Tordo N, Poch O, Ermine A *et al.* Completion of the rabies virus genome sequence determination: highly conserved domains among the L (polymerase) proteins of unsegmented negative-stand RNA-viruses. *Virology* 1988;165:565-76.

Vieira S, Hossne WS. Um pouco da história. In: Vieira S, Hossne WS. *Pesquisa médica: A ética e a metodologia. Op. cit.*, Refs. 6, 7, 8, 9., São Paulo: Pioneira, 1998. p. 10-3.

Von Teichman BF, Thomson GR, Meredith CD *et al.* Molecular epidemiology of rabies virus in South Africa: evidence for two distinct virus groups. *J Gen Virol* 1995;76(Pt 1):73-82.
Wagner R, Rose JK. Rhabdoviridae: The viruses and their replication. In: Filds DM, Kinipe PM. *Fields virology*, 3rd ed. Philadelphia: Lippincott Raven,1996. p. 1121-9.
Whitby JE, Johnstone P, Sillero-Zubiri C. Rabies virus in decomposed brain of an Ethiopian wolf detected by nested reverse transcription-polymerase chain reaction. *J Wildlife Dis* 1997;33(4):912-5.
Wilkinson L. History. In: Jackson AC, Wunner H. *Rabies*. New York: Academic Press, 2002. p. 1-22.
Wu X, Franka R, Henderson H, Rupprecht CE. Live attenuated rabies virus co-infected with street rabies virus protects animals against rabies. *Vaccine* 2011;29:4195-4201.
Wunner WH. The chemical composition and molecular structure of rabies virus. In: Baer GM (Ed.). *The natural histore of rabies*. Boca Raton, FL: CRC Press, 1991. p. 31-7.
Wunner HW. Rabies virus. In: Jackson CA, Wunner HW. *Rabies*. New York: Academic Press, 2002. p. 23-77.
Zanetti CR, Franco TM, Vassão CR *et al.* Failure of protection induced by a brazilian vaccine against Brazilian wild rabies viruses. *Arch of Virol* 1998;143:1745-56.

16 VÍRUS EMERGENTES E REEMERGENTES

Ortrud Monika Barth
Rachel Siqueira de Queiroz Simões

INFLUENZA A, SOROTIPO H1N1 – *ORTHOMYXOVIRIDAE*

Uma das gripes em humanos é causada pelo vírus *influenza* A/H1N1, um sorotipo da espécie *influenzavirus A*, do gênero *influenzavirus A*, um dos cinco gêneros da família *Orthomyxoviridae*. A doença é altamente contagiosa e transmitida de pessoa para pessoa por meio de aerossol, principalmente quando próximas e com sintomas de tosse e espirros. Os sintomas da doença aparecem após 3 a 7 dias de infecção, afetando, principalmente, as vias respiratórias. Constituem-se, em geral, em febre alta, dores musculares, da garganta, da cabeça e irritação dos olhos e do nariz.

Várias epidemias e pandemias ocorreram causadas pelo *influenzavirus* A/H1N1, como a gripe espanhola em 1918/1919, a de Nova Jersey em 1976, a gripe russa, em 1977/1978, e a pandemia da gripe suína/mexicana de 2009. Nestes episódios a taxa de mortes e de somente infectados foi muito variável. Internacionalmente, o vírus H1N1 de 2009 e o vírus da gripe sazonal estão co-circulando em muitas partes do mundo. É provável que o sorotipo H1N1 continue a se espalhar pelos próximos anos, como um vírus sazonal (Fig. 16-1).

Epidemiologia

Na Ásia, foram detectados em vários países do Sudeste Asiático, incluindo Camboja, Cingapura e Malásia, baixos níveis de atividade do H1N1 com a Índia registrando maior número de casos. Cingapura continua relatando altos níveis de atividade sazonal A (H3N2). Na Austrália, em 2009, o vírus H1N1 foi a cepa viral mais prevalente, seguida pelos vírus *influenza* A (H3N2). Dados virológicos da África do Sul sugerem que a atividade da gripe atingiu o pico, mas permanece elevada, principalmente por conta dos vírus sazonais da *influenza* B e A (H3N2). A maioria dos vírus da gripe no Chile e na Argentina é o sorotipo viral H1N1. Nas regiões tropicais das Américas, inúmeros casos foram notificados no início de julho de 2009 provocados pelo H1N1 mantendo atividade sazonal.

Replicação e Resposta Imunológica

É um vírus envelopado e possui fita simples de RNA de oito segmentos. Liga-se à superfície celular por meio da hemaglutinina (HA), enquanto a neuraminidase (NA) tem função na liberação do vírus pela membrana celular. Ambas as proteínas são constituintes da membrana viral. O sorotipo H1N1 do vírus *influenza* A, como a maioria dos vírus da gripe, replica, preferencialmente, nas células ciliadas, como também em células epiteliais de todo o trato respiratório de mamíferos. Após 20 a 40 horas de infecção ocorre a lise celular e vírions são liberados para o meio externo. Este vírus é resultado da combinação de segmentos genéticos procedentes das gripes humana, aviária e suína.

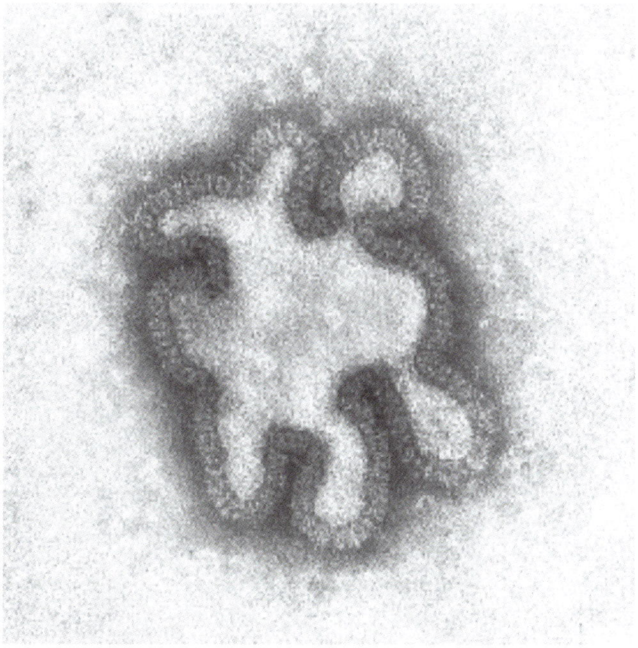

Fig. 16-1. Partícula viral do vírus *influenza* proveniente de paciente infectado apresentando sintomas respiratórios característicos. Eletromicrografia eletrônica por contrastação negativa. (Foto: O.M, Barth).

Vacinação e Prevenção

A imunização contra o *influenzavirus* A/H1N1 utiliza uma vacina inativada trivalente contra gripe incluindo amostras dos sorotipos H1N1 e H3N2, além do *influenzavirus* B. Em idosos deve ser aplicada anualmente conferindo, às vezes, imunidade nesta faixa etária por períodos muito menores. Pela rápida evolução dos vírus *influenza*, a vacina aplicada em um ano pode não ser eficiente no próximo ano e deve ser substituída por outra nova devido a sua taxa de mutação genética. Alguns antigripais, usados nos dois primeiros dias após a infecção pelo H1N1, podem ser eficientes. Além da vacinação, boas práticas de higiene são requisitos essenciais para a prevenção da transmissão desta doença. Segundo a Organização Mundial de Saúde, a maioria dos isolados do vírus H1N1 de 2009 testados mundialmente continua sensível ao fármaco antiviral oseltamivir, utilizado no tratamento da gripe.

SARS – *CORONAVIRIDAE*

Uma das doenças originada por uma virose emergente é a síndrome respiratória aguda grave causada por um vírus SARS-CoV (do inglês *severe acute respiratory syndrome)*, gênero *Coronavirus* da família *Coronaviridae*. Esta é composta de três grupos, sendo que os vírus dos grupos 1 e 2 acometem mamíferos e causam doenças leves em humanos. Os do grupo 3 causam doenças graves em aves. A SARS foi inicialmente relatada em 2002, constituindo-se em uma pneumonia severa em humanos no sul da China, com casos de óbitos. Em 2003, antes da contenção do surto global de SARS, a doença progressivamente disseminou-se pelo centro e sul do continente Asiático atingindo os países na América do Norte, América do Sul, e Europa. Desde 2004, não houve nenhum caso conhecido de SARS relatado em qualquer parte do mundo até o momento. A transmissão se dá por aerossol ou contato íntimo entre pessoas próximas. O vírus infecta o trato respiratório das pessoas e, em alguns casos, também foi encontrado em fezes e urina.

Replicação e Resposta Imunológica

O SARS-CoV é um vírus RNA de fita simples que replica no citoplasma da célula hospedeira. Em seu envoltório, ao lado da proteína M, consta a proteína S, pela qual se liga à superfície da célula e que lhe confere o aspecto de uma coroa ("corona") quando uma partícula viral é observada em grande aumento em microscopia eletrônica (Fig. 16-2). A liberação de novas partículas virais é feita através da membrana celular. O diagnóstico da doença é feito por exclusão das demais síndromes respiratórias, além de testes moleculares e detecção de anticorpos por soroconversão.

Vacinação e Prevenção

Não existe vacina contra o SARS-CoV, nem há medicamentos específicos. Em casos suspeitos recorre-se ao isolamento do paciente, tratam-se os sintomas até que seja obtida a recuperação da imunidade e um diagnóstico definitivo, quando possível. A prevenção da doença consiste no cumprimento das normas usuais principalmente em casos de comprometimento respiratório.

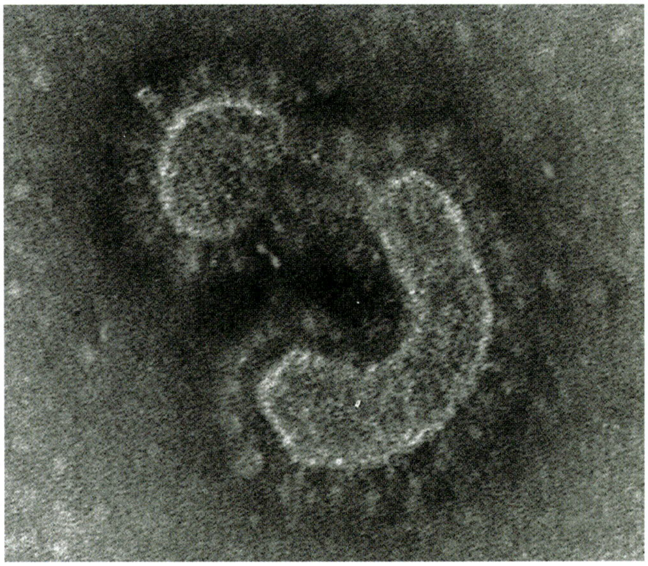

Fig. 16-2. Micrografia eletrônica de uma partícula de coronavírus obtida por contrastação negativa de suspensão clarificada de uma amostra de fezes humana. (Foto: Barth OM.)

POXVÍRUS – *POXVIRIDAE*

Os poxvírus, família *Poxviridae*, compreendem um grupo de vírus muito antigo. Infectam tanto mamíferos, entre os quais o homem, quanto vertebrados, como os jacarés e invertebrados como nas borboletas. Manifestam-se quase sempre em forma de erupções dermatosas que podem, ou não, cobrir o corpo todo do indivíduo ou animal infectado.

Das duas subfamílias, *Chordopoxvirinae* de vertebrados e *Entomopoxvirinae* de insetos, compreendendo onze gêneros, a primeira destaca-se por quatro gêneros cujos vírus infectam o homem.

O gênero *Orthopoxvirus* compreende a espécie *Vaccinia virus*. Estes vírus são causadores da varíola (*smallpox*), doença hoje considerada extinta no mundo desde o século passado e que causou milhões de mortes, frequentemente em forma de epidemias. Já o *vaccinia*, tendo havido várias amostras vacinais, provavelmente foi adaptado ao homem a partir da varíola bovina (*cowpox virus*) (Fig. 16-3). Este vírus e o da varíola do macaco (*monkeypox virus*) não ocorrem no Brasil.

Vírus do gênero *Parapoxvirus*, o da espécie *Orf virus* infecta ovinos e bovinos causando o ectima contagioso também conhecido como dermatite pustular contagiosa, podendo passar destes animais ao homem do campo.

Mais comum em crianças de baixa idade, o "molusco", como é conhecido popularmente, é causado pela espécie *Molluscum contagiosum virus*, gênero *Molluscipoxvirus*, constituindo-se em uma infecção bastante comum e branda. O gênero *Yatapoxvirus*, inclui a espécie *Tanapox virus*, causadora de infecções em africanos, até hoje pouco conhecidas.

Replicação e Resposta Imunológica

Os poxvírus são vírus DNA de fita dupla que replicam no citoplasma da célula hospedeira. Partículas virais ligam-se por meio de receptores, provavelmente glicosaminoglicanos (GAGs), à célula hospedeira entrando por fusão de membranas. Tais partículas possuem a transcriptase e codificam suas

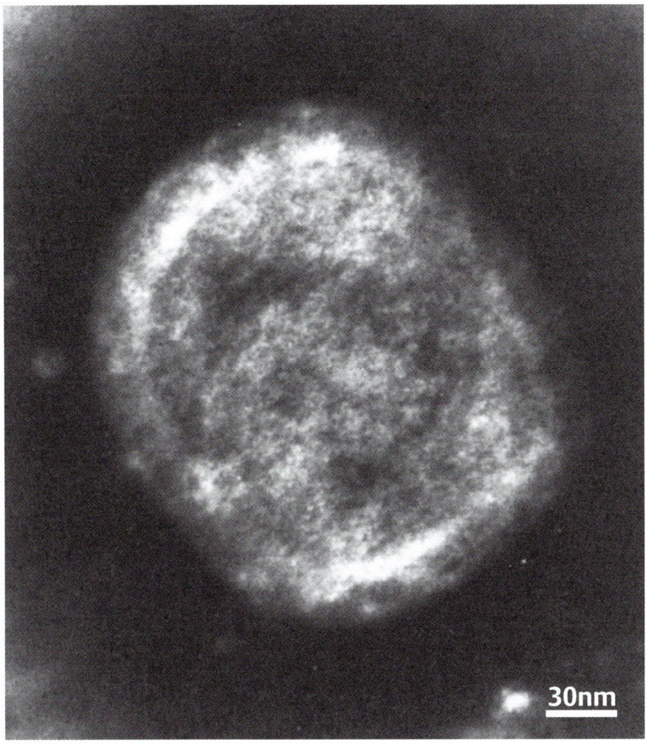

Fig. 16-3. Partícula viral do vírus *Vaccinia* proveniente de fluido vesicular de paciente infectado a partir de lesões em gado bovino. Eletromicrografia eletrônica por contrastação negativa. (Foto: Barth OM.).

polimerases. Completam a maturação através da passagem pelo aparelho de Golgi, adquirindo mais uma membrana de envoltório que fusionará com a membrana celular liberando a partícula viral infecciosa ao meio externo por exocitose.

Partículas virais são transportadas pela corrente sanguínea e linfática dentro de macrófagos, atingindo também monócitos, para a camada basal da epiderme e às glândulas sebáceas. Estas células, uma vez infectadas, produzem interferon estimulando as células NK (do inglês *natural killer cells.*) Estas, por sua vez, ativam o sistema complemento da célula infectada. Peptídeos formados a partir do antígeno nos macrófagos e nas células dendríticas formarão complexos com produtos de HLA-Classe I. Estes serão reconhecidos pelos linfócitos-T citotóxicos, passando a serem ativados, a fim de eliminar o vírus, permanecendo por longo tempo em circulação no organismo. Posteriormente aparecem os anticorpos neutralizantes através da interação com linfócitos T-CD4 tipo 2 com as células B, estabelecendo imunidade contra uma possível reinfecção.

Vacinação e Prevenção

No Brasil, a vacinação contra a varíola foi sendo gradualmente desativada e interrompida em 1976-1977 e erradicada no mundo finalmente em 1977. Na vacinação contra a varíola, foram aplicadas vacinas produzidas utilizando *cowpox* e *vaccinia* vírus. Portanto, pessoas nascidas posteriormente poderão ser susceptíveis a uma infecção por varíola. Contra os demais poxvírus mencionados não há uma vacina efetiva até o momento. A prevenção contra infecções por poxvírus limita-se a um comportamento de higiene clássica preventiva pela população, evitando infecções secundárias por bactérias, fungos ou outros vírus.

Perspectivas

As perspectivas para o futuro compreendem três aspectos: (1) a vigilância sanitária, já que a transmissão de diversos poxvírus de animais ao homem é possível e está em plena efetivação, (2) um diagnóstico rápido e diferencial de poxviroses e (3) a elaboração de novas vacinas contra doenças causadas por poxvírus em animais, já que a varíola é considerada erradicada no mundo.

VÍRUS *CHIKUNGUNYA* – *TOGAVIRIDAE*

A febre *chikungunya* é causada pelo vírus CHIKV, que pertence ao gênero *Alphavirus* da família *Togaviridae*. Caracteriza-se por ser uma doença com aspectos similares aos da dengue

O vírus foi isolado pela primeira vez na Tanzânia, recebendo a doença este nome proveniente do termo verbal *kungunyala* que significa "aqueles que se dobram ou se contorcem" no dialeto Makonde da Tanzânia, devido a fortes dores nas articulações e dores musculares. Na África, mas especificamente na Angola, a doença é popularmente conhecida por catolotolo, palavra proveniente do quimbundo *katolotolu*, derivação do verbo *kutolojoka* "ficar quebrado".

Epidemiologia

A primeira epidemia da febre de *chikungunya* foi registrada em 1950 na Tanzânia . Em 2004, os surtos da febre ocorreram no Quênia. A epidemia propagou-se do Oceano Índico à Índia em 2006. O vírus CHIKV alastrou-se por quase todo o país infectando mais de 1,39 milhão de pessoas e manteve-se circulante até 2010.

Em 2005, foram registrados casos na Indonésia, Taiwan, Singapura, Malásia, Sri Lanka, Ilhas Maldivas, Quênia, Comores, Mayotte, Seychelles, Maurício. Em 2006 foram relatados casos em diversos países da Europa, na Índia e, em menor intensidade, na Itália, Martinica, Guadalupe, Guiana Francesa e Estados Unidos. Em 2007, o vírus foi introduzido no Norte da Itália após ter sido detectado em um viajante recém-chegado da Índia. Nesse cenário, em 2010 foram registrados casos importados trazidos por viajantes da Indonésia, de Réunion, Índia e Sudoeste Asiático acometendo, respectivamente, os países de Taiwan, França, Estados Unidos e Brasil.

No Brasil foram registrados os primeiros casos em agosto de 2010 na cidade de São Paulo. Dois homens com idades de 41 e 55 anos, após uma viagem à Indonésia, e uma mulher de 25 anos que esteve na Índia apresentaram sintomas da febre *chikungunya*.

No final de 2013, o vírus foi encontrado pela primeira vez nas ilhas do Caribe. Novos casos foram confirmados em junho de 2014 em militares que retornaram de uma missão no Haiti. Em outubro do mesmo ano, foram confirmados 337 novos casos no Brasil sendo a maior parte na Bahia, totalizando 274 casos na cidade de Feira de Santana.

A mortalidade por febre *chikungunya* é muito pequena. Entretanto, um aumento na taxa de óbito absoluto foi relatado durante as epidemias de 2004-2008 na Índia e na Ilha Maurício. Após 10 anos de recuperação do paciente, sintomas reumáticos tornaram a ser mais evidenciados. Alguns pacientes também podem desenvolver distúrbios vasculares periféricos, como a síndrome de Raynaud.

Em 2015, a doença do vírus *chikungunya* tornou-se uma doença de notificação obrigatória. Em 2017, foi registrado em 26 estados dos Estados Unidos, um total de 114 casos confirmados em janeiro de 2018 pelo CDC. Todos os casos relatados ocorreram em viajantes retornando das áreas afetadas relatados em Porto Rico (Fig. 16-4).

Transmissão e Sinais Clínicos

A transmissão do vírus *chikungunya* ocorre principalmente através da picada pelo mosquito (*"Aedes aegypti"*). Também é considerado vetor da doença, entretanto sua predileção é pelo ambiente silvestre. Foi descrita a transmissão intraparto quando a mãe apresentava viremia. Até o momento, estudos não detectaram o vírus chikungunya no leite materno. Casos de profissionais de laboratórios que manipularam sangue infectado já foram registrados. Os sintomas iniciais são febre acima de 39°C, de início repentino, apatia, fadiga, náuseas, vômitos, dores intensas nas articulações, dores de cabeça, dores musculares e erupções cutâneas.

Uma vez o indivíduo picado, os primeiros sinais clínicos se apresentam de dois a 12 dias, sendo mais comum entre os primeiros 5 a 6 dias de infecção, conferindo imunidade por toda vida. Nos primeiros três dias de infecção pode ser realizado o isolamento viral por meio de cultura de células e o RNA viral pode ser identificado no soro pela técnica RT-PCR até 8 dias pós-infecção. No entanto, o vírus chikungunya deve ser tratado em laboratórios com nível de biossegurança 3.

Linfopenia, trombocitopenia, creatinina elevada e transaminases hepáticas elevadas são alterações encontradas no diagnóstico laboratorial. Teste sorológico é realizado utilizando captura IgM ELISA e IgG para pesquisa de anticorpos específicos anti-CHIKV. É possível o paciente positivo para o vírus CHIKV estar coinfectado pelo vírus da dengue (DENV).

Tratamento

Atualmente, não há tratamento antiviral específico disponível. Semelhante à terapêutica da dengue, pacientes com febre *chikungunya* devem evitar medicamentos à base de ácido acetilsalicílico (aspirina) ou que contenham uma substância associada por terem efeito anticoagulante. Anti-inflamatórios não hormonais também devem ser evitados. O uso de fármacos anti-inflamatórios não esteroides (AINEs) pode ser preconizado para aliviar a dor aguda e febre. É importante evitar a desidratação. O modo mais eficaz de prevenção é a eliminação dos focos da doença.

VÍRUS DO OESTE DO NILO – *FLAVIVIRIDAE*

A febre do Nilo Ocidental ou Encefalite do Nilo Ocidental, como é conhecido, é uma arbovirose de importância na saúde pública. O vírus do Oeste do Nilo (WNV – *West Nile Virus*) é um flavivírus que se mantém na natureza em ciclos alternados de infecção em pássaros e mosquitos hematófagos principalmente do gênero *Culex*.

Em 1940 o vírus WNV foi isolado de uma mulher com quadro febril na província de Uganda, África. A província era denominada *West Nile* (Nilo Ocidental), o que levou à

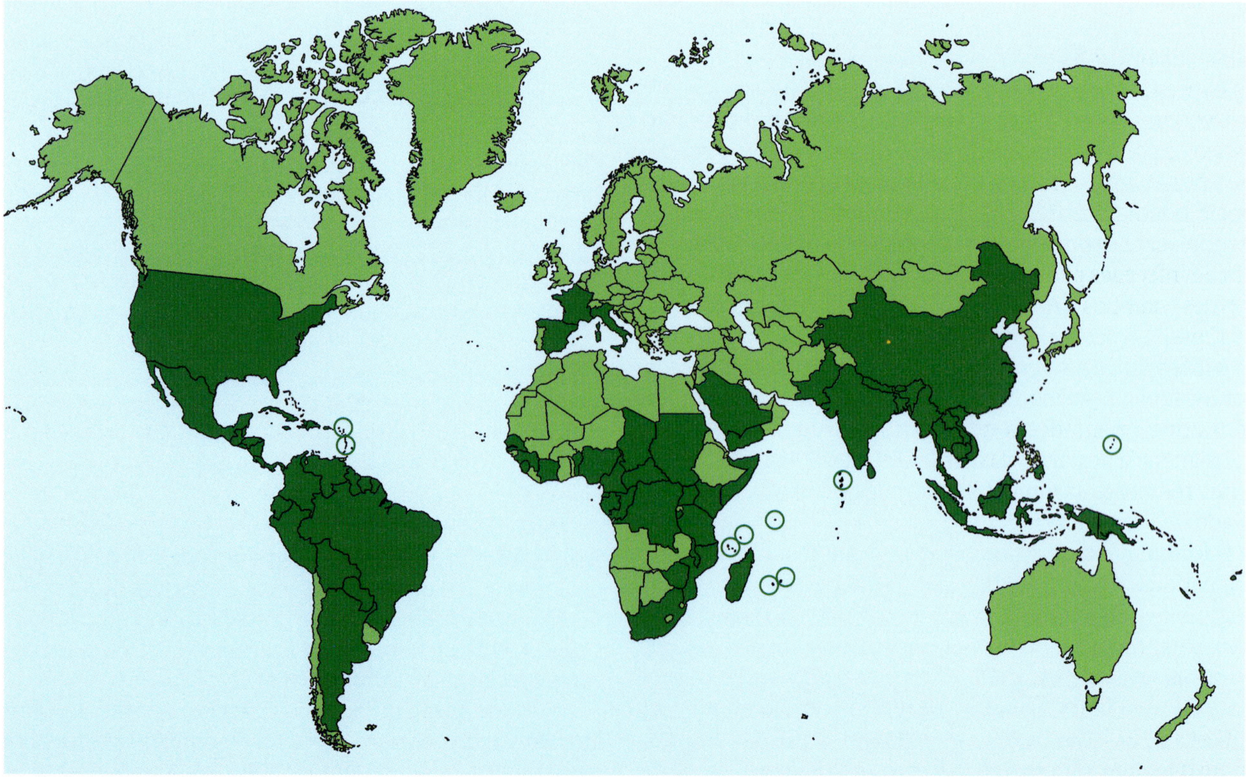

Fig. 16-4. Mapa mostrando as regiões (em cor escura) com casos de transmissão do vírus *chikungunya* (CHIKV) em 29 de maio de 2018. (Fonte: https://www.cdc.gov/chikungunya/pdfs/Chik_World_Map_05-29-18-P.pdf.)

denominação da doença e do agente. Historicamente, o vírus WNV já foi descrito no ano de 323 A.C tendo sido considerado a *causa mortis* do rei da Macedônia, Alexandre "O Grande".

O vírus do Oeste do Nilo (WNV) pertence à família *Flaviviridae*, gênero *Flavivirus*, com genoma de RNA de fita simples polaridade positiva. O envelope lipoproteico contém as glicoproteínas M e E, sendo a glicoproteína E o principal determinante antigênico. O vírus replica no citoplasma e infecta, principalmente, macrófagos.

Epidemiologia

A infecção pelo WNV foi detectada em 1973 em Uganda no Norte da África e ficou restrita ao Oeste da Ásia, ao Oriente Médio e à Europa Mediterrânea. Em 2004, o vírus apareceu pela primeira vez na região do Sul de Portugal na cidade de Algarve. Epizootias associadas ao WNV têm sido descritas em equinos desde 1956 no Egito e em 1969 em Israel. Já foram descritas evidências sorológicas da infecção viral em países da Europa, Ásia e Oceania. O vírus se disseminou para os Estados Unidos a partir de sua introdução em Nova Iorque causando a mortalidade em pássaros de vida livre e de zoológicos infectando pássaros e mamíferos silvestres e domésticos inclusive o homem levando ao óbito dezenas de pessoas. No Brasil foi primeiramente detectado em cavalos em 2009 no Pantanal do Estado de Mato Grosso do Sul.

Em 2017, foram notificados pelo Centro de Controle de Doenças e Prevenção (CDC), 2.002 casos de infecções por vírus do Nilo Ocidental em pessoas, pássaros ou mosquitos. Destes, 1.339 (67%) foram classificados como doença neuroinvasiva (como meningite ou encefalite) e 663 (33%) foram classificados como doença não neuroinvasiva.

Transmissão e Sinais Clínicos

Os pássaros são os vetores que veiculam o vírus, em especial, os corvos americanos (*Corvus brachyrynchos*), os pardais domésticos e pássaros cantores. Algumas espécies são reservatórios para o vírus sendo as aves migratórias, em especial a espécie popularmente conhecida como andorinha-do-mar, que representa importante papel no ciclo de transmissão viral. Além de infecções persistentes em marrecos, gansos e columbiformes (pombos). Algumas espécies de mamíferos (esquilos), répteis (crocodilos jovens) e anfíbios (rãs) são susceptíveis à infecção natural pelo WNV. Em uma criação comercial de crocodilos 12,5% morreram com sinais neurológicos após terem sido alimentados com carcaças de equinos infectados. A permanência de partículas virais infectantes nos mosquitos vetores reemerge sazonalmente através do fenômeno denominado de *overwintering*.

Inicialmente ocorre uma viremia primária no sistema reticuloendotelial. Em seguida, o vírus alcança os linfonodos regionais e invade a corrente sanguínea acometendo o sistema nervoso central. Desordens neurológicas são resultantes do neurotropismo viral caracterizando viremia secundária. O tecido renal também é um dos sítios replicativos do vírus WNV.

Cerca de 80% das pessoas infectadas pelo vírus não apresentam qualquer sintomatologia e um pequeno percentual de equinos apresenta sintomas. Entretanto, alguns casos de surdez bilateral e complicações oculares já foram documentados. Também pode ocorrer predomínio de manifestações neurológicas com ocorrência de meningite.

Os primeiros sintomas ocorrem entre os três primeiros dias até o 14º dia. Os sintomas mais frequentes são: febre alta, dor de cabeça, rigidez do pescoço, torpor, desorientação, tremores, convulsões, fraqueza muscular, perda de visão, entorpecimento e paralisia. Estes sintomas podem durar várias semanas e os efeitos neurológicos podem ser permanentes.

Os mais preconizados como métodos de diagnóstico de encefalomielite por WNV são o teste de neutralização por redução de placas (*Plaque Reduction Neutralization Test* ou PRNT), ELISA (*Enzyme-Linked Immunosorbent Assay*), transcriptase reversa (*Reverse Transcriptase Polymerase Chain Reaction* ou RT-PCR). Entretanto em alguns casos é difícil a identificação pelos métodos sorológicos uma vez que o WNV apresenta reatividade sorológica cruzada com vários vírus da família *Flaviviridae*.

Prevenção

Não há um tratamento específico para a infecção por vírus do Oeste do Nilo. Entretanto o sistema de vigilância epidemiológica e o monitoramento sorológico de animais infectados são imprescindíveis, além das medidas sanitárias usuais para as arboviroses em geral. Vacinas inativadas, e as de DNA expressando as glicoproteínas do WNV têm conferido proteção aos equinos vacinados. Dentre as testadas até o momento, a vacina recombinante que contém o poxvírus do canário, que expressa as glicoproteínas do envelope do WNV, apresentou 100% de eficácia nos animais desafiados. Experimentalmente, a vacina atenuada tem sido inoculada em animais de laboratório, mas sua eficácia ainda é duvidosa. A cepa vacinal 17-D do vírus da febre amarela (YFV) têm sido utilizada como vetor em vacinas de DNA e vacinas vivas recombinantes (quimeras).

VÍRUS EBOLA – *FILOVIRIDAE*

O vírus ebola pertence à família *Filoviridae*, gênero *Ebolavirus*. O genoma é um RNA viral de fita simples, polaridade negativa, envelopado e codifica sete proteínas virais. Quatro tipos são patogênicos para o homem: Ebola-Zaire (EBO-Z), Ebola-Sudão (EBO-S), Ebola-Bundibugyo e o Ebola-Costa do Marfim. A espécie Reston foi identificada em 1989 nos EUA em macacos *Macaca fascicularis* importados das Filipinas e há incidências de ter infectado os tratadores dos animais pela via respiratória.

Geralmente, a doença ocorre em regiões tropicais da África Subsaariana e foi documentada em 1976 no Sudão, e no Zaire, atual República Democrática do Congo. Em 2014, foi registrado o maior surto de Ebola na África Ocidental (Guiné-Conacri, Serra Leoa e Libéria) segundo a Organização Mundial da Saúde, assim, o vírus foi levado a outros países e continentes.

Epidemiologia

O período de incubação é de 2 a 21 dias, sendo que nos primeiros 3 a 6 dias a infecção é mais rápida e mais letal. Durante o período de 5 a 9 dias ocorre à exposição por contato com fluidos corpóreos. Casos fatais evoluem para o choque e a disfunção orgânica múltipla e os sobreviventes desenvolvem IgM e IgG associado à resposta inflamatória. Muitos casos apresentam sequelas como mielite, hepatite recorrente, psicoses, uveíte e outros. Cerca de 50% dos indivíduos infectados chegam ao óbito. Entre os vírus Ebola, o mais patogênico é o Ebola-Zaire, responsável pelo surto atual na África Ocidental com 60 a 90% de letalidade, seguido do Ebola-Sudão com 40 a 60% e Ebola-Bundibugyo com 25%. Apenas um caso sobreviveu à infecção do Ebola-Costa do Marfim.

Em 2014, foi detectado um surto do vírus Ebola na província de Equateur e, em 2017, outro surto ocorreu na província de Bas Uele, ambos foram rapidamente contidos pelas agências sanitárias e médicas locais. Recentemente, em maio de 2018 o governo da República Democrática do Congo declarou um surto do vírus ebola após a confirmação de dois novos casos por testes laboratoriais ocorridos na região de Bikoro da Província Equateur, no noroeste do país segundo o Centro de Controle e Prevenção de Doenças (CDC).

Transmissão e Sinais Clínicos

As vias de infecção ocorrem pelas mucosas, pela pele não íntegra, contato com fluidos de pacientes, cadáveres, carcaças de animais infectados e aerossol em cavernas. O vírus já foi encontrado no sêmen, urina, pele, secreção respiratória e nasal, fezes, soro, sangue entre outros. O morcego-da-fruta capaz de propagar o vírus tem sido considerado como reservatório natural. Em média de duas a três semanas pós-infecção, ocorre o aparecimento dos primeiros sinais clínicos da doença tais como: febre, garganta inflamada, dores musculares e dores de cabeça. Em alguns casos podem ocorrer episódios de vômitos, diarreia e insuficiência hepática e renal com presença ou não de hemorragias.

Para o diagnóstico é necessário a exclusão de outras febres hemorrágicas virais como malária e cólera que apresentam sintomas similares. Constam como alguns dos métodos de diagnóstico da infecção a pesquisa do RNA viral (RT-PCR) nas amostras suspeitas, o isolamento do vírus por meio do cultivo celular, a identificação dos filovírus pela microscopia eletrônica e/ou a presença de anticorpos em amostras de sangue pelo ensaio de ELISA.

Prevenção e Tratamento

O risco de propagação da doença deve ser minimizado através da aplicação de medidas preventivas a fim de conter o surto. O uso de equipamento de proteção individual adequado deve ser primordial, ao entrar em contato com amostras de tecidos e fluidos corporais de possíveis animais e indivíduos infectados. A rápida detecção permite o isolamento do suspeito evitando a propagação viral. Não existe ainda uma vacina específica para a doença. Os cuidados paliativos incluem reidratação oral e terapia intravenosa.

VÍRUS ZIKA – *FLAVIVIRIDAE*

A doença chamada febre zika (Zica) é causada pelo vírus zika (ZIKV) pertencente à família *Flaviviridae*, gênero *Flavivirus*, juntamente com os vírus da dengue, febre amarela, encefalite do Nilo e encefalite japonesa. Sua etiologia é semelhante à doença dengue e chikungunya, porém mais branda. Cerca de 75% das infecções é assintomática sem o aparecimento de qualquer sinal clínico. Os sintomas mais comuns são: manchas pelo corpo, conjuntivite, dor articular e febre baixa. Dentre os sintomas, citam-se os mais graves: formigamento e dormência dos membros inferiores, edema dos membros superiores, mialgia e eritema cutâneo. Nesses casos, faz-se necessário a internação do paciente. O vírus é transmitido pela picada de mosquitos do gênero *Aedes*, principalmente do *A. aegypti*. Adicionalmente foi relatada a transmissão sexual do vírus zika.

Em 1947 a febre zika foi pela primeira vez diagnosticada em um macaco *rhesus* sentinela na África, República de Uganda, na floresta de Zika, a qual lhe deu o seu nome. O vírus foi detectado em humanos somente em 1954 na Nigéria. O zika vírus é endêmico em alguns países da África e do sudeste da Ásia. Foi registrado um surto fora da África e da Ásia na ilha de Yap, Estados Federados da Micronésia, em 2007 e na Polinésia Francesa em 2013-2014.

Epidemiologia

Estudos filogenéticos mostraram que a estirpe mais próxima àquela que surgiu no Brasil foi isolada a partir de amostras de pacientes da Polinésia Francesa e se espalhou entre as Ilhas do Pacífico. Ambas as estirpes pertencem à linhagem asiática. Acredita-se que no Brasil foi introduzido recentemente em maio de 2015 na cidade de Salvador, estado da Bahia, possivelmente em decorrência de sediar parte dos jogos da Copa do Mundo em 2014. Em agosto de 2014, houve um campeonato mundial de canoagem realizado no Rio de Janeiro com a participação de muitos atletas de quatro países do Pacífico (Polinésia Francesa, Nova Caledônia, Ilhas Cook, e Ilha de Páscoa) aonde o ZIKV circulava. Em 2015, Zanluca *et al.* descreveram o primeiro caso de transmissão autóctone do vírus zika no Brasil a partir de análise filogenética das sequências brasileiras. A preocupação com eventos olímpicos que geram o deslocamento de pessoas em curso de viagem permanece alarmante até os dias atuais.

Nove países das Américas confirmaram desde o início de dezembro de 2015, a circulação do vírus: Brasil, Chile (na Ilha de Páscoa), Colômbia, El Salvador, Guatemala, México, Paraguai, Suriname e Venezuela. Em 18 estados do Brasil foi confirmado pela Organização Pan Americana de Saúde a circulação autóctone: região Norte (Amazonas, Pará, Rondônia, Roraima e Tocantins), região Nordeste (Alagoas, Bahia, Ceará, Maranhão, Paraíba, Pernambuco, Piauí e Rio Grande do Norte), a região Sudeste (Espírito Santo, Rio de Janeiro e São Paulo), a região Centro-Oeste (Mato Grosso), e região Sul (Paraná).

Recentemente foi descrito na Venezuela um caso de paciente de 36 anos que engravidou pela primeira vez por fertilização *in vitro* e foi detectada a presença do vírus zika na 10ª semana de gestação. A infecção foi confirmada por PCR em tempo real; enquanto os resultados do ultrassom pareciam normais. O vírus foi detectado na urina e líquido amniótico por PCR na 19ª semana de gestação. A ultrassonografia na 21ª semana e 4 dias de gestação mostrou hipoplasia cerebelar fetal com dismorfia ventricular, particularmente marcada à esquerda, compatível com microcefalia e ventriculomegalia. Em razão do prognóstico ruim, a gravidez foi interrompida na 24ª semana de gestação na França. A reação de PCR no sangue do cordão umbilical após o procedimento resultou em positividade para o vírus zika.

Replicação

A partícula viral do vírus Zika é formada por um nucleoapsídeo icosaédrico envelopado. Seu genoma é um RNA não segmentado, de cadeia simples e senso positivo, com 10.794 nucleotídeos que codificam 3.419 aminoácidos. O vírus replica-se no citoplasma da célula hospedeira. Efetivada a picada pelo mosquito, as primeiras células alvo são as dendríticas, espalhando-se o vírus pelos nódulos linfáticos, entrando na corrente sanguínea e causando viremia.

Diagnóstico

O genoma do vírus foi detectado pela técnica de biologia molecular da reação em cadeia da polimerase-transcrição reversa (RT-PCR) em amostras de líquido amniótico, sangue e tecidos (cérebro, fígado, baço, rim, pulmão e coração). Adicionalmente, foi identificado pelo sequenciamento parcial do vírus. Os testes sorológicos para detectar IgM ou IgG específica contra o vírus zika são: ELISA, imunofluorescência e o teste de neutralização por redução de placas (PRNT). Recomenda-se que para um diagnóstico preciso, a coleta de material deve ser realizada até cinco dias após a infecção (período de viremia). Pode haver reatividade cruzada com outros flavivírus, particularmente dengue e febre amarela ou, menos frequentemente, com Vírus do Nilo Ocidental.

Prevenção

Até o momento não existe uma vacina contra o vírus zika e não há tratamento antiviral específico. A prevenção ainda é ponto chave no controle da enfermidade. Abrange os mesmos cuidados aplicados como na dengue, lembrando a proliferação dos mosquitos *Aedes* em águas limpas e estagnadas e que seus ovos podem permanecer viáveis até um ano após a postura.

A principal medida preventiva tem sido a aplicação dos repelentes à base de icaridina (piperidinecarboxilic acid-1, 2- (2-hydroxyethyl) - 1-metilpropilester), DEET (N, N-diethyl-3-methylbenzamide), e IR 3535 (3-[N-butyl-N-acetyl] aminopropionic acid ethyl-ester) recomendados pela Agência Nacional de Vigilância Sanitária (Anvisa) e Organização Mundial da Saúde (OMS).

Em razão da mudança do perfil epidemiológico das arboviroses transmitidas pelo mosquito *Aedes* no Brasil, houve a necessidade de se buscar novas alternativas para o controle vetorial uma vez que há a circulação concomitante de dengue, *chikungunya* e zika segundo registros do Ministério da Saúde. Novas estratégias foram incorporadas nos programas de controle vetoriais como armadilhas disseminadoras de larvicidas, estratégias ecobiossocial e de mapeamento geoespacial, borrifação residual intradomiciliar. Na área da pesquisa, o uso da bactéria Wolbachia para supressão da população e bloqueio da transmissão viral, e insetos transgênicos também são possibilidades no combate ao vetor.

Outras ações no sentido de conter os focos para proliferação do agente devem ser de constante vigilância. O tratamento é paliativo com a administração de soro, sendo necessários períodos de internação em casos mais agudos. A produção de uma possível vacina é tema de discussão entre os especialistas que arrisca que seja viável nos próximos cinco anos ou mais.

Perspectivas

As perspectivas ainda não estão definidas e não há, até o momento, nenhuma comprovação de danos permanentes causados ao ser humano pela infecção do vírus zika e do seu potencial infeccioso. Em novembro de 2015, foram registrados 1.248 casos de microcefalia, incluindo sete mortes, em 14 estados do Brasil. O maior risco de microcefalia ou anomalias congênitas em recém-nascidos está associado à infecção pelo vírus Zika no primeiro trimestre de gravidez. O Ministério da Saúde confirmou a relação entre a infecção pelo zika vírus e a ocorrência de microcefalia (malformação cerebral afetando bebês ao nascer) quando passou a ser uma doença de notificação obrigatória. A organização Pan-Americana de Saúde alerta para o aumento da demanda de possíveis novos casos com cuidados especiais para o período do pré-natal e atendimento especializado para síndromes neurológicas nas unidades de saúde.

Durante o surto de vírus zika na Polinésia Francesa, foram detectados 8.750 casos suspeitos, dos quais 74 pacientes apresentaram síndromes neurológicas ou síndromes autoimunes. Destes, 42 foram confirmados como síndrome de Guillain-Barré, 37 dos quais haviam apresentado uma síndrome viral prévia. A hipótese de relação causal do vírus Zika com a síndrome de Guillan-Barré, que afeta o sistema neurológico causando paralisia muscular com especial atenção para os músculos respiratórios podendo levar a óbito, não pode ser descartada.

BIBLIOGRAFIA

Anders KL, Indriani C, Ahmad RA *et al.* The AWED trial (Applying Wolbachia to Eliminate Dengue) to assess the efficacy of Wolbachia-infected mosquito deployments to reduce dengue incidence in Yogyakarta, Indonesia: study protocol for a cluster randomised controlled trial. *Trials* 2018;19(1):302.

Barth OM, Majerowicz S, Romijn PC *et al.* Occurrence of parapoxvirus infections on ovine flocks in state of Rio de Janeiro. Vírus Reviews & Research 2005.10:23-6.

Barth OM, Schatzmayr HG. Classificação e características gerais dos vírus patogênicos para o homem. In: JR Coura (Ed.). *Dinâmica das doenças infecciosas e parasitárias,* 2.ed. Rio de Janeiro: Editora Guanabara Koogan, 2013. cap. 148. p. 1680-94.

Benjamin I, Fernández G, Figueira JV *et al.* Zika virus detected in amniotic fluid and umbilical cord blood in an in vitro fertilization-conceived pregnancy in Venezuela. *Fertil Steril* 2017;107(6):1319-22.

Centers for Disease Control and Prevention (CDC). (Acesso em 31 de maio de 2018). Disponível em: https://www.cdc.gov.

Exposito JJ, Fenner F. Poxviruses. In: Knipe DM, Howley PM (Eds.). *Virology*, 4th ed. Philadelphia: Lippincott Williams & Wilkins, 2001. p. 2885-922.

Figueiredo LTM. Emergent arboviruses in Brazil. *Revista Sociededade Brasileira de Medicina Tropical* 2007;40(2):224-9.

Flores EF, Weiblen R. West Nile vírus. *Ciência Rural* (Santa Maria) 2009;39(2):604-12.

Guimarães T, Mendes WS, Mendonça JS. Viroses emergentes e reemergentes. In: JR Coura (Ed.). *Dinâmica das doenças infecciosas e parasitárias,* 2.ed. Rio de Janeiro: Editora Guanabara Koogan, 2013. cap. 162. p. 1873-84.

Ministério da Saúde. Preparação e Resposta à Introdução do Vírus Chikungunya no Brasil. 2014. Brasília/DF.

Moss B. Poxviridae: the viruses and their replication. In: Fields BN, Knipe DM, Hoewley PM. *Fields virology*, 3rd ed. Philadelphia: Lippincott Williams & Wilkins, 1996. p. 2637-702.

Musso D. Zika vírus: from French Polynesia to Brazil. *Emerging Infectious Diseases* 2015;21(10):1887;

Musso D, Roche C, Robin E *et al.* Potential sexual transmission of Zika virus. *Emerging infectious diseases* 2015;21(2):359-60.

Pauvolid-Correa A, Campos Z, Juliano R *et al.* Serological Evidence of Widespread Circulation of West Nile Virus and Other Flaviviruses in Equines of the Pantanal, Brazil. *PLOS Negleted Tropical Diseases* 2014;8(2):1-11.

Schatzmayr HG, Corrêa JC. Influenza. In: JR Coura (Ed.). *Dinâmica das doenças infecciosas e parasitárias,* 2.ed. Rio de Janeiro: Editora Guanabara Koogan, 1996. p. 1823-31.

Schatzmayr HG, Costa RVC, Gonçalves MCR *et al.* Human and animal infections by vaccinia-like viruses in the state of Rio de Janeiro: a novel expanding zoonosis. *Vaccine* 2011;29S:D65–9.

Siqueira MM, Oliveira MLA, Motta FC, Barreto P. In: JR Coura (Ed.). *Dinâmica das doenças infecciosas e parasitárias,* 2.ed. Rio de Janeiro: Editora Guanabara Koogan, 2013. cap. 161. p. 1855-72.

Zanluca C, Melo VCA, Mosimann ALP et al. First report of autochthonous transmission of Zika virus in Brazil. *Memórias do Instituto Oswaldo Cruz* 2015;110(4):569-72.

ÍNDICE REMISSIVO

Entradas acompanhadas por um *f* ou *q* em itálico indicam figuras e quadros, respectivamente.

A

Aciclovir
  anti-herpes-vírus, 96
  derivados, 108
    para uso veterinário, 108
Adefovir Dipivoxil
  contra HBV, 103
AdV (Adenovírus), 139, 199-226
  canino, 279-298
  classificação, 224
  diagnóstico, 225
  epidemiologia, 226
  estratégias de replicação, 225
  histórico, 224
  humano, 225*f*
    micrografia eletrônica de, 225*f*
  morfologia, 224
  na água, 141
    como indicador de qualidade, 143
  organização genômica, 225
  patogênese, 225
Agente(s)
  viral(is), 18, 19*f*, 20*q*
    classes de risco dos, 19*f*
      caracterização das, 19*f*
    NB do, 18, 20*q*-28*q*
      conforme as classes de risco, 20*q*-28*q*
Agressão
  tecidual, 86
    mecanismos de, 86
      mediados pela resposta imune, 86
Algoritmo
  neighbor-joining, 62*f*
    representação do, 62*f*
Alinhamento
  importância do, 57
  múltiplo, 58*f*
Amandatina
  mecanismo de ação antiviral da, 95*f*
    na infecção pelo vírus *influenza* A, 95*f*
  para *influenza*, 101
  para uso veterinário, 107
Análise
  de *bootstrap*, 64*f*
    confiabilidade, 64*f*
      da inferência filogenética, 64
Análise de Sequência(s)
  e filogenia, 53-65
    alinhamento, 57
      importância do, 57
    etapas da, 55
    heterogeneidade intersítios, 58
      taxa de, 58
    inferência filogenética, 61, 64
      confiabilidade da, 64
      métodos de, 61
    modelos, 58
      de substituição de nucleotídeos, 58
      evolutivos, 58
    noções de, 54
Anelovírus
  na água, 142
    como indicador de qualidade, 143
Animal(is)
  astrovírus em, 223
    ANV, 224
    DAstV, 224
    TAstV, 223
  calicivírus em, 218
  catalogação de vírus, 5
  células, 3
    desenvolvimento de culturas de, 3
  hepatite, 290
    vírus importantes na, 290
      breve descrição de, 290
  modelos, 151
    de PV, 151
Animal(is) Doméstico(s)
  patologia nos, 310
    da raiva, 310
  PV dos, 161
    bovino, 164, 166*f*, 167*f*, 168*f*
      características, 166*q*
      novos tipos, 167*q*
    canino, 161
    caprino, 164
    de aves, 171
    de camelídeos, 169
    de canídeos silvestres, 171
    de cervídeos, 169
    de elefantídeos, 169
    de felídeos silvestres, 171
    de girafas, 171
    de primatas, 170
      não humanos, 170
    de zebras, 171
    diagnóstico laboratorial, 172
      bandamento cromossômico, 173
      técnicas citogenéticas, 172
      técnicas moleculares, 172
    equino, 168
    felino, 162
    mamíferos silvestres, 168
    ovino, 163
    suíno, 164
Antagonista(s)
  do correceptor CCR5, 94
Anticorpo(s)
  papel dos, 81*f*
    na resposta antiviral, 81*f*
  produção de, 79
    linfócitos B e, 79
Antiviral(is)
  nucleosídeos, 97*f*
    e análogos de, 97*f*
      estrutura química
        relacionada com os, 97*f*
ANV (Vírus da Nefrite Aviária), 224
APC (Células Apresentadoras de Antígeno)
  ativação de, 79*f*
    após reconhecimento viral, 79*f*
      papel biológico da, 79*f*
Árvore(s)
  filogenética, 54*f*, 55*f*, 61*f*, 62*f*
    reconstrução de, 62*f*
      métodos para, 62*f*
    representação de, 54*f*, 55*f*
      de diferentes tipos, 55*f*
  possíveis, 56*q*
    topologias de, 56*q*
AsT (Astrovírus), 139, 199-226
  classificação, 219
  diagnóstico, 222
  em animais, 223
    ANV, 224
    DAstV, 224
    TAstV, 223
  epidemiologia, 223
  estratégias de replicação, 221
  família *Astroviridae*, 220*f*
    gênero *Mamastrovirus* dentro da, 220*f*
      dedograma demonstrando o, 220*f*
  genoma dos, 221*f*
    organização do, 221*f*
      representação esquemática da, 221*f*
  histórico, 219
  imunidade, 221
  morfologia, 219
  na água, 142
  organização genômica, 219
  partículas de, 221*f*
    micrografia eletrônica de, 221*f*
  patogênese, 221
  tratamento, 223
Ave(s)
  PV de, 171

B

Baltimore
classificação viral de, 5*f*
sistema de, 6
para classificação, 6
dos vírus, 6
Biossegurança
aplicada à virologia, 11-49
básica e molecular, 11-49
BPL, 46
equipamentos de proteção, 38
exposição ocupacional, 48
ao material biológico, 48
histórico, 11
PGR, 38
prevenção aos acidentes ocupacionais, 47
princípios de, 12
riscos no ambiente laboratorial, 14
segurança ocupacional, 45
na gestão de resíduos, 45
definições de, 12*q*
em laboratórios, 13*f*
de virologia básica e molecular, 13*f*
princípios de, 13*f*
principais medidas de, 49*q*
para proteção geral, 49*f*
no laboratório de virologia, 49*q*
vertentes da, 11*q*
no Brasil, 11*q*
BKPyV (Poliomavírus Humano BK)
controle, 188
diagnóstico laboratorial do, 194
citologia urinária, 195
histologia patológica, 195
isolamento viral, 195
PCR, 195
sorologia, 194
epidemiologia, 186
infecção pelo, 194*f*
frequência de eventos após, 194*f*
manifestações clínicas, 187
cistite hemorrágica, 187
estenose uretral, 187
nefropatia associada, 187
outras, 187
patogênese, 186
prevenção, 188
tratamento, 188
Bootstrap
análise de, 64*f*
confiabilidade, 64*f*
da inferência filogenética, 64
Bovino(s)
patologia nos, 308
da raiva, 308
PV em, 164, 166*f*, 167*f*, 168*f*
características, 166*q*
novos tipos de, 167*q*
BPL (Boas Práticas Laboratoriais), 46
Brivudina
anti-herpes-vírus, 100
Brotamento
dos vírus, 9

C

CAEV (Vírus da Artrite Encefalite Caprina), 255
biologia molecular, 256
classificação do, 255
diagnóstico, 258
clínico, 258
sorológico, 258
virológico, 258
epidemiologia, 255
estrutura viral, 255
histórico, 255
lesões, 257
articulares, 257
mamárias, 257
nervosas, 257
outras, 257
respiratórias, 257
patogenia, 257
profilaxia, 258
propriedades gerais do, 255
replicação viral, 256
ciclo de, 256
resposta imune, 257
sintomas e lesões, 257
articulares, 257
mamárias, 257
nervosas, 257
outros, 257
respiratórias, 257
transmissão, 256
colostro, 256
leite, 256
outras vias, 257
sangue, 256
Calicivírus
em animais, 218
humanos, 199-226
norovírus, 212
sapovírus, 215
na água, 142
Camelídeo(s)
PV de, 169
Canídeo(s)
silvestres, 171
PV de, 171
Canino(s)
patologia nos, 310
da raiva, 310
PV em, 161
Caprino
PV em, 164
Capsídeo
simetria do, 7
CCR5
antagonistas do correceptor, 94
Célula(s)
adesão do vírus na, 93
inibição da, 93
culturas de, 3, 4
animais, 3
desenvolvimento de, 3
crescimento viral em, 4
evidências de, 4
efetoras, 71
da imunidade inata, 71
hospedeira, 93
fusão do vírus com a, 93
inibição da, 93
mamífera, 92*f*
ação em, 92*f*
de drogas antivirais, 92*f*
ciclo replicativo viral na, 92*f*
sanguíneas, 4*f*
efeito citopático em, 4*f*
da infecção por HIV-1, 4*f*
Cervídeo(s)
PV de, 169
CHIKV (Vírus Chikungunya)
Togaviridae, 319
epidemiologia, 319
regiões com casos de transmissão, 320*f*
sinais clínicos, 320
transmissão, 320
tratamento, 320
Ciclo Replicativo
viral, 8
etapas do, 8
brotamento, 9
entrada, 8
ligação, 8
maturação, 9
montagem, 9
replicação, 9
Cidofovir
anti-herpes-vírus, 99
Citarabina
para uso veterinário, 108
Citosol
reconhecimento no, 74, 76
de genoma viral, 74
de PAMPs, 76
e ativação de inflamassomas, 76
de vírus, 74, 76
DNA, 76
RNA, 74
por RNA helicases, 74
Classificação
de Baltimore, 5*f*
viral, 5*f*
dos vírus, 6
sistema de Baltimore para, 6
Concentração
de vírus, 140
métodos de, 140
adsorção-eluição, 140
precipitação, 140
ultrafiltração, 140
Coronavírus
partícula de, 318*f*
micrografia eletrônica, 318*f*
Correceptor
CCR5, 94
antagonistas do, 94
CSB (Cabines de Segurança Biológica)
no laboratório de virologia, 42*q*
principais características das, 42*q*
recomendações para uso das, 42*q*

D

Darunavir
na inibição, 107
da protease do HIV, 107
DAstV (Astrovírus que infectam Patos), 224
DC (Células Dendríticas), 71
Dengue
vírus da, 263-275
aspectos clínicos, 273*f*
características gerais, 263
diagnóstico laboratorial, 275
manifestações clínicas, 273
partículas virais, 263
biossíntese das, 263
patogenia, 273
profilaxia, 275
tratamento, 275
Desencapsidação, 94
Droga(s) Antiviral(is)
classe, 110*q*-115*q*
desenvolvimento de, 92
etapas envolvidas no, 92
antagonistas do correceptor CCR5, 94
desencapsidação, 94
estratégias de abordagem, 93

inibição, 93, 94
da adesão do vírus na célula, 93
da penetração, 94
interferência com a replicação do genoma viral, 94
disponíveis clinicamente, 96
anti-herpes-vírus, 96
aciclovir, 96
brivudina, 100
cidofovir, 99
famciclovir, 99
fosfonoformato, 100
ganciclovir, 99
iododesoxiuridina, 100
penciclovir, 99
trifluorotimidina, 100
valaciclovir, 96
valganciclovir, 99
vidarabina, 96
que atuam contra, 100
a hepatite C, 103
o HBV, 102
o HHV-8, 102
o HIV, 103
o HPV, 102
o *influenza*, 100
o RSV, 102
efeitos colaterais, 110*q*-115*q*
interações medicamentosas, 110*q*-115*q*
possíveis, 110*q*-115*q*
nome comercial, 110*q*-115*q*
para uso veterinário, 107
aciclovir, 108
e derivados, 108
amantadina, 107
citarabina, 108
efeitos colaterais observados, 109
idoxuridina, 107
IFN, 108
ribavirina, 108
rimantadina, 107
trifluridina, 107
vidarabina, 108
posologia, 110*q*-115*q*
sítios de ação de, 92*f*
em uma célula mamífera, 92*f*
ciclo replicativo viral, 92*f*

E

Ebola
vírus, 321
Filoviridae, 321
epidemiologia, 321
prevenção, 322
sinais clínicos, 322
transmissão, 322
tratamento, 322
Elefantídeo(s)
PV de, 169
Eletroferograma
exemplo de, 57*f*
ELISA (Enzyme-Linked Immunosorbent Assay)
no diagnóstico da raiva, 312
Entecavir
contra HBV, 102
Enterovírus
na água, 142
como indicador de qualidade, 143
Entrada
dos vírus, 8
Envelope
viral, 7
EPC (Equipamento(s) de Proteção Coletiva), 38
principais, 41*q*
nos laboratórios de virologia, 41*q*
EPI (Equipamentos de Proteção Individual), 38
básicos, 40*q*
no laboratório de virologia, 40*q*
Equino
PV em, 168
Equipamento(s)
de segurança, 13
barreiras primárias, 13
de proteção, 38
EPC, 38
EPI, 38
Estrutura(s)
virais, 7, 8*f*
tipos de, 8*f*
EV (Enterovírus), 139
como indicador de qualidade, 142
Exposição Ocupacional
ao material biológico, 48
com agente patogênico, 48
no laboratório de virologia, 48

F

Famciclovir
anti-herpes-vírus, 99
Fármaco(s)
antivirais, 91-115
desenvolvimento de drogas, 92
etapas envolvidas no, 92
drogas disponíveis clinicamente, 96
anti-herpes-vírus, 96
classe, 110*q*-115*q*
contra a hepatite C, 103
contra o HBV, 102
contra o HHV-8, 102
contra o HIV, 103
contra o HPV, 102
contra o *influenza*, 100
contra o RSV, 102
efeitos colaterais, 110*q*-115*q*
interações medicamentosas, 110*q*-115*q*
nome comercial, 110*q*-115*q*
posologia, 110*q*-115*q*
histórico, 92
para uso veterinário, 107
terapia antiviral, 109
princípios aplicados à, 109
Febre Amarela
vírus da, 263-275
aspectos clínicos, 270*f*
características gerais, 263
diagnóstico laboratorial, 273
em humanos, 272*f*
manifestações clínicas, 269
partículas virais, 263
biossíntese das, 263
patogenia, 269
patologia, 269
profilaxia, 270
tratamento, 273
Felídeo(s)
silvestres, 171
PV de, 171
Felino(s)
patologia nos, 310
da raiva, 310
PV em, 162
FHSR (Febre Hemorrágica com Síndrome Renal), 229, 238
Filogenia
análise de sequências e, 53-65
alinhamento, 57
importância do, 57
etapas da, 55
heterogeneidade intersítios, 58
taxa de, 58
inferência filogenética, 61, 64
confiabilidade da, 64
métodos de, 61
modelos, 58
de substituição de nucleotídeos, 58
evolutivos, 58
noções de, 54
Fosfonoformato
anti-herpes-vírus, 100

G

Ganciclovir
anti-herpes-vírus, 99
GenBank
crescimento do, 53*f*
Genoma Viral
reconhecimento de, 73, 74
em vesículas endossomais, 73
no citosol, 74
replicação do, 94
interferência com a, 94
Gestão Administrativa
e biossegurança, 13
Girafa(s)
PV de, 171

H

Hantavirose
características clínicas das, 238
FHSR, 238
patogênese, 242, 248
em humanos, 242
em roedores, 248
Hantavírus, 229-249
árvore filogenética dos, 246*f*
estratégia dos, 240*f*
de transcrição, 240*f*
de replicação, 240*f*
histórico, 229
identificados, 245*f*
no continente americano, 245*f*
partícula de, 236*f*
principais, 232*q*-235*q*
propriedades biológicas dos, 235
classificação taxonômica, 235
controle, 248
diagnóstico laboratorial, 246
distribuição, 243, 244*f*
epidemiologia, 243
genoma viral, 238
replicação do, 238
hantaviroses, 238
características clínicas das, 238
patogênese, 242, 248
em humanos, 242
em roedores, 248
morfologia, 236
organização genômica, 236
prevenção, 248
propriedades, 236
biofísicas, 236
bioquímicas, 236
proteínas, 236
roedores reservatórios, 247
síndrome cardiopulmonar, 239

transmissão, 243, 244*f*
tratamento, 248
roedores reservatórios, 230*f*, 249*f*
SPCH, 241*q*
principais dados de, 241*q*
clínicos, 241*q*
laboratoriais, 241*q*
SPCVH, 241*q*, 242*f*
clínicas na, 241*q*
laboratório na, 241*q*
HAV (Vírus da Hepatite A), 139
na água, 141
como indicador de qualidade, 142
HBV (Vírus da Hepatite B)
drogas que atuam contra, 102
adefovir dipivoxil, 103
entecavir, 102
IFNs, 103
lamivudina, 102
genoma do, 282*f*
infecção pelo, 290*f*
HCC por, 290*f*
marcadores do, 288*q*
sorológicos, 288*q*
virológicos, 288*q*
soro humano com, 281*f*
microscopia eletrônica de, 281*f*
HCC (Carcinoma Hepatocelular), 289
por infecção pelo HBV, 290*f*
Hepadnavírus, 279-298
HCC, 289
hepatite, 279, 291
B, 279
E, 291
infecciosa canina, 295
Hepatite
animal, 290
vírus importantes na, 290
breve descrição de, 290
B, 279
diagnóstico, 286
família *Hepadnaviridae*, 279
classificação da, 279
diferentes membros da, 280*q*
fase de leitura, 283
pré-S/S, 283
aberta, 284
da polimerase, 284
pré-C/C, 284
X, 284
genoma do HBV, 282*f*
HCC, 289, 290*f*
marcadores do HBV, 288*q*
sorológicos, 288*q*
virológicos, 288*q*
mecanismo de infecção celular, 285
organização genômica, 281
patogênese da infecção, 288
replicação dos hepadnavírus, 285
soro humano com HBV, 281*f*
microscopia eletrônica de, 281*f*
sorologia, 286
transmissão, 288
ultraestrutura viral, 280
C, 103
drogas que atuam contra, 103
E, 291
classificação, 291
curso da infecção, 294*f*
distribuição mundial do HEV, 291
estrutura viral, 291
organização genômica, 291, 292*f*
patogênese, 294
em humanos, 294
replicação, 293
ciclo de, 293*f*
reservatórios animais para, 294
infecciosa canina, 295
classificação, 295
estrutura viral, 295
organização genômica, 295
replicação viral, 297
Herpes-vírus, 279-298
Heterogeneidade
intersítios, 58
taxa de, 58
HEV (Vírus da Hepatite E), 139
distribuição mundial do, 291
na água, 141
HHV-8 (Vírus do Sarcoma de Kaposi)
drogas que atuam contra, 102
HIV (Vírus da Imunodeficiência Humana Adquirida), 17
ciclo replicativo do, 104*f*
drogas que atuam contra, 103
inibidores da protease do, 106
não peptídicos, 107
peptídicos, 106
inibidores da RT do HIV-1, 103, 105
não nucleosídicos, 105
nucleosídicos, 103
nucleotídico, 105
integrase do HIV-1, 105
inibidor da, 105
HIV-1
infecção por, 4*f*
em células sanguíneas, 4*f*
efeito citopático da, 4*f*
inibidores da integrase do, 105
raltegravir, 105
inibidores da RT do, 103, 105
não nucleosídicos, 105
delavirdina, 105
efavirenze, 105
etravirina, 105
neviparina, 105
nucleosídicos, 103
abacavir, 104
didanosina, 104
emtricitabina, 104
lamivudina, 104
zalcitabina, 104
zidovudina, 103
nucleotídico, 105
tenofovir, 105
HPV (Papilomavírus Humano)
drogas que atuam contra, 102
epidemiologia, 153
ciclo de replicação viral, 155
classificação dos genótipos, 154*q*
diagnóstico, 154
genes virais, 156
iniciais, 156
tardios, 156
instabilidade cromossomal, 158
mecanismo de regulação celular, 159
organização genômica, 155
prevenção, 160
propriedades do vírus, 155
biológicas, 155
físicas, 155
químicas, 155
regulação, 155
pela expressão gênica, 155
resposta imune celular, 159
vacinas com VLP, 160
HPyV (Poliomavírus Humano), 181q, 186
6, 191
7, 191
9, 191
associado à TS, 192
BK, 186
de célula de Merkel, 190
de interesse veterinário, 193
aves, 193
controle, 193
mamíferos, 193
prevenção, 193
tratamento, 193
JC, 188
KI, 191
linfotrópico, 192
MW, 191
nova classificação de, 181*q*
em espécies, 181*q*
em gêneros, 181*q*
STL, 191
SV40, 192
WU, 191
HSV (Vírus Herpes Simples)
drogas anti-, 96
aciclovir, 96
brivudina, 100
cidofovir, 99
famciclovir, 99
fosfonoformato, 100
ganciclovir, 99
iododesoxiuridina, 100
penciclovir, 99
trifluorotimidina, 100
valaciclovir, 96
valganciclovir, 99
vidarabina, 96
Humano(s)
patologia nos, 309
da raiva, 309

I

Idoxuridina
para uso veterinário, 107
IFD (Imunofluorescência Direta)
no diagnóstico da raiva, 310
IFN(s) (Interferon), 69
contra HBV, 103
mecanismos dos, 70*f*
de ação, 70*f*
de produção, 70*f*
para uso veterinário, 108
Imunidade
adaptativa, 79, 84
mecanismos da, 79, 84
de escape, 84
efetores, 79
inata, 68, 71
células efetoras da, 71
mecanismos da, 68
efetores, 68
receptores da, 72
Imunomodulador(es)
virais, 88
Infecção(ões)
pelo vírus *influenza* A, 95*f*
e mecanismo de ação antiviral, 95*f*
da amantadina, 95*f*
da rimantadina, 95*f*
por HIV-1, 4*f*
em células sanguíneas, 4*f*
efeito citopático da, 4*f*

viral(is), 2*f*, 67-88
evidências de, 2*f*
em civilizações antigas, 2*f*
imunologia das, 67-88
de células do sistema imune, 87
modulação da resposta imunológica, 87
imunomoduladores virais, 88
mecanismos de agressão tecidual, 86
mediados pela resposta imune, 86
mecanismos de escape da imunidade adaptativa, 84
mecanismos de resposta inespecífica, 67
mecanismos efetores
da imunidade, 68, 79
adaptativa, 79
inata, 68
papel dos linfócitos T na, 82, 83
$CD4^+$ auxiliares, 83
$CD8^+$ citotóxicos, 82
Inferência
filogenética, 61, 64
confiabilidade da, 64
análise de *bootstrap*, 64*f*
métodos de, 61
Inflamassoma(s)
ativação de, 76
reconhecimento de PAMPs e, 76
no citosol, 76
Influenza
drogas que atuam contra, 100
amandatina, 101
estrutura química de, 101*f*
oseltamivir, 101
rimantadina, 101
zanamivir, 101
Influenza A
partícula viral, 317*f*
sorotipo H1N1, 317
Orthomyxoviridae, 317
epidemiologia, 317
prevenção, 318
replicação, 317
resposta imunológica, 317
vacinação, 318
Inibidor(es)
da integrase do HIV-1, 105
raltegravir, 105
da protease do HIV, 106
não peptídicos, 107
darunavir, 107
tipranavir, 107
peptídicos, 106
da RT do HIV-1, 103, 105
não nucleosídicos, 105
delavirdina, 105
efavirenze, 105
etravirina, 105
neviparina, 105
nucleosídicos, 103
abacavir, 104
didanosina, 104
emtricitabina, 104
lamivudina, 104
zalcitabina, 104
zidovudina, 103
nucleotídico, 105
tenofovir, 105
Iododesoxiuridina
anti-herpes-vírus, 100

J

JCPyV (Poliomavírus Humano JC)
controle, 190
diagnóstico laboratorial do, 196
epidemiologia, 188
manifestações clínicas, 188
patogênese, 188
prevenção, 190
tratamento, 190

L

Laboratório(s)
de virologia, 13*f*, 14*f*, 40*q*-43*q*
básica e molecular, 13*f*, 14*f*
classificação dos riscos, 15*f*
estrutura do sistema organizacional do, 14*f*
princípios de biossegurança em, 13*f*
substâncias químicas empregadas no, 16*q*-17*q*
potenciais efeitos nocivos, 16*q*-17*q*
CSB no, 42*q*
principais características das, 42*q*
recomendações para uso das, 42*q*
principais EPC nos, 41*q*
proteção do profissional no, 40*q*
EPI básicos, 40*q*
resíduos potencialmente gerados no, 43*q*
classificação dos grupos de, 43*q*
práticas de, 13
projeto de construção do, 13
barreiras secundárias, 13
técnicas de, 13
Lamivudina
contra HBV, 102
Lentivírus
artrite-encefalite caprina, 255-258
biologia molecular, 256
classificação, 255
diagnóstico, 258
clínico, 258
sorológico, 258
virológico, 258
epidemiologia, 255
estrutura viral, 255
histórico, 255
lesões, 257
articulares, 257
mamárias, 257
nervosas, 257
outras, 257
respiratórias, 257
patogenia, 257
profilaxia, 258
propriedades gerais, 255
replicação viral, 256
ciclo de, 256
resposta imune, 257
sintomas e lesões, 257
articulares, 257
mamárias, 257
nervosas, 257
outros, 257
respiratórias, 257
transmissão, 256
colostro, 256
leite, 256
outras vias, 257
sangue, 256
Ligação
dos vírus, 8
Linfócito(s)
B, 79
e produção de anticorpos, 79
T, 81, 82, 83
e resposta imune celular, 81
papel na infecção viral, 82, 83
$CD4^+$ auxiliares, 83
$CD8^+$ citotóxicos, 82
respostas celulares mediadas por, 85*f*
na infecção viral, 85*f*
$CD4^+$, 85*f*
$CD8^+$, 85*f*
LPyV (Poliomavírus Linfotrópico), 192
LT-ag (Antígeno T Maior), 182
representação esquemática do, 186*f*

M

Macrófago(s), 71
Mamífero(s)
silvestres, 168
PV em, 168
Material(is)
perfurocortantes, 45*f*
recipiente para descarte de, 45*f*
Maturação
dos vírus, 9
MCPyV (Poliomavírus Humano de Célula de Merkel)
controle, 191
diagnóstico laboratorial do, 196
epidemiologia, 190
manifestações associadas ao, 190
outras, 190
patogênese, 190
prevenção, 191
tratamento, 191
Mecanismo(s)
de agressão tecidual, 86
mediados pela resposta imune, 86
de escape da imunidade, 84
adaptativa, 84
de resposta inespecífica, 67
efetores da imunidade, 68, 79
adaptativa, 79
inata, 68
Membrana
plasmática, 75*f*
padrões presentes na, 75*f*
receptores de reconhecimento de, 75*f*
Microrganismo(s)
níveis de inativação dos, 44*q*
Montagem
dos vírus, 9

N

NB (Níveis de Biossegurança)
do agente viral, 18, 20*q*-28*q*
dos laboratórios de virologia, 19, 29*q*
NB-1, 28
NB-2, 29
NB-3, 31
NB-4, 33
resumo das características dos, 29*q*
laboratorial, 19*f*
NK (Células Natural Killer), 72
NoV (Norovírus), 139
classificação, 214
controle, 215
diagnóstico, 215
epidemiologia, 214
estratégia de replicação, 214
histórico, 212
imunidade, 214
organização genômica, 213
partículas de, 213*f*
transmissão de, 213*f*
micrografia eletrônica de, 213*f*

patogênese, 214
prevenção, 215
Nucleosídeo(s)
antivirais, 97*f*
análogos de, 97*f*
estrutura química relacionada com os, 97*f*
mecanismo de ação de, 98*f*
Nucleotídeo(s)
substituição de, 58, 59*q*
modelos de, 58, 59*q*
evolutivos, 58

O

Oseltamivir
para *influenza*, 101
Ovino
PV em, 163
Ovo(s)
embrionários, 5

P

Padrão(ões) de Superfície
reconhecimento de, 73
PAMPs (Padrões Moleculares Associados a Patógenos), 73
reconhecimento de, 76
no citosol, 76
e ativação de inflamassomas, 76
PB (Prova Biológica)
no diagnóstico da raiva, 311
inoculação de camundongos, 311*f*
PCR (Reação em Cadeia de Polimerase)
no diagnóstico da raiva, 312
Penciclovir
anti-herpes-vírus, 99
Penetração
inibição da, 94
PGR (Plano de Gerenciamento de Resíduos)
manejo, 38
Poxvírus
Poxviridae, 318
perspectivas, 319
prevenção, 319
replicação, 318
resposta imunológica, 318
vacinação, 319
Primata(s)
não humanos, 170
PV de, 170
Programa de Prevenção
aos acidentes ocupacionais, 47, 48*f*
no laboratório de virologia, 47, 48*f*
Programa(s)
de vacinação humana, 121*q*-122*q*
vacinas utilizadas em, 121*q*-122*q*
datas de criação, 121*q*-122*q*
Proteína(s)
virais, 7
PV (Papilomavírus), 147-173
característica morfológicas do, 152*q*
cofatores, 152
dos animais domésticos, 161
bovino, 164, 166*f*, 167*f*, 168*f*
características, 166*q*
novos tipos, 167*q*
canino, 161
caprino, 164
de aves, 171
de camelídeos, 169
de canídeos silvestres, 171
de cervídeos, 169
de elefantídeos, 169
de felídeos silvestres, 171
de girafas, 171
de primatas, 170
não humanos, 170
de zebras, 171
diagnóstico laboratorial, 172
bandamento cromossômico, 173
técnicas citogenéticas, 172
técnicas moleculares, 172
equino, 168
felino, 162
mamíferos silvestres, 168
ovino, 163
suíno, 164
epidemiologia HPV, 153
ciclo de replicação viral, 155
classificação dos genótipos, 154*q*
diagnóstico, 154
genes virais, 156
iniciais, 156
tardios, 156
instabilidade cromossomal, 158
mecanismo de regulação celular, 159
organização genômica, 155
prevenção, 160
propriedades do vírus, 155
biológicas, 155
físicas, 155
químicas, 155
regulação, 155
pela expressão gênica, 155
resposta imune celular, 159
vacinas com VLP, 160
filogenia do, 152
histórico, 147
ICTV, 149*q*
novos PV não classificados, 154*q*
aspectos taxionômicos de, 154*q*
modelos animais, 151
origem filogenética, 148
evolução da, 148
partícula viral, 152
estrutura da, 152
morfologia da, 152
similaridade genética, 149
interespécies, 149
taxonomia viral, 148
transmissão interespécies, 150
PyV (Poliomavírus), 179-196
biossíntese viral, 182
proteínas, 183*q*
funções, 183*q*
replicação, 184*f*
classificação, 181
de interesse veterinário, 193
aves, 193
controle, 193
mamíferos, 193
prevenção, 193
tratamento, 193
diagnóstico laboratorial dos, 193
detecção de, 194*q*
amostras biológicas para, 194*q*
do BKPyV, 194
citologia urinária, 195
histologia patológica, 195
isolamento viral, 195
PCR, 195
sorologia, 194
do JCPyV, 196
do MCPyV, 196
isolamento viral, 193
molecular, 194
sorológico, 193
expressão gênica, 182
histórico, 179
cronologia da descoberta, 180*f*
HPyV, 181*q*, 186
6, 191
7, 191
9, 191
associado à TS, 192
BK, 186
de célula de Merkel, 190
JC, 188
KI, 191
linfotrópico, 192
MW, 191
nova classificação de, 181*q*
em espécies, 181*q*
em gêneros, 181*q*
STL, 191
SV40, 192
WU, 191
morfologia, 181
esquema da estrutura, 182*f*
organização genômica, 182, 183*f*
propriedades biológicas, 184
infecção primária, 185
latência, 185
neoplasias causadas por, 185
mecanismos de transformação celular, 185*q*
patogênese viral, 184
reativação, 185
transmissão na natureza, 184
tropismo viral, 184

Q

Quiróptero(s)
controle de, 313
raiva e, 313
patologia nos, 309
da raiva, 309

R

Raiva, 305-313
controle, 313
controle de quirópteros, 313
vacinas, 313
diagnóstico, 3190
clínico, 310
laboratorial, 310
histopatológico, 311
IFD, 310
PB, 311
outras técnicas, 312
ELISA, 312
PCR, 312
RREID, 312
epidemiologia, 312
histórico, 305
material, 308
coleta de, 308
remessa de, 308
partícula viral, 306
patogenia, 307
patologia, 308
bovinos, 308
caninos, 310
felinos, 310
humanos, 309
outros animais domésticos, 310
quirópteros, 309

Receptor(es)
da imunidade inata, 72
reconhecimento, 73
de genoma viral, 73
em vesículas endossomais, 73
no citosol, 74
de padrões de superfície, 73
Recipiente
para descarte de materiais, 45*f*
perfurocortantes, 45*f*
Replicação
do genoma viral, 94
interferência com a, 94
dos vírus, 9
viral, 94*q*
estágio da, 94*q*
e compostos antivirais, 94*q*
Resíduo(s)
gestão de, 45
segurança ocupacional na, 45
do laboratório de virologia, 45
manejo de, 38
Resposta(s)
antiviral, 81*f*
papel dos anticorpos na, 81*f*
celulares mediadas por linfócitos T, 85*f*
na infecção viral, 85*f*
$CD4^+$, 85*f*
$CD8^+$, 85*f*
imune, 81, 86
celular, 81
linfócitos T e, 81
mecanismos mediados pela, 86
de agressão tecidual, 86
imunológica, 87, 123*f*, 124*f*, 130*f*, 131*f*
após imunização, 123*f*, 124*f*, 130*f*, 131*f*
com vetores virais recombinantes, 131*f*
com diferentes antígenos virais, 124*f*
com vacinas de DNA, 130*f*
de proteínas isoladas, 123*f*
de vírus inativados, 123*f*
modulação da, 87
mecanismos de, 67
inespecífica, 67
Ribavirina
contra RSV, 102
para uso veterinário, 108
Rimantadina
mecanismo de ação antiviral da, 95*f*
na infecção pelo vírus *influenza* A, 95*f*
para *influenza*, 101
para uso veterinário, 107
Risco(s)
classificação dos, 15*f*
no laboratório de virologia, 15*f*
básica e molecular, 15*f*
classes de, 19*f*, 20*q*-28*q*
dos agentes virais, 19*f*, 20*q*-28*q*
caracterização das, 19*f*
NB conforme as, 20*q*-28*q*
no ambiente laboratorial, 14
biológico, 15, 30*f*
classificação, 18
critérios de avaliação, 17
símbolo, 30*f*
de acidente, 38
ergonômico, 37
físico, 14
químico, 15
RNA
vírus, 74, 78*f*
reconhecimento no citosol de, 74
por RNA helicases, 74
RREID (Rapid Rabies Enzime Immuno-Diagnosis)
no diagnóstico da raiva, 312
RSV (Vírus Sincicial Respiratório)
drogas que atuam contra, 102
ribavirina, 102
RV (Rotavírus), 139, 199-226
classificação, 204
genes de RV-A, 204
controle, 211
diagnóstico, 211
diferentes grupos de, 205*f*
perfis eletroforéticos, 205*f*
epidemiologia, 208
estrutura dos, 202*f*
histórico, 200
imunidade, 207
mecanismos de geração, 201
da diversidade genética, 201
na água, 141
como indicador de qualidade, 143
organização genômica, 201
partículas de, 201*f*
transmissão de, 201*f*
patogênese, 207
prevenção, 211
proteínas virais, 203
características biológicas, 203
funções, 203
replicação, 205, 206*f*
estratégias de, 205
modelos de, 206*f*
RV-A (Rotavírus A)
diferentes genótipos de, 205*q*
distribuição de, 209*f*
continental/subcontinental, 209*f*
genes de, 204
classificação com base nos, 204
genótipos de, 210*f*
diferentes, 210*f*
distribuição dos, 210*f*

S

Sapovírus, 215
classificação de, 217*f*
animais, 217*f*
humanos, 217*f*
SARS-CoV (Severe Acute Respiratory Syndrome–Coronavdae)
prevenção, 318
replicação, 318
resposta imunológica, 318
vacinação, 318
Segurança
ocupacional, 45
na gestão de resíduos, 45
do laboratório de virologia, 45
sinalização de, 45*f*
Sequência(s)
virais, 55
análise filogenética de, 55
etapas da, 55
SI (Sistema Imunológico), 67
Sinalização
de segurança, 45*f*
Síndrome
cardiopulmonar, 239, 242*f*
por hantavírus, 239, 242*f*
progressão da, 242*f*
Sistema
complemento, 77
SPCH (Síndrome Cardiovascular por Hantavírus), 229
principais dados de, 241*q*
clínicos, 241*q*
laboratoriais, 241*q*
SPCVH (Síndrome Pulmonar e Cardiovascular por Hantavírus)
clínicas na, 241*q*
laboratório na, 241*q*
St-ag (Antígeno t menor), 182
Suíno
PV em, 164

T

TAstV (Astrovírus que Infectam Perus), 223
Terapia Antiviral
princípios aplicados à, 109
drogas antivirais, 109
perspectivas no desenvolvimento de, 109
Tipranavir
na inibição, 107
da protease do HIV, 107
Trifluorotimidina
anti-herpes-vírus, 100
Trifluridina
para uso veterinário, 107
TS (Tricodisplasia Espinulosa)
HPyV associado à, 192
TTV (Torque Tenovírus), 139

V

Vacina(s)
no controle da raiva, 313
virais, 119-134
adjuvantes, 132
aplicações, 133*q*
mecanismos de ação, 133*q*
principais, 133*q*
desenho racional de, 133
história da vacinologia, 120
mecanismos de ação, 122
conceitos imunológicos, 122
geração de resposta desencadeada, 123
celular, 123
humoral, 123
resposta imunológica, 123*f*,124*f*, 130*f*, 131*f*
dificuldades para o desenvolvimento, 124
principais, 129*q*-130*q*, 132*q*
características imunobiológicas, 132*q*
disponíveis no mercado, 129*q*-130*q*
tipos de, 125
de DNA, 128
de subunidades, 126
inativadas, 125
soroterapia, 125
vetores virais recombinantes, 130
vivas atenuadas, 127
Valaciclovir
anti-herpes-vírus, 96
Valganciclovir
anti-herpes-vírus, 99
Vesícula(s)
endossomais, 73
reconhecimento em, 73
de genoma viral, 73
intracelulares, 75*f*
padrões presentes em, 75*f*
receptores de reconhecimento de, 75*f*
Vidarabina
anti-herpes-vírus, 96
para uso veterinário, 108

Virologia
  ambiental, 137-143
    concentração de vírus, 140
      métodos de, 140
    detecção, 141
    dispersão dos vírus, 138
      no ambiente, 138
    histórico, 137
    qualidade da água, 142
      indicadores virais de, 142
    rotas de transmissão, 139*f*
      de vírus entéricos, 139*f*
    vírus na água, 139, 141
      detecção em amostras, 140
      entéricos, 141
  básica e molecular, 11-49
    biossegurança aplicada à, 11-49
      BPL, 46
      equipamentos de proteção, 38
      exposição ocupacional, 48
        ao material biológico, 48
      histórico, 11
      PGR, 38
      prevenção aos acidentes
        ocupacionais, 47
      princípios de, 12
      riscos no ambiente laboratorial, 14
      segurança ocupacional, 45
        na gestão de resíduos, 45
  princípios de, 1-10
    brotamento, 9
    capsídeo, 7
      simetria do, 7
    células animais, 3
      desenvolvimento de culturas de, 3
    ciclo replicativo viral, 8
      etapas do, 8
    crescimento viral, 4
      em culturas de células, 4
    entrada, 8
    envelope viral, 7
    estruturas virais, 7, 8*f*
      tipos de, 8*f*
    ligação, 8
    maturação, 9
    montagem, 9
    ovos embrionários, 5
    proteínas virais, 7
    replicação, 9
    sistema de Baltimore, 6
      para classificação dos vírus, 6
    vírus, 1
      animais, 5
        catalogação de, 5
      dimensões relativas dos, 3*f*
      histórico do descobrimento dos, 1
      humanos, 1
      propriedades gerais dos, 2
Vírus
  adesão na célula, 93
    inibição da, 93
      da fusão, 93
  animais, 5
    catalogação de, 5
  brotamento, 9
  capsídeo, 7
    simetria do, 7
  ciclo replicativo viral, 8
    etapas do, 8
  classificação dos, 6
    sistema de Baltimore para, 6
  concentração de, 140
    métodos de, 140
      principais, 140
  culturas de células, 3, 4
    animais, 3
      desenvolvimento, 3
    crescimento viral em, 4
      evidências de, 4
  da dengue, 263-275
    aspectos clínicos, 273*f*
    características gerais, 263
    diagnóstico laboratorial, 275
    manifestações clínicas, 273
    partículas virais, 263
      biossíntese das, 263
    patogenia, 273
    profilaxia, 275
    tratamento, 275
  da febre amarela, 263-275
    aspectos clínicos, 270*f*
    características gerais, 263
    diagnóstico laboratorial, 273
    em humanos, 272*f*
    manifestações clínicas, 269
    partículas virais, 263
      biossíntese das, 263
    patogenia, 269
    patologia, 269
    profilaxia, 270
    tratamento, 273
  descobrimento dos, 1
    histórico do, 1
  detecção de, 140, 141
    em amostras de água, 140
  dimensões relativas dos, 3*f*
  dispersão dos, 138
    no ambiente, 138
  DNA, 76
    reconhecimento no citosol de, 76
  emergentes, 317-323
    e reemergentes, 317-323
      CHIKV, 319
      ebola, 321
      influenza A, 317
        sorotipo H1N1, 317
      poxvírus, 318
      SARS-CoV, 318
      WNV, 320
      ZIKV, 322
  entéricos, 139*f*, 141, 199-226
    adenovírus, 199-226
      classificação, 224
      diagnóstico, 225
      epidemiologia, 226
      estratégias de replicação, 225
      histórico, 224
      morfologia, 224
      organização genômica, 225
      patogênese, 225
    astrovírus, 199-226
      classificação, 219
      diagnóstico, 222
      em animais, 223
      epidemiologia, 223
      estratégias de replicação, 221
      histórico, 219
      imunidade, 221
      morfologia, 219
      organização genômica, 219
      patogênese, 221
      tratamento, 223
    calicivírus humanos, 199-226
      em animais, 218
      norovírus, 212
      sapovírus, 215
    comumente encontrados, 141
      na água, 141
    rotas de transmissão, 139*f*
      no ambiente, 139*f*
    rotavírus, 199-226
      classificação, 204
        genes de RV-A, 204
      controle, 211
      diagnóstico, 211
      epidemiologia, 208
      estratégias de replicação, 205
      histórico, 200
      imunidade, 207
      mecanismos de geração, 201
        da diversidade genética, 201
      organização genômica, 201
      patogênese, 207
      prevenção, 211
      proteínas virais, 203
        características biológicas, 203
        funções, 203
  entrada, 8
  envelope viral, 7
  estruturas virais, 7, 8*f*
    tipos de, 8*f*
  humanos, 1
    primeiro relato de, 1
  influenza A, 95*f*
    infecção, 95*f*
      e mecanismo de ação antiviral, 95*f*
        da amantadina, 95*f*
        da rimantadina, 95*f*
  ligação, 8
  maturação, 9
  montagem, 9
  na água, 139, 141
  ovos embrionários, 5
  propriedades gerais dos, 2
  proteínas virais, 7
  qualidade da água, 142
    indicadores virais de, 142
  replicação, 9
  RNA, 74, 78*f*
    reconhecimento no citosol de, 74
      por RNA helicases, 74

W

WNV (Vírus do Oeste do Nilo)
  Flaviviridae, 320
    epidemiologia, 321
    prevenção, 321
    sinais clínicos, 321
    transmissão, 321

Z

Zanamivir
  para *influenza*, 101
Zebra(s)
  PV de, 171
ZIKV (Vírus Zika)
  Flaviviridae, 322
    diagnóstico, 323
    epidemiologia, 322
    perspectivas, 323
    prevenção, 323
    replicação, 323